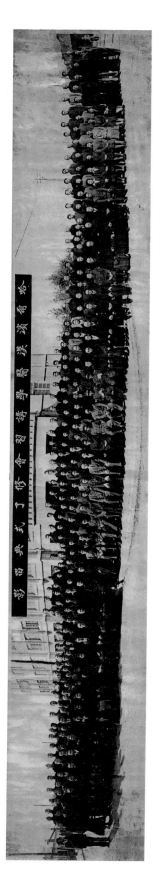

1941年9月20日哈尔滨汉医学讲习会毕业典礼合影

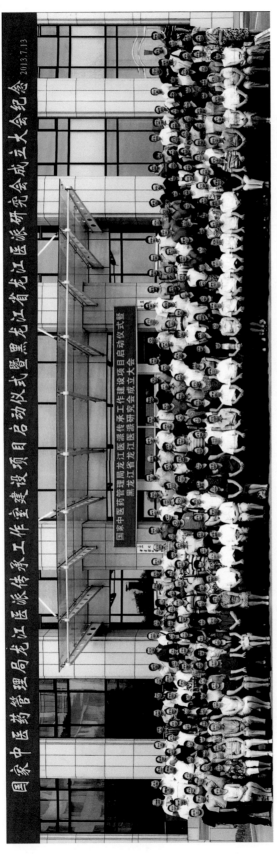

国家中医药管理局龙江医派传承工作室建设项目启动仪式暨黑龙江省龙江医派研究会成立大会纪念 2013.7.13

2013年7月13日国家中医药管理局龙江医派传承工作室建设项目启动仪式暨黑龙江省龙江医派研究会成立大会合影留念

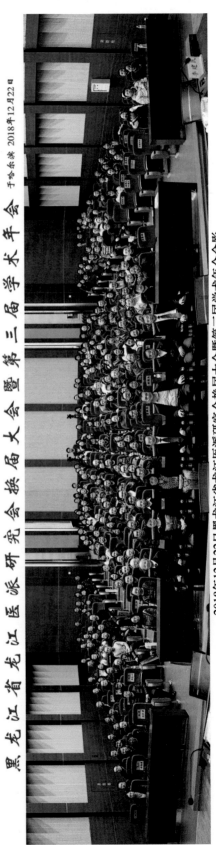

黑龙江省龙江医派研究会换届大会暨第三届学术年会 于哈尔滨 2018年12月22日

2018年12月22日黑龙江省龙江医派研究会换届大会暨第三届学术年会合影

龙江医派丛书

姜德友　常存库　总主编

龙江医派学术与文化

姜德友　主编

科学出版社

北京

内 容 简 介

龙江医派发轫北疆，是近现代我国崛起的中医学术流派。《龙江医派学术与文化》一书，围绕龙江医派产生的历史、文化、经济、地理、气候、教育等背景渊源，梳理龙江医派历史沿革，提炼龙江医派学术思想和特色诊疗技术，理清龙江医派学术传承脉络，概括各科龙江名医医事传略、学术思想、临床经验，反映了龙江中医药事业近百年来不畏艰苦、自强不息的发展历程以及取得的辉煌学术成果，体现出中医学术流派必须具备的地域性、学术性、继承性、辐射性、群体性等特点。本书中宝贵的学术思想和经验对于现代中医临床和科研工作具有重要的实用价值和指导意义，为打造黑土地中医药特色文化名片，促进龙江中医药事业的繁荣发展做出贡献，同时为全国中医学术流派的研究提供启示和借鉴作用。

本书可供中医药临床、科研工作者参考，也可供中医爱好者及中医院校学生阅读。

图书在版编目（CIP）数据

龙江医派学术与文化 / 姜德友主编. —北京：科学出版社，2019.7
（龙江医派丛书 / 姜德友，常存库总主编）
ISBN 978-7-03-061774-3

Ⅰ.①龙… Ⅱ.①姜… Ⅲ.①中医流派–研究–黑龙江省 Ⅳ.①R-092

中国版本图书馆 CIP 数据核字(2019)第 132303 号

责任编辑：刘 亚 鲍 燕 / 责任校对：王晓茜
责任印制：赵 博 / 封面设计：北京图阅盛世文化传媒有限公司

科学出版社出版
北京东黄城根北街 16 号
邮政编码：100717
http://www.sciencep.com
北京富资园科技发展有限公司印刷
科学出版社发行　各地新华书店经销
*
2019 年 7 月第 一 版　开本：787×1092　1/16
2025 年 1 月第三次印刷　印张：29 1/4　插页：1
字数：728 000
定价：168.00 元
（如有印装质量问题，我社负责调换）

"龙江医派丛书"总编委会

总　序

中医药学源远流长。薪火相传，流派纷呈，是中医药学的一大特色，也是中医药学术思想和临床经验传承创新的主要形式。在数千年漫长的发展过程中，涌现出了一大批的著名医家，形成了不同的医学流派，他们在学术争鸣中互相渗透、发展、融合，最终形成了中医药学"一源多流"的学术特点及文化特色。

开展中医药学术流派的研究，进一步挖掘和揭示各医学流派形成和发展的历史规律，不仅仅是为了评价流派在中医药传承和发展中的作用及历史地位，更为重要的是以史为鉴，古为今用，不断丰富中医药学术理论体系，从而推动当代中医药学研究的创新和发展，促进中医药事业的繁荣与发展。

黑龙江地处祖国北疆边陲，白山黑水之畔，与俄罗斯、日本、韩国都有密切交往，具有独特的地域地理气候特点及历史文化底蕴。通过一代代中医药人的不懈努力，在龙江大地上已逐渐形成了以高仲山、马骥、韩百灵、张琪四大名医为首的黑龙江名中医群体，他们在黑龙江省特有的地域环境和文化背景下，在动荡不安的历史条件下，相互碰撞争鸣撷取交融，以临床实践为重点的内科、外科、妇科、儿科、五官科、骨伤科、针灸科等，协同发展，各成体系，学术经验多有特点，并有论著传世，形成了风格独特的"龙江医派"，蕴育了北寒地区中医药防治疾病的优势与特色，成为我国北方地区新崛起的医学流派。

当今，"龙江医派"已融汇成为区域中医学术传承创新的精华，筑建起黑龙江中医学术探讨的平台，成为黑龙江中医事业发展和人才培养的内生动力。中医龙江学派的系统研究将为学派的学术内涵建设提供良好环境，为黑龙江中医文化品牌和地域社会文化的优势形成做出卓越贡献。

"龙江医派丛书"不仅全面、系统地搜集、整理了有关"龙江医派"的珍贵文献资料，而且利用现代研究方法对其进行了深入的分析、研究和提炼。"龙江医派"反映了近百年来中医药不畏艰苦、自强不息、不断发展壮大的奋斗历程，为中医药学的理论研究和创新实践提供了坚实的学术基础。相信该丛书的出版，对于继承和发扬"龙江医派"名老中医学术思想和临床经验，激励中医药新生力量成长有着重要的教育意义，亦将对推动黑龙江中医药学术进步与事业发展产生积极、深远的影响。同时，对全国中医药学术流派的挖掘、整理、研究也有重要的启迪，更期盼同道能将丛书所辑各位名家临床经验和学术思想综合剖析，凝练特点，彰显"龙江医派"所独具的优势和特色。谨致数语为之序。

中国工程院　院士
中国中医科学院　院长　张伯礼
天津中医药大学　校长

2012 年春日

总 前 言

中国地大物博，传统文化源远流长，中医学就是在中国的自然和人文环境中发育成长起来的。由于自然和人文条件的差异，中医学在其发生发展过程中就必然地形成了地方特色，由此便出现了林林总总的地方流派。龙江医派就是近现代在我国北疆新崛起的中医学术流派，是在黑龙江省独特的历史、文化、经济、地理、气候等诸多因素的作用下逐渐形成的，是在白山黑水中、在黑土文化历史背景下蕴育成长起来的，有着鲜明的地域文化特色。以高仲山、马骥、韩百灵、张琪四大名医为代表的新时代黑龙江名中医群体，凸显了对北方地区疾病防治的优势。特别在其百余年的发展过程中，龙江医派医家群体不断创新，薪火相传，形成了鲜明的学术特色和临证风格。龙江医派体现了中医学术流派必须具备的代表人物、地域性、学术性、继承性、辐射性、群体性等特点，有自身的贡献和价值。梳理龙江医学发展历史脉络，总结龙江医派的学术经验和成就，对促进龙江中医的进步，发展全国的中医事业都有重要意义。

1　龙江医派的文化背景

龙江医派的形成和发展与黑龙江流域的古代文明、文明拓展和古民族分布、少数民族文明的勃兴、黑土文化特点及黑龙江省特有精神具有密切联系。

黑龙江古代文明和古人类距今已18万年，黑龙江省兴凯湖就曾出土过6000年前的形态各异的陶器。黑龙江省有三大族系：一是东胡、鲜卑系——西部游牧经济；二是秽貊、夫余系——中部农业渔猎经济；三是肃慎、女真系——东部狩猎捕鱼经济。全省现共有53个少数民族。公元5～17世纪，北方少数民族所建立的北魏、辽、金、元、清五个重要朝代都兴起于黑龙江流域，他们创建了独具特色的鲜卑文化、渤海文化、金元文化、满族文化、流人文化、侨民文化。所以，黑龙江地区具有开放性、多元性、豪放性、融合性、开创性等多种黑土文化特点。同时由于近代的发展与拓展，各种精神不断传播，闯关东精神、抗联精神、北大荒精神、大庆精神、龙医精神，激励着一代又一代的龙江人不断进取。

2　龙江医派的形成与发展

龙江地区医疗实践经跌宕起伏，脉冲式发展历程，形成了独树一帜的诊疗风格及用药特色，其学术思想鲜明，颇具北疆寒地特点。

2.1　龙江中医的蕴育

有了人类就有了医疗保健活动。据史料记载，早在旧石器时代晚期，黑龙江流域就有了中华民族先人的生息活动，西汉时黑龙江各民族就已经处于中央管辖之下。经历代王朝兴衰、地方民族政权的演替，黑龙江地区逐步发展为多民族聚居的省份，有丰富的地产药材。在漫长的历史过程中，各族人民利用地产药物和不同的民族文化，积累了特色鲜明的医药经验和知识，形成了满医、蒙医、朝鲜医、中医等不同的民族医学，还有赫哲、鄂伦春等特殊的民族医药经验和知识。黑龙江的中医学在历史上不可避免地吸收了各方面的医药知识和经验，如此就使龙江医派的学术中融汇了地方和民族医药因素，逐步形成了地方医学流派的内涵和风格。

在漫长的古代，黑龙江区域的医疗主要是少数民族医药内容。汉民族的中医学基本是从唐宋以来逐步兴盛起来的。唐代时渤海国接受唐王朝册封后，多次派遣人员赴唐学习中原文化，中原文化大规模输入北方渤海国，并向日本等周边国家和地区出口中药材，这样的反复交流活动，促使黑龙江的中医学术逐步积累起来。金代女真人攻陷北宋汴梁，掳中原人十余万，其中就有大批医药人员，包括太医局医官，此外还有大量的医药典籍和医药器具，这极大地促进了中医药在黑龙江的传播和发展。

到了清代，随着移民、经商、开矿、设立边防驿站、流放犯人等活动的进行，中医药大量进入黑龙江，专业从事人员日益增多，中医药事业随之发展起来并逐渐具备了一定的阵容和规模。

2.2 龙江医派的雏形

由于民族因素、地方疾病谱及地方药物等物质文化原因，黑龙江中医药经过漫长的蕴育，到清末和民国初期，初步形成了龙江医派格局。当时的黑龙江中医有六个支系，分别为龙沙系、松滨系、呼兰系、汇通系、三大山系和宁古塔系。

龙沙系的主流是由唐宋以来至明清的中原医药辗转传承而来的，渊源深远，文化和经验基础雄厚。他们自标儒医，重医德，讲气节，放任不羁，注重文化修养，习医者必先修四书五经以立道德文章之本，然后才研读《内经》《伤寒论》等医药典籍。临证多用经方，用药轻，辨证细腻。1742年（清乾隆七年），杭州旗人华熙，被流放齐齐哈尔，在此地行医，其对天花、麻疹患儿救治尤多，1775年（清乾隆四十年），吕留良的子孙被发遣到齐齐哈尔，有多人行医，最有名望者为吕留良的四世孙吕景瑞。1807年（清嘉庆十二年），晋商武诩从中原为黑龙江带来药物贸易，该人擅针灸并施药济人。文献记载他曾把药物投入井中治疗了很多时疫病人。此系医风延及黑龙江的嫩江、讷河、克山、望奎一带。

松滨系起于黑龙江的巴彦县，因沿松花江滨流传而得名。该派系医家多以明代医书《寿世保元》《万病回春》为传承教本，用药多以平补为主，少有急攻峻补之品。理论上讲求体质禀赋，临证上重视保元固本。应用药物多以地产的人参、黄芪、五味子等为主，治疗以调养为主要方法。

呼兰系世人多称为"金鉴派"，源于光绪年间秀才王明五叔侄于1921年所创之"中医学社"。该社讲学授徒专重《医宗金鉴》，并辅之以明清医书《内经知要》《本草备要》《温病条辨》，依此四种医书为基础授业。此派医家用药简洁精炼，擅长时方，治热性病经验丰富。此医系门人数百，分布于黑龙江的哈尔滨、绥化、阿城、呼兰一带。

汇通系以阎德润为代表，阎德润先生1927年留学日本仙台东北帝国大学，1929年夏获医学博士学位，1934年任哈尔滨医学专门学校校长，1938～1940年任哈尔滨医科大学校长兼教授。先生虽习西医，但是热爱中医，从1924年开始，陆续发表《汉医剪辟》等文章，并著有中医专著《伤寒论评释》等。他是近代西医界少有的以肯定态度研究中医而成就卓著者。其授课时除讲解生理、解剖等知识外，还研究中医名著，主张中西医汇通，见解独到，是黑龙江近现代中西医汇通派的优秀代表人物。

三大山系属走方铃医性质，串雅于东北各地区。据说此派系王氏等三人以医艺会友而结派，为此派的开山祖师，三人姓名中都有"山"字，故又名"三大山派"。哈尔滨道外北五道街有"王麻子药店"，以王麻子膏药著称，此即三大山派人物之一。同派人物流落到此，可管吃住，但是临别时须献一治病绝技，以此作为交流，增长提高治病技艺。该派偏重奇方妙法，忽视医理探究，除惯用外用膏药外，多习针灸之术，而针灸又以刺络泄血手法称绝。

宁古塔系在今宁安市一带，古为渤海国，此系军医官较多。1664 年（清顺治十二年），流徙宁古塔的周长卿擅长医术，为居民治病，是宁古塔中医的创始人。1822 年（清道光二年），宁古塔副都统衙门有从九品医官杜奇源。1824 年（清道光四年），副都统衙门有从九品医官刘永祥行医治病，衙门不给俸禄，只给药资银每月 12 两。1862 年（清同治元年），宁古塔民间中医有李瑞昌，擅长内科。1875 年（清光绪元年），宁古塔有医官刘克明行医治病。1880 年（清光绪六年），有练军退役军医黄维瑶，持将军衙门的带龙旗的执照在宁古塔城设四居堂诊所。此时城里还有专治黑红伤的中医刘少男、串乡游医李芝兰。1880 年（清光绪六年）吴大澂来宁安，次年设立种痘局预防天花。据 1911 年（清宣统三年）统计，宁古塔有中医内科医生 19 人，外科医生 4 人，妇科医生 2 人，儿科医生 3 人，喉科医生 2 人，眼科医生 1 人，牙科医生 1 人。宁古塔一地，已形成人才比较全面的中医群体。

2.3　龙江医派的发展壮大

从民国初年以降，龙江医派逐步发展壮大。一代名医高仲山可谓龙江医派发展壮大的关键人物。他积极组织学术团体，筹办中医教育，培养了一大批龙江中医俊才，是他整合和凝聚了龙江中医的各个支系，组织领导并推动了龙江医派在现代的进步。其时虽无龙江医派之名，但却具备了龙江医派之实。

高仲山，1910 年生于吉林省吉林市，祖辈均为当地名医。高仲山幼读私塾，1924 年于新式教育的毓文中学毕业，后随父学医。1926 年为深造医学，他远赴沪上，求学于上海中国医学院，师从沪上名医秦伯未、陆渊雷等。

1931 年毕业并获得医学学士学位，后来到黑龙江省哈尔滨市开业行医。1932 年他在哈尔滨开办"成德堂"门诊，1932 年夏末，松花江决堤，霍乱病流行，染病者不计其数，高仲山用急救回阳汤救治，疗效显著，名声远扬。同时自编讲义开展早期中医函授教育。1941 年创办"哈尔滨汉医学讲习会"，培养了 500 余名高水平的中医人才，后来成为龙江医派的中坚力量。1955 年高仲山先生被国务院任命为黑龙江省卫生厅副厅长，负责中医工作。这一时期他四处访贤，组织中医力量，先后创办了哈尔滨中医进修学校、黑龙江省中医进修学校、牡丹江卫生学校、黑龙江省中医学校、黑龙江省卫生干部进修学院。1959 年在原黑龙江省卫生干部进修学院基础上创建了黑龙江中医学院，标志着黑龙江省高等中医教育的开始。

1934 年高仲山先生在哈尔滨组建中医学术团体，集中了黑龙江的中医有识之士；1937 年创立"哈尔滨汉医学研究会"任会长，开创龙江医派先河；1941 年又成立"滨江省汉医会"任会长，并在各市、县设立分会；1941 年创办哈尔滨市汉医讲习会，培养中医师 500余名；1941 年任滨江省汉医讲习会会长，伪满洲国汉医会副会长；1945 年任东北卫生工作者协会松江分会会长；1946 年任哈尔滨市中医师公会理事长；1949 年任东北卫生工作者协会哈尔滨市医药联合会主任；中华人民共和国成立后，于 1956 年创办"黑龙江省祖国医药研究所"；20 世纪 70 年代成立了"黑龙江省中医学会"。

20 世纪 40 年代初，高仲山先生创办了《哈尔滨汉医学研究会月刊》，1940 年更名为《滨江省汉医学月刊》并发行了 53 期；1958 年创刊《哈尔滨中医》；1965 年创办《黑龙江中医药》。

在高仲山先生的率领下，黑龙江汇聚了数百名中医名家，形成了龙江医派的阵容和规模。

3 龙江医派之人才与成就

龙江医派经长期吸收全国各地中医人才，终于在近现代形成了蔚为壮观的队伍阵容。在汇聚积累人才的同时，龙江中医不仅在临床上为黑龙江的民众解决了疾苦，且在学术上做出了突出的贡献。

3.1 龙江医派之人才队伍

龙江医派的人才队伍是经过漫长的时间才逐步积累起来的，自唐宋移民直至明清才使黑龙江的中医人才队伍初具规模。随着近现代东北的开发，中医人才迅速集中，而中华人民共和国的建立，为黑龙江中医人才辈出创造了优越条件。

在 20 世纪 40 年代，哈尔滨就产生了"四大名医"，此外，当时名望卓著的中医还有左云亭、刘巧合、安子明、安世泽、高香岩、王子良、纪铭、李德荣、王俊卿、高文会、阎海门、宋瑞生、李修政、章子腴、韩凤阁、马金墀、孙希泰等，他们都是当时哈尔滨汉医学研究会和滨江省汉医会的骨干成员。并且，各地还设有分会，会长均由当地名医担任。计有延寿县罗甸一，宾县真书樵，苇河县林舆伍和杨景山，五常县杨耀东，望奎县阎勇三，东兴县宋宝山，珠河县王维翰，双城县刘化南，青冈县李凤歧，木兰县李英臣，呼兰县王明五，巴彦县金昌，安达县吴仲英和迟子栋，阿城县沈九经，哈尔滨市陈志和，肇东县李全德，兰西县杨辅震，肇州县孙舆，郭后旗佟振中等。其他如齐齐哈尔市韩星楼，依兰县孙汝续、付华东，佳木斯何子敬、宫显卿，绥滨县高中午，他们均是旧中国时龙江医派的精英和骨干，是后来龙江医派发展壮大的奠基人士。

中华人民共和国成立后，高仲山先生各地访贤，汇聚各地著名中医张琪、赵正元、赵麟阁、钟育衡、陈景河、金文华、白郡符、华廷芳、孙纪常、王若铨、吴惟康、陈占奎、孟广奇、胡青山、柯利民、郑侨、黄国昌、于瀛涛、于盈科、衣震寰、刘青、孙文廷、汪秀峰、杨乃儒、张志刚、高式国、夏静华、常广丰、阎惠民、瞿奎、吕效临、崔云峰、姜淑明、李西园、刘晓汉、范春洲、邹德琛、段富津等近百人。这些名医是龙江医派后来发展的中坚力量，并产生了黑龙江省"四大名医"，即高仲山、马骥、韩百灵、张琪。

高仲山（1910—1986），我国著名中医学家，中医教育家，现代黑龙江中医药教育的开拓者和奠基人，黑龙江中医药大学创始人。开创龙江医派，黑龙江中医药大学伤寒学科奠基人。黑龙江省四大名医之首。1931 年毕业于上海中国医学院获学士学位，1937 年创办哈尔滨汉医研究会任会长，1941 年创办滨江省汉医讲习会，为全国培养中医人才五百余人，创办哈尔滨汉医学研究会月刊、创办滨江省汉医学月刊。1955 年任黑龙江省卫生厅副厅长。著有《汉药丸散膏酒标准配本》《妇科学》等，倡导中华大医学观，善治外感急重热病等内科疾病。

马骥（1913—1991），自幼年随祖父清代宫廷御医马承先侍诊，哈尔滨市汉医讲习会首批学员。1941年于哈尔滨市开设中医诊所。1950年首创哈尔滨市联合医疗机构。1954年后，曾任哈尔滨市中医进修学校校长，哈尔滨市卫生局副局长，黑龙江中医学院附属医院副院长，博士生导师，黑龙江中医药大学中医内科学科奠基人，黑龙江省四大名医之一，善治内科杂病及时病。

韩百灵（1907—2010），1939年在哈尔滨自设"百灵诊所"行医。黑龙江中医药大学博士生导师，黑龙江省四大名医之一，国家级重点学科中医妇科学科奠基人，全国著名中医妇科专家，在中医妇科界素有"南罗北韩"之称，被授予"国医楷模"称号，荣获中华中医药学会首届中医药传承特别贡献奖，著有《百灵妇科学》《百灵妇科传真》等。创立"肝肾学说"，发展"同因异病、异病同治"理论，善治妇科疑难杂病。

张琪1922年生，哈尔滨汉医讲习会首批学员，1951年创办哈尔滨第四联合诊所，黑龙江中医药大学博士生导师，黑龙江省中医学会名誉会长，黑龙江省中医肾病学科奠基人。黑龙江省四大名医之一，国家级非物质文化遗产传统医药项目代表性传承人，2009年被评为首批国医大师，为当代龙江医派之旗帜、我国著名中医学家。著《脉学刍议》《张琪临床经验荟要》《张琪肾病医案精选》等。创制"宁神灵"等有效方剂，提出辨治疑难内科疾病以气血为纲，主张大方复法，治疗肾病倡导顾护脾肾。善治内科疑难重病，尤善治肾病。

1987年黑龙江人民出版社出版了《北疆名医》一书，书中记载了70多位黑龙江著名中医的简要生平、学术经历及他们的学术特点和经验，从中反映出龙江医派的学术成就及其特点。

从20世纪80年代末开始，国家和省、市陆续评定了国医大师和几批国家老中医经验继承人导师及省级名中医。黑龙江省现有3位国医大师，数十人被评为国家老中医经验继承人导师，数百人被评为省级名中医和德艺双馨名医。从这些名中医的数量、学历和职称等因素看，龙江医派的队伍构成已经发生了很深刻的变化，表现了龙江医派与时俱进的趋势。

3.2 龙江医派之学术成就

龙江医派作为龙江地方的学术群体，在近现代以来，不仅在医疗上为黑龙江的防病治病做出了历史性的贡献，在学术上也为后人留下了弥足珍贵的财富。这些学术财富不仅引导了后学，在医学历史上也留下了痕迹，具备了恒久的意义和价值。

在中华人民共和国成立之前，高仲山先生为发扬中医学术，培养后学，曾编著了多种中医著述，既为传播学术上的成果，又可作为学习中医的教材读本。这些著述有《黄帝内经素问合解》《汉药丸散膏酒标准配本》《高仲山处方新例》《湿温时疫之研究》《时疫新论》《血证辑要》《中医肿瘤学原始》《妇科学》等十余种，其中《汉药丸散膏酒标准配本》为当时中成药市场标准化规范化做出了重要贡献。

中华人民共和国成立后，老一代中医专家也都各自著书立说，为龙江医派的学术建设做出了可贵的贡献。如马骥著《中医内科学》《万荣轩得效录》，王度著《针灸概要》，白郡符著《白郡符临床经验选》，孙文廷著《中医儿科经验选》，华廷芳著《华廷芳医案》，吕效临著《吕氏医案》《医方集锦》等，张秀峰著《张秀峰医案选》等，韩百灵著《百灵妇科》《中医妇产科学》《百灵临床辨证》《百灵论文集》等，张金衡著《中药药物学》，肖贯一著《验方汇编》《临床经验选》等书，吴惟康编《针灸各家学说讲义》《中医各家学说及医案分析》《医学史料笔记》等，张琪编《脉学刍议》《张琪临床经验荟要》《国医大师临床丛书·张琪肾病医案精选》《跟名师学临床系列丛书·张琪》《中国百年百名中医临床家丛书·张琪》《国医大师临床经验实录·张琪》等，李西园著《西园医案》等，孟广奇编《中医学基础》《中医诊断学》《金匮要略》《温病学》《本草》《中医妇科学》《中医内科学》《中医临床学》等，杨乃儒著《祖国医学的儿科四诊集要》，杨明贤著《常用中药手册》《中药炮制学》，陈景河著《医疗心得集》，邹德琛著《伤寒总病论点校》等，郑侨著《郑侨医案》《郑侨医疗经验集》，高式国著《内经摘误补正》《针灸穴名解》等，栾汝爵著《栾氏按摩法》，窦广誉著《临床医案医话》，陈占奎著《陈氏整骨学》，樊春洲著《中医伤科学》，邓福树著《整骨学》等。

这些论作表现出老一代中医学人的拳拳道业之心，既朴实厚重，又内涵丰富，既有术的实用，又有道的深邃幽远。正是这些前辈的引领，才使今天的龙江医派人才如林，成果丰厚，跻身于全国中医前列。

4 龙江医派之学术特点

龙江医派汇聚全国各地的医药精粹，在天人合一、整体观念、病证结合、三因制宜等思想指导下，融合了黑龙江各民族医药经验，结合黑龙江地方多发病，利用黑龙江地产药物，经过漫长的历史酝酿认识到黑龙江地区常见疾病的病因病机特点是外因寒燥、内伤痰热，气血不畅，并积累了以温润、清化、调畅气血为常法的丰富诊疗经验及具有地区特色的中医预防与调养方法。

4.1 多元汇聚，融汇各地医学之长

龙江医派的学术，除了融合早期地方民族医药经验之外，还通过从唐代开始的移民等方式，由中原和南方各地传播而来。这种从内地传入的方式自宋代以后逐步增多，至明清达到一个高潮，已经初步形成人才队伍，这种趋势到近代随东北开发而达到顶点。因此可以说龙江医派的学术根源是地方民族医药经验与全国各地医学的融合，因此也就必然会显示出全国各地医学的特色元素。

唐代渤海国派遣人员到中原学习，带回了中原医学的典籍，这就使中原医学的学术思想和临床经验传播到了黑龙江地区，从而龙江医学也就吸收了中原医学的营养。

北宋末年，金人攻陷汴梁，掳掠了大批医药人员及医学典籍和器物，其中就有北宋所铸造的针灸铜人。这在客观上是比较大规模的医药传播，使中原医药在黑龙江传播得更加广泛和深入。

到明清时期，随着移民、经商、开矿、设立边防驿站、流人、马市贸易等，中医药开始更大规模地传播到黑龙江，并逐渐成为龙江医学的主流。如顺治年间流入的史可法药酒，流放至宁古塔的方拱乾、陈世纪、周长卿、史世仪等，乾隆年间杭州旗人流放齐齐哈尔并在当地开展医疗活动，吕留良的子孙在齐齐哈尔行医等，这都是南方医学在黑龙江传播的证明。而清代在龙江各地行医者大多为中原人，清宣统时仅宁古塔一地就有了比较齐全的

各科医生，说明全国各地的医药学术已在龙江安家落户，这对龙江医派的学术特点影响至深至广。

近现代的黑龙江各地中医人员的籍贯出身，就更能反映出龙江医派学术的来源。多数名医祖籍均为山东、河北、河南，另有祖籍为江南各省者。如果上追三代，他们绝大多数都是中原和南方移民的后裔，故龙江医派也就包容了各地的学术内涵。

因为黑龙江省地处北部边陲，古代地广人稀，从唐代以后是最主要的北方移民所在地之一，到清代形成移民高潮。移民是最主要也是最有效的文化传播方式，龙江医派融合全国各地的医药内容就是历史的必然。移民地区虽然原始文化根基薄弱，但是没有固有文化的限制，因此有利于形成开放的精神，可以为不同的医药学内容的发展传承搭建舞台。这可能是今天黑龙江的中医事业水平跻身全国前列的文化基因。

4.2 以明清医药典籍为主要学术内容

中医学发展到明清时期达到鼎盛，医书的编写内容比较丰富，体例也日益标准化。这些医书因为理法方药内容较全面，只要熟读一本就可满足一般的临床需要，故为龙江中医所偏爱习诵，如"四百味""药性赋""汤头歌"、《濒湖脉学》等歌诀。此外，人们多以明清时期明了易懂的医书作为修习的课本，如《寿世保元》《万病回春》《医宗必读》《万科正宗》《温病条辨》《本草备要》等。《医宗金鉴》是清代朝廷组织国家力量编著的，其中对中医基础理论、诊断、药物、方剂及临证各科都有全面系统的论述，既有普及歌诀，也有详细解说，确实是中医药学书籍中既有相当深度广度，又切合临床实用的优秀医书。因此龙江医派的大多数医家都能熟记《医宗金鉴》内容，熟练应用该书的诊疗方法。

直到高仲山先生自沪上毕业而来黑龙江兴办汉医讲习会，使"四大经典"及近现代的中医课程在黑龙江成为习医教材。中华人民共和国成立之前，得益于高仲山先生对中医教育的积极努力，黑龙江地区涌现了一大批高素质的中医人才。

4.3 龙江医派学术的地方特色

龙江医派的学术来源有多元化特点，既有全国南北各地的医药传入，又有地方民族医药观念和经验，这些都是酝酿龙江医派学术特色和风格的基础。同时，黑龙江地处北方，地方性气候、地理特点及民众体质禀赋、风俗文化习惯长期以来深刻地影响了龙江医派医家的学术认知，这也必然会给龙江医派医家群体的学术思想、理论认识及临床诊治特点和风格打上深刻的地方性烙印。

首先，善治外感热病、疫病。黑龙江地区纬度较高，偏寒多风，而且冬季漫长，气温极低，寒温季节转变迅速，罹患伤寒、温病者多见，尤其春冬两季更为普遍。地方性高发疾病谱使龙江医派群体重视对伤寒和温病的研究，对北方热性病、疫病的诊治积累了丰厚的经验，临床应用经方和时方并重而不偏。在黑龙江省各地方志都有大量记载。如清末民初，黑龙江地区发生大规模流行的肺鼠疫，经伍连德采取的有效防治措施，中医顾喜诏、西医柳振林、司事贾凤石在疫区医院连续工作数月，救治鼠疫患者2000余例，成功遏制了鼠疫的蔓延，其中中医在治疗鼠疫方面起到了独特有效的作用。许多医家重视以仲景之法辨表里寒热虚实，善用六经辨证和方证相应理论指导临证，同时对温病诸家的理法方药也多能融会贯通，互相配合，灵活应用。而且龙江医派大多数医家无论家居城乡、年龄少长，对《医宗金鉴·伤寒心法要诀》和《温病条辨》都能倒背如流并熟练应用，寒温之说并行不悖，可见一斑。

其次，善治复合病、复合症、疑难病。本地区民众豪放好酒，饮食肉类摄入较多，蔬菜水果相对偏少，而且习惯食用腌制品，如酸菜、咸菜等，造成盐摄入量过高，导致代谢性疾病如糖尿病、痛风等多发，高血压、心脑血管疾病在本地区也十分常见。黑龙江地区每年寒冷时段漫长，户外运动不便，加之民众防病治病、养生保健意识相对薄弱，客观上也造成了疾病的复杂性，单个患者多种疾病并存，兼症多，疑难病多，治疗棘手。龙江医派医家长年诊治复合病、复合症、疑难病，习惯于纷繁复杂之中精细辨证，灵活运用各种治法，熔扶正祛邪于一炉。面对疑难复杂病症，龙江医家临证谨守病机，重视脾肾，强调内伤杂病痰瘀相关、水血同治，或经方小剂，药简效宏，或大方复法，兼顾周全，总以愈疾为期。

再次，本地区冬季寒冷，气候以寒湿、寒燥为主，民众风湿痹痛普遍，加之龙江地区冰雪天气多见，外伤骨折、脱位高发。龙江医派医家对此类疾患诊治时日已久，骨伤科治疗经验独到丰富，或以手法称奇，或以药功见著，既有整体观，又讲辨证法，既有家传师授的临床经验，又有坚实的中医理论基础，外科不离于内科，心法更胜于手法。值得一提的是，许多龙江医家注意吸收源于北方蒙古等善于骑射的少数民族的骨伤整复、治疗方法，从而也形成了龙江医派骨伤科学术特色的一部分。

另外，众多医家在成长之中，对黑龙江地产药材如人参、鹿茸、五味子、北五加、北细辛等的特殊性能体会深刻，进而可以更好地临证遣方用药。更因龙江民众一般体质强壮，腠理致密，正邪交争之时反应较剧，所以一般来说，龙江医派医家多善用峻猛力强之品，实则急攻，虚则峻补，或单刀直入，或大方围攻，常用乌头、附子、大黄、芒硝、人参、鹿茸等，所以多能于病情危重之时力挽狂澜，或治疗沉疴痼疾之时，收到出人意料之效。

龙江医派医家也多善用外治、针灸、奇方、秘术。黑龙江是北方少数民族聚集之地，本地区少数民族医药虽然理论不系统，经验零散，但是在漫长的历史中积累了很多奇诡的治病捷法。比如龙江大地赫哲族、鄂伦春族、达斡尔族及部分地区的蒙古族民众等普遍信奉的萨满文化，即包含许多医学内容，这些内容在民间广为流传，虽说不清医理药性，但是临证施用，往往立竿见影。此外，常用外用膏药、针挑放血、拔罐火攻、头针丛刺、项针等治疗方法在龙江医派中也是临床特色之一。

5 龙江医派近年所做工作

为弘扬龙医精神，发展龙江中医药事业，以龙江医学流派传承工作室及省龙江医派研究会为依托，龙江医派建设团队做了大量工作，为龙江医派进一步发展奠定了历史性基础。并被列入黑龙江省委、省政府颁布的《健康龙江2030规划》中。

5.1 抢救挖掘整理前辈经验，出版"龙江医派丛书"

为传承发扬龙江医派前辈学术精华，黑龙江中医药大学龙江医派研究团队一直致力于前辈经验的抢救搜集挖掘整理工作，由科学出版社先后出版的《龙江医派创始人高仲山学术经验集》《华廷芳学术经验集》《御医传人马骥学术经验集》《国医大师张琪学术思想探赜》《王德光学术经验集》《邓福树骨伤科学术经验集》《邹德琛学术经验集》《崔振儒学术经验集》《吴惟康学术经验集》《王选章推拿学术经验集》《国医大师卢芳学术经验集》《张金良肝胆脾胃病学术经验集》《黑龙江省名中医医案精选》《王维昌妇科学术经验集》《白郡符皮肤外科学术经验集》《伪满时期龙江医家学术经验集萃》《寒地养生》《龙江医派学术与文化》《黑龙江省民间医药选萃》《国医大师张琪学术经验集》等著作，引起省内外中医爱好者的强烈反响，《龙江医派丛书》已被英国大英图书馆收录为馆藏图书。

《龙江医派丛书》反映了龙江中医药事业近百年来不畏艰苦、自强不息的发展历程及取得的辉煌成果，其中宝贵的学术思想和经验对于现代中医临床和科研工作具有重要的实用价值和指导意义，同时也是黑土文化的重要组成部分。

5.2　建设龙江医学流派传承工作室，创立龙江医派研究会，搭建学术交流平台

国家中医药管理局龙江医学流派传承工作室作为全国首批 64 家学术流派工作室之一，以探索建立龙江医派学术传承、临床运用、推广转化的新模式为己任，着力凝聚和培育特色优势明显、学术影响较大、临床疗效显著、传承梯队完备、资源横向整合的龙江中医学术流派传承群体，既促进中医药学术繁荣，又更好地满足广大人民群众对中医药服务的需求。

为更全面地整合龙江中医资源，由黑龙江省民政厅批准、黑龙江省中医药管理局为业务主管部门，成立黑龙江省龙江医派研究会，黑龙江中医药大学姜德友教授任首任会长。研究会为学术性、非营利性、公益性社会团体法人的省一级学会，其宗旨是团结组织黑龙江省内中医药工作者，发扬中医药特色和优势，发掘、整理、验证、创新、推广龙江中医药学术思想，提供中医药学术交流切磋的平台，提高龙江中医药的科研、医疗服务能力。龙江医学流派传承工作室与黑龙江省龙江医派研究会相得益彰，为提炼整理龙江医派学术特点及诊疗技术并推广应用，为龙江医派学术文化创建工程，做出大量卓有成效的工作。

5.3　举办龙江医派研究会学术年会，推进学术平台建设

为繁荣龙江中医学术，营造学术交流氛围，2014 年，黑龙江省龙江医派研究会举办首届学术年会，与会专家以"龙江名医之路"为主题进行交流探讨。第二届学术年会于2015 年举办，龙江医派传承人围绕黑龙江省四大名医及龙江医派发展史为主题进行交流。同时通过《龙江医派会刊》的编撰，荟萃龙江中医药学术精华。

5.4　建立黑龙江省龙江医派研究中心，深化和丰富龙江医派学术内涵

2016 年 10 月经黑龙江省卫生和计划生育委员会批准，在黑龙江中医药大学附属第一医院建立龙江医派研究中心。中心依托黑龙江中医药大学附属第一医院和国家临床研究基地、黑龙江省中医药数据中心，旨在通过临床病例研究黑龙江地区常见病、多发病、疑难病的病因病机、证治规律，寒地养生的理论与实践体系等。现已编纂《龙江医派现代中医临床思路与方法丛书》24 册，由科学出版社出版。发表相关论文近百篇。

5.5　建立龙江医派传承基地，提升中医临床思维能力，探索中医临床家培养的教育途径

龙江医派传承工作室先后在台湾、深圳、三亚、长春、东港、丹东、天津、满洲里及黑龙江省多地建立传承基地，主要开展讲座、出诊及带教工作，其中三亚市中医院已成为

黑龙江中医药大学教学医院及本科生实习基地,现已进行多次专家交流出诊带教工作。

受黑龙江省中医药管理局委托,2013年进行"发扬龙江医派优势特色,提升县级中医院医疗水平"帮扶活动,研究会于黑龙江省设立十个试点单位,2014年通过讲座、义诊等一系列活动,使各试点县后备传承人诊疗水平和门诊量均有不同程度的提升。2015年,黑龙江省中医药管理局委托龙江医派研究会及工作室,在全省各地市县中医医院全面开展龙江医学流派传承工作室二级工作站的建设,全面提升黑龙江省中医院的学术水平与医疗服务能力。并编撰《龙江医派养生备要》,向全省民众发放。

旨在研究培养中医药人才、发挥中医药优势的"龙江医派教育科学研究团队",于2014年被批准为黑龙江省首批A类教育教学研究团队,团队致力于建设一批学术底蕴深厚、中医特色鲜明的教育研究群体,以期探索中医人才的成长规律,培养能够充分发挥中医特色优势的中医精英。

通过在中医药大学举办"龙江医派杯"中医经典知识竞赛、英语开口秀、"龙江医派杰出医家马骥基金评选及颁奖活动",开设《中医学术流派》课程,以激发学生学习中医的热情,强化其对龙江医派的归属感及凝聚力。

5.6 创办龙江医派学术文化节,创新中医药文化传播模式,打造龙医文化名片

通过创办龙江医派学术文化节,建立龙江医派网站,打造龙医学术文化品牌,宣传中医药文化思想,扩大龙江医派影响力。2012年以来,举办高仲山、马骥、华廷芳、孟广奇、吴惟康等龙江医派著名医家百年诞辰纪念活动,使全省各界感受到龙江中医药的独特魅力及龙医精神,黑龙江省龙江医派研究会会长姜德友教授,经过多年对龙江医派名家事迹、学术思想、道德、行业精神等的多方面研究,提炼总结出八大龙医精神,其内容是勇于开拓的创业精神;勤奋务实的敬业精神;求真创新的博学精神;重育贤才的传承精神;执中致和的包容精神;仁爱诚信的厚德精神;铁肩护道的爱国精神;济世救人的大医精神。充分展现出龙医风采,成为黑龙江省特有的中医文化之魂。龙江医派各项工作的推进,得到了中国中医药报、新华网、人民网、东北网、台湾中国时报、黑龙江日报等数十家媒体平台的大量报道,在学术界及龙江民众中获得良好声誉,并载入《黑龙江中医药大学校史》《中国中医药年鉴》。

工作室团队以黑龙江省中医药博物馆的建设为契机,大力挖掘黑龙江省中医药学术文化历史资源,梳理明晰龙江医学流派发展脉络,建成龙江医学发展史馆,所编写的《龙江医派颂歌》在同学中广为传唱,激发杏林学子对龙江中医的热情。

通过对龙江医派底蕴的发掘和打造,使其成为黑龙江中医药学术界理论产生和创新的土壤,成为黑龙江省中医从业者的凝聚中心,成为黑龙江中医学术探讨的平台和学术园地,成为黑龙江省中医药人才培养与成长的核心动力,成为引领、传承、传播黑龙江中医学术的主体力量,成为黑龙江中医文化品牌和精神家园,成为龙江医药学的特色标志,成为我省非物质文化遗产,成为黑龙江的重要地理文化标识。相信,在新的历史时期,龙江医派将会做出新的学术建树,为丰富祖国医学的内涵做出更大的贡献。

《龙江医派丛书》总编委会

2018年3月

前　言

祖国中医药学博大精奥，在其发生发展过程中受到不同自然地理气候和人文环境的影响，形成了异彩纷呈、各具特色的中医学术流派。各医学流派经过不断传承和发展，逐渐形成了风格各异的学术思想、医学诊疗经验和传承教育理念，促进了中医药事业的繁荣、创新与发展。

龙江医派发轫北疆，上可追溯至肃慎，经过漫长的历史变迁和地域文化的积淀，孕育了黑龙江流域中医药学术思想及防治诊疗疾病的特色和优势，具有鲜明的地域性、学术性、继承性、辐射性和群体性特征。自龙江医派研究整理工作，特别是在国家中医药管理局龙江医学流派传承工作室启动以来，龙江医派研究团队通过搜集全省各市县县志，遍览全省各地市县级档案图书机构，翻阅查找有关中医药记录，走访龙江中医前辈，抢救、挖掘、整理以四大名医为首的龙江中医群体的手稿医论、著作、临证医案等各种资料，不断梳理和完善龙江医派学术特点，探讨流派文化与传承特色，总结龙江医派独特经验，制定出特色技术操作规范，出版了"龙江医派丛书"，以培育和推广龙江医派学术成果，培养后备传承人才。打造龙医特色文化，已成为黑龙江省独特的文化名片，形成了具有黑龙江气派的中医学术流派，并入选黑龙江省第五批非物质文化遗产保护名录。

如今，龙江医派已得到公众的普遍认可和支持，其融汇了黑龙江省中医学术传承创新的精华，筑建起黑龙江中医学术探讨的平台，成为黑龙江中医事业发展和人才培养的内生动力。在未来，龙江医派将继续深入研究、科学总结黑龙江省中医学宝库，发扬龙医精神，传承龙江中医药学术文化，为打造黑龙江中医文化品牌，促进祖国中医药事业的繁荣与发展贡献力量。

本书围绕龙江医派产生的历史、文化、经济、地理、气候、教育等背景渊源，梳理龙江医派历史沿革，提炼龙江医派学术思想和特色诊疗技术，厘清龙江医派学术传承脉络，概括各科龙江名医医事传略、学术思想、临床经验，反映了龙江中医药事业近百年来不畏艰苦、自强不息的发展历程及取得的辉煌学术成果，其中宝贵的学术思想和经验对于现代中医临床和科研工作具有重要的实用价值和指导意义，同时也是黑土文化的重要组成部分。

虽然对有关龙江医派的学术和文化做了大量工作，但由于历史跨度大，许多文献史料还有待进一步挖掘、整理，故本书难免有不足之处，欢迎广大读者提出宝贵意见，以期做到再版时的丰富完善。

《龙江医派学术与文化》编委会

2018 年 3 月

前　言

目　录

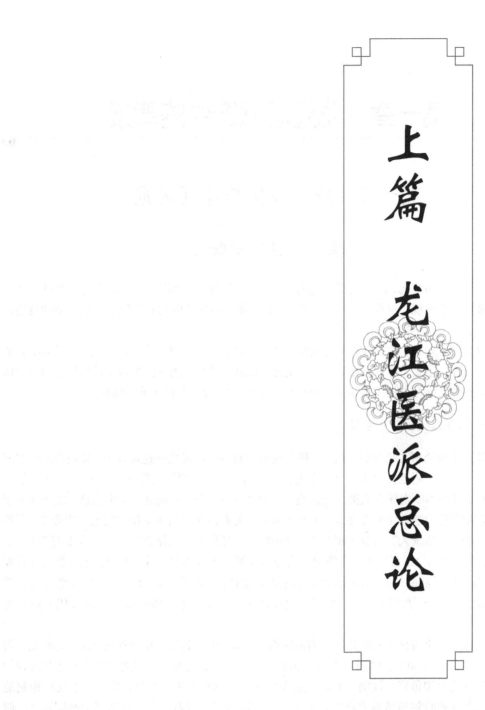

上篇 龙江医派总论

第一章 龙江医派产生的背景

第一节 黑土文化与龙江医派

一、黑龙江民族发展概况

黑龙江虽位于高纬寒地,但其文明的起源却并不像人们想象中那样晚,而是有着悠久的文化发展历史。据考古研究发现,早在距今 17.5 万年前,黑龙江阿城地区就有了原始人类生活的痕迹,其时尚属于旧石器时代早期。

在此后漫长的岁月中,我国各族先民逐渐聚集到这块辽阔的土地之上,在这里共居劳作,并通过各种形式的交往,建立了种种政治、经济、文化的联系,谱写了黑龙江独特生动的历史篇章;而黑龙江地区各民族之间相处的发展历史,也构成了我国历史的一个非常重要的侧面。

(一)远古时期的黑土先民

在黑龙江这个偏处东北北部的区域里,被发现的旧石器时代晚期的遗址较多,特别是以哈尔滨为中心的松花江大曲折附近文化遗址分布尤为密集。哈尔滨黄山遗址的发掘工作从 1936 年开始一直持续到现在,其间不断发现古人类活动的痕迹(距今 3 万年前);还有顾乡屯遗址(距今 3 万年前)、扎赉诺尔蘑菇山遗址(距今 2 万~3 万年前)、五常市龙凤山乡学田村遗址(距今 2.3 万年前)、阎家岗的"哈尔滨人"遗址(距今 2.2 万年前)、呼玛县十八站村遗址(距今 2 万年前)、饶河小南山遗址(距今 1.3 万年前)、漠河老沟遗址(距今 1 万年前)等。截至目前,黑龙江省发现古人类化石、旧石器或打制石器及骨器的地点和线索近 30 处,多分布在平原边缘与山区接壤的河流阶地上,这充分证明了古人类在黑龙江区域内活动频繁,体现出黑龙江古代先民顺应自然的能力。

新石器时代的文化遗存反映出先民狩猎范围不断扩大,生产和生活用具逐渐增多,并开始构筑临时营地。在距今约 6000 年的大小兴凯湖之间的新开流遗址,发现了大量各种形态和多样纹饰的陶器、氏族公共墓地和鱼窖,说明人们在此长期定居,以捕鱼为主,兼及狩猎,并有规模地制造陶具。同期,在齐齐哈尔昂昂溪文化遗址出土的文物以石器和骨器为主,石器多为磨制而成,制作技术娴熟。在其中的五福墓葬中,女性墓中随葬品有凹底石镞、切割器等,表明妇女也参加狩猎活动。

肇源县白金堡先民遗址距今约 3200 余年,位于松花江、嫩江、洮儿河三水交汇处,是黑龙江流域古代文明的典型代表,颇具神秘色彩。该遗址出土了大量陶器、骨器、石器和铜饰,清理出房址、窖穴、陶窑多处,说明黑龙江先民已经过上较为安定和舒适的生活。

在三江平原的七星河流域发现了距今 2000 年的挹娄—勿吉人聚落,聚落建筑大气磅礴,精致复杂。这是一个消失了的文明古国,也是三江平原古民族最具代表性的文明标志。聚落中的"北斗七星"祭坛遗址是我国目前发现的首例以天文、阴阳立法为形象的建筑布局，体现了道家天人合一的观念。

各时代的考古遗迹遍布黑龙江流域各地，且古代遗存时有新的发现，使人们越来越多感知到黑土文化隐匿了千万年的文明曙光。

（二）黑龙江古民族的分布与政权

《竹书纪年》记载了公元前 2249 年肃慎人朝贡帝舜、进奉弓矢的情景，《大戴礼记》和《史记》也都记载了帝舜时期黑龙江地区的山戎（东胡）、发（秽貊）、肃慎都同中原华夏诸族建立了联系。

黑龙江流域的古代民族大致可划分为三个地区，即西部以游牧经济为主的东胡、鲜卑系的诸民族；中部以农业和渔猎经济为主的秽貊、夫余系的诸民族；东部以狩猎、捕鱼为主的肃慎、女真系的诸民族。这些民族的生活内容和民族特征与其活动地域的自然环境有着内在的联系。

西部民族分布于大兴安岭山地两翼的黑龙江源流地区，这里地势较高，有广袤的森林和草原，是古代黑龙江上游游牧民族的栖息地，曾经诞生过鲜卑、契丹、蒙古等入主中原的强悍民族。他们以草原游牧和森林狩猎为主，兼营捕鱼和农业。伊敏河、甘河、洮儿河等数条黑龙江上源支流是古代游牧民族进入松嫩平原的大通道。历史上活跃于这里的古代游牧民族有匈奴、东胡、突厥、乌桓、鲜卑、契丹、韦室、乌洛侯等。

中部民族分布在发源于长白山北麓松花江水系及嫩江以东诸水，如松花湖、阿什河、拉林河、伊通河、呼兰河、辉发河等。这一区域有松花江和嫩江常年冲刷形成的松嫩大平原，土地最为肥沃，南连辽河平原，一直延伸至渤海沿岸，是沟通中原地区和黑龙江流域的大通道。从新石器时代开始，生活在辽河流域和辽南地区的"貊"族部落集团不断向北移动，并与松花江流域的"秽"族部落集团相互融合成秽貊族群。生活在嫩江流域以东、松花江流域以北的"索离族"向南迁移，与秽貊集团的一部分融合后，在松嫩平原建立了强大的夫余王国。这一地域具有鲜明的农耕文化特色，发达程度明显高于黑龙江流域的其他地区。

东部主要是黑龙江、松花江中下游和乌苏里江流域的广大地区，其中包括牡丹江、七星河、松阿察河、穆棱河，以及镜泊湖、三江平原湿地、兴凯湖地区。这里主要居住着肃慎系统的各族，如两汉时期的挹娄，魏晋南北朝时期的勿吉，辽金元时期的女真族，以及后来的满族。这一地区东部靠近日本海，具有海洋性气候特点，土地肥沃、森林广袤、河网密布，适宜于农耕、狩猎、捕鱼、畜牧等多种作业。三江湿地飞禽众多，因而肃慎和女真等民族都是驯鹰高手。公元 5 世纪末，勿吉人兴起，他们沿松花江南下，灭亡了夫余王国，改变了黑龙江的历史发展进程，形成了勿吉七大部落，即粟末部、按车骨部、伯咄部、黑水部、拂涅部、号室部、白山部。此后，粟末部建立了渤海国政权，属于黑水部的女真人建立了大金帝国，女真人的后裔建州女真就起源于牡丹江下游，以其为核心的满族建立了中国最后一个封建王朝。

（三）当代黑龙江民族发展状况

今天的黑龙江省是一个多民族、散杂居边疆省份，全省共有 53 个少数民族，人口近 200 万，占全省总人口的 5.26%。其中世居黑龙江省的有满族、朝鲜族、蒙古族、回族、达斡尔族、锡伯族、赫哲族、鄂伦春族、鄂温克族和柯尔克孜族等 10 个少数民族。在 10 个世居少数民族中，满族、朝鲜族、蒙古族、回族 4 个民族的人口均超过 10 万，达斡尔族人口约 4.3 万，其余 5 个民族人口不足万人。赫哲族约有四千人，是黑龙江省独有民族；鄂伦春族约有四千人，占全国鄂伦春族人口的

52%。满族、回族普遍使用汉语言文字；朝鲜族、蒙古族使用本民族语言文字，大多数人通用汉语言文字；达斡尔族、鄂伦春族、鄂温克族、赫哲族有本民族语言，没有文字，普遍使用汉语言文字；其他43个少数民族大部分是在黑龙江开发和建设，从外地调入、分配、转业、移居而来，大多通用汉语言文字。

少数民族人口按城乡比例划分，居住在城市和县镇的占27.3%，居住在农村的占72.7%。按民族地区和散居比例划分，居住在自治地方、民族区、民族乡镇的占39.9%，散居人口占60.1%。黑龙江省建有1个自治县（杜尔伯特蒙古族自治县）、1个民族区（齐齐哈尔梅里斯达斡尔族区）、69个民族乡镇。其中，满族乡（镇）24个、朝鲜族乡（镇）19个、蒙古族乡（镇）6个、达斡尔族乡3个、鄂伦春族乡5个、鄂温克族乡1个、赫哲族乡3个、联合民族乡（镇）8个。全省还认定少数民族聚居村680个。

全国第五次人口普查资料显示，黑龙江省各少数民族在人口数量、构成、分布和素质等方面都发生了很大变化，出现了良性发展态势：少数民族成分有所增加；少数民族人口在地域分布上进一步扩展；少数民族的整体素质逐步提升。这是实践符合国情的民族政策和人口政策，促进各民族共同繁荣的具体体现。这为21世纪在黑龙江省全面建成小康社会，实现各民族人口与经济、社会、资源、环境的可持续发展打下了良好的基础。

2005年，民族工作为富民、强省、兴边、睦邻、构建和谐黑龙江做出了积极贡献。黑龙江省少数民族和民族地区的经济、社会事业有了较快发展，综合经济实力显著增强，民族地区初步建立了多元经济结构，种植业、畜牧业已成为民族地区的基础产业。全省少数民族和民族地区占有耕地3973万公顷，人均约0.37公顷，高于全省农民平均水平。这得益于中央免收农业税政策，极大地调动了民族地区人民的种粮积极性，令少数民族和民族地区的经济社会事业有了较快发展。

2005年年末，杜尔伯特蒙古族自治县和69个民族乡镇生产总值分别为23.5亿元和110亿元，比2000年分别增长135%和34%。自治县财政一般性预算收入1.34亿元，是2000年的4.4倍。680个民族村人均收入3297元，高于全省农村人均收入76元，是2000年的1.38倍。

各级政府十分重视民族教育。鄂伦春族、赫哲族等少数民族的中小学大部分进入规范化学校行列，鄂伦春族、赫哲族、鄂温克族、柯尔克孜族完成了"普九"任务。普通高校对少数民族考生录取政策的深入落实，使一大批少数民族学生进入了高校学习。少数民族医疗卫生条件有较大改善，少数民族人口素质不断提高，群众文化生活丰富多彩，民族语言文字、出版、新闻、广播事业不断发展。

（四）黑龙江部分少数民族情况简介

1. 赫哲族

赫哲族是黑龙江地区特有的少数民族，其原生态文化资源是现存极少数的可供考察的原始渔猎文化形态的"活化石"之一。

在2007年全国人口普查时，赫哲族人口数量仅4640人，主要居住在黑龙江、松花江、乌苏里江三江流域的同江县和饶河县内，以渔猎为生，在长期的渔业生产中练就了高超的捕鱼本领。其叉鱼技术尤为惊人，叉鱼时根据水纹投掷鱼叉，往往百发百中。他们还创造了在冰封的江面上凿冰捕鱼的方法，因而即便是在寒冷的冬季，也能捕获到肥美的鲜鱼。

赫哲族内部有三种自称：那乃（nanai）、那尼敖（nanio）、那则（nahai）。含义都是本地人、当地人的意思。但与外族交往时，均自称赫真或赫哲。上述三种自称的人，又以松花江岸边的"勤得力"为界，居住在上游的人自称奇勒恩或奇楞，包括那尼敖、那贝。居住在下游的人自称赫真、那乃。赫哲一词由赫真而来。历史上曾被称为"使犬部""鱼皮部"。

关于赫哲族的族源，一般认为其来源于明代东海女真的一支，即主要为明末清初被称为东海三部中的呼尔哈居民。其分布大体散居在西起牡丹江下游，沿松花江下游至黑龙江入海口，东至大海包括库页岛在内的广大地区。清政府征服黑龙江流域各民族之后，曾先后将部分赫哲族人迁至宁古塔、盛京、北京等地，并将他们编入八旗，加入了满族共团体；没有被编入八旗的则成为了今天的赫哲族。

20世纪初期以前，赫哲族一直处在氏族部落的社会组织结构中，直至1949年后才融入新体制。其民族语言属阿尔泰语系满-通古斯语族南语支赫哲语，有两种方言：奇勒恩方言和赫真方言，但没有文字。目前赫哲族能讲本民族语言的人已经非常少了，平日交际通用汉语言文字，少数老年人会讲赫哲语。

赫哲族信奉自然神崇拜、祖先崇拜和北方原始宗教萨满教，创造了口头说唱文学史诗伊玛堪。用鱼皮做衣服是赫哲族妇女的一大特长，她们将一张张鱼皮按花纹拼缝起来，再裁剪缝制成衣服，做工精细，十分考究；赫哲族居住在自建的撮罗子、地窨子、马架子等建筑内，房东侧有鱼楼用作仓房；赫哲族的交通工具有桦皮船、木板船、滑雪板、狗拉雪橇等；饮食以鱼、兽肉为主，有拉拉饭、莫温古饭、野菜等；婚俗有抢婚、条件婚、转介婚、许配婚等；葬俗有树葬、木克楞葬、土葬、送魂等形式；岁时节令有年三十祭祖的烧包袱、春天三月三驱瘟神的跳路神、五月十五的乌日贡、秋天九月九日鹿神节等，许多庆典风俗保存至今。

2. 鄂伦春族

鄂伦春族现有人口8000余，主要聚居在大、小兴安岭一带的塔河县十八站、呼玛县白银纳、伊春的嘉荫县、黑河地区的逊克县。

鄂伦春族世代过着以狩猎为主，采集和捕鱼为辅的生活，对狩猎生活有着浓厚的感情和熟练的技能，猎民几乎个个都是弹无虚发的"神枪手"。《魏书·矢韦传》记载其"饶獐鹿、射猎为务，食肉衣皮，凿冰没水中而网取鱼鳖"。

鄂伦春一名始见于《大清历朝实录》。在清代，鄂伦春族还有许多别称：其族内部因居住地不同，有玛涅克尔、毕喇尔、满挥、奇勒尔等不同的自称；或依其使用马匹或驯鹿作为交通工具，分别称之为使马部、使鹿部；或按其编入八旗与否称为摩凌阿（骑马的）鄂伦春、雅发罕（步行的）鄂伦春；或根据其居于重山密林中而呼之为"栖林"，或讹为"麒麟"。鄂伦春之含义，鄂伦春人自认为是"住在山上的人"，清代文献记载为"使驯鹿的人"。

关于鄂伦春的族源，主要有两种说法：其一认为，鄂伦春是肃慎的后裔，来源于明代东海女真北支的一支；其二认为，鄂伦春虽然与肃慎有亲缘关系，但不是其直系后裔，有直系关系的应是室韦人，而且可能是钵室韦，此说主要的依据是二者有相同的居住方式。

鄂伦春族的语言属阿尔泰语系满-通古斯语族北语支鄂伦春语，没有文字，靠口耳相传传递本民族的文化信息。在清代，鄂伦春族的上层人士多使用满语言文字。现在，聚居地的鄂伦春人多用自己的民族语言交际，和其他民族交往时，则使用其他民族的语言，如汉语、达斡尔语等。鄂伦春语在其民族内部的使用比较一致。

鄂伦春族在1949年前仍然处于原始氏族社会末期，以"乌力楞"为组织结构，氏族共同生产、共同消费，自给自足，私有观念极其淡薄。他们在1953年下山定居，受到了习惯于山林生活的老年人的抵制。

在宗教上，鄂伦春人信奉原始的萨满教，属自然神多神崇拜，如对山神"白那恰"、太阳神、月亮神、雷神、火神等包括狐仙在内的各种各样神仙崇拜；因精于打猎，鄂伦春人发展出引诱猎物的鹿哨、犴哨、火围、诱捕、码踪追猎、轰猎、窖鹿法等一系列狩猎文化精华；鄂伦春人的居住简单实用，夏天住桦皮仙人柱，冬天住兽皮仙人柱；他们在婚俗方面实行严格的族外婚，包括招亲、换亲、续亲和指腹亲等，抢婚流行于寡妇再嫁；鄂伦春人的葬俗主要有风葬（悬空葬）、树葬（吊葬）、土葬、火葬；他们创造了包括神话传说、说唱故事在内的口头文学、民间歌舞、书面文学。

鄂伦春族的妇女擅长桦皮手工艺、兽皮手工艺制作等绝技。她们按照狍子头皮原样制作的袍头帽，戴起来活灵活现，既能御寒，又便于在狩猎时伪装；还能在整张桦皮上面刺绣或雕刻各种图案，并将其加工成器皿。这些皮毛和桦皮制品反映了鄂伦春族狩猎文化的传统特色，同篝火节等岁时节令风俗一起，正在成为鄂伦春族的文化符号。

3. 达斡尔族

达斡尔族是我国人口较少的少数民族之一，主要聚居在大兴安岭中麓的嫩江两岸。

"达斡尔"一词最早出现在元末汉文记载：洮兀儿部，临讨浯儿河居（今洮儿河）。达斡尔族在明初迁往黑龙江以北，在17世纪以前，达斡尔族已在黑龙江北岸结成村落，聚族而居，是当地经济文化最发达的民族。在17世纪中叶，沙俄入侵黑龙江流域，江北的达斡尔族被迫南迁，初至嫩江流域，后因清政府征调青壮年驻防东北和新疆边境城镇，才形成了现在的分布状况。在长期的历史发展过程中，达斡尔族人民为反抗沙俄入侵、巩固和开发东北边疆做出了不可磨灭的重大贡献。

关于达斡尔族的来源，学术界曾有过争议。主要分歧意见可分为土著说与契丹遗裔说。

持土著说者认为，达斡尔人最初分布的黑龙江及精奇里江河谷，在隋、唐时是室韦各部的分布地，当时已有一些部落向中原王朝通贡。以后辽、金、元各代都在这些地区行使管辖权，明代曾于达斡尔族在江北的旧居地带建立托木河、卜鲁丹河等卫所，故达斡尔族应是黑龙江以北土著民族的后裔，与隋、唐时室韦某些部落有很深的渊源。另一些人还根据达斡尔族关于其祖先曾建"黑水国"的传说，认为其族源和隋、唐黑水部某些部落有关。

持契丹遗裔说者主要是根据其语言、历史传说及某些习俗与辽代契丹人有相同的特点，认为达斡尔族的祖先是契丹人的一支，于金灭辽时北迁至黑龙江以北，发展为达斡尔族。

达斡尔语是属阿尔泰语系蒙古语族的一个独立语支，由于居住分散，形成了布特哈、齐齐哈尔、新疆、讷谟尔四种方言。达斡尔族在辽代时使用契丹文，后来由于战乱及民族压迫等原因而失传，文人阶层自康熙初年开始学习使用满文，在清代形成了以满文字母为基础的达呼尔文，留下了《巡边记》等对我国东北国界确定有重要历史意义的文献，现保存在哈尔滨。达斡尔族现使用拉丁达斡尔文字（以标音符为主体吸收记音符的优点，综合了主要方言区发音方法）。达斡尔族基本上通晓汉语并会书写汉文，与蒙古族杂居的达斡尔族大部分通晓蒙古族语。

达斡尔族能歌善舞，民间文艺丰富多彩。在已搜集的用满文拼写的达斡尔语手抄本中，有清代达斡尔文人阿拉布丹的《蝴蝶花的荷包》《四季歌》《戒酒歌》等数十篇优秀作品。另有叙事诗"乌春"、民歌"扎恩达勒"和民间歌舞"鲁日格勒"（亦称"哈库麦"）。"扎恩达勒"是类似山歌题材的民歌的统称，分为有词和无词两种，高亢奔放，婉转悠扬；"雅德根"调是民间祭祀类歌曲，真实反映了达斡尔族的生产和生活，为人们所喜闻乐见。世代相传的民间美术、剪纸、刺绣、玩具等，是妇女们的手工艺品。民间音乐有山歌、对口唱、舞词等多种形式。

达斡尔族最具有民族特色的运动是类似于曲棍球的"波依阔"体育活动，这种运动在辽代契丹人中非常盛行，被达斡尔族继承下来并延续至今，成为男女老少人人喜爱的群众体育运动。

4. 鄂温克族

鄂温克人有多种自称和他称，但他们对外均自称鄂温克。1957 年定族名为鄂温克。中国境内有鄂温克人 30 505 人，黑龙江地区的鄂温克人聚居区主要分布在大兴安岭森林深处和嫩江流域的丘陵平原等地带。

在明末清初的史籍上，有"索伦部"和"索伦"两个称谓见于《大清历朝实录》，二者不同。"索伦部"包括索伦、鄂伦春、达斡尔等民族。"索伦"作为单一族称是鄂温克的他称。鄂温克一词的意义为"住在大山林中的人们"或"住在山南坡的人们"。

鄂温克族是肃慎系后裔，是元代"林中百姓"，明代东海女真的一支。但也有人认为唐代及以前的"鞠"部落和北室韦、钵室韦均是鄂温克人的祖先。还有人认为，鄂温克族与达斡尔族是"辽之后裔"。

明末清初的鄂温克族分为三支：一支分布在今贝加尔湖以西的勒拿河支流威吕河、维提姆河地区，共有 12 个大氏族，被称为"喀木尼堪"或"索伦别部"，以驯鹿为乘载工具；一支分布在贝加尔湖以东至赤塔河一带，共有七个氏族，被称为"细米雅尔"部落或"那妹他"，以马作运载工具；第三支散居在石勒喀河至精奇里江（今结雅河）的黑龙江以北广大地区，是索伦人中最主要的一支。沙俄入侵黑龙江流域后，于 17 世纪中叶先后迁至黑龙江以南，后几经变迁，形成今天的布局。一部分人留在了沙俄，成为今天的埃文基人。清代顺治、康熙年间，清廷陆续将鄂温克人迁至大兴安岭嫩江支流的沿岸地区，并组成了 5 个阿巴（围场），成为"布特哈打牲部落"的主体。

鄂温克族的语言属阿尔泰语系满-通古斯语族通古斯语支，分为海拉尔、陈巴尔虎、敖鲁古雅三种方言，没有本民族文字。因居住地区与之杂居的民族不同，有的还兼用蒙古语、达斡尔语、汉语、俄罗斯境内埃文基语，在 1930 年有了拉丁拼音文字，自 1938 年起使用俄文字母拼写。

鄂温克族创造了丰富多彩的传统文学艺术。他们的民间文学包括神话、传说、故事、叙事诗、谚语、谜语等。其中传达着古代鄂温克人的信仰观念、历史轶事、理性思维，蕴含了人们向往美好、追求进取的情感。

鄂温克族妇女擅长刺绣、雕刻、剪纸等工艺。图样多取材于生产、生活，具有独特的民族风格。过游猎生活的鄂温克人，善于以桦皮和蘑菇为原料，用刀和剪子刻剪成各种飞禽走兽，如犴、鹿、鸭子等，用来做儿童玩具，还善于在器皿上刻绘美丽的花卉图案。

鄂温克族多信奉萨满教，牧区的居民同时信奉喇嘛教。1945 年前还保留有动物崇拜、图腾崇拜和祖先崇拜等残余，部分氏族以鸟类和熊等作为图腾崇拜对象。各氏族或大家族的巫师"萨满"，多由头人（酋长）担任。

驯鹿曾是鄂温克人唯一的交通工具，被誉为"森林之舟"。鄂温克人饲养驯鹿具有悠久的历史。据有关专家考证，鄂温克人饲养驯鹿可以追溯到汉朝以前，《梁书》中关于"养鹿如养牛"的记载指的就是这里饲养驯鹿的北方民族。由于历史的发展和时代的变迁，驯鹿在其他北方民族中都已先后消失，唯独在鄂温克猎民中得以延续。鄂温克人无论男女老少都非常喜爱和保护驯鹿，将它们视为吉祥、幸福、进取的象征，也是追求美好和崇高理想的象征。因此，驯鹿具有鄂温克民族文化特色，富有代表性。

5. 其他民族

满族、蒙古族、朝鲜族、回族等都是在黑龙江地区聚居人口较多的民族。这些少数民族在长期的生产斗争与生活实践中创造了自己的民族文化，其中就包括医药卫生知识与经验，主要是一些在生活及与其他民族交流中逐渐形成的疗法。如达斡尔族在契丹时代的先人在医学等方面就有很大发展，他们能辨认某种植物的花、茎、果实或块根是否有毒，能不能供人畜食用，也熟悉各种野兽的习性；在临床治疗领域，出现了能治膏肓瘀血的知名医生迭里特（阿保机族弟），察形色即知病源的医道出色的耶律敌鲁，并继承了温泉疗法，广用动物药材，推广内服麻醉剂"鬼代丹"；他们开始使用牙刷的时间比欧洲早六百多年；在疾病预防方面也摸索出了一套行之有效的方法。

这些民族的医药经验是祖国医学宝库的重要组成部分，也为龙江医派的形成与发展贡献了重要的力量。

二、黑龙江宗教发展历史概况

今天的中国是个多宗教的国家。在中华民族数千年的文化历史上，始终没有任一宗教派别能力排众教，成为对中华文化影响甚巨、为中国百姓虔诚信奉的精神主导。在中原地区，民间百姓思想信仰的主流主要是起源于东汉末年的中国本土宗教道教、起源于古印度并于东汉时期传入中国的佛教、自汉初就被奉为正统的儒家思想。宋明以后，吸收了佛、道二教思想精髓的新儒学（道学）更是成为思想、信仰领域的主流，对国人的宗教信仰产生了至深至巨的冲击。

然而黑龙江流域自古以来就属化外之地，此地的居民多是被华夏人民视为"蛮夷戎狄"之类的少数民族，受中原文化的影响相对较浅，其人民在宗教信仰方面也与中原文明大异其趣。直到清王朝建立之后，中央政权对黑龙江地区的文明教化、法律管束才真正变得强而有力起来。但清朝本身即非汉族政权，其在思想信仰领域的统治政策又与历朝历代大不相同，因此在黑龙江地区形成了独具特色的宗教信仰。

（一）不唯儒家思想独尊

如前所述，在清代以前，华夏政权对黑龙江地区的统治力量薄弱，作为化外之地的黑龙江地域受儒家思想文化的影响微弱。虽曾辉煌灿烂的海东盛国——"渤海国"，大力引进学习唐文化，将儒学作为其上流社会的重要教育内容之一，但儒家思想在其社会生活中的整体影响力较中原政权统治下的地区要逊色得多。

满族在建立大一统的清王朝之后，为了稳固其政权统治，在汉民族大量聚居的关内驻地，其文化政策不得不承袭、推崇有着悠久历史的先进的华夏文明。因此，在关内各地，清朝统治者尽可能学习汉文化、尊重汉文化，而对作为中华文明代表与学术核心的儒家思想及其礼仪传统，在形式上也被清朝统治者大力支持与尊奉。

虽然在清初的官方条文中孔子被列为中祀（即二等祀，光绪末年升为大祀），但在实际的祭祀活动中，孔庙可说是位列诸祀之首的。据《清稗类钞》记载，当时在儒家创始人孔子的故乡山东曲阜，圣庙规模大得惊人，"曲阜全城孔庙殆占三分之一以上"，每年皇帝都要派人到曲阜代表朝廷祭祀"至圣先师"。而在都城北京，孔庙也修建得规模宏大、气势恢宏，"京师孔庙，古柏苍然，礼器悉备，数千年前之古乐器备列阶下"。可以说孔子被尊崇的程度在清代的关内地区已达到了登峰造极的地步。

而在清朝政权起步的关外地区，祠祀的情况则与关内地区截然不同。黑龙江地域作为满族发祥地之一，清朝政权在这里的统治力量牢固。清朝统治者将关外视为自己政权的"龙兴之地"，颁布"禁关令"，严禁汉族人民随意进入该地区。而在这块几乎完全属于旗人天下的"自留地"上，清朝统治者自然不必再"委曲求全"，不必在文化政策上向汉族文明做出妥协与让步。

祠祀本是后人对先人表达缅怀的一种方式，对社会发展有突出贡献的人会受到后人的供奉纪念。在中华文化中，孔子是正统思想儒家学派的创始人，是伟大的教育家、思想家，被奉为"至圣先师"，因此历朝历代以来一直受到华夏人民的隆重纪念。但对长久以来一直生活于关外地区的百姓而言，孔子不过是一个颇有名望的陌生人，或许值得供奉、纪念，但地位远达不到唯其独尊的地步。

根据《瑷珲县志》《呼兰府志》《黑龙江志稿》等地方志的记载，虽然清代的黑龙江地区确有孔庙的存在，也有在大祀时对先师孔子进行祭祀的情况，但黑龙江孔子祠祀极少且修建较晚，如呼兰文庙是同治五年才修建起来的。嘉庆年间，整个黑龙江省只有齐齐哈尔一地有孔子形象。很多时候，黑龙江人民是将孔子与工匠、医、卜、杂技等放在一起供奉，甚至不如三国时期的名将关羽，这被很多学者视为我国思想史上、宗教信仰发展历程中的一种奇特现象。正如嘉庆末年，任职于黑龙江的满族学士西清在其著作《黑龙江外记》中感慨："关帝庙在城西南……殿东有室，中塑如来，左老聃，右孔子，而以匠作、医、卜、杂技之类相纪，榜曰：三教师祖""孔子遍天下得祀，而黑龙江一省独无"。可见当时黑龙江地区孔庙之稀少，甚至有学者据此断言黑龙江地区至少在道光以前没有孔庙。也有人慕其为"专制主义铁板缝隙中开出来的一朵自由的思想之花"，这也显示出黑龙江宗教思想发展的特殊性。

（二）正、邪诸教皆不兴盛

在古代，不仅儒家思想地位普通，其他在关内地区拥有广大信众、有较大影响力的宗教在黑龙江地区发展也不甚兴盛。如信奉多神崇拜、中国土生土长的道教。东汉末年在中原地区即有大量的道教组织存在，魏晋时期很多世家大族都是道教的忠实信徒，到了与道教所追捧的始祖李耳同姓的李唐王朝，道教在汉文化中的地位几乎达到了顶峰。而汉代从外域传入的佛教在中土同样拥有广泛的群众基础，从魏晋时期统治者就开始组织大量人力物力在我国北方的敦煌、大同、洛阳、天水等地修建巨大的佛像石窟，而南方地区的"南朝四百八十寺"同样毫不逊色，虽然偶有如"三武一宗"对佛教限制、打压，但在大多数的历史时期里，佛教都得到了中央政权和民间信徒的认可与支持。

然而在关内地区佛、道二教的发展如火如荼之际，黑龙江地区信奉二教的民众却微乎其微。在渤海国时期，由于对唐文化的仰慕、熟习，部分社会上层阶级开始信奉佛教和道教，但并未成为主流。在金代，黑龙江一部分封建化的女真人开始转信佛教、道教，甚至一时表现出较为繁盛的景象，据《三朝北盟会编》记载，当时有一些女真人"奉佛尤谨""崇重道教、与释教同"，但这只是昙花一现，随着金统治重心的南移，黑龙江的佛教、道教也由盛转衰。

在中原地区影响力最巨的佛道二教尚且如此，其他如景教、祆教、摩尼教等在中国信众本就不十分广泛的夷教在黑龙江地区更是少人问津。

满族建立起统一中国的清代政权后，关内地区各省除了历史上流传下来的正统宗教之外，还涌现出了大量打着宗教旗号与清王朝的政权对立斗争、反对异族统治，甚至是"倡言天下大乱"的教派，如白莲教、罗教、天理教，以及后来的拜上帝会等。清代几乎所有的农民起义都是在这些教派的组织和发动下产生的，清政府将之统称为"邪教"。

然而，在今天我们所能见到的黑龙江地方志与相关史料中，却见不到这些所谓"邪教"的记载。几乎可以断言，黑龙江地区没有"邪教"的存在。不但黑龙江本地没有产生出"邪教"，就连关内地区的"邪教"传到这里也会销声匿迹。因此，据史料记载，清政府常常会将在关内地区捕获的"邪教会匪"发往黑龙江，任其自灭。如《清实录》卷一五六载："其发遣吉林、黑龙江等处常犯，如强盗免死，叛案牵连、邪教会匪及……均系案情重大，虽在配年久，年岁垂老，均不准其减释。"这些"邪教"信徒在黑龙江年深日久，非但不能将其教旨发扬光大，却变得悄无声息、无所作为。显然并非这些"邪教会匪"来到黑龙江后开始"悔过自新""痛改前非"，而是他们所宣扬的思想、信仰得不到当地人民的崇奉。究其原因，则与黑龙江地区独特的社会历史条件有密切的关系。

首先，这里是满族的发源地，更是清朝政权的"龙兴之地"、立国之基，居住在这里的人民基本是以满人为主的少数民族。《黑龙江述略》有言"黑龙江全境均属官地"。黑龙江住民被清朝统治者视为自家人，享受着关内居民所没有的特殊待遇。据《黑龙江外记》载：嘉庆年间，黑龙江只有牛、马、羊、猪和官房纳税，每年牛、马、羊、猪税共为银二千余两，官房税二百两，通省税收仅此二千二百余两，且此地官府军队所需粮食都由军屯供应，百姓无须纳粮。据《嘉庆一统志》所提供的数据，嘉庆二十五年（1820年）黑龙江人口为16.7万余。综合两份史料进行计算，黑龙江地区的年人均税银仅为0.014两左右。而当时清政府每年在全国的税收为银二千万两、粮六百万担，全国总人口约为3.1亿，人均负担税银0.064两，是黑龙江的4倍多，且还要纳粮。无论从民族情感还是现实生活舒适度的角度而言，黑龙江地区的住民都没有造自己的政权反的理由。因此，这些打着宗教的名义，实际上是反政府组织的"邪教"团体到了黑龙江也就没有了群众基础和发展存续的土壤了。

其次，黑龙江地区无论儒家思想、正统的宗教信仰还是"邪教"都不甚兴盛的另一个重要的原因，就是这里的居民普遍拥有着自古以来的虔诚信仰——原始的萨满教。据《清稗类钞》中记载："萨满教不知所自始，西伯利亚及满洲嫩江之土人多奉之。"这种原始的宗教与黑龙江地区长久以来的社会形态相适应，在当地有着悠久历史和坚实的群众基础，对其他思想与宗教信仰产生了强烈的排斥作用。在这种情况下，即使是曾经有过一定历史基础，且再次为清统治者所提倡的佛教、道教在此地也流传不广，更不用说被统治者所禁止的"邪教"了。

（三）独步一方的萨满教

在上古时期，萨满教曾是一个世界性宗教，与图腾崇拜相类似，不仅被黑龙江先民所崇奉，而且在整个中国，以及南亚的马来半岛、太平洋岛屿、美洲的印第安人和斯堪的纳维亚半岛各族间都有流传。而随着社会的发展，大多数地区的萨满教都先后经历了从发展到消亡的历史过程，部分地区虽然仍有萨满教的存在，其影响也远较初始时小得多。但是在黑龙江地区，萨满教却始终占据着统治地位。这与黑龙江地区特殊的社会历史发展进程密切相关。经济基础决定上层建筑，宗教作为上层建筑的一个方面，同样是由当时当地的社会经济条件所决定的，与当时当地生产力、生产关系状况相适应。

在黑龙江地区的发展史上，除了晚清方才产生的极少数城市外，绝大部分地区的社会形态演进缓慢，甚至直到清代仍然多停留在原始状态，而与此社会经济形态相适应，当地的思想信仰情况也多处于较为原始的状态，其所选择的宗教形式则承袭祖先以来的原始萨满信仰。没有相应的经济基础，其他宗教信仰也就难以推广普及。黑龙江历史上佛、道二教稍有渗透，都是在经济社会繁荣发展时期的上层社会，如渤海国、金代、晚清等，因为在这些历史时期的这些阶层中，处于决定地位的经济基础发生了短暂性的变化。

1. 黑龙江萨满教发展历史述略

萨满教是黑龙江地区的本教。早在肃慎、东胡时期，萨满教就已经发展成型，其最初表现形式是多神信仰的"祭天祀神"和"巫觋"习俗。

据《后汉书》记载："夫余国以腊月祭天，大会连日，饮食歌舞，名曰'迎鼓'……有军事亦祭天，杀牛，以蹄占其凶。"又说："诸国邑，各以一人主祭天神，号为天君，立苏涂，建大木以悬铃鼓，事鬼神。"从中可以略窥萨满教所信奉的"五花八门的神灵形象"，而"巫觋"信仰在黑龙江地区的各古老民族中流行更早。其中"胡巫"之术还传到了西汉，并且酿成了以此为导火线的"巫蛊之狱"。

自唐渤海国时代以来，萨满教信仰得到了更为广泛的流传，特别是在契丹、女真等一些民族中得到了较为迅速的发展。据《辽史》记载：契丹祭山仪中，设天神、地祇位于木叶山。祭时"牲用赭白马、玄牛、赤白羊，皆牡"；柴册仪中，设置柴册殿及坛，"坛之制，厚积薪，以木为三级坛，置其上"；庆贺正旦时，"令巫十有二人鸣铃，执箭，绕帐歌呼"；契丹军队将出师，"形青牛白马以祭天地"。

《三朝北盟会编》中曾对"萨满"一词做出过解释："珊蛮者，女真语巫妪也，以其通变如神。"女真人相信"巫者能道神语"，有病"尚巫祝，病则巫者杀猪狗以禳之"。

金代因袭辽萨满教之遗俗，以重五、中元、重九日举行拜天之礼，皇帝即位、上尊号、册封太子等重大庆典，均祭天告祖。军队出征、班师，也须祭天。

元朝统治者对黑龙江地区的女真等族的统治政策是"设官牧民，随俗而治"，因此使"巫觋祷祝，杀猪裂纸以祈神"的萨满教广为流布。元朝人称之为"祗辈孛额教"。当时主持萨满教的首领阔阔出，人们唤他为"帖卜腾格里"，即汉语"天神"之意。

到明代时，我国大部分地区的萨满教日趋没落，而黑龙江地区的萨满教信仰却依旧昌盛，其势如前。后来，以建州女真为主体、融合女真各部及其他一些民族的成员而形成的新共同体"满族"对萨满教进行了发展。他们在建州女真萨满教之遗风的基础上，吸收了其他民族中盛行的萨满教仪式，以及佛教等其他宗教仪式，形成了新的萨满教形式。

清代政权入关前，从清天命元年关外建立政权到崇德八年统一全国，这二十八年"关外期"，萨满教基本上还是处于多神教信仰阶段，但已普遍向以天神为主的"人为宗教"过渡；从入关后到"民国改元"前，黑龙江地区的萨满教又发生了很多变化，形成了许多新的宗教特点。

2. 黑龙江萨满教的主要特点

据《清稗类钞》记载："萨满之言天神也。谓天有七层，其主神即上帝，统治无量数恒河世界，具无数恒河沙智慧，不现形体，不著迹象，居于最高之天界，以下诸天，则百神以次居之。"又说："萨满教又立三界：上界曰巴尔兰由尔查，即天堂也；中界曰额尔土土伊都，即地面也；下界曰叶尔羌珠几牙几，即地狱也。上界为诸神所居，下界为恶魔所居，中界尝为净地，今则人类繁殖于此。"这同《宁安县志》中"萨满教谓有三界：上界曰巴尔兰内尔查，即天也；中界曰额尔土土伊都，即地也；下界曰叶尔羌珠几牙几，即地狱也。上界为诸神住所，下界为恶魔住所，中界即人类繁殖之地""主神有统治世界之知能，不现行体坐于最上之天……其他诸神皆居以下诸天……在地下者为驱使小神"等的记载是一致的。居住在松花江下游的赫哲族流行的萨满教也是"分宇宙为上中下三界：上界为天堂，诸神所在；中界即人间，为人类繁殖之地；下界即地狱，为恶魔所在；并认为人有三个灵魂：生命魂、思想魂、转生魂"。

黑龙江地区萨满教所信仰和崇拜的神物，大体可分为四类：

第一类是传统崇拜物，又包括"本民族的传统神"和"狐黄白柳鼬五种"两种信仰，据《呼伦贝尔志略》记载："一种为每一氏族的均有其本族的神，凡某族氏中人民之疾病祸灾皆与彼有密切之关系；一种为非氏族的神，即所谓由狐仙或鬼魂等所成之……无论其为何种氏族亦皆与彼有密切之关系。"如赫哲族萨满教信奉天上的"恩度里"（神仙）、地上的"紫翁""爱米"（辅助萨满通达子神明的神）和邪恶的"阿巴"（妖怪）；满族信奉的"设竿祭天"（《宁古塔纪略》记载：满族"凡大小人家，门前立木一根，以此为神，逢喜庆疾病则还愿，择大猪不与人争价，宰割列于其下，请善诵者名'叉马'向之念诵，家主跪拜毕，用零星肠肉悬于木竿头"；《依兰县志》记载：满族"家家供树一株，旁列木人一个为天神曰色勒可嘎呢；又刻二小木人名朱那雅"），"祖宗板子"（《满洲民族志》记载：满洲俗尚跳神，"家屋西炕上供奉'祖宗板子'之前上刻鳞虫鸟兽之类"，择吉日焚香上供，萨满祝词、舞蹈、击鼓跳神）等都属于此类。

第二类是受到一些其他思想、宗教，特别是儒、释、道三家及近代宗教的影响而形成的崇拜神。如萨满教中所供奉的老爷、关帝、菩萨、药王等，还有以"黑教神为神"的宗教。

第三类是对死者"灵魂"的崇拜。这类"谓人之灵魂因生前之行事死后可成鬼神之作用"的崇拜神，主要是氏族、部落、家庭的祖先，如达斡尔族萨满教供奉的"霍卓尔巴尔肯"即为祖先神，每个氏族"莫昆"皆有自己的祖先神。此外，"生时曾镇斯土"的地方官吏的亡灵也可能成为被当地人崇拜的对象。

第四类是以清朝官吏形象为神的。《依兰县志》记载："每家年终必悬宗图于家堂或家庙上，绘九人七人不等，中一人穿黄马褂，顶冠束带，侍立之六人亦均冠带正齐，其手各携弓矢。"赫哲族有一幅神画像，把天上的主神称为"伟大的达昂托"，画成穿着清朝官服，戴着有特大"顶子"和简化的"翎子"的官帽，他的两侧副手、仆从则是清朝差役的形象。

黑龙江萨满教的神职人员是萨满和甲立：

"萨满"一词为通古斯语，原意是"因兴奋而狂舞的人"，后为萨满教巫师的通称。对萨满最早的记载见于南宋徐梦莘编的《三朝北盟会编》一书，完颜金时"兀室（完颜希尹）奸滑而有才，自制女真法律文字成，其国国人号珊蛮者，女真语巫妪也。以其通变如神，粘罕以下皆莫之能友"。《金史》称萨满为"撒卯"或"撒牟"，记有"皇统九年十一月癸未，杀皇后裴满氏，召胙王妃撒卯入宫。"又言："泰和六年春正月庚戌，宋人入撒牟谷。"这两条在《金史·国语解》中皆注"撒卯""撒牟"为"萨满"，并称它为"巫"。《清史稿》也有同样记载，如"乾隆三十六年，定春、秋骗马致祭，萨满叩头。萨满者，赞祀也。"又"跳神之举，清初盛行，其诵咒词者曰萨玛。"在一些黑龙江地方史籍中，又将其写作"叉玛""珊蛮"等。

"萨满"有职业萨满和家庭萨满之分。职业萨满一般被认为是氏族神在氏族内的代理人和化身，是本氏族的保护人。每个氏族都有自己的萨满，其主要职能包括：在氏族宗教节日或发生重大事件时，为氏族举行祭祀祈祷仪式；为氏族成员求子祈福，保畜兴旺；担任"巫师"，为氏族成员跳神"治病"等。有的氏族需要多人来分担这些神职，因之有萨满数人。

职业萨满按其"神通"大小，各有分工，并有不同名称。赫哲族的萨满有六个职称："萨满"，据称能通一切鬼神，能治一切病证；"阿哈"，仅通一两种鬼神，只能治时疫及传染病；"佛日朗"，专主祈祷；"伊车冷"，看香火；"八车冷"，司上卦否病；"抗阿朗"，司上卦占卜等。达斡尔族萨满根据其"巫术"分为五个等级：亦都罕，"受神护佑"也能自由地驱使神；鄂图士，"专门从事天然痘的祈祷"；巴里士，能用所谓医术向患部吹一口气来治疗，遇到骨折、生疮等病也能做些简易手术；巴日清，平常汉人称之为"老娘婆"，仅仅接生并加些祈祷；巴格奇，有博阿其、巴克西、巴尔西等几种，通常为亦都罕的助手，司神前祭祀、烧香、和唱咒词等职。职业萨满按照神帽上鹿角叉数的多少来区分不同的品级：初级萨满，神帽上无鹿角叉；3年后升为三叉鹿角；其后随年限的增加，有五、七、九、十二、十五叉鹿角帽。神帽上鹿角叉数多是自然增长的，升到十五叉鹿角神帽的萨满，一般至少也需要40～50年的时间。职业萨满不仅有等级、品级，而且有派别之分。神帽上的鹿角、小摇铃和神裙上的附属品（如飘带、铜铃、铜镜等）的数目多少标志不同派别。如河神派，帽上的鹿角左右各一枝；独角龙派，帽上的鹿角左右各两枝；江神派，帽上的鹿角左右各三枝等。职业萨满"有男也有女"，《宁安县志》记载："女萨满名乌答看，男萨满势力稍逊，位次于萨满之下，惟预言及探失物、求盗品依赖之，又能医精神病，故亦专敬之。"

家庭萨满主要是家庭中的女成员，有的是母亲，有的是女儿。她们主要是为全家求子、祈福、驱鬼、许愿、还愿等进行跳神活动，在家庭中的地位高于其他成员。

"甲立"又称"扎林"，是萨满的助手。汉义二神，当地也称小神，是半职业性质的神职人员。《龙城旧闻》记载："跳神者又有大神小神之分。神来时，萨玛必与一人相问答。萨玛为大神，其一人为小神，是名扎林。扎林唱神歌……与萨玛之间传达意旨，能解神语，能曰主人事。"

萨满死后有一定的葬式。据《宁安县志》记载："昔时萨满之死，其尸葬于树上，遗迹至今有存者。盖葬于树干可以纳尸……今于树干空隙中有铁制之罐子，木制之食匙及斧、小刀、手鼓之破朽者。又棺中有破脑盖及数片残骨并铁片铜片，可证为萨满之萨饰衣服等具。"老萨满死亡后由新萨满继承职务，新萨满的人选通常此前已由"神选"方式产生。早期一般是在氏族内找一个具有萨满"特殊品质"的候选人，经老萨满在适当时期为之举行"领神"仪式后方可就任。后来多半由老萨满的具有"特殊品质"的子女或其他亲属继任，但也必须举行过"领神"仪式才能为其氏族所承认。

萨满的神具又称"法器"，主要有神帽、神衣、神裙、腰铃、神鼓、神袜、神靴、神刀、神杆、神案和神偶等。以神偶为例，有木刻的，有草扎的，有神像画等。萨满的神具早期都由氏族负责制作，后来改为自备。这些神具被认为具有超自然的性能，是萨满大、小护神的"居留处"，不能一次备齐，而只能随着"法术"的提高和年限的增加逐步取得。一般是先有神鼓和鼓槌，最后是神衣、神帽等。

萨满教的法语又称"咒语"。萨满在跳神时"喃喃作咒""诵祝莫辨其词""尾声似曰耶洛耶"。据《黑龙江外记》中记载："达呼尔病，必曰祖宗见怪，召萨满跳神禳之""歌词不甚了了，尾者似曰：耶格耶。"目前已知赫哲族萨满教的咒语有"七里诏子坡下的娘娘神""中峰坡下的爱鼓神""鄂伦春那边柞树神"等。萨满教的法语一般无记载，只有蒙古族萨满教有《祭火经》等。有人把萨满教的咒语统称为《萨满经》。

黑龙江萨满教的宗教仪式是跳神。跳神的原因有多种，如祈福、求子、寻物、治病、送神、领神等。跳神仪式基本上有三种：

第一种是宗教节日跳神，亦称跳鹿神、跳路神、跳太平神。这种仪式有三个情形：①季节性跳神。"每至春秋，各家备猪酒在祖祠之前祭祀"跳神；也有"岁三次春秋两用粘糕，夏用苏叶"跳太平神；还有"萨满每年夏初，在家祭其神三、五日"的跳祭神。②跳神会期。据各地"志书"记载，每至三月三、九月九，为跳神会期。"届时排队而行不紊秩序，前一人一手执雁翎刀，一手执木人二；一人手执木鹰，大巫身穿神衣，腰扎神裙，头戴神帽。衣裙多飘带，腰铃上系一皮九丈，凡与祭者的均在后牵皮带随同游行本屯，一唱百和，祝平安。"也有"延僧道方士建斋醮者"。鄂温克族萨满教每年夏历四月间，萨满举行盛大跳神集会，亦称"四月会"，内容亦与前大体相同。③鄂米囊盛典。鄂米囊为萨满教之盛典，经3年一举行。凡萨满教经3年，聘来另一萨满称为先生，萨满自己称为学生。每届鄂米囊之期，由先生萨满率学生萨满跳神，且跳且言叩以数年内吉凶祸福以至族中及尼墨嘎尔特等，疾病休戚子女得嗣等事。

第二种是治病跳神。各地"志书"记载的与赫哲、鄂伦春族流行的仪式大体相同，为四个步骤：请神、探病源、抓魂、谢神。如鄂温克、鄂伦春族人"身患重病，请萨满跳神，许愿在病好后当萨满"，祭品有狍子、野猪、野鸭等。其大致的程序是：患者家属携带上酒去萨满家邀请，到后先向萨满献酒，接着向神具倒酒；萨满到患者家后，先把护神供在西炕上，然后燃木柴烤成焚香，穿神服，结腰铃，持神具，眼半开半闭，"击鼓摇身，口念祝歌，祈祷请神；萨满旁边站着甲立，在萨满与患者间传问病根病源，或代替患者向神请求免罪；当患者身体由于病痛或惊骇而激烈动摇时，萨满即放下大鼓，挥舞大刀并向患者奔扑，以表将恶魔捉住而使魂归身"。如果3日后患者病情有好转，家属则去萨满家送供物谢神。在治病跳神仪式中，请来的神多是天花、水痘、疹子诸娘娘或胡、黄二仙等。在邀请、送供物等仪式中，很大程度上也夹杂着一般的迷信活动。《俄国使团使华笔记》中记述了齐齐哈尔建城不久当地跳神的情形："他们都是多神教徒，信奉鬼神，用他们自己的话说，他们全都是萨满，也就是说，他们供奉并能召请撒旦。午夜时分邻人们常常聚集在一起，有男也有女；其中一人往地上一躺，挺直身子，站在周围的人立刻同声发出可怕的号叫，另一些人则敲鼓。一时间号叫声此起彼伏，持续两个小时，直到躺在地上的那人，鬼神附体。长时间一号叫后，他站起来，告诉人们他到了哪里，看见了和听到了什么。"

第三种是领神跳神。这是萨满"衣钵传承"的仪式。萨满的继承人一般要在得过病的人当中物色，一旦被选中就专门进行跳神，学习击鼓、念咒和其他活动方式。一般要经过多次的跳神"实习"后，才能举行"衣钵传承"的领神仪式而成为真正的继承人。

黑龙江萨满教对神灵的供奉方式也是围绕跳神活动而展开的，按跳神程序中的四种"奉酬"方式进行：一曰献祭，是邀请萨满时向本族或本屯的萨满献钱物，向神灵献猪、酒、粘糕、苏叶等供品；二曰奉祭，是请神时的供奉，"各家备猪酒""宰牛马羊鸡雀等禽兽祭祀鬼神"；三曰谢祭，是跳神仪式结束，萨满"索取钱物，并香案上之供品钱物"；四曰还祭，是邀请萨满跳神人家"因遇灾祸疾病或为办理某事默祷神佑许以报酬""有宰猪以祭者，有焚香者……神曰马祭则杀马，牛祭则杀牛，羊祭则杀羊"。

3. 黑龙江萨满教与龙江医学发展

从前述对黑龙江萨满教发展历史及其主要特征的叙述中不难发现，医疗行为是萨满教的重要内容之一。虽然由于时代原因，其中不乏某些迷信色彩的内容，但萨满医术绝非简单的巫术，而是与黑龙江地区民族传统文化紧密相关的集卫生保健、用药经验、精神治疗等内容于一体，具有丰富文化内涵的综合治疗方法。

在历史上，萨满教医学的发展为黑龙江地区居民的健康做出了重要贡献，尤其是赫哲族、达斡尔族、鄂温克族、鄂伦春族、维吾尔族和锡伯族等黑龙江少数民族萨满教医疗实践，在婚育保健、草药应用、心理暗示、群体治疗等方面积累了大量实际有效的医疗经验。

今天，我们可以借助中医学与现代医学的方法和理论分析萨满教医疗的理论依据和治疗机制，将黑龙江萨满教医疗的宝贵经验古为今用，抛却其原本医疗活动中具有迷信色彩的外衣，发掘其在心理学与精神医学中的研究价值，丰富龙江医学研究的文化内涵。

三、黑龙江文化与生活方式

黑龙江省是中国位置最北的省份，拥有十分独特的自然面貌和历史进程。在地理环境上，黑龙江地势是西北部、北部和东南部高，东北部、西南部低，主要由山地、台地、平原和水面构成，耕地面积与可开发的土地后备资源辽阔，土地条件居全国之首。在气候方面，黑龙江省属于温带、寒温带大陆性季风气候，四季分明，夏季雨热同期，冬季寒冷漫长。在历史运行面貌上，黑龙江流域古代民族的迁移、穿插、分化和融合是历史演化的常态。如此特殊的自然与历史条件，形成了黑龙江人与众不同的文化和生活方式。

（一）悠久厚重的黑土文化

中国幅员辽阔，不同地域之间自然气候、地理环境差异巨大，且民族众多，56 个民族都有其独具特色的风土习俗，因此南北两方乃至不同省份都形成了自己的文化传统。而黑龙江地区的人民在历经数千年的努力后，形成夺目璀璨的黑土文化。

黑土文化的形成与发展，经历了漫长的历史时期，是不同历史阶段居住于黑龙江地区的各族人民群众共同创造的。因此，黑土文化最为鲜明的特质就是开阔包容、兼收并蓄。尤其到了近代，黑龙江是当时远东最具开放活力和时尚元素、艺术气质和创意精神、文化消费意识和浪漫色彩的地域。

就文化源流而言，黑土文化的骨骼架构主要有三个方面：一是古代各族的土著民族文化；二是中原文化的渗透与融合；三是外来多元文化融合。

1. 古代各族的土著民族文化

黑龙江地区的早期文明是由世居于此的诸多古民族共同建立起来的。诞生于黑龙江流域的三大族系都曾分别建立起以本民族为主体的政权，如上古时期的索离王国、夫余国、勿吉王国、乌洛侯政权等。公元 5～17 世纪，是黑龙江古代文明最为辉煌灿烂的历史阶段，中国历史上由北方少数民族建立的北魏、辽、金、元、清五个重要的朝代都兴起于黑龙江流域。

黑龙江地区的古民族强悍威武，既有历史传统又具天然禀赋，早在春秋战国时期孔子就曾说过"任金革，死而不厌，北方之强也"。无论北魏时期的摩崖石刻"嘎仙洞祝文"，还是渤海文化盛景留下的诗文书画，都让观者感到激荡震撼，难以忘怀。这些民族的雄浑气度、英雄胆魄至今仍在黑龙江人的血脉中流淌。

随着黑龙江流域古民族的不断南下开拓，中原文明与黑龙江流域文明不断交汇撞击、深度融合，"变国为家""变夷为华"，逐渐形成了内涵更为丰富的黑龙江文化。

2. 中原文化的渗透与融合

对黑土文化影响最为深远的，起主导和决定作用的当属汉族移民带来的华夏文明。从两汉时期开始，中原文化就通过使节往来不断地传播到黑龙江流域，并得到统治阶层的认可与喜爱，如渤海国时期的很多贵族和官员都能写不错的汉诗，还掌握一定的中医学知识。

黑龙江的移民来自祖国的四面八方，但以北方各省为主。人数最多的是山东，其次是河北、河南、山西等省。这些中原地区的移民在黑龙江繁衍生息，逐渐形成了黑龙江人在生理特点、性格特征、语言特色和行为方式等方面的总体特点。而黑土文化最大限度地吸纳外来的先进文化，当属清代中期以后。虽然在满族入主中原起始时,为了避免本民族的文化被汉文化所湮灭,清统治者曾严厉禁止满族人与汉族人进行文化交往。但后来清政府开始将大批被定罪的文人、官员及战俘流放到这块"边极苦寒"之地。清朝中后期政府开禁"龙兴之地",又有大批关内移民来到黑龙江地区。中原文化、江南文化及其民风民俗同黑龙江土著文化很快融合在一起,形成了新的有机统一体,逐步演进出近现代黑龙江多元开放、兼容并蓄的黑土文化特质。

需要申明的是,中原移民文化虽然取代了黑龙江土著民族文化的主体地位,但并不意味着它就能单纯代表黑土文化的变化方向,传播到这里的中原文化本身也根据黑龙江特有的地理气候、人文环境与当地少数民族文化相融合而发生了变异,这种变异令其涂抹上黑土文化的色彩。

3. 外来多元文化融合

外来多民族文化融合是黑土文化的另一个支脉,虽为涓涓细流,却也对黑龙江文化特质的形成产生过一定的影响。

历史上黑龙江就曾有许多国际移民,主要来自俄国、朝鲜、日本等国。到20世纪初,哈尔滨与黑河、绥芬河等边境口岸逐渐成为国际性的商贸中心。1916年,哈尔滨就有二十多个国家设立了领事馆和联络机构,是当时我国设立领事馆最多的城市之一,名扬东北亚地区,其在许多方面都可以与上海、天津等城市相媲美。

当时的黑龙江地区,中外文化交融、华洋杂处的景象在很多地方存在,俄国、日本、荷兰、德国、法国、波兰等国在建筑、宗教、文化、教育、卫生等各方面所体现出的不同国度和文明特质与黑龙江的地域文明撞击交流,赋予了黑龙江文明更多丰富的内涵,至今黑龙江人的日常生活口语中还存在大量音译的"洋文"。

黑龙江还是马克思主义传入中国的"红色通道",是近代民主政治在中国传播的基地之一,曾经诞生大批有影响力的作家群。中华人民共和国成立后,随着十万官兵、百万知青开发建设北大荒,我国各族人民陆续来到黑龙江地区,并带来了其本民族的风土人情和特色文化。这些都使黑土文化在形成过程中带上了民族融合、中西兼容的色彩。

(二)影响黑龙江人生活方式的文化渊薮

生活方式是文化的载体,美国人类学家林顿说:"文化指的是任何社会的全部生活方式"。无论哪种文化,都是通过与其相对应的生活方式投影出来的,生活方式或隐或显地浸透着一种文化的底蕴。

前文已经站在历史与中原文化的宏观层面上讨论了黑土文化的形成过程与呈现形态。这一部分则更专注于中原文化这一大背景下的子文化系统对黑龙江人生活方式的具体影响。

中原文化是黄河中下游地区文化总和的泛称,包括河南大部分地区、山东西部地区和河北、山西南部地区的多种文化形态,具体来说即燕赵文化、三晋文化和齐鲁文化等。

通过深入研究我们发现,对黑土文化发展影响最为深刻的、反映在生活方式上最为直接的,首先是齐鲁文化,其次是燕赵文化。如果将齐鲁文化和黑土文化、黑龙江生活方式加以比对,就会明显看出其中存在着千丝万缕的联系。

"经济活动单一,自给自足性强,家庭地位显要,血缘关系浓厚,伦理道德观念浓重,人际关系密切,群体意识较强"。如果单纯分析这一描述,很难明确辨别出其所讲的究竟属于齐鲁文化还是黑土文化。也即是说,纵观两种文化的总体特征,齐鲁文化与黑土文化在观念意识、思维取向和行为方式等方面，有着高度的相似性。

在具体的生活细节方面，黑龙江人体魄强健、性格率直、脾气刚烈、饭量大、饮酒豪爽，除了受世居于此的少数民族先民影响外，从移民学的角度来认识，也与山东、河北等地的人文风土有联系。如齐鲁人物的典型特征即身材孔武有力、喜好烈酒、健饭豪饮，为人热情亲切、粗犷实在。这些山东大汉的体貌特征和行为方式与黑土地人民的所作所为何其相似。这不是偶然，而是两地文化、两地人"血浓于水"的血缘关系的必然联系。

黑土文化和黑龙江人的生活方式之所以在今天与中原文化和生活方式的发展渐趋一致，处于同一水平线，其原因就在于中原文化长期、持续传入黑龙江地区，与本地原有的生活方式不断协调融合。同时，大量地吸收和借取先进的中原文化，也使黑土文化在发展中跨越了某些阶段。

此外，今天黑龙江地区丰富多彩的生活方式还来自近代众多的中原移民群。每个移民都带着一种现成的家乡文化和已习惯了的生活方式进入到新居地，并在这里逐渐形成了新的文化生活社区。这些生活社区遍布在黑龙江大大小小的移民聚居地，并在总体上形成一种合力，对黑龙江文化的发展和生活方式的变异产生了巨大影响。至今，在黑龙江的政治、经济、伦理道德、日常生活、风俗习惯中还存留许多移民文化的基因。

（三）现代黑龙江人的生活方式

改革开放以来，随着我国经济体制、政治体制的改革，人们的社会生活发生了巨大的变化，生活水平提高了，城乡差距缩小了，视野开阔了，观念更新了。但是，这种变化并不是像有的人说的那样，即现代化社会必须建立在传统的社会生活格局被完全打破和旧的文化意识形态的消失基础之上，而是新中有旧，旧中有新，传统和现代在很多时候是一种互相渗透、互相缠绕的逻辑关系。

黑龙江的情况也是如此。在新旧文化的碰撞和生活方式的转型中，存在着此消彼长、平行发展或你中有我、我中有你的多元化发展态势。今天的黑龙江人在饮食习惯、睡眠习惯、体力活动、交通方式、文化生活等方面都有着自己的别具特色的生活方式。

1. 饮食习惯

黑龙江省平均气温低，较为寒冷的天气对人体的生理功能和食欲都将产生较大的影响。为了御寒，黑龙江人在冬季较多食用高热量、高蛋白、高脂肪的肉类食品，三高食品的摄入量较高。特别是在冬季，蔬菜量的减少，使得人体内各种维生素的摄入量减少。针对这些特点形成了其特有的饮食特点：多食杂粮、喜食肉类、嗜好饮酒、副食品种类较多、口味以咸为主。

这样的饮食习惯是造成肥胖的主要因素之一。肥胖人群的心脏负荷较正常人群大很多，因此肥胖者的安静脉搏高于正常人，同时体重较大的人肺部通气量较小，因此肺活量将受到一定的影响。同时体内脂肪过多也会使血液中的胆固醇含量增高。由于寒冷可使末梢血管收缩，血压升高，生活在寒带的人的血压比生活在热带的人的血压高，冬季时人的血压比夏季时的高，故生活在黑龙江省的人的血压平均值也较高。

尽管黑龙江人的饮食习惯表现为盐分摄入高、脂肪摄入高的特点，但能够保持每天坚持吃早餐，远离油炸食品、洋快餐等不健康食物的良好习惯，且黑龙江人有喝花茶等健康饮品的习惯，因此绝大多数居民饮食结构较为合理，体重控制较好，体质状况也较好。

2. 睡眠习惯

受特殊地理位置的影响，黑龙江省的气候表现为冬季长，日照短。生活在这一地区的人的睡眠习惯与其他地区的人略有不同,夜晚时间较长、气温较低等原因给予了生活在这一区域的人充裕的睡眠时间与良好的睡眠环境,每天能够保证8~10小时的充足睡眠,这对提高体质水平有促进作用。

睡眠能使大脑得到充分的休息,尤其对高血压患者比较重要,足够的睡眠不仅可以使高血压患者精力充沛,还有舒张血管、降低血压的作用。以往研究表明,每天少睡1小时,5年内患高血压的风险明显升高,睡眠时间少的人比睡眠时间充足的人患高血压的概率要大很多。

3. 体力活动

适当的运动量可以增加热量的消耗,减少脂肪的堆积。因此,体力活动对于人的身体形态塑造起着重要作用。而黑龙江省平均气温低,在这样的天气情况下进行运动,使机体不断受到冷空气的刺激,身体要产生的热能增加,新陈代谢旺盛,身体抵抗疾病的能力增加,血液循环加快,御寒能力加强,对改善人的体质起到了积极的作用。

同时,特殊的外部气候条件使得冬季人们在室外活动的总体时间有限,因此黑龙江人有意识地增加室内体力活动量,不仅通过每天的家务劳动来保持活动,还积极参加一些室内运动项目来增强自身的体质水平,这对于强化肌肉力量、提高柔韧性有帮助。如室内滑冰、掷冰壶、打乒乓球、打羽毛球、踢毽子等都是黑龙江人热爱的体育运动项目。

4. 交通方式

交通方式的选择对于人的身体形态和身体素质也会产生非常重要的影响。骑自行车与步行能够使全身的关节得到适度运动,锻炼肌肉,还能够促进全身的血液循环,改善心脏功能,调节内脏功能的平衡,促进新陈代谢,同时这种长时间的有氧锻炼对提升肺活量将产生直接的影响。而在黑龙江省这一特殊的地区,冬季漫长寒冷、降雪丰富,导致路面常有残余冰雪积存。为了御寒与防滑,人们不仅出行时衣着厚重,且多选择开车或乘车作为主要的交通方式。这样的出行方式使人体的运动量大大降低,容易导致脂肪堆积,在一定程度上影响身体素质。如果能在不是特别寒冷或恶劣的天气条件下,选用步行或骑自行车等有氧运动的方式,对改善体质水平有积极的作用。

5. 文化生活

时下文化消费千姿百态,驰名中外的艺术品类在百姓的日常生活中都可以轻松接触到,剧场艺术、影视艺术、网络文化、媒体文化、企业文化、广场文化、社区文化、家庭文化、吧文化、体育文化等,历史上从未有过如此之大的文化多元和选择空间。但是大秧歌、二人转等民间传统艺术依旧得到黑龙江人民的青睐,尤其吸引着很多中老年人的参与。

黑龙江地区过去就有"宁舍一顿饭,不舍二人转"的民谚,如今的二人转魅力不减,呈现出一种越来越火的态势,同时,大秧歌、二人转、相声、快板书、小品等这些民间传统艺术品种又被赋予了具有新的生活方式特色的时代气息和商品属性,它们在广场、商业网点密集地带的旅游景点等场所演出,由企业组织冠名,为企业产品的宣传、企业文化的建设、增加旅游业的文化景观生色增辉。

自20世纪80年代以来,伴随着改革开放等现代化措施的推行,从前遭到破坏的各种民间仪式和民间宗教得以全面恢复,黑龙江省各地的庙宇和教堂得到了大规模重建或修缮,并对外开放,每逢各种岁时节庆或规定日期还常举行各种庙会、节场,为龙江人民文化生活的丰富性与多样化增添了浓墨重彩的一笔。

黑龙江省特有的文化和历史背景构成了其带有形成时期的历史环境、艺术思想和审美标准烙印的人文景观，如中央大街、圣索菲亚大教堂、圣阿列克谢耶夫教堂、哈尔滨冰雪大世界、哈尔滨老道外文化旅游区、道台府、哈尔滨极地馆、伏尔加庄园、防洪纪念塔、俄罗斯风情小镇、斯大林公园、兆麟公园、龙塔、齐齐哈尔市龙沙公园、黑龙江省科技馆、黑龙江中医药博物馆、黑龙江省民族博物馆、黑龙江辽金历史博物馆、革命领袖视察黑龙江纪念馆、东北烈士纪念馆、东宁要塞博物馆、伍连德纪念馆、哈尔滨阿城金源文化旅游区、萧红故居、宁古塔将军驻地旧城遗址、黑龙江省森林植物园、哈尔滨文庙、北大荒现代农业园等，这些人文景观对满足居民物质和精神等需求起到了重要的作用，成为居民文化生活的一部分。

（四）别具特色的冰雪文化

特殊的自然气候条件使黑龙江地区形成了独树一帜的冰雪文化，这里每年的结冰期长达 5 个月，有许多天然冰场、人工冰场和雪场，供人们从事冰雪群众体育活动和竞技运动。黑龙江的人们非常喜爱冰雪运动，每到冬季会有近百万人参加冰雪运动和健身活动，有着丰富多彩的冰雪文化和高品位的欣赏水平，是我国开展冰雪运动的重点省份。

在 20 世纪 60 年代，冰雪体育运动就已在黑龙江地区蓬勃开展起来。广大青少年尤其喜爱冰雪运动，多数大、中、小学校每年冬季都浇筑冰场，开设冰上、雪上体育课程；省内各个城市、县区、乡镇的公共体育场或公园在冬季大都建设开放冰场，免费供群众使用，为普及群众冰雪运动打下了基础。

探索黑龙江地区冰雪运动兴起的缘由与特色，主要有以下几个方面：在北方漫长的冬季，可以开展的文化娱乐活动相对较少，所以冬季以冰雪运动为主的健身活动和比赛吸引了较多的群众参与和欣赏，尤其是许多为群众免费提供运动场地和锻炼条件的举措，赢得了民众的喜爱与支持。体育比赛总是充满着群众吸引力，各种冰雪竞赛活动，诸如学生冰上运动会，工人冰上运动会，城市冰上、雪上比赛等赛事吸引了广大青少年和各阶层群众积极参加。

以冰雪运动为主的冬季群众体育运动广泛开展，使黑龙江人的健康水平得到了普遍提高，丰富了群众的业余生活，也在群众性冰雪活动中发现和培养了一批优秀的冰雪运动人才。

近年来，随着经济的发展，人们对文化活动和体育活动的需求也日益深入和广泛。因此，以冰雪为主的冬季群众体育活动也随之迅速发展，其层面、深度和广度都是空前的，其主要表现是：

人们对参加冰雪运动的认识和品位不断提高；冰雪运动的场地、设施及用具更加先进；培养冰雪运动专门人才的机构和科研院所不断增加；以冰雪运动为主的体育产业正在起步；冰雪运动的业余培训组织（俱乐部、专门体校）不断涌现和逐步完善。这一切都为拓展冬季群众性健身活动和提高冰雪运动水平奠定了基础。群众性冰雪运动在新形势下有了长驱发展，一批当代著名的冰雪运动健儿在这个冰雪大摇篮里起步成长，并走向了世界巅峰。

以冰雪运动为题材的冰雪文化、艺术也随着冰雪运动的深入发展而创建并取得了不少的艺术成果。在城市众多的文化活动中，每年一度的"冰雪节"引人瞩目，在"冰雪节"期间，有盛大的冰上、雪上比赛和表演，如在-20℃以下松花江中的冬泳；有来自世界各国著名的艺术家展出的别具一格的冰雪雕塑艺术作品；有马拉或狗拉冰橇、雪橇。传统和现代丰富多彩的冰雪文化精彩纷呈，使人们领略到北国独特的冬季风光，吸引众多的海内外游客前来观光游览。

世界发展到今天，几乎没有任何一种文化和生活方式是纯粹单一的。尽管黑龙江地处祖国的边陲，但其经济发展和人民生活水平不断提高，城乡一体化的进程逐步加快，现代科学技术日益普及，较好利用了现代文化传播的先进手段，人口的双向流动和对外文化交流频繁。在这多种因素的共同作用下，虽然只经历了短短的几十年，但其引发的文化变迁和生活方式的更新是以前几百年、几千年都无法比拟的。

当前，这种多元文化并存乃至杂处的社会背景，导致了黑龙江人生活方式转型的复杂局面——个人与个人之间、群体与群体之间面临更多样的文化选择，而这些选择影响着他们的生活方式，文化的多元性造就了生活方式的多样性。兼收并蓄的黑土文化，在这个社会大变革的时期充分发挥出其广泛吸收、海纳百川的特点。

概括来说，今天的黑龙江文化主体是主流文化、地方文化和外来文化的融合。主流文化是政府所倡导的集中弘扬我们优秀传统和民族精神的文化，以及各种宣传媒介经常报道和宣传的社会主义风尚等，如北大荒精神、铁人精神、龙医精神，这是黑土文化之魂。地方文化是指具有鲜明地区特色的文化，如冬季的冰雪文化、夏季的消夏文化和少数民族文化。外来文化主要是指国内各地区的文化，尤其是东南沿海地区的文化，同时也包括国外的流行时尚与消费方式等国外文化。

这些文化都无一例外地影响着黑龙江人的现代生活方式，并逐渐形成黑土文化的组成部分。多元的文化使黑龙江居民在生活方式的选择上自由度大大增加，同时也促成生活方式的群体分化。

总之，黑龙江人的生活方式作为一种文化存在于世，所有的黑龙江人自降生之时起就生活在这种文化之中，耳濡目染地接受这种文化。当然并非所有的既有生活文化内容都符合现代生活方式的建构方向，在人们的判断力已经远远超越过去的时候，对既有的生活文化的接受就不再是盲目的，而是有意识的批评和扬弃。随时对现实生活中一些已经司空见惯的做法和新出现的倾向进行严肃的思考，人们开始有分别地、批判地接受当前的生活方式。与此同时，人们也应不断地习惯自己选定的生活方式，切实将它贯彻于全部的生活过程，不断地为这一选择充实新的内容，适时校正这种选择可能出现的偏向。这样，现代生活方式的建构才能得以顺利进行，促进黑土文化的整合，以期适应时代、紧跟时代。

四、黑龙江省的文学艺术

黑龙江省因地处祖国边陲，近代又曾遭人为封禁，因此常给人们造成一种该地区历史不长、文化落后的错觉，其实真实的黑龙江地区在历史上曾多次取得令世人瞩目的辉煌成就，其文学艺术发展也屡次达到黄金时代，在建筑、诗歌、舞蹈、音乐、雕刻等方面都极具特色，且达到了一定的历史高度。

（一）古代的黑龙江文学艺术

和我们伟大祖国一样，黑龙江有着悠久的历史。在漫长的古代社会，生活在这里的各族人民不但创造了丰富的物质财富，而且也创造了大量精彩的文学艺术作品，为我们留下了宝贵的精神财富。

黑龙江流域各民族文明在不同历史阶段脉冲式的勃发，积累了丰富的文化蕴藏。大兴安岭嘎仙洞祝文刻于北魏早期，是中国最北部地区目前发现年代最早的摩崖石刻，充分展示出当时黑龙江地区书法的雄浑与厚重。

1. 渤海国时期，黑龙江地区的文学艺术发展迎来了历史上的第一个高峰

公元698年，大祚荣整合关外各族遗民，建立了以粟末靺鞨为主体的地方民族政权"震国"，

定都于牡丹江上游地区的敖东城。公元 713 年，大祚荣接受唐廷招慰册封，乃去靺鞨之号而专称渤海。公元 738 年，文王大钦茂继任渤海王，大力推行文治政策，学习和传播中原文化、典章制度，其在位的 59 年里，渤海的政治、经济、文化、艺术得到了全面发展。此后，直到公元 857 年渤海王大彝震去世这段时期，是渤海国的全盛时期，时称"海东盛国"。

从唐、宋时期及日本古代的一些典籍和文学作品所提供的资料来看，渤海国时期的文学艺术相当发达，盛况空前。尤其渤海国的文学，不仅流传广泛，而且质量上乘，是古代黑龙江文学发展的重要阶段。

渤海国同内地往来频繁，王室贵族子弟到内地学习甚至做官的也很多。许多渤海贵族、官员都娴于诗文，彼此作诗唱和，几成风气。他们用汉文作诗赋、写文章，辞藻华丽，风韵同唐，运用典故，娴悉不俗，颇似内地大家之作。唐代著名诗人温庭筠就曾写诗夸赞"渤海王子"的文采。

今日尚留有诗作的渤海诗人有杨泰师、王孝廉、释仁贞、释仁素、杨成规、周元伯、裴颋、裴璆、高元国等十多人。

杨泰师是渤海前期的著名诗人，曾官至归德将军。公元 758 年，杨泰师作为副使出使日本，受到热烈的欢迎和隆重的接待。日本的一些文士诗人和他赋诗唱和，他的诗篇很受日本诗人赞赏。《经国集》卷十三收录了他的两篇诗作。其中一首《夜听捣衣诗》，十二韵二十四句，是保留至今的渤海诗作中最长的一篇，诗律严整，转韵自然。此诗写诗人客居异邦，在月华如水的静夜里，思乡思归之情真切缠绵。诗的语言生动，比兴自然，通过细腻描写邻女月夜捣衣的情景，抒发了自身的羁旅愁思。

王孝廉，生活在渤海中期，曾任太守。公元 814 年王孝廉出使日本，因其擅长诗赋，"诸臣多与唱和"。《文华秀丽集》收入了他在日本所作的五首诗，为渤海诗人中保留诗作最多者。这些诗篇主要是记述和描写他在日本的活动，抒发他的羁旅思乡之情。《和坂邻客对月思乡之作》是诗人在月夜里触景生情，思念家乡的作品。诗律工整，格调明快。"几山明影彻，万象水天新""谁云千里隔，能照两乡人"颇有李白《静夜思》的意境。《在边亭赋得山花戏寄两领客使并滋三》是一首七律，用形象生动的语言，表现了诗人和日本友人的真挚友情。

渤海后期诗人以裴颋、裴璆父子为代表。裴颋在渤海国第十三代王大玄锡时官任文籍院少监。公元 882 年，裴颋率 105 人的庞大使团访日。在日本，裴颋和日本诗人管原道真、岛田忠臣等作诗唱和，可惜其诗作并没有流传下来，只能从这两位日本诗人对他的赞赏中一窥其诗才。如管原道真称赞裴颋有"七步之才"；岛田忠臣的《酬裴大使答诗》中，有"惊见裴诗逐云来"之句。

其余几人中，渤海僧人释仁贞随王孝廉访日时，作《七日禁中陪宴》一诗，很有文采，被日本人收入《文华秀丽集》，得以保存至今。

尽管渤海诗歌流传下来的作品数量不丰，但作为远离中原的少数民族，出现如此之多的诗人，创作出这样一批汉诗佳作，实属不易。这些作品虽然多是描写异国离愁、贵族生活，但许多诗篇大有唐诗风韵，讲求意境和韵律，具有一定的艺术价值。

从源流方面来讲，渤海文学直接来源于唐朝内地文学。唐诗在唐文学中成就最大，对少数民族文学影响也最大。渤海国派留学生到京都长安向唐朝官员学习汉语，作诗，许多人通晓诗律。渤海人得到唐人诗赋，"皆以金书，列为屏障"，十分尊崇。骈文在唐初盛行，政府的制诏章奏，一律用骈文写成。渤海文人写作骈体文，显然是受唐人影响的。骈文虽内容空乏，但形式上要求极高，文辞华丽，对仗工整，韵律谐美。渤海人能以汉语写出如《贞惠公主墓志》《贞李公主墓志》等优美的骈文，足见其文学造诣之高。

除文学以外，渤海人在建筑、绘画、音乐等方面也多有造诣。如大彝震营建的渤海王城上京龙泉府宫城殿阁，高大、壮观、瑰丽，上饰各种釉瓦、花砖、兽头、鸱尾等，让人见之震撼，难以忘怀。

2. 金代是黑龙江地区历史上空前繁荣时期，其文化艺术水准也达到了令人炫目的程度，是古代黑龙江文化发展的第二个高峰

1115 年，女真完颜部首领完颜阿骨打大败辽兵，在其兄弟及诸谋士、将领的劝进下，即位称帝，国号大金。1125 年金太宗完颜晟灭辽，建都会宁府，即今哈尔滨市阿城区。随着金国不断在对外战争中获胜，辽、北宋的文化典籍和财富、人口作为战利品源源不断地转移到黑龙江地区的金源内地，使得这里成为当时东北亚区域内新的政治、经济、军事、文化中心。

金代的统治者十分重视向汉族学习，除学习汉民族先进的政治、经济制度外，对已具有几千年悠久历史的汉民族文化，更是殷勤讽诵。从阿骨打建立政权时起，就要求女真皇族学习汉族文化，请汉族知识分子给女真族子弟讲课授业。这一措施有力地推动了女真族的"汉化"，使女真族贵族子弟在较短时期内便成为有知识有文化的人，甚至造就了一批女真族文人。

金国第三任皇帝熙宗完颜亶，就自幼随汉人文仕韩昉学习，不仅能书写汉字，还能吟诗作赋，"尽失女真故态""宛然一汉户少年子"。

第四位皇帝海陵王完颜亮也是颇有造诣的诗人，擅长以诗言志，笔力雄健，气势恢宏。他一生做诗词无数，岳珂（岳飞之孙）在其笔记中，专有一文谈完颜亮的诗词，他写道："余又尝问开禧降者，能诵忆尚多，不能尽识。观其所存，寓一二于十百。"完颜亮诗词创作艺术成就甚高，在当时影响很大，不少南宋的知识分子都将其诗文收入著作。《大金国志》评其诗词赞曰"一咏一吟，冠绝当时"；《词苑丛谈》评其词《鹊桥仙·待月》"出语倔强，真是咄咄逼人"；《艺苑雌黄》评说"金主亮，亦能词。其《待月·鹊桥仙》云云，理而实豪。其《咏雪·昭君怨》云云，则又诡而有致矣"；康熙御制的《全金诗》，列其青年时代的七律《过汝阴作》为全书之首。其他如《归潜志》和《词统》等书，亦录有完颜亮部分诗词或写作轶事。

第五位皇帝金世宗完颜雍性情沉静，自幼博览汉文史籍，其传世诗文虽然不多，但《金史》中收录了其于上京省亲其间，依女真旧曲即兴而歌的四言韵体诗。全诗沉郁顿挫，情致深长，颇有诗经古风，足见其文学艺术修养之深厚。

金代初期，黑龙江涌现了许多女真族和汉族文学家。初步可以认定生在黑龙江、长在黑龙江，或一生大部分时间生活在黑龙江的金代诗人、文学家有完颜亮、完颜雍、纥石烈志宁、蔡松年、吴激、宇文虚中、高士谈、张斛、蔡珪、邢具瞻、王兢等。在黑龙江生活了相当长一段时间，并写有作品的有朱弁、洪皓、赵佶、赵桓、张中孚、刘或、刘著、李晏等。这一时期文人之多，文学之繁荣，在古代黑龙江是前所未有的。

金王朝积极笼络汉族知识分子，对留在东北和黄河以北的汉族知识分子委以重任，如太宗、熙宗朝的丞相韩企先、蔡松年等。海陵王完颜亮登基后，为巩固其统治，更是大量起用有才华的汉人担任重要官职，且改革科举制度，一律以词赋录取文仕。此外，对北宋和南宋使臣中的名士，金国还采取劝降和强行扣留等手段，使之为己所用。如南宋建炎元年使金的朱弁，被扣留达 15 年之久。吴激、宇文虚中等则被强行留在金朝做官。这两部分人对金代初期文化的繁荣发展做出了重大贡献。他们中的许多人文学创作成就很高，有些是金代著名的文学家、诗人，对整个金代文学的发展起到了奠基作用。

这些被金王朝扣留的赵宋使臣或未随赵宋王朝南迁的文人、旧臣，虽然生活在黑龙江，却同南迁的赵宋王朝保持着较深的感情上的联系,因而多数诗词都流露出对故国之思和在金国任职的矛盾痛苦心情。这种感情表现得真切、哀婉,加之艺术性较高,因而动人至深,感染力较强。其中也间或可以看到对北方风情的描写,对劳动人民的同情,不乏积极意义。

吴激、蔡松年是金初词坛最著名的作家。两人齐名,皆工于词,时称"吴蔡体"。吴激,字彦高,号东山,宋徽宗宰相吴拭之子,著名画家、书法家米芾之婿,工诗文擅绘画,词风清婉,多怀乡忆国之作。靖康末,吴激奉命使金,因知名被留,任翰林待制,在黑龙江生活17年,有《东山集》传世。其名作《春从天上来》《人月圆》都写在北方,两篇词均借描写宋朝宫女、乐女被金兵掳掠到北方的遭遇,来悼念故国倾覆,感伤自身流落异国他乡,寓意沉痛,感情真挚,凄婉感人。《中州集》还收录吴激诗作25首,大部写在黑龙江,亦多抒发怀乡忆旧之情,如《岁暮江南回忆》和《晚春言怀寄燕中知旧》等篇,诗风明快朴实,生动自然,艺术性较强。

蔡松年,字伯坚,工诗词,少年时就随其父蔡靖入仕金朝,累官至右丞相,在黑龙江度过了大半生。他身居高位,一生荣显,诗文多赠答、奉和及寿颂之作,晚年作品则流露出对故国家乡的怀恋和仕金的悔恨之情,向往早日归隐,过徜徉林泉、笑傲诗酒的闲散生活。蔡松年生性豪放,才情健富,其词多长调,热情洋溢,豪壮超逸,颇具阳刚之美。如《念奴娇》一词,追和苏轼赤壁怀古词原韵,有东坡雄浑豪放之气。又如《鹧鸪天·赏荷》,构思新颖独到,通篇不着一"荷"字,而是用比兴手法,以"胭脂雪瘦"和"翡翠盘高"拟荷花荷叶,生动形象而又别致新鲜。

此外,宇文虚中于1128年使金被扣留,此后仕金直至其死,在黑龙江生活了18年。《全金词》收其词作两篇,《中州集》录其诗50首。其作品多追怀故国、感慨身世之作,慷慨激愤,情深意切。

除上述几位主要代表作家外,朱弁、洪皓、张解等传世的大部分诗词作品,都是在黑龙江创作的。其中洪皓在黑龙江生活多年,对这里的风土民情观察入微,回到江南后,创作出了我国文学史上第一部详细描写黑龙江地区人民生活情状的《松漠纪闻》。这部作品真实地表现了古代黑龙江的风貌,并记载了一些渤海国以来的传闻轶事,具有重要的史料价值,十分珍贵。

3. 清代初期,是古代黑龙江文学艺术繁荣发展的第三个高峰

清朝入主中原后,遭到广大汉族人民和明朝文人士大夫阶层遗民的反抗。为了巩固其统治,清政府一方面采取怀柔政策,对知识分子进行利诱和笼络;另一方面则大兴文字狱,制造文案,编织种种罪名,屠杀知识分子,并将大批文人流放到边远地区。而黑龙江地区就是当时的主要流放地之一,从顺治到康熙年间有大批关内文人被流放到这里。他们多是终身流徙,许多文人在此度过余生,有的更是代代相传,成了今天的黑龙江人。

清初流放到黑龙江的文人中,诞生了许多诗人、散文家、书画家。他们有的人在来此之前就已经取得了相当高的文学艺术成就;有些则是为祖国北疆的雄伟山川和坎坷艰险的流徙、戍边生活所推动,才开始文学艺术创作。流人文学艺术创作品类之丰富,内容之广泛,艺术成就之高超,都是前两个时期无法比肩的。

这一时期的文学艺术作品有着鲜明的特点,即绝大多数作品是直接描绘黑龙江地区的山川风物、风土人情和反映黑龙江流域人民的生活和斗争的。此外,还有部分作品记载了黑龙江地区各民族的历史传闻。其中文学作品在形式方面变得更加多样化,诗歌、辞赋作品的数量丰富,尤其散文类作品大为增加。

清初在黑龙江地区生活并进行文艺创作的知识分子主要有吴兆骞、张缙彦、杨越、方拱乾、方

育盛、孙汝贤、钱方叔等近 20 人。流传至今的清初宁古塔流人诗集和散文集有吴兆骞的《秋笳集》、方育盛的《其旋堂集》，以及其他人的《紫芝轩遗稿》《宁古塔杂诗》《宁古塔山水记》《柳边纪略》《宁古塔纪略》《龙沙纪略》《黑龙江外纪》等几十种。

吴兆骞是清初黑龙江流人中文学成就最高的。吴兆骞，字汉槎，祖籍江苏吴江。少年时便擅诗赋，大有才名，顺治十四年中举人，后因科场案牵连流徙宁古塔。吴兆骞在黑龙江生活了 23 年，足迹遍布松辽平原、白山黑水，最远到过黑龙江中游结雅河和黑龙江入海口地区，还参加过反击沙俄侵略者的战斗。他开辟中国文学史上东北边塞诗之先河，尤其是他的抗俄爱国诗歌在我国文学史上更是绝无仅有，深刻影响了此后清代反抗外来侵略者的爱国主义诗歌创作。

杨宾也是清初在黑龙江地区生活过的重要文学家之一。杨宾，字友声，其父杨越于顺治年间被流放到宁古塔。杨宾两次长途跋涉来探望父亲，在黑龙江生活了很长时间，访遍松辽平原和白山黑水，对黑龙江的地理地貌做了详细的考察研究，写下了重要著作《柳边纪略》。该书以散文的形式记载了清初盛京、宁古塔、瑷珲三将军衙门所辖的广大地区的山川风物、世情民俗、兵备官制、驿站城堡、物产贡赋、寺庙古迹及流人生活，具有很好的历史价值。此外，杨宾还有诗作收入《宁古塔杂诗》。

此外还有诸多诗人、文学家、艺术家都取得了很高的成就，为古代黑龙江文学艺术的发展做出了巨大的贡献。

（二）现当代黑龙江文学艺术——独特的北大荒文学艺术

从清代晚期直到解放战争之前，黑龙江地区屡遭侵略者蹂躏，政治动荡，生灵涂炭，社会、经济、文化发展举步维艰，这一艰难境况直到解放战争时期才有所改善。

解放战争期间，一批著名的文化人会聚到黑龙江地区，传播先进文化，形成了在全国颇有影响的独具特色的北疆文化。当时从延安和晋察冀老区来到黑龙江的著名作家有周立波、刘白羽、马加、草明等，他们与本土作家关沫南、鲁琪、陈隄、支援等组成了当时全国最具创作实力的文艺队伍，迅速创作出一批具有浓郁地域特色和时代气息的文学精品。如《暴风骤雨》《无敌三勇士》《江山村十日》《原动力》《仇敌》《在王岗草原》《陈翰章》《白藤花》《土改日记》等。这些出色的文学作品使得黑龙江地区成为当时全国最具影响力的文化中心。与此同时，黑龙江与其他地区不同的审美特色开始初步形成，为今后黑龙江地区文学艺术的发展走向奠定了基础，逐渐成为北疆文化的主体意识。

新中国成立以后，伴随着对黑龙江的经济开发和建设，黑龙江地区的文学艺术也更上一层楼，一种全新的文化现象——北大荒文学艺术，开始以三江平原为核心逐渐向周边辐射扩展，进而在整个黑龙江地区迅速崛起，最终引来了全国的瞩目。以北大荒文化为底蕴的北大荒文学艺术是黑龙江区域文化的第一个独特存在，其不同于以往的泛东北区域背景下的文化文学存在，而是真正意义上的黑龙江区域文学艺术。

北大荒文学艺术以黑龙江地区的农业开发建设为依托，从其初始扬名，就有着与其他区域文学明显不同的特征：

第一，在当时的时代语境下，北大荒文学艺术的创作与同时期其他地方的文学艺术作品相比，既有鲜明的时代烙印和浓重的政治意识形态色彩的共性，同时又有着自解放战争时期起就开始逐步形成的鲜明浓郁的审美特征和北疆文化独有的气息。

第二，北大荒文学艺术从诞生伊始就不是单纯的文本文学一枝独秀，而是由多种文学艺术形式形成的百花齐放。北大荒文艺在电影、话剧、诗歌、散文、长篇小说等诸多方面都有所成就。如电影《老兵新传》《北大荒人》，话剧《北大荒人》《夜闯完达山》，诗歌《永不放下枪》《夸土地》《北大荒姑娘》，散文《大豆摇铃的时节》，长篇小说《大甸风云》等；木刻版画这一古老而独特的艺术方式也在这片黑土地上开出了崭新而绚烂的花朵——北大荒版画。北大荒版画无论是创作体裁还是制作手法都有很大的特色与创新，引领我国版画艺术的发展，是我国三个最重要的版画流派之一。

第三，北大荒文学艺术拥有自己独特的"根据地"。在当时拓荒垦殖的艰苦条件下，从全国四面八方汇集而来的文学家、艺术家们克服重重困难，相继创办了三种文艺杂志：《北大荒文艺》《北大仓文艺》《北大荒画报》。前两种刊物培养扶植了北大荒的作家群体，一批享誉全国的文艺作品就是从这里起航。这在当时的全国范围的区域文学艺术中可以说是绝无仅有。

北大荒文学艺术之所以能迅速崛起并成为一种有相当成就和影响力的文化现象，是因为其有独特的生成机制和发展过程。

几代先人的奠基、时代精神的感召、社会发展的需要成为北大荒文学艺术生成的潜在诱因。1955年8月，王震将军向党中央和中央军委提呈了《关于开发北大荒问题》的请示，并很快得到批准。1958年2月，中央军委发出了部队退役人员积极参加军垦农场经济建设的号召，十万转业官兵以集团方式响应"向荒原进军"的号令，大规模开赴千里荒原，北大荒的全面开发建设由此展开。这一壮举本身就具有史诗意义，它唤起了人们征服大自然、创造新生活的欲望，渴望一种自我价值的实现和理想的实现。

复转官兵、支边青年、城市知青，这些踏进北大荒的开拓者，将繁重的生活压力转化为饱满的创作激情，书写了许多壮丽的诗篇。其中最为著名的就是主动请缨脱下军装开赴北大荒的解放军战士徐先国写下的诗篇《永不放下枪》"一颗红心交给党，英雄解甲重上战场……儿女离队要北上，响应号令远征北大荒"。字里行间充溢着浪漫与激情。在这拓荒垦殖的浪漫文化底色上，茁壮成长起了在全国颇具影响的北大荒文学和北大荒版画。

以"军旅文化"为主导渐次地注入融合多元文化发展形成的"北大荒文化"是北大荒文学艺术生成的重要依托和底蕴。

1958年，下放至北大荒的著名文学家、诗人聂绀弩，创作诗篇《北大荒歌》，描绘了开垦之前黑龙江部分地区的苍凉景象："北大荒，天苍苍，地茫茫，一片衰草和苇塘……山中霸主熊和虎，原上英雄豺与狼。烂草污泥真乐土，毒虫猛兽关家乡……何以故？史无文，记其详。千年万年人不到，但有雁字成书行……"

随着大批转业官兵密集地涌入北大荒，不仅促进了荒原的经济开发，更是促成了一种区域文化的生成。十万转业官兵为这片土地注入了全新的军旅文化。艰苦奋斗，无私奉献，不怕牺牲，英勇无畏，知难而进，勇于开拓……这些中国人民解放军的军旅精神在北大荒的开发建设中得以具体践行，在其发展过程中，又吸纳了黑龙江地区原有的民族文化，并渐次融入了移民文化、知青文化等内容，多种文化基因相互渗透，从而催生出新型的区域文化——北大荒文化。正是这多种元素构成的北大荒文化才使得北大荒文学艺术有了扎实的依托和底蕴。

密集的文化知识群体的涌入也是北大荒文学艺术生成的不可或缺的因素。在响应号召脱去戎装奔赴北大荒的十万官兵中，聚集着一批有知识、有文化甚至有创作经验的知识分子。他们有的来自军事院校和领导机关，有的是清华、复旦等名牌大学的毕业生；与此同时，诸多文艺界知名人士也因为种种原因来到北大荒；在20世纪六七十年代，又有大批的城市知识青年进入北大荒。在短短十余年内，出现了三次文化知识群体的密集型涌入。

　　这些知识分子构成了最初北大荒文学艺术生成的创作主体,其中走出了一大批蜚声文坛的文学家和艺术家。他们创作出了带有浓郁黑土地气息和北大荒风格的文学艺术作品。可以说,没有这批知识分子的参与,就没有北大荒文学艺术的迅速崛起。

　　转业官兵与知识青年中比较有影响力的文学家与艺术家有作家张抗抗、梁晓声等;诗人林予、钟涛、王忠瑜、林青、郑加真、郭力、张惟、窦强、平青、徐先国、杨荣秋、朱彩斌、陆伟然等;版画家晁相、张作良、张祯麒、郝伯义、李亿平等。

　　来到北大荒的文艺界知名人士有丁玲、艾青、聂绀弩、吴祖光、丁聪等,虽然由于时代背景,其作品难以有正式发表的机会,但对北大荒文学艺术的发展也给予了重要的帮助与扶持。聂绀弩出版的诗集《北荒草》,丁玲发表的小说《杜晚香》和散文《到密山》,都深深留下了北大荒生活的印痕,这些都是北大荒文学的重要组成部分。

　　北大荒文学艺术的兴起和发展还与各界对于这种垦荒壮举和这片土地的讴歌赞美有关。

　　开发建设之初,王震将军便亲自写下著名诗句:“密虎宝饶千里沃野变良田,完达山下英雄建国立家园”,以此激励广大官兵开发建设北大荒。十万官兵开赴北大荒之际,文学家郭沫若应王震将军之邀,欣然提笔赋诗《向地球开战》,为官兵将士壮行。在开发北大荒的过程中,还有许多著名诗人、文学家来到黑土地采风,如著名诗人郭小川就曾写下诗篇《在北大荒的土地上》,为北大荒引吭高歌。这些作品无疑都对北大荒文学艺术的发展起到了推波助澜的作用。

　　今天,北大荒文学艺术作为黑龙江地区当代文学艺术的代表,已经迎来繁荣发展的阶段。

　　在影视界,知青作家韩乃寅的多部反映知青生活的作品,如《爱在冰雪纷飞时》《高天厚土》《破天荒》等,被搬上电影电视荧幕,真实地再现了北大荒人艰苦创业的火热奋斗生活,塑造了具有坚定信念和献身精神的北大荒人的艺术形象。

　　在文学界,新生代作家继承发扬了前辈的优良传统,大胆而热情地审视与书写北大荒人所取得的历史功勋。如赵国春的《荒野灵音》《一个女作家的遭遇》,宋晓玲的《往事如烟》,吴继善的《通天时刻》,王军的《灵感的拂晓》,刘海生的《荒原上的荒原》等。这些作品融入了北大荒本土文化,实力雄厚,眼界开阔,创作起点高,有的刊登在全国报刊或其他省市文学刊物的显要位置,有的获得了各类文学奖项,还有的被收入各种文学作品选集。

　　在美术界,北大荒第三代版画家的创作已经步入了崭新的创作时期,呈现出多元化的态势,涌现出一批个性化版画家。比较具有代表性的版画家有张洪驯、邵明江、郑子江、陈龙、刘春杰等人。他们在新时代的多元文化冲击之下,思想解放,眼界开阔,有着因时代前行而带来的文化优势,在全国的版画界中占有重要地位。

　　除了这些有代表性的方面之外,当代黑龙江文学艺术在戏剧、摄影、音乐、舞蹈等方面也都有长足的发展和显著的成就。

五、黑龙江风土习俗

　　由于地理位置上处于远邑边陲,黑龙江地区的历史与风土习俗同人们的认知之间似乎总是隔着云烟迷雾,若隐若现,使人看不清真相。因此,在中原地区的古代文献中,将三江平原称为“亘古荒原”,将黑龙江流域的古代居民视为“法俗最无纲纪者”。

　　直到近三十年,随着考古发掘的不断进展和对黑龙江流域古代史研究的不断深入,黑龙江地区古民族的生活习惯与风土习俗才逐渐拨云见日,呈现在世人面前。这些文物与文献提示我们,黑龙江今天的风土人情、习俗礼节同其先民的生活习惯与历史有着密切的联系。

（一）古代黑龙江地区的民俗习惯

黑龙江民俗最早发生在尚无文字记载的旧石器时代晚期。距今三万年前，北方原始人类已经在黑龙江流域的诸多地区定居，从事采集、狩猎、制造生产、生活工具等活动。考古遗迹表明，当时在黑龙江流域生活的远古人群，已经形成了母系氏族公社时期的社会风尚与古老习惯。

据边疆考古资料证实，距今2万～3万年前的旧石器时代晚期，黑龙江地区的漠河、呼玛、讷河、阿城、海伦、东宁、牡丹江、哈尔滨顾乡屯及饶河小南山等地均发现远古人类生产生活的遗迹与遗物，这些文物的出土标志着黑龙江地区史前古民俗的开端。

至新石器时代晚期，黑龙江流域的三大古代民族系统：游牧于西部大兴安岭山麓的东胡、鲜卑系诸民族；农耕于中部嫩江和松花江流域的秽貊、夫余系诸民族；渔猎于东部和北部诸地的肃慎、女真系诸民族，都已在长期的部落生活中积累而成自身特殊的风尚习俗。其聚落遗址的布局规划、大量随葬品和葬俗为今天的考古学者研究当时的黑龙江先民生活情态提供了重要的判断依据。

夏商周时期的黑龙江古民族社会结构已初具规模，国家政权与礼仪制度开始逐步建立。而且这些黑龙江地域的民俗开始同中原地区的文明发生接触与碰撞。最早被中原古代文献记载的是黑龙江流域诸民族的贡俗。《国语·鲁语》记载："仲尼在陈，有隼集于陈侯之庭而死。楛矢贯之，石砮，其长尺有咫。陈惠公使人以隼如仲尼之馆问之。仲尼曰：隼之来也远矣，此肃慎氏矢也。昔武王克商，通道于九夷、百蛮，使各以其方赂来贡使无忘职业，于是肃慎氏贡楛矢石砮。"据研究，自帝舜二十五年起，即有古肃慎人开始向中原王朝进献"楛矢石砮"，而上述记载表明至少到周代，这种贡俗都没有发生改变。以木杆石簇的长箭进献，不仅反映了古肃慎人的贡俗，还映射出其生产习俗。

商、周时代黑龙江地区的贡俗还有西部的东胡系诸族向周室进献采集"戎菽"之类植物；中部的秽貊系族人向中原王朝贡"貔皮"和"赤豹"等猎获物；东部的肃慎系族人，除楛矢石砮外，尚有贡"隼"（鹰类，即海东青）和"麈"（鹿科）等动物之风俗。

两汉时期，黑龙江流域一些族群系统的社会风尚建制已相当详备。

夫余族的国家政权十分稳固。在宗法上，建立起嫡长子世袭制；在军事上，在全民皆兵传统的基础上常备正规军；在刑罚方面，杀人者死，家属没籍，盗窃者，十二倍罚之；在生产生活上，有城镇、村落，族民定居生活，农业、畜牧业、狩猎业、捕捞业兼事之；在服饰方面，主要有大袂、袍、裤等，崇尚白色，平日布衣，出国则穿缯、绣、锦、罽等，贵族加披狐、貂之裘和金银帽饰；在岁时节庆方面，使用殷历，正月（汉腊月）"迎鼓"祭天，连日饮食歌舞，断刑狱，大赦；在日常礼仪方面，有汉风，会同、拜爵、揖让升降之礼与中原同；在婚姻上，保持兄死妻嫂的习俗；在丧俗方面，人死停葬五月，夏日以冰护之，以久为荣，葬时有椁无棺，流行厚葬，贵族以奴隶殉葬。

挹娄族民俗与夫余族不同。挹娄人多勇力，皆编发，贵壮贱老。在宗法上，"无大君长，邑落各有大人"；在生产生活方面，挹娄人以渔猎业和手工业为主，兼营农业、畜牧业，其所产弓箭、铠甲、赤玉、貂皮驰名中原；在居所方面，仍保持穴居习惯，且以深为富，富有的大家居穴深至"接九梯"；在服饰上，冬季穿猪皮及野兽皮衣，夏裸坦，仅以猪毛绩尺布为襜；在婚俗上，实行居夫家的一夫一妻制，然未婚女子享有性自由，"将嫁娶，男以毛羽插女头，女和则持归，然后致礼聘之"；在丧俗方面，人死男不得哭，哭者"不壮"，无停丧习俗，死之日葬于野，以圆木交错堆叠成井字形"小椁"，杀猪置椁上"以为死者之粮"，流行厚葬；挹娄人常好劫掠财富，致使"邻国畏患"，高句丽就曾以此为由发兵挹娄，迫其臣服纳贡，后挹娄刑罚规定"相盗窃，无多少皆杀之"。

沃沮族的生活习俗又与前两族有别。在政权组织方面，"邑落各有帅长"，没有形成统一联盟；在军事守备方面，"夏月恒在山岩深穴中为守备，冬月冰冻，船道不通，乃下邑落"；在生产生活方面，沃沮人精于手工业，尤其在陶器制作上，器形丰富多样，既造型优美，又便于实用；在居所建筑方面，沃沮人的房屋结构远较挹娄人发达，半地穴式的房屋，筑有围绕穴壁四周的火墙，这是黑龙江地区发现的最早取暖设施，这种"烟道-火墙"式取暖设施至今在北方高寒地区仍有应用；沃沮人的婚俗与他族不同，"其嫁娶之法，女年十岁，已相设许，婿家迎之，长养以为妇，至成人，更还女家，女家责钱，钱毕，乃复还婿"；其丧俗也十分独特，"作大木椁，长十余丈，开一头为户（门），新死者皆假埋之，才使复形，皮肉尽，乃取骨置椁中。举家皆共一椁，刻木如生形，随死者为数。又有瓦鬲，置米其中，编悬于椁户边"。

隋唐时期，黑龙江地区以粟末靺鞨为主体而形成的渤海人建立渤海国，建都于上京龙泉府，即今宁安市东京城。《新唐书·渤海传》记载："中宗时，使侍御史张行岌招慰，祚荣遣子入侍。睿宗先天中，遣使拜祚荣为左骁卫大将军、渤海郡王，以所统为忽汗州，领忽汗州都督。自是始去靺鞨号，专称渤海。"

渤海国有居民十余万户和常备兵甲数万众，其典章制度、礼仪、文化等均仿效唐朝，史称"渤海盛国"。渤海人有自己的文字，崇信佛教，关于其农耕、采集、婚丧、建筑、冶炼、贮运、游艺、贡赋等方面，史书皆有明确详细的记载。先后贡唐130余次，输出名马、羊、皮张、细布、金、银、铜、药材、雕（海东青）、鱼类等，且能制作玛瑙柜、紫瓷盆、玳瑁杯等手工艺品，并与日本开始了文化、贸易上的交往。

渤海服饰细分等第，《新唐书·渤海传》记其官服"以品为秩，三秩以上紫服、牙笏、金鱼；五秩以上服绯、牙笏、银鱼；六、七秩浅绯衣；八秩绿衣、皆木笏"。在贡俗方面，《册府元龟》中有"渤海国王大诬撰遣使裴谬贡人参、松子"的记载，后世"放山""采松子"等习俗，实为渤海遗风的延续。渤海人尚骑射、游猎。《东周通鉴》记载："天皇御重阁门，观骑射。召渤海使史都蒙等亦会射场，五位以上进装马，及走马作田舞于舞台。蕃客亦奏本国之乐。事毕赐大使都蒙以下彩帛各有差"；同时素以驯鹰、饲马著称于世，多出良驹，每视为神物，倍加崇尚。《新唐书·渤海传》载："俗所贵者……夫余之鹿，郑颉之豕，率宾之马。"天宝八年三月，渤海国还曾遣专使赴唐献鹰隼。在婚俗方面，《大金国志》和《松漠纪闻》中有渤海人"不容侧室"与无小妇、侍婢的良俗记录。渤海丧葬习俗方面，始见《渤海国志·属部列传》"死者穿地埋之，以身衬土，无棺敛之具，杀所乘马于尸前设祭"，行土葬，并有杀马之祭。

《松漠纪闻》中，只写了渤海姓氏惯例，称"其王旧以大为姓，右姓曰高、张、杨、窦、乌、李，不过数种。部曲奴婢无姓者，皆从其主"。《大金国志》记前期艺文，称："男子多智谋，骁勇出他国右，至有三人渤海当一虎之语"。"渤海三人当一虎"是最早的黑龙江俗谚记录。

辽金时期是汉人向北迁徙进行开发、垦殖黑龙江地区的历史阶段。

1115年，女真完颜部族首领阿骨打灭辽称金，统治中国北方达38年，形成宋、金对峙之局。阿骨打先世献祖绥可时已开始"教人烧炭炼铁""徙居海古水，耕垦树艺，始筑室，有栋宇之制。人呼其地为纳葛里，纳葛里者汉语居室也，自此遂定居于安出虎水之侧矣"。

金代冶铁生产有空前发展。《金史》载："乌春、阿跋斯水温都部人，以锻铁为业。因岁歉，策杖负担与其族属来归。景祖（乌古乃）与之处，以本业自给"。

肇东八里城先后出土金代形制的武器、车马具、手工具和农具及其他铁制品，多达700余件。阿城区、五常市境内广泛分布着金代早期冶铁遗址，遗址内含古矿洞10余处，冶炉旧迹50余处，推测其开采总量当有50多万吨。

金朝建立以后，完颜希尹"依仿汉人楷字，因契丹字制度，合本国语，制女真字"，自此改变女真人"赋敛调发刻箭为号，事急者三刻之"的原始传递消息方法。

女真人素有嗜酒风俗，《大金国志·补记》记载："金国凡用师征战，上自大元帅，中自万户，下至百户，饮酒会食略不问列，与父子兄弟等，所以上下情通，无闭塞之患""军将行，大会而饮，使人献策"；其婚俗，早见于《大金国志》卷390《初兴风土》中记载："婚嫁富者以牛马为币，贫者以女年及笄行歌于途"，富家"用奴婢数十户、牛马数十群为陪嫁"；丧俗方面则是"死者埋之而无棺椁，贵者生焚所宠奴婢，所乘鞍马以殉之"；在信仰方面，女真人崇奉佛教，天会元年，金源阿什河流域已建佛寺。整个金代，都城上京名刹林立，最为著名的有宝胜、庆元、储庆、兴元、兴王、光林六处，举国上下"奉佛尤谨"。亦有学者研究称"女真人信佛教以上层人士及邑居民为多，边鄙之地恐仍以固有的萨满教为主"。

元朝在黑龙江中下游、松花江下游和乌苏里江流域开设开元路和水达达路。《元史·地理志》记载，水达达路"土地旷散阔，人民散居。元初设军民万户府五，抚镇北边""混同江南北之地，其居民皆水达达、女直之人，各仍旧俗，无市井城郭，逐水草为居，以射猎为业。故设官牧民，随俗而治"。

元朝人黄潜所著《金华黄先生文集》卷 25《鲁国公札剌尔公神道碑》中记载当时黑龙江地区的风土人情称："道路险阻，崖石错立，盛夏水活，仍可行舟，冬则以犬驾杷行冰上。地无禾黍，以鱼代食。"《元史·地理志》记载："女真、哈里宾、水达达等处，每岁送鹰鹘。"此外，黑龙江地区居民还向元王朝进献貂鼠、水獭、海豹之类珍贵皮张。

《元史·地理志》记载辽阳行省境内驿站总计 120 处，狗站 15 处，设在黑龙江流域的驿站干线，经金上京会宁府故城，循松花江东北下行，复经胡里改万户府，东北入黑龙江，进而抵于奴儿干城附近处的终末站。其间设置 15 个狗站，每站置站民 20 户，狗 200 只，狗车若干辆，朝廷定额发饷银。

明朝于永乐七年在黑龙江下游设立奴儿干都指挥使司，下领 384 卫、24 所、7 城站、7 个地面、1 个寨，管辖女真、吉里迷人、苦兀人、达奇鄂尔人和蒙古族人等，其居民依然从事游牧、渔猎生产，少数与汉人同事农耕和商贾。

清朝先后将黑龙江地区各族居民大部分编入八旗，以村屯、氏族为单位，置姓、乡、村长以深入管辖。近代黑龙江各族，如蒙古族、达斡尔族、满族、汉族、女真族、赫哲族、鄂温克族、鄂伦春族、锡伯族等的形成过程，大体就是他们分布状况的形成过程。这些民族的社会发展阶段各不相同，或为封建社会，或仍属原始社会末期，但均陆续接近或已跨入近代历史阶段，而汉族也正在这一时期，逐渐成为黑龙江地区的主体民族，连同迁徙而来的朝鲜族、回族和柯尔克孜族一起，共同开发了这一边疆省区，并形成了他们各自的习俗风尚。

宁古塔流人杨越之子杨宾撰写的《柳边纪略》，记述了北疆风物民情，是有关黑龙江省区最早的几种地方史志之一，也是一部记写清初关外风情的重要文献。方式济所撰《龙沙纪略》中有方隅、山川、经制、时令、风俗、饮食、贡赋、物产和屋宇九部分，其所述黑龙江风俗甚详。宁古塔流人吴兆骞之子吴振臣撰《宁古塔纪略》，十分真实而生动地记录了宁古塔地区的风土人情、山川名胜和古朴淳厚的民俗。张缙彦著《宁古塔山水记·域外集》，同样收载了黑龙江流域民俗，专门记载宁古塔风情，称满族人"敬老而尊齿也，享赛而祀祖宗也。夜不闭户，无人相窃也"。《绝域纪略·风俗》记载："八旗之居宁古者，多良而醇，率不轻与汉人交。见士大夫出，骑必下，行必让道，老而不荷戈者则拜而伏，过始起。道不拾遗，物遗则拾之置于公，俟失者往认焉。"《清朝野史大观》载满族人之"食肉大典"称："凡满洲贵家有大祭祀或喜庆，则设食肉之会。无论识与不识，若明其礼节者即可往。"毕恭的《辽东志》述"女真"部族之经济形态与风俗"以桦皮为屋，独木为舟，以毛皮为市，以貂鼠为贡"；又载鄂伦春人"住平屋，西面无门，穴窍用草覆之，平居由屋东梯上下，死者由西梯上下，偶失行则重罚，卧藉以草"。

（二）当代黑龙江人的风土习俗

当今的黑龙江民俗文化以汉民族的民俗文化为主体，同时融入了丰富多彩的少数民族民俗文化，形成了鲜明的地域特色。主要表现在以下几个方面：

1. 赏冰玩雪的冰雪文化民俗

黑龙江冰雪文化习俗包括滑冰、滑雪、嬉雪、泼雪、冰雕、雪雕等冰上、雪上体育竞技和百姓玩雪活动、冰雪节庆活动、冰雪雕刻制作技艺等。

由于东北独特的地理环境，漫长的冬季，丰富的冰雪资源，使得生活在白山黑水间的各民族为了抵御严寒，强健体魄，产生了丰富多彩的冰雪体育运动，从而逐渐形成了独特的冰雪体育文化。

黑龙江冰雪文化民俗由来已久，早在隋唐之际，生活在嫩江流域和黑龙江两岸的室韦族人就掌握了滑雪和滑冰的技能，《隋书·北狄传》记录"北室韦，地多积雪，惧陷坑井，骑木而行"，这便是用足踏类似于雪橇的木板在冰雪中行走。

满族是冰雪体育活动最丰富的少数民族，主要活动有跑冰鞋、滑冰表演、冰上杂技与舞蹈、冰上足球、溜冰车、轱辘冰、抽冰嘎、雪地走、做冰灯等。其他各民族的冰雪体育运动也是丰富多彩，争奇斗艳，各具特色。

随着时代的进步，一些冰雪体育运动逐渐消失，另一些则融入了新的内容，并逐渐发扬光大，形成新的冰雪文化和冬季旅游景观。如冰灯游园会、冰雪大世界、雪博会，以及以亚布力国际滑雪节为首的日益火热的滑雪活动，都已成为冰雪文化习俗的品牌。

2. 汉族人的风土习俗

黑龙江汉族的传统民俗既有传统的祭孔大典、猴石山庙会、松峰山庙会，也有齐齐哈尔、大庆的古驿道站丁习俗和五大连池药泉会、齐齐哈尔富拉尔基滚冰节等地方文化节庆。此外尚有许多新的节庆民俗逐渐形成、日渐增多，如镜泊湖旅游节、齐齐哈尔观鹤节等新民俗节庆活动层出不穷，目前据不完全统计已达几十个。

在体育运动方面，除了冰雪文化活动外，黑龙江人还有一项最勇敢的体育活动，那就是冬泳。−30～−20℃的数九隆冬，人们在 1m 厚冰层的松花江主航道上凿出数十米长、数米宽的冰槽游泳池，仅仅穿着泳衣游泳，既能强健体魄，又可得到征服大自然的欢乐。

过去的黑龙江人还有冬季将窗纸糊在窗棂外抵御风寒，无论男女老少都嗜抽旱烟，将年幼的孩童放入"悠车子"中看护等生活习俗，但随着时代的发展和人民生活水平的提高，除了极少数的穷困地区，已经很难看到这些现象了。

3. 少数民族风土习俗

黑龙江地区各少数民族的婚俗尤其不同。如满族的婚俗有相看、送小礼、过彩礼、婚礼、回门五个部分，结婚前一天，新娘由陪娘陪伴，到男方家预先借好的住处下榻，俗称"打下墅"，第二天由男方在下墅处迎娶新娘；达斡尔族的婚俗有提亲、定亲、过彩礼定结婚日子、结婚、回门五个步骤，其独特的习俗还有端盅、送亲歌、罕伯舞等；赫哲族的传统婚俗也很独特，不崇尚门当户对的婚姻观念，男女双方以勤劳正直、贤惠能干作为择偶的根本标准，结婚当日用彩蓬船或雪橇迎亲，新娘由其哥哥背上彩船，改嫁女则须抱树痛哭，以此象征脱去晦气，重新生活。

在祭祀习俗方面，满族每年农历三月十六日举行老把头（努尔哈赤）生日祭祀，祈神以保平安，另外还有萨满家祭、山神节等祭祀活动。鄂伦春族、鄂温克族、赫哲族等少数民族传统都有萨满祭祀活动。

在游艺娱乐习俗方面，蒙古族那达慕大会是重要的传统节日，会上蒙古族人民摔跤、射箭、赛马、投布鲁、唱歌跳舞，以庆贺丰收或欢度节日。随着时代的发展，那达慕又充实了具有时代特征的更为广泛的内容，并且融入了经贸活动，真正成为广大人民的盛会。

黑龙江少数民族还擅长说唱艺术。如赫哲族的"伊玛堪"，韵散结合，以说为主，唱为辅。主要说唱古代部落战争、宗族兴衰、维护民族尊严和疆域完整的英雄故事；赞颂美丽富饶的家乡，表现人民向往自由幸福生活的精神状态；反抗封建婚姻，歌颂纯真爱情；讲述神怪，描述萨满求神及风俗民情等。内容要求真、趣、险、细。"伊玛堪"歌手享有崇高声誉，被尊称为"伊玛卡其玛发"，意为聪明智慧才华超群的人。还有鄂伦春族的"莫苏昆"，是鄂伦春族语，意为讲唱故事，并含有悲伤地述说或喃喃自述苦情的意思，多讲唱"莫日根"英雄故事和苦难的身世。故事都是长篇的，一篇故事需要讲十几天，甚至几十天。现存说唱代表作品有《英雄格帕欠》《娃都堪和雅都堪》《鹿的传说》等十余篇。

黑龙江少数民族的节庆也各具特色。如鄂温克族最重要的传统节日瑟宾节，相当于汉族的春节，在每年农历五月中下旬择日欢庆，届时部落里的男女老幼，盛装相聚在嫩江边的河谷草滩，祭祀山神，表演歌舞，比赛竞技，游戏，举办野餐酒宴、篝火晚会，共度佳节，其风俗形态原始古朴，独具特色。类似的还有鄂伦春族古伦木沓节、篝火节，满族颂金节，赫哲族乌日贡大会，朝鲜族流头节等。

在生产生活习俗方面，满族有采参习俗、赫哲族有渔猎民俗、鄂伦春族有狩猎文化等；少数民族的制造工艺也别具一格，赫哲族擅长鱼皮工艺品、鱼皮衣的制作，鄂伦春族则掌握着桦树皮工艺品和桦皮船的制作技艺。时至今日，已有专家学者提出黑龙江应设立渔猎文化生态保护区的构想，用以保护少数民族的生产生活习俗。

4. 龙江饮食文化习俗

我国的烹调技艺，集5000年文明之精粹，久传不衰，名扬四海，素负盛誉。各路名厨烹艺精湛，各地菜肴风味独特，并且不断提高和发展。黑龙江省地域辽阔，物产丰富，为烹饪业提供了极为丰厚的物质基础。黑龙江有土著的金元饮食文化的积淀与东北饮食文化，后山东移民又带来了鲁菜文化。随着1898年中东铁路的修建，大批俄国人进入以哈尔滨为中心的远东地区。外来饮食文化的传入，对黑龙江地区传统的饮食模式产生了巨大影响，它融汇了中原饮食文化的精华，又创新了黑龙江省各民族饮食文化的豪放，还吸收了西方饮食文化的秀气。三种饮食文化交汇、融合，逐步形成了独具特色的黑龙江饮食文化。

龙江菜长于烧、扒、烤、熘、炒等技法，烹调做功考究，菜点丰满实惠；调味基于当地习惯，口偏浓重，酸甜、咸香、麻辣兼具。汉族人在饮食习惯方面，冬天喜欢吃冰食，如冰棍、冰砖、冰糕、冰淇淋、雪糕等。逢年过节，家家都会准备大量冰点，以招待宾朋或自家食用。冰冻食物中还有冻梨、冻柿子、冻苹果、冻花红果等，冰凉酸甜，爽口清心，别有一番滋味。少数民族在饮食习俗方面各有特色，如满族有八大碗、年猪菜；赫哲族有食鱼习俗；朝鲜族习惯食打糕、辣泡菜、冷面、辣椒和狗肉；蒙古族有吃奶茶、烤全羊、手把肉等习俗。今天，这些少数民族的饮食民俗遍及黑龙江省各地，深受全省各族人民的喜爱。

黑龙江的主食分米饭和面食两类。现在主要吃大米饭，过去有高粱米饭、大碴子饭、小米饭、大黄米饭。黄米，未去壳前叫糜子，是地道的满族食物。面食以白面为主，也有玉米面、黄米面。黄米面或黏豆包、豆面卷子，也是地道的满族食品。面食中值得一提的是饺子。哈尔滨饺子馅多达十几种，如酸菜馅、西红柿馅、青椒馅、山野菜馅、三鲜馅等。黑龙江人也喜欢吃面条。打卤面，能加各种各样的卤；炝汤面，不同于南方的热汤面，而是把汤和面分开来做，这也源于满族迁徙不定的狩猎生活习惯。

烹饪原料得天独厚。大小兴安岭的山珍野味，松花江的三花五罗，黑龙江的鲑鱼，乌苏里江的大马哈鱼，这些都为形成黑龙江的风味特色奠定了文化与物质基础。黑龙江菜以烹制山珍、河鲜出名。菜肴味重、色浓，肥厚实在，口味咸鲜，主料突出，较少配料。烹调受鲁菜、京菜的影响，擅长扒、烤，又保留自己传统的炖、煮、熬等特色。挂浆（熘）这种烹饪方法是鲁菜独有的，比较有名的菜有酥白肉、熘肉段。黑龙江人用这种方法做出好吃的锅包肉，不次于鲁菜。黑龙江人又发明出把不同品种的蔬菜放在一起炒，有新三鲜者，卷心菜（甘蓝）、西红柿、尖椒三样一起炒。又独出心裁地把蔬菜也放到油锅里炸，捞出来再炒，如烧茄子、地三鲜……更有把肉、蔬菜、粉条、豆制品等放在一起炖，即所谓"乱炖"。炖是满族人的发明。满族早年以渔猎为生，住在野外，迁徙不定，烹饪器具只吊锅一种，自然只好用炖。小鸡炖蘑菇、排骨炖豆角等即是闻名天下的八大炖之二。黑龙江人现在又发明了得莫利炖活鱼，又有鲇鱼炖茄子。把别的食品跟鱼一起炖，则食品往往带有鱼的鲜味。苏伯汤是俄罗斯的炖菜，牛肉、土豆、卷心菜（甘蓝）、西红柿一起炖。用西红柿炒卷心菜也是受了俄罗斯饮食文化的启示，还有土豆炖牛肉、酸黄瓜。现在黑龙江有专门的炖菜馆，也有以经营氽白肉血肠为主的杀猪菜馆。

黑龙江冬季漫长，一年中能吃到新鲜蔬菜的时间太短。所以人们喜欢生着吃蔬菜，一是经年累月养成的习惯，二是为了能更充分地吸收维生素。如家常凉菜，就是用多种新鲜蔬菜，加上豆制品、粉丝放在一起拌。还有，蘸酱菜是一种最能保留食物原味的东北特色菜，菜中不加任何调料，可以生食或蒸煮，蘸酱即可食用。熏酱菜有的源于俄罗斯，有的源于齐鲁。酱骨架最有名，还有酱肠、酱肚，鸡的各个部位都可以单拿出来酱。

黑龙江省五大山岭山峦起伏，深山密林中是一个丰饶的猎场，野生动物颇多，可供食用的兽类有狍子、野猪、獐子、马鹿、堪达狩、雪兔、灰鼠、灌子、貉子、熊等，还有皮毛珍贵的紫貂、水獭、狐狸、黄鼬、艾虎、香鼠、松鼠和狼等，这是以射猎为业的民族赖以生活的主要衣食之源；山林中还栖息着各种珍禽，如天鹅、大雁、飞龙（花尾榛鸡）、雉鸡、野鸭、松鸡、乌鸡、沙半鸡、鹰雕等；山里有很多菌类植物，如猴头蘑、元蘑、白蘑、棒蘑、花脸蘑、木耳等；有葡萄、"黑豆"、元枣、托盘儿、马林、草莓、柿、牙格达、稠李子、山丁子、山檀、山梨、玫瑰果、榛子、松子和核桃等野果；人工种植的水果有沙果、海棠、苹果、梨、李子、葡萄、菇娘、西瓜和香瓜等，这些也都是黑龙江人民生活中不可缺少的食物。

黑龙江的河流湖泊水产资源十分丰富，古代土著民族都以渔猎为生，他们在这样丰饶的环境里繁衍发展，如盛产大马哈鱼（即鲑鱼）、鲟鱼、鳇鱼、金滩头、银滩头和"三花五罗"等名贵鱼类；湖泊中的大鲫鱼、松花江中的大鲤鱼都很出名；此外，还有白鱼、胖头、鲢子、铧子、细鳞、狗鱼、青根、草根、鲇鱼、怀头、牛尾巴、红鲫、黑鱼、嘎牙子、鳑、白漂子、板黄、红尾、马口、船丁子、泥鳅、团鱼；以及江河虾、田鸡、哈士蟆、蚌蛤等。熊掌、飞龙（花尾榛鸡）、猴头蘑是历代向朝廷进贡的贡品；大马哈鱼、鳇鱼及鱼子也是中国菜中最名贵的佳肴珍馐，营养价值很高，国内外均享有盛誉。

黑龙江省各族人民早年种植的农作物种类有其地方特点，诸如粮食有粟、黍、稷、菽（豆）、麦等，蔬菜有葱、蒜、韭、瓜类，家禽家畜有马、牛、羊、猪、狗、鸡、鸭、鹅等。无论城乡汉族或少数民族，都喜欢采集野菜食用。一直传承着吃柳蒿芽、四叶菜、桔梗、婆婆丁（蒲公英）、曲麻菜（苦菜）、黄花菜（金针）、山芹菜、野韭菜、山葱、山白菜、蕨菜、山根蒜和调味的山辣椒、五味子藤根的食俗。这些野菜不仅营养价值高，而且还有食疗保健作用，一直受到各族人民的欢迎和喜爱。

长期以来，有志于创制龙江菜的厨师、专家、学者、美食家及餐饮业的经营者，不辞辛劳，呕心沥血，继承、挖掘、创新了许许多多具有龙江特色的名菜、名点和名宴，龙江菜的体系渐具规模，极大地丰富了龙江饮食文化。1981年4月，黑龙江省服务局举办了自中华人民共和国成立以来的首次特级厨师技术考核；同年八月，哈尔滨市烹饪技术学会统一组织市内各大宾馆、饭店的厨师，开展了地方风味名菜的研究整理工作；1983年7月，黑龙江省服务局再度举行全省特级厨师技术考核。在此基础上，有关部门协同整理出以烹饪原材料为核心的能代表黑龙江省饮食特点的名菜一百余种，具体有：

（1）飞龙：五加参飞龙酒锅、参泉美酒醉飞龙、渍菜美味飞龙脯、登高飞龙、氽三鲜飞龙汤、雪梅飞龙、清水飞龙、鸳鸯飞龙酒锅、串烤飞龙、清炖飞龙、飞龙榆蘑汤。

（2）犴鼻：青蛙麒面、犴鼻戏彩珠、美容犴鼻、烧犴鼻凤蛋、香葱烧犴鼻拼鸡茸哈什蚂油、红烧犴鼻松茸、炸松仁犴鼻。

（3）猴头菇：银珠猴蘑、乌龙蟠桃、酿猴菇大虾、鸭腿猴菇、八卦太极猴蘑、白扒猴蘑、砂锅凤脯猴蘑、软炒脊茸猴蘑。

（4）田鸡：金蝉宝合、冰糖雪蛤、氽五加参哈什蚂油、什锦哈什蚂油。

（5）鹿：金鸡报晓、清汤鹿尾、雪山梅花鹿、鹿丝冬笋、金钱鹿肉、烤鹿方、鹿肉饼、脆皮鹿肉、茄汁鹿肉、番茄鹿肉饼、一"鹿"顺风、雏鹿迎春、红烧鹿筋。

（6）鲟鳇鱼：鱼骨白烧海参、红烧鱼唇、清炖鳇鱼、溜鳇鱼片、糖醋鳇鱼片。

（7）大马哈鱼：清蒸大马哈鱼、清煮咸大马哈鱼、豆瓣原汁大马哈鱼。

（8）山鸡：莲蓬山鸡。

（9）黄羊：油焖黄羊、清炖黄羊、炸卤黄羊。

（10）狍子：烤丁香狍腿、烤狍子肉、参泉美酒醉狍肉、沙丁狍肉、炸烹狍肉、卤汁狍肉。

（11）野鸭：香烹野鸭。

（12）鳜鱼：家常熬鳜鱼。

（13）人参：三鲜人参汤、人参鹿骨。

（14）刺嫩芽：翡翠刺嫩芽、炒鸡丝刺嫩芽、烧刺嫩芽海米。

（15）黄瓜香：三鲜黄瓜香、油爆黄瓜香、芙蓉黄瓜香。

（16）蕨菜：海米蕨菜、炒山鸡蕨菜、三味蕨菜松花、脆皮蕨菜卷、锅塌蕨菜鱼卷。

其他：虎啸声威、虎皮肘子、拌什锦丝、酥香三样、天蓬下凡、鸽蛋银耳、松鹤延年、葡萄白鱼、清汤燕菜、梅花鱼翅、鸳鸯海参、蝴蝶海参、荷花海参、东北脆皮山兔、银丝虾包、绿茵刺猬、冬梅迎春、烀白肉、炸两样、赛银鱼、百鱼戏水、龙飞凤舞、百花冬蟹、天鹅戏水、岁寒三友、鱼花朵朵、奶汤大肚、龙舟献山珍、太阳鸟、仙人鞭花、手把肉、刨花鱼片、酸辣粉皮、羊汤锅烙、金钱鲍鱼、兰花红油白鱼、一尾双身鱼、金鱼卧莲、蜜汁莲籽苹果、渍菜火锅、渍香瓜、美味香瓜、香梅酱、渍脆梨、渍大头菜。

体现出的龙江菜特点：①多食杂粮，副食品种多，喜食鱼虾和野味，口味以咸为主；②保留了不少祭祀食风；③宴请之风盛行，待客质朴，菜肴丰盛，崇尚肉食，嗜好饮酒；④食法多蘸、拌，喜食渍酸菜和火锅；⑤饮食业兴旺，地方饮食特色突出。

黑龙江地区的百年名店有新世界、宴宾楼、新华楼、福泰楼、老都一处、马迭尔宾馆、天鹅饭店、友谊宫、松滨饭店、华梅西餐厅、波特曼西餐厅、张包铺、正阳楼、老上号、西格玛、鲁福楼、范记永等。名厨有徐世铭、刘祯祥、周士硕、曲统祥、于春溥、郭永俊、赵永省、邓梅三、姚镇境、孙延群、张锡才、盛英杰、张志斌、林丕基、张裕荣、王政魁、王寿敏、张汝才、刘东来、高峰、张金坡、张仁宏、刘凤兰、孟宪泽、王春山、王国海、张金春、刘振华、郑树国、姜立斌、赵亚斌、赵广成、汪荣、张乐竹、董延龄、张宝魁、冷咏梅、王启瑞、韩玉林、苏宝林、宋国胜、汤玉相、孟昭发、李宝珠、刘生、张贵敏、王振歧、王振文、徐志、周连华、张绍山、修文成、于壮、王书成、关兴君、勾卓新等。

六、黑龙江人思想观念

一方水土养一方人。不同的地域环境特征不仅从外在影响了在这方土地上居住人民的衣食住行，更从内在涵养陶铸了他们的资禀性情与思维方式。

自古迄今，黑龙江地区的风光雄浑壮美。山川巍峨峻屹，旷野辽阔无垠，林海苍翠浩渺，湖泊泓澈湛然。冬日冰封万里，雪染琼阁；夏日江风托月，松涛送爽。生长于这样的境域中，黑龙江人感受到的世界是博大恢宏、磅礴疏朗的，也是威严凛冽、端凝萧飒的。

经此异于中原风土的特殊所在熏陶怡养，黑龙江人的性格中、思想里都留下了独特而鲜明的印记——气度浑厚、举止大方、胆魄勇迈、逸韵豪爽、热忱率真。

有研究者曾在黑龙江省对当地居民的脾气秉性进行问卷调查，调查结果显示，被调查者普遍认为黑龙江人既粗犷、豪爽、热情、慷慨、大方、质朴、率真、豁达、诚实、重感情、讲义气、诙谐幽默，又粗疏、怠惰、固执、鲁莽、不拘小节、好墨守成规。在这幅黑龙江人的自画像中，既有积极主动的自我认同与肯定，又不乏客观理性的自我批判与反思，而如此中平正直的自我评价也反映出黑龙江人坦荡的胸怀与深刻的思考。

除此之外，某一地域人民的思想观念与文化性格还受到当地的人口迁移历史及政治、经济、文化发展过程与历史积淀等因素的极大影响。黑龙江人的观念、性格中所凝结的优长与缺失，同黑龙江的历史、政治、经济、文化等社会生态环境之间也有着密切的联系。

（一）雅度宏绰、逸韵豪爽

人们对黑龙江人的第一印象往往就是旷达豪迈，若将黑龙江人思想特征进行排序，此特点当列第一。此前有研究者曾对哈尔滨、齐齐哈尔、肇东三城市496名城市居民进行调查，认为东北人（包括黑龙江人）豁达者占85.28%、直率者达90.93%，其比例远远超过其他地区。

这一思想特征体现在人格特质中表现为大气包容的风度和宽纳海涵的雅量。在黑龙江人眼中日常生活的繁文缛节、人生际遇的起伏波折、甚至世事无常的生死离合似乎都不是多大的"事儿"。这种恢宏达观的非凡气度自有一种"泰山崩于前而色不变，麋鹿兴于左而目不瞬"的坦然。以这样的性格与心胸面对人生世路，自可大事化小、小事化了，"不管风吹浪打，胜似闲庭信步"。

当然，黑龙江人如此宏达豪迈的思想性格的形成，与这片黑土地的自然地理与社会历史环境密不可分。

就地理因素对其中生活者的影响而言，有学者指出，黑龙江人这种豁达豪迈、不拘小节的思想性格与文化气质和黑龙江地区的自然环境特征具有同构性。黑龙江地处祖国最北、最东的位置，是我国纬度最高，经度最东的省份。这片白山黑水冬长夏短，四季分明，全省年平均气温多在-5～5℃，飒然爽利。春风煦暖，花香淡荡；夏树苍翠、热烈炽茂；秋实硕累、天高气清；冬雪皑皑、冷静辽远。清灵明快的自然气候渗透进黑龙江人文化性格中，呈现出独具一格的生命冲力。生活在这黑土白雪中的人们乐于在廓然疏朗的大自然面前袒露胸怀；他们敢于直面恶劣的生存环境，不畏惧艰险严酷，富有生活激情，开拓进取；他们也感恩于山水的产阜丰饶，不计较粗放简陋，畅享天宝物华，豪爽痛快。黑土先民无论是山林狩猎、湖河捕鱼、荒原拓耕，无不带有这样的态度襟怀。此一思想观念融入骨髓血脉，世代流传，使得现代的东北人在面对工作生活、人情世事时仍然展现出侃快爽直、博雅通达的性情。"豪爽之于这一域人，不仅仅是一种标签式的个性，更是这一带人做人的基本原则"。著名哈尔滨作家阿成称此为先祖渔猎生活形成的"古典式的豪爽"之遗风。

黑龙江人正是林语堂先生所说的那种奔放豁达、质朴刚毅的"自然之子"。著名的黑龙江女诗人李琦曾在其成名作《冰雕》中咏叹："温暖的心，在北方的奇寒里雕塑了它们，它们才如此的美丽。我仿佛忽然知道，由于严寒的鼓励，柔弱的水也能坚强地站立。"

而历史文化因素对黑龙江人的性格影响，哈尔滨工业大学的王雅林教授曾有精准凝练的概述。王雅林教授认为，黑龙江地域属于开发较晚的"五方杂处"移民社区环境，其社会文化特征是由多种不同的文化传递、碰撞、交汇而渐进形成的。构成黑龙江人思想观念特征的主要文化渊薮有三，即本地少数民族文化、中原文化及俄罗斯文化。

首先，古代在黑龙江流域就有许多活跃的少数民族，如东胡、鲜卑、秽貊、夫余、肃慎、女真、匈奴、突厥、乌桓、契丹、韦室、乌洛侯等。而粟末部建立了渤海国政权、黑水女真建立了大金帝国、满族于此起家建立了中国最后一个封建王朝，这些曾经盛极一时的政权都为黑龙江地区留下了丰厚的历史文化遗产，而这些少数民族人民奔放豪迈、爽朗疏阔的性格也对后代黑龙江人产生了深远的影响。

其次，近代以来，大批的山东人、河北人、河南人、山西人及少量的南方人迁徙到黑龙江地域定居，他们既带来了自己原居住地的风俗、文化，同时又与黑龙江本地的少数民族风俗、文化交汇和融通，形成了多元复杂、丰富多彩的新地域文化特征，同时也铸就了黑龙江人们涵纳包容、胸怀广阔的性格色彩。

再次，20世纪初，东清铁路建成通车，并通过西伯利亚铁路同欧洲相连，从而使黑龙江省很多地区，特别是像哈尔滨这样的城市，受到俄罗斯和东欧文化的巨大影响，至今俄罗斯及欧洲多国的建筑风格、产品造型、生活习惯、生活方式甚至习语词汇，仍能在黑龙江人的日常生活中找到踪迹。

此外，黑龙江作为抗战胜利后最早的解放区，深受延安等革命老区的文化感染，以及部队文化、石油文化、知青文化和历次政治运动的强烈影响。

各种文化都能在黑龙江这块土地上和平相处，交融共生。黑龙江这种自古以来的对外来文化的开放性与包容度，是一种独特的文化气质，更是一笔宝贵的文化财富，对今天的黑龙江人来说仍然具有重要的思想价值与现实意义。

（二）热忱率真、磊落大方

黑龙江人另一个让外埠人觉得影响深刻的性格特质就是坦率赤诚、潇洒超脱，这种思想观念渗透进生活中，表现出来的就是热情、好客、慷慨、大方，有时也会给人人情胜于规则、感性重于理性的感觉。

黑龙江人的热情在迎来送往方面有着突出的表现。对黑龙江人而言，无论是亲朋好友，还是点头之交，甚至萍水相逢的陌生人，来者即是客，都需真诚相迎，唯恐招待不周。客人来要冠带相迎、接风洗尘；住要安排熨帖、悉心陪奉；及到离去，不仅要欢宴钱别，还要馈赠以各色地方特产。如此方算一尽地主之谊，细微之处无不透露出诚挚、深厚的情谊。

作家阿成曾在其作品《哈尔滨人》中以极其生动的文笔描述了自己亲历的黑龙江人热情的待客之道："我曾数十次地漫行在本域的山山水水。对这一域人的豪爽遗风是有所体验的。比如，一次我去乌拉嘎的汤旺河远足。那儿的淘金人就有一条不成文的风习，无论是哪里人，外乡人或者毫不相干的陌生人，只要进了你的家，就可以免费在这里食宿，还有一句流行的话（这句话有点像一条法律，当地人没有违抗它的），所谓'发财发财，大馒头拿过来'。不仅如此，如果这一天淘金者们有了好看的收获，还要据当地之俗，平分给这个外乡人一份儿，作为给这个'带福人'的谢礼。这样一说，八成又要扯到某个文化上去了。还是就此打住。在那里，我这个与他们毫不相干的人，还享受了淘金人专门给我做的小灶，擀了面条，炸了鸡蛋酱，做了四碟山野小菜，又温了白酒，而且只有我和那个'金把头'享受。其他的淘金人都在一旁默默地看着——因此这一域的人的豪爽、热情、好客，常常是不善于辞令的。"

黑龙江人的热情还表现在当他人、他乡处于危难之际会及时施以援手。面对困境中的同胞，他们常常雪中送炭，甚至倾囊相助。他们捐献器官、骨髓，救助病危患者；筹集资金善款，帮扶贫困家庭。即使发生在异地他乡的天灾人祸，他们也积极关注、无私奉献，抗洪抢险、抗震救灾、抗瘟抗寒的各处"战场"上都有黑龙江人的踪迹，除了职业的军警战士、医护人员，普通的黑龙江人也会自发地组织志愿服务，有钱出钱，有力出力，积极为灾区人民与前线工作人员送去衣食住行的各种物资、款项。

黑龙江人的慷慨、大方在当地人的日常生活中也有着直接的表现。深入黑龙江人的生活，会发现域中人过得非常轻松、自然。这并非说黑龙江人在实践劳动中不肯卖力，相反极具拓荒精神的黑龙江人吃苦耐劳、踏实肯干，开采石油、采矿、伐木等各条战线都诞生过让全国人民钦佩、敬仰的劳动模范。而就精神与心灵层面而言，黑龙江人是从容自如的，他们敢爱敢恨、坦荡直爽、乐天知足，懒于矫揉造作、斤斤计较，更不屑于在蜗角虚名、蝇头微利中勾心斗角。因此许多外埠人十分乐于与黑龙江人相交，因为他们待人不玩心眼、憨直好交，甚至吃亏上当也毫不恼怒计较。正如有人在网络上发表的留言那般："在大学里，工作当中，但凡是个东北人，蔫、坏、损的事找不着他们，当然不排除个别分子。他们做事执着，帮助朋友不图回报，热心肠儿，性情宽厚，没什么坏心眼，学生干部不少。甚至许多南方人包括我本人都喜欢同东北人交朋友，因为他们常常是很真诚的，蛮有人情味儿的。"

鲁迅先生在其《北人与南人》一文中，曾一针见血地指出南北方人的性格差异并加以品评："据我所见，北人的优点是厚重，南人的优点是机灵。但厚重之弊也愚，机灵之弊也狡。"这一描述放在黑龙江人身上也十分恰切，但鲁迅先生的评价却不妨另作他解，黑龙江人的宽厚憨直非但不愚，反而是一种襟怀与智慧，正是拥有这种光明磊落的坦荡胸怀与不计得失的大哲大智，才让黑龙江人在旁人避之唯恐不及的充满平原荒漠、崇山峻岭的塞北苦寒之地，开创出种种轰轰烈烈、气魄雄伟的事业和清灵通透、热情浪漫的生活。正如来自黑龙江的知名媒体人谷南泉所说："从做人来说，我看还是'愚'点好——憨厚率直让人觉得踏实，也能显出'人'的本真来。"

黑龙江人的热情、坦荡、慷慨、大方甚至在域中人的穿着打扮、样貌气质上也有所表现。如省会哈尔滨市素来有着"东方小巴黎""东方莫斯科"的美名，市民穿着打扮时尚靓丽、优雅大方，经常让外埠来客对其卓越的审美眼光、大胆的艺术风格发出欣赏、惊服的赞叹，成为他们记忆中一道永不褪色的风景。作家阿成在他的《哈尔滨人》中曾经这样评价黑龙江人的外貌气质："女人都长得很美、很洋，一般的特点是：多大方而少妖媚，多冷艳而少温柔，多平俗而少文静……似乎与中国的古典美相距甚远。"黑龙江人的气质似乎如这块晚近方开发兴旺、人物昌荣的土地，少了一些深沉厚重的文化底蕴积淀，但同时也少了一些略陈固陋的文化沉渣的造作与束缚，他们给人带来的是充满现代气息的亮丽简约与清新明快。

当然，黑龙江人热忱率真、磊落大方的思想特征与文化性格，离不开这里白山黑水天长日久的浸润与塑造。黑龙江地处极北，一年中的大部分时间都属于漫长的冬季，苦寒荒凉。古代的黑龙江地广人稀，在强大的自然压力面前，人们只有依靠群体的团结，才能取得足够与自然相抗衡的力量，辟蛮荒为沃野、化芜蔓为繁华，而这种万众一心、同舟并济的达成，则需要人与人之间的坦然相对、挚诚关怀。同时，在古代的交通能力下，地处祖国北疆的黑龙江对于中原可说是天高地远、山水重峦，地域的险远极大地限制了人的活动范围，使得黑龙江长期处于一种类似半封闭的状态。因此，与外界疏于交流的黑龙江人对外埠人有一种天然的亲和力，从心里真切地欢迎外来客人，期盼他们带来各种新鲜有趣的奇闻异事和迥然不同的风土人情。这些外界信息既满足了域中人们对世界的好奇心与求知欲，又排解了他们因居住地人烟稀少而产生的孤寂感。而黑土地域丰富的资源与充足的物产，也为当地人热情款待来客提供了可能性与物质保障。以上种种都对黑龙江人热情、大方的地域文化性格的形成产生了潜移默化的影响。

（三）朴忠仗义、胆魄勇迈

勇忠果敢、顾行仗义是黑龙江人留给外域人的另一个极为深刻的印象。在黑龙江人的思想深处，镌刻着强烈的公平、正义的观念，他们敢于对不合理现象仗义执言，敢于对不公正状况挺身而出、主持公道。

在日常生活中，黑龙江人无论男性还是女性，都是诚实可靠的朋友，他们会将朋友的人生视为自己的责任，愿意肝胆相照、荣辱与共，常喜欢说的话就是"你的事儿就是我的事儿"。同时黑龙江人又胆魄豪迈、劲勇侠义，他们甚至甘愿为朋友做出重大牺牲，两肋插刀，义无反顾，赴汤蹈火，在所不辞。正如《礼记·中庸》中所说"衽金革，死而不厌，北方之强也"。而在这些举动当中，没有圆滑的人情世故与理智的功利主义，完全是基于情感上的薄云高义、慷慨仗义。

黑龙江人的仗义热心不仅表现在对待亲朋好友方面，对于与同自身没有利害关系的陌生人所遭受的不公待遇，他们也会路见不平拔刀相助，仗义地为其主持正义。绝不会因为畏惧得罪权贵而见死不救、心怀苟免，更不会在事后为自身的侠义付出而挟恩图报、盛气凌人，是真正"可以托不御之权，可以寄六尺之孤"之节士。

黑龙江人的忠直仗义还表现在平时行事的轻财贱利上。黑龙江人在同事、朋友的日常交往中，鲜少锱铢必较、斤斤计较之时，反倒常仗义疏财、出手阔绰。倘若受益者心怀感念，执意偿还，反而会让人产生"生分"之感，甚至为二人"交情不够"而莫名难过。即使在以赚钱盈利为目标的生意场上，黑龙江人仍抱持重义轻利的心态。许多与黑龙江人做过生意的客商对此都深有感触，一位意大利客商曾说："跟上海人谈买卖很累，跟东北人做生意倒挺轻松。南方人精细且斯文，北方人粗放而率直。"这种不计眼前利益得失的仗义襟怀也为黑龙江人在商场上赢得了良好的口碑与广泛的信任，在北、上、广等目前国内主要的经济贸易发达地区，疏阔的黑龙江商人之业绩足以与精明的南方商人平分秋色，甚至在北美等发达国家的粮油、服装、房地产市场上，也不乏黑龙江商人的身影。

　　黑龙江人这种朴忠仗义、胆魄勇迈的思想观念和地域文化性格与其长久的社会发展历史有着密切的关系。长久以来，居住于这片黑土地上的先民都是以生活在马背上的少数民族为主，他们逐水草而居、顺天时而动，"精于骑射""尚武重勇"。这里的自然环境苍凉艰险，风刀霜剑，适者生存；这里的部族繁多，征伐不断，弱肉强食，优胜劣汰。任何的畏缩、怯懦都难以在这严酷的条件下争得生存空间。这种苛刻的自然社会条件，锻造出黑土先人无畏、不屈的地域文化性格，培养了他们尚武、重勇的精神和慨然、从容的胆魄。

　　这种勇迈、英毅的观念，包含着一种进取的、奔放的活力，充满行动力量，内化为黑土先民的文化基因，世代承袭。近代以来，山东、河北等地的汉族移民的北移，民族进一步融合，但地域深层结构与核心文化性格并没有发生本质的改变，而是更加内蕴含蓄，在今天的黑龙江人身上，仍然展现着其承自黑土先祖们的"尚武""重勇""求大"的思想遗风和价值取向。

（四）机敏豁达、诙谐幽默

　　黑龙江人还有着东北人所共有的风趣、幽默，常让听者忍俊不禁、笑逐颜开。而这幽默的语言艺术背后，反映的正是黑龙江人灵动机敏的聪慧才思与乐天豁达的生活态度。

　　风趣幽默仿佛是东北人与生俱来的生活智慧，东北人善于在日常生活中发现快乐、制造快乐，并能够将之艺术化，使其成为能与众人共享的启颜佳话。在当代喜剧艺术家中，出自东北的明星不计其数：赵本山、潘长江、巩汉林、范伟、高秀敏……这些喜剧大家将生活中的喜怒哀乐以夸张的手法、巧妙的结构、诙谐的台词搬上舞台、荧幕，通过各种巧妙"包袱"的设计，在引人发笑的同时启发其对生活中或丑、或美、或悲的一面的深层思考，使人们在一笑而过之后更不禁为其中的旨趣意蕴击节赞叹。而平和易懂、俏皮劲道的东北方言俚语作为此类艺术的语言载体，更是为这份幽默平添了数多滑稽趣味，使其看来通俗而不低俗、戏谑而不鄙陋。

　　多年以来，东北喜剧艺术家深受全国人民的喜爱，无论是各类晚会舞台上的相声、小品等语言类节目，还是反映东北乡村风土人情的影视剧作品，都有着广泛而牢固的受众群体，成为其日常生活中不可或缺的调剂。有人甚至将此称之为"东北人现象"。

　　东北地区著名的民间艺术形式"二人转"也是以搞笑、揶揄等滑稽的形式对生活进行再创造。"二人转"的内容多来源于深厚的东北农村生活根基，把东北农民的朴实、机智、小狡猾、大善良演绎得惟妙惟肖。也许多数民间"二人转"的内容属于粗俗喜剧之列，缺少深刻的哲思内涵，但从某种意义上而言它也将东北地域诙谐幽默、乐观豁达的生活神韵真切地展现给大家。同杰出的喜剧作品相比，"二人转"这种民间艺术虽少寓庄于谐、针砭时弊的文化高度，却也不乏解颐霁颜、博人一笑的功效，而一些优秀的"二人转"作品也为更高层次的喜剧佳作提供了素材与参考，如我国著名的东北喜剧艺术家赵本山就是"二人转"演员出身。他的不少作品就在保有东北地区所特有的乡土气息的基础上，以幽默、诙谐、揶揄、调侃的方式达到"针砭时弊""以老百姓能接受的形式倡导积极价值观"的效果，让人们在看过、笑过之后，留下舒心、回味和思考。

　　东北人的机敏豁达、诙谐幽默更体现在其日常生活中。在东北，朋友之间爱"开玩笑"，也开得起玩笑，谈吐之间机锋往来、嬉笑怒骂、揶揄嘲讽，常让初次闻见的外埠人瞠目结舌，甚至流传有"出了山海关，都是赵本山"之说。如此互相谐刺而不着恼，一则得益于东北人开朗豁达的胸怀襟抱，更重要的是取决于东北人聪敏练达的人情智慧，他们深知玩笑的方向、尺度与分寸，不会嬉闹至不可开交、无法收场。东北人还擅长自嘲与调侃，常常在气氛尴尬时以一句自嘲四两拨千斤，使纷争消弭于无形。而这种自我戏谑的谈吐不仅是缓和关系的一种策略，而且是豁达自信的胸怀勇气，更是为人处世的大聪明与大智慧。

此节最后，不妨以一则东北商铺揽客招牌的文案为例，略窥东北人无处不在的风趣幽默。沈阳一家饭店，店名普通，缺少记忆点，但招牌上的三行文字分外有趣：

"不吃后悔！"——很有自信的宣告。

"吃了更后悔！"——如此饭店谁还敢来！

"后悔没早来！"——一波三折，如释重负。

这样的招徕广告让人忍俊不禁、哑然失笑的同时，也对饭店的服务水平产生了强烈的好奇心与尝试欲，东北人的机智、幽默由此可见一斑。

（五）黑龙江人思想观念的优长与缺憾

雅度宏绰、逸韵豪爽；热忱率真、磊落大方；朴忠仗义、胆魄勇迈；机敏豁达、诙谐幽默是黑龙江人思想观念与文化性格最突出的特征，同时也是黑龙江人最为外人称道的长处与优势。当然与这些优长相对应，黑龙江人的思想观念难免有其缺憾之处，如有时难免失之粗疏狂放，不够细致熨帖，感性冲动，理性思辨不足，求大尚侈不够节俭等。

然而，黑土地域文化作为黑龙江人的思想观念的现实投影，是一个活生生的文化有机体，它的文化要素的优长与缺憾是联系在一起的。它渗透在黑龙江人的声容笑貌与日常生活方式中，呈现出强烈的地域特征。对某一文化特征的评价，由于其所处的时代与发展阶段、作用方向、面临的任务不同，而可能迥然相异。优长与缺憾并不是截然分开的，有些优长可能潜藏着缺憾，有的缺憾也可能伴随着优长，两者在一定条件下可以互相转化。

第二节 龙江经济与龙江医派

黑龙江地处偏远，早期是少数民族的故乡，以渔猎经济为主。有史料记载，黑龙江当地少数民族直到金朝，商业活动仍处在"无市井买卖，不用钱，唯以物贸易"的状态，所以说较中原地区经济相对落后。渤海国时期，效法唐朝经济政策，黑龙江经济出现空前繁荣，使得本土民族的纺织、制陶、冶炼、造船业日益称著，加上汉人流入带来的手工业和副业，如制玫瑰糖、酿蜜、制蜡烛等，人民得以互通有无，各取所需。金朝，黑龙江流域的原始经济（包括狩猎业、游牧业、采集业等）在以农业为主，手工业和商业为辅的带动下融为一体。当时的垦田数量已达到 100 万公顷以上，超过之前的任何时期，粮食品种、产量均大幅增加。明代，初级贸易已经形成。康熙年间，倡"满汉人耕与贾"，黑龙江地区出现诸多商铺、药店、旅店。清末时期，随着黑龙江地区逐渐开禁，工商各业先后兴起，黑龙江地区的经济逐渐与中原地区同步。据民国十八年《珠河县志》卷十一《实业志》载，当地有中医诊所 11 户、中药铺 8 户。

一、1931～1949 年黑龙江经济的发展概况

1931 年"九一八"事变以后，日本帝国主义势力很快统治了整个东三省。在日本帝国主义的殖民统治下，黑龙江地区的经济命脉皆为日寇控制，他们进行了极其残酷的掠夺。首先从金融方面劫收了黑龙江省官银号，接着在 1932 年 6 月设立伪满中央银行，在黑龙江省除吞并旧行号的金融资本外，还继承了旧行号的附属事业，其经营项目达 22 种。在金融统治的同时，日本帝国主义对

黑龙江地区的投资也不断增多，其工业也在日益扩张。仅以当时生产水平最高的1943年来看，黑龙江地区的工业总产值中，日本帝国主义控制的工业比重占75.2%，而民族中小型工业只占24.8%。日本帝国主义每年从这里掠走大量的面粉、豆油、木材、煤炭、黄金等物质，扼杀民族工商业。在农业方面，日本侵略者通过"农业移民"直接统治农村。日寇在黑龙江地区47个县397个村中住有"开拓团"移民达41 249人，强占土地几百万亩，并在农村实行"归屯并户""粮谷出荷"，掠走大量农产品。在日本帝国主义统治的14年中，日寇与地主阶级勾结在一起，将广大的农村经济迅速变成了殖民主义、封建主义性质的经济，使广大贫穷农民长期受到帝国主义、地主阶级的残酷剥削和压迫，严重阻碍了农村经济的发展。在卫生医疗方面，社会的卫生防疫工作很差，传染病流行，人口数量急剧减少，据记载至1944年，黑龙江省人口数为6007千人，松江省5739千人，兴安省2476千人。这一时期哈尔滨每年都有"疫喉"流行，龙江医派奠基人高仲山采用娴熟的技术，配合中药内服、外治，挽救了许多危重病患者的生命。也曾逢流行霍乱，高仲山确立急救回阳之法，创立"急救回阳汤"，治愈患者数以千计。在医治众生的同时，高仲山先生胸怀爱国之情，1932年9月4日上海《申报》载《捐助东北义军》新闻中，即有"高仲山捐大洋二元"之条。

1945～1949年，黑龙江省进入了一个新的历史时期。在中国共产党的领导下，赶走了日本侵略者，黑龙江地区人民获得了解放，建立了各级地方民主政府。经过清剿土匪、民主建政、反奸清算、土地改革，完成了民主革命的任务，把黑龙江地区建成为稳固的革命根据地。日本投降后的初期，黑龙江的广大农村又为敌伪残余势力和封建地主阶级所统治，土地关系无论从土地的占有形式或占有状况来看，依然是封建性质的。光复以后，在中共中央东北局的正确领导下，黑龙江地区广大农民的反封建斗争，经过清算分地运动、"煮熟夹生饭"运动、"砍挖"运动，取得了伟大成果。将汉奸、恶霸、地主强占的土地分配给无地和少地的农民，基本上摧毁了敌伪残余势力和封建地主阶级统治的经济基础，改善了广大农民群众的经济地位。广大群众在党的领导下，在党所提出的恢复经济、支援解放战争的方针指导下，为保证以充分的物力和财力支援战争，满足人们生活的基本需要，开展了农业大生产运动，制定了促进农业生产运动顺利发展的各项方针、政策和具体措施。主要表现在：鼓励勤劳致富、组织换工插犋等措施，使黑龙江地区农业生产运动取得了巨大的成果。据统计，松江省1948年开荒地132万公顷（1公顷=10 000平方米）。黑龙江省1948年比1949年扩大耕地面积约24万余公顷，产量比1947年增加53万余吨。1949年黑龙江省的副业收入情况：一般地区占10%左右，个别地区占75%左右。还有计划地创建和发展国、公营农场，以促进农业的大发展。由于采取了上述一系列措施，使农民的生产积极性大为提高，1949年黑龙江地区粮食总产量达到575万吨。农村经济开始上升，农民的生活有了改善。

日本投降以后，在开展土地改革运动的同时，政府注意加强对黑龙江工业生产的恢复、发展和建设。为了适应支援解放战争的需要，首先建立了一些军工企业，如兵工厂、被服厂、缝纫厂等。在较大型的国营工厂的恢复和发展方面，人民政府将一些敌伪遗留下来的工业收归国有，变为全民所有制的工业企业。在新中国成立初期，辽宁瓦房店、营口等的纺织厂，迁到黑龙江省的佳木斯和牡丹江，生产规模约为3万多纱锭。这些工业企业，先后生产了大量的棉布、军毯、被服等物资，促进了生产的发展，支援了前线。从采掘工业的恢复和发展方面，黑龙江省的鸡西、鹤岗、三姓、双鸭山等地矿产，在日本投降前曾遭到严重的破坏。政府接收矿山之后，即依靠工人开展恢复矿山的工作，并着手改造了旧的经营机构和管理制度，解决了农村剩余劳动力不足的困难。1949年仅鹤岗、鸡西、穆棱、双鸭山四大煤矿就产煤460多万吨。从1946年起，金矿亦由各地省、县民主政府经营管理，恢复了生产，采取一系列措施制止私人乱采偷采的现象，组织流散工人，划分地区，有组织地开采，并且在分配方面制订了分红的办法等措施，这样就吸引了大批工人，使生产逐步扩大。1948 年东北金矿（主要在现黑龙江省）共产金 50 284 两。此外电力工业也得到了恢复，为支援解放战争提供了能源。在重点恢复和发展国营工业的同时，对私人工业的恢复和发展给予了大力的扶持。这一时期，黑龙江省的私人工业主要分布在六大部门中，有铁工业、火柴业、粮食加工业、纺织业、毛皮革、烟酒业等。而医药卫生方面，正逢黑龙江鼠疫流行，时任哈尔滨市国医学会会长的高仲山，积极组织广大中医药人士用中医药治疗伤寒、猩红热等传染病。但东北地区的某些负责卫生行政工作的干部却推行了一种排斥和歧视中医的政策，他们形而上学地提出一种"理论"，认为中医是"封建医"，是"封建时期的产物"，是"封建势力的组成部分"。这样，在土地改革运动中，中医便成了"革命斗争的对象"。于是，除了有中医院校毕业文凭的人以外，所有开业中医必须参加"考试"，受到"甄别"之后，"合格"者才可以领到新的行医执照。规定发布后，哈尔滨市中医从业人员一片惊慌，领导中医工作多年的高仲山是唯一可以不必参与"考试"和"甄别"的人，但是他没有置身事外，认为此举关乎中医存亡。他挺身而出，带领当时与他一起领到中医执照的陈志和、马骥等，共同起草了申诉书，说明了哈尔滨市中医是维护哈尔滨市人民健康的一支不可缺少的力量，指出了他们在哈尔滨市卫生防疫和医疗工作中的成绩，指出中医的知识结构与西医不同，如果用西医医学的"生理学""解剖学""诊断学""病理学"等作为考量他们的科目，是既不合情、也不合理的，将严重影响当前迫在眉睫的传染病防治工作，危害到长远的维护人民健康的实际工作。事实上，仅靠西医远远不能满足现实的需要。他联络哈尔滨市数百名中医在申诉书上签名，排名第一的便是不肯为个人苟且的高仲山。黑龙江省人民政府和哈尔滨市委认为这份申诉书有理有据，有利于革命工作，而那些排斥和歧视中医的"理论"会对党的事业造成极大危害，立即撤销了"考试"和"甄别"的规定，支持中医参加防疫和医疗工作。高仲山及龙江中医与我国西医抗疫大家伍连德一道，发挥中西医各自优势，阻绝了日本 731 细菌部队制造的伤寒鼠疫流行，为瘟疫的防治积累了宝贵的经验。针对于此，高仲山曾在《卫生月刊》（1948年第一卷第二期）撰文《现代中医应有之觉悟》，指出传统中医有两个特色，即"诊疗病症完全根据实验上之经历而确定，用的药品也完全根据治效上的实在效验来应用"，但是"忽略学理研究"，提出现代中医应该具有"学术修养上的觉悟，素质向上的觉悟"，呼吁中医"各自努力，要给国家卫生保健上去尽力，献身国家社会，为广大人民健康事业服务，为病人服务"。

此前，黑龙江省中医药基础比较薄弱，1945 年光复后，据统计全省虽有大、中、小中药铺几百家，但是中医数量仅 622 人，学徒 261 人，中药人员 206 人。随着中医政策的贯彻落实，中医地位不断提高，中医药事业呈现出一片兴旺景象。

二、1949～1966 年黑龙江经济的发展概况

1949 年中华人国共和国成立以后，黑龙江省人民在中国共产党的领导下，进入了社会主义改革和社会主义建设新时期。在 3 年经济恢复时期，医治了殖民统治所造成的严重创伤，1950 年由辽宁等地迁到黑龙江 20 多个较大的现代化企业，主要有电视、机床、机车、轴承、仪表、工具、橡胶、电线等加工厂。1952 年全省的工业总产值已经超过了 1949 年前最高生产年份（1943 年）的 65.4%。1952 年黑龙江社会商品零售总额达到 11 亿元。1952 年主要消费品零售量如下：粮食 99.7 万吨、食用植物油 4.3 万吨、食糖 1.1 万吨、棉布 1.6 亿米、胶鞋 674 万双、煤油 0.7 万吨、煤炭 122 万吨。这一时期，为了平抑物价，消除历史上遗留下来的恶性通货膨胀，1951 年 4 月 1 日将黑龙江省市场流通的东北地区流通券兑换为人民币，统一币值后国家在商业上又实行了现金管理，加速货币回

笼，因而提高了人民币的威信，巩固了币值，扭转了群众轻币重物的心理状态，初步取得了物价稳定的效果。

在第一个 5 年计划期间，全省建成了 115 个大型企业，其中有全国重点项目 22 项，国家在黑龙江省完成的基本建设工程量相当于全国的 1/10。机械、采矿、发电等重工业，以及造纸、制糖、纺织等大型轻工业都有很大的发展。1957 年全省的工业总产值比 1949 年增长了 373.5%，从而使这个历史上一向被称为"北大荒"的地方，在短短的几年之内，成为国家的重要工业基地之一。从商业上看，这一时期完成了资本主义工商业的社会主义改造。到 1957 年年末，全省商业行政管理机构和企事业单位达到 4322 个，职工 127 389 人，分别比 1949 年增长 8.45% 和 15.3%。在农业方面，全省新建了 17 个国营农场，27 个拖拉机站，开荒面积 1800 多万亩（1 亩≈666.7 平方米）。1957 年全省水田面积由 1952 年的 12 400 公顷增至 254 000 公顷；造林面积 14 万公顷。畜牧业生产 1957 年比 1952 年增长 1.3 倍。多种经营也有很大发展，1957 年甜菜产量 140 万吨，是 1952 年的 4.7 倍；1957 年亚麻产量 52 000 吨，是 1952 年的 2.3 倍。交通运输方面，5 年内新增铁路 80 公里（1 公里=1000 米），扩建和恢复了三肇、克拜等线公路约 20 条，通车里程增加 7500 多公里。铁路货物发运吨数，由 1952 年 2000 万吨增加到 1957 年的 3600 万吨，公路运输量 1952 年为 1500 万吨，1957 年增加到 4000 万吨，水运总运量 1952 年为 64 万吨，1957 年增加到 131 万吨。

1958 年，国民经济超高速增长。1960 年，社会总产值高达 155.8 亿元，工农业总产值高达 123.38 亿元。由于片面追求高指标、高速度，投资规模过大，投资效率急剧下降，企业生产秩序混乱，供求关系严重失衡，国民经济全面紧张，不得不进行调整。1961 年社会总产值下降到 101.6 亿元，1962 年又下降到 90.2 亿元；1961 年工农业总产值下降到 64.10 亿元，1962 年又下降到 60.45 亿元，1961 年，全省粮食产量仅有 45 亿公斤（1 公斤=1 千克），降至中华人民共和国成立以来的最低点。经过几年的调整，1963 年，黑龙江省各项事业出现了新的局面，市场商品供应量增加，这一年社会商品零售总额实现了 28.4 亿元，超过计划 0.4%。到了 1965 年，黑龙江省人民的消费水平有了增长，社会商品零售额大大高于 1957 年。粮食销售 22.35 亿公斤，超过 1957 年 2.65 亿公斤；棉布销售 1.78 亿米，超过 1957 年 2200 万米；食油销售 0.6555 亿公斤，超过 1957 年 1170.5 万公斤。各种工业日用品供应比较充足，物价稳定，高价商品改为平价，农贸市场价格也日益接近国家牌价。由于生产的增长，市场繁荣，带来了财政收入情况的好转。1965 年，国民经济恢复生机，社会总产值 139.7 亿元，工农业总产值 97.25 亿元，分别比 1957 年增长 90.06% 和 65.05%；粮食产量达到 83.65 亿公斤，石油 834 万吨，煤炭 2049 万吨，木材 1302 万立方米。积累与消费比例、农轻重比例基本恢复正常，财政收支平衡，货币信用提高，储蓄存款增多，市场购销活跃，人民生活水平也有提高。

在此时期，随着全国经济的不断发展，黑龙江的经济也在不断进步，黑龙江的卫生事业也在随之发展。卫生事业实力显著增强，防病、治病等卫生保障能力显著提高，卫生工作不断取得新成效。

1956 年，县以上医院、区乡卫生所都吸收中医参加工作，并组织中医开办联合诊所。还有部分中医到国营或公私合营药店坐堂。1957 年，经中央卫生部批准，黑龙江省祖国医药研究所成立，设中医、中药两个研究室。

1959 年 7 月，黑龙江省卫生厅召开了中华人民共和国成立以来的第一次中医代表大会。省委、省政府提出要把中医在现实的基础上逐步提高，把中医的宝贵经验用现代科学理论、科学方法来进行整理、研究和总结。这一年，全省城乡中医院增加至 15 所，中医床位发展到 330 多张。不少中医当选为市县人民代表或政协委员，一些改行的中医纷纷归队。全省私营中药店发展到 1390 家，并成立了 49 个国营中药机构，统筹管理全省中药市场，逐步对私营药店进行改造。

至 1965 年，黑龙江省中医数量发展到 1 万多人，每个县都成立了中医门诊或中医诊所。20 年间，哈尔滨市先后投资建设了市妇产医院、市儿童医院、市一院、市二院、市五院、市胸科医院、市卫生防疫站和市中医医院等 16 项大型卫生设施，改善了卫生服务条件。

三、1976 年以后的经济发展概况

1976 年 10 月，我们国家开始进入了新的历史发展时期。由于黑龙江省党组织和各族人民的共同努力，工农业生产和各项事业得到初步恢复，国民经济各个部门的工作初步纳入正常的发展轨道。1977 年和 1978 年全省工作的增长速度都在 8% 以上。农业生产这两年虽然遭到严重的自然灾害破坏，但经过努力，也取得了较好的收成。1978 年粮食总产量为 147.95 亿公斤，比上一年增加 34.1 亿公斤，增长 30%，是历史上产量最高的一年。1979 年 4 月党中央召开工作会议，提出了对整个国民经济实行"调整、改革、整顿、提高"的方针。经过两年的努力，黑龙江省国民经济的调整工作取得了显著的成效。1980 年工业总产值比 1979 年增长 5.2%，其中轻工业增长 15.3%，重工业下降 4.4%。1980 年农业总产值比 1979 年增长 8.1%。农、轻、重的比例关系失调的现象有所改善，经济结构正向协调发展。1982 年党的"十二大"之后，黑龙江省确定把"解放思想，放宽政策，搞好经济，提高效益，开创新局面"作为全省经济工作的指导方针。黑龙江省的经济体制改革，经历了一个自下而上，从农村到城市，从发展多种经济成分到改变生产经营方式，从单向改革到综合性改革的不断发展和深化的过程。1985 年开始，黑龙江省各地农村经济开始转向按社会需求发展商品的轨道上来。农村的改革有了更大的进展。1985 年开始，黑龙江省对长期不合理的农村产业结构进行了调整，在种植业内部扩大了经济作物的播种面积，1984 年经济作物面积占总播种面积的比例由 15% 上升到 18%。1985 年全省乡镇企业产值由 1984 年的 28.7 亿元，增长到 41.7 亿元，增长 45%。这一年全省各类专业户已占农村总户数的 2.7%，专业村占村屯总数的 8.6%。1985 年全省农业总产值为 468 亿元。从工业上来看，黑龙江省工业在调整、改革中有了较大的发展。轻工业生产根据市场需求，增加了适销对路的产品。重工业经过调整，加快了能源工业和原料工业的发展，改变了产品结构。轻重工业比例趋向协调。整个工业生产已开始从过去片面追求产值转向按社会需求组织生产，讲究经济效益的轨道上来。1985 年，全省工业总产值完成 351.8 亿元，比 1984 年增长 11.3%。其中轻工业完成 117.4 亿元，增长 9.3%；重工业完成 324.4 亿元，增长 12.3%。集体工业不断巩固和壮大。1985 年 1～9 月集体工业产值完成 48.1 亿元，比 1984 年同期增长 23.6%，高于全民所有制工业的增长速度。从商业上来看，随着国民经济的调整和改革，全省商业很快走上了健康发展的道路。调整社会商业结构，改革商品购销模式，建立多种经济形式、多种经营方式、多种流通渠道、少环节、开放式的商品流通体制，城乡市场繁荣兴旺，出现了中华人民共和国成立以来少有的好形式。到 1984 年 9 月，全省有商业网点 23 万个，同 1978 年相比，商业网点增加 7.6 倍；饮食服务网点增加 9 倍多。1980～1984 年的 5 年中，财政收入有了较大增长，全省地方财政收入由 14 亿元上升到 21.3 亿元，平均每年增长 11% 以上，连续 5 年做到了收支平衡、略有结余。在金融上，到 1984 年年末，全省固定资产贷款金额达 30 多亿元。在生产持续发展的基础上，城乡人民生活得到持续改善。1984 年农民人均收入达 416 元，比上年增长 46 元，城市职工平均每人用于生活费的收入达 549.8 元，比上年增长 2.8%。

1985 年，全省国民收入 281.75 亿元，比 1978 年增长 53.8%；工农业总产值 506.26 亿元，其中，农业总产值 126.26 亿元，工业总产值 380 亿元，分别比 1978 年增长 54.9%、40.3% 和 60.1%；

国内生产总值 334.9 亿元。1985 年，全省国民收入比 1952 年增长 12.2 倍；工农业总产值、农业总产值和工业总产值分别比 1949 年增长 13.5 倍、4.6 倍和 49.5 倍。人均国民收入 843 元，人均工农业总产值 1417 元，人均国内生产总值 1011 元，均超过全国平均水平。

全省经济在发展中还存在诸多深层次的矛盾和问题。由于指令性计划比重高，初级产品比重大，全省经济结构不够合理，大中型企业设备老化，进入第六个 5 年计划之后，全省经济增长速度明显低于全国平均水平。由于经济增幅相对偏低，导致整体经济运行活力不足，全省经济实力在全国的位次后移，人均收入在全国的位次也后移。

总之，自中华人民共和国成立以来，全省各族人民在中国共产党的领导下，经过艰苦创业和不懈奋斗，使黑龙江省的经济和社会生活发生了重大变革，有了长足进步，昔日贫穷落后的"北大荒"，开发建设成为国家的重要粮仓、石油、煤炭、木材及机械产品的生产基地，主要工农业产品不仅可以满足黑龙江省社会生产和人民生活的需要，还能大量调往省外，支援全国的社会主义现代化建设。与此同时，龙江医派也有了进一步的发展，在龙江医派众名医的旗帜引领之下，龙江中医事业也呈现出蓬勃向上的繁荣风貌，涌现出国家级、省级、校级不同层次的重点学科及重点专科，各级各类中医药科研、发明成果丰硕，中医药特色和优势不断得到发挥。

第三节　龙江地理气候与龙江医派

一、黑龙江省地理环境及自然风光

在自然界变化过程中，黑龙江地域历经数次地壳变动，由沧海变为桑田、山地，形成现在地形多样、地理结构复杂的黑龙江省自然地理环境。

黑龙江省位于我国北方，拥有广阔的黑土地带和流域面积，其地理特点可用八个字来形容：白山黑水、沃土肥田。地貌特征从占地比例角度可以概括为五山、一水、一草、三分田。五山即黑龙江西北部的大小兴安岭山地，东南部山地均属于长白山支脉，有起于松花江畔的张广才岭山地，其东部连接完达山山地，老爷岭山地东北部连接完达山，地势较高，约占全省土地面积的 58%。所有山地基本相连，西北方、北方与东南方形成环山，其中东部山地几乎平行于太平洋海岸，成为东南季风的屏障。山中有广袤的森林、植被，是我国重要的木材产地，有"红松之乡"之称。一水即省内最大的河流黑龙江水系，和由它分支而出的最大支系松花江水系，其次为乌苏里江、绥芬河等水系，此外还有众多湖泊。一草即兴安岭山地与东部山地的山前为台地，呈现北高南低地势，约占全省土地面积的 14%。三分田即省内三大平原，它们是由河流冲击而成的，以"黑土地"闻名的三江平原、松嫩平原及兴凯湖平原，分布于省内山地东西两侧，地势较低，占全省土地面积的 28%。

黑龙江省知名自然风光旅游景点主要有哈尔滨太阳岛风景区、哈尔滨东北虎林园、五大连池市五大连池风景区、东京城镜泊湖源头国家湿地公园、牡丹江沿江国家湿地公园、齐齐哈尔江心岛国家湿地公园、黑龙江呼兰国家森林公园、呼兰河口湿地公园景区、东宁绥芬河国家湿地公园、伊春林海奇石国家森林公园、伊春五营国家森林公园、伊春美溪回龙湾国家森林公园、阿城金龙山国家森林公园、阿城吊水壶景区、阿城松峰山自然保护区、宾县香炉山旅游风景区、宾县二龙山旅游风景区、五常凤凰山国家森林公园、尚志帽儿山风景区、黑龙江省漠河北极村国家森林公园、漠河大林河国家湿地公园、黑河坤河国家湿地公园、大兴安岭呼玛河源国家湿地公园、大兴安岭松岭砍都河国家湿地公园、大兴安岭双河源国家湿地公园、大兴安岭古里河国家湿地公园、大兴安岭阿木尔国家湿地公园、亚布力红星河国家湿地公园、鸡西市南岔湖国家湿地公园、鸡西市卧龙湖森林公园、黑龙江省八五八农场千岛林景区、黑龙江虎林国家湿地公园、虎林市八五八小穆棱河国家湿地公园、兰西呼兰河国家湿地公园、安达古大湖国家湿地公园、黑龙江宾县二龙湖国家湿地公园、黑龙江松北国家湿地公园、白渔泡国家湿地公园、鸡东县凤凰山国家级自然保护区、丰林国家级自然保护区、密山市兴凯湖森林公园、密山市塔头湖河国家湿地公园、七台河桃山湖国家湿地公园、绥滨月牙湖风景区、农垦兴凯湖第二泄洪闸水利风景区、延寿县长寿湖风景区、呼玛金山国家森林公园、鹤岗市绥滨县北山古城、大沽河国家森林公园、绥棱林业局生态文化旅游景区等。

二、黑龙江省气候特点

（一）黑龙江地域古代气候变迁

生活在大气环境中的人们，健康和疾病都受气象条件的影响，不同的气象要素作用于人体的不同部位，会使人体产生不同的生理变化。同时天气、气候的变化对人体健康也有一定影响，给人类带来各种气象病和季节病。

在中国古代医学实践中，基于"天人相应"的理论，早就有了生理、病理、药理和气象关系的记载。如《黄帝内经》（简称《内经》）中有"阴阳四时者，万物之始终也，逆之则灾害生，从之则苛疾不起，是谓得道"，又有"治病不本四时，不知日月，不审逆从……故病未已，新病复起"等记载，说明人们只有按四时的变化做出相应的调节才能保持健康。《素问·五常政大论》亦曰："地有高下，气有温凉，高者气寒，下者气热……西北之气散而寒之，东南之气收而温之，所谓同病异治也。"这些论述说明了治病要因地因时而异，根据不同地域的气候环境条件制定不同的应对疾病法则，使中医的诊疗思想和方法更为灵活、合理。黑龙江地域自古至今的气候环境虽处于动态变化中，但总体上的气象特点还是相对稳定的，黑龙江地区地处中国东北高寒地带，特殊的气候环境因素直接影响着生活在其中的人们生理和病理的变化，从而引起相应的气象病与季节病，这也构成了龙江医派特殊的医疗实践内容，成为龙江医派形成和发展的重要外源性动力。

黑龙江省地处祖国北疆，大部分地区处于寒温带，是我国的高寒地区。研究黑龙江地区古代气候变化不仅对于黑龙江古代人类的社会生产活动有着重大的意义，而且对古代黑龙江地区的民族变迁、物候、植被、水文、疾病史等学科都是大有裨益的。在这方面，我国著名的科学家竺可桢先生迈出了最早的一步，他利用考古资料、文献记载、方志和仪器观测材料写出了《中国近五千年来气候变迁的初步研究》一文，从而揭开了我国研究古气候学的新篇章，可以说竺可桢先生是我国古代气候学研究的奠基人。我们也利用近年来黑龙江省新发现的考古资料，结合文献记载对黑龙江地区古气候变化的特点与规律，进行初步的探讨。

辽金之前，黑龙江地区较为直接的气象资料较少，散见于一些北方少数民族文献记载中。至辽金元时期，相关文献增多，那时黑龙江一带气候比现在寒冷得多。河流在3月下旬或4月初才开化，比现在晚1个月左右，结冰期比现在也要提前。金代黑龙江地区仍然十分寒冷，《大金国志》中有记载："冬极寒，屋才高数尺。独开东南一扉，扉既掩，复以草绸缪塞之。穿土为床，温火其下，而寝食起居其上，厚毛为衣；非入室不撤衣履，稍薄则堕指裂肤，唯盛暑如中华内地。"当年海陵王完颜亮迁都至燕京（今北京）之前，曾于宴会期间与汉臣讨论过气候，探讨迁都的条件，当时的黑龙江阿城附近不能栽莲花，唯燕京地暖，可以栽莲。今日，黑龙江阿城四周莲花也可开放，兰西县的沼泽中也开过荷花。可见，这一带现代的气候比金代中期要温和。

　　明清时期，黑龙江地区有关气候的文献记载较少，有零星资料表明，从元以后，黑龙江、吉林部分地区夏季天气变得干旱炎热，土地碱化，湖泊或消失，或缩小，或碱化。而冬季仍然严寒，结冰期也比现在要早一些。清初，有关黑龙江地区气候的记载多见于流人的笔记之中，如清初方拱乾就比较详细地记载了宁古塔（前期位于今日海林市旧街公社，康熙初年迁往今宁安市）一带的气候："四时皆如冬，七月露，露冷而白如米汁流，露之数日即霜。霜则百卉皆萎。八月雪其常也，一雪地即冻，至来年三月方释。五六月如中华二三月。居三年惟两日奇寒（己亥十月初七日，庚子十二月十七日）"（方拱乾《绝域纪略》），他准确地记载了当时宁安一带的气候。"四时皆如冬""八月雪其常也"，似乎比今日气温冷得多，整体看来清初比现在要冷，但小范围内还是有变化的。

　　方式济是因为戴名世《南山集》一案于康熙五十年（1711 年）被发配到黑龙江的。他把谪居在黑龙江城（今齐齐哈尔市）20 余年的所见所闻写成了一本《龙沙纪略》。其中"时令"中写道："四时皆寒。五月始脱裘，六月昼热十数日，与京师略同，夜仍不能却重裘，七月则衣棉矣。出冬后，朔气砭肌骨，立户外呼吸倾须眉俱冰，出必勤以掌温耳鼻，少懈则鼻准死。耳轮作裂竹声，痛如割。土人曰：近颇称暖。十年前七月江即冰，不复知有暑也"（方式济《龙沙纪略》）。齐齐哈尔比宁安靠北，气候当然要比宁安、吉林冷，所以他记载了齐齐哈尔一带，七月就穿上棉衣了。

　　以上根据有限的文献资料梳理了黑龙江地区古代气温变化，总体上寒冷气候为龙江地区标志性气候特征，而不同历史时期气温也曾有小幅上升，古代气候比现今还要寒冷得多。在这种气候条件下，近现代龙江地区的中医学发展也呈现出寒地特征。

（二）黑龙江省气候基本特征及异常灾害性天气

　　黑龙江省处于温带东亚季风区的北部，由于背靠寒冷的西伯利亚，东近太平洋，南北跨中温带与寒温带，东西贯三个湿度带；由于黑龙江省高空处于贝加尔湖高压脊与亚洲大陆东部低压槽的脊前和槽后部位，地面上又受蒙古高压中心与阿留申群岛低压中心的遥相呼应，致使来自蒙古高压区的干冷极地大陆性气团向太平洋阿留申群岛低压区流动，乃形成冬季风，即黑龙江省从高空到地面盛行寒冷干燥的西北风；由于太阳辐射能量增大，亚洲大陆由冬季高压系统转为低压系统，又受西太平洋副热带高压控制和高空锋区的影响，致使来自西太平洋的温湿海洋性气团向亚洲大陆流动，乃形成夏季风，即温暖湿润的东南风或南风。综上所述，地理位置、海陆分布、大气环流等因素的相互作用，致使黑龙江省的气候大势呈现了雨热同季、气温年较差与日较差变化较大的温带大陆性季风气候的特征。

　　黑龙江省的气温纬向变化明显随着纬度增高而气温降低，而湿度经向变化明显由东向西递减，依次出现东部山地湿润带、中部丘陵和台地的半湿润带、西部平原的半干旱带。因此黑龙江省气候特点是气温变化大、日照时间长、降水过分集中，冬季严寒漫长、夏季短促而高温多雨，春秋不明显属过渡性季节。

1. 气温、降水、湿度、气压和风等气候基本特征及规律

　　（1）气温：黑龙江省是全国气温最低的省份。1 月平均气温–30.9～–14.7℃，极端最低气温，北部漠河曾达到–52.3℃，为全国最低纪录。夏季普遍高温，平均气温在 18℃左右，极端最高气温达 41.6℃。年平均气温平原高于山地，南部高于北部。北部大兴安岭年平均气温在–4℃以下，东宁一带达 4℃以上。无霜期多在 100～160 天，平原长于山地，南部长于北部，北部的大兴安岭地区无霜期只有 80～90 天，而松嫩平原西南部和三江平原大部分地区无霜期超过 140 天，泰来县最

长，超过 170 天。

黑龙江省气温的季节变化明显。冬季（12 月、1 月、2 月）是一年中最冷的季节，也是南北温差最大的季节。其中 1 月份最冷，月平均气温全省在-14.7℃以下。北部大兴安岭为全省最冷地区，气温在-30℃以下，漠河最低气温在-30.8℃，东宁最低气温在-14.7℃，南北温差达 16℃。春季（3～5 月）以 4 月份为代表，除大兴安岭北部在 0℃以下外，其余地区都在 0℃以上。一次寒潮入侵一天降温 10～26℃以上，持续 6～9 天。这种气温骤变对黑龙江省的生产和生活带来很大不便。

齐齐哈尔和哈尔滨以南、佳木斯附近、乌苏里江沿岸的气温在 6℃以上；松嫩平原西南部的泰来达 6.9℃，成为高温中心。大部分地区的气温在 1～5℃，南北温差不大（7.5℃）。夏季（6～8 月）为全年最热的季节，也是南北温差最小的季节。以 7 月份气温为代表，全省普遍高温，均在 17℃以上。高温中心在泰来一带，为 22～24℃，泰来达 23.4℃；低温中心在大兴安岭北部，一般低于 18℃，漠河仅 17.1℃，南北温差 6.3℃。秋季（9～11 月）以 10 月份为代表，气温与春季分布相似。因秋季是由夏季向冬季过渡，所以温度低于春季，南北温差 11.4℃，大于春季。高温中心在东宁，气温达 6.8℃，低温中心在阿木尔，气温-4.6℃。全省大部分地区的气温在 0～4℃。

（2）降水：黑龙江省的降水表现出明显的季风性特征。夏季受东南季风的影响，降水充沛，占全年降水量的 65%左右；冬季在干冷西北风控制下，干燥少雪，仅占全年降水量的 5%；春秋分别占 13%和 17%左右。1 月份最少，7 月份最多。

黑龙江省的年平均降水量等值线大致与经线平行，这说明南北降水量差异不明显，东西差异明显。降水量从西向东增加，西部平原区仅 400～450 毫米，东部山前台地在 500 毫米左右，东部山地为 500～600 毫米。山地降水量大于平原，迎风坡大于背风坡，因此，降水量分布极不均衡。小兴安岭和张广才岭地区年平均降水量为 550～650 毫米，在小兴安岭南部伊春附近及东南部山地尚志市形成多雨中心，降水量在 650 毫米以上。西部松嫩平原降水量只有 400～450 毫米，肇源西部、泰来和杜尔伯特蒙古族自治县在 400 毫米以下，形成少雨中心。

降水日数的分布差异较大。松嫩平原地区在 100 天以下，其中多数在 80～90 天，个别地区 80 天以下。杜蒙（76.7 天）、泰来（73.1 天）、龙江（79 天）为黑龙江省降水日数最少地区，其中泰来县最小降水量为 300 毫米，是黑龙江省最干的县份。兴安山地与东部山地多数在 110 天以上。五营（149.2 天）、伊春（137.7 天）是黑龙江省降水日数最多地区。降水日数的分布与降水量分布基本是一致的。

（3）湿度：黑龙江省年平均水汽压为 6～8 百帕。松花江流域和东南大部地区在 8 百帕左右，向西北逐渐减小，加格达奇以北山地多不足 6 百帕。一年内 1 月份水汽压最小，7 月份最大。全省年平均相对湿度为 60%～70%，其空间分布与降水量相似，呈经向分布。中、东部山地最大，在 70%以上，西南部最小，多不足 65%。年内变化夏季最大，在 70%～80%，春季最小，为 37%～68%，各地不等。

（4）气压和风：黑龙江省年平均气压为 970～1000 百帕。受地形影响，山区气压较低，平原、河流沿岸气压较高。三江平原、松花江和黑龙江中、下游沿岸地带多在 1000 百帕以上，松嫩平原次之，兴安岭北部不足 970 百帕。一年内冬季气压较高，夏季气压偏低。

黑龙江省年平均风速大部分地区在 3～4 米/秒，松嫩平原西部在 4 米/秒以上，牡丹江一带及呼玛以北在 3 米/秒以下，山地大部分在 4 米/秒以下，平原风速大于山区风速。不同季节风速变化大，一年之中春季风速最大，平原风速为 3～5 米/秒，安达一带最大风速达 40 米/秒。大风日数也最多，占全年大风日数的 40%以上。夏季风速则最小，如 7 月份风速仅 2～4 米/秒；冬季平均风速略大于秋季。黑龙江省全年大风日数绝大部分地区在 20 天以上，个别地区在 20 天以下，松花江谷地的佳木斯、依兰在 50 天以上，为黑龙江省大风日数最多的地区。

黑龙江省内全年盛行偏西风，松花江右岸地区盛行西南风，西部与北部盛行西北风。冬季多西北风，控制时间长达 9 个月（9 月到翌年 5 月），属于西北季风；夏季南部多南风，属于东南季风，控制时间为 5～9 月；东北部盛行东北风，属东北季风，控制时间为 6～8 月。春秋风向相似，南部与中部多西南风，北部多西北风。

2. 常见灾害性天气

（1）大风：是指风力等于或大于八级（17.2 米/秒）的风，是一种灾害性的天气。黑龙江省春季大风最多，大风会加速地表水分的蒸发，加剧春季干旱程度，严重地危害农业生产。春季大风的形成是由于大陆迅速增温，强大的蒙古高压逐渐减弱，低压在黑龙江地区开始发展，而移动性高压东移入海，常稳定在渤海和黄海的海面上，形成南高北低的气压形势。同时黑龙江省又处于西伯利亚高压和海上高压之间的辐合地带，气旋活动频繁，在 3～5 月间形成持久性的偏南大风，常达八级以上，是全省出现大风最多的季节。秋季大风次于春季，但有时也很强劲，主要是因为西伯利亚高压开始南移，冷空气势力加强，因此入侵黑龙江省的气旋强度较大，多偏南大风。冬夏雨季的大风较少，冬季只有寒潮爆发时才有大风伴随而来；夏季由于高低压间的气压梯度不大，所以大风最少。全省各地春季大风频率占全年总日数的 40%～80%，而冬、夏在 24% 左右。

（2）冰雹、霜冻与低温：冰雹是一种局地性灾害，影响面积小，但危害较重，可造成绝产，是造成农业生产毁灭性的一种自然灾害。全省有些地区，每年都有不同程度的雹灾，影响生产和生活。冰雹的地理分布受地形影响很大，山地及山地迎风坡降雹机会较多，其次是沿河流各地区，平原地区较少。

霜冻是黑龙江省气象灾害之一，秋末春初对农作物造成冻害的强降温一般每年达 4～5 次之多。平均初霜冻日西北早而东南晚，山区、丘陵早而平原晚，终霜冻日则反过来。全省无霜冻期多介于 100～155 天，东部多数地区和松嫩平原、克拜丘陵区多在 140 天以上，而孙吴、漠河等地则不足 100 天。黑龙江省轻霜冻可以抗御，重霜冻则危害很大，尤其对玉米、大豆、高粱等作物，如 1969 年三江平原地区的霜冻，使 40 个国营农场的大豆和玉米总产比前一年减少 2 亿多公斤。

低温主要表现在秋季骤然降温至零下或 24 小时内急降 6℃或 6℃以上。黑龙江省秋季降温急剧，常配合寒潮入侵骤然降温。低温日数年际间变化很大，每年骤然降温平均次数最多为 4.1 次，最少为 0.4 次。另外，夏季低温也是常见灾害性天气，1909～1985 年的 76 年中，黑龙江省出现 24 次（年）夏季低温，占总年数 32%。

三、龙江地理气候与龙江医派

《马克思恩格斯全集》认为："不同的公社在各自的自然环境中，找到不同的生产资料和不同的生活资料。因此它们的生产方式、生活方式和产品，也就各不相同。"对于龙江医派继往开来的众多医家来说，黑龙江地区特有的气象环境也影响了龙江医派特有的学术气质和医疗实践内容，使得龙江医派成为带有浓厚龙江地域特色的医学派别。

（一）寒地气候对龙江人民生活方式和身体素质的影响

寒冷气候不仅仅是一种气象条件，更影响了生活在其中的人们的生活方式和生活状态，也是某些疾病的诱发因素，从气候条件分析入手，我们可以深入探寻龙江特有疾病的发生发展，以及龙江医派的实践特色。黑龙江地域由于气候寒冷，人的体能消耗大，高热量的饮食备受青睐，这种地域性饮食文化对城市居民身体素质的影响，主要有以下两点：

首先，在饮食上黑龙江地域居民喝"烈性酒"，食猪肉、牛肉、羊肉、黏豆包等高热、耐寒食品，史料记载，金初以来，上京地区女真人设宴时，"以木碟盛猪、羊、鸡、鹿、兔、狼、獐、鹿、狐狸、牛、驴、犬、马、鹅、雁等肉，或燔、或烹、或生脔，多以介蒜汁渍沃"，可见，先人吃的多为高脂肪、高蛋白的肉，还多嗜酒，饮到醉时才罢休。有记载："醉则缚而候其醒，不然杀人，虽父母不能辨也"。还有记载："每夜酣饮，达旦乃寐，日中方起"。由于酒可驱寒、舒筋、活血，所以北方人好饮酒与气候寒冷有关。此地居民还习惯吃酸菜、咸菜等腌制品，盐的摄入量过高，糖尿病、痛风等代谢性疾病多发，心脑血管疾病也十分常见，而且很多患者都是身兼数病。这些饮食特点造就了黑龙江地域城镇居民"人高马大"的关东大汉的健康身体素质，培养出一批蜚声海内外的著名运动员，同时它也造就出勇敢、侠义、见义勇为等精神。

其次，黑龙江地域的饮食文化，也有粗犷、缺乏节制的一面，这里的城市居民喜欢在酒桌上频频劝酒，充分表现出了黑龙江人的豪爽好客，所谓"感情铁，喝吐血"就说明了这一点。黑龙江省为高血压、心脑血管病的高发地区，很显然与这种饮食消费方式有着很大的关系。

（二）寒地气候对龙江常见疾病病因病机的影响

黑龙江特殊的地理气候条件，影响着人民的生活方式和状态，以及居民所患常见疾病的发生原因和发展趋势。六气是概括描述气候变化状态，六淫是在六气太过或人体本虚而不能适应六气变化感而发病。受现代医学气象学、医学地理学研究的启发，中医研究者也逐渐关注地理气候与中医学六淫的关系，现国内报道多为六淫与六气概念的鉴别及界限和利用现代科学知识阐释六淫的内涵。研究者认为，六淫不仅包含大气温度、空气相对湿度、降水量和气流方向及速度等气象要素，也涵盖日照、大气电磁、空气悬浮物等因素。有研究者将一些气象要素客观量化，提出大气温度与寒、火（热）、暑有关，15℃～27℃是人体感受最为适宜的气温范围；空气湿度与燥、湿二气有关，相对湿度在30%～60%较为适宜；空气流动所产生的风，风向、风速、风力等指标均与风气有关，风对人体体温调节有着重要作用。六气与自然气候要素的关系，正如中医脏腑同人体相应的器官解剖的关系，虽有重合交叉部分，但也有不同之处，这是难以对应的，但两者总和可以理解是基本相等。龙江医家采用中医取类比象的思维方法，将六气与黑龙江实际气候联系起来，说明黑龙江特殊的地理气候条件，影响着人民的生活方式和状态。从居民所患常见疾病的发生原因和发展趋势中总结出黑龙江地区大部分人易罹患风、寒、湿邪，而又以寒邪最重。

1. 寒邪

中医认为凡致病具有寒冷、凝结、收引特性的外邪可称为寒邪。寒邪常见于冬季，乃冬季之主气，若寒冷太过，伤人致病则为寒邪。当水冰地坼之时，伤于寒者为多，故冬多寒病。但寒邪为病也可见于其他季节，如气温骤降、涉水淋雨、汗出当风、空调过凉，亦常为感受寒邪的重要原因。寒邪侵入所致病证，称为外寒病证。寒客肌表，郁遏卫阳者，称为"伤寒"；寒邪直中于里，伤及脏腑阳气者，称为"中寒"。首先，寒为阴邪，易伤阳气。阴胜则寒，阴胜则阳病，感受寒邪，最易损伤人体阳气。阳气受损，失其正常温煦气化作用，则可出现功能减退的寒证，如寒邪侵袭肌表，卫阳被遏，失于温煦，可见恶寒；寒邪直中脾胃，脾阳受损，则可见脘腹冷痛，呕吐，腹泻；寒邪直中少阴，伤及心肾，心肾阳虚，则可见畏寒嗜卧，手足厥冷，下利清谷，小便清长，精神萎靡，脉微细等。其次，寒性凝滞。人体气血津液的运行，全赖一身阳和之气的温煦推动。阴寒邪盛，阳气受损，温煦推动失职，则经脉气血为寒邪所凝而阻滞不通，不通则痛，故寒邪伤人多见疼痛。最后，寒性收引。"寒则气收"，寒邪侵袭人体，可使气机收敛，腠理、经络、筋脉收缩而挛急。如寒邪袭表，毛窍腠理闭塞，卫阳被郁不得宣泄，故见恶寒发热，无汗；寒客血脉，则气血凝滞，血脉挛缩，可见头身疼痛，脉紧；寒客经络关节，经脉拘急收引，则可见肢体屈伸不利，或厥冷不仁。

故龙江医派诸家针对黑龙江地区这一特定的地理气候特点和特定人群，在遵循前人辛温散寒的基础方上，加大药量，并酌加温补肾阳药：附子、干姜、吴茱萸等，以达到祛邪而不伤正，正强邪不可扰之目的。同时积累了治疗时行感冒发热的经验，如高仲山立足于临床治疗东北地区多发外感病的经验，着重阐发《伤寒论》六经之本义，以仲景之法辨表里寒热虚实，对热病的发生机制、温病伏气发病见解独到，他曾阐释"喉痹，咽喉红肿，闭塞有不通之势，甚则肿塞不通而死，急用玉钥匙吹之，以开其喉，继之以普济消毒饮治之，时行感冒发热咽痛，亦用此法"，对于改善体质、预防温病有重大指导意义。

2. 湿邪

黑龙江地区河流纵横，平原辽阔，水资源丰富，从古至今都是粮食的主产区，水上作业更是少数民族生活不可分割的一部分。《内经》认为外感湿邪的产生或因久居低下卑湿之地；或长期水上作业；或雾露浸渍；或天阴多雨，空气潮湿；或突遭雨水浇淋，湿衣贴肤，导致周围环境的湿气太多，人体正气不足，易造成湿邪为患。《灵枢·九宫八风》曰："犯其雨湿之地，则为痿。"《素问·痿论》亦云："有渐于湿，以水为事，若有所留，居处相湿，肌肉濡渍，痹而不仁，发为肉痿。故《下经》曰：肉痿者，得之湿地也。"《素问·五常政大论》曰："敦阜（土运太过，是谓敦阜）之纪……大雨时行，湿气乃用，燥政乃辟。"《素问·气交变大论》曰："岁土太过，雨湿流行。"《素问·六元正纪大论》曰："太阳司天之政，寒湿之持于气交，民病寒湿发。"以上皆由气候变化，雨湿盛行所致。

黑龙江地区是少数民族的聚集地，民风豪放，喜食肉，随着人们生活水平的日益提高和饮食结构的改变，过食肥甘厚味之人易伤脾，脾失健运，水聚为湿。《素问·至真要大论》所说："诸湿肿满，皆属于脾。"脾喜燥而恶湿，主运化水谷，湿滞脾胃，使脾不能正常运化水谷，导致津液停滞而为湿邪，加重湿邪，形成一个恶性循环。《素问·奇病论》曰："此人必数食甘美而多肥也，肥者令人内热，甘者令人中满，故其气上溢……治之以兰，除陈气也。"《素问·至真要大论》曰："湿淫所胜，平以苦热，佐以酸辛，以苦燥之，以淡泄之，湿上甚而热，治以苦温，佐以甘辛，以汗为故而止。"《内经》曰："五八，肾气衰"，患者多因饮食不节、房室过度，致脾肾先虚，脾失健运，升清降浊无权，肾乏气化，分别清浊失司，水谷不归正化，生湿化浊，肥甘醇酒致湿热痰火内生，内蕴脾胃，渐积日久，必与血结成瘀。龙江医派各家提出了苦温燥湿、淡渗利湿、辛温发汗及清热通络等治湿热的方法，根据五行生克原则，并结合大量医疗实践总结出来的六淫所胜的五味用药规律，至今对"湿热共病"的临床治疗仍具有非常重要的指导意义。

《证治汇补》引朱丹溪言曰："热盛则痛，湿盛则肿。大率痰火多痛，风湿多肿……亦必血热而瘀滞污浊，所以作痛，甚则身体块瘰。必夜甚者，血行于阴也。"其中段富津教授依据湿热痰瘀的病理关键，指出"痛风"实则非风，湿热痰浊瘀血流注并非外来，实是内生，与风寒湿邪乘虚侵袭，经络痹阻，气血凝滞所致之关节肢体肿痛的"痹证"不属同病。故以清热除湿、化瘀解毒药为主，自拟痛风方：苍术 15 克，黄柏 15 克，薏苡仁 30 克，粉防己、羌活、姜黄各 15 克，赤芍 15 克，川牛膝 10 克，甘草 15 克。不仅可缓解关节红肿热痛症状，还能降低血尿酸，近、远期疗效俱佳。

3. 风邪、燥邪

黑龙江省多风邪、燥邪。风气淫胜，伤人致病，则为风邪。风虽为春季的主气，但终岁常在。风邪为病，四季常有，以春季为多见。风邪来去疾速，善动不居，变幻无常；其性轻扬开泄、动摇，且无孔不入。风邪袭人多从皮毛而入，引起外风病证。风邪是外感病极为重要的致病因素，《素问·玉机真脏论》曰："故风者，百病之长也。"黑龙江省气候干燥，加之室内取暖亦燥，且风盛则燥，易伤阴。

其内因主要是禀赋不足、卫表不固、脾虚、血虚、血热、血瘀等，《诸病源候论》说："风瘙痒者，是体虚受风；风入腠理，与血气相搏，而俱往来于皮肤之间。"《医宗金鉴》说："风邪多中表虚之人，初起皮肤作痒，次发扁疙瘩，形如豆瓣，堆累成片。"卫气亏虚，卫表不固，腠理疏松，则风邪可乘虚而入；脾虚运化无力，体失濡养，虚风内生，窜于肌肤血络；阴血不足则肌肤失养，燥而生风；血热内蕴，伤阴耗液，阴不敛阳，阳热偏亢而虚风内起，若遇外风侵袭，两风相应，扰于营卫肌肤，则瘙痒不已。血瘀则气血循行痞涩，经脉阻滞，营卫不得畅达，肌肤不得濡润温煦，则作痒。

其外因以风邪为主，可夹热、夹寒、夹湿、夹燥。风邪侵袭人体肌表，可引起营卫不和证。如《临证指南医案》说："盖六气之中，惟风能全兼五气，如兼寒则曰风寒，兼暑则曰暑风，兼湿则曰风湿，兼燥则曰风燥，兼火则曰风火。盖因风能鼓荡此五气而伤人，故曰百病之长……由是观之，病之因乎风而起者自多也。"雷少逸的《时病论》曰："风为六病之领袖，能统领诸气，如当春尚有余寒，则风中遂夹寒气，有感之者，是为风寒；其或天气暴热，则风中遂夹热气，有感之者，是为风热；其或春雨连绵，地中湿气上泛，则风中遂夹湿气，有感之者，是为风湿。"风邪经口鼻或肌表而入，其从口鼻而入者，多先犯于肺系。风伤肺系，除常见肺卫表证外，亦常见皮肤黏膜瘙痒、瘾疹等过敏症状。风邪经肌表而入者，多始自经络，正虚邪甚者则内传脏腑。正如《金匮要略》所云："邪气中经，则身痒而瘾疹。"风虽为春季主气，并非春季独有，夏、长夏、秋、冬皆有风。风之兼邪，或寒或热，或湿或燥，不仅与季节有关，亦与气候异常密切相关。而在黑龙江地区特殊的地理气候条件下，人们往往在气候骤变之际，出现红色或苍白色风团，时隐时现的瘙痒性、过敏性皮肤病。张友堂教授博众家之长，从多年临床经验中总结出经验方桂枝汤合加味消风散加减。加味消风散是由《外科正宗》消风散加减而成，药用荆芥 15 克，防风 10 克，蝉蜕 5 克，苍术 10 克，苦参 10 克，当归 10 克，白鲜皮 20 克，白蒺藜 15 克，地肤子 15 克，蛇床子 10 克，马齿苋 15 克，生甘草 10 克。在调和营卫的基础上，加上祛风止痒、清热燥湿药，标本兼顾，在治疗皮肤瘙痒一系列的症状中，取得了立竿见影的效果，于是促进了北方的中医对皮肤性疾病的探讨和实践。

另外，风为阳邪，其性开泄，易袭阳位；风邪善动而不居，具有升发、向上、向外的特性，故属阳邪。其性开泄，指其易使腠理疏泄而开张。易袭阳位，指风邪侵袭，常伤及人体的上部（头面）、阳经和肌表，可使肌表腠理开泄，常可见头痛、汗出、恶风等症。故而黑龙江省又常见外感风邪之病及头风、眩晕等疾病。

4. 风、寒、湿邪兼夹致病

风、寒、湿邪往往不是单一致病，黑龙江地区特殊的地理气候条件和风俗习惯，更易导致三者共同侵犯人体，且证候重、传变快、流行广。正是在这种复杂的环境下，龙江医派诸家承古拓新，与时俱进。

《素问·异法方宜论》曰："北方者，天地所闭藏之域也。其地高陵居，风寒冰冽，其民乐野处而乳食，脏寒生满病，其治宜灸焫。故灸焫者，亦从北方来。"故龙江医派各家在面对风邪挟寒邪侵犯人体，恶寒发热、鼻塞、头痛、四肢疼痛等各类症状时，采用疏散外风、辛温散寒等药物大剂量治疗的同时，又多采用灸法治疗诸寒湿致病之证。如隔姜灸、隔附子灸、温针灸等，取得了立竿见影的效果。

《诸病源候论·风湿痹身体手足不随候》曰："风寒湿三气合而为痹。其三气时来，亦有偏多偏少。而风湿之气偏多者，名风湿痹也。人腠理虚者，则由风湿气伤之，搏于血气，血气不行，则不宣，真邪相击，在于肌肉之间，故其肌肤尽痛。然诸阳之经，宣行阳气，通于身体，风湿之气客在肌肤，初始为痹。若伤诸阳之经，阳气行则迟缓，而机关弛纵，筋脉不收摄，故风湿痹而复身体手足不随也。"故吴惟康针对风、寒、湿诸邪入侵，阳气失于温煦而成的痹证提出温阳通痹法；根据风、寒、湿诸邪相互作用，通过对《千金翼方》《温病条辨》《金匮要略》总结拓展，师古法而有突破，将化瘀利水法广泛运用于瘀血、高热、淋证、痹证、痰饮、水气、结石、下利、呕吐、喘咳等多种病证，利水排邪，疗效显著，将化瘀利水法推而广之，开国内之先河。

（三）龙江医派对龙江寒地多发性疾病的防治经验和成果

龙江中医源于中原，又具有鲜明的地域特色。中医学术讲究因人、因时、因地制宜，黑龙江地处北方，气候寒冷，北方中医在用药量上更大，高发症以寒病为多数，如心脑血管疾病、风湿、肾病、糖尿病等都与气候因素密切相关。《素问·阴阳应象大论》曰："北方生寒，寒生水，水生咸，咸生肾，肾生骨髓，髓生肝，肾主耳。其在天为寒，在地为水，在体为骨，在脏为肾，在色为黑，在音为羽，在声为呻，在变动为栗，在窍为耳，在味为咸，在志为恐。恐伤肾，思胜恐，寒伤血，燥胜寒，咸伤血，甘胜咸。"故面对疑难复杂病证，龙江医家灵活运用各种治法，重视脾肾，强调内伤杂病与寒湿痰瘀相关，水血同治，善于开大方、复方、猛方，蕴成了气质独特的龙江医派，凸显了在对北方地区的疾病防治中的优势。

如在《伤寒杂病论》理论研究方面，龙江医派医家取得了丰硕的研究成果，为龙江医派的理论建设打下坚实基础。相关专著有1936年阎德润编著的《伤寒论评释》。论文有《〈金匮要略〉的学术思想及其对医学科学的贡献》《对〈伤寒论〉六经含义之探讨》《关于〈伤寒杂病论〉的几个问题》《试论〈伤寒论〉中的汗法》《试论辨证论治中的仲景本质学说》《〈伤寒论〉研究方向的历史沿革及启示》《〈伤寒论〉方法论研究》《〈伤寒论〉在日本》《〈金匮要略〉辨证论治的理论体系》《试谈〈金匮要略〉中的鉴别诊断》等。

在《温病学》的研究上有高仲山的《新时病论》《略论暑湿证治》《略谈暑温证治》等著述。

本草学的研究方面，龙江医派医家取得成果颇多，尤其以寒地特有本草药效研究为主，为祖国本草研究做出突出贡献。其中，黑龙江省祖国医药研究所起了主导作用，已出版的著作有《黑龙江常用中草药手册》，共载260个品种，列图245幅，处方308个；论著有《中草药实用处方选》《农村应用中草药有效经验介绍（一）》《主要野生药用植物的鉴别》《中草药新制剂》（一、二部）《黑龙江中药炮制操作规范》《黑龙江中药》（第一、二辑）《常用中药》《黑龙江植物药材栽培技术》《黑龙江中草药炮炙手册》《中国上品刺五加研究》；1974～1976 年整理出满山红资料，为 1977 年版《国家药典》关于满山红标准供稿；1975 年整理出中草药刺五加，被《中国药典》（1977 年版）收入。

由于北方严寒气候的原因，痹证、伤寒、胃脘痛、水肿、急性热病、脱疽、冻伤等疾病最为常见，也是危害龙江人民健康、阻碍龙江经济发展的重要因素。多年来，以高仲山为代表的龙江医派诸多医家，在这些寒地多发性疾病的防治过程中积极探索，取得丰硕成就，为维护龙江人民健康做出了不朽贡献。

如慢性肾病研究，黑龙江省祖国医药研究所国医大师、黑龙江省四大名医之一的张琪教授，从 20 世纪 60 年代起即从事该病的研究，经多年临床摸索，在国内首次提出治血尿用泄热逐瘀止血法；治蛋白尿宜用补、清、利三法；治氮质血症有泻热逐瘀化浊及活血解毒法，均获较好的疗效。

在治疗痹证方面，张琪注重清热药物的应用。他强调胸痹以气虚为本，瘀血、痰湿、气滞为标，治疗当溯本求源，用益气法与活血化瘀、祛痰行气等配合，标本同治，疗效显著。

在急性热病研究方面，高仲山以治疗急性热病而闻名，其处方用药特点：①热病初起，予银翘败毒散治疗。②热感神昏，以凉黄酒调服安宫牛黄丸，清心开窍。毒热炽盛，小剂寒凉，杯水车薪，必重剂直捣，始能收功，本方为凉开三宝之一，更以凉黄酒调服，取其寒凉辛散以透发血分之温毒，故每获良效。③热炽便秘，用大黄、芒硝釜底抽薪。急性热病每多出现大便秘结，乃燥热内感，耗伤津液，升降失常，腑气不通所致。腑气不通则邪无出路，这是疾病趋向好转与恶化的关键。高氏指出，对此证不能等闲视之，应予以高度重视，故每于方中加大黄、芒硝通下热结，若兼神昏谵语者，常用大黄 10 克煎服，冲服安宫牛黄丸。

对于北方常见的血栓闭塞性脉管炎（脱疽），黑龙江省医院赵麟阁从 20 世纪 30 年代就开始了对此病的研究，还设立了专科科研病房，开创了省内对脱疽有治疗价值阶段的用中医中药可以控制和治愈的先例，并撰写了《论脱疽治疗》的论文。中医学院附院外科也从事了该病的中药治疗研究，取得《血栓闭塞性脉管炎中药治疗 72 例》《活血化瘀药超声波导入治疗血栓闭塞性脉管炎》两项科研成果。

严寒气候下最常见的是冻伤，黑河地区中药研究所根据地处寒冷的地区特点，开展了大量冻伤防治研究工作。1971 年，黑河地区新医药研究所建立，所址在黑河市内。针对冻伤防治和挖掘寒区药用资源进行研究，取得了显著成绩，获 1978 年黑龙江省科学大会优秀科技成果奖。其所进行的冻僵家兔微循环、血液和心脏动态变化的研究，获国家学术会议二级优秀学术论文奖。1971 年，黑龙江中医学院与黑龙江省祖国医药研究所合作，成立了由黑龙江中医学院赵正元等 20 人参加的防冻药物研究小组，对具有战略意义的防冻药物进行了实验研究，取得了可喜的成果。1971 年年初，黑龙江省中医学院、黑龙江省祖国医药研究所、黑龙江省生物研究所共同研制出内、外用止血药 702、703，被评为省级科研成果。

急慢性气管炎、肺源性心脏病也是北方多发疾病，1971 年 6 月，黑龙江省祖国医药研究所高奎滨等研究的满山红被全国气管炎防治药物会议确认为在全国气管炎防治中具有带头作用的药物。肺源性心脏病方面，黑龙江中医学院附属医院对肺源性心脏病的研究有一定突破，并撰写出《慢性支气管炎肾阴虚、肾阳虚病人甲状腺功能状态及扶正固本对其影响》等论文，均获省级科研成果奖。

综上所述，黑龙江地域虽极北高寒，气候条件恶劣，但是仍未能阻碍龙江医派众多医家的艰辛探索，对于寒地多发疾病的认识和防治，龙江医们通过不懈努力积累了大量宝贵经验，取得卓越成果，为龙江地区人民健康做出了贡献。

第四节　龙江教育与龙江医派

有中医教育则中医兴，无中医教育则中医亡。越至近代晚期，中医教育的重要性越突出，近代中医界为争得办教育的权利，从清末到解放斗争了半个世纪，经历了艰难的历程。中医前辈边认识、边实践，一面团结中医界同官方的压制、歧视政策，以及和社会上废止中医的思潮做斗争，一面努力吸取近代医学和教育学知识以求与全新的历史条件相适应。

一、龙江中医药教育创办的历史背景

1912 年 7 月，当时的北洋政府教育部召开第一届临时教育会议，随之，陆续颁布各科学校令，唯独没有中医内容，这就是近代史上的"教育系统漏列中医案"，从而引发了近代医学史上首次抗争救亡运动。中医界第一次感到恐慌，公开批评北洋政府医学教育政策。上海神州医药总会余伯陶等立即和各地医学团体进行联系，全国 19 省市响应，组成"医药救亡请愿团"，进京向北洋政府请愿，要求将中医纳入教育系统，允许中医办学校。这次中医界争取教育立案，虽然未能达到将中医教育列入教育系统之目的，但它迫使当局公开肯定中医中药的重要作用，答应中医药学校课程暂从缓议，允许民间中医学校可先行自谋组建。社会各界也给予中医办学以大力支持，从而给中医教育造就了一个较宽松的发展环境，于是有了 1915 年上海中医专门学校及 1917 年广东中医药专门学校在内务部立案成功的先例。

1929 年 2 月 23～26 日，国民政府卫生部在南京召开第一届中央卫生委员会行政会议，会议讨论了余岩等四人提出的四个废止中医案，合并为"规定旧医登记案原则"，分为甲、乙、丙三项，其中乙项为"禁止旧医学校"。同年 4 月 29 日，国民政府教育部发布第八号布告，饬令中医学校改称传习所，此项传习所不在学制系统之内，即无须呈报教育机关立案。

国民政府教卫二部公开压制中医教育，激起了全国中医、中药两界的奋起自卫。龙江中医教育的奠基人高仲山当时正在上海读书，他在这次斗争中奋勇当先，写文章、作讲演，积极热诚，勇担重任，得到了同行们的赏识，被推举为上海的代表，参加了请愿团。在举国中医药界同道的呼吁下，"取缔中医"的议案终于被撤销，为中医争取了生存和发展的权益。

全国性的抗议活动加强了各中医学校之间的联系。为进一步谋求统一，1929 年 7 月在上海中国医学院召开中医学校教材编辑委员会，会上交流了各校的教材，全国医药团体总会负责收集新教材分发各校参考，而后再集中修改，定为课本，为再次请列中医教育入学系做准备。

1931 年国民政府成立中央国医馆。1933～1936 年制定和颁布了《中医条例》，并在制法委员会中成立了"中医委员会"。1937 年国民政府核准了卫生署制定的《中医教育规程》，决定将中医教育纳入全国教育系统。1938 年，已迁都重庆的国民政府教育部颁布了《中医学校通则》。至此，中医为图存发展奋斗了数十年才得到半合法的权利。

1929～1949 年，我国中医界在艰难困苦的历程中坚持学校教育、兴办发展学校教育，闯出了一条教育自立的道路。中华人民共和国成立后，在党的中医政策和教育方针的指引下，中医药教育事业发展迅速。

二、龙江中医药教育创办的历程

作为龙江地域发展起来的中医学派，龙江医派体现了地域性、学术性、继承性、辐射性、群体性等特点。作为创始人，高仲山不仅在医学上潜心研究，更为龙江中医教育发展做出了卓越贡献。

（一）开拓中医药社会教育

20世纪30年代初的哈尔滨还不具备办学条件，高仲山就在继承传统（医学书刊、医生自学）的基础上，积极开拓中医社会教育，通过进行中医教育理论与实践的探索，团结更多的中医，提高他们的素质，以期实现中医自救。在这方面他主要通过开设中医函授教育和创办"汉医讲习所"来培养中医人才。

高仲山认为，振兴中医事业当从提高中医界人员素质开始。因此，在他行医治病之余，很注重培育新一代中医。20世纪30年代，他发现东北地区（特别是黑龙江界内）现有的中医从业人员大多数都没有接受过系统的中医学教育，他们的中医学知识很浅薄，甚至很多人都不知道中医的四大经典著作。而社会上那些有学习中医志向的人，如药店学徒，不满足于老中医的刻板教法，渴望能系统学习到中医知识，却求学无门。高仲山对此看在眼里，急在心头，发誓要改变这种中医教育状况。当时哈尔滨尚不具备正式办学的条件，他就决定进行中医函授教育，在报纸上征集函授学生，鼓励国人学习中医自救自强。他和夫人在诊病之余挑灯夜战、刻钢板、编讲义、装订成册、分发邮寄给分布于省内外各地的函授学生。在他的带动下，很多人踊跃报名，最多时学生达200余人。

1940年，高仲山创办"哈尔滨汉医学讲习会"，并以汉医学研究会为依托，为中医进修提高、交流心得经验、磋商疑难问题提供了平台。为了办好讲习班，高仲山率领一些热心会员租借校舍，编写和印刷讲义，编写教学大纲，安排各科教师授课。开课后，他随班听课，帮助教师改进教学，并亲自开设《伤寒论》等课，其他课程如《金匮要略》由刘绍臣主讲，《温病学》由杨秀森主讲，《诊断学》由张思伟主讲，《生药学》由崔秀汉主讲，《药物学》由陈志和主讲，《防疫学》由陈邦枢主讲，《解剖学》由孙静安主讲，《生理学》由袁人相主讲，《内科学》由陈志和主讲，《妇科学》由高文会主讲，《儿科学》由安子明主讲，《外科学》由宋希尧主讲。讲习会举办两期，其中首批学员来自十一省、一市、一州、一国。河北省：李树候、李子玉、李廪安、张仲麟、马骥、鲍德慧、李润清、田丹荣、吕宝全、崔云清、唐荣绶、张淑贞、张志刚、尤国恩、高文韬、孔繁义、李泯洲、刘振邦、王戴廷、张锡九、张海惠、田德刑、孟湘涛、白凤翥、李述尧、王绍臣、赵惠。河南省：刘占彬、赵正元。山东省：袁幹臣、任鸿茂、王星三、谭生源、王有善、刘云峰、张启麟、彭鸿飞、邢凤楼、王永和、苏子培、刘子明、张安宅、魏立奎、张春祥、马良戈、纪象丰、李桂阆、王会宾、候汉臣、郑绍乡、崔文彬、尹瑞臣、孙樊齐、尹祚恭、王建祯、杨维信、邵克勤、马子英、于慧中、韩辉之、张月如、张培珠、胡桂安、迟子敬、徐绍怡、刘树森、廉成。吉林省：齐彩臣、冯素荣、张金衡、宋明魁、梁阁材、李文有、荣墨臣、袁俊峰、马魁祥、崔鸿文、宋焕章、傅国珩、桑景武、张显文、张宏圆、左宝述、王圣琨、陈喜三、周春祥、张景馨、吴殿绅、聂素珍、朱清春、万宫邦、徐文祥、姜国强、班华东、张述尧、蕾毓璞、胡秀章、孙仲余。奉天省：刘沛英、于绍凯、金振福、周惠民、金绍臣、郎纯玉、郑华甫、李广悦、索玉如、孙凤麟、赵毓民、任敬五、倪俊峰、刘耀庭、杨雨青、许的仁、张巨源、傅述贤、刘兴周、孙文质、夏辅庭、孙文庭、颜之为、吕云航、张霭霆、李春祥、韩喜春。滨江省：聂永春、田稼农、孟灵云、赵德发、赵明达、李祥山、柏凤林、巢仑一、于鲲、皋旭东、杨济人、王宏恩、胡德明、赵翰忱、李阴栋、王显章、张敏芝、赵肃廉、赵与洲、杨富昌、张玉民、佟世德、陈景魁、崖国书、王光第、张占麟、黄士俊、王禹章、郭景常、关海楼、李文盛、尚勤学、赵景章、唐文波、杨泽光、黄国昌、穆傅文、陈永库、王忠仁、赵郁文、佛士元、于培元、于国栋、刘文涛、田德珍、吴绍周、边维范、王成山、张永明、李瑞峰、赵余九、段恒泰、张九峰、穆万学、黄显恭、徐鸿才、万文伦、于景龙、蔡德声、暴霭良。锦州省：刘永泰、刘满堂、薄万厚。安东省：田学坤、王芳州。牡丹江省：杨玉林。热河省：宋雨霖、冯瑞亭。龙江省：葛彦博。哈尔滨市：徐世英、刑玉清、李淑贤、高昭昌、米泽普、苏和、黄德芳。朝鲜：冈峰玉彬、崔震夏。关东州：白曰田。培养出 500 名水平较高的中医，他们经过当局考试，取得了开业行医的资格证书，其中的佼佼者有马骥、谭生源、张金衡、赵正元、赵麟阁等一代名医，成为黑龙江省中医界的中坚力量。

（二）举办中医讲习班

1945 年，日本侵略者眼见大势已去，丧心病狂地破坏和炸毁了位于哈尔滨市平房区的臭名昭著的 731 细菌工厂，导致哈尔滨市区，特别是在贫民聚居的各区（如道外区，太平区等）不时发生和流行伤寒、鼠疫等传染病。人民政府组织医务人员，大力开展疫病的防治工作。此时，高仲山被推选为新成立的哈尔滨市国医学会会长，他组织学会会员参加了疫病防治工作。

在防治疫病过程中，针对龙江中医队伍青黄不接，中医老龄化严重，青壮年中医不足的问题，学会理事们商讨以后，决定再举办一期中医讲习班，抓紧为地方培养一批新生的医疗力量。1948 年春夏之交，讲习班开课。高仲山等中医名家亲自主讲，还特别聘请了正在哈尔滨工业大学讲授基础课的一位张姓教授。此人虽不业医，但家学渊博，祖上几代行医，在讲习班里开设《金匮要略》课程。这一期学员中的佼佼者有张琪、姜淑明、滕捷等，他们后来都成为黑龙江省的中医骨干和国家级名医。

（三）兴办龙江中医药学校教育

1950 年 8 月，第一届全国卫生工作会议开过之后，党和政府制定了中医政策。全国中医深受鼓舞，甚至有人说中医得到了"又一次解放"。中医界精神焕发，中医药事业欣欣向荣，中医的社会地位也得到了提高。为了更好地开展中医工作，党和政府吸收了一些中医界人士参加政府工作。1955 年，高仲山被国务院任命为黑龙江省卫生厅副厅长，参加革命工作，从此投身到龙江中医学校教育事业中，为现代黑龙江中医药教育事业做出了开拓性和奠基性的卓越贡献。

1. 建设黑龙江省中医进修学校

新中国成立初期，党和人民政府十分重视中医事业的发展，1954 年在齐齐哈尔市创办了黑龙江省中医进修学校，学制 6 个月，4 月开学，10 月结业，培养全省各地的在职中医，提高他们的理论水平和业务能力。由于当时卫生部的个别领导推行"中医人员通过学习西医基础理论使中医西医化"、改造中医的错误主张，因而这一学校的中、西医课时比例安排上极不合理。1954 年年末，黑龙江省中医进修学校校址改迁到哈尔滨市南岗区奋斗路马家沟段（现为南岗区人民医院院址），校长由高仲山兼任。当时办学条件很困难，人力物力不足，高仲山东奔西走，为办学倾注了很多心血，解决了不少重大问题，而且还到学校讲学，受到学员欢迎。11 月招收了来自全省各市县的学员 100 名，开始上课。此时，党中央对中医工作做了重要指示，纠正了中医工作中的偏向。高仲山领导黑龙江省中医进修学校的广大教职员工，使他们清楚地认识到学校办学指导思想——传授中医的医疗技术，在继承我国民族医学传统的基础上，吸收先进的科学知识，提高业务水平。所以学校加强了中医课的教学，以中医课程为主，西医课程为辅。开设的课程有医经、伤寒论、金匮要略、温病学、中药、方剂、针灸、中医内科、外科、妇科、儿科等。专职教师有张琪、高式国、孟广奇、柯利民、杜万春等；少量的西医课由黑龙江省卫生学校教员兼任。同时还聘请张金衡、赵正元等名医做兼职教员。黑龙江省中医进修学校1954～1958年共举办了七期，培养出中医人才数百名，其中大多数成为黑龙江省中医的骨干力量，活跃在临床和教学的第一线。这一学校的创办，是黑龙江中医正规办学之开始，对全省中医事业的发展起到了重要作用，造就了一批优秀的中医师资，如孟广奇、杜万春、柯利民、韩伯兴、邹德琛、段富津等。

2. 建设牡丹江卫生学校

为了培养中医的新生力量，发展中医事业，根据高仲山的提议，黑龙江省委、省政府责成黑龙江省卫生厅着手建立中医学校，卫生厅决定由高仲山负责实施此项工程。1956年春季，在牡丹江市铁东区（原康复医院旧址）成立了牡丹江卫生学校。这一学校名为卫生学校，其实只设中医专业，目的是培养合格的中医士，学制3年。

牡丹江卫生学校在省内初中毕业生中统一招生，当年招收了120名学生。起初学校规模很小，教职员工仅十余人。当时师资问题、教材问题是摆在面前的最大困难。为了解决师资难题，高仲山亲自走遍全省各地，亲手选拔了第一批中医教学人员。在全国都没有先例可以借鉴的情况下，为了能按时开学，他一方面亲自制订培养方案和教学计划，一方面组织教学人员和省内名老中医一起编写中医教材，他和这些专家们夜以继日地编写出《中医诊断学》《中医温病学》等四门中医教材，解决了师资和教材两大难题。他在开学典礼上明确地说："我们培养的目标不是普通的中医士，我们要培养出高级的中医师，我们争取晋升为高等学府。"他还勉励师生团结奋斗，为发展黑龙江的中医药教育事业而努力。

3. 建设黑龙江省中医学校

为了集中全省中医的师资力量发展中医教育事业，黑龙江省卫生厅报请黑龙江省政府于1958年1月将牡丹江卫生学校与黑龙江省中医进修学校合而为一，成立黑龙江省中医学校，原中医专业改为五年制，原卫生学校的医师助产专业改为妇专、护士专业改为儿专。学校由中专晋升为大专，校址设在哈尔滨市香坊区，与黑龙江省哈尔滨第一卫生学校共处一堂，在同一大楼上课、同一食堂就餐。从牡丹江卫生学校搬迁来桌椅和教学用具，条件很是简陋。学生从牡丹江卫生学校转入，同年11月又招收第七期中医进修班学员47人入校学习，学制为8个月。

黑龙江省卫生厅副厅长高仲山再次辛勤地筹建了这所学校。当时教员不足，他便到全省各地去"访贤"。地方政府对当地的名医是很器重的，不愿轻易放走，他便反复找领导谈，找本人谈，想方设法疏通各种渠道，终于汇集全省若干中医界之精英。1958年8月末，齐齐哈尔市的华庭芳、绥化县的韩伯兴、双城县的于盈科、肇东县的段富津等相继调入，充实了师资队伍。学校的教学组织和主讲教师有政治教研组杨方明；医经教研组杜万春、胡玉海、孙纪常；伤寒教研组华庭芳、邹德琛；方药教研组柯利民、段富津；中医内科教研组孙纪常、韩伯兴、孟广奇；中医妇科教研组于瀛涛；中医儿科教研组刘青；西医课由哈尔滨第一卫生学校教师兼任。

这一学校从1958年1月成立到1959年3月虽然只存在了一年零三个月，但在高仲山的带领下，通过全校师生员工的积极努力，初步组建了一所中医教学机构，积累了中医办学的一些经验，形成一支中医师资队伍，为中医学院的创建提供了条件。

4. 建设黑龙江省卫生干部进修学院

1958 年，为了迅速地培养和提高全省中级医务人员和一般中医中药人员的业务能力和理论水平，更好地为全省人民的健康服务，黑龙江省卫生厅报请黑龙江省委批准，决定成立黑龙江省卫生干部进修学院。1959 年 3 月 17 日由黑龙江省中医学校、哈尔滨第一卫生学校、黑龙江省祖国医药研究所及黑龙江省立医院四个单位合并起来成立了黑龙江省卫生干部进修学院，校址设在哈尔滨市香坊区骑兵街，黑龙江省卫生厅副厅长高仲山兼任进修学院副院长。建院后，原黑龙江中医学校即成为进修学校的主体；哈尔滨第一卫生学校即成为进修学校的附设卫生学校，负责原中专学生教学工作；黑龙江省祖国医药研究所即成为进修学院的科研机构；黑龙江省立医院即成为临床教学医院。

这一时期的办学特点是多形式、多层次教学，较快、较好地培养医务工作者，执行"两条腿走路"的方针，既培养中医、又培养西医；既有大专、又有中专；既有全日制大学、又附设业余大学；既培养新生力量、又办在职干部提高班。当时学院的条件简陋，人力不足。高仲山为办好学校，想尽办法克服各种困难，用自身行动带领和激励教职员工积极投身教育事业，使大家的办学积极性极大高涨，教学、科研、医疗三结合取得重要成绩，为黑龙江省医疗卫生事业的发展造就了有用人才，并在师资、设备、管理干部等方面为黑龙江中医学院的成立奠定基础。

5. 建设黑龙江中医学院

1959 年黑龙江省政府和中共黑龙江省委决定委派卫生厅厅长罗恕、副厅长高仲山等在黑龙江省卫生干部进修学院的基础上创建黑龙江中医学院，高仲山负责具体事务。黑龙江中医学院从高中毕业生中招收中医本科生，学制 6 年，按中医专业的培养目标，为全省各医疗单位培养又红又专的高级中医师。黑龙江中医学院的建立标志着黑龙江中医药教育事业历经艰辛曲折的发展历程，正式开始了中医高等学校教育。经参加全国统一招生，学院录取学生 98 名，于 1959 年 9 月 13 日举行开学典礼，翌日正式上课。为办好这一中医高等院校，高仲山更是殚精竭虑，重点进行了以下几项工作：

（1）民间"访贤"，加强师资队伍建设：建院初期，学院仅有专职教师 34 人，大半来自黑龙江省中医学校和哈尔滨第一卫生学校，还有一部分是中医研修班各期学员中的佼佼者留校任教。为了适应高等教育教学的需要，高仲山再一次走访有教学能力的名老中医，请他们为了中医事业的发展放弃临床工作，来到中医学院这个"清水衙门"教书。1959 年韩伯兴、胡信友、赵甫华、郑玉清、胡青山、盖世昌、于致顺、高云甫及刘青调入学院；1964 年从哈尔滨市调入名医韩百灵、赵麟山；1965 年从松江地区调入政治理论教员单志良，从黑龙江省祖国医学研究所调入中药教员刑绍周和中医骨科教员樊春洲。

这样，学院的教师队伍中不仅有实践经验丰富、熟谙中医经典的名老中医，而且有毕业于西医院校、学有专长的专业医师担任生理、解剖、病理、微生物、实验动物等学科的基础课教学（如黎全、李织、张德山、常福久、伍金满等），有著名的西医学习中医的教授与中医教师一道从事科学研究和临床实践（如著名的心血管和呼吸科教授王刚、心血管科教授贾宝善、外科教授姚世茹、骨科教授黄殿栋等），这样的师资力量当时在全国来讲也是颇令人羡慕的。

（2）身体力行，提高教学质量：高仲山认为振兴中医事业，必须提高中医从业人员的素质，而实现这一目标最重要的环节是提高教学质量。1960～1961 年身为副院长的高仲山身体力行，精心备课、认真讲授，亲自带学生临床实习，经常组织中医教师进行试讲。他不仅认真听取教师讲课，而且主持并参加评议活动，既肯定讲课中的优点，又指出其中不足之处。他对教师要求严格，一丝不苟，达不到讲授目的者则不能为学生任课。这一做法不仅对提高教学效果起到了良好的作用，而且对教师业务水平的提高也具有积极意义。1976 年后，他一方面奔走呼号，要回了黑龙江中医学院被占用的校舍，使恢复高考后的第一批大学生有安心读书的校园；同时加强学术建设，到课堂听课，讲评教学质量，提倡教学改革；为名老中医配备高徒，整理他们的宝贵经验；恢复了中医药学会的工作，举办各种学术交流，到黑龙江、吉林、辽宁各地讲学。

（3）崇尚仲景，重视学科建设：高仲山出身中医世家，幼承庭训，学识渊博。在中医学术上他精研医经，崇尚仲景，兼采各家之长，尤其对《伤寒论》《金匮要略》颇有心得，阐微发挥，独具新意。他常常告诫学生，要想做一名好医生，就必须熟练掌握《伤寒论》和《金匮要略》，要熟记于心，活用于指下。为了培养出更多合格的中医人才，他亲任《伤寒论》课程主讲教师，呕心沥血，编撰教材讲义。20 世纪 70 年代，以高仲山为首的伤寒教研室成绩斐然，走在了全国前列。1979年受教育部、国家中医药管理局委托，在黑龙江中医学院举办了全国伤寒师资进修班，由高仲山、马骥等在国内有较大影响、在省内备受推崇的著名专家、教授担纲授课，为全国中医院校培养了大批伤寒师资队伍。

1978 年恢复职称评定后，高仲山与马骥、韩百灵成为黑龙江省历史上首批中医学教授；华庭芳、樊春洲、徐启莹、车离、常福久、毛翼楷、张述刚晋升为首批副教授。1979 年恢复研究生招生制度以后，以高仲山为首的伤寒专业、以毛翼楷为学科带头人的金匮专业等获得了全国首批硕士学位授予权。

三、龙江中医教育思想

（一）以振兴中医为中心的爱国重教思想

20 世纪 20 年代的中医面临着空前的危机，当时中医界响亮地提出了"救中医，救中国"的口号，意为只有振兴中医，才能挽救中国，而要振兴中医，则必须兴办学校，培养具有科学知识、新型思维的青年中医，提高自身素质，壮大中医队伍。以高仲山为代表的龙江中医中坚力量深刻地意识到，这是一项重大的历史使命，实现这项使命，绝非一朝一夕之功。而他们这一代所能起的作用，只是承上启下。他们应做的和能做的就是团结现有老一代中医，帮助他们提高素质；培育适应时代之要求、视野较广的中医学人才，使他们能继续为振兴中医药事业而奋斗。在龙江教育事业发展的历程中，始终坚持"以振兴中医为中心的爱国重教思想"，创办学会，出版学术刊物，活跃学术思想，交流学术经验，纠正和批驳自古以来谬种流传的"理论"，传播四大经典著作的中医学理论精髓，一点一滴地把现代科学理论融入中医学的理论体系中去；同时，兴办培养新型中医的学校教育，培育中医人才。

（二）重视中医学术基础的教学理念

1917 年，以留学日本的西医师余岩为代表，对中医学术进行了全面的攻击。余氏发表《灵素商兑》等文，创所谓"医学革命论"，其矛头直指中医理论的奠基作《内经》，声称"灵素之渊源，实本巫祝"，又说"故阴阳五行之说破，而灵素全书无尺寸完肤"（《药庵医学丛书·群经见智录》）。1929 年，国民党政府召开第一次中央卫生委员会议竟通过了余岩等提出的消灭中医的"废止中医法案"。中医界空前团结，全国动员，掀起声势浩大的反废止运动。以高仲山为核心的龙江中医意识到，如果不针对余氏等多起否贬中医之论，从哲学高度阐明中医学术之基础，这不但会在学术上动摇中医之根本，而且将误导年轻一代中医，使他们无法理解整个中医学术体系的精神实质所在。他们著书立说、发表文章，从哲学唯物论、辩证法、认识论的高度阐述中医基础理论，正确阐明了中医学术理论与实践的基础，并科学地说明中医疾病观、病机观和治疗原则的正确性，对当时和后代青年正确认识和理解中医学术体系的实质，树立对中医学的信心具有深远的意义。

（三）勤于临证，博采众长，由博返约的教育思想

龙江中医教育在中医学术教学上主张以《内经》和《伤寒论》为指导，博采众长，即研读《内经》《难经》，精研《伤寒论》《金匮要略》，近习《温病条辨》等专著，再觅时贤微蕴，可得千载精英而为我用；在临证上主张要重视临证施治和应用技巧，让学生尽早并尽可能多地接触临床，培养学生的实际动手能力，学用结合，相互促进；在治学之道上主张读书多是博，然博需防乱，需执其要。大凡掌握一科专著，若盲然泛读，娴熟于心，张口可出，而不知提要挈领，明钩主旨，是有学而无识，学富五车亦是藏书之箱匣。韩愈的"记事者，必提其要，纂言者，必钩其玄"实为明训。读书方法应学有所思，得有所记，方能驾轻就熟，事半功倍，如此可学识日蓄，立足医林，有所建树。

（四）继承传统、力求创新的教育思想

在继承传统中医特色的同时，吸取西医之长，摒弃中西医论争，在新的历史条件下，丰富和发展中医学、中药学，这也是龙江中医教育思想的重要组成部分。现代科学技术是所有学科的共有财富，中医要想跟上社会和时代的发展，也必须吸收现代的科学技术，用现代科学知识的观点、方法来研究、充实和发展中医学，使中医学术与时俱进。基于此，龙江中医教育在中医学近代的发展方向上，提倡在对中医学术系统整理的基础上吸收西方医学；在课程设置上，在保持中医主体的情况下，也间采西医学知识作参照，七成学中，三成学西；在师资队伍建设上，广纳中医名家贤士，还招聘西医基础与临床的名师大医；在临床思维方法上，建立中、西两套独立思考的习惯，用中医的理论指导辨证施治和理法方药，用西医的理论指导对现代病的认识和治疗；在教师授课要求上，中医教师在授课过程中要善于恰到好处地引证西医知识，西医教师更应在上课时倾注热爱中医之情，在知识内容上尽量与中医相联系，使同学萌生出中西医相互包容的正确认识。

（五）重视医德教育、培养学生人文情怀

"济世救人"是中医的人生价值观。龙江中医教育十分重视仁术济世的医德教育和谦虚谨慎的医疗作风。传统中医将医学称之为"仁术"，"仁"者爱人也，即要求从医者有救死扶伤、救民疾苦的高尚品德，而不汲汲于个人的温饱和名利；要求学生技术上精益求精，临证细心谨慎，对患者有高度责任心。

第五节　龙江民族医药与龙江医派

白山黑水之间，自古以来都遍布着各民族生活的足迹。满族一系，历史最为悠远，起于先秦的

肃慎，后汉三国时的挹娄，北朝的勿吉，隋唐的靺鞨，辽、金、宋、元、明时期的女真，这些都是满族的先民。同时还有蒙古族、朝鲜族、契丹族、鄂伦春族、鄂温克族、赫哲族、达斡尔族等少数民族在此繁衍生息。黑土地上的各民族都曾创造了自己独有的灿烂文化，尤其是在与疾病做斗争的过程中总结了独特的民族医药学经验，这些医药学经验都是民族文化的典型代表，经历时间的洗礼，它们已逐渐渗入到黑土人民的血脉之中，成为我们追忆祖先的不朽脉息。乱世更替，医道永存，重演那段历史，传承黑土地民族文化精神，是追寻我们民族价值的必经之路。

一、蒙　医

蒙古族，最早生活在中国北方，额尔古纳河（黑龙江上游）一带，以渔猎为主，属东胡民族系。《旧唐书》称其为"蒙兀室韦"。早在公元 6 世纪中原南北朝时期，"室韦"就定期向中原政权朝贡。公元 7 世纪时，在成吉思汗始祖孛儿帖赤那带领"室韦"西迁，驻牧蒙古高原，12 世纪初，蒙古族归女真建立的金统辖，其后蒙古族在成吉思汗曾祖父合不勒汗的带领下逐渐强大起来，最后统一蒙古草原，直至后来在成吉思汗的领导下入主中原。

蒙古民族主要分布在内蒙古自治区和新疆、青海、辽宁、甘肃、黑龙江等地。

（一）蒙医萌芽时期（12 世纪之前）

早在 12 世纪之前，蒙古族就已经在同大自然、野兽、疾病的斗争中积累了原始的医疗知识。蒙古民间传说中最常见的病是"麻枢"，即消化不良，最早的药物是开水，有谚语说："病之始，始于食不消，药之源，源于白煎水。"文献记载，蒙古族常用的原始医疗方法主要包括灸疗、热罨、放血、拔罐、马奶酒疗法、全羊骨补身、酸奶子治毒蛇和狂犬咬伤、烧烙止血、植物药应用等。这些都是蒙古族在长期生产生活实践中积累起来的宝贵经验，至今仍有传统遗留。

灸疗即蒙古灸，早在公元 8 世纪藏医宇妥·元丹贡布的《四部医典》中，就称其为"霍勒灸"，即蒙古火灸，是一种用奶油拌小茴香涂在毛毡上加热裹敷的方法，这种方法极其适合北方寒冷天气及游牧民族的生产生活特点。

药物疗法，主要是植物药应用，即蒙药。我国四大经典之一的《神农本草经》中就记载了来自蒙古地区的特产药物肉苁蓉，晋唐时期的医药著作中也提到过蒙古族的马奶酒、奶酥制品等入药。

马奶酒疗法，是蒙医食疗法中常见疗法，它是把新鲜马奶经处理后，再接种乳酸菌种，经过发酵制成，马奶酒营养价值很高，蒙古族自古用其治疗多种疾病。《蒙古秘史》中有成吉思汗的十大祖先，孛端察尔"每日必至，索求马奶酒喝"的记载。书中还说，在元朝以前，就有用马奶酒治疗外伤大出血昏厥的患者。

外伤疗法包括烧烙止血、蒸气热罨、热血浸疗等。蒙古族是骑射民族，在狩猎生产和战争中经常遇到外伤，从而积累了丰富的治疗外伤经验。

巫术疗法用巫舞和祝由等方法疗病。与人类其他民族一样，蒙古族早期医疗与巫术也是密不可分的，蒙古各部信仰萨满教，掌握医术的是萨满教巫师。

（二）蒙医形成与发展时期（13～16 世纪）

公元 13 世纪，成吉思汗（铁木真）最终统一大漠南北，于 1206 年在斡难河畔建立蒙古国，1234 年蒙古国灭金，1271 年忽必烈入主中原，改国号为元，1279 年又灭南宋，建立了横跨欧亚的元朝帝国，统一了全中国。在此期间，蒙古族与其他各民族之间建立了广泛的融合和交流，在科技文化方面取得了大幅进步，当然也包括医学的发展。蒙医此时期随着自身的实践及对其他医学的借鉴，在原始疗法基础上，又继续发掘了很多有效经验，如皮疗法、热血浸疗、植物药应用、正骨技术、按摩疗法、马奶酒疗法、食疗法、药浴、温泉、瑟必素疗法等。不单有医药经验，此时期还总结了蒙医理论体系，是蒙医形成和发展的重要时期。

蒙医理论体系是在吸收藏医学、中医学相关理论学说的基础上，形成了"三元""七恒"学说。"三元"的本质是"赫易（气）""希日（火）""巴达干（土水）"，赫易为中性，希日属阳，巴达干属阴。三元是生命赖以生存的基本物质，共具20种性能，各具5种作用，在正常情况下，三元之间互相依存，互相制约，处于相对平衡状态。若出现任何一方的偏胜偏衰，就会导致三者之间失去平衡，人体因此而发生疾病。"七恒"指饮食精微、血、肉、脂、骨、髓、精，是构成人体的物质基础。它们的功能分别是饮食精微为后天之本；血以奉养全身，滋润体肤；肉似围墙，有保护作用；脂能长气色；骨能支持形体，为人体支架；髓能供给营养；精为生命起源，有生殖和发育能力。

蒙医诊断方法，包括问诊、望诊、触诊，简称"三诊法"。

蒙医在治法上，包括汗、吐、下、和、清、解、温、补、静、养等10种方法。

蒙药在应用上，虽然大部分与藏药、中药相同，但制作、炮制方法不同，其主要特点是制作细、多用生药原料、剂量小、剂型多样、服用方便。蒙医药家们创造了适合于本地区实际情况的独特配制法和用药法等，同时还吸收了西藏、印度等地区和兄弟民族的药物学理论知识，使自己的药物学理论不断完善和发展。

在正骨疗法方面，蒙医贡献极大，此时期在接骨时已经开始使用低温麻醉术，涌现出很多著名正骨蒙医如觉罗·伊桑阿和外科医师绰尔济·墨尔根。《啸亭杂录》曰："最著名有觉罗·伊桑阿者，以正骨起家，至于巨富。授其徒法，先将笔管钺削数段，令徒包纸摩挲，皆使其节，合接如未破者，然后如法接骨，皆奏效焉。"《清史稿》亦载有："伊桑阿，乾隆中，以正骨起家……其授徒法，削笔管为数段，包以纸，摩挲之，使其节节皆接合，如未断者然。乃如法接骨，皆奏效""绰尔济·墨尔根氏，蒙古人……善医伤，时白旗先锋鄂硕与敌战，中矢垂毙，绰为拔镞，傅良药，伤寻愈……有患臂屈不伸者，令先以热镬熏蒸，然后斧椎其骨，揉之有声，即愈"。

按摩疗法在古代北方民族中比较盛行。它能疏通经络、行气运血、散痞消食，对于治疗外伤，特别是在骨折、骨裂的治疗中有消肿止痛、促进骨质愈合的功用。因此按摩在传统蒙医整骨术中占有重要地位。我国的伤外科发展比较早，在唐朝时就有了专著，但蒙古地区特别重视整骨，传统蒙医整骨按摩器有著名的蛇蛋花宝石、青铜镜和银杯。蒙医用蛇蛋花宝石按压方法止血镇痛，再以青铜镜和银杯按摩接骨。据研究，用宝石按摩的历史最为悠久，其次是青铜镜，然后才用银杯。元太宗窝阔台受箭伤后就是用烧红的石头按摩治愈的。达延汗因气而得痞块，先后用三足银杯和银盘进行按摩才得以康复。在当代蒙医整骨术中，青铜镜和银杯发挥着独特的作用。其大致方法是：在骨折初期，用冷性青铜镜和银杯进行按摩，而到后期，则将青铜镜和银杯烤热后进行按摩。当代蒙医整骨大师包金山继承和系统总结按摩整骨的经验，本着"轻、细、准、柔、稳"的原则，行之有据，操之有理，使按摩起到改善血液循环，加速骨痂形成，恢复功能的作用，治愈了无数骨伤患者。蒙医整骨术中巧妙地运用银杯和青铜镜，将物理作用和精神作用有机地结合起来，达到了令人满意的效果。青铜镜和银杯表面具有凸性和光滑性能，而且重量较大。随着青铜镜在肢体肌肉上的按压，肌肉得到了一松一弛的弹性运动，进而促进了血液循环，加速了骨痂的形成。青铜和银导热性能好，受伤之初损伤处出现肿胀、发热、疼痛等症状，用冷器械按摩能起凉血消瘀、清热止痛等作用。到了愈合后期，烤热的青铜镜能起到温经散寒、祛风止痛的作用。另外，青铜镜和银杯按摩亦是一种精神疗法。在当时，医生和患者都将青铜镜和银杯看成是治病最好的神器。治疗时吸引了患者的注意力，使其思维在对青铜镜和银杯的神秘感和虔诚感中回旋，从而消除了患者惧怕疼痛的紧张情绪，肌肉也随之放松，使骨伤愈合快，功能恢复好。

马奶酒疗法在元代时期继续应用，并且丰富了其理论内容。《卢不鲁克行记》中曾记载："忽迷思（马奶酒）可以久存，相传其性滋补，且谓其能治瘵疾。"《饮膳正要》中记载："马乳性冷、味甘，止渴，治热。"

食疗方面，元代御医忽思慧用汉文写出《饮膳正要》3卷，是我国古代比较完整的饮食营养学专著，书中记载了大量的蒙古地区饮食营养学资料，如马奶、奶酥制品、牛羊肉、牛骨髓等，还有用于治疗的蒙文音译写入的"八儿步汤（羊腿肉汤）""阿八儿忽鱼""赤赤哈纳（酸刺）"等内容。

（三）蒙医学派形成时期（16～20世纪）

随着藏医学的传入和中医学的影响，蒙医有了突飞猛进的发展，于此又形成了三个派别间的争鸣，促进了蒙医学的成熟与发展。

（1）传统派：代表人物有外科医师绰尔济·墨尔根、著名骨伤科医师觉罗·伊桑阿。继承者有科尔沁"神医"娜仁·阿柏、妙手回春的包达日玛·苏日巴特尔、正骨医师包玛莎·哈日敖海、蒙古勒金人巴拉登等。主要沿用和传承古代蒙医传统疗法，传统派的经验和技术只传给子孙，甚至传授儿媳，不传授给女儿，若收为徒弟，必随师父姓氏。

（2）发展派：是传统蒙医在广泛吸收各民族医学理论知识，使传统蒙医理论不断丰富和提高的基础上发展起来的，主张将古代蒙医与藏医学相结合。他们既掌握蒙医传统理论知识，又精通藏医的《四部医典》，为蒙医的发展做出卓越贡献。代表人物有著名僧医察哈尔·格西·罗布桑苏勒和额尔德尼·班迪达·松巴堪布·伊什巴拉珠尔。代表著作有罗布桑苏勒的《认药学》四部书（即《珠宝、土、石类认药学》《木、汤、滋补类认药学》《草类认药学》《盐、灰、动物类认药学》，主要阐述了药物的形态，为认药、采药和研究药物提供了依据）《脉诊概要》《配制天花苗及其接种法》《香味药物制法》《丸药配制法》《配制甘露药法》等；还有伊什巴拉珠尔所著的《甘露之泉》《甘露医法从新》《甘露点滴》《甘露汇集》《认药白晶药鉴》等。

（3）藏医派：是随着藏医学经典著作《四部医典》传入蒙古而形成的。这一派医家坚持只有《四部医典》才是敖特奇佛创造的真正医学的观点，忽视传统蒙医学。代表人物有尤日格丹德尔和阿尤罗桑。

除了上面提到的正骨蒙医觉罗·伊桑阿和外科医师绰尔济·墨尔根之外，著名的蒙医学家还有青海蒙医占布拉、18世纪的蒙医学家伊什巴拉珠尔、19世纪蒙医学家占布拉道尔吉、蒙医尤日格丹达尔等。

此时期涌现出大量蒙医代表医著，是蒙医发展的重要标志。如蒙医萨德弥实（字谦斋）用汉文编纂成了《瑞竹堂经验方》；18世纪《四部医典》被译成蒙文，成为蒙古喇嘛医学寺院的教经和蒙医防治疾病的指南；清代蒙医学者还将《本草纲目》《保产机要》等汉医书籍译成蒙文；临床著作主要有《白露医法从新》《蒙医药选编》《甘露点滴》《观者之喜》《珊瑚验方》等。其中著名蒙医占布拉所著《方海》又名《蒙医金匮》，是藏文著作，成书于1829年，是一部蒙医方剂学专著。《方海》分为112章，包括2700多种药物和2000余个方剂，并在诊断、治疗方面进行了简明论述。

1859 年（清咸丰八年），蒙古镇喇嘛格根寺（今辽宁省阜新县）陆续有僧格、嘎达、哈日日饮等 10 余名喇嘛蒙医迁入黑龙江，除各自行医外还以带徒弟方式培养蒙医。到 1911 年，蒙医药人员达 50 余人，仅杜尔伯特旗就有 10 名有名望的蒙医。东北沦陷时期，蒙医备受歧视，蒙医人员逐渐减少。

1938 年，蒙古族人吴俊兴（藏名包楞）从泰来县通释陶宝甸迁至杜尔伯特旗的胡吉吐莫村落户行医。吴俊兴会蒙、藏、满、汉四种文字，阅读过蒙医案、藏文医典、汉文的《医宗金鉴》和《本草纲要》等大量医药书籍，潜谙脉学，医道高明，并有济困扶贫的医风，在蒙、汉族民众中颇有声望。

1949 年前，杜尔伯特草原上的蒙古族过着游牧生活。相距百八十里的一两个蒙古包，成为一个牧民居民点，只有当奈、烟屯、巴彦查干、东吐莫、保如浩特、布拉和等十几个自然屯。每当有患者请医时，医者骑马、坐车或步行到患者家看病。遇有重患，医生则连续几天守护，在患者身旁为之治疗。

1946 年，杜尔伯特民主联合政府成立后，积极扶持蒙医药发展，组织蒙医在东吐莫努图克成立了以吴俊兴为所长的第一个蒙医诊所，少数蒙医进入诊所工作。20 世纪 50 年代，相继成立了蒙医联合诊所。20 世纪 60 年代，建立了蒙医院，大部蒙医在综合性医院的蒙医科、乡卫生院和蒙医诊所从事医疗工作，在蒙古族聚居的公社卫生院相继设立了蒙医科。20 世纪 50～60 年代，举办了四期蒙医学徒班，吴俊兴为授课老师，第一期 7 人，第二期 10 人，第三期 6 人，第四期 8 人，共培养学员 31 人。这 31 人出徒后分别在县人民医院、中医院、蒙古族医院和乡卫生所从事医疗工作。20 世纪 80 年代，蒙医事业得到进一步发展，肇源、泰来和富裕县人民医院均设有蒙医科。在敖林西伯、巴彦查干、他拉哈、新屯、浩德、义顺、超等、街基和江桥等 9 个乡（镇）卫生院中均设有蒙医诊室。1985 年年末，全省蒙医药人员 58 人。其中，副主任蒙医师 1 人，主治蒙医师 2 人，蒙医师 17 人，蒙医士 30 人，蒙药师（士）5 人，其他人员 3 人。蒙医的传统教育方式有喇嘛寺庙办医学班、师承、家传几种形式。据 1932 年兴安区各种教育法令草案中记载：“蒙族各大寺庙中令其以庙产之收入聘请专门指导者组织研究班，分为医学、数学等科专门技术，每年必考试一次。”喇嘛寺庙办医学班研究的科目：医学班有内科、外科、妇女科、小儿科。专科有牙、目、鼻、齿、咽喉、花柳等。药物班有采药科，制药物。在寺庙里通过藏文经书学习“满巴拉僧”（藏语指蒙医学科），学徒行医的蒙医称为“喇嘛”，由老蒙医带徒弟而未进寺庙学习的蒙医称为“鄂莫其”。

二、朝　医

朝鲜族是我国较大的一个少数民族，人口近 180 万，主要居住在吉林省（延边自治州），其次分布在黑龙江、辽宁等地。朝鲜族在 19 世纪中叶进入我国东北地区，并与汉族、满族等民族逐步融合，创造了独有的民族文化和医学。朝医是融合了朝鲜传统东医和中医学的产物，追溯历史，中国的朝鲜族基本上是 19 世纪 80 年代以后从朝鲜半岛移居来的，朝医学既有传统文化的基因，又有移民文化的特征。

朝医学的理论基础主要表述在《东医宝鉴》中，“四象医学”只是它的亮点和特点。《中国医学百科全书·朝医学》提出：“朝医学是在朝鲜族固有文化及传统医药的基础上，吸收中医药学的理论，结合本民族防病治病经验，以天、人、性、命整体观为理论指导，以‘四维之四象’结构为主要形式，以辨象论治为主要内容的一门独特的医学科学体系”“以四象医学为特色的朝医学，产生于 19 世纪末。1894 年朝鲜医学家李济马，在总结前人学术经验的基础上，结合自己的临床实践和理论，著有《东医寿世宝元》一书，创造性地阐述了四象医学的经验和临床"。李济马说："余生于医药经验五六千载后，因前人之述偶得四象人脏腑性理。"很显然，"四象医学"的源头是《灵枢》，与张仲景的"六经辨证"和五行学说中的五行人都有密切关系。

在临床治疗上，朝医主要是在"四象理论"的指导下，根据"四象"人的症状不同，用药也不同，划分了"四象"人的用药品种。在针灸治疗上，主要有太极针灸法、阴阳五行针灸法等。此外朝医还有饮食、按摩、热石敷、药物熏、药物坐浴、吹鼻、湿敷、药物起泡等。

现代朝医发展进入到崭新阶段，为了保护和传承朝医，国家加大扶持和保护力度，朝医在理论建设和临床方面都在蓬勃发展，建立了朝医医院、民族药研室、清酒补品厂、民族药店。如哈尔滨市朝鲜民族医院，是全国朝鲜族散居地区唯一一所市级综合性朝鲜民族医院，隶属于哈尔滨市卫生局，朝鲜族职工占98%，承担着全省39万朝鲜族同胞及周边其他民族患者的医疗、预防、保健服务。

三、黑龙江流域古代契丹医学

契丹族，古代游牧民族，居住在蒙古及中国东北地区，以半农半牧方式生活，自北魏开始，契丹族就开始在辽河上游一带活动，在唐末建立了强大的地方政权，于唐灭亡后的公元907年建立契丹国，后改称辽，统治中国北方。辽国疆域是宋王朝的两倍，东临北海、东海、黄海、渤海，西至金山（今阿尔泰山）、流沙（今新疆白龙堆沙漠），北至克鲁伦河、鄂尔昆河、色楞格河流域，东北迄外兴安岭南麓达日本海黑龙江口，南接山西北部、河北白沟河及今甘肃北界。根据吉林大学古DNA实验室（吉林大学边疆考古研究中心）周慧教授的古人遗骸线粒体古DNA研究，选取了分属于北亚、东亚和中亚的14个现代人群与契丹人群进行对比，系统发育分析的结果显示，总体上契丹人群与北亚人群遗传关系相对较近。通过将契丹人群与古代的鲜卑、匈奴人群及8个现代人群的遗传结构进行对比表明，契丹人群与鲜卑人群的遗传距离最近，这支持了契丹源于鲜卑之说。研究小组从有墓志为证的契丹人墓葬如耶律羽之家族墓出土的契丹人头骨、牙齿和契丹女的腕骨中提取DNA。再去云南保山地区取阿、莽、蒋姓"本人"和其他民族的血样，还去内蒙古莫力达瓦旗和其他旗、县取达斡尔族、鄂温克族、蒙古族和汉族等人群的血样，从血样中提取DNA。然后经过DNA测序等一系列研究程序，终于得出结论：契丹族与达斡尔族有最近的遗传关系，后者为契丹人后裔。

契丹族也是曾经生活在白山黑水间的重要民族，契丹族的医学史料也是龙江地域民族医药的重要组成部分。《辽史·方技传》中记载了契丹族的名医如迭特里、耶律庶成、直鲁古等。与其他原始民族一样，契丹医学早期也极其依赖巫神禳灾之术来祛病，从大辽阿保机建国后，医药学有了较大发展。

（1）建立医事职官：据《辽史·百官志》记载，辽国建立南面官和北面官，其中北面官按契丹制统治契丹人和北方的其他少数民族，北面官机构中，设有太医局、医兽局，太医局中的太医负责为皇室显贵治病。还设有承应小底局，下辖汤药小底、尚饮小底、盥洗小底、尚膳小底等，负责皇室医药承应。

（2）翻译方脉之书：辽圣宗太平五年时就开始从儒生中选拔校书郎，人数达72人，此时可能已经开始医书整理工作了。尤其辽兴宗重熙年间诏令精于辽、汉文字的耶律庶成翻译中医医书，《辽史》记载："初，契丹医人鲜知切脉审药，上命庶成译方脉书行之，自是人皆通习，虽诸部族亦知医事。"

（3）防疫习俗：契丹人有很多习俗对于卫生防疫有益。正旦（正月初一）于帐内诸火炉内爆盐，并烧地拍鼠，谓之"警鬼"。五月初五端午，采艾叶与绵相和絮衣著之；饮宴时进艾糕，以大黄汤下。

（4）辽朝著名医家：直鲁古，专事针灸，"太宗时，以太医给侍。尝撰《脉诀针灸书》行于世，年90卒"。直鲁古对辽的针灸学发展做出很大贡献。迭里特，字海邻，善骑射，"尤神于医，视人疾，若隔纱睹物，莫不悉见"。阿保机甚为宠信。"会帝患心痛，召迭里特视之，迭里特曰：膏肓有瘀血如弹丸，然药不能及，必针而后愈。帝从之，呕出尽血，痛止"。

四、鄂伦春族医药学

鄂伦春族，中国少数民族之一。主要分布在内蒙古自治区东北部的鄂伦春自治旗、扎兰屯市、莫力达瓦旗、阿荣旗，黑龙江省的塔河、呼玛、逊克、嘉荫县和黑河市。"鄂伦春"一词有两种含义："使用驯鹿的人"和"山岭上的人"。鄂伦春族信奉萨满教，崇拜自然物。他们有自己的语言，一般通用汉语言文字。中华人民共和国成立前，鄂伦春族还处于原始社会，社会生产以集体狩猎为主，采集和捕鱼为辅。20世纪50年代后，在政府的扶持下，鄂伦春人开始走出森林从事农耕和工业。

（一）常用药物

鄂伦春族常用药物以植物药为主，有少量动物药，未见矿物药。植物药多数作为药用，少数药食两用。据哈尔滨医科大学徐维廉教授1989年发表于《中华医史杂志》上的《鄂伦春族医药学调查研究》一文所统计的资料，鄂伦春族常用植物药有26种，举例如下。

（1）食药兼用者：①满格达（野蒜），生食根茎，有杀菌作用；②翁得（野葱），生食，有杀菌作用；③古得图（高丽果）；④阿力玛（山梨）；⑤吾格特（都柿）；⑥藤布诺（山樱桃）；⑦吾春（酸姜），生食茎叶，富含维生素C及糖分。

（2）专作药用者：①嘎黑毛（老鸹眼），木本，用皮熬水，外洗或内服，治骨折、创伤、关节炎、马背挫伤等；②宝鲁保提毛（叉条），木本，用枝条熬水，外洗或内服，治外伤、关节痛等；③西拉布，木本，熬水内服或捣烂外敷，治各种炎症（暴发火眼、口唇干裂等）；④巴梨依拉嘎，草本，食其根或捣剔敷患处，治疗淋巴腺肿大；⑤查眼敖鲁库图，草本，熬水内服，治腿疼、淋病；⑥嘎胡库如，木本，用其枝熬水洗脚，治痢；⑦查彦敖鲁图，草本，熬水洗脚，治脚气；⑧枯林敖力高陶（长虫草），草本，熬水洗或捣烂敷患处，治蛇咬伤；⑨乌达毕（马尿稍），木本，熬水洗患部，治皮肤病；⑩那兰木库拉，草本，茎、叶捣烂敷患处，治骨折；⑪阿丁敖力高陶，草本，取茎、叶，水煎内服，治小儿惊风；⑫乌达木枯鲁，木本，熬水洗患处，治人畜疮疡；⑬额德思敖劳克特（风草），草本，熬水洗患处，治皮肤红斑或麻疹；⑭嘎哈格特，草本，有剧毒，用叶、根、花捣烂外敷，治疮疡；⑮尼格的（暴马子），木本，枝、皮熬水洗患处，治疗癣；⑯嘎哈格达（耗子花），茎、叶熬水洗患处，治秃疮；⑰五味子，生服或泡酒饮用，主治身体虚弱。鄂伦春人用这些药物所治疗的疾病有近20种，其中较多的是外伤、疮疡、骨折、关节痛等病。

（3）动物药：①鹿茸，切成小片，用开水泡服，治咳嗽、喘息、虚弱等；②鹿鞭，壮阳；③鹿胎，治妇女病；④鹿尾，滋补强壮；⑤鹿心血，生饮补血、补气，治疗咳嗽、心脏衰弱；⑥狍血，补气；⑦熊胆，开水化开内服或直接点眼，治肝病、咳嗽、头痛、眼红、腹泻、腿肿等；⑧鹿或狍肝、肾，生食（冷水漂洗），明目、强壮；⑨熊鼻、野猪嘴，水煎服，催乳。

（二）其他疗法

（1）拔罐：多用瓦罐，治疗头痛、腰腿痛、腹痛等病。

（2）按摩：鄂伦春语称作敖陶嫩。无固定手法，治疗感冒后身体不适、腰腿痛等。

（3）热敷：鄂伦春语称作衣西嫩。多用火烤或用烧热的石头熨敷，治腰腿痛、关节炎等。

（4）捏法：鄂伦春语称作他嫩。用手指揪皮肉，治腰腿痛、抽筋、头痛等。

（5）刮眼皮：鄂伦春语称作欺衣然。用一种边缘呈锯齿状的草叶，弯成圆圈形，翻转眼睑后，刮去结膜上的红肿颗粒（按：可能为沙眼结节）。

（6）针刺：鄂伦春语称作给达仁。按一定部位（非穴位）用衣针刺。如腹痛刺脐上下方，"攻心翻"时刺胸背部等。

（三）卫生经验

（1）熊皮大凉，妇女铺熊皮褥致不孕或流产。

（2）青年男女不食獐子肉。若食之，男不射精，女不怀孕，孕妇铺獐皮可致流产。

（3）用朽木熏烟，以驱蚊蝇。

（4）用开水烫、冷冻或日晒法消灭衣虱。

（5）用都柿等野果酿酒，活筋骨、驱风寒。

（6）用逊克县境内都鲁河附近矿泉水洗浴或饮用治结核、妇女病、眼病等。

（7）用火烤热马骨，令患者赤身坐其上，治妇女产后腰腿痛。

（8）不准到河里小便。

（四）神灵崇拜与巫术医疗

鄂伦春人较为原始，崇拜万物有灵论，信奉图腾崇拜，图腾形象有牛牛库（熊，尊称阿马哈）、塔斯嘎（虎，尊称乌他切）等。还敬畏一些自然神，如认为触犯雷神，则发热、心里难受；冒犯风神，会抽风、口㖞眼直等。信奉的神祇有如额古都娘娘，司天花；恩古包尔，司人畜疾病，传说他的根生在风里，他的脉通过旋风与彩虹相连；额胡娘娘，司伤寒、发热等。当人畜患病时，便祈祷医神免除灾难。用金银箔或纸，剪成手牵着手的 5~9 个人形，再剪一个太阳和月亮，将其贴在一块方布上悬挂，奉上贡品（一只狍子和一碗黏饭），然后祈祷人畜及早痊愈。

鄂伦春族巫术医疗方式中较有代表性的是萨满。瑷珲县志鄂伦春记事诗中"神医类嬉戏"一句下注为："其人有病，不知医药，请老巫戴五花冠，服八卦衣，前后护以大小铜镜，腰膝杂以铜铃，击单面鼓，婆婆桃达，癫狂作态，行动须人，其音似歌似泣，无律，常带腔作栖林语，不辨云何，旋忽距跃踊离地咫尺，群愕，顾曰神至矣，名为跳神。"记述了萨满巫术医疗的场景，萨满为别人跳神，看病不要任何报酬，平时也同大家一样劳动，虽受敬重，但没有任何特权。私有制产生后，萨满为人跳神也收一些报酬，但总体来看，他们是以自食其力为主，始终没有形成如其他民族中像职业僧侣那样的宗教团体。

萨满平时靠劳动生活，主要任务是为人治病、跳神赶鬼，因此，鄂温克人得重病的时候，都要请萨满跳神。如果本氏族的人请萨满治病而他不去，按习惯可用萨满法衣上的皮绳把他捆起来，强迫其跳神。

猎区的萨满给人治病，要先杀一头白色驯鹿，或杀鹿、犴、鸭子均可；将驯鹿的心、肝、肺、食管、头等放在撮罗子东南角塔的一个棚上。驯鹿的头，必须朝日出的方向放，其他部分煮熟了献给"玛鲁"。在"玛鲁"神位前，立两棵松树桩，桩上系红、绿、黄色布条，桩的上端涂驯鹿血。然后，萨满穿法衣跳神治病。

五、达斡尔族医学

达斡尔族是我国北方具有悠久历史和文化传统的少数民族之一。17 世纪中叶前，居住在黑龙江中、上游北岸的广大地区，后陆续南迁至富饶美丽的嫩江两岸。

据 1990 年全国第四次人口普查统计，黑龙江省达斡尔族人口为 42 300 人，主要分布在嫩江右岸的齐齐哈尔市梅里斯达斡尔族区、富拉尔基区、富裕、龙江、泰来县和黑河地区黑河市、嫩江、孙吴等，主要从事农牧业，兼营渔业和猎业。达翰尔语属阿尔泰语系蒙古语族，没有文字。在清代，达斡尔族多用满文，现通用汉语言文字。

（一）御寒服饰与疾病预防

早年，达斡尔族的服装多以兽皮为原料缝制。达斡尔族妇女心灵手巧，会做各种狍皮衣、狍坎肩、狍头帽、兽皮手套、靴子等，对于抵御北方寒冷天气，防御外邪侵袭，保证身体健康发挥了重要作用。

达斡尔族人喜穿皮袍，多用狍皮、狍筋缝制而成。春秋穿刮掉毛的皮袍，冬天穿毛朝里的皮袍。冬天寒冷，达斡尔族普遍戴皮帽。皮帽多用狍头皮或狐狸头皮制作而成，形状自然，毛朝外，双耳挺立，有的还嵌上假眼睛，保暖耐用，常常用来做猎人的诱兽物。达斡尔族不管男女冬天都穿皮靴，达斡尔语称"奇卡米"。一般由狍皮或犴皮缝合而成，毛朝外，靴腰高至小腿肚，靴底一般用犴皮缝制，结实。

（二）饮食保健

稷子，属于谷类，生长在我国北方，禾本科，一年生草本植物，像黍，为我国北方杂粮之一，也有人说是高粱，是达斡尔族喜爱的传统粮食。稷子米饭，是达斡尔人款待贵客的主食之一。达斡尔人通常喜欢把稷子米饭内拌上酸奶子或浇上鲫鱼汤，吃时使其感到松软散落有嚼头、鲜美异常。据清代汪昂编著的《本草备要》中记载：稷，补。甘草，益气和中，宣（上升下行曰宣）利脾胃。可见稷子营养丰富，有益于人类健康，它富含锌、硒等微量元素，具有色泽金黄、味道醇香的特点，有强身补虚、延年益寿之功效。

达勒巴达（荞面条），种子含丰富淀粉，供食用，为蜜源植物，全草入药，治高血压、视网膜出血、肺出血。荞麦性凉，味甘，具有健胃、消积、止汗之功效，能有效辅助治疗胃痛胃胀、消化不良、食欲不振、肠胃积滞、慢性泄泻等病证；同时荞麦能帮助人体代谢葡萄糖，是防治糖尿病的天然食品；而且荞麦的秧和叶中含多量芦丁，煮水经常服用可预防高血压引起的脑出血；此外，荞麦所含的纤维素可使人大便通畅，并预防各种癌症。

"库木勒"是达斡尔语，柳蒿芽之意。早在远古时期达斡尔族就同"库木勒"结下了特殊的缘分，公元 1000 年，达斡尔先民古代遗址中就发现蒿花粉的遗迹，"库木勒"早已成为达斡尔族先民的重要补充食物之一。达斡尔族妇女会将嫩蒿芽洗净混同鲇鱼、嘎鱼、白鱼炖着吃。柳蒿芽，具有很高的医药价值。它可补中益气、健脾强胃、滋阴降火、利尿通便等。据说，国外已用它研制抗癌药物。因此，柳蒿芽不但备受达斡尔人的青睐，而且越来越多的兄弟民族同胞对柳蒿芽也由不认可到逐渐接受。

（三）禳疫祭与敖包祭

早年，达斡尔聚居地区缺医少药，卫生条件极差，使这片山清水秀的地方经常被各种瘟疫的阴云笼罩。为消除瘟疫，保佑本族人畜兴旺，在达斡尔族中盛行一种祭祀习俗——禳疫祭，达斡尔语称"滕格日·沃奇贝"。

每当达斡尔村落出现人口伤亡，牲畜倒毙的灾难性瘟疫时，全村各家各户的人，以户为单位携带一只鸡聚集在举行祭祀的地点进行禳疫祭的活动。当人们聚齐后，先由二神巴格奇致辞祈求天神大发慈悲，清除瘟疫邪恶，保佑众生灵安康的祷词，然后由巴格奇带头将鸡宰杀，作为供奉天神的祭品。继而，各家各户将用于祭祀的鸡放到自带的锅内煮熟，全家共食，认为这样就能取悦天神消灾祛邪。

祭祀活动完成以后，人们在巴格奇的指挥下，于进屯的道口两旁各竖一个木杆，两根木杆顶面之间横向拉一条插有鸡毛和系有白布条的细绳。人们在村外很远的地方就能看到它。达斡尔人称之为"塔热阿勒"（警示信号之意）。这时，来往乘车或骑马的过路之人，看见屯外道旁的横于道路上空的"塔热阿勒"，就知此村在流行瘟疫，或返回去，或绕道而行，从而避免染上瘟疫或扩大瘟疫的传播。

六、满 族 医 药

满族一系，历史最为悠远，起于先秦的肃慎，后汉三国时的挹娄，北朝的勿吉，隋唐的靺鞨，辽、金、宋、元、明时期的女真，这些都是满族的先民。满族是我国人口较多的少数民族之一，其祖先一直生活在我国东北地区，尤其遍布白山黑水之间。进入中原地区的满族均已逐渐汉化，留在东北地区的满族一直沿袭着原始的生活方式和习俗及医疗观念和技术，从他们身上可以追溯到满族医药学的发展痕迹。

元明清时期，女真族主要散居在黑龙江、松花江流域，尤其散布于以今黑龙江省依兰县为中心的合兰府水达达等路，后来演变为"建州女真"和"海西女真"，还包括更为偏远、原始的东海女真等部，后皇太极即汗位后将其改称为"满洲"（即满族）。黑龙江地区世代流传的满族原始医疗技艺，主要包括植物药与动物药应用、萨满巫祝疗法、萨满常用草药、萨满常用外治法等，还包括满族人日常居处、饮食、服饰、体育运动等民俗文化中所展现出来的民族卫生保健智慧。

黑龙江地区早在渤海国时期就已向中原进贡各种珍贵植物药、动物药。据《渤海国志长编》等书记载，女真盛产很多珍贵药材如人参、白蜜、附子、麝香、鹿茸、牛黄、昆布、头发、珍珠、蜜蜡、松实（松子）等，不仅供应本地、还能出口，有些还属贡品。即使是萨满这种宗教仪式，也有使用中药治病的记载，如据秋叶隆著《满洲民族志》记载，萨满常用的草药有杏仁、芥子、白苏、蜜麻黄、栀子、延胡索、金银花、茯苓、沙参等，压成面，成小包，待呪术结束后，投予患者。满族地处北疆高寒之地，喜食高热量黏食、穿坎肩皮袍靰鞡草、喜睡火炕、善骑射、喜摔跤等民俗习惯，都具有较高卫生价值。

据《渤海国志长编》记载，就有人参、昆布、牛黄、白附子、蜂蜜、麝香等药材。在辽代，女真人出产的药物有人参、白附子等（《契丹国志》卷二十六），这些都是东北地区名贵道地药材，人参、珍珠等还成为辽王朝向女真征收的贡品。

满族服饰带有明显的防寒护身和便于骑射的文化特点。主要有旗袍、马褂、坎肩、套裤、腿带、靰鞡等。满族人还喜欢穿坎肩，在长袍上套一件坎肩可以暖和前胸和后背，防止寒风侵入。清初，满族人冬天的服装多以皮毛为主，有鹿皮、狍皮等，还有以皮毛做的帽子和被褥等，其主要出于保暖防寒的需要。靰鞡是满族男子理想的冬鞋，多为牛皮或鹿皮缝制，连帮带底而成，前圆尖，鞋脸上缝有极密的褶。穿时内填靰鞡草，轻便保暖，经久耐用。穿上靰鞡可行冰雪上数小时而不知冷。时至今日，在偏僻山村有的满族老人还保留穿靰鞡的习惯。

采集在满族早期经济生活中占有重要位置，主要有木耳、蘑菇、松子、蜂蜜、人参、东珠、野菜等。挖参是居住在山区的满族人的主要经济活动之一。挖参相当艰苦，而且总是伴随巫术活动。一般每年农历三四月份进山，直到十月份，树枯地冻，下山归家。

火炕，满语称"土瓦"，是满族居室的独特标志。环室三面筑炕，南北为大炕，西为窄炕，三炕相连，下通烟道。这种炕称为"蔓字炕"，也称"拐子炕"和"转圈炕"。火炕既能住人，又能取暖，深得满族人的喜爱。炕面十分暖和，睡其上温暖舒适，舒筋解乏。

满族也信奉萨满，萨满祭祀神灵、请神驱邪的仪式俗称"跳神"。《柳边纪略》载："满人有病必跳神，亦有无病而跳神者。富贵家或月一跳，或季一跳，至岁终则无有弗跳者。"据《黑龙江外记》所说："伊彻满洲病，亦请萨玛跳神，而请札林一人为之相。"萨满教的产生与古老的渔猎民族瘟灾、疾病的流行密不可分。因此，人们借此表达的最大心愿，便是祈求神灵保佑无病无灾。为氏族成员治病除病是萨满的天然职能。萨满治病主要通过两个途径，一是跳神除邪的宗教法术，一是萨满世代积累、总结出来的土医土药疗法。跳神治病主要是一种心理疗法，通过萨满特定的仪式，在患者心理和精神上产生一定的安抚、解脱效应。萨满跳神治病的仪式也因各民族、各地区萨满术的传承不同而各异。如有瘟疫流行，萨满也要举行跳神仪式，以驱逐瘟疫。萨满跳神治病常伴医术，如按摩、冰疗、针灸、火疗、放血、气功疗法及土方草药等，从而实现了精神疗法与医疗作用相结合的效果。可以说，萨满教是北方民族医药学宝库之一，一些著名的大萨满本人便是氏族德高望重的土医。

直到清朝末年，东北边远地区的满族萨满仍很活跃。萨满大致分为家萨满和职业萨满两种，其中职业萨满主要从事治病驱邪活动。祭祀时的萨满祝词，初用满语，乾隆以后改用汉语。

第六节　侨医与龙江医派

20 世纪初，随着中东铁路的建设，大批外侨进驻我国东北。铁路修建以哈尔滨为中心，至 1903 年中东铁路全线通车时，来哈尔滨的俄国侨民已超过 2.3 万。至 1922 年，俄国（苏联）侨民最多达 15.5 万。除俄国侨民之外，数以万计的日本、朝鲜、波兰犹太侨民和大批的德国、英国、法国、美国、捷克斯洛伐克、希腊、匈牙利、意大利、瑞典、丹麦、荷兰、奥地利、印度、葡萄牙、罗马尼亚、瑞士、塞尔维亚、亚美尼亚侨民长期居住在哈尔滨。他们社会结构复杂，有许多商人、工厂主到哈尔滨发展商业，一些反对俄国新政府的地主、落魄贵族等前来置业，也有大批难民来此避难等。众多侨民中包括许多医疗工作者，他们来到哈尔滨，扎根龙江大地，在这里建医院，办诊所，为同住在哈尔滨的中外人民诊疗看病。

时至今日，虽然百年已过，时世巨变，但大量当年修建的医院、诊所仍存于世，其中有许多经过不断壮大，已成为黑龙江省重要的医疗机构，为龙江医疗事业的发展做出贡献。

一、1902 年哈尔滨建立东清铁路中央医院（今哈尔滨医科大学附属第四医院）

哈尔滨东清铁路中央医院，旧址位于今哈尔滨火车站东侧，颐园街 37 号，1899 年始建，1900 年建成并投入使用，是中国最早、最大的西医医院之一。医院占地 8344 万平方米，由俄国工程师列夫捷耶夫（А. К. Левтеевъ）设计。建成时设床位 280 张，医疗和医技科室 10 个。1912 年，改称"中东铁路中央医院"。1932 年，改称"北满铁路中央医院"（住院部）。1936 年，改称"满洲铁道株式会社哈尔滨病院"，床位 450 张。

1945 年 8 月 19 日，该院被苏联红军接管，作为临时战伤医院。1946 年 4 月 28 日哈尔滨解放后，东北民主联军接管了这家医院，并改称"东北铁路总局中央医院"。1950 年 2 月，改称"中长铁路中央医院"。1952 年，改称"哈尔滨铁路局中心医院"。2004 年 10 月 10 日，正式组建为哈尔滨医科大学附属第四医院。2005 年，原设备科、洗衣房、病案室等建筑拆除，建成哈尔滨医科大学附属第四医院办公楼。现仅剩原内科病院、外科楼和药局等部分建筑。

二、1911 年哈尔滨俄国红十字会医院（今哈尔滨市儿童医院）

1911 年 5 月 21 日，哈尔滨俄国红十字会医院在地段街北头奠基开工。地段街是 1898 年为了将松花江上的航运物资运送到南岗、香坊等地区而修建的哈尔滨第一条石砌马路。因当时的中东铁路工程局第九施工段驻扎在此，该路遂被称为"地段街"。

俄国红十字会医院后来又更名为"东省特别区市立医院""哈尔滨市红十字医院"。1956 年刚刚成立 5 个月的黑龙江省第一所儿童医院——哈尔滨市儿童医院与原哈尔滨市红十字医院、哈尔滨市第一医院儿科合并，医院迁到位于道里区地文街 1 号的原哈尔滨市红十字医院旧址。

哈尔滨市儿童医院位于地段街和友谊路交叉路口的北侧。在其院内，有一栋建于 1911 年 5 月的二层建筑，显得格外宁静温暖。俄罗斯建筑风格的砖墙被刷成橙色，白色的檐口和墙面装饰，高高的台阶另一侧是长长的弧形无障碍通道，现在这里是斯大林社区卫生服务中心。

如今，哈尔滨市儿童医院已经是东北三省面积最大、医疗设备最先进、功能最齐全的综合性儿童医院。

三、20 世纪初的哈尔滨犹太医院（今哈尔滨市眼科医院）

哈尔滨的早期犹太移民多为穷苦的铁路工人和躲避反犹迫害的流亡者，他们大批到达哈尔滨后，遇到了很多困难，或衣食无着、或疾病缠身。基于这种情况，1919 年哈尔滨的犹太人建立了犹太贫病患者救济会，目的是为哈尔滨郊区和铁路沿线贫苦犹太新移民提供免费医疗服务，并在必要时给予物质援助。其发起人是 7 名犹太医生，建立地点在埠头区东商市街（今哈尔滨道里区西五道街 34 号）。1921 年 1 月 8 日，救济会召开第一次会议，通过《章程》，并选举 М. И. 布尼莫维奇、Ю. Е. 艾里雅松、考夫曼、С. М. 维赫杰尔、И. А. 拉比诺维奇、И. С. 弗利杰、古特曼等为理事会成员。1921 年 5 月 8 日，救济会在埠头区炮队街（今道里区通江街 5 号）的犹太免费食堂楼内开办诊所，由考夫曼医生主持工作。不久，又开办了牙医诊所。其后又酝酿创办哈尔滨犹太医院，救济会开始在哈尔滨犹太社区中通过募捐活动为建立医院筹措资金。1932 年 9 月 4 日，由一位名为 Е. С. 纳芙塔琳娜-约菲的犹太人将她在东商市街（今西五道街 34 号）的一块地皮捐给救济会。1933 年 6 月 4 日，犹太医院破土动工，1933 年 11 月 5 日门诊部正式开业。1934 年开始扩建二层楼房，包含住院部在内的犹太医院于当年 10 月 29 日全部启用，由犹太宗教工会领导。1936年因经费不足导致扩建的三楼只完成一半，直到 3 年后大楼才彻底竣工。犹太医院的总占地面积520 平方米，建筑面积 960 平方米。

犹太医院门诊的全部设备是由已故中央大药房老板科夫曼的夫人和继承人捐献，牙科设备是A·A·巴辛出资购置，医院正门由 A·A·奥昆捐款进行装修。哈尔滨犹太医院设有手术室、外科病房、内科病房、放射线科、口腔科、药房及设备良好的化验室，住院处共有 25 张病床，成为当时哈尔滨一流医院。当时犹太人在哈尔滨医药界占有重要地位，据 1907 年年底统计，哈尔滨市医生中有 4/5 是犹太人。可以说哈尔滨犹太医院集合了哈尔滨当时最好的医生，它不但为哈尔滨犹太社区增添了光彩，而且赢得了社会上广泛的美誉和欢迎。据网上资料统计，1935 年门诊接待患者共达 26 200 人，按年 271 个工作日计算，平均每日接待患者达 96.7 人。

哈尔滨犹太医院在发展过程中形成了自身的特点：第一，其工作人员大部分是犹太人；第二，遵守安息日和犹太假期，并供应符合犹太教规的洁净食物；第三，不分信仰和种族，接纳所有患者；第四，一个患者如果不能支付他的住院医疗费用，他只需象征性地支付一点费用就可以接受治疗，而特别贫困者则可以完全接受免费治疗；第五，医生可应邀出诊。随着哈尔滨犹太社区的逐渐消亡，犹太医院也于 1958 年最终关闭。但是其建筑至今仍保存完好，现为哈尔滨市眼科医院，已经被哈尔滨市列入第二批 II 类保护建筑。

20 世纪初，龙江医学中与医药密切相关的化学药品、医疗器械、化学试剂和玻璃仪器四大类医药商品，是随着帝国主义的入侵和外国侨民的大批进入黑龙江地区而传入的。黑龙江地区最早有外国侨民定居是在 1850 年，俄军侵占庙街后，俄国人开始在此定居。后来沙俄在 1858 年、1860年割占我国黑龙江以北、乌苏里江以东约 100 多万平方公里的土地后，又于 1896 年开始在黑龙江地区修筑东清铁路，此后沙俄移民不断增加。1898 年，东清铁路筑路当局，在哈尔滨南岗颐园街15 号，建立由俄国医学博士雅文斯基担任总医师的东清铁路中心医院（今哈尔滨铁路中心医院），先后将化学药品、医疗器械、化学试剂和玻璃仪器引进黑龙江地区。1902 年，东清铁路沿线流行霍乱，仅哈尔滨的俄侨患者就有 1365 人，死亡 695 人。到 1903 年东清铁路全线通车后，外国侨民、侨商迅速增加，1909 年哈尔滨有俄侨 1.2 万余，1913 年猛增至 11.5 万余。日侨 1919 年仅有 1.1 万余，1932 年增至近 8.2 万，后来日本军国主义以"开拓团"方式入侵东北，从 1932 年至 1941 年，移民迅速增至 11.9 万余。此外，还有美、英、法、德、朝等国侨民陆续流入。远在 1892 年，英国基督教会为借医药传教，在阿什河（今阿城区）建立博济医院。医药商品中化学药品、医疗器械、化学试剂、玻璃仪器的消费，首先由外国侨民开始。随着外国侨民的增多和外侨在黑龙江省开办医院，药品的舶来品种迅速增多，数量亦迅猛扩大。

黑龙江地区最早经营化学药品是 1889 年在齐齐哈尔开业的长发西药局。1894 年，德国人在哈尔滨开办亚路培商会，经营医疗器械，以后又有维纳商会开业，经营化学药品。据不完全统计，从1894 年至黑龙江地区解放前夕，先后由德、俄、日、英、美、朝等国侨民开办的各类医药商店达315 户，分布在哈尔滨、齐齐哈尔、牡丹江、佳木斯、黑河、北安、龙江、密山、东宁、宁安等地。黑龙江地区抗日战争胜利前，外侨医药商以资本雄厚、规模庞大、人员众多为优势，一直占据着垄断地位。

俄侨医药商从 20 世纪初至"九一八"事变，在哈尔滨、齐齐哈尔等地陆续开办了各类医药商店，总数达 95 户之多，其经营实力在黑龙江地区独占鳌头。1900 年，俄侨高达舍维奇、阿罗国斯开办的高达舍维奇药房和第一沃力那耶药铺，分别在哈尔滨中央大街与药铺街拐角处及炮队街 21

号开业；1902 年，俄侨拉滨诺维赤、列华夫，分别在哈尔滨中央大街 48 号、新买卖街 71 号开办了松花江药铺、新哈尔滨药房；1905 年，莫斯科药房、中央大药房在哈尔滨开业；1912 年，俄侨拉滨诺维赤又在哈尔滨中央大街 156 号开办松花江药铺分号药料药铺；1914 年，俄侨分别在哈尔滨中央大街和齐齐哈尔昂昂溪开办列民吉药铺和俄国药铺；1915 年以后，在哈尔滨这块商家必争的风水宝地，俄侨医药业户争相开张：1915 年开办聂米洛夫斯基药铺、洛司比尔药房；1917 年开办乌洛斯特瓦科药房；1918 年开办莫斯科药局；1919 年开办雷依尼维别尔药铺、罗西拉药房、新鲍维奇药房、阿尔诺米赤斯基药房、普希金药局、阿普切科达瓦药局、达里道他特药房、炮队街药房、瓦特也尔药房、巴西那齿科材料商店；1921 年开办拉依海尔药铺、萨波尔那亚药局、瓦特聂尔药房、阿布捷克达瓦尔药品商店、格鲁吉亚药局、果罗保夫地包药房和吉民药房。

继俄侨药商之后，德侨药商开办的荷斯坦商会，于 1921 年在哈尔滨开张，经营化学药品进口业务；1922 年开办的德威洋行，专营化学药品；1923 年开业的易北商会专营医疗器械进口；1925 年开业的德侨专恩阔卜洋行，经营化学药品和医疗器械；1929 年德侨史天富在哈尔滨中央大街 152 号开办的华兴公司，经营德、美数十家著名厂家生产的化学药品和医疗器械进口业务；1931 年德侨开办的司拉元药房、谦信洋行、中国那克斯特公司和新民特列基克公司陆续在哈尔滨开业，均为经营化学药品和医疗器械的进口商和批发兼零售商。

20 世纪初叶，德侨医药商和俄侨医药商称霸黑龙江医药市场，后来日侨医药商逐渐抢占优势，在 1907 年，日侨金丸工喜治开办的梅田商会、三井物产株式会社，分别在哈尔滨石头道街、水道街开业；1908 年，日侨稻野美津开办的富山堂药房在齐齐哈尔增顺街 234 号开业；1909 年，日侨池上昌夫开办的池上药房在哈尔滨傅家甸开业；1910 年，日侨奥村喜吉、船桥长助、池田盘根、迎宾左卫门和大野丰雄分别在哈尔滨傅家甸、裤裆街、道外五道街、道里工厂街和齐齐哈尔正阳街开办的济生药房、博仁药房、池田药房、日本药房和富山堂支店开业；1912 年，日侨大平宫左开办的荣升号药房开业；1913 年，日侨和田车司、井上析平、山本六太郎在哈尔滨地段街 107 号、中央大街 147 号、道外升平街 18 号开办的日光洋行、井上商会、长寿堂药房开业，经营化学药品、医疗器械和化学药品原料药；1914 年，日侨重太郎、平野京次郎、稻野美津在龙江开办的永安堂药房、济生堂药房、富山堂药房，以及日侨宫崎亚干在黑河开办的黑龙堂药房开业；在进口商中，1918 年在哈尔滨道里水道街 29 号，由日侨左野原温开办的三菱商事株式会社支店规模最大，拥有资金 5000 万，有日、中和其他国籍从业人员 64 名。据《北满概观》记载，1927~1928 年，每年输入哈尔滨的舶来药品约合 40 余万日元，其中日本产品竟占 60%~70%，至"九一八"事变前，日侨医药商已达 61 户。

在外侨医药商中，除俄、德、日侨之外，还有朝、美、英等国侨民开办的药业店堂，但其实力均逊于前者。1916 年朝鲜侨民赵春堂，在齐齐哈尔开设北济诊疗所，兼营药品；之后朝鲜侨民朴筠、金虎、高致柞、金启昌、金化龙和江海龙在齐齐哈尔陆续开设春记药店、鸿顺药店、永盛药店、福安药店、金江药店和增福药店。1923 年美国侨民在哈尔滨开设陈尔大斯洋行、西比利美国公司；1928 年又有美国制药会社在哈尔滨道里市场开业，均经营化学药品和化妆品进口。英侨医药商的经营活动，始于 1914 年在哈尔滨新城大街（今尚志大街）14 号开设的奇米里特药局，经营医药商品进口；1923 年又有英侨在哈尔滨奋斗路与邮政街拐角处开设药品、化妆品货栈。第二次世界大战爆发后，俄、美、英与日之间处于战时敌对状态，化学药品国际进口中断。1942 年伪满洲国对化学药品经营实行"配给制"，外侨药业方逐渐萧条下来。据不完全统计，从鸦片战争之后至抗日战争胜利前夕，在黑龙江地区陆续开业的外侨医药商户总计 315 户。1945 年抗日战争胜利后，曾在黑龙江地区医药流通领域占尽优势的侨民药业，基本退出了历史舞台。

第二章 龙江医派的历史沿革

第一节 龙江中医药起源

黑龙江源于满语"萨哈连乌拉",是我国第三大河流,如同黄河、长江一样,都是华夏文明的摇篮和发祥地。它北源石勒喀河,全长 4510 公里,南源额尔古纳河,全长 4370 公里。流域内有大小支流 951 条,总流域面积为 184.3 万平方公里。这条横卧在北方黑土地上的巨龙,浩荡东流,奔腾入海,孕育了体魄强健、聪明智慧的黑土先民。

一、黑龙江流域古人类考古发现

医药与人类同在,医药与生命共存。原始医药,发端于古代先民在生产和生活中与疾病做斗争的可贵尝试。黑龙江地域有人类居住的历史,即为医药发生发展之渊源史,可追溯到距今 2 万～3 万年前的旧石器时代晚期。

在黑龙江省哈尔滨市顾乡屯与闫家岗、齐齐哈尔市昂昂溪、呼玛十八站等地都发现了旧石器时代的遗址。五常学田村出土的古人类顶骨和左下肢胫骨化石,证明了 2 万多年前就有古人类在黑龙江地区活动。

1982 年 6 月,哈尔滨市文管站进行文物普查时,在阎家岗发现了人类头骨化石残片一块,被称为"哈尔滨人"。"哈尔滨人"生活在旧石器时代晚期,使用的工具以打制石器为主,还有木器、骨器等。

1976 年,中国科学院古脊椎与古人类学研究所在位于黑龙江支流呼玛河左岸的呼玛县十八站进行了发掘。在出土的 1000 多件旧石器中,有刮削器、尖状器、雕刻器、石叶、石核、石片等。从石器的类型分析,其居民主要以狩猎谋生,距今约 12 000 年。

黑龙江地域的古代先民,有肃慎、秽貊和东胡三大族系,各有悠久的历史。在长期的生产实践并与中原地区的不断交流中,形成了具有地域特色的龙江医药文化。

二、肃慎医药卫生

黑龙江地区最早见于文献记载的是肃慎族,又称息慎、稷慎。肃慎族汉代时称为挹娄,北魏时称为勿吉,隋、唐时称为靺鞨,辽、金和元、明时称为女真,从清代开始称为满族,并在历史上先后建立了金、清两个封建王朝和地方政权渤海国。肃慎的地域在东北地区的东北部。根据考古学家的考证,肃慎是起源于今牡丹江流域的东北古民族。

（一）药事交流

肃慎族与中原的联系源远流长,历史悠久。据《大戴礼记》记载,在 4000～5000 年以前的史前传说时代，肃慎族就与中原各民族结成了牢固的一体关系。所谓虞舜以天德嗣尧，肃慎族慕化来服，归依中原。至夏禹、殷汤，周文王之世，肃慎也都相继归顺这些中原王朝。

《逸周书》记载："周公旦主东方……西面者正北方：稷慎大麈。"稷慎，即肃慎，肃慎以动物药材大麈为献。《埤雅·释兽》曰："麈似鹿而大，其尾辟尘""令毡不蠹"，说明麈尾有一定驱虫作用。

周成王时，为庆贺周王朝平定东夷，肃慎人派使者入贡，周成王因命大夫荣伯作"贿肃慎之命"，进一步确立了同肃慎人政治上的隶属关系。

（二）肃慎之矢与解毒术

早在尧舜时期，肃慎族就与中原王朝建立了密切的联系。"楛矢石砮"是一种用楛木做箭杆、石头做箭镞的箭，为肃慎族献给中原王朝的重要物品。《竹书纪年》记载：帝舜"二十五年，息慎氏来朝贡弓矢"。镜泊湖南端的距今约3000年的莺歌岭上层遗址，发掘出了大量的古代文物，其中以青石磨成的石镞，表明当时的肃慎人已掌握了制作和使用弓箭的本领。

肃慎之矢在《国语·鲁语下》中有生动的记载："仲尼在陈，有隼集于陈侯之庭而死，楛矢贯之，石砮，其长尺有咫。陈惠公使人以隼如仲尼之馆，问之，仲尼曰：'隼之来也，远矣！此肃慎之矢也……君若使有司求诸故府，其可得也。'使求，得之金椟，如之。"可见，肃慎之矢在中原地区的广泛使用及其影响。

弓矢在使用过程中常常需要在箭中施毒，随之产生了多种解箭毒之术。《本草纲目》记载："石砮出肃慎国，人以枯木为矢，青石为镞，施毒中人即死。"《伤科汇纂》描述了解毒箭的方法："肃慎国有石砮，国人以为箭镞，中人即死。凡中毒箭死在倾刻者，惟饮金汁并涂伤处为最灵。粪清亦可，人中黄亦效。"《日华子诸家本草》也载有解箭毒之法："署毒箭，用荠苨即甜桔梗捣涂，亦可煎服。"

（三）饮食与居处卫生

半地穴式住所是古代北方居民为躲避严冬风寒，而设计建造的一种居室。在商周时代甚至更早以前就已被我国古代北方的一些民族所使用。寒冷的地域条件使肃慎人形成"夏则巢居，冬则穴居"的习惯。

黑龙江宁安莺歌岭遗址出土陶猪，多数已残损，完整的只有5件。其中一只公猪，长6厘米，高3.9厘米，脊背高耸，躯体稍瘦，四肢短小，前肢占有较大比例，带有明显的"野性"特点。陶猪的发现，证明莺歌岭上的肃慎人已经有了原始的畜牧业，会畜养猪，食其肉，衣其皮。郭璞著《山海经传》中记载肃慎先民冬季"以膏油涂体，厚数分，用却风寒"。

沈括曾在《梦溪笔谈》中写道："鼎中有三足皆空，中可容物者，所谓鬲也。"鬲作为我国古代主要烹饪食器，距今已有5000～6000年的历史。1974年黑龙江省肇源县白金宝遗址出土绳纹陶鬲，距今2900年，由泥质灰褐夹砂陶手制而成，口径21.8厘米，通高22.3厘米。牛乳房状腹和空心足能在加热时增大与火的接触面积，可以最大限度地承受热能，缩短烹饪时间，有利于保留食物的营养成分。

三、挹娄医药卫生

挹娄是肃慎族系继肃慎称号后使用的第二个族称，前后约有600余年（汉至晋），其间有时也称肃慎。公元 5 世纪后，改号勿吉。活动区域在今辽宁省东北部和吉林、黑龙江两省东半部及黑龙江以北、乌苏里江以东的广大地区内。凤林古城、炮台山遗址被国内一些专家认定为是黑龙江历史上最早的挹娄人国都。

考古学家先后对凤林古城进行了四次发掘，发掘面积达 4600 平方米。共发现半地穴房址 40 座，灰坑 50 多座，出土文物近 2000 多件，文物中有陶器、骨器、石器、玉器、铁器、铜器等，这些发掘出的房址和文物进一步印证了这个城址所处的年代就是距今约 1800 年的汉魏时期。

在距今 1700 年左右的宁安县（今宁安市）东康遗址中，发现了仿金属工具制造的圆铤双翼石镞，还出土了三棱形骨镞。猎取的对象有狍、鹿、貂等。考古发现的鹿、狍、貂等兽骨皆带有烧痕，说明他们猎取这些肉多毛厚的野兽，是为解决衣食之需。

挹娄人擅于制毒麻药物，《后汉书·东夷列传》记载，其所用"弓长四尺，力如弩，矢用楛，长一尺八寸，青石为镞，镞皆施毒，中人即死"。

挹娄以穴居形式抵御风寒。据《后汉书·东夷列传》记载，挹娄"处于山林之间，土气极寒，常为穴居……作厕于中，圜之而居"。

四、勿吉、室韦医药卫生

秦汉以后，隋唐之前，活动于黑龙江地区的民族主要是勿吉、室韦。勿吉为肃慎人后裔；室韦则与鲜卑有一定血缘关系。勿吉以农业为主，同时发展畜牧业；室韦则以畜牧渔猎为主，有少量农业。

（一）医药习俗

勿吉也擅于制造毒药。《魏书·勿吉传》记载，勿吉人"善射猎，弓长三尺，箭长尺二寸，以石为镞……常七八月造毒药傅箭镞，射禽兽，中者便死，煮药毒气亦能杀人"。《后魏书》记载："辽东塞外秋收乌头，为毒药，射禽兽"。可以推断当时亦有解毒之术，惜文献不足以证。

盐麸子生吴、蜀山谷。树状如椿。七月子成穗，粒如小豆。上有盐似雪，可为羹用。岭南人取子为末食之，酸咸止渴，将以防瘴。勿吉亦产盐麸子。《本草纲目》记载："后魏书云：勿吉国水气咸，凝盐生树上，即此物也。"

勿吉"俗以人溺洗手面"。人尿不仅用于去掉污浊，还被视为一种药物和行之有效的医疗手段。《诸病源候论》记载："诸山水黑土中出泉流者，不可久居，常食令人作瘿病，动气增患。"该记载反映了当时人们已经认识到瘿病产生的原因及情志与瘿病的关系。

（二）居处卫生

勿吉人仍然以穴居形式居住以抵御冬季的严寒，《魏书·勿吉传》载："其地下湿，筑城穴居，屋型似冢，开口于上，以梯出入。"《北史·勿吉传》亦载："地卑湿，筑土如堤，凿穴以居，开口向上，以梯出入。"

勿吉人和室韦人皆衣兽皮，喜酿酒。勿吉人"妇人则布裙，男子猪犬皮裘"。生活在东北西部的室韦人辄以掳鹿皮为衣，"男女悉衣白鹿襦裤"。《魏书·勿吉传》记载，勿吉人"嚼米酿酒，饮之亦醉"，能酿药酒饮用，室韦人亦知蒸麦发酵酿酒。面对严寒，衣兽皮、饮酒不失为抵御风寒的有效手段，具有一定的保健意义。

勿吉人对婚姻形式与疾病传播已经有所认识。《北史·勿吉传》记载，如果"其妻外淫，人有告其夫，夫辄杀妻；而后悔，必杀告者。由是奸淫事终不发"。丈夫可以杀死有"外淫"的妻子，标志着勿吉已经进入对偶婚和父系大家族阶段，客观上防止了性病的传播。

第二节　渤海国时期龙江中医药

渤海国是唐代我国东北地区建立以靺鞨族为主体的地方民族政权。公元698年由大祚荣建立，自号震国。公元713年，唐玄宗册封大祚荣为渤海郡王。公元926年为辽国所灭。渤海国全盛时期，其疆域北至黑龙江中下游两岸，鞑靼海峡沿岸及库页岛，东至日本海，西到吉林与内蒙古交界的白城，大安附近，南至朝鲜之咸兴附近。

一、海 东 盛 国

渤海国社会经济受唐朝的影响，极为发达，"其王数遣诸生诣京师太学，习识古今制度"，故有"海东盛国"之称。靺鞨人"其畜宜猪，富人至数百口，食其肉，而衣皮"。

海东盛国的物产极为丰富。《新唐书》载："俗所贵者，曰太白山之菟，南海之昆布，栅城之豉，夫余之鹿，鄚颉之豕，率宾之马，显州之布，沃州之绵，龙州之䌷，位城之铁，卢城之稻，湄沱湖之鲫。果有丸都之李，乐游之梨"。其中的昆布、鹿茸等皆可入药。

二、渤海国医事制度

黑龙江地区的医疗在古代主要依靠少数民族医。在建立金政权之前，古靺鞨族尚处于原始社会，他们信奉萨满教，虽然也有用药的记载，但其医疗基本上是靠祷术，即"头戴尖冠，着长裙，腰系铜铃，击鼓跳舞，口喃喃辞"，祀先祖祷神，以求愈疾免灾。

当时其医学思想深受唐代的影响，医学制度中设有翰林医官、太常博士等，他们采用了偏方、杂方治病。《渤海国志长篇》有"此子角法非常"的记述，即他们也采用针灸、拔火罐、角法之类的放血疗法治疗疾病。

公元713年，随着中原地区的医术、本草及药物的传入，渤海国也逐步地培育了本民族的医师和药剂人员。据日本《类聚三代格》卷18记载，日本天长五年，太政官符规定当时来日的渤海使节食粮支给法中有"史生，译语、医师、天文生，日各一束五把"，说明渤海国使节团内有若干医生。

三、渤海国与各国的医药往来

渤海人非常重视药材的采集和加工，某些贵重药材，如人参、麝香、牛黄、珍珠、白附子、蜂蜜等，是向日本出口的重要物资，还作为贡物和礼品奉献于唐廷，先后"贡唐"130余次。

《册府元龟》记载，唐玄宗天宝七年三月"黑水靺鞨、黄头室韦、和解室韦、如者室韦、赂丹室韦并遣使献金银及六十综布，鱼牙绸、朝霞绸、牛黄、头发、人参"。同光三年二月，渤海国遣使贡人参、松子、昆布、黄明等。明宗天成元年四月，渤海国遣使朝贡人参、昆布、白附子及虎皮等。人参作为珍贵的药材和补品而闻名于唐廷和日本，仅公元738年赠给日本宫廷的人参就有15

公斤之多。

《延喜式》为日本醍醐天皇下令，左大臣藤原中于延长五年纂辑的律令格式，其中与渤海使臣有关的规定逾三十余条，反映出日本遣渤海使多备有药物。如其中一条记载：“渤海使十七种：素女丸半剂、五香丸三两、练仲丸、吴茱萸丸、干姜丸、犀角丸、四味理中丸各一剂，七气丸、八味理中丸各二剂，大戟丸半剂，度嶂散、百毒散各二剂，茯苓散三剂，黄良膏、升麻膏各一剂，神明膏二剂，万病膏三剂，所须药种亦依本方。”另有一条记载：“草药八十种：练胡麻大五升，桃仁一斗四升，荠芪、黄连、白术、石斛、兰漆、细辛、桔梗、独活、当归、夜千、牛膝、茯苓、白芷、升麻、橘皮、附子、乌头、天雄、黄蓍、松脂、石南草、防己、黄檗、白蔹、紫菀、麦门冬、苦参、鬼臼、芎䓖、干地黄、枳实、葛根各二斤，芍药、地榆、前胡、白头公、瓜蒌、防风、柴胡、蔺草、商陆、大戟、茵芋、菖蒲、藁本、甘遂、石韦、泽泻、玄参、漏芦、茼茹、蛇衔、藜芦、桑根、白皮、皂荚、丹参、蒲黄、半夏、龙胆各一斤，龙骨、石硫黄、石膏各一斤，蜀椒四斤，吴茱萸五升，升麻、杏仁、五味子、菟丝子、葶苈子、蛇床子各二升，乌梅、大枣、曲各五升，瓜蒂四升，羚羊角十枚，熟艾二斤，仆奈、女青各一斤，黑葛二斤。”此外还有“盛杂药韩柜二合”“裹药庸布二段”等记载。渤海国僧人中也有兼通医术者。《全唐诗》卷384收录了唐朝诗人张籍的《赠海东僧》：“别家万里行，自说过夫余。学得中州语，能为外国书。与医收海藻，持咒取龙鱼。更问同来伴，天台几处居。”其中“与医收海藻，持咒取龙鱼”一句赞美了渤海僧人不仅通药理，通药性，用海藻医救患者，而且有可能还通过佛教医学中的咒语与药物合用解除人们的痛苦。

渤海国朝贡的物品，多被奉为宝物。《本草纲目》记载：“夫余出赤玉，挹娄出青玉。”武宗皇帝会昌元年，“夫余国贡火玉三斗及松风石。火玉色赤，长半寸，上尖下圆。光照数十步，积之可以燃鼎，置之室内则不复挟纩”。武宗皇帝的才人常用煎澄明酒，其酒亦异方所贡也，色紫如膏，饮之令人骨香，描述了夫余火玉具有一定的保健作用。武宗皇帝会昌元年，渤海还曾贡紫瓷盆，“紫瓷盆量容斗斛，内外通莹，其色纯紫，厚可寸余，举之则若鸿毛。上嘉其光洁，遂处于仙台秘府，以和药饵。后王才人掷玉环，误缺其半菽，上犹叹息久之”。

四、饮食与居处卫生

靺鞨族饮用井水，水井以岩石砌成，井边设有开裙，很讲究饮水卫生。明末的兵部尚书张缙彦在游记散文《东京》篇里写道：“三重宫殿……八角石井，雨水淳泓，尚可牛饮。”

火炕是北方居民为适应当地冬季寒冷气候条件而发明创造的具有取暖功能的睡卧、饮食、活动设施。《内经》记载灸的起源：“北方者……风寒冰冽，其民乐野处而乳食，脏寒生满病，其治宜灸焫。故灸焫者，亦从北方来。”火炕本身，也可以称它为“灸”。1977年，黑龙江省文物考古工作队与吉林大学考古专业师生对黑龙江省东宁县大肚川公社团结遗址进行了联合考古发掘，在距今2000多年的汉代属于沃沮人的半地穴式一号房址中发现了“烟道–火墙式”设施，它与稍早的东宁大城子二号房址中发现的同样设施，共同构成迄今所知古代北方民族冬季取暖的最早实物例证。考古发现多处渤海国时期的火炕遗迹，说明渤海国时期，火炕为人们冬季抵御风寒的一种保健方式。

五、体育保健活动

唐开元年间，粟末部册封为渤海郡，其首领大作荣被封为渤海郡王。靺鞨人的社会比其先民要进步很多，此时已经发展出一些古代的体育项目，包括球类之马球、蹴鞠、投壶、围棋、滑雪等古代体育项目。

1977 年黑龙江东宁团结遗址出土"唐代渤海国骑马铜人"。骑马铜人长 6 厘米、高 5 厘米。根据人物的形态、服饰及马的动作和马尾的形状，可以推测出，这件文物上的人物正在进行打马球运动。

唐穆宗长庆二年，渤海国使臣王文矩等出使日本，在嵯峨天皇面前表演了击球。当时的嵯峨天皇赋诗赞叹："芳草烟景早朝晴，使客乘时出前庭。回杖飞空疑初月，奔球转地似流星。左承右碍当门竞，群踏分行乱雷声。大呼伐鼓催筹急，观者犹嫌都易成。"

附 黑龙江省考古发现的火炕遗迹（表 2-1）

表 2-1 黑龙江省考古发现的火炕遗迹

遗址名称	年代	出处
黑龙江东宁团结遗址下层	东汉	《东宁团结遗址发掘报告》，吉林省考古学会第一次年会会议材料，1979 年
黑龙江友谊县凤林城址	魏晋	《黑龙江友谊县凤林城址 1998 年发掘简报》，《考古》2000 年 11 月。《黑龙江友谊县凤林城址二号房址发掘报告》，《考古》2000 年 11 月
渤海东京城	渤海	《东京城》
上京宫城西区寝殿	渤海	《六顶山与渤海镇》
渤海上京寝殿	渤海	《黑龙江区域考古学》
黑龙江海林木兰集东遗址	渤海	《黑龙江海林木兰集东遗址》，《北方文物》1996 年
黑龙江海林河口遗址	渤海	《河口与振兴》
黑龙江东宁团结遗址上层	渤海	《东宁团结遗址发掘报告》，吉林省考古学会第一次年会会议材料，1979 年
黑龙江海林振兴遗址	渤海	《河口与振兴》
渤海上京宫城内房址	渤海	《渤海上京宫城内房址发掘简报》，《北方文物》1987 年 1 月
黑龙江海林渡口遗址（三期）	渤海中晚期	《黑龙江海林市渡口遗址的发掘》，《考古》1997 年 7 月
黑龙江海林渡口遗址（四期）	辽金	

第三节 辽代时期龙江中医药

在我国古代历史上，继唐朝渤海国政权之后，统辖黑龙江地区的是契丹人建立的辽王朝。辽朝在全国设上京道、中京道、东京道、南京道、西京道，道下置府、州、县。五京道中东京道的大部分和上京道的一部分在黑龙江地区。

辽代医学一向是中国古代医学史研究的薄弱环节，造成这种现象的主要原因在于资料的缺乏。众所周知，辽代在中国古代史中是一个比较特殊的朝代，它的特殊之处在于，统治地区横跨游牧与农耕两大区域，但统治者并非如农耕民族建立的朝代统治者一般，常年居住在京城的宫殿或园囿之中。辽代虽然陆续建立了五京，但五京从来不是辽代的政治中心，辽代的政治中心是"行朝"，"行朝"是一个以皇帝牙帐为中心的包括后妃等后宫寝帐、北南面朝官衙署、太庙和卫士等在内的游牧聚落，设小禁围和大禁围，有万余名契丹兵负责保卫皇帝的安全，是驻扎在捺钵中行宫部落的核心。一般来说，农耕民族所建立的不同朝代都在京城中建有宫殿、园林等固定建筑和城墙等防御性建筑，而辽代的"行朝"则是由帐篷和车辆组成的，按照季节的变化，在草原上有规律迁徙移动的游牧聚落。此外，辽代 "官分南、北，以国制治契丹，以汉制待汉人"，宫廷医官、药官亦分南、北。

北面官：设太医局，由局使、副局使及都林牙（林牙意为翰林学士）总领医政事务。南面官：设翰林院，有提举翰林医官、翰林医官，掌供奉医药及承诏治疗众疾。医官的编制及品佚空载不详。对辽代帝后进行治疗，是辽代宫廷医事活动的核心，也是辽代南、北面医官最重要的工作任务。但是由于记载的缺乏，史籍中留下此类活动并不是很多。辽太祖时，"帝患心痛"，迭里特对其诊治，认为"必针而后愈"，最后"呕出瘀血，痛止"。其次，辽代医官也负责辽代贵族、官僚的治疗，如陈国公主，开泰七年患疾，"诏太医以选灵方，服良药而绝神效"，后"薨于行宫北之私第"，辽代宫廷医官除从事治疗活动之外，亦从事医书的撰述和医学知识的普及活动。吐谷浑人直鲁古，"太宗时，以太医给侍。尝撰《脉诀》《针灸书》，行于世"。辽兴宗重熙时，耶律庶成"初，契丹医人鲜知切脉审药，上命庶成译方脉书行之，自是人皆通习，虽诸部族亦知医事"，从事医学著作翻译、普及工作。遗憾的是，这些医书均未流传至今。从内容上看，涉及针灸学、方剂学、诊断学等，更多属于医疗经验和方法的总结及对其他民族医学著作的"拿来主义"，缺乏医学理论的探讨。

契丹族人民在长期的游牧生产生活实践中，积累了相当数量的有关治病、预防疾病的知识和经验。这些知识和经验在不同程度上为本民族的繁衍、发展做出了一定的贡献。辽代建国后，相当数量的优秀的契丹族医生在移动的宫廷中，为辽代帝后、官僚、贵族提供医疗服务，他们临床经验丰富，又首开与其他民族医学交流之先河，为契丹本民族医学的发展做出了很大的贡献。但是，他们在本民族医学理论化建设的成果则相对较弱。就中医学而言，辽代宫廷内设有一定数量的南面医官，故召入部分汉人医生入宫为帝后进行治疗，他们必然使用传统中医的治疗方法，并以中医理论作为治疗的依据。但是由于对草原环境、游牧生活的陌生和文化上的隔阂，他们治病的疗效可能较契丹族医生为弱。就民间医学而言，辽代宫廷亦吸收了一些民间的医疗经验。辽朝宫廷医事活动及其发展，是中国古代宫廷医学及医事活动的组成部分，也是中国传统医学发展的组成部分。

关于辽代医药情况，胡峤在《陷北记》中记载："自上京东去四十里，至真珠寨……明日东行，地势渐高，西望平地松林，郁然数十里。遂入平川，多草木……又东行，至裹潭，始有柳，而水草丰美；有息鸡草尤美而本大，马食不过十本而饱……行七日，至大山门，两高山相去一里，而长松、丰草、珍禽、异兽、野卉。"这样的自然环境使辽国境内出产各种名贵药材，如苍术、黄芪、黄芩、鹿茸、熊胆、麝香等；另外，还有周边属国、属部入贡或交易的各种稀有药材，如熟女真"所产人参、白附子、天南星、茯苓、松子、猪苓"，这些丰富的药材为契丹人的疾病治疗提供了保障，促进了辽代医学的发展。由于长期在高寒地区生活，契丹人创制了一些有价值的成药，有的方剂带有地域特色，且药效极佳，如防冻伤药、解毒药、麻醉药等。史籍记载，契丹人创制的防冻药有两种，一种是宫廷御用的名贵防冻药，药名未见记载，只知道该药十分珍贵，装在玉盒中，"色正黄"，涂在冻伤处，之后感觉"其热如火"，不久就会治愈冻伤，药效极佳。这种宫廷御用的名贵药，在当时的药市中也有，但"价甚贵，方匕直钱数千"。解毒的特效药，即"骨笃犀"，《南村辍耕录》曰："骨咄犀，蛇角也，其性至毒，而能解毒，盖以毒攻毒也，故曰蛊毒犀。"

辽统治时期，黑龙江省东部地区的松花江两岸、黑龙江中下游、乌苏里江流域居住着由隋唐时期的"黑水部靺鞨族"演变而来的生女真。《金史》记载："其南者籍契丹，号熟女真，其在北者不在契丹籍，号生女真。"生女真区别于编入辽国户籍的女真人，由于这部分的女真人居住地地处偏远，社会、经济、文化发展水平都较为落后，故而历史上称他们作"生女真"。辽朝统辖黑龙江地区时，除了女真族人以外，还居住着"室韦"等部。为了加强对他们的控制，辽代在那里设置了"女真节度使"，在今天嫩江下游设置"泰州"，在大兴安岭一带设置了"室韦国王府"及"诸室韦节度使司"等机构。

据记载女真"其疾病无医药，尚巫觋，病者杀猪狗以禳之，或用车载病者，入深山大谷以避之"[《金志》（元）宇文懋昭撰]。可见在这一时期，女真族的宗教、巫术、医药还紧密地交织着，其中可能也包含一些口耳相传的民间医疗方法。根据秋叶隆的《满洲民族志》记载，萨满常用的草药有杏仁、芥子、白苏、栀子、延胡索、金银花、茯苓、沙参，压制成粉剂，分装成包，由萨满念咒后给患者服用。

除此之外，根据文献（《契丹国志》卷二十六）记载："女真，世居混同江之东山，乃鸭渌水之源。东濒海，南邻高丽，西接渤海，北近室韦。其地乃肃慎故区也。地方数千里，户口十余万，无大君长，立首领，分主部落。地饶山林，田宜麻谷，土产人参、蜜蜡、北珠、生金、细布、松实、白附子，禽有鹰、鹞、海东青之类，兽多牛、马、麋、鹿、野狗、白兔、青鼠、貂鼠。"可见这一时期女真人出产的药物主要有人参、珍珠、蜜蜡、松实（松子）、白附子等，这些都是东北地区名贵道地药材。辽代统治下的黑龙江诸部，通过供赐或以物相易进行物品交换，黑龙江女真族向辽国进行边境贸易活动的主要物品也以中药为主，此外人参、珍珠等还成为辽王朝向女真征收的贡品。

第四节　金代时期龙江中医药

金是以女真族为主体的民族政权。女真族分散聚居在今黑龙江和松花江流域，契丹族兴起后受辽的统治。1115 年女真人在完颜阿骨打领导下的反辽战争中建立了金朝。他即位称帝，为太祖。金建国后继续抗辽斗争，1125 年灭辽，再两年，灭北宋。自 1115 年太祖至 1234 年末帝哀帝，经十世，历时 120 年。

值得一提的是，1115 年金太祖完颜阿骨打在中国北方会宁（今黑龙江省阿城）建立地方政权，史称"上京"，直到贞元元年，海陵王完颜亮迁都中都（今北京），金代共有四位君主定都于此。金代仿效辽在全国设五京一都，全国设 19 路。其中上京及上京路、蒲裕路、恤品路、胡里改路等都在黑龙江地区。随后金代女真的活动范围由北向南逐渐扩大，大量女真人南迁，多民族杂居共处，女真族与汉族和其他少数民族相互交融，多民族文化融合使女真开始更多地接触、吸纳和学习其他民族的先进文化和技术。

关于金代宫廷的医事制度与医政设施方面，金代设置太医院，属宣徽院。此外置提点、院使、副使、判官，掌管医药，领导太医院工作。又设管勾、正奉上太医、副奉上太医、长行太医寺职，还设有太医教官。太医的品秩凡 25 阶。王室的医官：太后两宫，设有医令、医丞，皇后位下设有掌馔、奉馔各 1 员，掌饮食汤药酒醴蔬果事宜。医官由尚药局、太医院太医兼任，东宫太子位下设有侍药、奉药，承奉医药。宫人女官设司药、典药、掌药、女史各 2 人，掌医药。金代药政机构置尚药局和御药院，均隶属于宣徽院。尚药局，掌宫中汤药茶果事宜，按其职能并非药事专门机构。设置提点、局使、副使、直长、都监、果子部监、同监等职。御药院，掌进御汤药，明昌五年置提点、直长，以亲信内诗人充任，又有都监、同监等职。金代在各州、府设有医学校，医学生员额较少，如大兴府 30 人，其余京府 20 人，散府节镇 16 人，防御州 10 人。

医学在这一时期有长足的发展，名家辈出，如成无己、张元素、刘完素、张子和等，他们的成就影响深远，在中国医学发展史上占有重要的地位。

金代初年，黑龙江地区由于地处偏远，社会、经济、文化发展水平都较为落后，所以这一时期的医学水平还处于非常原始的状态，但是随着与北宋的接触不断增多，这一地区的医学也受到了北宋医学的影响，尤其是在"靖康之难"这场对北宋的浩劫中，一些医官、医药、医疗器械乃至一些医疗书籍都被直接掠夺到了东北地区，客观上带动了中医药在黑龙江的传播与发展。

靖康之耻又称靖康之乱、靖康之难、靖康之祸、靖康耻，是中国历史上的一次著名事件，发生于北宋皇帝宋钦宗靖康年间，因而得名。靖康二年四月金军攻破东京（今河南开封），除了烧杀抢掠之外，更俘虏了宋徽宗、宋钦宗父子，以及大量赵氏皇族、后宫妃嫔与贵卿、朝臣等共3000余人北上金国，东京城中公私积蓄为之一空。而宋徽宗、宋钦宗亦通医道，宋徽宗还著有《圣济经》，作为宋代医事考核的重要参考书。据记载，金人在抢掠人口时，非常重视包括医药人员在内的有专门制作技艺的匠人。以下是《金史》中的相关记载：

（1）金人向宋索取及掠夺医官："靖康二年正月三十日索……鸿胪寺官吏太医局官吏""靖康二年正月三十日……金人又索诸人物，是日又取画匠百人、医官二百"。

（2）金人还向宋索取、掠夺医疗仪器及教学用具："靖康二年正月二十六日……浑天仪、（针灸）铜人、刻漏古器、秘阁三馆书籍、监本印板……诸科医工百七十人"。其史料中记载的针灸铜人是指北宋医官王惟一于宋仁宗天圣五年冬奉朝廷之命制作而成，一共有两具，王惟一钻研设计出针灸铜人的各项技术标准，在塑胚、制模以至铸造的整个过程中，都和工匠们在一起，攻克了无数技术难关，终于完成了针灸铜人的创制。此铜人由青铜铸成，身高和青年男子相仿。头部有头发及发冠，上半身裸露，下身有短裤及腰带，体形为正立，两手平伸，掌心向前。据《齐东野语》记载，针灸铜人"以精铜为之，脏腑无一不具，其外腧穴，则金书穴名于旁，背面二器相合，则浑然全身"。可见，这两具针灸铜人是十分精致的，模型的躯壳不但可以自由拆卸，还内藏脏器，铜人模型外部刻有穴位，整个构造浑然一体。因为针灸铜人发明于北宋天圣年间，所以历代医家都称其为"天圣铜人"，具有重大的医学价值。从当时的社会需求角度来说，它们统一和规范了针灸学说，推动了医疗技术的普及和提高。在此基础上，当政者每年都在医官院进行针灸医学考试，而针灸铜人就作为考试用具，在应用于考试时，负责考试的人员将铜人表面用蜡加以密封，然后在铜人体内灌水（一说汞），以便考察学生的针灸技术，针刺时"中穴则针入而汞出，稍差则针不可入矣"，大力倡导以针灸铜人为范体，广泛普及针灸学知识，大量培养针灸学医生，使针灸这门传统医术发扬光大。这个古代精密的医用教学模型，也是教育史上形象实物教学法的重要发明。在北宋末年，宋金战争时期，攻破宋朝都城的金人以索取针灸铜人作为一项议和条件。由此王惟一所铸的教学用具针灸铜人之一于1127年被金人带到东北，成为了金朝的战利品，在金代医学教育中发挥作用，金代涌现出了众多医学大家，不能不说这是一个有利的条件。

（3）金人向宋索取、掠夺医药："靖康二年正月二十七日金人取索香药……金人来取内香药库市易务药物生熟药太医院及诸处营造彩色药……象牙犀角三千株""靖康二年正月二十九日，金人又来索尚方药饵"。

"靖康二年正月三十日索……太医局灵宝丹二万八千七百贴"。由此可见金人在抢掠人口时，不仅非常重视包括医药人员在内的有专门制作技艺的匠人，而且直接掠取药物。部分中药材资源因此得到开发利用。但这一时期只限于皇室贵族、达官显贵等社会上层人物使用，尚未普及到民众，开发利用的品种和数量都很少。

（4）金人掠夺中医药书籍：金代攻陷北宋汴京以后，随着被掠的汉医而流传的中医药书籍有《素问》《神农本草经》《圣济总录》等。《圣济总录》是宋朝刚刚修订好的一部医学类书，书稿200卷，该书分60余门，方近20 000首，几乎囊括了前代的方书，每门又分若干病证，每证先论病因、病理，次列方药与治疗。全书所载的病证涉及内、外、妇、儿、五官、针灸、正骨等13科，内容丰富翔实，是名副其实的医药百科全书。当时南宋的许多医师都很少有人得见此书，而金朝却在大定年间刊行此书，把它作为医学教学的必读书籍。

金人除了通过掠夺的方式来增强自己的医疗水平之外，也很注重自身医疗机构的建设，如金太祖就借鉴了宋朝的医政管理制度设太医院，隶属于宣徽院，太医院的名称始于金代。太医院的最高长官是太医院提点（正五品），下设使、副使、判官等，"掌诸医药，总判院事"。太医院还设有医散官，按天眷（1138～1140 年）制：医散官自从四品到从九品共十一个等级，每一位中还有上、中、下或上、下之分（表2-2）。

表 2-2　金代医散官等级表

官品	上	中	下
从四品	保宜大夫	保康大夫	保平大夫
正五品	保颐大夫	保安大夫	保和大夫
从五品	保善大夫	保嘉大夫	保顺大夫
正六品	保合大夫	保冲大夫	
从六品	保愈郎		保全郎
正七品	成正郎		成全郎
从七品	成顺郎		成和郎
正八品	成愈郎		成痊郎
从八品	医全郎		医正郎
正九品	医效郎		医候郎
从九品	医痊郎		医顺郎

据《金史》记载金太祖还始置"惠民司""掌修合发卖汤药"，设"令，从六品""直长，正八品""都监，正九品"等职官，"属尚书礼部"，施医药于平民。各地寺庙也设有药局，施医给药，救济贫病百姓。

随着医学的传播与发展，金代女真族对一些药物的产地、采集、加工、经济价值和医学知识逐渐有了比较明确的了解和认识。女真族医药在许多历史文献中都有记载，其中仅在《金史》中记载的药物就有人参、五味子、黄柏、地龙等 100 多种；对人体生理病理、病因病名也有详细的记载，如病疽、寒疾、目生翳、急风、中风、喉痹、寒痰、风痰、疽发脑、发狂、损胎气等；提出"地寒因感疾""风疾""寒疾""汗不出""病在膏肓间"等几十种疾病及治疗方法。

此外，此时期在外科医疗方面较以往历朝历代都有了很大的进步。2009 年 5 月，黑龙江省泰来县塔子城镇塔子城村征集到一批文物标本，其中有几件装在一个残破的铁盒子内，为形制奇特的铁器文物标本，从其形状揣测很可能是医疗器械。经过有关文物专家鉴定，这套标本为辽金时期医疗器械实物。这四件医疗器械分别为"刮刀、镊子、手术刀、启子"，均为铁质、锻造，后经过抛磨加工而成。下面按顺序予以介绍。

（1）刮刀：通体长 12.5 厘米，铁质，采用生铁锻造。该标本保存完整，刃部尖端顶背拐角上扬，刃部呈侧锋凹陷状、锋利，刃端长 4.3 厘米，长方形顶背（刃的上部）长 4.7 厘米。该标本的刃根部位向后至柄端呈下伸的"V"字形。从"V"字形向后由片状后延至柄部呈单片方形。柄端末尾部有突出环节向后呈方形。

（2）镊子：通体长 9.0 厘米，铁质，锻造，通体呈片状。由两个宽约 0.5 厘米的铁片在尾部经过锤锻后结合在一起，而后由向前逐渐展开前伸至尖端内收的两个薄片组成一个有机整体。在该标本的尾端有两个环箍，便于前后推拉，同时也是为了便于夹取物件固定之用。详细观察该标本时发现，这件标本仅较现代铁质镊子多了尾端的两道环箍，其余与现代同类器物略同，均是夹取物件的专用工具。

（3）手术刀：通体长 11.2 厘米，铁质，锻造。该标本刃部锋利，中锋直注。刀的后部顶端采用方铁锻造，向后延至柄端呈麻花状，尾端呈圆形至顶端渐收呈馒头状。整体观察与现代医用手术刀相仿，只是医学发展到了现代，手术刀早已发展成为复合型两位一体的专用工具了。而我们本次描述的手术刀，是一件完整一体的铁制工具。该标本刃部长 3.7 厘米，柄部长 7.7 厘米，厚（宽）0.5 厘米。刃部呈中锋弧形至前端呈尖刃，刃部锋利。

（4）启子：通体长 13 厘米，铁质，锻造。该标本为一个前后连贯的有机整体，前端有两个前伸的双齿。双齿的尖头呈正方形。齿的根部由二合一向后变成圆形柄。腰部扁平，腰部后端有一凸出根节向后变成方形。前伸的两个双齿间距宽约 0.6 厘米，双齿通长 5.3 厘米。这套医疗器械标本的发现，虽不能说是年代最早的手术器械，但至少可以说明在辽金时期并下延至元代，外科医疗手术和医疗器械的种类已趋于复杂化、多样化、规范化。例如，士兵、民众因战乱受箭矢、刀戟、枪矛之伤感染化脓，需要用如"刮刀、手术刀、启子、镊子"之类的医疗器械辅助治疗。如用刮刀和手术刀切割腐肉、用启子起出残存箭矢；皮外之刀戟、矛枪之伤感染化脓，仍需及时做出必要的处理。

第五节　元代时期龙江中医药

1206 年，铁木真统一了蒙古各部，建立蒙古国，确立分封制度，被尊称为成吉思汗。此后，成吉思汗及其后继者，经过一系列征战，成立了横跨欧亚大陆的汗国。

成吉思汗之孙忽必烈，在与阿里不哥的斗争中于 1260 年继承汗位（世祖）。即位后，仿效中原王朝建元中统，至元八年又将蒙古国号改为大元，翌年迁都大都（今北京）。至元十六年灭南宋，结束了长达 300～400 年的藩镇割据和诸民族政权并存的分裂局面，全国统一。

忽必烈在政权方面将奴隶制转化为中央集权封建统治。中央和地方行政机构的设置，特别是行省制度的确立，使中央集权从政治制度上得到保证，巩固了国家统一。政治的稳定、社会经济的复苏，使文化、科学技术有了新发展。医学方面，朱震亨有丹溪著作的《格致余论》《丹溪心法》等，发挥滋阴学说，与金代名医刘完素、张从正、李杲并称为金元四大家。元代宫廷的医事制度与医政设施都已相对完备。如元代太医院为独立的最高医事机构，秩正二品，掌宫中医药事宜，至元二十年太医院改为尚医监（正四品），元二十二年复为太医院。典医监，隶詹事院，领导东宫太医，配制供进太子的药物，至元十九年置典医署（正五品）。天历二年，仍改为典医监（正三品），设达鲁花赤 2 员、卿 3 员、太监 2 员、丞 2 员、经历和知事各 1 员、吏属凡 18 员。下属机关设有广济提举局、行典药局和典药局。此外，在一些中央机构也设有医官，掌管本机构的医疗保健工作，如中书省设有省医 3 人，枢密院设院医 2 人，御史台置台医 2 人，江南诸道行御史台也置台医，大宗正府置医 1 人。

元管辖黑龙江地区的主要行政机构是辽阳行省，此外还有岭北行省和中书省一部分路府。今黑龙江省大部分属于辽阳行省的开元路和水达达路。由于史籍缺乏对元时期黑龙江医事情况的记载，具体情况还期待更多相关文献及文物的发现。

辽、金、元时期战争频仍，人民经历着长久的战乱，生活极端痛苦，疫病广泛流行，过去对病因、病机的解释和当时盛行的医方，已不能适应临床需要，当时一些医家产生了"古方不能治今病"的思想。刘完素、张元素、张从正、李杲、王好古、朱震亨等医学家相继兴起，他们从实践中对医学理论做出新的探讨，阐发了各自不同认识，创立了各具特色的理论学说，形成以刘完素为代表的河间学派和以张元素为代表的易水学派，展开了学术争鸣。他们在医学理论和医术方面，勇于创新，各成一家，延续至明清两代，开拓了中医学发展的新局面。

这一时期的黑龙江地区每有医人从中原流入，但沧海遗珠，未成派别。以下就辽、金、元时期黑龙江地区与医事有关的人物做简单的介绍，以备参考。

一、东丹王耶律倍

据《契丹国志》载："太祖攻渤海，拔其夫余城，更命曰东丹国，命长子突欲镇之，号人皇王。一曰东丹王。"公元 926 年 4 月 4 日，耶律阿保机将渤海国改名为东丹国，或称东丹王国，意为"东契丹国"，把首都忽汗城改名为天福城（即上京龙泉府，今黑龙江省宁安市），册封皇太子耶律倍为人皇王，担任东丹王国的国王。东丹国成为大契丹国的附属国。史载，耶律倍自幼聪敏好学，是文武全才，不但善于骑射和谋略，而且文化修养很高，尤其推崇中原汉族的儒家文化。据《辽史》记载："倍通阴阳知音律，精医药砭焫之术。"元代诗人郝经有诗《浑源刘先生哀辞》："砭焫沉痼开膏肓，护籍偾踣扶颠僵。"其中也提到了砭焫之术，砭焫犹砭灸，而针灸是契丹非常盛行的医术，一直是辽代契丹医疗技术中颇为重要的组成部分，甚至皇帝都喜好针灸，针灸名医因此而加官晋爵，大大推动了辽代针灸医疗技术的进步。此外，耶律倍还工于契丹文和汉文的文章，曾经把汉文《阴符经》翻译为契丹文。由于酷爱中原先进的封建文化，耶律倍曾命人购买万卷书籍放置在东北名山"医巫闾山"珍藏（医巫闾山今称闾山，地处今辽宁省境内），耶律倍在医巫闾山顶建望海堂作为珍藏图书的馆舍，因图书数目多，故有"万卷藏书楼"之称，望海堂成为当时东北地区最早、最大的私人图书馆。据记载，望海堂里的某些医学藏书，后来在中原也很难找到，因此，可以说这位曾在龙江地区生活过的皇室医者对保存中国古代民族的医学文化遗产做出了重大贡献。

二、高 丽 医 者

《金史》中记载了这样一位医者："初，有医者善治疾，本高丽人，不知其始自何而来，亦不著其姓名，居女直之完颜部。穆宗时戚属有疾，此医者诊视之，穆宗谓医者曰：'汝能使此人病愈，则吾遣人送汝归汝乡国。'医者曰：'诺。'其人疾果愈，穆宗乃以初约归之"。女直虽旧属高丽，不复相通者久矣。及金灭辽，高丽以事辽旧礼称臣于金，其初通使，实际是一个医者，此医为流寓有功于黑龙江者。此人也是第一位被收入《黑龙江志稿》的医者。

三、北掳御医祁宰

据《金史》记载："祁宰，字彦辅，江淮人。宋季以医术补官。"祁宰，本是江淮人士，在宋徽宗时期凭借着高超的医术在朝廷里担任太医，后宋金交战，金破汴梁，太医祁宰被掳至上京会宁府。因为祁宰医术很高超，到了位于黑龙江地区的金上京后仍被金廷任命为太医，后升为中奉大夫、太医使，多次获得金朝廷赏赐，他常常感激因而尽力效劳。后因海陵王完颜亮主张南征攻打南宋，祁宰想上谏，没有被召见。适逢元妃有病，呼唤祁宰去诊断看病。进入宫廷后，祁宰就呈上劝谏奏议，由于祁宰言辞激烈，所以海陵王大怒，命令在街上杀死祁宰，没收家产，为此天下人皆很悲痛。第二年（1161年），金世宗在辽东继任皇帝位。大定四年，金世宗下诏追封祁宰为资政大夫，归还他的土地和家宅。等到金章宗继任皇帝位，下诏书查访祁宰的儿子授予他忠勇校尉、平定州酒监公史，提拔他为尚乐局都监。泰和初年，皇帝下诏确定功臣的谥号，尚书省掾李秉钧上言说："受人敬佩的已故追封资政大夫祁宰因为忠言被杀，敬仰他的人都很伤心。世宗即皇帝位，追封他为官，陛下录用他的儿子，这是很大的恩惠。纵然武王授给比干坟墓，孔子称赞夷、齐的仁义，但同这件事不相同。然而有司拘泥于制度，认为职位不到三品的人不在讨论封谥号的行列，我私下怀疑此事。如果职位到三品的人才能请求封谥号，当时居高官、食厚禄的人，不是没有人，但都怕被判污浊罪，曾经不敢陈述自己的观点，写出自己的计策，为国家出谋献计。终于为祁宰正名是为节操而死的人，这对于出身医学的人，也可以减少他们的一点羞愧。我认为祁宰不是平常的人，应当用特别的礼仪对待他。请求皇上下诏有司特别赏赐给祁宰谥号，以表彰他的忠诚。"皇帝于是颁令祁宰为太常，谥号忠毅。

四、洪　　皓

洪皓是宋代鄱阳（今江西鄱阳）人，字光弼，宋徽宗时政和进士。洪皓曾任宁海主簿、秀州司录。南宋建炎三年五月，宋高宗准备将都城由杭州迁往建康（今南京），以避金兵锋芒。洪皓不顾职位卑微，上书谏阻。他的意见虽未被采纳，但却因此为高宗赏识。高宗特意召见他，擢升其为徽猷阁待制，加礼部尚书，出使金国。洪皓到了金国以后，金人迫使其仕刘豫，遭到洪皓的拒绝，所以金人把他流放到遥远的黄龙府北（今吉林农安），距离金主的上京（今黑龙江阿城）只有100里左右。由于地势极北，气候苦寒，四月春草方生，八月即已下雪，人户稀少，仅有百家，穴地而居，洪皓一行在金军的押送下行走了60天才到达。凡留金15年方得归。后因忤逆秦桧被贬官，安置英州而卒。久之始复徽猷阁学士，谥忠宣。洪皓在金期间通过教授金人读书和其他接触方式，与许多女真人结下了深厚的友情。女真人把洪皓视为知心朋友，热情地邀请他参加婚礼、礼佛、生产等活动。洪皓对金国的自然地理、历史沿革、经济社会、风土人情、礼仪制度、政治制度及物产等都进行了较为全面的考察，积累了大量的历史资料。《松漠纪闻》原书为洪皓留金时所记金国杂事，及归宋时，惧为金人搜获，悉付诸火。回宋后乃复追述一二，名曰《松漠纪闻》。书未刻而秦桧有私史之禁，其书遂秘而不宣。后其长子洪适于乾道初知绍兴府、浙东安抚使时，厘为正、续二卷。又后，次子洪遵根据洪皓生前谈及的往事，整理为11条，称《松漠纪闻补遗》。这就是今天所见的《松漠纪闻》，其中所记的金国杂事，就谈及医药。如白芍为我国著名的传统常用中药材，《松漠纪闻》载："女真多白芍药花，皆野生，绝无红者。好事之家采其芽为菜，以面煎之，凡待宾、斋素则用之。"又如关于西瓜药用的记载，《松漠纪闻》记载："西瓜形如匾蒲而圆……不变黄色……鄱阳有久苦目疾者，曝干服之而愈，盖其性冷故也。"据记载中原地区初无西瓜，契丹破回纥后得之，洪皓出使金国带回种子，自此，中原地区始种西瓜。《贤奕编》也延续宋代洪皓带回西瓜籽说："中国初无西瓜，见洪皓松漠纪闻，盖使金虏，贬谪阴山，于陈王悟室得食之，云种以牛粪，结实大如斗，绝甘冷，可蠲暑疾。"

第六节　明代时期龙江中医药

明代的黑龙江地区，东北达鄂霍次克海和库页岛，北抵外兴安岭，西北至遏嫩河，东抵日本海，东南以图们江与朝鲜分界。经过长期的民族交往和融合，黑龙江地区至明代已形成了西部以蒙古族为主、中部和东部以女真族各部（包括现代满族和赫哲族、鄂伦春族、达斡尔族等少数民族）为主的民族分布格局。明朝政府于永乐七年设置奴儿干都司，下设数百个军政合一的卫所机构，有效巩固了边疆统治，促进了黑龙江流域的经济开发。在此背景下，黑龙江地区的中医药科技水平亦逐渐形成西高东低的局面。

一、蒙医、萨满医笼罩下的龙江医药格局

明代建立之初，元代的蒙古皇室和贵族从中原退守西北大漠和高原，史称"北元"。其东部势力兀良哈三卫（又称朵颜卫）在洪武年间接受明政府约束，三卫所辖区域以嫩江为中心。后明成祖朱棣以三卫骑兵从战有功，使三卫势力逐渐南下。明朝中晚期，朵颜卫分布广阔，东北一部分到达松花江流域。明代中末叶，随着西藏喇嘛黄教传入蒙古，藏医藏药亦逐渐为蒙古诸部接受。藏医经典著作《四部医典》传到蒙古，对蒙医的发展起到了重要作用。蒙医吸收了藏医学及古代印度医学的以阴阳、五元学说为基础的赫依、希拉、巴达干理论和七要素理论及汉医知识，结合蒙古地区特点及民间疗法，创造性地加以改造和发展。医学家开始把自己的传统医学与汉、藏、印医学理论相结合，编写了大批著作。在此背景下，黑龙江西部蒙古族医学获得进一步发展，在继承元代先进的汉医汉药基础上，又与藏医藏药相结合，从而在正骨术、针刺术、麻醉术等方面呈现出较高的医疗技术水平。而在黑龙江流域的中、东部地区，仍处在原始氏族社会阶段的女真族各部，仍是以萨满教为代表的精神治疗技术为主要的医疗手段，这种情况一直延续到清代。

据乾隆四十四年出版的《盛京通志》记载，后金天命年间，黑龙江墨尔根地区（今嫩江县）的蒙古族医生绰尔济归附努尔哈赤政权，以其高超的医术，在军中被将士们比作神医华佗。"时有正白旗先锋鄂硕，与敌战中流矢，命在须臾间。绰尔济为拔镞，敷以药，遂愈。又都统武拜，交战时身被三十余矢，已昏绝。绰尔济令剖白驼腹，置拜其中，遂苏。又黄冠苗君稷之徒，有屈臂不信（伸）者，绰尔济令先以热镬熏蒸，然后斧椎其骨，揉之有声，即愈。其余所效，多不可举"（《盛京通志》卷九十一）。

蒙医多为行医，随请随到，骑马背药送医上门。药褡内装有蒙药几十种，甚至上百种，做成粉剂或丸剂。药品炮制、配方、剂量与中医有所区别甚至相反。医药费可付现金，也可用牛马羊顶替。

二、朝贡与医药贸易

明代中期以前，朝廷对黑龙江的管理主要通过不断向奴儿干都司派驻官员进行巡视来实行。黑龙江当地各卫所居民都要向朝廷缴纳贡赋，他们被明政府称为"贡民"。根据明朝规定，"贡朝方物，例不给价"，1年1次或3年1次。明政府还通过设立马市，与包括黑龙江地区在内的东北少数民族部落进行贸易。人参、蜂蜜等土产药材是朝贡和马市贸易中的重要交易品。此外，受到朝贡和马市贸易的启发，黑龙江流域的少数民族还与周边朝鲜、日本等他国开展了山丹贸易。

（一）驿路朝贡

明代在奴儿干都司辖境内设置两条交通驿道：一条是海西西陆路城站，另一条是海西东水陆城站。两条道路同辽东都司境内的驿道和城镇相通，直达京师。

海西西陆路城站，始于肇州（今肇东八里城）经过洮儿河到达兀良河，共10站。《辽东志·外

志》载其站名有肇州、龙头山、哈喇汤、洮儿河、台州（今泰州县塔子城）等。

海西东水陆城站，始于拉林河下游底失卜（今双城区石家崴古城），沿松花江和黑龙江到亨滚河口的满泾站，共55站。《辽东志·外志》载其主要站名有尚京城（今阿城区白城子）、伯颜迷站（木兰县五站）、斡朵里站（依兰县西马大屯）、托温城（汤旺河口汤原镇）、弗思木城（桦川东南万里霍通）、奥里迷站（绥滨县奥来密古城）、考郎古城（同江市额图古城）、满泾站（亨滚河口北岸莽阿臣屯）。这条驿站线是明代通往奴儿干的主要交通道，也是明代各卫所的朝贡道。

这两条驿站线把中央与边疆紧密联系在一起，极大地促进了内地汉族与黑龙江地区的女真、蒙古、吉烈迷、苦夷等少数民族和部落的经济文化交流。

（二）马市贸易

我国是最早应用人参药用价值的国家。自汉代至明代前期，上党一直是人参的主要产地。而至嘉靖年间，上党人参基本绝迹，人参的采集中心随即转移到东北，采参业迅速发展起来。黑龙江境内的宁古塔地区（今海林、宁安等市）即为其主产地之一。《盛京通志》载："盛京东北大山及宁古塔黑龙江界内生产人参……凡初夏得者曰'芽参'，花时得者曰'朵子参'，霜后得者曰'黄草参'。参须、参叶、参子、参膏无不珍之。《高丽人参赞》曰：'三桠五叶，背阳向阴，欲来求我，椵树相寻'，颇得其形似。"明政府、内地商贾通过与东北女真人开展互市，换取人参。为方便贸易，明成祖永乐三年三月，明代在开原、广宁、抚顺等地开设马市。万历三年又开设清河、叆阳、宽甸三所马市。交换物品除了马匹外，黑龙江地区的海西女真、东海女真主要以人参、蜂蜜、貂皮、木耳等换回生活必需品。

到了努尔哈赤的后金时期，人参采集业已成为女真人"所赖以为生者"。从文献记载看，还出现过贸易纷争，由此影响到人参的加工工艺。据《大清太祖高皇帝实录》载："初国人刨采人参未谙制法，渍之以水。明人佯不欲市。国人恐朽败，急售，鲜所利益。上教以制法，令熟而干之。可以经久，不急售。"努尔哈赤教女真民众制参之法是什么，在该书中并未明言。但考察宁古塔著名流人杨越之子杨宾的《柳边纪略》所述而知是煮法，至康熙年间又改为蒸法："太祖乃命煮而售之，煮参始此。近又以煮则味薄，改而为蒸矣。"

同样，在蜂蜜交易上也出现过明朝廷与黑龙江地区少数民族的贸易摩擦。据民国《珠河县志》记载："考明时满酋岁贡蜂蜜兼开蜜市，迨明清失和，停止蜜市。明使诘以不贡。满奴答以本部五年来花疏蜂死，是以不贡。俟春枝花满，酿熟蜂衙，当复贡如初。"

（三）山丹贸易

在明代，受到国内朝贡、马市贸易的影响，以生女真为代表的黑龙江流域的少数民族还将自己的民族特产与日本、朝鲜等其他民族进行贸易往来。由于日本人将黑龙江下游地区称为山丹之地，在日本文献中，这种贸易亦被称为"山丹贸易"。黑龙江特产的人参、熊胆、鹿茸、麝香等名贵的山珍药材，就随着这种"山丹贸易"输送到朝鲜半岛、库页岛、萨哈林岛、日本北海道等地区。

三、《本草纲目》中记载的寒地药材

黑龙江地区的各族人民，在长期同自然做斗争的过程中发现许多动物药、植物药、矿物药，在实践中积累了丰富的药物知识。而随着黑龙江地区加入朝贡、马市贸易，当地特产中的寒地药材也逐渐为关内医家所识。明代伟大医药学家李时珍用毕生精力编撰的科学巨著《本草纲目》记载药物

1892 种，附方 11 000 多个，黑龙江地区的多种动、植物寒地药材亦载入其中（表 2-3）。

表 2-3 《本草纲目》中记载的主要寒地药材

人参	生上党山谷及辽东
延胡索	生于奚…… 奚乃东北夷也
榛	生辽东山谷
海松子	出辽东及云南
鹄	……出辽东者尤甚……
鹰	鹰出辽海者上，北地及东北胡者次之
雕	青雕出辽东
豕	生辽东者头白
狗	又辽东有鹰背狗
驴	女直、辽东出野驴
野马	辽东山中亦有之
貂鼠	今辽东、高丽及女直、鞑靼诸胡皆有之

第七节 清代时期龙江中医药

一、军队中的医生

黑龙江作为边境省份，自清康熙时中俄战争之后，清廷留驻防军，分列陆军、水师，编旗设治，屯田开荒。此后边境不靖，征调日繁。据《黑龙江志稿》载："自康熙三十五年之征噶尔丹，至光绪中日之役，得六二有九次……黑龙江兵号称劲旅，驰声大江南北。"人数少则数百，多则上万，多配有医官随军征战，既有汉人医，也有蒙古族医。

1687 年中俄战争中，康熙曾派御医前往雅克萨战场效力。《清史稿》卷七《圣祖本纪二》载："二十六年丁卯，春正月戊子，遣医官往治雅克萨军士疾。罗刹愿就医者并医之。"《大清会典》卷五十五载："康熙五十五年议准：出兵之京城炮手、披甲跟役，按月每口给发米一仓斗；右卫黑龙江等处官兵及汉医生二名、蒙古医生一名，伊等跟役六名，每名按月给米一仓斗。"

二、流人中的医家

清顺治、康熙、雍正年间，中原和江南地区的大批汉人被陆续流放到黑龙江宁古塔（今海林市）、卜奎城（今齐齐哈尔市）等地。一些士大夫出身的流人也将先进的中医药文化带到流放地，成为龙江大地上各路医派的先驱者。其中，著名的有顺治、康熙时期的方拱乾、周长卿、陈志纪等，以及雍正、乾隆、嘉庆时期的吕氏家族。

（一）宁古塔地区的流人医家

1. 方拱乾

方拱乾（1596—1666），字肃之，号坦庵，安徽桐城人，是明末清初著名诗人。《桐城县志》称其"孝于亲，友于兄弟，笃交谊，常急人难，始终不易其操，清白以永其世，有大臣风范"；桐城乡邦文献《龙眠风雅》中描述他"伟貌修髯、丰神秀朗"。顺治十六年，因受丁酉科场案牵连，62 岁高龄的方拱乾，连同全家二十余口流放宁古塔。顺治十八年，方氏以任修京城阜成门城楼工程"纳锾自赎"而被赦还乡。

方拱乾来宁古塔时带来了一些方书和药材。因宁古塔无医，方拱乾颇通医理，于是在流放地开始为当地流人和百姓诊治疾病。他主要创作于宁古塔的《何陋居集》，是黑龙江现存的明清时期最早的诗集，其中有数首作品透露出其行医种药的活动。

一些诗作记载了流人医家特殊的行医心态："偶然问病去，行药亦无期。自悟生为幻，人言老是医。方书看湿漏，草木审权宜。莫笑悬壶易，韩康命似丝"（《宁古塔杂诗》二十五），言其行医并非自身的主动行为，而是年高望重为人所请；初为医者，自知人命关天，而反复斟酌医理、谨慎用药，不敢稍有疏忽。

病患上门，寻医以外往往还要问卜。这令庶吉士出身，一生尊崇儒家理学的方拱乾心境复杂："叩门长乞药，卜日复寻蓍。愧我行多悔，兼兹病易衰。古人身避地，小术道为师。难拒怀来意，蚩蚩慰所私"（《叩门》）。他一生的理想是致力实现儒家"治国、平天下"的大道，却没想到暮年多病之身被流放至这雪窖冰天的"绝域"，所学的"医卜"小道竟然派上了大用场。

为了解决药材短缺问题，流人医家还要开辟场圃种植药材："霜浓群卉改，孤柳尚青青。自顾生违俗，浑如人独醒。偶然临药圃，谁与结茅亭。质弱翻禁老，畸踪怪物灵"（《宁古塔杂诗》七十八）。在他狭小的家中还设有药房："难称容膝坐，强作读书堂。米困堆书史，经筹署药房"（《古山咏怀，兼寄沈阳诸子一百韵》）。考《何陋居集》可知，方拱乾的病患中有与其同来宁古塔的江南才子吴兆骞、先于其流放的恭顺侯吴惟华、吏科副理事官彭长庚等，还有当地的少数民族官民。方拱乾在宁古塔开始了自己暮年的行医之旅，这种治病救人的行为同样也提高了医者自身在流放地的生命价值感。在方氏一门面临饥荒时可以向邻人乞食，来自森林深处的"打牲人"送给他熊肉和貂鼠，有文化修养的流人们陪伴他继续登高访古、诗酒风流的文人生活。由于方氏一门流放宁古塔仅近 3 年，当今研究者往往关注其文史领域的价值，而对其医学方面的贡献多有忽略。《何陋居集》中的这些诗作为我们研究顺康之际第一批流人医家在宁古塔的行迹提供了难得的第一手材料。

2. 周长卿

康熙年间，福建学者林佶所撰《全辽备考》下卷《风土》篇记载："宁古塔旧无医，有之，自周长卿始，故满人多有呼长卿为周大夫者（京师呼医为大夫，而宁古塔效之），而长卿近复以此为讳。"关于周长卿，苦于文献之阙，我们现在只能知道他的流放是因牵涉到清初著名的浙东"通海"案之中。康熙元年二月，通海案被定为"逆案"。六月，祁班孙、杨越、李兼汝、周长卿等被押赴京师，长流宁古塔。而此时，方拱乾一门已入关南归。

从前面林佶的记载，可知周长卿的医术是颇为宁古塔当地民众认可的。从笔者现在看到的文献可知，康熙三年周长卿的妻子曾为吴兆骞的妻子葛采真照料妊娠及协助生产。吴兆骞在写给父母的书信中说："因有孕之后，即每日吃人参二三钱，故分娩甚快。子时腹痛，丑时即生。当时在家，倒不能如此之易。抱腰及洗儿者，乃周长卿令政及沈华妻也。"

康熙年间，杨越之子杨宾跨越重重艰险到宁古塔探望父母，归来作方志《柳边纪略》，其中有三条关于周长卿的记载，弥足珍贵，卷三"文人富则学为贾"，下注小字"陈敬尹、周长卿"，可知在康熙二十八年杨宾到达宁古塔时周长卿已经商致富，境遇大为改观；卷四"宁古塔书籍最少，惟余父（杨越）有《五经》《史记》《汉书》《李太白全集》《昭明文选》《历代古文选》，周长卿有《杜工部诗》《字汇》《盛京通志》……"可知周长卿是宁古塔流人中少数掌握"精神食粮"的人之一。卷五有两首杨宾为周长卿所作和诗，题为《次韵酬周长卿》："黑水城边问老亲，坐中谁是故乡人？远东俎豆今王烈，江左风流旧伯仁。说到家山空想像，吟成诗句最清真。平生多难伤怀抱，不道逢君更怆神"（其一）。"省觐今朝塞北来，知心漫许出群才。老亲未得归三浙，小子空惭赋七哀。故国衣冠虽不改，边门鼓角定相催。何当日下金鸡赦，作伴同行过誓台"（其二）。

第一首诗首联透露了周长卿的籍贯信息，杨宾为浙江山阴人，而"坐中谁是故乡人"一句暗指周长卿亦为当地人。颔联对举"王烈""伯仁"两个典故，称赞周长卿当时在宁古塔的德望和其旧日在家乡亦为救人急难的义士。第二首诗的首联中的下句"知心漫许出群才"，亦是赞许周长卿才情出众，堪为自己的知己。从这两首诗中，我们隐约可见周长卿对士人身份的看重。由此也不难理解，经商致富摆脱了经济危机后，周长卿对自己曾具有的卑微的"周大夫"身份就颇为忌讳了。

3. 陈志纪

陈志纪（1631—1677），字雁群，江苏泰州人。据《扬州府志》卷二十九记载："志纪自幼聪颖异常，工文章，顺治十六年成进士，被选为庶吉士。"康熙十年，41 岁的陈志纪因上书弹劾天下督抚贪婪不法，被权贵诬陷而流放宁古塔。在宁古塔，文弱的陈志纪贫困不能自存，于是一面说经授徒，一面修习医术，成为宁古塔当地著名医家，并效力宁古塔将军巴海帐前，康熙十六年卒于戍所。清代焦循编辑的《扬州足徵录》相关记载云："至戍所乏赏给日用，乃习医，多所拯牧人，皆称为陈大夫，竟卒戍所"（卷三）。

（二）从宁古塔到卜奎城——遭遇两次流放的吕氏家族

吕留良（1629—1683），初名光轮，字用晦，号晚村，浙江省嘉兴府石门县人，是明末清初杰出的思想家、文学家、时文评选家，又精通书法、医药。明亡时，曾散家财支持抗清义军并直接参加抗清斗争。失败后，返回故里隐居讲学、行医，以方药糊口，著有《东庄医案》，并批注《医贯》。雍正六年，因其遗著以激烈反清思想而得罪清廷，引发了震惊朝野的曾静-吕留良文字狱案。其孙辈被流放宁古塔。

在宁古塔，其孙辈吕念先开设春雨堂药铺，吕懿兼则行医看病。乾隆三十九年，因吕懿兼、吕敷先、吕衡先、吕念先捐监违例，清廷将吕氏三房、七房、九房共三支及家眷发遣齐齐哈尔。吕景儒等吕氏后裔继续在当地行医，成为黑龙江省中医"龙沙派"之鼻祖。

齐齐哈尔的吕氏故居建于嘉庆至道光年间，共有 50 余间房，占地约 10 000 平方米。据《章太炎全集》载："民国元年，余至齐齐哈尔，释奠于用晦（吕留良）影堂，后裔多以塾师、医药、商贩为业，土人称之老吕家……齐齐哈尔人知书，由吕用晦后裔戍者开之。"《黑水先民传》亦载："吕留良子孙先后以罪远谪，土人慕其流风，抵经请业，始能读中国之典籍。"

吕景儒为七房吕立中曾孙，继承祖业，自幼学医，并潜心钻研医术，成为齐齐哈尔的一代名医。嘉庆年间，齐齐哈尔暴发瘟疫，吕景儒自制药剂投入井中，救活多人，患者送其匾额，上书"妙手回春"。《黑龙江外记》《黑龙江志稿》载："吕景儒，字淇园，吕留良后裔。留良以文字狱斫棺剖尸，子孙俱戍黑龙江，不得仕进。（景儒）学成则经商，以资雄于塞上，齐齐哈尔之富无吕氏若者。清末赦流人子孙，比于齐民得仕进，而吕氏富日衰。景儒师事章汝楠，与西清、程瑛相友善。晚遁于医，心细，不轻下药，药下则愈。嘉庆间病疫，景儒合药投井中，活人无算。"

流人随身携带医学方面的典籍，促进了南方医药文献在流放地的传播。如吕留良后裔带来的医书有《本草万方针线》《痘疹元珠》《证治准绳》《唐王焘先生外台秘要方四十卷》《薛氏医案》《王损庵先生寒科第三种》《汉张仲景先生金匮要略广注》《刘河间伤寒三书》《丹溪先生心法》《仙传痘疹奇书》等。

《黑龙江外记》卷六亦载"尝见土人家有内版《尔雅》、《盛京通志》、《八旗通志》、《词林典故》、写本《春秋左氏传》、汲古阁《五代史》、《古香斋渊鉴》类，函坊刻《通鉴纲目》《史记》《汉书》《评林》《管子》《盐铁论》《参同契》《击壤集》《纪效新书》《筹海重编》《广博物志》《祕书》二十二种。《呻吟语》《施愚山集》《午亭文编》诸书。又闲有《明史》《武备志》《数理精蕴》《东医宝鉴》《协记辨方书》及郡邑诸志，皆散佚断烂，不可收拾，则书之不重于塞上可知。"

流人们还留下了当时关于黑龙江地产药材的记载。但因当时从医者寥寥，这些药材并未受到当地人重视。如康熙时方式济撰《龙沙纪略》载黑龙江地产药材有"益母草、赤白芍药、防风、黄芩、百合、木贼、蒺藜、甘草、车前子、麦门冬、五味子、薄荷、黄精。艾浑产黄连，然皆杂烟莽中，萎于霜雪，无采掘者"。

嘉庆年间，西清的《黑龙江外记》亦记录了黑龙江当地药材多被弃置不用，而商人为了牟取更多的利益，所售药材多从沈阳运来，且假货泛滥的情况。其曰："药如赤芍、黄芩、百合、防风、土黄连、益母草、茵陈、车前子之类，境内产之。然惟益母草有人熬膏，余皆不采。药店所售，货自奉天，以赝乱真，多无佳品"（卷八）。

除流人医家以外，清代黑龙江地区的从医者还有外省来此的经商人员，其中以晋商为多。据《黑龙江外记》载："土人无知医者，医多来自内地。余惟闻晋商武诩善针灸，施药济人不计利，得良医体，章君汝楠为作传，以授吕君景儒"（卷七）。

三、医官的设置及成立省官医院

早在康熙初期，清廷就开始有意识排除传统巫术对正常医疗活动的干扰。如光绪朝《钦定大清会典事例》载，康熙元年定，"旗人凡有邪病，请巫师道士医治者，须领巫师道士禀知各都统、副都统，用印文报部，方许医治。违者，将巫师道士交刑部正法，其请医治之人交刑部议罪"。但从文献记载看，当时宁古塔地区尚无医官之制。如《全辽备考》载："（康熙间）将军佟宝欲请于朝，宁古塔、船厂各置医官三员，未见其行也。"

从现有文献看，黑龙江地区有医官之制当设于乾隆、嘉庆时期。如光绪朝《钦定大清会典事例》载："乾隆三十年题准，吉林所属宁古塔地方添设监狱，设立无俸从九品医官一员。嘉庆十七年题准，三姓阿尔楚喀地方设有监狱，各设无俸从九品医官一员，由部照例给予札付，令其任事"（卷五百一）。《嘉庆重修一统志》载，嘉庆十九年，宁古塔文职官员设"笔帖式四员，仓官一员，仓笔帖式二员，医官一员，教习官二员"（卷五十七）。嘉庆时西清所著《黑龙江外记》亦言："齐齐哈尔收禁罪人之所，在将军府西，排木为坦，中分内外。内曰牢狱，官司之外曰仓子，旗下官轮守。囚病，医官诊治。医官，流人；狱官，土人，顶戴峨然也。"

医官可以领取药资银两及自己与家人的口粮。如《宁安县志》云："医官一员，应领药资银十二两，每日十二口人粮，每口八合三勺，每月食饷银二两"（光绪六年档册）。光绪《三姓志》载："医官一员，家人十二，日每人每日支米八合三勺，一年按日计之核发"（卷八）。宁古塔地区可确知担任过医官之职的有：清道光二年宁古塔副都统衙门有从九品医官杜奇源，清光绪元年有医官刘克明。

至清宣统元年，因军费筹措困难，医官之职被裁撤。据《清续文献通考》记载，宣统元年，东三省总督锡良奏请"中军员缺暨所部之军之军需长、司书生、医官、马弁、夫役人等一律裁撤"（卷一百三十九）。

清宣统三年六月省官医院成立时，就有中医设置并有中医诊室。宣统三年正月初八，黑龙江省防疫会派马队16名，分八队按屯详查疫情。并发给麻杏石甘汤、白虎汤各400剂，卧虎丹16瓶，至宝丹40包，白灰8000斤，石酸16瓶，防疫费4000吊。在当时西药并无这类药品。而中医的麻杏石甘汤、白虎汤、养营救生汤（内含有生石膏、栀子、青蒿、延胡索等15种中药）疗效卓越，在当时这种医治方法为最佳治疗方案。

四、药店的开设

（一）齐齐哈尔鼎恒升药店

齐齐哈尔鼎恒升药店始创于清顺治元年，而卜奎城建于清康熙三十年，故齐齐哈尔素有"先有鼎恒升，后有卜奎城"之说。鼎恒升药店是黑龙江地区创建最早、又颇有盛誉的一家药店，创建初期原名叫鼎恒号杂货店（兼营中草药），由晋商合股开办。清道光元年鼎恒升改号为鼎恒升药店，前店后厂，有门市房5间，店员14人。

（二）永德堂

创立于清乾隆五十五年的永德堂，其商铺遍及黑龙江省哈尔滨市、齐齐哈尔市、绥化市、富锦市、阿城区等多个市（县、区），除经营中药材外，同时还为患者诊病、抓方、配制成药。至民国元年，建立药店近497家，其中一些规模较大的分店采取"前店后厂"的方式，在后厂生产传统的丸、散、膏、丹、酒等中成药。1931年"九一八"事变后，永德堂虽然受到重创，仍然凭借"货真价实、童叟无欺"的品牌信誉而屹立不倒。

（三）哈尔滨世一堂药店

哈尔滨世一堂药店创建于清道光七年，老店是吉林榆树市的天一堂（世一堂）。1903年，执掌天一堂药铺的第三代掌门人李星臣认为，哈尔滨的兴盛是世一堂难得的机遇，便责成天一堂在阿城的分号拨款现大洋10000元，作为资金，在今哈尔滨道里区十二道街头创办了世一堂药店。

（四）齐齐哈尔万育堂

万育堂建于清光绪四年，是沈阳市万育堂总号在齐齐哈尔市设立的直属分号。万育堂以经营中药材、中成药为主。建店初期有店员9人，工人1人，厨夫1人，资金23万元，营业室、仓库各5间，首任经理高德新。民国前期，万育堂规模继续壮大，以药品质量好，选料地道，坐堂医医术高明而负盛名，成药配制、饮片加工始终保持自己的特色。除选用地道正宗药材外，在加工制作上也十分考究。一颗槟榔可切制120刀，切出的槟榔薄如蝉翼，深得顾客好评。万育堂药店不仅出售本店自己加工的优质丸、散、膏、丹，而且还汇集全国各地精良药品以满足顾客需要，素以质量好、品种全赢得群众赞誉。同时，万育堂药店聘请的坐堂医都是当地医术高超、声誉卓著的老中医。这既提高了药店的知名度，又方便了顾客看病抓药。老齐齐哈尔人对万育堂一向有"要想治好病，只有万育堂行"的评价。

　　万育堂药店声望日高，于是，齐齐哈尔市先后出现和万育堂地址相对的万益堂，以及和万育堂谐音的万一堂药店与之竞争。但由于万育堂经营服务好，药品质量上乘，在激烈的竞争中始终处于优势地位。鉴于万育堂药店在群众和中药界的影响大、信誉高，民国八年市商业总会成立了以万育堂药店为首的医学研究会。该学会以"求医理而治活人"为宗旨，广救民生，为推动齐齐哈尔地区中药事业的发展起到了重要作用。

（五）齐齐哈尔世一堂

　　齐齐哈尔世一堂始建于清宣统三年五月，是吉林世一堂总号在齐齐哈尔市开设的直属分号，首任经理杨彬臣。其建店初期以经营各种贵重药材和珍贵皮张为主，同时兼营山海杂货。店内设有中药专柜，由吉林总号供给上乘的中药出售。当时世一堂仅有 3 名从业人员，地址在瑞和胡同，由吉林总号统一核算。民国前期齐齐哈尔世一堂日渐兴盛，从业人员日益增多，销售规模逐渐增大。

　　随着清末民初兴起"闯关东"移民大潮，大量关内人口涌入黑龙江地区，各地的药店亦如雨后春笋般兴办起来。比较著名的有绥化锦和盛药店、齐齐哈尔万育堂药店、哈尔滨福庆堂医药保健用品有限公司等。

五、清代黑龙江地区的医药贸易

　　清代东北人参的采收权被皇室垄断。清顺治十四年，清政府在乌拉地方设署安官，成立打牲乌拉总管衙门（现永吉县乌拉街），专为皇室采集人参、东珠，猎捕貂鼠、鲤鱼等贡品，成为清代东北的采贡中心。清康熙四十八年废除此前执行的八旗贵族遣丁采参制度，统由皇室独占，实行官办。由乌拉、宁古塔、盛京派壮丁入山采参。将军衙门给予印票，并发给少量采参津贴盘费。清康熙五十二年，因就近参场资源已竭，八旗兵丁均不愿前往，改为实行"官办民采"，后因管理不便又实行"官商联办"。杨宾的《柳边纪略》记载："人参，秋、冬者坚实，春夏间采者虚软，故今采者多在七、八月。采者多山东、西人，其死于饥寒者不知凡几。各分走丛木中，寻参子及叶。其草一茎直上，光与晓日相映，则跪而刨取其根，洗剔煮之，贯以缕悬木，干之……足色者斤售银十五两；八、九色，斤售银十二、三两；六、七色，斤售九、十两；对中者，六、七两；泡三两。若一枝重一两以上，则价倍；一枝重斤以上，价十倍；成人形者，则无定价矣。产参之地设官督丁，每岁以时搜采，俱有定所、定额，核其多寡而赏罚之。或特遣大员监督，甚重其事。至王公、宗室，亦各按旗分地，令其搜采。甲子、乙丑以后，乌拉、宁古塔一带采已尽，八旗分地徒有空名。走山者非东行数千里入黑斤阿机界中，或乌苏里江外不可得矣。"

　　除人参以外，鹿茸、鹿角亦是黑龙江地区与关内贸易的主项。据《黑龙江外记》记载："江省皮张、鹿角，亦贸易大宗。鹿多而贱，茸角之属，岁于七八月时，由黑龙江、兴安两城捆运至省。茸之佳者，每支可得银三十余两，劣亦七八两不等……山西人贩运者多，九月则收市而回，茸价自三十金至七八金，视茸多寡为率，角则以今计值，视同寻常药品已……鹿则茸角为上，而鹿胎为膏，则妇科佳药，鹿尾亦称佳肴。其在各城来言，全鹿一只，价可京钱廿千，以之煎胶成块，利益益厚焉。"

　　清末，在乌苏里江、松阿察河、兴凯湖沿岸和中俄陆路边界上，最初出现一些以俄界乌苏里铁路车站为中心的小额贸易点。密山的农民、猎人和商人把人参、虎骨、鹿茸等运到交易点，换回盐、布、灯油及打猎的枪弹等。

六、禁 烟 运 动

19 世纪下半叶，随着西方列强侵略日深，被清政府视为"龙兴之地"的黑龙江流域也深受鸦片之害，各阶层男女争相吸食。清光绪三十二年九月，清廷颁布为期 10 年禁绝鸦片的谕令，制定《政务处禁烟章程十条》。据《东三省政略》记载："以后不许吸食，改烟膏总售处为戒烟药局，置各种药丸，心患宿瘾者仍由该局凭照给烟，每旬减药一成加药一丸，予限三月净尽"（卷六）。

清光绪三十四年五月以后，于省城齐齐哈尔创办禁烟公所，选派监司大员总管其事，筹办一切禁烟事宜。据《远东报》记载，1908 年 7 月 1 日，黑龙江省设禁烟公所掌禁烟事宜，总办为倪嗣冲。所内派有医官，并配有禁烟药料。据《东三省政略》记载："自遵设禁烟公所，先从官场入手，次及学生军人，次及幕友书役，限期戒断"（卷六）。但第二年，这个机构就被精简了，倪嗣冲也下了岗。

七、公 共 防 疫

黑龙江地处北部边陲，参考清代文献可知，此地区一年中夏季多水灾、雹灾，秋冬多霜、雪灾害，而瘟疫则非常罕见。公共防疫主要见于天花和对抗宣统年间外来的鼠疫。

（一）预防天花

早在清光绪七年，吴大澂奉旨查边，即在宁安捐资成立牛痘局，防治天花。清光绪九年十月初十，清廷批准黑龙江省设局引种牛痘，每年由余平项下发银三百两，按春、秋两季支领（《黑龙江将军衙门档》，清光绪十一年十二月十八日）。据民国《宾县县志》卷二载，清光绪十五年"经同知毓呈准于靰鞡草甸子一带留出牛痘局地五百九十八垧一亩二分，每垧收市钱三吊三百丈，由礼房经收，以备春秋官医施引牛痘之用"。

（二）抗击鼠疫

清宣统元年十二月，沿东清铁路传播的鼠疫迅速蔓延黑龙江省各地。黑龙江官民在巡抚周树模的指挥下积极抗击，中医药在其中发挥了重要作用。据《呼兰县志》记载，针对呼兰"疫毙者六千四百二十七人"的严峻局面，呼兰知府王顺存"衣白衣，日夜亲自督察营救。设隔离所、病院，以治其标；厉行清洁，以治其本。凡巡视所及，院落有不扫除者，辄鞭之"（卷二）。

《依兰县志》亦记载了东北路道长官王去思率领当地人民抗击鼠疫的事迹。"庚戌辛亥间，鼠疫传染遍三省。长春哈尔滨等处大都治以西法，费巨万而死者日数百人。西医谓鼠疫有防法，公曰：'民生至重，宜尽人力，参考良法。'遇病疫者立加医疗，十愈八九；有不救，则敛埋如法，疫气得渐息"（"艺文门"）。可见，当时已着手中西医结合抗疫。《安达县志》则记载了中医抗疫的具体方法，清宣统二年，防疫医生用苍术、升麻、乳香、苍耳、松叶、明雄等 13 味中药加水储于罐内，再兑入樟脑、好酒，喷洒疫户、熏蒸初患病的患者衣服消毒。

第八节　民国时期龙江中医药

清末民初，由于西方列强的入侵，西方医学传入，中医的地位发生了变化，但是因为中医良好的疗效深得人心，加之中医生根于人民之中，使中医在艰难的处境中仍顽强地生存并得以延续。民国时期是龙江中医药事业发展的重要阶段，此时期人民由封闭落后的状态转向开化，由清末求医者仅限少数城里人到求医者日渐普遍；从看病迷信巫医神汉，有病则求神问卜转变到信中医者渐多。而且在广大的中医队伍当中不乏有识之士，通过开办中医药教育，借以系统正规传播中医药知识。即使1929年国民政府提出《废止旧医案》，中医中药受到歧视和排斥，中医药事业发展受到扼制，但平民百姓仍厚爱中医，医病仍多到中医诊所。受思想开化的影响，此时期以中药为主的药店和坐堂医继续发展壮大，针灸、单方、秘方、验方流传于民间，为患者解除病痛之苦，深受人民欢迎。

一、民国时期省内主要市县中医药发展概貌

（一）哈尔滨地区

民国时期哈尔滨居民多以中医中药防病治病。民国初期，宾县境内有中药铺36家，全境有中医157人。其中，外科40人，内科23人，妇科4人，儿科3人，针灸科3人，杂医73人。另外有稳婆（产婆）62人。民国三年巴彦县全县有招帖的医士（中医）40人，无招帖的医士52人，无招帖的稳婆（产婆）37人，计129人。民国十二年延寿县全县应试中医400多人。民国十七年，全县有中医278人，民间还有一些散医和卖小药者。1925年8月，成立宾县医学研究会。至1928年，全县有中医377人。其中，内科261人，外科119人。全县有药材批发商13家，内科药铺222家，外科药铺112家。民国十九年全县有中药铺95家，其中县城6家，农村89家。

民国元年至十七年，出现了少数医技较高的中医，如金致中、高昶、黄象南、刘树信四大名医，诊治科目分为内、外、妇、痘科。解放前，香坊区共有中药店14户，最早的一家义顺堂，创建于1912年1月，地址在安埠街91号，有职员、店员各1人，资金1912元大洋。

（二）牡丹江地区

民国前期，牡丹江地区对于医师、药师的执业标准有明文规定：凡未经文部考试及格及由部核准之医学专门学校毕业，领有开业执照者，概不准擅自开业，且对于所发执照并征收百元或数元以上执照费，寓保护于限制立法，至为详备。并拟定管理医师、医士暂行规则各一份，业经部令公布并附行实施手续十一条，期监督实施，藉资整顿共资为一项。除医师应在专门以上各学校毕业，并往教育部给予证明文件外，至对于袭用旧法之中医，则仍取宽大，若有资格不符而考试又不及格者，则不准擅自开业以示限制，所有遵章应纳照费，如由该警务处呈请转领可准共截留十分之二，用以充作该省区各卫生行政往费，其所收注册费及罚金两项亦准悉数截留，俾资补俱便，莫逾于此，恐要属创举，意行观望是规则外，虽已颁行效用，仍难卓著，合亟颁发此项规则及实施手续各一份，自文到之日起至达于3个月以内，一律实施。并制定管理医师、医士暂行规则各一册；实施手续一册。

东宁县清代时的医生，多系旧私塾教师看医书自学成医生，或原在药铺中卖药，经常接触医生和患者，知道一些药性、验方而做医生，医术多不高明。民国时，知识渐开，信医者日多，三岔口已有中药铺七八家，有中医十几人。此外还有少数专门种牛痘的"先生"，挨村逐门串户为儿童接种牛痘，俗称"种花先生"。至民国十八年，东宁县有中药铺15处，中医士15名；有中药行5处，中药师5名。当各药铺及行医开药者所犯涉及刑事范围时，政府以刑事法规之规定办理，并撤销其营业执照。至民国十九年时，穆棱县在县城内及梨树镇、兴源镇有中药铺20处，中医士19名，中医士调方诊脉，药店批发或零售药品，其中以中药为主，兼卖西药。在民国和抗战时期，海

林、柴河、横道河子、山市等地有私人开办的中药铺 12 家。牡丹江最早的药店是福和祥、天德元，都在民国九年开业。规模和影响较大的是天德元、惠生堂、同义堂，经营中药 400 余种。

（三）齐齐哈尔地区

齐齐哈尔中医始自清朝初年，早期中医为散在。从民国时期起中医人数逐渐增多，由警察厅下署的各区警察署进行管理。民国初年，讷河县民间中医由南荒（呼兰、绥化一带）、奉天（今沈阳）、吉林等地来讷河县内行医，在乡村或集镇挂牌开业。看病者近则登门去请，远则用大车接送，以粮食（小米、黄米、豆包）代替药费。中医多以草药为主，自采自制。县内当时经许可行医者计 92 人。1913 年，县内有德泰祥、和泰盛、锦和盛、兴顺鸿、吉生和等药房，刘汉书、李焕章、杨玉轩、王振东等医生曾当过坐堂医。根据警察署档案资料记载，民国十年城内有中医 47 人，其中 31 人坐堂行医。1926 年，讷河县成立官立医学研究会，对境内行医者进行考试，合格者准其营业，不合格者入会补习。至 1930 年，全县药铺、私立医院计有 16 家，中医 30 人。民国十八年，克山县有中医 38 名，西医 3 名。

（四）佳木斯地区

民国元年，佳木斯胡浩元经营的万兴元药店聘请坐堂医。民国五年，中医师朱雪芳开设了杨春堂药店。同年，中医师李子芳开设的福春堂在佳木斯中大街路北（现西林路）开业，兼内科诊所。民国七年，张郁周与连继沛集资 3000 元经营的大德堂药店在佳木斯中大街（现西林路中段）路北开业，聘请中医师刘玉堂坐堂。民国八年，孙润章集资 5000 元，在东大街（现西林路中段）路北开设了佳木斯最大的中药店德庆宏，先后聘请中医师王心斋等坐堂。以其规模远近闻名的中药店德庆宏各分号皆为批零兼营，经营药材、中成药多达 1000 多种。药店生意最兴隆时，曾设东西两柜口（两个门市部），德庆宏药店从业人数最多达 30 余人，在富锦、桦南都有联营，在各县、镇颇有声望。当时德庆宏药店，为了赢得顾客的信赖，抓回头客，在柜台营业方面要求甚严，柜台配方细心缜密，有一套较严的规定程序：①审方：即接过顾客的处方进行逐味的审查，有无相反、相畏，凡是有毒药品问清后，由医生签字再抓方。②抓药：对于处方每味药物的分量分别称秤，分别各包上号，在药包上注明"先煎""后下"等字样。③复核：抓完药后，核对药名、分量、相反、相畏、遗漏等，确系无误然后包好。④将药包好交给顾客时，详细交代自加药引（如生姜、大枣、葱白之类）。

民国十年，中医师常汇东开设的育生堂在佳木斯西大街（现西林路）路南开业，兼内科诊疗。中医师郑景星开设的裕春堂在中大街（现西林路西段）路北开业，兼内科诊疗。民国十一年，中医师刘阁亭开设祥顺东中药店在佳木斯中大街（现西林路西段）路南开业，兼内科诊疗。崔墨林经营的盛发和分号在中大街（现西林路）十字街路北开业，聘请内科中医师王庆魁坐堂。民国十年以后，桦南县的大集镇有开铺、坐堂、摆摊等行医方式。随着人口的增长、村屯的增设，中医中药人员也渐次增多。中医技术分内科、外科、妇科、儿科、针灸科等。开铺行医的多系家传世医，有一定技术，执医治病，但同时也兼营药店。坐堂看病的多系药店（铺）主的亲属或好友。大多数药店为广招患者，邀请各自最信得过的医生坐堂行医。当时，桦南境内只有湖南营和土龙山开设中草药铺 6 家，有坐堂中医 5 人。开铺行医的 4 人分别在境内丁家崴子、金沙、明义三地。农村散医 31 人。湖南营（现桦南镇）最早设药铺行医的为刘玉时，另有"汇原东""和发宏""昌兴"等 4 家药铺。太平镇街里共有 5 家中药铺，中医 4 人。同义和药铺坐堂先生岳敬亭，和发增药铺坐堂先生谷汉章，天恩堂药铺坐堂先生曹宏恩，天增堂药铺坐堂先生吕某，德和宏药店没有坐堂先生，这些坐堂医生，一般医术较高，且精于伤寒、内科、儿科、妇科。农村散医大多未经师学徒，有的懂些药性，也有的仅靠自悟，或者是从栽花（种牛痘）先生改行的，还有一部分只掌握几个成方就行医。

（五）绥化地区

民国年间，青冈县的药店仅有少数中医坐堂待诊。民众由于生活贫困，无医无药，生病之后，无钱求医问药。民国十三年，全县中医发展到 60 人，都是个体行医，医疗水平很低。民国十六年，县知事靖国儒主持了一次中医考试，并发给行医许可证。民国十八年由中医医生自己选举成立了青冈县医学研究会，但中医的发展，仍处于停滞状态。民国四年，绥棱县的上集厂、兴农镇（当时均归绥化县辖）、黑马刘、部落、二井等地均有中医坐店或游动从医。这些先生略懂一些中医中药知识，主要靠祖传秘方、验方施治。有的专治黑红伤（刀、枪伤），人称外科先生；有的专种"花"（牛痘），人称"栽花"先生。安达县在民国初年开垦初期时，中医即传入。至中华人民共和国成立前，境内疾病防治主要靠中医中药。民国三年，全县有中医 5 人。民国十年，中医发展到 17 人。至民国二十年，已有中医 29 人。明水县在民国十二年十二月设治，当时的设治局和后来的县政府都没有卫生机构，公共卫生无人管理；疾病医疗全靠中医。民国前期，明水县中医最多时为 242人，其中较好的是略知汤头药性的，有不少只是记住几个药方就自己称医治病。海伦县自清光绪三十三年，始有第一家诊所"寿民堂"，医师李云峰悬壶应诊。以后陆续有刘锡明、李峰臣、洪锡久等中医开业坐堂。民国二十年，海伦县中医诊所发展到 14 处，中医药人员 175 人。民国初时，望奎县中医多从外地迁入。1912 年，境内有 25 名中医。1923 年 3 月 1 日，由警察所主持中医考试。应试者 93 人，发榜合格者 60 人，经县公署发给《行医许可证》，余者取缔行医资格。1930 年警察所改公安局后，设卫生股，主持第二次医生考试。应试者 120 人，合格者为 91 人，由县政府发给《行医证书》，准予开业行医。到 1931 年，全县医生增加到 135 人，其中西医 8 人，占医生总数的 6%。换言之，中医 127 人，占医生总数的 94%。

（六）双鸭山地区

民国元年，宝清县出现第一位中医刘华廷，由吉林省延吉县迁入，在此正式行医。先是散行医，1913 年在德昌盛药店当坐堂医，那时宝清县人烟稀少，交通闭塞，经济落后，人们在缺医少药的情况下，对医生极为尊重。至宝清建县时（1916 年），全县仅有 4 名中医。建县后至"九一八"事变前，全县中医增加到 13 人，皆是外地迁入者。其分布情况如下：在宝清镇内有刘华廷、刘连三、张玉武、郑宝田、王精一、戴洪滨、肖医生、陈静波、杨天相、张化林；二区有郝子兴；七区有申玉琢；六区有于化吉。宝清县第一家中药铺宝兴长成立于民国元年，经理为董品山。由于营业萧条，不到 3 年即倒闭。1928 年 9 月，宝清街最大的药铺合资经营的公和信成立，股金 2000 元，经理李鸣五，设有中药批发、中药炮制、自制丸散成药等。该铺经营有方，信誉高，生意兴隆；药铺内有名望老中医郑宝田坐堂行医，有几位药工能精制中药，成为当时宝清县中医药界活动的中心；就医的患者每日络绎不绝，从业人员由 7 人增加到 44 人；公和信成立之后，在中药人才的培养方面也做出了贡献，解放后宝清县各医药单位的中药骨干人员多是学徒出身。民国七年，集贤县有温姓一家经营的和发德中药店开业，此为集贤最早的中药店。后转由魏化南经营，改号为和发新。此后，相继在集贤镇开业的中药店还有德发和、源昌庆。

（七）黑河地区

民国年间，爱辉县的中医大部分粗通医术，为谋生而行医者占半数。出身世家，自幼习医，终生务医，且医术高超者，也不乏其人。中华人民共和国成立前，黑河著名中医有精于伤寒的李明岗；精于温病和妇、儿科的张秀峰；精于内科，尤善治肾病的勾文普；有长于胃肠病的李浩然、仲如九、杨恩久；长于妇科的杜拱平。爱辉城有长于中医外科的邱钟琦；长于妇科的李凤翎。西岗子有长于中医内科的高文泉。

据黑龙江地区民国前期各市县中医比值、诊所数量及其分布情况和治疗效果统计，中医远比西医受百姓认可。民国前期私人药房日渐增多。私人中药堂以出售中草药为主，既按大夫所开配方抓药，也卖中成药，还设坐堂中医，兼代门诊。中药堂所用药材大多自行采购、自行炮制加工，一般均能用手工操法，遵古法制造，常见丸、散、膏、丹等百余种中药成品。平民百姓生病多到药堂求医问诊。

二、民国时期的行医方式

（1）开铺行医：多系威望较高的家传世医或小康之家。其中有以经营药铺为主，附带行医者。亦有以行医为主，兼营药铺者。中医在市、县、镇内设药店，有的收徒弟或雇店员；而农村的中医，大多是开家庭药铺，备有药柜、药架、药碾子、药缸、药准、药钵等设备，自制一部分中成药。

（2）坐堂行医：在药店坐堂看病收诊金，大多为药店主的好友、亲信。药店主为了扩大客源，增加中药的销售，邀请威望较高的名医来店坐堂行医。但凡出名的中医师，各药店均开出优厚的待遇争相聘请。其报酬按医生处方销售额提成，即所谓"卖方子"，而药商则把医生提成之金额加在药价之内。至于普通中医，患者求治者少，药店收入微薄，往往难以找到坐堂的地方。

（3）自家行医：多为有一技之长的专科医生，如专治疮疡、整骨，专门针灸等，在自家开设诊所。也有出师不久，资金不多，医术不高，无力开药铺而靠中西医结合方法治疗，用环磷酰胺加激素和中药的三联疗法。

（4）走方医：基本是靠一技之长，无固定行医地址，随身带有药品，边走边卖眼药、驱虫药和膏药等的民间散医。

三、民国前期中医药人才培养方式

中医主要靠父子相传或以师带徒的方式继承。医术主要靠师傅传授，学习诊脉、用药；也要靠实践，积累临床经验。拜师学医者通过考试，合格者方能行医，不合格者继续学习。

民国时期学习中医技术，较为正规的程序是拜师学徒。拜某名医为师，老师同意后，依次拜仲景先师、药王菩萨、师傅、师母。学徒期间，先学习《医学三字经》《本草备要》《药性赋》《医宗金鉴》《三指禅》《汤头歌诀》，再学《内经》《伤寒论》《难经》《金匮要略》。学习1~2年后背药书（俗称包袱），随师学临床，期满办"出师酒修"，称作封包袱。

黑龙江地区最初的药学教育是与中药店堂同步出现的。在店堂内用传统的以师带徒、家传父教、师兄带师弟的传统教育方式培养中药技术人员。一般药店主收1~2名徒弟。学徒人员既学习文化，又学习业务知识。一般学徒期为3年。第一年是粗略地了解药品知识并掌握计算技术。先从认药辨药开始，熟悉中药饮片操作方法和加工规程，掌握算盘的使用方法和技巧、中药饮片货价分类等。

次年开始学习业务理论知识，包括《药性歌括四百味》、十九畏、十八反，熟悉药方药性、妊娠禁忌等。第三年，开始在师傅带领下站柜台，审方划价，抓药售药。直到能独立顶岗操作，才算出徒。文化学习主要是练习写字帖、打仿影照描练字、书写药名和背诵四书五经及《百家姓》《千字文》等。师傅要求徒弟非常严格，要考察徒弟的言行举止，"徒诚则教，徒虚则留"。

为了学到本领，徒弟必须一丝不苟地按照师傅的要求去做，不能违背师傅的意愿。初来学徒人员对师兄也要像对待师傅一样，师兄的指教也必须服从，否则会受到冷落或惩罚。如继续违犯，还要加重惩罚直到驱除出店堂。学徒期间不准回家。学徒人员除了在工作中学习外，还要利用晚间闭店后和早晨开店前的时间进行学习。有的店堂人员多一些，可由师傅集中讲课或做示范操作，进行加工炮制，然后由个人自学练习。学徒期间不发工钱，期满出徒后，学习好的发给探家往返路费，休假3个月，允许结婚成家。学习差的连路费也不给发，宣布解雇。继续留用的人员，根据工作和学习表现，可以就医出诊或入股分红或每月付劳薪。这些要求使从业人员感到只有学习好、懂技术才有饭吃，把学徒作为一种谋生手段，这是长期以来中药界约定俗成的传统教育方式，严格而有成效，对现代中药界人才培养有很大的借鉴意义。

四、民国前期的防疫

（一）预防措施

民国时期时疫流行，各地区频有疫病发生，为了减少伤亡，政府多次颁布预防措施，基本内容如下。

（1）断绝交通：凡各属乡间，此村屯已发生疫病，即应禁止所有居人不得往他村屯，他村屯之人亦不得来此村屯，各项物品及动物（如牲口、家禽、犬豚之类）均应一律禁绝。有疫之村屯既断绝交通疫病者，送就近诊疫所诊治，俟七日之后，此村屯不再发生疫病，即取消断绝交通，命令照常往来，若再发生其取消命令期限，依此递推。

（2）留验：彼属已有疫病，凡从彼适此之人，无论何项人等，此属应于所由要道，以及可以绕越之道，分设检疫所，将来人扣留五日，过五日不发生疫病，方准放行。凡一属有两大市镇以上者，留验之法依上项办理。

（3）隔离：凡城厢市镇，此家有一人染疫，即应将此人送入诊疫所，未染疫之家人，概行送入隔离所，过七日不发生疫病，准其自由还家。此家有人染疫，除防疫人员外，他人均不得往来，若有同院居住之他户，矣应禁止院外人之往来，从染疫者及其家人送所后之第一日起经过七日，此院内不再发生疫病，准取消此命令，听其自由，若再发生，其取消命令之期限，依此递推。

（4）保卫贫民：凡各属城厢市镇贫民，应即清查数目，另设庇寒所，尽行送入居住地，施衣施粥，并令巡警禁止自由出入。

（5）清查客店：凡客店均令巡警逐日清查，若有染疫病人，即行送所诊治，所有不适卫生行为，一律迫令改良下等火房小店，应一律封闭，不准住客。

（6）掩埋浮厝棺材：凡各属所有未葬之棺，均应勒限用炸药控坑，七尺掩埋之。贫无力者，官为经理。

（7）清洁及消毒方法：凡城乡五疫地，应行清洁方法，有疫地应并行消毒方法，由总局将两项现行各种方法札发各属，该长官等应斟酌各地情形，分别施行。

（8）他项预防方法：如禁止演戏，对封闭土娼之类，该属长官均应悉心研究，随时切实施行。

民国七年夏令亢旱，秋令能燥，发现一种头痛，发热，舌红，口燥，或咳嗽，或吐泻不止之症，纯系病总由于天时不正而实反误人，故每下痢之病初起，时医此系知治法，每误用热药发汗以致死亡，然其中亦有他病或老病而死者并弱，全系时病。此种时病较平日热病下痢不同，如遇有外感，宜用清凉和解药品，如苏叶、芥穗、桑叶、菊花、茅根、石斛等药，即可解除，切忌用辛温发散之品，如桂、附、麻黄、细辛、羌活、独活之类，如下痢以木香、黄连、莱菔子、厚朴、槟榔等剂，每不见效果，勿用大黄、芒硝之类，所地戒照治病，莫先断病，兹累述断病简便方法：忌食污秽剂，未沸之茶水；忌食生冷油腻之物；身处冷热须自留心；居住房舍须随时洒扫洁净；患病人食余之物切勿留而食之；患病人用过物件，一切衣服碗籍之类，必须沸水洗过。

当时流传较为效验的预防药品，未病时可服养阴清肺汤：生地一两，炒丹皮四钱，白芍四钱，薄荷二钱，元参六钱，川贝母四钱，带心寸麦冬四钱，甘草二钱。天时干燥，寒在外而热在内，无病之人宜服此方数剂，可保平安。如觉不适，可服清宫汤预防之：元参心三钱，莲子心五分，连翘心二钱，竹叶卷心三钱，连心麦冬三钱，连翘心二钱，犀角尖磨汁一钱。

上列各方，愿诸君广为传布，白石英、羚羊角俱要真者，开药店者，幸勿以假药害人，违者天必罚之。

（二）疫病诊治

民国元年，虎林县时疫流行，最易传染，究其病原以虫蚀肺部危害最烈，朝发夕死，危险万状，仅承乏吉长铁路车务，事因上下员役患是症者，环请疗治，特悉心研究制就二方，先后按服，幸皆药到病除。当时使用治百斯等脱症经验方如下。

第一方：生韭白五钱，川楝肉三钱，桃仁三钱，薄荷梗一钱五分，紫菀三钱，生薏仁七钱，白薇三钱，郁金一钱，木通三钱，黄芩三钱，清水煎服。第二方：生韭白五钱，川楝肉三钱，桃仁三钱，紫菀三钱，生薏仁五钱，大黄炭三钱，黄芩三钱，白薇三钱，竹茹四钱，天花粉三钱，清水煎服。如见头重头痛发冷发热，心腹疼痛或吐血，可照第一方用药，以三碗水煎至一碗温服，即小便通利，与及出汗，其症便轻，旋服第二方，以通大便，自可痊愈，如症重，可服二剂，务以大小便通利为度，愈后如见饿，方可啜稀粥，一二日之后，方可食饭。

民国元年2月29日，龙江县江东区检疫员刘本洁谨将检查东官地屯一带应用药料，除因外下存各药料数目：清肺汤85剂、麻杏石甘汤96剂、石炭酸5瓶。龙江府乡镇巡警江东区第一分住所巡官贾伍廷为报销事窃，阜所防疫马巡并巡警等防查时疫所需川资，暨买避瘟丹、笔墨、日记账等项，共计钱92吊，由进区支钱90吊，除支应领钱2吊文。

龙江县民国二年，江东区第一分驻所巡官王来锁，为呈覆所属界内并无时疫流行，严加防范事窃，于民国二年7月18日奉文，内容如下。

龙江县公署训令第四百六十四号开案，据催徵兼调查员金其昌呈报窃查二十棵树、大河东等屯，近日瘟疹盛行，传染所及婴幼为多。此症初发时，遍体生有红点，不逾二十四小时即消灭，有转喉风者；有转痢疾者；有遍体转为白豆类似天花者；种种变幻，不甚枚举，日来死者已不下百数人矣。再牛瘟亦将发现，查此疫症大半以春夏之交，天气非常干燥，时下雨水连绵所致也。呈报乞鉴核施行等情，查时疫流行最为险候，倘不即时消灭，滋蔓难图，兹由本县捐廉配制方药，并将原方刷印多张，详晰注明施治方法，随同药料分发八乡，务宜验明病形，按方救治，以杜传染，而济民生。除呈报并分行外，为此检同药料、药方，令发该所，遵照审查病状，按方散给，并将疫症情形随时详查，迅速具报此令。计药方三张、药料四十剂等，因奉此巡官即遵派警分往所属界内各屯，挨户详查人口，暨牲畜并无瘟疫，仍饬警逐日严查防范。

当时治疫效方如下所列。

第一方：治身发红点形似麻疹，大热口渴，心烦，舌苔黄口无津液，小便热短或大便稀或不利，以此方治之：绿升麻二钱，银花三钱，连翘三钱，菊花二钱，生石膏六钱，知母三钱，白芍三钱，黄芩二钱，苏薄荷三钱，郁金二钱，川木通二钱，淡竹叶三钱。上方开药立方拣选五十剂，共研细末，水一勺，一包为患，开水吞服，无效再服一包，若未善净，自服一包，以三次为度，则痊愈矣。

第二方：治初现似斑疹未透，覆即发为咽喉肿痛，仍系身热口渴，心烦头痛身痛，其证以此方治之：大生地一两，广元参四钱，麦冬四钱，天冬二钱，板蓝根三钱，杭白芍四钱，银花三钱，菊花三钱，苏薄荷二钱，苦桔梗二钱，射干二钱，木通二钱。上方十二味，仍拨一两一包，应将生地、元参、麦冬、天冬一共捣碎，分作四起，以便可配多包，余六味共研细末，且此方拣三十剂，依法制之，每服一包以温开水吞服为效，再服一包，拨次递服，以五包为度，则痊愈矣。

第三方：治血痢疾里急后重，口渴心烦，身热腹痛，头昏晕目，证以此方治之：粉葛根一两，川黄连三钱，黄芩三钱，甘草一钱，云茯苓三钱，油厚朴二钱，槟榔二钱，木通一钱。上方选拣五十剂，共研细末以一两为一包，每服一包用温开水，下以三包为度，若系热症必效；若系寒证，则多取前列病状四服。

民国七年时疫肆虐，查现时染受瘟病之人，虽同一病证，而因人之禀赋强弱不同，患病之状况不一，其原因有内伤阴亏者；有急火肝郁者；有内伤饭食染病者；脉象有浮沉滑数者；病重，则脉象有长洪实数者。初染病时，若有增实之发热、头痛、鼻塞、骨节烦痛、咳嗽者，应用第一方；汗解后有鼻窍流血、嗽痰中带血、吐血、头晕者，应用第二方；脉长而洪数，大渴、大汗，应用第三方；唯脉浮紧是寒痛，应禁浮之，其方剂如下。

第一方：薄荷二钱，川羌二钱，紫苏一钱，槟榔一钱半，芍药二钱，川朴一钱，半黄芩二钱，知母二钱，菓仁五分，元参二钱，杏仁二钱，甘草二钱，前胡二钱，桔梗二钱，用引姜一片，水煎温服。如喉痛甚者，加银花三钱；内伤饮食作呕吐者，加神曲二钱、陈皮一钱；如目痛眉棱骨眼眶痛、鼻干不眠者，此系邪热溢于阳明经，则加葛根一钱，服二剂，汗解即愈。

第二方：元参五钱，橘红二钱，焦栀二钱，川朴一钱半，知母三钱，桔梗二钱，川贝二钱，黄芩二钱，芥穗二钱，连翘三钱，银花三钱，生地三钱，甘草二钱，引鲜姜一片，水煎温服之。如鼻中见衄血，加犀角一钱；如咳嗽、痰中见血，则加生桑皮三钱、蒌仁一钱；若吐血，再加生地三钱、丹皮二钱；若大便燥，则加大黄三钱；如胸膈满，加枳壳，服此方药，内火立清而愈。

第三方：石膏一两，知母五钱，甘草五钱，炒粳米一撮，加鲜姜三片，水煎服。

中外古今避疫方药汗牛充栋，美不胜收。然时行险症，危在瞬息，药不即，待故于造就防疫药料后，特举四大端而附陈之，必使人人易晓，处处咸宜。一曰刮、二曰放、三曰焠、四曰嚼。盖瘟疫者，天地流行之厉气也，无论老少强弱，触目口鼻，迅如风火，如于食积之气分痛而不移者，滞于痰火之血分，毒气上壅，发于头面，毒血下注，缠于手足，燥渴闷胀，毒血塞于经络也。恶寒、发热、厉气过于肌表也。咳嗽、喘急、历壅肺气，而痰逆呕吐、便血，厉攻脏腑，血而溃败，甚至手足软麻，偏痛卒倒，霍乱抽筋绞肠，禁口羊毛，角弓扑蛾，结蛔脱阳，紫泡血沫、硃痧以及风暑阴阳红乌紧慢，晕满疯痛，总之，不通则痛，下列四法为当时治疫简捷有效之方法。

一刮法：用青铜光边钱或用细碗口，或用老火煨姜蘸桐油于上（如无桐油，用香油亦可），先刮背脊头骨上下，次刮胁肋两肩头额项后，两肘膝腕及臂弯腿弯，随刮随将钱上蘸油少许，庶不刺痛如大小腹软肉间，则用棉纱苎麻蔓之。倘遇急危，凡平坦处，均以苎麻油速蔓为效更快，刮见红紫点起痧出肤里，手止立愈。

一放法：刺放毒血即砭道也，以顶细瓷碗敲碎，择其锋利者；用针最妙，如无细碎瓷碗，即用锋利银针，亦可先放十手指顶出血，或用线扎十指根放指甲处，次放两臂弯、两腿弯，先蘸温水拍打其筋，自出细看腿弯前后左右有细筋，深青色或紫红色者即瘀血也。迎其起处，放之如无青筋，用热水拍打腿弯，直放委中穴与手足指；如太阳痛甚，可放两太阳穴。如遇急喉风、喉蛾痧，可放舌下两旁及两乳上下有细青筋或红紫者，如无此色，则不必放舌下部。将血吐出，不可咽下，用针以轻快为妙，至深不过一二分为止，放后血出，痛楚即松，最效无比。

一焠法：痧在肌肤，发与不发以灯照之隐隐肤间且慢焠，若既发出，疏则累累，密则连片，更有发过一层，复发一二三层者，焠时用大灯草微蘸香油，点酌细看头额及胸前两边或腹上与肩膊处，照定红点以灯火焠之，即时爆响毕，胸腹宽舒，痛亦随减，照症用药，无不痊愈。

一嚼法：用古铜钱（如无即用老板红铜钱），不拘多寡，入口嚼之如砂糖，有人嚼至数百者毒轻，嚼至数枚即不能烂，病即轻松，重者加服避瘟散，轻者立愈，其效如神。

民国十年3月17日，哈尔滨防疫日报第一版刊载治鼠疫良方，具体内容如下：鼠疫名百斯笃，又名黑死病，传染极其厉害，在清宣统年间哈尔滨曾见此病，死人甚，久在哈埠之人能言之。时值此病又出现，初发生于海拉尔，数日以来，满洲里及博客图南均有，但是此次是两种瘟疫，比那年多一种，更宜慎防。

肺百斯笃：此疫由呼吸传染，微生物流入空气之中，为最猛烈之瘟疫，昔年哈埠所经者即是此病。得此病者，初则头微胀痛，继则发冷，终则咳吐血而死，从始至死不过三日，一人有病，传染一家，中西医士无完全治法，鄙人启查各书，知此病与急性肺痈相仿，精研细思，得一奇方，试验有效，兹特传之。处方：白及三钱，白石英五分，橘红三钱，粳米一勺，白芍三钱。初病者一服一剂，清水煎沸取服，勿过煮为要，重者加倍服，每日三次必愈。

肾百斯笃即腺百斯笃：此疫由血分毒传染，以跳蚤、蚊虫等最易为传染媒介，得此病者，肩窝、夹窝、胯窝积起一疽，数日即死，沿淋巴腺上下生此疽，此病发于血管，而使肾脏内亏，故四五日即死，此病惟清络汤可治，屡经试验，均有奇效。处方：羚羊角三钱，川贝母二钱，连心四钱，麦冬四钱，知母二钱，石斛二钱，青蒿二钱，花粉二钱。此方清血解毒，养肾清肺，治腺百斯笃，其效如神。清水煎服，重者加倍，又预防此病，须讲求清洁，少外出，口鼻呼吸处以物蔽之，室内用石炭酸涤洗。

五、设立医学研究会，规范中医队伍

（一）医学研究会之规章制度

医学研究会总以研究医理，慎重生命为宗旨，一般由县公安局管理监督。公举正会长1员，总理会内一切事务；副会长1员，辅助正会长办理会中一切事务。均由会员中用无记名投票法，共同选举之正、副会长，均以1年为期，期满之后，再另行选举正、副会长，请政府发给委任一纸，以昭公允。设助理并评议员2员，由正、副会长于会员中选派赞助会务，遇有应评议事件，须将评议情形及其结果随时报告会长表决施行。设调查员2名，由会长于会员中酌核委充调查，有无私自行医及私用白方，但不行医者不在此例，如有未经考取，私营医业或私用白方者，呈报官府，照章处罚。设文牍1名，由会长酌核委充之担任，会中往来文牍事宜。设研究长1员，由众会员选充之专司讲演及临时考试命题，并阅卷评定分数。规定凡在本县药商均须加入所在研究会，但不纳金，只认补助费用；凡在本县业医者，领有本县医生考验证书及许可营业执照，均须入会研究领用，连二方纸，临证开方时用之，不得私用白方，使毕将存根缴会备案，以昭慎重。

研究会一般定于每月开会1次，讲论一切进行事宜，凡各职员均须到会，如有不到者，得酌量议罚，但事前请假者，不在此限。还规定凡在本县医生抗不入会者，呈请本县公安局履行取缔，以重民命而结团体。各会员均有营业至研究时，总以不误营业为合议，拟定众会员每周研究1次，时间以2小时为限。规定会员分甲、乙、丙3组，领有证书及精通医理，各医生经所在研究会临时考取最优者，列入甲班，其余程度较次者，列入乙班，至考不及格，尚稍有医学知识，仍欲业医者，列入丙班，如能每次考试进步者，渐次升班，发给证书，政府盖印，至升入甲班毕业为止。会员研究成绩以3年毕业，及期考试合格者，发给毕业证书，否则，仍须随时研究。研究会经费以应收会员会金、方纸费等项，遵即开支，如有不足时，召集各药商开临时会议，酌由各药商分担补助。会内各职员、研究长、文牍等均系义务，不支薪金。凡违背所在研究会简章之规定者，得由所在研究会酌量情形，公同议罚或呈请本地官府分别惩办。研究会应请本地官府发给图章一颗，以昭信守。研究会简章自呈请核准之日施行，如有未尽事宜，得随时开会提议修改，呈请存案。研究会每年春秋二季经公安局示知全境医生赴会请县署派员监视考试，以昭郑重。

（二）医学研究会之中医资格考试

民国时期新旧思想激荡，伴随着西医的传入，各地涌现许多医术精湛的有识之士联合兴办医学研究会，以资规范中医队伍，壮大中医学。考试内容多取自《内经》《伤寒论》《寿世保元》《针灸大成》《金匮要略》《医宗金鉴》等古典医籍。试题内容包括内、外、妇、儿各科，如医书以何家为可宗？伤寒与瘟疫何分痘与疹？主何治法？试详说之。秋伤于燥，冬生咳嗽说。妇人五带所得之原因。太阳病桂麻青龙三级说。说引痘与种痘之优劣。痈疽辨。淋症下疳癥毒统称花柳病，所得之原因不一，其治法有无区别？金簇科分切、打、挫、刺、蛟、铣等创，试区别其治法。还有一些地方医学研究会设题如后所列：疟有正邪牝虚、风寒暑湿温食之异，致病之原理与施治之方，自亦不同，而其日作间作或昼或夜、或早或晏之理由，均各安在，试申其说。小儿惊风何以有急慢之分？急惊主用何方？慢惊施治何法？说妇人产后恶露停滞之原因，并其主治之方法。说悬痈、牙痈之由来及其主治之方法。金疮伤出血过多、面黄目黑宜治何方？

考验分为笔述、口答。先笔述、次口答，由地方长官会商医董命题行之，两项均能明白者作为合格。考验合格者由地方长官发给证书，以资遵守。如届考验毕，由自治委员将其城乡合格医生姓名、年岁、住址、药铺、堂号，造册再呈报地方长官备案，并分送城董会及各乡董以凭照册稽查。稽查方式包括定期稽查和临时稽查。

当时黑龙江省城医学研究会设研究讲员4员，会长由会员中选举产生。在研究之日，讲员须上堂讲演2小时。所讲课程约在内经、脉诀、本草、伤寒、温病、杂症、妇科、儿科、外科等项，如遇有流行时疫或特别病证即宜舍缓从急、研究源流、讲求治法、以资抵御而保生命，其平时课本只可暂置不讲。

民国期间最为著名的医学研究学社，当属1917年呼兰王明五与王景戎叔侄二人创办的呼兰中医学社，王景戎通过自己在江苏省教育厅的同学，取得办学许可证，并通过当地乡绅资助，于1918年建成一栋11间校舍的学校，位于县城北大街制酒厂斜对门，校舍东西走向，设有诊所实习室和药房2间，学生教室3间，学校办公室1间，学生宿舍和食堂5间，房前并有一个操场。聘请常东山、王子君、庞殿川和刘汉生等老中医任教，学社先后开设内科、外科、妇科、儿科、杂症、金匮、针灸、药性、脉学等科目，以及实习课。学校学制5年，前3年以医学知识为主，实习为辅，后2年以临床实习为主，每年学费包括食宿共计35大洋。鼎盛时期为1930年，在校生达到50人左右，学社先后共招收学员 250 人。为民国后期培养了大量医术精湛、医德高尚的中医。其他如民国十三年，肇州县王国化、盖德林屯（现让胡路区庆寨乡富强村）创办精华学堂，其中有 5 名学生学习中医，便是本地中医教育的开始。

（三）违规医生惩治办法

除医生犯误用方药伤害人命案，应照刑律惩办外，其犯下列各款者，处 10 元以上、15 元以下之罚金，或 10 日以上、15 日以下之物役，并勒令其歇业。违规事项：病形与脉理不符者；病形与药料不符者；行针不依书法者；不赴考验，令其歇业不听者。凡医生犯下列各款者，交 30 元以下、15 元以上之罚金，或 30 日以下、15 日以上拘役。违规事项：无证书者；以贱药顶贵药者；买卖假药者。

六、人 物 传 略

王明五（1897—1949），男，是清光绪年间秀才，其医理平正，博学强记，辨证精准，用药矜炼，擅长时方。曾于民国十五年在呼兰创办中医学社，任呼兰县汉医会会长，以《医宗金鉴》《本草备要》《温病条辨》为基础蓝本授业讲学，亦是《哈尔滨汉医学研究会月刊》撰述员。门人十余期达数百之众，分布在哈尔滨、绥化、阿城、呼兰一带。

王荫苍（1905—1985），男，汉族，辽宁省鞍山市腾鳌镇人自幼家境贫寒，仅在镇小学校读书至高小毕业。16 岁，被送入镇内春生达中药店学徒，学习中医药，2 年后经友人介绍，到沈阳市小南街益善堂沈余之中医师处学医兼事中药调剂。业余经常到沈阳市奥休医学社，聆听刘晃堂、张寿圃等名医师的讲课，颇多收获。1923 年，经沈阳市政公所考试，录取为中医士和中药士。1924 年，因自然灾害，家庭生活困难，离开沈阳市，来到嫩江县，在绵和盛中药店坐堂行医，以医术精湛蜚声嫩江。其治学严谨，终生不脱离临床实践，热心扶持青年后学，亲切对待患者的精神，堪为后世楷模。

范芝江（1907~1977），男、汉族，黑龙江省嫩江县人，中共党员，1956~1977 年担任嫩江县人民医院副院长，是嫩江县历届政协常委。范芝江早年从师于中医江明斋，先后获得中华民国中医证书和伪满西医师证书。1931 年"九一八"事变后，在东北义勇军中任上尉军医。

刘瑞丰（1896~1986），河北省昌黎县人。1915~1918 年在东北北镇县广源庆药铺学徒，熟读了《针灸大成》《医学三字经》《温病条辨》《药性附验方新编》等医书。1922~1926 年在哈尔滨永德堂随师行医。1930~1932 年在黑龙江省北安县行医。他用针灸治疗小儿麻痹后遗症、肠痈等疾病，疗效显著。

孙希泰，1926 年出师，自设中医诊所。他早年拜师于陈士奎、王仙舟门下，勤学苦练，无间寒暑，从师受业 9 年，尽得诸师之传。尤其对王氏学术，独有心得。孙氏以经典为宗，对朱丹溪、李东垣、叶天士、吴鞠通诸家学者极为推崇，且能继承前人学术成果，博采众长，吸取融化，因而医学理论日益增进。临诊治病善于洞察病机，审证用药，务求其当，尤其对重危证候，敢用大方峻剂，每起沉疴于旦夕，因而声誉日隆。中年医术益精，诊务忙碌。1938 年，迁居哈尔滨市，应聘在世一堂应诊，挽救危逆甚多。

七、民国前期的药店

民国前期哈尔滨的药厂有德国人开办的拜耳药厂和日本人开办的三井药厂。民国前期主要药店有：世一堂（1912年，哈尔滨市道外区）、永德堂（1913年，双城县）、仁寿堂（1913年，虎林县）、世一堂（1916年，富锦县）、德兴祥（1916年，克山县）、同仁堂（1916年，宝清县）、泰和堂药局（1918年2月，依安县）、世一堂（1919年，齐齐哈尔市）。德发和、和发新、源昌庆3所私人小药店（1918年，集贤县），每店有坐店中医1人。海林县第一家药店（1920年）是"福和祥药店"，而后天德元也是同年开业，与当时规模和影响较大的惠生堂、同义堂共经营中药四百余种。德盛堂药局（1920年，依安县）由儒医陈德本开设痘疹科。穆棱县第一家药店（1921年）是"仁华久药铺"；东宁县第一家药店（1921年）是"日升东药店"。祥顺堂（1922年，佳木斯），由刘阁亭开设。天德兴（1923年，七台河勃利县）于勃剂县城内南大街路东开设。据《桦川县志》记载，至民国十四年，桦川县中药店共15户。其中，以药为主、以医为辅的中药店7户；以医为主、以药为辅的中药店8户。

牡丹江的惠存厚药店始建于1927年，亦系前店后厂形式，自制一些常用中成药出售，规模不大。1928年9月，宝清街最大的药铺合资经营的公和信成立，设有中药批发、中药炮制、自制丸散成药等。该铺经营有方，信誉高，生意兴隆；药铺内有名望老中医郑宝田坐堂行医，有几位药工能精制中药，成为当时宝清县中医药界活动的中心；就医的患者每日络绎不绝，从业人员由7人增加到44人；公和信成立之后，在中药人才的培养方面也做出了贡献，解放后，宝清县各医药单位的中药骨干人员多是公和信的学徒出身。在七台河勃利县，中药业发展很快，至民国十八年发展到10多家，到民国二十年已发展到近20家。民国十九年，富锦县和发广药店在集贤镇内设立分号——和发广药店开业。在此期间，集贤一带另几处村镇也先后开设了几家小中药铺。至民国二十年"九一八"事变时，集贤一带共有9家中药店，4家西医院，从业人员42人（其中西医4人），至此集贤县医药商业初步形成。延寿县至民国十九年全县有中药铺95家，其中县城6家、农村89家。宝清县于民国十九年十月成立"恒发增"合资药店，股金1000元，经理吴钦贤，坐堂医生杨天相。

到1930年，在哈尔滨、巴彦、阿城、肇州、拜泉、齐齐哈尔、克山、黑河、佳木斯、桦川、海伦、牡丹江、依兰、嫩江、宁安、庆安、方正、泰来等市县，陆续开业的民族医药商号共有47户；至民国二十年，绥化海伦全县中医诊所发展到14处，中医药人员175人；至民国二十年，依兰城内先后开设了太明西、同庆城、同和永、回春堂等9家中药铺；至民国二十年，望奎县全县医生增加到135人，其中中医127人，占医生总数的94.07%。

八、民国前期的老商号

（一）世一堂（哈尔滨）

民国元年世一堂即能自制加工回天再造丸、安宫牛黄丸、八珍益母膏、虎骨膏、玫瑰露酒及各种规格野山参240余种。1915、1916年世一堂药品两次参加巴拿马国际博览会，鹿角胶、虎骨胶、爱国神丹熊油、虎骨膏曾分别荣获民国政府农业部四等奖和农商部三等奖。民间曾流传"里有同仁、外有世一"的说法。至1931年，哈尔滨道里、道外两家世一堂，从业人员已增至150多人。世一堂的看家产品在国内也获得殊荣。

随着中东铁路的修建，哈尔滨市日渐繁华，人口也逐年增加。于是，吉林世一堂总号又于1912年在傅家甸正阳5道街（现道外区靖宇街）筹建世一堂分号（道外世一堂）。1927年道里世一堂迁至中国10道街（现西10道街）。哈尔滨两家世一堂均以零售为主兼营批发。自建店以来始终保持吉林总号的经营特点，在哈尔滨中药业中素以规模大、品种全、质量好、信誉高受到中药界同仁赞许。此时期经营发展很快，人员也有较大增加。至1931年（"九一八"事变前）两家世一堂人员增至150多人。

（二）鼎恒升（齐齐哈尔）

鼎恒升作为齐齐哈尔开业最早的一家综合性企业，从一个小杂货铺发展到一个大药厂，并开过钱庄当铺，拥有养牧场。其曾是齐齐哈尔八大家之首，其中有7家曾先后倒闭废业，只有鼎恒升延续下来。在1928年，鼎恒升药店扩大规模，有平房15间（门市房8间），店员增加到24人，并采用明代民族英雄史可法的遗方生产"史国公酒"，因此酒具有温中散寒、健脾养胃、活血通脉之功，常饮可延年益寿，是民国前期著名药酒，年产2600瓶左右，畅销东北各大城市，远销京津等地，还出口日本。史国公酒销售收入占总收入4成左右，最高时达到50%以上。到1931年，鼎恒升已有店员32名，资金及公积金银大洋20万元。1931年"九一八"事变，日本帝国主义入侵东北，国土沦丧，民不聊生，鼎恒升药店的生产受到严重打击。时值瘟疫流行，药价暴涨。鼎恒升由掌柜程兆令在齐齐哈尔经营药店，由掌柜任秀贤去海拉尔建立分号。经过4～5年的经营，才慢慢恢复起来。

九、民国时期药材资源经销与利用

从道光年间（1821～1850年）至民国初年，阿城、齐齐哈尔、哈尔滨、宁安等地相继建立多处中药店堂。民国以后随着城市人口的不断增加和交通运输的发展，在人口较多、交通较方便的地区逐渐形成药材集散地市场。黑龙江省中药集散地市场主要以哈尔滨市为中心，西部地区以齐齐哈尔市为主。中药经营活动的不断扩大，促使中药店实行经营分工。于是，出现了专门从事零售（包括批零兼营）或者批发的中药商。药材批发商直接从产地收购，再长途贩运至销地的称行商；从行商手中购进，再小批量批发给零售药店的称二批发商。药材行栈主要是为中药商代购代销并提供食宿和存放货物。中华人民共和国成立前黑龙江省较大的批发商主要集中在哈尔滨市。这些批发商从省外的安国、天津、营口等药材集散地购进药材，然后销给省内各市县的二批发商或零售药店。地产药材运销主要靠产地批发商或药店收购后由哈尔滨市批发商从产地运至哈尔滨市再销往外地。西部地区的中药店很多就近从齐齐哈尔集散市场购销药材。此外，还有一些大型药店派人去省外集散市场或药材产地直接购销，这样可以避免批发商从中盘剥。

略懂药性者都知道，药材成熟后要适时采收，特别是野生药材的采集，季节性强，技术复杂。民国时期黑龙江省的药材资源没有得到很好利用。采收的品种、数量极其有限。大都由产区药店、药栈直接收购，或由集散地和大城市较大的药店在采收季节派专人到产区收购。收购品种、数量、价格主要视市场行情而定。据《北满概观》记载，1927～1928年，每年输入哈尔滨的舶来药品约合40余万日元，其中日本产品竟占60%～70%。至"九一八"事变前，日侨医药商已达61户。民国末期是黑龙江地区药材收购量较高时期。这一时期药农及商户可以自由采集和猎取药材，营口、天津、沈阳及哈尔滨市等地私营中药批发商在收购季节，也纷纷到药材产区增设临时收购点，甚至采取预先向药农付款收购的方法预购地产药材。另外，当时种药比较普遍，大黄、红花、黄芪等很多地区都有种植。收购价格较高也刺激了生产发展。本时期黑龙江省年收购的药材一般在50种左右，其中人参（野生）、防风、鹿茸、黄芪、虎骨、熊胆、鹿尾、麝香等质量较好，除供应省内市场外，还有部分转运至省外和国外。民国时期黑龙江地区的饮片炮炙技术受河北省"安国帮"的影响较大，著名中药店世一堂、万育堂的饮片炮炙主要采用"安国帮"方法。饮片加工除选用地道正宗药材外，加工制作十分考究。《望奎县志》记载，民国八年有防风、桔梗、柴胡、地丁、茵陈、黄芪、知母、蒲公英、益母蒿、白鲜皮、赤芍、白芍、车前子、牛蒡子、瞿麦、茴香、扁蓄等40～50种，尤以通肯河岸药源丰富。

十、民国时期的民间疗法

众所周知，黑龙江是一个少数民族较多的地区。各少数民族通过世代渔猎、种植等劳动生产实践并通过与汉族互相交往，经过长期摸索，积累一些能治小伤、小病的偏方土法，维护族人健康。常用的偏方：动物部分如鹿身上的茸、鞭、血；狼、獾的油；熊胆、麻雀的脑子和大马哈鱼头、蚯蚓等。植物中用艾蒿、冬青、稠李子、柳蒿芽、黄芩、大蓟、蒲公英、大麻籽、萝卜缨、马尿骚、桦树皮、黄菠萝树皮。治伤病还用针刺放血、拔火罐、用纽扣刮头及背部；脱白施以推拿复位等。如达斡尔族常用熊胆治疗肝胃病、腹泻和发热，用鹿胎熬成膏治妇女月经不调，用鹿心血治心跳气短，还用鹿茸治体弱气虚和精神不振，在太阳穴针刺放血治头痛，肘静脉放血治胃寒。

遇有烧、烫伤涂抹獾、貉油，对冻伤用冬青熬水或用辣椒水洗。小儿出瘟疹前用大麻籽和萝卜缨捣烂后贴于前胸后背，头痛脑热用拔罐治疗。锡伯族常用艾蒿、防风熬水洗患处治风湿病；用麻雀脑子涂冻疮；用白矾豆油治烧、烫伤；用急火煎鸡蛋，趁热吞服治扁桃体炎；用火烧熟鸭蛋蘸白矾面口服治腹泻、痢疾；用葱、姜片、高粱米加红糖熬水治疗感冒等。由于各民族间世代交往，治伤病的偏方土法也都互相传播，广为应用。

十一、民国前期连载医学文章选录

以下所列取自民国十四年国际协报连载的医学文章《温疹述要》，著者为袁植丞，具体内容如下。

温疹述要（一）

温疹初起，有先恶寒后发热者；有不恶寒即发热者；有鼻流清涕者；有目赤流泪者；无不头痛咳嗽恶心、周身忧痛。诊其脉多属浮数，亦有内热深重，初起脉即细数沉伏者，总由内伏温热，外感风邪，风热相引，表里俱病。一遇此证，无论已现斑疹与否，即须服辛凉透解之第一方，此方虽极清淡，然王孟英谓叶香岩用药，有极轻清极平淡，取效更捷，服此方后，轻者斑疹即可透出，或迟不出，亦能退热解肌。吴鞠通所谓善治温病者，原可不必出疹也，若误用升、羌、葛、麻、桂、荆、防、苏、桔，以及胡、荽、浮萍、樱桃核、西河柳等辛温升提之剂，强发其汗，不但疹不能透，反致目瞑鼻鼾，语言难出，或神昏谵语，鼻煽气逆痉厥，甚则咯血鼻血，种种险象，皆能酿成。若因咳嗽误用二冬二地、五味、百合、阿胶等，腻涩之剂，必致气喘音瘖，痰不能出，咳嗽永远不止，致成肺痨，此徐洄溪有咳嗽忌熟地、麦冬、五味、桔梗、萸肉等药之禁也。若初起表邪未清，遂用硝、黄、枳、朴等攻里之剂，必致引邪入里，疹反内陷，甚至津液内亏，毒火外炽，致成阴下竭阳上厥阴证，其余如参、茸、芪、术等之大补，桂、附、姜、萸之大温，更在严禁之列，不待赘述矣。（注意二则）一、温疹最易透发，最虑内伏，更忌下陷，如因其发热即用水以镇之，无有不下陷而死者，不可不知。二、温疹最易传染，于婴童尤甚，病人一现斑疹，宜将同寓之婴童，避居他处，俟病人痊愈，房屋器服消毒之后，始行避回，庶免传染。（第一方）连翘壳三钱，金银花二钱，山栀子二钱，枇杷叶二钱，去毛生用，浙贝母三钱，新竹茹二钱，冬桑叶二钱，大青叶三钱，甘菊花二钱，薄荷叶一钱五分，鲜苇根三钱，水四钟，煎成二钟，分二次服，连服二三剂，渣不再煎。（医隐按）本段所述之病状、病源、脉象、主治、用药等，乃全编大纲，不可草草读过，盖先生大著，融化叶天士、徐灵胎、陈平伯、华岫雲、薛围园、余师愚、吴鞠通、王孟英、雷少逸、张子培，诸家之言，简练揣摩，由博返约，汰去沙砾，乃见精金，真医学中之赤文缘字也。北医不读以上诸家之言，高明之辈，开口伤寒论，动手桂枝汤，其次焉者，满胸张洁古，一腹李东垣。稽其用药，重者桂麻青龙，轻者羌活（九味羌活）败毒（人参败毒），率以治寒之法治温，杀人如麻，不可胜数，喻嘉言明则明矣，尚论仍是治寒；黄元御高则高矣，悬解亦无把握。用以温病当作伤寒治，当时人民枉死于医药者多矣。先生目击心伤，作此温疹述要，不惟欺世，抑且医医，有功轩岐，厥绩伟哉。至于识高心热，大有洄溪先生慎疾刍言之遗意，开卷了然，检查方便，类似陆九芝先生之不谢方也。社会直接受益间接受益之人不止恒河沙数，岂非福田广种者邪。（医隐补）先生对于应忌之药，不过寥寥数语，殊不知即辛凉透解剂中，偶加一二味，立刻全羹具坏，予小子不厌其详，仿照洞主白喉抉征三将列法，衍为药忌，表列于下（表2-4）。

表 2-4 应忌之药

最忌	人参 附子	升麻 桂枝	党参 苏叶	五味 大虫	燕窝 山萸
	干姜 鹿茸	葛根 麻黄	高丽参 羌活	阿胶 黄芪	海参 吴萸
	肉桂 熟地	柴胡 细辛	生姜 独活	百合 白术	炙草 首乌
次忌	半夏 防风	麦冬 葱白	陈皮 茯苓	秦艽 槟榔	当归 西河柳 厚朴 香附
	川芎 白芷	天冬 前胡	橘红 款冬	沙塘 草果	
稍忌	桔梗 荆芥	豆豉	僵蚕		
	白芍 芥穗	大生地	牛蒡（草头）	（白芍酌用）	
			蝉蜕 豆卷	大生地	

温疹述要（二）

（方释）鞠通吴氏本叶先生说，"温邪上受，首先犯肺"，故用药以银翘桑菊二方为首。先生之方，连翘、银花、桑叶、菊花、薄荷、茅根，系由鞠通先生银桑二方，脱化而出，去其芜杂，择其精华，加枇叶、贝母以清肺，竹茹、山栀以清胃，入经者通经，入络者透络。所谓治上不犯中，治中不犯下，清灵之至，稳甚安甚。（医隐又按）水四钟，煎二钟，宜加研究，盖杯有大小，茶钟种种不同，式样不一，未可以水四钟为率。先生之方共重二两五钱五分，多为体轻之药，愚意先将药用水二钟浸透，减其膨胀支撑之虚势，再酌加适宜之水，不可过多过少，更宜武火急煎，香气大出即取服，幸勿照煮肉之法，煮成少许药汁，（本埠多用此法）盖方药虽精，煎不如法，亦有掣肘减力之虞也。（医隐又按）一般愚人，好用西河柳水、樱桃水、葡萄水、红谷水、猪拱嘴、胡荽水等，用作疹病代茶之品，一派温表，为害殊甚，为医者应告病家，切须厉禁，否则辛凉之药虽投，温表之汤随进，一方暴之，一方寒之，功不补患，可叹之至，故须告病家，勿为习俗所误，愚意代茶之品，可用金银花水、盖根水、鲜茅根水、桑叶薄荷水，或以上诸物合而为一亦可。（又按）先生之方，用鲜茅根，如无鲜茅根，以干茅根代之亦可。

温疹述要（三）

如病之来势甚炽，壮热口渴，呕吐自汗，面赤目赤，气喘急促，头痛如劈，咽喉红肿，兼现白点白块，呼吸紧闭，斑疹隐隐不能透出，诊其脉有浮大而数者；沉细而数者；不浮不沉而数者；有按之若隐若现者。不得因其沉细不浮、若隐若现，而误认作虚寒证，余师愚言之详矣。凡现此脉，皆由火毒内蕴，胃液被其烧灼，将有立涸之势，或阳盛格阴，反现肢冷脉伏，喜热饮，引已即吐，察其吐出酸苦，泻出臭恶、挟痰涎挟黄沫；或后重，并非清谷不化、小便短少黄赤，并非清长不禁，此者由内真热外假寒之明证，因其邪伏阳明，或迳入厥阴，不似前述之上焦轻证，非第一方所能奏效矣。必用第二方之大剂清热败毒，以防内陷。（第二方）生石膏八钱（先煎），羚羊尖一钱五分（另煎冲服），淡竹叶三钱，肥知母三钱，暹罗犀角尖一钱（另煎冲服），板蓝根三钱，金银花三钱，粉丹皮二钱，蒲公英三钱，山栀子二钱，全瓜蒌二剂，以斑疹全透为度（加减法），如有谵语或痉厥者，服药之前，先服紫雪丹一钱，凉开水调下；痰火内闭：加胆星五分，服药前先服竹沥一勺，药内冲服，鼻血咯血齿血：加白茅根四钱、赤芍二钱；咽喉溃烂可以吹以锡类散；如无汗不渴呕吐，三者具无，本方去石膏，中者之中，有一于此，石膏分量酌减不可迳去，紫雪丹、锡类散，均以杭州胡庆余堂为最佳，哈埠药肆不备，此药卫生之家，须预为储之，以备不虞，并可济人之急。（医隐按）先生所举之第二步病状，势已重矣。然究其所以如此之重者，揆其大原，厥有四端。①由于误表所酿成。②由于樱桃水、葡萄水、红谷水……代茶之物所造成。③由于初起以为不甚要紧，迟延耽误所坐成。④由于本来病势即大，及考四者之中，本来病势即大者，究占少数，由于误表所致者，实居泰半，即如先生所云之"壮热口渴……斑疹隐隐不能透出"，计四十字，大约多由于羌防升葛等药所误治者，亦有初起即如此之重者，治法。先生之第二方丝丝入扣，惟愚拟加减之法，私淑门墙，谅或见许于先生也，壮热口渴甚，石膏仍可再加，须知石膏乃体重之物，汁淡难煎，多用无碍，昔归安江筑花治一某姓子，用石膏十四斤而斑始透，余师愚之清瘟败毒饮，亦重用石膏，对症下药本无足畏，幸勿以成见横梗于胸中也。疹势太重，闭塞甚者，犀羚亦可稍加分量，倘或变成大头发颐，肿喉对目，马勃板蓝，亦可增量。（又按）先生论脉妙达精微，热深厥深，脉反沉伏，倘错认虚寒，妄投理中四逆，祸不旋踵，死如服毒，状极可惨，予小子目击被庸医所误者，数以千计，倘一错药，势难挽回，可悲也夫。（医隐又按）胆星之为物，须九转者良，市俗则以南星研末，用牛胆汁调和成饼，冒充胆星，不如不用，服先生之方，决不致痰火内陷，即或有痰火内闭之症，服先生之第二方，其力足以平之，愚意胆星可以不用，紫雪方考。

第九节　抗战时期龙江中医药

"九一八"事变后，日本侵略者于 1932 年占领东北三省及热河省境，对现黑龙江省境统治达 14 年之久，其间，日伪政府改称中医为"汉医"，即中医自南北朝时期被引进日本后的称谓。在此长达 14 年的沦陷时期，龙江中医工作者于夹缝中生存，以顽强的意志为祖国北疆保存中医的火种，并秉持强烈的民族主义精神为抗日救亡事业贡献着自己的力量，以萤烛之辉渐成燎原之势，于艰苦的斗争和生活环境中，为龙江医派的形成奠定了坚实的基础。

一、中医地位及抗争

日寇侵略东北，生灵涂炭，中医也同样受到了严重的摧残和压制。南京国民政府曾一度通过了废止中医和中医教育的议案，经过中医界和广大民众的抗争，此议案未核准执行。此后，南京国民政府被迫逐步承认中医学和中医教育的合法地位，1931年宣布成立"中央国医馆"。此时，日伪政府对中医进行"汉医登记""汉医考试"，发"汉医许可证"，行医由警察署管理。1932年，伪政府哈尔滨特别区、滨江市公安局卫生科对个体开业的中西医资历、证件进行检查考核，取缔了无证行医者。1933～1936年，南京国民政府制定并颁布了《中医条例》，同时在法制委员会中成立"中医委员会"。1936年，日伪国务院颁布《汉医法》，取缔了无证汉医，关闭了不符合标准的汉药铺。1937年4月，国民政府核准了卫生署制定的《中医教育规程》，决定将中医教育纳入全国教育系统。同年，伪呼兰县公署对中医普遍进行考试，合格者发给"汉医登录许可证"。1938年，已迁都重庆的国民政府教育部颁布了《中医学校通则》。经过中医界人士艰苦卓绝的斗争，国民政府在承认中医合法地位的前提下，不得不同意举办中医师资格考试。1941年，黑龙江、吉林、辽宁三省首次举行笔试，分为笔试和口试两部分，设南北两个考场，限定少量的通过名额。应试者达2372名，但只录取160名，其中黑龙江只录取29名。被录取者还要到新京（长春）参加临床面试。由河北迁至哈尔滨的御医传人马骥、齐齐哈尔的名医陈景河等即是在这一年考试及格；龙江名医华廷芳于1942年经兴安东省统一汉医考试及格。及至1945年抗战胜利时，全省共有中医工作者800余人。

二、中医药卫生管理

1932年5月，日军侵占佳木斯镇。1934年12月，日军在佳木斯设立"伪三江公署""佳木斯市公署"，人口猛增。佳木斯成为日本帝国主义统治三江地区的政治、经济、文化及军事基地。在东北地区的沈阳、吉林、哈尔滨等地的商人和日本人纷纷涌入佳木斯兴办工商业，中医药事业也随之发展。

伪政府的药政管理工作十分严格，由伪省、市、县公署，警察署，警务厅卫生科逐级对各药厂、黑龙江地区制售药品进行管理、申报、审查、准许、领取行商"许可证"。如佳木斯中药店均须经市公署卫生科审核批准才能营业，初期参加伪商会，后期参加"商工公会"及其"汉药业组合""汉医学会"。1937年，中药店发展进度很快，除民国时期原有的福兴和、盛发和、万兴元、大德堂、德庆宏、和发元以外，还有14家新开业的药铺（中医师开设的未统计在内）。1938年，哈尔滨汉药商与西药商组建了"哈尔滨满人药学研究会"，并于1939年由当局组织将汉药与西药分立。依据伪政府制订的"汉医法"规定，对于本已享有盛名的世一堂鹿角胶、虎骨胶、爱国神丹、熊油、虎骨膏等成药均要重新进行严格的查检审核，取得专卖许可证后方可买卖。1939年，中药店堂共26家，除去以前开业和废业的，共16家开业。同时由中医师开设的医馆亦如雨后春笋般涌现出来，如冯开甲开设的西域堂、孙省三开设的春发堂、仲子声开设的惠生堂、梁晓辰开设的俊生堂、王振令开设的万盛堂、张占鳌开设的正心堂、刘义昆开设的同心堂、张维先开设的济生堂、李华堂开设的春育堂等均为当地有名的中医馆。1940年7月25日，伪政府实行汉药定价政策，汉药统一按组合配给，供应品种大大减少，难以满足临床需求。药商为追求利润，以劣代好，以伪代真，在市场上大量出售伪劣药品，产生了恶劣影响，即历史上的"7·25定价"事件。同年，战争导致药材货源不畅，汉药经营日渐萧条，许多药店大量减员或被迫停业，黑市汉药材价格猛涨，药品质量每况愈下，汉药业逐渐陷入步履维艰的困难境地。鉴于汉药缺乏统一的行业标准而处境艰难，龙江医家自发出版了中国最早的中药行业标准配本之一《汉药丸散膏酒标准配本》。及至1941年，佳木斯内共有药店402家。其中以药为主、以医为辅的中药店21户；以医为主、以药为辅的中药堂11

户；日本人、朝鲜人经营的中西药店 8 户。

医政管理方面，1933 年 9 月，日军派孙启士接收齐齐哈尔官医院，原医务人员多数离开医院，独立行医。1934 年齐齐哈尔沦为日寇殖民地，日伪对医药卫生的统治十分苛刻，伪市立医院和铁路医院都是日本人直接管辖，院长、医长、医官均为日本人。同年 7 月，日本南满洲铁道株式会社又将市立病院归铁路管理，改称为"满铁路齐齐哈尔病院"。医院的管理体制大体上同日伪统治下的大连、沈阳铁路医院的管理。

三、成立研究会并创办会刊

（一）各地成立研究会，团结中医药人才

为限制中医传承发展，伪政府禁止中医师带徒，并取缔了很多中医教育机构，如当时反响很大的"呼兰中医学社"。民间中医为培养人才，成立了一些小型"汉医讲习所"。如 1919 年创办于齐齐哈尔的黑龙江省城医学研究会在沦陷时期转为民间组织进行授课，1925 年，韩星楼和杨廉波均任副会长。1933 年，更名为黑龙江省汉医会支会，开设《内经》《脉诀》《伤寒论》《神农本草经》《温病学》及杂症、妇科、儿科、外科等课程。自 1938 年起，张泽普连任数年齐齐哈尔市中医会副会长，举办中医讲习会并讲授妇科、儿科等中医理论课程。韩星楼任齐齐哈尔市医学研究会正会长；杨廉波和曾任《沈阳医学杂志》编辑、与名医张锡纯有过交往、对《医学衷中参西录》颇有研究的陶菊村任副会长；当地四大名医之一的李万岑任讲师兼教务长，负责研究汉医学、设立汉医讲习所、集体购买中药、医疗救治、对外地汉医来齐考核等工作，此研究会凡有伪民生部发给许可证的汉医师均可参加。

1932～1941 年，齐齐哈尔名医张文波任泰来县医学研究会副会长。对于药量配伍深有造诣的张恩阁曾任双城医学会会长。1934 年 1 月，兰西县"汉医会"成立。1937 年，3 月 8 日，哈尔滨汉医学研究会成立，首次全体会议会长高仲山，副会长安世泽、高香岩，评议员纪钰、李德荣、王俊卿、高文会、阎海门，理事刘巧合、安子明、宋瑞生、李修政、章子腴、韩凤阁、马金墀、孙希泰，还包括道里区成员 37 人、道里新安埠区 19 人、道外正阳区 121 人、道外太古区 46 人、南岗马沟区 27 人、太平桥区 6 人，共 256 名哈尔滨汉医会成员。1937 年，由伪依兰县公署行政科保健股和警务科保安股联合负责成立了"日满医学研究会"，吸收县城内中、西医参加，西医孙汝续任会长；1939 年，"日满医学研究会"改组为"中医研究会"和"西医研究会"，中医会长傅华东，会员由县城发展到道台桥、三道岗、双河、太平、永发等村镇。1940 年范梦泉任黑龙江省汉医讲习会理事，并多次授课。同年，行政区划变更，日伪政府相继在各省成立了汉医会，奉命于黑龙江省民生厅保健科，役员由监督官厅从省汉医会会员中推荐，各县旗设滨江省汉医会分会，由当地有名望的中医担任组织者。是年，高仲山和陈志和分别任滨江省和哈尔滨市汉医会会长；佳木斯"四大名医"之一的宫显卿任三江省汉医支部长、伪中央汉医盟事；1941 年，黑龙江省汉医会成立，韩星楼和杨廉波分别任正、副会长。同年，日伪统治者为笼络呼兰中医，成立了呼兰汉医会，此前拒绝将"中医学社"更名为"汉医学社"的爱国中医王明五被迫入会，并被中医同道们推选为会长，同时兼任滨江省汉医会副会长。王明五同其他成员一样，为发展中医，接受了伪职，在任期间，创办了刊物《汉医会研究》以交流和提高中医医疗水平，并著成《医学便读》，培养近 300 名中医工作者。1942 年，绥滨县汉医会成立，高中午任会长。

（二）创办《哈尔滨汉医学研究会月刊》，丰富中医药学术

为了提高老一代中医素质、培养新一代具有科学知识的青年中医，高仲山等历经2年的筹备，于1936年3月8日成立了中医学术团体"哈尔滨汉医学研究会"，同时决定编辑发行《哈尔滨汉医学研究会月刊》。此《哈尔滨汉医学研究会月刊》自1937年7月28日至1942年11月共发行53期，1940年，因日伪民生部将研究会收编为"滨江省汉医学会"，《哈尔滨汉医学研究会月刊》亦更名为《滨江省汉医学月刊》。

在《滨江省汉医学月刊》中，当时哈尔滨市中医名家左云亭、刘巧合、安子明、安世泽、高香岩、王子良等中医名宿，以及在哈尔滨市开诊的吉林人孙希泰、张金衡、金文华，辽宁复县张恩阁、本溪李西园，哈尔滨市道外世一堂药店执事人李子久、哈尔滨市德庆益药店的执事人魏尊五、扶余高尊五、呼兰的王明五、阿城县高镜清等均就中医的基本理论进行细致、深入的解说探讨，弥补了当时当地部分医家在学术方面的不足。龙江医家在《滨江省汉医学月刊》中的交流讨论不仅使每个个体相互采长补短、提高医术，更潜移默化地使这一群体形成了较为统一的学术思想，即为龙江医派学术思想的雏形；并且，长达三年半的交流将省内各地医家团结在一起，形成了龙江医派的群体雏形。因此，可以说是《滨江省汉医学月刊》孕育了龙江医派，而抗战时期即为龙江医派的肇源时期。

1941年，高仲山率领滨江省著名中医家编印讲义、租借校舍，以滨江省汉医学研究会为依托创办"哈尔滨汉医学讲习会"两期，首批学员来自当时十一省、一州及朝鲜，共204人，其中包括有黑龙江省四大名医之称的"御医传人"马骥及"国医大师"张琪（张钟麟）。

在不少供职于伪政府的中医爱好者的努力下，日伪政府对"汉医"的态度逐渐转变为"采用汉方医学之长，补近代医学之短，故创建满洲医学，合于我国民及其环境之满洲医学"。1941年11月3日，"满洲中央汉医会"经伪满洲国民生部批准在"新京"（长春）成立，并在伪中央病院设立汉医科，可见对汉医的政策略有放宽，而汉医教学也由此得以开展。在此过程中，阎德润与辛元凯两位中医爱好者功不可没。

四、中医人才状况

相较于国民政府对中医的压迫，日伪政府对"汉医"不支持也不消灭的态度，让中医得以喘息，涌现出了一批知名医家。如哈尔滨的曹雪堂、房朗轩、左云亭、张景星、安世泽、王子良等；齐齐哈尔的韩星楼、杨廉波、汪秀峰、张尔多、朱慎斋、于志敏、王占一、周善元等；明水县的隋子清；克山县的李泽民；有"佳木斯四大名医"之称的宫显卿、钟秀轩、邢兰轩、洪汉卿等。

哈埠医家主要集中在中国人聚居的傅家甸（现道外区）开业应诊。如1932年春，黑龙江省接受中医高等教育第一人的高仲山即在现道外区南十六道街路东开设"成德堂"门诊分号行医。哈尔滨市四大名医之一的张金衡，是高仲山创办的哈尔滨汉医讲习会首期学员，于1938年在哈尔滨道外保障街设立的"永济堂"行医，对于心脑血管疾病、内科疑难杂症具有丰富的治疗经验。1934年，在今绥化县，全县共有中医74名；1936年，有中医143名；1939年，有中医96名；1941年，有中医152名，将原医学研究会改为汉医会肇东支部，共有会员109名，内置支部长1名，书记1名，代议员4名，并下设药业结合一处。同年，全县有医药店46处，其中专营药店30处，中医兼营药店8处。

还有很多杰出的中医家辗转来到齐齐哈尔行医。如东北王张作霖座下军医官之子张尔多，自

1913年来到齐齐哈尔后一直从事针灸医疗活动，1934年起开设针灸诊所，尤善"毛刺方法"，属于"峨眉派"快速浅刺法。1935年，生于辽宁营口的张泽普来到齐齐哈尔市行医，先后在万育堂、长发祥药堂行医，自1938年起，连续被推选为齐齐哈尔市汉医会副会长，值得一提的是，除了临床工作之外，他还从事教学工作，在任齐齐哈尔市汉医会暨汉医讲习会讲师期间培养了大批中医人才，如陈景河、杨乃儒等皆曾受益于他。还有由伪满洲司法部外派日本留学归来、历任齐齐哈尔监狱保健医佐、医务科长等职的吴长萱，于1941年在齐齐哈尔市自办私立广济医院。以第三名的好成绩从黑龙江中医药讲习所毕业，并在后来的汉医考试中，成为全省600名考生里仅有的三名及格者之一的陈景河，1945年来到齐齐哈尔坐堂行医，期间与韩星楼、张泽普等切磋交流，于1948年自开药局行医。

抗战时期的黑河地区也活跃着许多中医药工作者，如开办寿春堂的陈兆南，共同开办登仁寿的仲如久、孟生录等，还有个体经营医药工作者如勾文普、臧定山、董仲明、李浩然、刘景春等。

五、医 疗 工 作

抗战时期局势动荡，此前的军阀割据与日军的侵略使各地战火纷飞，疫毒四起，且人民生活水平下降，正气多虚，加之缺乏卫生防疫意识和知识，导致各种急性热病肆虐。《滨江省汉医学月刊》中关于急性热病的论文甚多，包括伤寒病、斑、麻、痘、疹、疟疾、痢疾、脑脊髓膜炎等。另有许多医家对传染病进行说明病因、好发季节、好发人群、传染性、免疫性、传染途径、发病过程、治法、预后及调养的专门说明，所论之科学性、详尽度不亚于今日之教科书。在治疗方面，龙江医家多尊温病学派学术观点，根据病程特点灵活遣方用药，服用中药的平民病死率大大降低，为当时民众的生命健康做出了巨大贡献。

龙江医家同时强调了卫生及葆养正气在预防传染病和促进病愈中的重要性，提出依体质摄生防病的观点，主张从服饰、饮食、睡眠、个人及用具卫生、居处环境、运动、情志、房事、消灭蚊蝇、流行期间合理用药预防、遵守公德、采取社会卫生措施等多方面进行调摄。

1932年8月2日，洪水淹没依兰县城。灾后疫病流行，至9月9日传染病死亡者合计428人。8月3～5日，齐齐哈尔市63人感染霍乱，其中34人死亡。8月7～10日，哈尔滨道外江堤部分溃决，受灾者超过十万人，同时霍乱、猩红热、白喉、麻疹等疫病流行。刚在哈尔滨开业不久的高仲山及多名中医家分别加入世界红十字会医疗队、南岗孔教会施诊部行等医疗慈善组织，救同胞于危厄。

1938年，松花江决堤，洪水涌入哈尔滨市区，引发霍乱疫情，日伪政府置贫苦百姓于不顾，已扬名于哈尔滨的高仲山带领刚从河北乐亭县来哈尔滨学医的张钟麟（张琪）等医家迅速投入防疫抗疫工作，以四逆汤加减救治灾民，活人无数。

此外，在牡丹江林口、古城镇、亚河、五河林（今五林）等地相继涌现出很多中药店铺，药铺内均有中医坐堂行医。在亚河，中医田向阳办起中医诊所——向阳诊所。中医诊断疾病全凭望闻问切四诊合参，其中尤以切脉为主，没有辅助诊断的机器设备。内科疾病以服用中药饮片汤剂为主，中成药为辅。对于跌打损伤、骨折脱臼、创伤等外科疾病采用推拿、按摩、揉合、夹板固定、外敷药物加上内科汤剂等方法治疗。对于风湿性腰腿痛等疾病多采用针灸、拔罐子、贴膏药等方法治疗。

六、投身抗战

中医药在抗战期间发挥了重要作用。中医家或以身份为掩护为中共地下党传递情报，或直接加入东北抗日联军为官兵传授医药常识，用深山密林中的中草药救治伤员并进行日常保健。

1931 年，"九一八"事变后，齐齐哈尔的民政、卫生事业处于战时状态，黑龙江省官医院接收了马占山部队的病员、伤员，官医院的医护工作者，其中包括许多中医医师，仍勉力维持着医疗工作，直至日伪政府完全接管了当地的医疗系统。

1934 年，抗联第三军政治部主任冯仲云在鹤岗德泰和中药店建立联络站，中医师翟延令任联络员，以坐堂行医为掩护为部队转送人员和情报，并供给药品、卫生材料，救治伤员，直至抗战胜利。

1935 年，讷河县老莱镇和庆瑞中药店掌柜李仁峰受地下党委托，请坐堂医赵麟阁（曾任黑龙江省医院主任中医师）多次为王钧领导的抗日联军第三支队的战士疗伤治病，并献出自制中药接骨丹药方。虎林中医顾明轩等也曾为抗联队伍治病送药。

1937 年，哈尔滨医生王耀钧（原名王耀忠）在富锦县加入了抗联第六军第一师部队，成为此军唯一的随军医官，并于 1939 年加入中国共产党。他组织战士在山中采集枯藤、冬青、山花椒、老鸹眼树皮、红豆豆、五味子、枸杞子等野生草药，再凿冰化水熬制汤药或研成药泥救治伤员，富锦县至今还有人用专治枪伤的中药方治疗红伤。他还为战士讲授医护课，指导同志们采摘石茶（俗称干滴罗）、石山等草药，用井水煮服，以预防感冒和其他疾病。1940 年，他在大兴安岭负伤后与部队失联，后在齐齐哈尔做苦工，并加入了抗日组织"北满执委会"。1941 年 11 月，王耀钧因组织名单泄露而被捕，并于 1943 年 3 月在日伪齐齐哈尔第一监狱英勇就义，年仅 30 岁。

20 世纪 30 年代后期，抗联将士与日伪军浴血奋战时，部队缺医少药。中共佳木斯地下组织派人与佳木斯名医何子敬联系，何慨然承允为伤病员治病，并出钱为抗日联军购药。

同时，还有不少军人主动学习中医药知识，为抗战保存有生力量。例如，第六军五师师长王明贵，自 1937 年起开始学医，常向军医、老中医请教战伤救护和治疗。1939 年春，六军宣传科长陈雷（曾任黑龙江省省长）在伊春的一次遭遇战中左腕静脉受枪伤，流血不止，王明贵用压迫止血法进行了包扎。六军直属团政治部王钧（曾任黑龙江省参事室主任）也学到一些疗伤秘方，很受干部、战士称道。抗联密营医院也曾采用中医药治病。

第十节 光复后龙江中医药

1945 年黑龙江地区光复后，划分为黑龙江、嫩江、绥宁、合江、松江省和哈尔滨特别市，后来黑龙江地区重新划分为黑龙江省和松江省，由东北各省市行政联合办事处（即后来的东北人民政府前身）统辖。1946 年 8 月 11 日，东北各省代表联席会议在哈尔滨市举行，通过了《东北各省市（特别市）民主政府共同施政纲领》，对医药工作做了重要规定，龙江中医面貌焕然一新。当时黑龙江地区各省市大力培训医护人员，生产道地药材，有力地支援了全国解放战争。

时任东北人民政府卫生部部长王斌认为中医是"封建医学"，应予取缔。黑龙江地区于 1948 年 7 月起实行《医务人员管理暂行条例》，对中医严格限制，并停止中医收徒。1948 年，哈尔滨特别市中医讲习所开办，课程设置主要为西医内容。

1949 年，东北卫生部部长王斌等"以科学立场出题"，在东北全区举行医务人员考试，要求

"中医师、中医外科、中药师等出题大都是选用与近现代医学相吻合者为标准，故于解题时须说明答题态度，不可用五运六气，妄谈空论"，判卷者为西医，结果绝大部分中医不合格。高仲山先生率龙江中医人，通过各种方式坚决抵制王斌错误的中医政策，为中华人民共和国成立后龙江中医药教育储备了宝贵的师资力量，并为全国中医争取到"中医师"称谓。在中华人民共和国成立前夕，龙江医学工作者众志成城抗击克山病、鼠疫，为黑龙江卫生事业做出了重要贡献。

一、克 山 病

克山病，解放前暴发于黑龙江省克山县，是以心肌变性为主的地方病，东北地区各地皆有发生。据文献记载，在黑龙江发病地区就包括克山、克东、通北、德都、依安、富裕、甘南、龙江、景星、安达、青冈、兰西、绥棱、铁力、东兴、五常。根据现场调查，1935 年克山、克东、依安、龙镇、通北、富裕、德都等地因克山病死亡 128 人；1938 年克山、克东、龙镇、通北、富裕、德都、甘南、景星因克山病死亡 64 人。东北光复之前的调查研究主要是以当时的奉天满洲医科大学为中心进行，以西医的角度，从内科学、病理学出发实地调查，最后认为是发生在东北原住民间的东北特有的地方病，对日本人影响不大。

然而，东北光复后，每年冬季仍有克山病发生，发病地区扩大，死亡人数也见增多。据调查，1947 年，德都、蛟河地区共死亡 1967 人；1948 年，德都、孙武、北安、黑河、逊河、呼玛、奇克、通北、铁力、青冈、泰安、庆安、嫩江等地区爆发克山病，仅德都、北安、孙吴三县就死亡 163 人；1949 年，龙江、通北、德都、甘南、北安、绥棱、克东、克山、海伦、富裕、讷河、嫩江、景星、安达、孙吴地区又暴发克山病，据统计共 2303 人，死亡 341 人，死亡率为 14.8%。

克山病的肆虐，严重损害人民群众生命安全，光复后建立的东北人民政府采取积极措施，自 1947 年起，每年皆进行实地救护与调查研究。如 1948 年 12 月 23 日至 1949 年 1 月 12 日，对德都县龙镇调查死亡人数 33 人，治疗患者 74 人，检诊 450 人，施诊共 1333 人；1949 年 1 月 14 日至 1950 年 1 月 20 日，孙吴县孙吴街，调查死亡人数 125 人，治疗患者 54 人，检诊 390 人。最终，证明了克山病是以心肌变性为主的一种地方病，对于本病的诱因和病因作了分析，认为"潜在性"克山病是本病的基本病型。

二、鼠 疫

鼠疫，1945 年 8 月，日军"731 部队"溃逃前炸毁位于哈尔滨平房区的细菌制造所，大量黄鼠、跳蚤散窜，造成 1946 年哈尔滨平房区、东傅家区、西傅家区、太平桥区鼠疫流行。当时的哈尔滨特别市立即采取一系列防疫措施，至 1946 年 12 月成功控制疫情。同年，成立由中西医组成的哈尔滨特别市防疫委员会。1947 年黑龙江周边多地鼠疫肆虐，哈尔滨市仅有小规模疫情发生，且很快被控制，中医功不可没。

第十一节　中华人民共和国成立后龙江中医药

中华人民共和国成立前夕，黑龙江地区卫生事业十分落后，各种传染病、地方病连年不绝，极大危害人民健康，黑龙江省人口平均寿命不足 50 岁，其重要原因是医疗保障不够。1945 年以前，全省中医属于分散、自由发展状态，中医师仅有 600 余人，中医学徒 200 余人；1949 年中华人民共和国成立初期，全省中医有 2749 人，占医生总数的 77.5%，大部分散在广大农村。中华人民共和国成立以后，党中央、国务院高度重视中医药工作，逐渐建立起相对完善的医疗体系，黑龙江省广大中医药工作者以发展祖国医药事业为己任，以提高人民健康水平为目标，大大提高了人民生活质量，人口寿命逐年提高。据有关资料计算，黑龙江省人口平均预期寿命 1961 年为 57.47 岁，1981 年为 68.56 岁，2006 年为 72.95 岁，与全国比较，黑龙江省平均预期寿命增长较快，充分说明卫生事业发展迅速，中医药事业得到又快又好的发展，中医行政管理、中医教育和中医医疗机构逐步建立并完善。进入 21 世纪，中医药事业空前发展，形成医疗、教育、科研、产业、文化、保健"六位一体"新格局。

一、成立中医管理机构，领导龙江中医跨越发展

1955 年 4 月，高仲山被任命为黑龙江省卫生厅副厅长，主抓中医工作。1958 年，卫生部召开全国中医中药工作会议，重申了党的中医政策，要求各医学院校都要开设中医课，各地市创造条件开办中医学院，培养中医大学生，提倡中医带徒。到 1958 年年底，全省中医（包括学徒）发展到 6730 人。1962 年，全省卫生机构实行精简，已进入全民所有制的老中医大部分按转制处理，重新回到联合诊所，恢复集体所有制。同年年底，全省中医同 1958 年相比减少 318 人，全民所有制中医机构减少三分之一。1963 年 10 月，黑龙江省卫生厅根据卫生部《关于当前中医工作中若干问题的意见》，召开了黑龙江省中医工作会议，进一步解决了正确贯彻中医政策，继承老中医经验，西医学习中医，做好中医带徒，办好中医学院，加强中医队伍管理，发挥各级综合医院的中医科作用，加强中医政治和业务学习，对"卫生工作者协会"（以下简称"卫协会"）加强领导等问题。卫生厅下发有关带徒文件。黑龙江中医学院、牡丹江市中医院等都举办了中医学徒班，吸收老中医的高中毕业生子女为徒，学徒时间定为 5～7 年，出师后按大学毕业生待遇。各市县也根据这一精神，办了徒弟班或老中医带徒，使全省中医事业向前发展。1965 年，全省中医发展到 10 709 人。

1966 年，各地中医学徒无人管理，也无处办理出师手续。这些学徒年龄越来越大，生活也成问题。鉴于此种情况，黑龙江省革命委员会于 1968 年 2 月 7 日发出了革委字（68）58 号文件，规定了办理出师的办法，基本精神是学徒期满由所在市、县革委会审批出师，出师后统一分配，其待遇参照医药学校毕业生转正工资标准评定。

1978 年，中共黑龙江省委根据中共中央《认真贯彻中医政策，解决中医队伍后继乏人的问题》的文件精神，在批转省卫生厅的《贯彻中共中央（78）56 号文件的报告》中提出要"坚决落实党的中医政策，纠正对待中医药人员的错误态度，对中医药人员中的冤假错案进行复查处理，对尚未出徒的中医药人员由各地统一考试予以安排，允许中医开业，允许老中医带徒，办好中医学院和祖国医药研究所，整顿现有中医医院，继续举办西医离职学习中医班，加强中药管理"等一系列措施。同年 11 月，黑龙江省计委、劳动局、财政局、卫生局联合发出《关于下放到生产队的卫生技术人员工资问题落实政策的通知》。按通知精神，全省有 300 多名中医药人员回到公社以上的医院工作，对其中 65%工资较低者调整了工资级别，评定了技术职称。根据中共中央（78）56 号文件精神，国家劳动总局和卫生部的通知，黑龙江省卫生局从集体所有制和散在城乡的中医药人员中经过理论和临床两次考试，录取老中医药人员 60 人、民族医药人员 20 人、青壮年中医药人员 280 人，共吸收 360 名，充实和加强到全民所有制的中医药机构之中。

1979 年，黑龙江省委发出黑发（1979）57 号文件，要求各级党委落实中医政策，将中西医结

合工作列入议事日程，加强中医队伍建设，加速中西医结合的步伐，推动中医和中西医结合事业发展。同年，黑龙江省卫生局发出了名老中医带徒的通知。

1983 年，黑龙江省卫生厅制定了《建设文明中医院标准》，并根据这个标准对全省中医院进行分片对口检查，对推动全省中医院文明建设起到了重要作用。同年末，卫生部在黑龙江中医学院和黑龙江省祖国医药研究所建立了两所培训基地。黑龙江中医学院负责全国骨伤科、妇科、针灸科的培训；黑龙江省祖国医药研究所负责全国针灸科的培训。1984 年 9 月 24 日，黑龙江省卫生厅拟定了省中医、中西医结合的重点专科项目，并确定了重点专科牵头单位。其中，中医部分的骨伤科、妇科、血液病、呼吸病、按摩、脉管炎的牵头单位是黑龙江中医学院附属医院；针灸、肾病、老年病、胸痹心痛（冠心病）、中药、气功的牵头单位是黑龙江省祖国医药研究所；肛肠疾病的牵头单位是黑龙江省医院痔瘘科；中医急症和儿科的牵头单位是齐齐哈尔市中医院；中西医结合部分的心、脑血管疾病的牵头单位是黑龙江省医院中西医结合科；急腹症的牵头单位是黑龙江省医院中西医结合急腹症科；粒细胞性白血病和冠心病的预测、防治的牵头单位是哈尔滨医科大学附属第一医院中医科；肾虚本质的研究和胶原性疾病研究的牵头单位是哈尔滨医科大学附属第二医院中医科；中西医结合防治精神病的牵头单位是嫩江地区精神病防治院；中西医结合治疗外阴白斑的牵头单位是哈尔滨市第一医院妇科；矽肺临床研究的牵头单位是黑龙江省职业病研究所。

1985 年 2 月 8~12 日，召开了黑龙江省中医工作会议。会议要求深入宣传、贯彻党的中医政策，进一步提高对中医药、中西医结合工作地位和作用的认识；中医院要全面进行改革，以适应"四化"建设的需要；全面实行院长负责制和科主任负责制；中医院要注意专科人才的培养和提高，提高科研水平；要按建设文明中医院标准建设中医院；做好民族医药工作。要求各地市卫生局配备主管中医工作的副局长。

1986 年黑龙江省中医药管理局成立，2009 年更名为黑龙江省中医药管理局。自 1985 年起，张金良、张政、索天仁、王国才、王学军、张晓峰分别担任黑龙江省中医药管理局局长。

2016 年，推动中医药工作纳入省政府发展战略，黑龙江省出台了一系列扶持、促进中医药事业发展的政策措施。主要是《黑龙江省人民政府办公厅关于促进中医药健康服务发展的实施意见》《关于在中医药健康服务、旅游、养老等产业推进"南病北治，北药南用"工作的实施意见》《中医药发展"十三五"规划》，这些政府文件，构成了黑龙江省中医药事业发展顶层设计的规划与政策框架。随着中医药政策体系不断完善，中医药服务领域不断拓展，服务范围不断扩大，服务内容不断丰富，中医药服务已深度融合到全省经济社会发展之中，并且形成了由省卫生计生委和中医药管理局牵头，有关部门密切配合，协同推进的良好工作格局。

二、医疗机构竞相成立，医院发展焕发新颜

中华人民共和国成立后，公立医院在各市县相继建立，逐渐扩展到卫生院、中医门诊、中医院；个体执业者根据国家政策相继组成联合诊所；其他综合医院逐步设立中医科。随着中医事业发展，中医从业人员不断增多，中医院已遍布全省各市县，医疗服务体系整体日臻完善，医疗技术水平显著提高。据 1950 年统计，黑龙江省中医诊所为 4196 个，从业人员 7155 人。1950~1953 年，东北行政委员会卫生部某负责人在《东北卫生》第一卷第九期（1950 年）上发表了《在一定的政治经济基础上产生一定的医药卫生组织形式与思想作风》的文章。文章中提出："旧医学只能在农民面前起到精神上有医生治疗的安慰作用，从单纯医学观点来看，取消他们是为了人民"；并且广为宣传这一论点的"科学性"和"实践性"，成为轻视、歧视、排斥、打击中医的理论依据；把中医贬

为"封建医"，说它"应该随着封建社会的消灭而消灭"；公开批判中医理论，责备中医守旧，严重地影响了中医医疗工作。当时，在一些医院里，如果患者要求用中药治疗，当即强迫出院。对中医实行重新登记、甄审考试、举办中医学习西医进修班，禁止中医带徒。同年黑龙江省政府所在地齐齐哈尔市，对无证中医进行1次考试，由两名西医评卷，结果均未录取。后因中医界反映强烈，不得不"择优"录取了8人。同年秋天齐齐哈尔市卫生局以整顿中医为名，无原则地给56名个体开业中医摘了牌子，剥夺了他们开业行医的权利。社会上的个体中药店也必须销售滞销的西药，致使中药店的营业额下降。在处理中医医疗事故上，不是以中医学理论去分析认定，而是由西医做结论，处理从严从重。中医事业由于受到干扰和限制，发展缓慢。1951年，全国卫生行政会议决议指出，卫生防疫工作的三大原则为"面向工农兵，预防为主，团结中西医"，充分肯定了中医中药的实践价值和重要作用。截至1953年年末，全省城乡仅建立了9所中医院，745个中医联合诊所。

1954年，中央人民政府卫生部党组给党中央呈送了《关于四年来卫生工作的检讨和今后方针任务的报告》。报告中说："在执行团结中医的政策上有严重的偏向。全国现有中医27万人，是人民保健事业的一支很大力量。但我们思想上低估了中医的医学价值，鄙视了中医对广大人民的作用，对中医采取了歧视态度，对团结中医工作不加重视。卫生部制定的《中医师暂行条例》和《中医师暂行考试方法》所规定的条件过高，助长了下面的歧视、排斥中医的倾向"。中央采取的措施是："对各级卫生人员进行中医政策教育，坚决克服忽视歧视中医的偏向；政治上重视中医的地位，各级人民代表吸收中医参加，各级卫生机关吸收中医参加工作，各大行政区和省召开中医代表大会；废除不合理的中医师考试和管理条例；开办中医进修学校；收集整理中医秘验方；举办中医、中药研究所、针灸训练班；健全中医团体，办好中医中药刊物"。1953年以前打击排斥和改造消灭中医的错误路线方告结束。

随着中医政策的落实，中医地位得以改变。黑龙江地区的中医事业很快发展起来。1952年齐齐哈尔市中医院和牡丹江市中医院成立。1955年7月，黑龙江省卫生厅召开全省第一次中医代表大会。这次会议认真贯彻了党的中医政策。到1955年，城乡中医院增至15所，中医床位发展到330张。随着中医的地位提高，工作条件得到改善，使一些改行的中医归了队。全省私营中药店发展到139家，年营业额达几十万元。国营中药机构除省中药经营管理处统一领导外，另有4个市药材购销店、26个部、19个组，统筹全省中药市场，并逐步对私营药商进行改造和安排。1956年佳木斯市中医院成立，1957年哈尔滨市中医院和黑龙江省祖国医药研究所成立。至此，中医医院覆盖了全省的大部地区，初步形成了覆盖全省的中医医疗服务网络，揭开了黑龙江中医史上新的一页。中医学校和中医研究所的成立，也标志着黑龙江省中医科研和教育工作开始步入正轨。各医院除在医院接诊外，每年还组织医疗队到黑龙江省各县的农村开展医疗活动，为广大农民送医送药，尤其组织优秀医生到地方病严重地区开展紧急治疗，同时医生们还深入到布特哈旗、达斡尔等少数民族居住地进行治疗和卫生知识宣传。

1966～1976年，黑龙江省中医药事业受到严重破坏，中医药界大幅减员，中医药人员受到摧残，大量珍贵文献被毁坏，中医药学面临着衰落的危险。1978年，中共中央发出《关于认真贯彻党的中医政策，解决中医队伍后继乏人问题的报告》的文件，使中医药界从阴霾中逐渐复苏，通过平反冤假错案，落实中医政策，不少老中医被选为各级人民代表、政协委员。1978年，3000多名被下放中医人员返回各自曾经工作的医院，其中65%低工资人员得到工资调整。同时，还从集体所有制和散在城乡的中医药人员中通过考试录取了300名中医，充实、加强全民所有制中医药机构。1979年，全省恢复了中医带徒制，一些有名望的中医共招收360名中医学徒。至20世纪80年代中期，中医事业蓬勃兴起，全省有县级中医院59所，床位3110张，近4000名中医医疗技术人员，这些县级中医院为基层医疗保健做出了重要贡献。从 1980 年起，黑龙江省卫生厅和黑龙江中医学院先后举办四期"中医基础理论提高班"，全省有 400 多名中医师以上人员参加了学习，使中医基础理论水平和临床水平有了很大提升，并且，形成了较为完善的中医药医疗、教育、科研、管理体系，初步形成了中医药产业格局。在中医服务布局方面，所有的县级以上区划均设立了中医医院，有 85% 的乡镇卫生院、村卫生所和社区卫生服务机构能够提供中医药服务。全省有 63 个县级中医院，据 2006 年统计，从事中医药医疗工作者为 7775 人，担负着全省 13 个城市、70 多个县（市）3700 万人口的医疗保健任务。

党的十一届三中全会以后，黑龙江省中医药事业在党和国家中医药政策的指引下，在黑龙江省委、省政府的正确领导下，经过全省中医药人的努力，取得了令人瞩目的成就。黑龙江省是最早设立中医管理局的省份之一。黑龙江省中医药事业有了长足的进展，全省覆盖城乡的中医药服务网络初步建立，中医教育、科研体系日臻完善，中医药继承创新成果显著，中医药法制建设迈出重大步伐，中医药应对突发公共卫生事件和防治重大疾病取得明显成效；通过对个体中医诊所进行扶持，至 1985 年，个体开业医务人员中中医师 540 人。

1985 年年底全省中医院发展到 71 所。除少数边远县外，基本上每个县都有中医院。黑龙江省政府拨出专款，国家卫生部也给予资助，各市、县自筹 300 多万元，用来发展黑龙江省中医事业。共为 22 所中医院新建了房舍，增添了现代医疗设备，使部分中医院的工作条件有了较大改善。

1986 年，为进一步加强对中医事业的领导和管理，成立了黑龙江省中医药管理局，统管全省中医工作。自此，中医药走上了自主发展道路，呈现出一派振兴和发展的景象。全省重点发展的 20 所中医院都建在相对偏远地区，分别是密山县中医院、林口县中医院、穆棱县中医院、东宁县中医院、海林县中医院、虎林县中医院、绥滨县中医院、饶河县中医院、萝北县中医院、同江县中医院、通河县中医院、木兰县中医院、方正县中医院、巴彦县中医院、黑河市中医院、绥棱县中医院、五大连池市中医院、汤原县中医院、青冈县中医院等。

1987 年黑龙江省中西医结合研究所成立，为我国中西医结合科研工作做出了历史性突出贡献，并将继续发挥我国中西医结合科研工作的龙头作用。

1992 年，全省中医工作落实全国中医工作会议精神，认真抓好突出中医特色和专科专病工作，实施国家"杏林计划"，取得可喜成果。黑龙江中医学院附属医院，齐齐哈尔、大庆、宁安、勃利等市县中医院被列为国家级示范中医院；绥化、黑河、克山等市县中医院被列为省级示范中医院。

1995 年推广龙江、望奎两县创建"全国农村中医工作先进县"经验，在绥化行署的 10 个县全面开展创建农村中医工作先进区工作，这在全国还属首创。中医特色的各种专科不断发展，全省有 40 个专科、专病重点专科的建设发展迅速，中医医疗机构专科专病科室已发展到 226 个。尤其是针灸、推拿、肛肠、整骨等专科深受患者欢迎，如黑龙江省中医研究院的中医肾病医疗中心、黑龙江中医学院附属第一医院周围血管病治疗中心、黑龙江省中医院针灸科、哈尔滨市中医院中风偏瘫康复中心。

从 1996 年起，全省各级中医医疗机构分阶段开展"放心药房"的建设活动，首先在国家、省级示范中医医院及二级甲等以上中医医院中开展创建工作，制定了《黑龙江省中医医疗机构"放心药房"建设方案》。

1996 年与 1986 年相比，全省中医机构、中医病床、中医人员、门诊量、医疗设备、基本建设等方面进步显著，仅医疗设备一项投入总值近 1 亿元。在全省西医院中有 90% 设立了中医科，中医医院已达 115 个。

"十一五"期间，中医药发展环境进一步优化，基本完成了纵深到乡村的中医药服务布局，在城市，以 12 所省级中医医院（含中西医结合、民族医医院，下同），18 所地市级中医医院为主干，79 个地市级以上综合医院中医科为补充，1961 个能够提供中医药服务的社区卫生服务机构为支撑的中医药服务体系已初步形成；在农村以 86 所县级中医医院为龙头，以 889 个乡镇卫生院中医科为枢纽，以 11 543 个能够提供中医药服务的村卫生室（所）为网底的农村中医药服务网络也基本建立。系统内中医专业技术人员总数 13 733 人，中医医疗机构共有编制床位 10 934 张，中医药三级卫生医疗网基本形成。与"十五"期末相比，全省基层卫生服务机构中医药服务布局进一步完善，社区卫生服务机构的中医药服务网点增加了 17 倍，设立中医科的乡镇卫生院增加了 48%，能够提供中医药服务的村卫生室（所）增加了 43%，中医药服务在黑龙江省已基本实现了全覆盖。

在着力优化中医药服务网点布局的同时，全省中医医院诊疗环境也得到极大改善。地市级以上重点中医医院全部进行了改扩建。建设规模达 19.36 万平方米，投资金额 49 635 万元，新建国家中医临床研究基地 1 所，总投资额 43 300 万元。有 8 所县级中医医院按《中医医院建设标准》进行了改扩建，建设规模达 91 556 平方米，总投资额达 19 174 万元。"十一五"期间，黑龙江省充分利用中央补助地方中医药部门公共卫生专项资金开展了中医医院的内涵建设。总计建设县级中医医院急诊急救能力建设项目 55 个、感染性疾病科项目 15 个、农村医疗机构特色专科（专病）项目 66 个、中药房建设项目 76 个、针灸康复特色专科项目 22 个、市级中医医院中药制剂能力项目 15 个、中医（中西医）传染病临床基地项目 2 个、中医临床疗效建设项目 2 个、重点中西医结合医院建设单位 1 个、中医（中西医结合）急诊临床基地建设项目 1 个。建设国家级中医药重点专科（专病）16 个。全省所有的中医医院都从这些项目中受益，综合服务能力普遍得到了提升。

随着中医药服务体系日益完善，广大人民群众的中医药服务需求得到了极大释放。"十一五"期间，黑龙江省中医系统充分发挥中医药特色优势，积极拓展服务，在预防保健、传染病防治等方面取得了长足进展。接受中医药服务的门急诊人数比"十五"期间增长了 59%，住院患者增长了 20%。近十几年来，全省各中医院加强中医药急诊急救能力建设，积极开展中医药防治重大传染病工作。齐齐哈尔市中医院被确立为全国中医、中西医结合急诊临床基地项目建设单位，急诊科年门诊量达万余人次，危重症患者占 50%，危重症患者抢救成功率达到 91%。

到"十一五"末，全省能够提供中医药预防保健服务的机构达 8656 个。并且在手足口病防治、H1N1 甲型流感防治的过程中，取得了良好成绩，研制了《黑龙江省中医药治疗常见病多发病数据库》，用于指导基层开展慢性病常见病的中医药防治。同时还开展了入户调查，确定了重点干预病种，组织老中医药专家制定了简便易行的治疗方案，制作了简明易懂的中医药诊治图表，发放到农村基层卫生机构，使中医药在治疗慢病的过程中发挥了突出的作用。

"十二五"期间，中医药服务能力不断提升，全省有 80 所二级以上中医医院建立了治未病科（治未病中心），其中 11 所三甲中医医院建立了治未病中心。新增国家临床重点专科 4 个，现有国家临床重点专科 18 个；新增国家中医药管理局重点专科 28 个，国家中医药管理局重点专科总数达 51 个，全省新增国家级基层中医药工作先进单位 14 个，使全省国家级基层中医药工作先进单位总数达到 23 个，比"十一五"期间提高了 55.5%。有 6 所医疗机构获得"全国综合医院中医药工作示范单位"称号。

截至"十二五"末，全省县级以上中医医疗机构编制床位数为 18 030 张，比"十一五"末增长 66.2%；实际开放床位 19 875 张，增长 63.9%；门诊量 936.35 万人次/年，增长 80.0%；建筑面积为 1 027 812 平方米，比"十一五"末增加了 56%；固定资产总额 418 590 万元，增加了 115%；出院量 50.03 万人次/年，增长 88.5%。

2011 年，黑龙江省人民政府公布了《关于扶持和促进中医药事业发展的实施意见》，给予中医药发展极大空间。

"十三五"期间，黑龙江省大力加强基层中医药队伍建设，推动基层中医药服务能力快速提升。自 2013 年启动以来，被省政府列入目标考核，大力推进，经过 3 年的建设，2016 年完成了全部总结验收工作。目前，全省有 798 所乡镇卫生院和 414 个社区卫生服务中心设置了中医科或中医药综合服务区，分别占总数的 84.5% 和 93.2%。已有 97.7% 的社区卫生服务中心、90.9% 的乡镇卫生院、78.0% 的社区卫生服务站、69.4% 的村卫生室能够为基层群众提供中医药服务，完成了预定的重点指标。在推进中医药基层服务提升工程的同时，我们还采取多种措施进一步巩固提升工程的成果。2013 年以来，共争取国家中医药专项资金 24 923 万元用于基层中医药服务能力建设。其中为全省 3430 个村卫生室配备了中医诊疗设备；为 615 个乡镇卫生院和社区卫生服务中心进行了基层医疗卫生机构中医诊疗区（中医馆）服务能力建设；为 55 个县级中医医院开展了人才培养、设备装备等业务建设；32 个中医医院进行了中医治未病服务能力建设；15 个中医医院开展了中医药防治重大疑难疾病能力建设。到 2016 年，黑龙江省总计为全省 899 个乡镇补充医学院校毕业生 3000 名，其中中医药专业大学生 1067 名。黑龙江省中医药管理局连续 3 年开展了县级中医医院业务骨干培训工作，已累计培训县级中医医院骨干执业医师 1500 余人。2016 年还开展了基层中医适宜技术培训工作，全省 300 余个乡镇卫生院、村卫生室、社区卫生服务中心（站）的 450 余名卫生技术人员接受了中医药适宜技术理论和操作培训。

据 2017 年统计，全省拥有县级以上公立中医医疗机构 84 所，民营中医医院 126 个。全省县级以上中医医疗机构编制床位数为 18 030 张，比"十二五"初期增加 7182 张，增长 66.2%；实际开放床位 20 965 张，比"十二五"初期增加 8842 张，增长 72.9%。卫生技术人员 25 843 人，比"十二五"初期增加 14 609 人，增长 130.04%。2013 年以来，共有 29 个县级中医医院得到国家发展和改革委员会支持，规划建设投资 87 175 万元，其中中央投资 49 500 万元，地方配套投资 37 675 万元，规划房屋建筑面积 272 281 平方米，包括新建 225 506 平方米，改造 46 775 平方米。目前全省县级以上中医医疗机构建筑面积为 1 378 968 平方米，比 2013 年的 658 277 平方米增长了 109.48%；全省县级以上中医医疗机构固定资产总额 475 072.1 万元，比 2013 年的 194 948 万元增长了 143.69%。伴随着服务资源的快速增长，中医药服务能力也明显提升。2016 年，全省县级以上中医医疗机构业务总收入 56.23 亿元，比"十二五"初期增长 146.62%；门诊量达到 899.91 万人次，比"十一五"期末增长 73%；出院人次达到 50.24 万人，比"十一五"期末增长 89.2%。黑龙江中医药大学附属第二医院哈南分院一期工程已竣工并投入使用，填补了哈尔滨市平房区没有三级医疗机构的空白。

"十三五"期间，为发挥公立中医医院在提供中医药养生保健服务方面的示范带动作用，2014 年以来，黑龙江省加快中医治未病服务体系建设，目前全省县级以上中医医院已有 81 所建立了治未病科（治未病中心），其中 10 所三甲医院已全部建立了治未病中心。全省中医治未病系统，共有医师 349 人（省级 48 人，市级 72 人，县级 229 人），副高职以上 143 人（省级 14 人，市级 47 人，县级 82 人），护士 168 人。治未病科平均使用面积 257.75 平方米，平均应用中医干预技术 10～12 项。2016 年全省中医治未病门诊量已达 52 万人次，走在全国前列。

（一）黑龙江省县级及县级以上中医医院名录及建院时间

黑龙江省县级及县级以上中医医院名录及建院时间详见表 2-5。

表 2-5　黑龙江省县级及县级以上中医院名录及建院时间

序号	中医院名称	建院年份	序号	中医院名称	建院年份
1	哈尔滨市中医医院	1957	37	汤原县中医医院	1983
2	黑龙江省中医医院	1957	38	同江市中医医院	1985
3	黑龙江中医药大学附属第一医院	1963	39	大庆市中医医院	1984
4	黑龙江中医药大学附属第二医院	1992	40	林甸县中医医院	1974
5	双城市中医医院	1956	41	杜尔伯特蒙古族自治县中医医院	1974
6	尚志市中医医院	1956	42	肇州县中医医院	1980
7	宾县中医医院	1956	43	肇源县中医医院	1980
8	呼兰区中医医院	1957	44	德都县中医医院	1963
9	巴彦县中医医院	1958	45	黑河市中医医院	1985
10	延寿县中医医院	1962	46	北安市中医医院	1956
11	依兰县中医医院	1974	47	嫩江县中医医院	1979
12	阿城区中医医院	1979	48	伊春市中医医院	1985
13	五常市中医医院	1980	49	鸡西市中医医院	1953
14	通河县中医医院	1980	50	虎林市中医医院	1979
15	方正县中医医院	1982	51	密山市中医医院	1980
16	木兰县中医医院	1985	52	鸡东县中医院	1980
17	齐齐哈尔市中医医院	1952	53	鹤岗市中医医院	1979
18	依安县中医医院	1953	54	绥滨县中医医院	1984
19	克山县中医医院	1956	55	萝北县中医医院	1985
20	拜泉县中医医院	1958	56	双鸭山市中医医院	1959
21	讷河市中医医院	1962	57	宝清县中医医院	1955
22	克东县中医医院	1962	58	集贤县中医院	1964
23	富裕县中医医院	1974	59	饶河县中医医院	1982
24	龙江县中医医院	1978	60	七台河市中医医院	1975
25	泰来县中医医院	1979	61	勃利县中医医院	1956
26	甘南县中医医院	1979	62	绥化市中医医院	1954
27	牡丹江市中医医院	1974	63	安达市中医医院	1969
28	宁安市中医医院	1956	64	庆安县中医医院	1973
29	海林市中医院	1979	65	肇东县中医医院	1979
30	东宁县中医医院	1984	66	兰西县中医医院	1979
31	穆棱市中医医院	1981	67	明水县中医医院	1979
32	林口县中医医院	1985	68	望奎县中医医院	1980
33	佳木斯市中医医院	1956	69	海伦市中医医院	1980
34	富锦市中医医院	1956	70	绥棱县中医医院	1981
35	桦南县中医医院	1956	71	青冈县中医医院	1985
36	桦川县中医医院	1977	72	绥芬河市中医医院	1986

（二）省内主要中医院简介

1. 黑龙江中医药大学附属第一医院

黑龙江中医药大学附属第一医院暨第一临床医学院，于 1963 年建院，现已成为省内规模大、科室设置全、业务水平高、教学实力强的一所集医疗、教学、科研、保健、康复于一体的现代化综合性三级甲等中医医院，也是黑龙江省唯一一所国家中医临床研究基地建设单位、国家首批中医传承与创新工程项目库建设单位。医院占地面积 13 万平方米，现有业务用房建筑面积 14.25 万平方米，编制床位 1500 张，设有 4 个住院部、1 个门诊部。医院有 40 人被评为省级名中医，有 47 人被评为校级名中医。

医院现有国家临床重点专科 4 个（妇科、外科、血液病科、护理学专科）；区域诊疗中心 3 个（妇科、血液科、眼科）；国家中医药管理局重点专科 10 个（妇科、外科、心血管科、血液病科、脾胃病科、皮肤科、内分泌科、耳鼻喉科、治未病科、护理学专科）；省级重点专科（专病）10 个（肾病科、肺病科、眼科、骨伤科、脑病科、针灸科、中风病、膝关节骨性关节炎、老年性痴呆病、癫痫病）；国家中医药管理局中医药科研实验室（三级）2 个，即中药药理实验室（妇产科）、分子生物学实验室；省级研究所 1 个（心肺病研究所），并设有黑龙江省龙江医派研究中心。

医院现有博士学位授权点 11 个、硕士学位授权点 12 个、博士指导教师 30 名、硕士指导教师 151 名；有国家级重点学科 2 个、国家中医药管理局重点学科 7 个、省教育厅重点学科 5 个、省级领军人才梯队 6 个、黑龙江省中医药管理局重点学科 6 个、校级重点学科 6 个。

2. 黑龙江中医药大学附属第二医院

黑龙江中医药大学附属第二医院暨黑龙江中医药大学第二临床医学院成立于 1992 年，前身是成立于 1963 年的黑龙江中医学院附属医院第一门诊部，是一所集医疗、教学、科研于一体，突出针灸、推拿、康复特色的综合性三级甲等中医医院。医院占地面积 12 632 平方米，总建筑面积 44 134 平方米。编制床位 800 张，开放床位 1233 张。设有针灸、推拿、康复、骨伤、内、外、妇、儿等 30 个病房、29 个门诊科室、62 个门诊诊室、14 个医技科室，以及康复中心、血液透析中心、体检治未病中心 3 个医疗中心、1 个制剂中心、1 个分门诊和 1 个社区卫生服务中心。现有在岗职工 958 人，其中专业技术人员 861 人，高级职称 65 人，副高级职称 106 人，具有博士学位 71 人，硕士学位 245 人。有"百千万人才工程"国家级人选 1 人、第二届全国百名杰出青年中医 1 人、享受国务院特殊津贴 7 人、省政府特殊津贴 9 人、省级名中医 17 人、德艺双馨省级名医 2 人、省级优秀中青年专家 2 人、省卫生系统有突出贡献中青年专家 7 人、龙江学者特聘教授 2 人、省杰出青年基金获得者 2 人、省跨世纪拔尖人才 1 人。

现有国家中医重点专科 3 个、国家局级中医重点专科 7 个、省局级重点专科（专病）14 个。国家局级重点学科 5 个、省级重点学科 4 个、省教育厅重点学科 3 个、省局级重点学科 5 个。建有于致顺、孙申田、高维滨、张金良、孙远征 5 个全国名老中医药专家传承工作室。

3. 哈尔滨市中医医院

哈尔滨市中医医院始建于 1957 年，逐渐发展成为基础设施完备，医疗设备先进，科系设置齐全，技术力量雄厚，集医疗、教学、科研为一体的大型综合性三级甲等医院和全国示范中医院。目前占地面积 20 500 平方米，建筑面积 21 500 平方米，设有门诊楼、医技楼、13 层住院楼和机关楼，外设 4 处分门诊、1 个中药制剂室。2001 年 5 月随着全省重点专科医院哈尔滨市肛肠医院的并入，医院综合实力得到了全面的提升。医院现有职工 1063 人，在职职工 697 人，其中专业技术人员 565 人，高级职称 105 人，中级职称 324 人。医院现有开放床位 500 张，设有 16 个医疗科室、11 个医技科室、28 个专科门诊及专家门诊。

医院的中风偏瘫康复中心被黑龙江省中医药管理局批准为黑龙江省中医脑病重点学科和黑龙江省中医高血压防治继续教育基地；针灸生理实验室被定为国家二级实验室；医院的小儿推拿科为省级重点专科，采用推拿治疗小儿肌性斜颈的水平在国内居领先地位。

4. 齐齐哈尔市中医医院

齐齐哈尔市中医医院始建于 1952 年，现为黑龙江省西部地区集中医、中西医结合医疗、预防保健、科研教学为一体的全国示范中医医院暨三级甲等现代化中医医院。医院占地面积 3.4 万平方米，建筑面积 3.9 万平方米，设临床医疗、医技科室 76 个，实际开放床位 780 张。医院现有省级以上名中医 8 人，正副高职称 205 人，省级专业委员会主任委员、副主任委员、市级专业委员会主任委员、副主任委员及学科带头人 30 余人。设有通过省级认证的国家三级生化免疫实验室；小儿病毒性心肌炎等 30 个专病研究室，是黑龙江省中医药优势学科继续教育基地、农村中医药知识与技能培训示范基地、城市社区中医药知识与技能培训示范基地。

医院有国家级重点专科 1 个，省级重点专科 3 个，先后获得国家、省市各级科技成果奖 20 余项。医院儿科已建设成为国家级重点专科。

5. 牡丹江市中医医院暨牡丹江市中西医结合医院

牡丹江市中医医院暨牡丹江市中西医结合医院成立于 1952 年，是一所集医疗、科研、教学、预防、保健于一体的三级甲等中医医院，是黑龙江中医药大学、牡丹江医学院临床教学医院。医院占地面积 0.84 万平方米，建筑面积 4.52 万平方米，编制床位 500 张，开放床位 800 张。有 1 个国家级儿科疾病诊治重点建设专科、3 个省级重点专科、省重点学科中西医结合内科。2001 年与牡丹江市行政区范围内的 10 家医疗机构共同组建成黑龙江省牡丹江市中医医疗集团。医院先后被上级卫生行政部门命名为省级文明单位标兵、省级先进基层党组织、省级绿色标兵医院、省级中医工作先进集体及省级文化建设先进单位，医院药房被评为国家级青年文明号和省级"放心药房"。

6. 佳木斯市中医医院

佳木斯市中医医院创建于 1956 年，1994 年晋升为国家三级甲等中医医院。历经 60 余年的发展壮大，现已成为黑龙江省东部地区集医疗、教学、科研、预防、保健、康复、社区服务于一体的中医、中西医结合三级甲等中医医院。托管红十字医院和领办一个社区卫生服务中心，是黑龙江中医药大学临床教学医院、国家中医住院医师培训基地、黑龙江省祖国医学研究院协作基地。

医院编制床位 510 张，实际开放 431 张，建筑面积 3.5 万平方米；全院资产达 1.8 亿元，固定资产 1.5 亿元。现有职工 743 人，其中卫生专业技术人员 689 人，中医专业技术人员 183 人，高级职称 114 人，省市名中医 15 人；国家、省、市级学科带头人 7 名。全院设有 13 个临床科室、26 个门诊科室，其中 1 个国家级临床重点学科、1 个国家级项目建设科室、6 个省市级重点专科；设立国医大师石学敏院士工作室及 1 个全国名老中医药传承工作室。针灸科是全国针灸临床研究中心黑龙江分中心。

7. 大庆市中医医院

大庆市中医医院始建于 1984 年，是大庆市唯一一所集医疗、教学、科研、急救、预防和康复为一体的国家三级甲等中医医院。医院建筑面积 5 万平方米，资产总值 4.04 亿元，固定资产 2.81 亿元，2016 年医院医疗收入 2.54 亿元。开设床位 500 张，15 个病区，24 个临床科室，6 个医技科室。医院在职员工 1141 人，卫生专业技术人员 890 人，其中正高职 139 人、副高职 114 人、博士后 2 人、博士学位 4 人、硕士学位 121 人、全国优秀中医临床人才 5 人、全国老中医药专家学术经验继承工作指导老师 2 人、全国老中医药专家学术经验继承工作继承人 4 人、全国中药特色技术传承人才 1 人、省名中医 14 人、市名中医 4 人。

医院拥有国家临床重点专科 1 个，国家级重点专科建设项目 1 个，国家级重点专科培育项目 1 个，省级重点专科建设单位 4 个，市级重点专科 5 个，市级重点学科 4 个。肛肠病研究所 1 个，国家中医药管理局批准的大庆地区现代化中医药制剂室 1 个，大庆市中医药专业人员和中医适宜技术培训基地 1 个，大庆市治未病（集预防、保健、康复于一体）中心 11 个，集国家、省、市名中医于一体的品牌科室国医堂 1 个。

（三）省内主要中医药科学研究院（所）简介

1. 黑龙江省中医药科学院

黑龙江省中医药科学院的前身是成立于 1957 年的黑龙江省祖国医药研究所，现已发展成为黑龙江省规模最大的集医疗、科研和研究生教育于一体的三级甲等中医医院，2013 年正式更名为黑龙江省中医药科学院。

科学院占地面积 5 万平方米，建筑面积 11 万平方米，现有医疗床位 1800 张。全院科室总数 49 个，医技科室 23 个。现有人员 1600 多人，具有正、副高级职称专家 255 人，其中享受省政府和国务院政府特殊津贴专家 34 人，国家级名中医和省级名中医 29 人，二级教授 10 人，三级教授 30 人，并拥有国医大师张琪教授，世界针灸非物质文化遗产传承人张缙教授，全国著名中医药专家郭文勤教授、王铁良教授、吴秉纯教授、张佩青教授等著名专家和一大批优秀的中医药人才。

科学院现有国家临床重点专科 4 个，国家中医药重点学科和重点专科 16 个，国家中医重点研究室 1 个，国家中医药科研三级实验室 5 个，省政府重点学科领军人才梯队 8 个，省重点实验室 1 个。下设中医临床、针灸、中药、中西医结合、中医基础理论 5 个研究所，国家中药剂型改革基地和《中国中医药科技》杂志社设在本院。建院以来，共取得科研成果 337 项，获得部省级以上科技奖励 110 项，共研制出中药新产品 43 个，大健康系列产品 16 种投放市场。

2. 黑龙江省中西医结合研究所

1980 年，黑龙江省中西医研究会成立，有会员 470 多名，出版《中西医结合通讯》。1987 年，黑龙江省中西医结合研究所成立，是国家科学技术部批准的全国唯一一所独立的省级中西医结合医疗科研单位。1991 年设立附属医院，定名为黑龙江省中西医结合研究所附属医院。有国家级、省级有突出贡献专家 1 人。完成科研课题 16 项，获国家级和省级奖励 12 项，在研课题 20 项。1994 年 5 月被黑龙江省卫生厅、中医管理局确定为首批中西医结合重点学科，是黑龙江省血流变微循环检验中心、黑龙江省中西医结合糖尿病研究中心，脑瘫康复中心被评为"中西医结合脑瘫学"重点学科。2016 年并入黑龙江省中医药科学院。

3. 黑龙江鄂伦春民族医药研究所

黑龙江鄂伦春民族医药研究所成立于 1999 年，是经塔河县政府批准的国有制的事业单位，主要科研范围是研究和开发北药资源，以及深入挖掘、整理和开发鄂伦春民族医药文化，使其造福于人类社会。研究所现有医药科技类人员 20 余人，兼职中高级医药科技类专家 7 人，固定资产 210 余万元，研究所拥有动植物药的初加工、提取、制剂及包装各类设备近 40 台（件），可满足一般性动植物药的开发和保健食品开发需要。北药研究所以塔河县中医医院为基地，与黑龙江中医药大学、中南民族大学等科研院所有广泛的合作，具有了一定的研发、培养人才等优势。

三、各级院校逐步成立，中医教育蓬勃发展

中华人民共和国成立前的中医药教育，更多是以父传子、师带徒的形式存在，这种特有的传授方式，无法满足中华人民共和国成立后人们对中医药事业发展的需要。中华人民共和国成立后，黑龙江省中医教育飞跃发展，不同层次中医药学校先后成立，各种形式中医教育广泛开展，培养了大批中医药人才，形成新时期龙江中医群体，蕴成气质独特的龙江医派。如今，形成了院校教育与继续教育相结合的中医药终身教育体系，各类中医药教育层次不断发展完善，为造就现代中医药人才开辟了新的途径。

1951 年，哈尔滨市中医进修学校成立，校长由时任哈尔滨副市长的张柏岩亲自担任，高仲山任副校长，主抓中医教学工作，学员均为哈尔滨市有中医临床丰富经验者。通过培训，一些学员如马骥、张琪、吴惟康等已成为中医大家。

1954 年，黑龙江省在齐齐哈尔市创办了黑龙江省中医进修学校，校长由黑龙江省卫生厅原副厅长郝必清兼任，同年招收 120 名学员，学制 6 个月，主要培养全省各地的在职中医。学习的主要内容是西医课，中医课只开了一门《中医学概论》。1954 年，黑龙江与松江两省合省后，在哈尔滨市继续开办中医学习西医班。这种所谓改造中医的做法延续到 1955 年。

1955 年年末，学校校址改迁到哈尔滨市南岗区果戈里大街（现市九院处），校长由时任黑龙江省卫生厅副厅长的高仲山兼任。学校加强了中医课的教学，以学中医课为主，西医课为辅。从 1954 年到 1958 年共举办了 7 期进修班，培养出中医人才数百名，其中大多数成为黑龙江省中医界的骨干力量，活跃在临床和教学的第一线。

1956 年春季，牡丹江卫生学校成立，当时只设中医专业，目的是培养合格的中医士，学制 3 年。学校在省内初中毕业生中统一招生，当年招收了 120 名学生。

1958 年，牡丹江卫生学校与黑龙江省中医进修学校合并，成立黑龙江省中医学校，中医专业改为五年制，学校由中专晋升为大专，校址设在哈尔滨市香坊区，与黑龙江省第一卫生学校共处一堂。因条件简陋，教员不足，学校虽只存在了 1 年零 3 个月，但初步组建了一套中医教学机构，积累了一些中医办学经验，形成一支较强的师资队伍。

1959 年 3 月 17 日，由黑龙江省中医学校、哈尔滨第一卫生学校、黑龙江省祖国医药研究所及黑龙江省立医院四个单位合起来成立了黑龙江省卫生干部进修学院，校址设在哈尔滨市香坊区骑兵街，时任黑龙江省卫生厅厅长的罗恕任院长，副厅长高仲山等在黑龙江卫生干部进修学院的基础上创建黑龙江中医学院，高仲山负责具体事务，担任副院长。1959 年 7 月，更名为黑龙江中医学院，1960 年郭沫若同志为校名题字。学校的成立标志着黑龙江中医药高等教育的正式开始，从此，黑龙江的中医教育被正式纳入国家高等教育的轨道。1959～1965 年，学校共招

收本科生（六年制）452 名。1959～1961 年，黑龙江中医学院举办了两期西学中班，学制 2 年，招收对象为在职的西医主治医师、科主任及业务院长，共 139 人，这两期学员是黑龙江省培养出的第一批中西医结合人才。在此期间，全省各地市也先后举办了多期西学中班，还有一批西医参加了外省市举办的各种类型的西学中班。到 1965 年，全省参加省内外西学中人员达 2000 余人。

1969 年，黑龙江中医学院开办第三期西学中班。1971 年，全省掀起西学中的高潮，号召西医学习中医，培养具有两套本领的中西医结合的高级医师。黑龙江中医学院举办一年到一年半学制的"西学中"班。松花江、黑河地区、齐齐哈尔、佳木斯、牡丹江市也举办了一年制的"西学中"班。部分地市县还举办了为期 3～6 个月的中西医结合速成班。

1972 年起，黑龙江中医学院开始招收三年制工农兵学员，1977 年恢复高考后，中医专业学制改为 5 年，中药专业改为 4 年。1977 年 10 月，黑龙江中医学院在延寿县的柳河分院又举办了第七期西学中班。这五期（3～7 期）西学中班招收对象均为工作 5～10 年的在职西医师和主治医师，共培养了学员 516 名。这些人员在以后的工作中，大部分成为省内中西医结合工作的骨干力量。

根据 1980 年卫生部召开的全国中医、中西医结合工作会议精神，1981 年 4 月，黑龙江中医学院又办了第八期西学中班，学制 2 年，共收学员 49 人，招收对象均为西医师。黑龙江中医学院举办的西学中班共八期，学员累计 704 人。

1981 年，黑龙江中医学院开始招收五年制夜大学生，首批招收 41 人。1996 年，黑龙江中医学院更名为黑龙江中医药大学，同时设立博士后流动站，这是学校发展新的里程碑。学校也成为黑龙江省培养中医药人才的重要基地，开始跻身于我国高等中医药教育综合性大学之列。

黑龙江省中医药学校始建于 1978 年 10 月，原名为佳木斯中医学校，前身为 1958 年 9 月建成的佳木斯卫生学校，1986 年 5 月更名为黑龙江省中医药学校，2002 年 10 月调整建制归属黑龙江中医药大学，更名为黑龙江中医药大学佳木斯学院。1987 年在兰西县卫生学校基础上建成的黑龙江省中医药职工中专学校，于 2007 年更名为黑龙江省中医药学校。

黑龙江省中医医学教育 1986 年快速发展以来，经过多年不懈努力，已形成了专业齐备、系统完整的中医药教学体系。黑龙江省中医药学校也已通过国家中等医药学校建设达标验收，黑龙江省中医药职工中专学校已初具规模，为中医药人员在职教育提供了基地。

如今，中医药教育已形成了院校教育与继续教育相结合的中医药终身教育体系，各类中医药教育层次不断发展完善，为造就现代中医药人才开辟了新的途径。自 20 世纪 50 年代，黑龙江省就举办多期在职医生培训班。至 1983 年，卫生部决定在黑龙江中医学院和黑龙江省祖国医药研究所建立全国骨伤科、妇科和针灸科培训基地。到 1985 年年底，黑龙江中医学院已为全国开办三期中医经典和中医妇科培训班。黑龙江省祖国医药研究所培训针灸硕士研究生和进修生 51 名。

1997 年黑龙江省"百名中医人才工程"全面启动，在全省选拔培养 100 名中医药拔尖人才，招收 500 名农村学徒生。2000 年，在大庆市所辖县开展了以培育农村中医药人才、建设农村中医工作先进县为重点的"十、百、千、万"工程，进一步推动了农村中医工作。2009 年，开展城市社区中医类别全科医师的培训，由黑龙江中医药大学授课，由黑龙江省卫生局会同培训机构统一考核，开展中医药网络继续教育。该中心共设有中医文化、中医古籍、政策法规、继续教育、农村适宜技术等 20 个栏目。

至"十一五"期间，黑龙江省中医药继续教育体系基本实现了县以上中医医院全覆盖。人才培养体系日趋完善，到"十一五"末，建设优势病种中医药继续教育基地 10 个，中医类别全科医师培训基地 1 个，农村中医药继续教育基地 1 个。

到"十二五"末，黑龙江省拥有国家级中医药重点学科 30 个，省级中医药重点学科 13 个，省中医药管理局重点学科 30 个。新增首批国家中医住院医师规范化培训基地 8 家。全省拥有国医大师 2 名，全国优秀中医临床人才 33 名，省级名中医达到 265 名。实施基层中医医疗机构执业医师专业化培训、中医类别全科医师转岗培训、县级中医临床技术骨干培训、乡村医生中医药知识与技能培训，培训覆盖全省 65 个县级中医医院，培训各级各类中医临床人才 1954 名。为乡镇卫生院充实中医药专业大学毕业生 700 名。

近年来，黑龙江省大力培养中医药人才，不断提升中医药人才队伍素质，新增国医大师 1 名，使黑龙江省国医大师达到 3 人；新增第四批全国优秀中医临床人才 10 人，国家中医药管理局重点学科带头人 11 名，国家临床中医药重点专科学术带头人 4 名，国家中医药管理局重点专科学术带头人 28 名，省级中医药重点学科学术带头人 35 名。其开展了五批省级名中医及青年名中医评选工作，使省级名中医达到 327 名。在开展高层次中医药人才培养的同时，我们也进一步充实了基层中医药专业技术队伍，自 2013 年起至今，开展了县级中医医院专业技术骨干、中医类别全科医师转岗培训、乡村医生中医药知识技能培训等基层中医药专业技术人员培训项目，累计培训 2400 余人。2016 年黑龙江省根据实际需要加强了中医药特色人才的培养，开展了治未病知识技能培训，为全省 70 多所中医医院培训治未病科（中心）业务骨干 100 余人；组织了全省中医护理质控中心暨中医护理管理培训，培训护理部主任、护理骨干 300 余人；开展基层医疗机构中医适宜技术培训，培训乡镇卫生院、社区卫生服务机构中医业务骨干 350 余人；继续开展全国中医护理骨干培训，有 20 名学员通过考核，另新增项目学员 15 名；举办了 2 期全省财务骨干培训班，培训全省中医药机构财务管理人员近 500 人。

四、继承专家学术经验，大力发展师承教育

以名老中医带高徒、集中办班做学徒、村医普遍当学徒的"三徒模式"促进中医药师承。1994 年开展传统师承教育工作，使老中医药专家学术思想和宝贵临床经验得以有效抢救和传承。目前已进行六批全国老中医药专家学术经验继承工作。采取高级人才研修制，实施了高级中青年中医药临床人才培养规划，培养国家级专家 30 人、省级专家 60 人。国家前两批共计 400 名优秀中医临床人才，黑龙江省有 13 名入选。其中第一批的 5 名学员中有 4 名入选优秀学员，进入 30 强。完成了第三批国家老中医药专家学术经验继承工作，培养高徒 39 名。采取中级人才进修制，筹集资金资助县级中医医院业务骨干赴国家级重点学科、专科进修，共培养 200 名县级专科业务骨干。采取初级人才培训制，共培训农村中医专业中专学历教育项目学员 2500 人，培养县级专科业务骨干 1500 人，培养农村中医学徒 500 人，培养中医类别全科医师 800 人，对全部乡村医生进行了中医药知识技能培训。启动了村医拜师工作，齐齐哈尔市千名乡村医生已与当地副高职以上中医医师结对，开始了师承学习。在全省中医药系统中启动了"读经典，做临床"活动，活动覆盖到全体中医类别执业医师。

目前，黑龙江省已初步形成了以张琪教授、段富津教授、卢芳教授等老中医药专家为后盾，以 30 名国家级重点学科、专科学术带头人为领军人物，以百余名省级名中医为骨干，平均每县有 3 名接受过规范化培训的专科业务骨干，乡乡有中医业务骨干，村村有中医学员，全部乡村医生都接受过中医药知识技能培训的人才格局。

我国还开展了具有中医学特色的师承教育人才培养方式，继承、整理老中医药专家的学术经验

和技术专长,培养造就高层次中医临床人才和中药技术人才,目前已进行六批国家老中医药专家学术经验继承工作,确定了指导老师和学术经验继承人。

以名老中医带高徒、集中办班做学徒、村医普遍当学徒的"三徒模式"促进中医药师承。1994年开展传统师承教育工作,使老中医药专家学术思想和宝贵临床经验得以有效抢救和传承。

1994年12月,黑龙江省首次评选出韩百灵等9位省级名老中医,黑龙江省中医药管理局授予全省70位中医"省级名中医"称号。1997年4月,全国第二届继承老中医药专家学术经验黑龙江拜师会在哈尔滨举行。

2006年,为表彰中医名家在中医药传承工作中做出的突出贡献,中华中医药学会向135位全国著名老中医颁发首届"中医药传承特别贡献奖",黑龙江省中医药科学院张洪教授、黑龙江中医药大学段富津教授获此殊荣。同年,中华中医药学会授予陈景河"国医楷模"称号。

2009年5月,人力资源和社会保障部、卫生部、国家中医药管理局决定授予全国30位从事中医临床工作的老中医(民族医)"国医大师"称号,将享受省部级劳动模范和先进工作者待遇,这是中华人民共和国成立以来我国政府首次评选国家级中医大师。黑龙江省中医专家张琪教授名列其中。2014年,黑龙江中医药大学段富津教授获得"国医大师"称号。2017年5月,哈尔滨市中医院卢芳教授荣获第三批"国医大师"称号。同年5月,孙申田、李延教授获首批"全国名中医"称号。

2018年,黑龙江省中医药管理局组织评选"黑龙江省首批青年名中医",经各地推荐、资格审查、专家评审、领导小组考核公示,共110人被评为黑龙江省青年名中医。同年,黑龙江省卫生和计划生育委员会、中共黑龙江省委宣传部、黑龙江省精神文明建设办公室、黑龙江省总工会在全省评选出1097名"龙江名医",其中中医为128名。

"十二五"期间,黑龙江建设国医大师传承工作室2个,全国名老中医药专家传承工作室21个、继承名老中医传承工作室8个、全国学术流派传承工作室2个、中药炮制技术传承基地1个。启动了全省县级中医临床技术传承骨干培训,遴选了70名指导教师并为其配备了70名传承人。

"十三五"期间,黑龙江省新增全国名老中医药专家传承工作室25个,使全国名老中医药专家传承工作室达到了30个。建设全国学术流派传承工作室2个,全国基层名老中医药专家工作室12个,省级基层名老中医药专家传承工作室36个。完成了第五批全国名老中医药专家学术经验继承工作,2016年已有57名继承人通过了结业考核,其中有6人获得了硕士学位,有23人获得了博士学位。启动了全省级中医临床技术传承骨干培训,遴选了70名指导教师并为其配备了70名传承人。2016年有70个项目通过国家中医药管理局审核,被列入国家中医药传统知识数据库。

附

黑龙江省全国老中医药专家学术经验继承工作指导老师名单和批准时间

第一批(1991年)

韩百灵　张　琪　张　缙　高奎滨　傅克治　陈景河　王德光　樊春洲　白郡符　钟育衡
胡青山　卢　芳　张忠国

第二批(1997年)

韩百灵　邹德琛　段富津　栗德林　王春来　于耀才　邓福树　马宝璋　孙申田　郭文勤
孙恩泽　高奎滨　王铁良　张凤山　闫湘濂　张　琪　卢　芳　刘永铭

第三批(2002年)

张　琪　高奎滨　吴秉纯　郭文勤　王铁良　康广盛　马宝璋　李　延　王雪华　李令根

王秀霞　孙申田　董清平　孙伟正　高维滨　王玉玺　于忠学　于万涛　段富津　卢　芳
高洪义

第四批（2008 年）

张　琪　郭文勤　王铁良　吴秉纯　段富津　康广盛　王雪华　孙申田　高维滨　王玉玺
李　延　王秀霞　孙伟正　李令根　董清平　卢　芳　朱永志　张　缙　张凤山　栗德林
李敬孝　滕义和

第五批（2012 年）

张　琪　张　缙　郭文勤　吴秉纯　王铁良　滕义和　张佩青　隋淑梅　杨质秀　韩延华
侯丽辉　刘建秋　郭鲁义　谢晶日　杨智荣　周　凌　孙申田　高维滨　孙忠人　孙远征
王维昌　张金良　段富津　李敬孝　姜德友　李　冀　李维民　卢　芳　于帮国　徐金星

第六批（2017 年）

张　琪　孙申田　段富津　匡海学　孙忠人　孙远征　张晓峰　姜德友　孙　河　谢晶日
李　延　高维滨　周亚滨　李敬孝　韩延华　李　冀　唐　强　孙伟正　张　缙　郭文勤
吴秉纯　王铁良　张佩青　滕义和　隋淑梅　杨质秀　赵永厚　卢　芳　苏恩亮　杜　萍
郑庆瑞　李维民　徐金星　侯丽辉　宋立群　李令根　张金良　张雅丽　徐惠梅　潘　洋

黑龙江省名中医名单和批准时间

黑龙江省名老中医（1994 年）

韩百灵　张　琪　陈景河　王德光　邹德琛　段富津　樊春洲　白郡符　胡青山

黑龙江省第一批名中医（1994 年）

于耀才　马玉林　马宝璋　王凤儒　王圣云　王秀霞　王宜增　王选章　王振兴　王铁良
王维昌　王殿祥　方瑞麟　邓福树　尹燕鸿　卢　芳　卢海山　付瑞生　李凤祥　李　延
李天盛　李宝忠　李相彬　李炳慧　李　晶　李惠民　李湘孝　孙申田　孙伟正　朱凤山
朱玉臣　关　敏　刘士英　刘永祥　刘永铭　刘明凯　刘宪飞　刘祥林　刘淑勤　刘景民
刘殿生　刘福春　邢宇鹏　齐惠锋　米塞光　何秀芬　宋广林　宋绪军　迟奎芳　初振才
孟德胤　杨万林　杨占林　陈明校　邹华林　邹德才　张亚洲　张英超　张润东　金　友
金润和　周茂吉　苗跃武　阎湘廉　郭文勤　胡景瑞　高洪文　夏重贤　栗德林　曹巨兴
常柏林　葛洪亮　鲁振国　戴铁成

黑龙江省第二批名中医（2002 年）

于邦国　于忠学　于景献　王元德　王玉玺　王孝莹　王丽萍　王秀义　王国才　王宝珍
王　彪　王新华　东贵荣　任洪樟　伊正安　刘贵海　孙远征　李天虹　李令根　李宝祺
李　冀　杨友文　杨日和　汪吉凤　张文柱　张齐昌　张佩青　张宝林　张晓昀　周　凌
郎宜男　宫英勃　赵秀琴　赵育松　赵剑峰　胡宝霞　胡晓晨　侯安会　侯丽辉　徐金星
高洪翼　高维滨　展昭民　曹建国　曹洪欣　隋淑梅　董良杰　董清平　嵇怀珠　焦仲华
谢晶日　潘树伟

黑龙江省第三批名中医（2008 年）

于占海　于喜安　于福泉　马　林　巴艳春　王　丹　王丹明　王今朝　王立军　王有鹏
王丽娟　王　顺　王振宇　王雪华　王新本　丛慧芳　刘子祥　刘伟红　刘秀云　刘晓华
刘桂兰　刘　莉　刘锡安　吕大鸣　孙忠人　孙　河　孙艳春　曲永康　朱永志　毕湘杰
何　强　宋立群　宋兴霞　张建明　张　英　张　俊　张晓峰　张　铁　张　敏　张雅丽

张雅梅	张慧琴	时桂华	李红梅	李显筑	李铁男	李敬孝	杨晓宁	杨晓霞	杨素清
杨智荣	汪少开	沈权	肖丽	苏恩亮	迟继铭	邹伟	陈林清	周亚滨	周凌云
庞姝弘	易志宏	范玲	范胜代	范增辉	郑庆瑞	金树武	金福厚	姜德友	洪丽君
祝静芬	贺丽	赵永厚	赵成滨	赵树森	唐强	徐惠梅	桂晓波	秦克力	袁辉戍
郭士娟	彭淑华	程卫平	程宪文	程继昆	董吉香	韩冰虹	韩延华	韩德昌	潘洋
薛家荣	戴晓霞								

黑龙江省第四批名中医（2013年）

于学平	牛凤云	王冬梅	王玉兰	王丽颖	王宜欣	王瑛	田国兴	任元芬	刘建秋
刘昱	刘新萍	吕世春	孙一鸣	孙巍	安立文	曲秀芬	朱瑞增	江柏华	许金凤
邢艳丽	齐彬	佘向阳	吴勃力	张书军	张丽范	张宏图	李同军	李秀华	李春光
杨艳华	沈忠达	沙一岭	陈宏	周艳萍	孟丽波	尚艳杰	姚美玉	姜丕英	赵玉娟
赵刚	赵淑霞	郭力	郭志江	常淑艳	盛国滨	黄秋贤	谢宁		

黑龙江省第五批名中医（2016年）

刘松江	宋爱英	马建	姜益常	张伟	梁群	郭伟光	侯慧先	吴兴杰	夏滨祥
杨质秀	彭作英	徐巍	孙平	孙延东	高凤岩	李凤男	薛宏伟	阚振德	周华
金昌凤	白鹤龙	周恒军	韩德龙	刘丹	姜明昶	王桂荣	李卓	杜萍	刘立群
阎广真	孙雪英	史建	李威	梁万军	刘立霞	于艳双	孙波	靳丽萍	袁晓辉
陈昉	王英丽	许洪明	李义	姜杰瑜	许吉梅	马广会	李国君	张立君	苏春桃
王洪玲	肖永兴	孙海龙	李景义	宋维国	王云彩	王文革	曹英杰	曹国明	孙保芳
徐秀梅									

黑龙江省青年名中医名单和批准时间

首批（2018年）

陈会君	祝鹏宇	尹洪娜	李杨	张淼	刘征	李岩	张春芳	王玉琳	王金环
王海强	李虹霖	张立	客蕊	刘丹	刘影哲	杨东霞	徐西林	刘朝霞	隋博文
郝晶	杜丽坤	黄亮	梁国英	刘勇	佟颖	王冰梅	寇吉友	张碧海	郑佳新
桑鹏	李淑菊	李丽琦	胡丙成	王立范	李莲花	张春戬	徐敢风	苑天彤	王新伟
王丽哲	邓伟哲	于慧敏	姚建	俞东日	李倜	周大果	吴华慧	孙双全	郭凯
郝颖	张霁	陈亮	吴迪	黄鹏展	孙奇	刘冰冰	王宇	白智鹏	张佳宾
黄晓华	陈宝林	陈小琴	宋其友	陈世明	邓佳鑫	吕宝东	刘国锋	杜万红	林淑丽
朱庆辉	韩德强	侯庆艳	肖海涛	王军利	邹云龙	王瑞萍	王敏	夏冰	张法尧
张明	由冬冶	于丽	曹向东	张敏博	李博	潘海涛	温玉玲	薛广	姜斌
张丽娜	张绪峰	王丛礼	付之军	肖艳华	邹华	孔慧	马斯风	陈东	王海
任彬	李海涛	邹艳红	刘亚平	徐鑫	温宝柱	董璐璐	赵慧忠	刘从群	殷先君

黑龙江省龙江名医（中医类）

首批（2018年）

于明	马林	马建	马宝璋	尹艳	王顺	王瑛	王丹	王艳	王玉玺
王有鹏	王振宇	王远红	王秀霞	王晓滨	王雪华	王铁良	丛慧芳	白鹤龙	冯晓玲
朱永志	朱广媛	邢艳丽	许洪明	刘丽	刘昱	刘莉	刘延东	刘拥军	刘松江

刘建秋	刘庆彬	刘桂兰	江柏华	孙 凤	孙 河	孙申田	孙伟正	孙远征	孙忠人
孙一鸣	孙雪英	杜 远	杜 平	沈忠达	李 延	李 冀	李令根	李同军	李竹英
李晓宁	李晓艳	李 忱	李凤男	李晓陵	李敬孝	沙一岭	迟继铭	杨晓霞	杨素清
邹 伟	宋立群	陈 波	陈 宏	张 琪	张 伟	张佩青	张 杰	张晓昀	张书军
张亚洲	张金良	张雅丽	范 玲	武鹏蕃	季春明	金树武	金 泽	周 凌	周亚滨
周艳萍	尚艳杰	洪丽军	赵剑锋	赵 钢	赵玉萍	赵 惠	赵永厚	胡丙成	段富津
姜德友	姜丕英	姜益常	姚 靖	侯丽辉	陶晓刚	夏元君	高 杰	高维滨	郭 力
郭文勤	郭伟光	郭文海	秦续江	唐 强	贾丽梅	贾维刚	徐金星	徐惠梅	徐 巍
盛国滨	隋淑梅	常淑艳	康 凯	崔雅飞	梁 群	彭作英	董清平	韩延华	程为平
程宪文	谢 宁	谢晶日	蔡萧君	滕义和	潘 洋	霍立光	戴铁成		

五、龙江医派崛起北疆，名医风采史册永载

龙江医派是我国近现代北疆新崛起的中医学术流派，具有鲜明的学术特色和临证风格。自清至20世纪30年代的黑龙江省中医学被分为六系：龙沙系、松滨系、呼兰系、汇通系、三大山系、宁古塔系。20世纪30年代初，高仲山来到哈尔滨创业，于1937年成立了中医学术团体"哈尔滨汉医学研究会"，并被推选为会长。1941年，他又成立滨江省汉医研究会，并在各县、旗设立滨江省汉医会分会，包括延寿、宾县、苇河、双城、青冈、木兰、呼兰、巴彦、安达、肇东、兰西等县，由各地有名望的中医担任分会会长。同年创办"哈尔滨汉医学讲习会"，共培养出500余名水平较高的中医。高仲山还先后创办了《哈尔滨汉医学月刊》《滨江省汉医学月刊》，被推选为新成立的哈尔滨市国医学会会长。医家们互相撷取交融，内科、外科、妇科、儿科、五官科、骨伤科、针灸科等，各成体系，各有学术经验特点，并有论著传世，蕴成了气质独特的龙江医派。

龙江医派名医辈出，既有民众口碑相传的高、马、韩、张四大名医，又有当代国医大师、国医楷模；既有名老中医，又有中青年名中医，逐渐形成黑龙江名中医群体，尤其在中华人民共和国成立后至今，他们活跃在黑龙江省中医界，在治疗领域上各有千秋，主要人物有高仲山、马骥、韩百灵、张琪、于盈科、于瀛涛、毛翼楷、白郡符、华廷芳、刘快虹、吕效临、张金衡、吴惟康、孟广奇、金文华、陈景河、邹德琛、郑侨、赵正元、柯利民、刘青、胡青山、钟育衡、段富津、赵麟阁、高式国、常广丰、黄国昌、樊春洲等。他们德艺双馨，为龙江中医药事业的腾飞尽心竭力、薪火相传、功勋卓著、永载史册。近年由科学出版社出版的"龙江医派丛书"展现了龙江医派大师、泰斗们的风采，闪烁的龙医精神，光照千秋。

龙江医派研究主要从事以下几项工作：

（1）龙江医派教育教学研究，已立项为黑龙江省高等学校教改工程项目。

（2）龙江医派创始人高仲山教育思想与实践研究，为黑龙江省教育科学规划课题。

（3）龙江医派研究，被确定为黑龙江省中医药管理局项目。

（4）龙江医派文化研究，被确定为黑龙江省社会哲学科学规划办课题。

（5）龙江医派历史文化研究，作为黑龙江省教育厅课题。

（6）龙江医派奠基人高仲山学术思想研究，被选定为黑龙江中医药大学科研基金项目。

同时，龙江医派研究机构抢救编写"龙江医派丛书"，包括高仲山等近20位省内医家的学术经验；创办了以传承中医国粹、弘扬龙医文化、创新中医学术、光大龙江医派为主题的龙江医派学术文化节，扩大宣传，打造龙江医派文化名片。

六、成立学术团体，创办期刊搭建平台

1963年中华全国中医学会黑龙江分会在哈尔滨成立，理事长金才，为龙江中医学者搭建学术交流平台。1966～1976年，该学会停止活动，1977年恢复活动，由骆时任理事长。1978年召开黑龙江省中医药学会第一次代表大会，黑龙江省卫生厅副厅长金才任理事长。

早在1975年，黑龙江省针灸学会就已成立，首任会长张缙。1979年中华全国中医学会（后改为中华中医药学会）成立，这是我国最大的全国性中医药学术团体。随后黑龙江省也先后建立了相应的学术团体，高校、医院、科研院所、从事医药行业的人员积极加入，成立了中华全国中医学会和中华全国中医学会黑龙江分会，有黑龙江省医史学会、黑龙江省中医药学会、中医文化研究会、心脏病专业委员会、中西医结合学会、方剂学专业委员会中华医学会黑龙江分会、黑龙江省中医基础理论专业委员会、黑龙江省仲景学说专业委员会、黑龙江省中西医结合风湿病学会、黑龙江省中西医结合医学会肾病专业委员会、黑龙江省中医药学会肾病专业委员会、高等中医药临床教育研究会中华医学会黑龙江分会、黑龙江省中医药学会中医儿科专业委员会、中国药学会黑龙江分会、黑龙江药学会中药分会、中国免疫学中国中医药免疫学分会等。

2013年，极具东北中医药特色的黑龙江省龙江医派研究会成立，姜德友教授任首任会长。2013年7月，国家中医药管理局"龙江医学流派传承工作室"建设项目启动仪式暨黑龙江省龙江医派研究会成立大会在黑龙江中医药大学举行。

中华人民共和国成立后黑龙江省各类中医药学术杂志的先后发行，对黑龙江中医药教育、科研、临床等方面起到积极促进作用。《哈尔滨中医》于1958年创刊，1965年更名为《黑龙江中医药》（月刊）；1971年《红中医》创刊，1973年更名为《中医药学报》（双月刊）；《中医药信息》创刊于1983年；《针灸学报》于1985年创刊，1993年更名为《针灸临床杂志》；《高教理论研究》于1985年作为内部刊物首发，1998年更名为《中医药高教研究》；《龙江医派会刊》于2013年作为内部刊物首发。

七、科研机构强力支撑，科技成果成就辉煌

20世纪50年代，黑龙江省中医药工作者开始在中医诊断、治疗、中药等方面进行研究。针对黑龙江省的一些常见病寻找治疗药物，如对镇咳、冻伤、止血、慢性气管炎等药物的研制。研究人员在下乡送医送药中发现满山红的镇咳作用后开始深入研究，获得很好效果，1978年3月，当时的黑龙江省祖国医药研究所、黑龙江中医学院合作研究的"满山红药理作用的研究"课题获全国科学大会奖，为治疗气管炎提供了科学依据。

我国是地方病危害较为严重的国家之一，在黑龙江省主要的地方病有碘缺乏病、克山病、大骨节病、地方性氟中毒。自从1960年中央成立地方病防治领导小组起，拉开了中华人民共和国地方病防治的序幕。黑龙江省中医工作者也积极参与，黑龙江省祖国医药研究所成立了克山病防治组，筛选了30多种中药和方剂，积累了大量数据。近半个世纪过去，地方病防治工作取得巨大成绩，许多曾经的"傻子屯""罗锅村"相继跨入小康村行列。我国在碘缺乏病防治领域取得的成绩，还被众多国际组织誉为"国际榜样"。

20世纪60～70年代，黑龙江省在中医药治疗冠心病、肾病、妇科疾病、骨伤疾病、血液病、小儿急诊和中药剂型改革、中药抗病毒的研究等领域，达到了国内先进水平。尤其是地方中医院在农村推广中医药适宜技术的基础上，选出多种治疗东北农村多发病、常见病的治疗方案，包括针灸、

推拿、拔罐、刮疗、热敷等适宜技术在县级以上医疗机构进行推广。1985 年，黑龙江省非药物治疗研究中心开始筹建，这是中国第一个非药物治疗研究机构。它是根据中医学的特点和优势，以针灸、气功、推拿、磁疗、食疗、水疗、泥疗、体疗等多种非药物疗法，达到使患者康复的目的。该治疗研究中心开设针灸科、气功室、推拿科、心理咨询科、磁疗科、中医理疗科和食疗科。

20 世纪 60～80 年代，黑龙江省中医研究院始终把发展黑龙江道地药材、引种栽培和中药加工炮制作为重点研究，在研究刺五加时，经过 10 年的采集、试制、毒性测试和临床观察，并与哈尔滨中药厂及地方医院合作，生产出刺五加系列产品几十种，疗效和经济效益显著，在 20 世纪 70～90 年代，经济效益达到黑龙江省药品产值的三分之一以上。1985 年黑龙江省祖国医药研究所中药剂型研究室成为全国中药剂型改革基地建设单位，当时全国只在广州、成都、上海、哈尔滨四个城市建立基地。

20 世纪 80～90 年代，黑龙江省中医药科研人员对科研的积极性很高，申报多项中医药项目，科研工作进展加快，学术水平逐年提高，中医药科研水平进一步向国际化靠拢，剂型改革、药品鉴定的科技含量增大，成果连连。仅 1987～1997 年，全省中医机构共承担科研课题 413 项，其中国家级重大科技攻关课题 25 项，省部级重大科技攻关课题 153 项，厅局级课题 175 项。取得中医药科技成果 240 项，有 81 项科研成果获国家部委和省级科技进步奖，79 项获厅局级奖励。进入新世纪以来，黑龙江省中医药科研水平进一步提高，已上升到新台阶。2002 年，全省完成近 30 个国家级科研课题，黑龙江中医药大学申报的"中药血清药物化学研究方法的建立与实施"被评为国家科技进步二等奖，实现了黑龙江省中医药科研国家级大奖零的突破。"十一五"期间，黑龙江省中医药科研工作取得了长足进展，在科研支撑条件建设方面，建设国家中药剂型改革基地 1 所、生物工程研究中心 1 所、国家科技部中药研发技术平台 1 个、省科技厅中药多途径给药技术服务平台 1 个、国家药监局临床实验研究基地 1 个、三级实验室 16 个、二级实验室 22 个、国家级重点研究室 4 个。成立了黑龙江省中医药研究院、中医精神心理卫生研究中心、中药材 GAP 种植研究中心、中药萃取研究中心、生物工程研究中心等省级中医药科研机构 10 余个。黑龙江中医药界承担各级各类科研项目 1821 项。其中获国家 973 项目 3 项、863 项目 2 项，其他国家级重大、重点项目 43 项。其中著名的有王喜军教授主持的"中药血清药物化学研究方法的建立与实施"项目，创建了全新的中药及复方药效物质基础研究方法；高维滨教授主持的"针刺项颈部腧穴治疗真性延髓麻痹的临床应用研究"项目，成功解决了延髓麻痹这一世界性医学难题；匡海学教授主持的"辽东楤木的研究及应用"项目，建立并实践了中药资源研究开发与资源再生并重、医药农林共举的可持续发展的研究开发新模式，对中药资源研究开发具有鲜明的示范作用。

"十二五"期间，黑龙江省建设国家中医临床研究基地 1 个，中医药重大疑难疾病研究推广中心 4 个，带动了全省中医药防治重大疑难疾病和中医临床研究能力的整体提升。黑龙江省中医药系统获国家科技进步二等奖 2 项，获省部级科技奖励项目 62 项，其中一等奖 4 项、二等奖 39 项、三等奖 19 项，比"十一五"期末增加 30 项，增长近 1 倍。"十二五"期间，黑龙江省中医药科研省部级以上立项 326 项，其中国家级项目 79 项，省部级项目 247 项。

自"十二五"初期至 2016 年年底，黑龙江省中医药系统获国家科技进步二等奖 2 项，获省部级科技奖励项目 149 项，其中一等奖 14 项、二等奖 79 项、三等奖 56 项；承担省部级以上科研项目 326 项，其中国家级项目 79 项（包括国家 973 项目 1 项，国家自然科学基金 75 项，科技部重大新药创制专项 3 项），省部级项目 247 项。在中医药科研支撑条件建设方面，黑龙江省设置在黑龙江中医药大学附属第一医院的国家中医临床研究基地于 2016 年通过了国家中医药管理局验收。近年来基地重点病种研究取得重大进展，组织全球妇科权威学者，制定了不孕症临床试验报告的国际规范——《哈尔滨共识》，获欧美生殖理事会授权全球发表，产生广泛影响，成为我国医学界主导制定的唯一国际标准规范，被国家中医药管理局确定为重大疑难疾病（多囊卵巢综合征）临床防治中心。

八、北药开发兴旺发达，打造中药产业大省

中华人民共和国成立之后，在党和政府的领导下，制药工业和医药科技得到真正发展，逐步建有哈尔滨中药一厂、哈尔滨中药二厂、哈尔滨中药三厂、黑龙江中医学院药厂、黑龙江省祖国医药研究所实验药厂、黑龙江省医药工业研究所实验药厂、呼兰中药厂、齐齐哈尔制药三厂、齐齐哈尔市药材公司中药饮片厂、牡丹江中药厂、佳木斯中药厂、依兰中药厂、绥化膏药厂、齐齐哈尔市中药厂、黑龙江省依安膏药厂、克山膏药厂等。

1952年5月，黑龙江地区国营医药商业实行"条块"结合管理体制。1962年5月，根据国务院关于恢复和建立各级医药、药材专业公司的决定，实行"条块"结合管理体制，各市、县医药公司、药材公司陆续恢复与建立。1990年桃山林业局成为北药开发药材生产基地，主要有资源开发、资源保护、中药材的栽培、中药新品种开发、滋补保健品等项目；选出有黑龙江特色中药新品种开发项目38种，针对抗病毒、抗肿瘤、防治心脑血管疾病研究方向；1990年以后又兴建起葵花药业、珍宝岛药业、黑宝药业、友博药业、哈尔滨儿童制药厂、仁皇药业等。

1995年以来，黑龙江省共向国家申报临床新中药44个；有72种中药获国家批准生产。中药企业加强技术改造和优化升级，培育了一批国内外知名、具有自主知识产权的优质产品，如"双黄连"系列产品等，其产值达到1.8亿元，表现出了极高的市场占有率。1999年，省委、省政府确定"北药开发"作为黑龙江省的一个重要经济增长点。黑龙江省作为世界上第一支中药粉针剂的诞生地，开创了流化技术将复方中药制成静脉给药，为我国中药剂型改革带来了一次革命。随着中医中药事业逐步发展，黑龙江省中草药产品种类逐年增加，销量逐年增大。"北药开发"系列产品研究重大项目的承担者是黑龙江省中医研究院，已研究出数十项科研成果，极大地丰富了黑龙江医药市场，医药经济显著上升。其所生产的原料药、制剂、抗生素和生物制品，不但能满足人民群众用药需要，而且很多品种被销往世界各地。全省共有动植物药材物种856种，可作为商品的有405种，总蕴藏量达27亿千克，价值50亿元以上，全省已建立了6个品种的野生资源保护区和20多个GAP示范性、规范化生产基地，药材种植面积稳定在30万亩以上。2008年12月，由中药二厂、中药三厂、世一堂制药厂三个企业合并组成"哈药集团中药有限公司"，开启中药板块发展新纪元，快速完善中药公司体系建设，打造强势中药企业。民营中药厂在黑龙江省中药产业发展中亦凸显优势。"十二五"期间，黑龙江开展了全国第四次中药资源普查试点工作，建设稀缺中药材种子种苗繁育基地5个、中药资源动态监测站3个、省级中药资源服务站1个。

"十三五"期间，黑龙江省以"南病北治，北药南用"为载体，多部门联合行动，推动中医药与相关产业相融合发展，与黑龙江省旅游发展委、商务厅以黑龙江省政府名义联合制定下发了《关于在旅游、健康养老、中医药健康服务等领域推进"南病北治，北药南用"工作的意见》《"南病北治，北药南用"工作指南》，与黑龙江省民政厅、旅游发展委联合召开了"南病北治，北药南用"工作推进会议，组织开展了"南病北治，北药南用"食药兼用产品的研发工作。为宣传、推介黑龙江省"南病北治，北药南用"相关服务，黑龙江省中医药管理局还举办新闻发布会并在黑龙江省政府香港招商会和浙江桐庐举办的"全国中医药健康产业"大会上进行了专题推介。通过推进此项工作，中医药服务与养老、旅游等产业进一步融合，2016年向国家申报中医药健康旅游示范区2个，

示范基地 13 个，示范项目 40 个。黑龙江省中医药科学院成立了大健康产业研发机构，已开发纳豆、刺五加等系列保健食品 40 余项。齐齐哈尔市中医医院医养结合项目正式运营；佳木斯市中医医院建立了独立对外的国医堂，将中医医疗、养生保健和健康养老融为一体。

2013 年，黑龙江省承担了国家第四次全国中医资源普查试点任务，克服了黑龙江省野外作业时间短、起步晚、普查地点分散等不利因素，由黑龙江省中医药科学院牵头，于 2016 年 10 月，基本完成了 40 个试点县的野外调查工作。目前全省共采集种子 130 余份，制作标本 3000 份，初步查明黑龙江省有野生中药材 1120 种，其中 378 种有一定蕴藏量，有市场主流品种 131 种。嘉荫、杜蒙、饶河县还编写出版了当地的中药材图谱。按照一次普查多种收获的设计，黑龙江省中医药管理局开展了一系列工作，进一步促进中药资源的保护、开发及合理利用。目前已建设 5 个国家级稀缺中药材种子种苗基地，从源头上为黑龙江省稀缺中药材质量提供保障，促进稀缺中药材种植的可持续发展；已建设 1 个省级中药原料质量检测技术服务中心和 3 个中药资源动态监测站，在收集上报中药资源动态信息的同时，还面向社会提供中药材质量检验检测服务；开展了全省中药材种植情况调查，并根据调查结果，广泛征求相关领域专家意见，起草了《关于发展我省中药材种植产业的报告》，分析了全省各地适宜种植的中药材品种，建议开展中药材种植基地建设、构建中药材种植服务体系等 7 项重点工作，建议黑龙江省政府把中药材种植产业列入全省发展战略，选定牵头单位，会同有关部门尽快制定发展黑龙江省中药材种植产业的实施意见，出台相关政策措施，进一步推动黑龙江省中药材种植产业发展。

九、传承中医国粹，弘扬龙江医派文化

近年来，黑龙江省通过以黑土文化为背景，推进中医药文化研究、中医孔子学院建设、龙江医派传承与创新、汉语国际推广中医药文化研修与体验基地建立、中医药文化人才培养、中医文化科普宣传教育等各项工作，在打造龙江中医药文化品牌、弘扬龙医精神、提升龙江中医药影响力等方面成绩卓著。

黑龙江省在哈尔滨市、齐齐哈尔市等地相继开展了"中医中药龙江行""中医中药军营行""中医中药龙江校园行""发展中医药事业，助推龙江振兴"等系列中医药文化知识宣传普及活动。在黑龙江人民广播电台开办了"中医宝典"节目，面向社会各阶层，全方位地宣传中医药文化，传播中医药养生保健知识栏目，每天播出 1 小时，分为行业资讯、求医问药、中医文化、养生知识等板块。自开播以来，已邀请专家举办讲座近千次，普及中医药知识，使得越来越多的人民群众了解中医药、应用中医药、喜爱中医药，优化了中医药发展的社会环境，为中医药的健康发展营造了良好的社会氛围。2010 年 10 月举办龙江医派奠基人高仲山先生百年诞辰纪念大会；2011 年在第 22 届中国哈尔滨国际经济贸易洽谈会设立中医药展区；2011 年 12 月，举办龙江医派杰出医家华廷芳先生百年诞辰纪念大会。

为深化医药卫生体制改革，进一步扶持和促进黑龙江省中医药事业发展，2011 年，黑龙江省人民政府公布了《关于扶持和促进中医药事业发展的实施意见》，其主要内容如下。

（1）充分认识扶持和促进中医药事业发展的重要意义是希望各地、各有关部门要高度重视发展中医药事业，进一步增强紧迫感和责任感，切实采取有效措施，推动黑龙江省中医药事业又好又快发展。

（2）发展中医药事业的指导思想、基本原则和主要目标是形成比较完整的中医药产业链，使产业规模和效益居全国前列，将黑龙江省建设成为中医药大省。努力使黑龙江省中医药发展水平走在全国前列，全面优化中医药人才队伍素质，争取在重大疾病防治、产业发展关键技术研究、创新药物开发等领域取得突破；形成具有龙医特色的中医药文化；在全国打响北药品牌，使中药产业成为全省支柱产业，使产业规模和效益达到全国先进水平。

（3）完善服务体系，提高服务能力，健全中医药服务网络，推进公立中医医院改革，促进非公立中医医疗机构发展，提高医疗服务能力，发展中医药预防保健服务，重视支持民族医药和中西医结合事业。

（4）加强中医药人才队伍建设，推进中医药院校教育发展，提高中医专业技术人员的能力和水平，完善中医药师承和继续教育制度，开展住院中医医师规范化培训，促进中医专业技术人员掌握中医经典，提高临床疗效，加强高层次中医药人才培养，加快中医药基层人才和技术骨干培养，实施乡村医生中医专业学历教育项目和乡镇卫生院中医临床技术骨干培训项目，完善中医药人才考核评价制度。

（5）推进中医药继承与创新，提高科研水平：做好中医药继承工作，实施龙派中医研究工程。以高仲山、马骥、韩百灵、张琪等具有重要影响的龙江名老中医为重点，开展以中医理论和名家学术思想研究为核心，以继承、发扬中医学术经验和诊疗技术为目的的中医流派的继承研究。

（6）提升中药产业发展水平，促进北药资源可持续发展。

（7）繁荣中医药文化，推动对外交流合作。传承和普及中医药文化，营造全社会保护中医药传统知识和关心支持中医药事业发展的良好氛围。加强中医药对外交流与合作。发挥黑龙江省区位优势，积极开展以对俄和东北亚，以及港、澳、台地区为重点的中医药对外交流与合作，积极参加国内外组织的国际性中医药和传统医药活动，争取国际性中医药展会等重大项目。

（8）完善中医药事业发展保障措施。加强组织领导，协调解决重大问题，落实各项措施，扶持中医药事业发展，理顺管理体制，完善管理体系。加大对中医药工作的投入和扶持，完善补助机制、医疗保障政策和基本药物政策。要鼓励中医药服务的提供和使用，促进中医药特色优势发挥，加强中医药行业规范化管理。

自2012年《商务部等十四部门关于促进中医药服务贸易发展的若干意见》发布以来，中医药服务贸易快速发展，目前已建设国家中医药管理局中医药服务贸易骨干机构1个、国际中医药文化研修与体验基地（黑龙江）1个。2012年，黑龙江省中医药科学院"中医文化学"学科被确立为国家中医药管理局重点学科（培育学科）；2012年9月，首届龙江医派学术文化节开幕；2012年12月，举办龙江医派杰出医家孟广奇先生百年诞辰纪念大会；2013年12月，举办第二届龙江医派学术文化节暨马骥先生诞辰一百周年纪念大会，省和国家中医药管理局的领导及黑龙江中医药大学的领导出席。

改革开放以来，中医对外交流大大加强，黑龙江省中医药界与美国、日本、韩国、俄罗斯、匈牙利、加拿大、澳大利亚、比利时等20多个国家开展了中医药国际科技与教育合作，共培养了来自18个国家和地区的留学生4000多名。接待国外来访学者500多名。黑龙江中医药大学还会同哈尔滨师范大学与英国南岸大学联合创办了世界上第一家中医孔子学院。依托黑龙江中医药大学，在伦敦设立了旨在传播中医药文化知识的孔子学院，在伦敦部分小学设立了中医药文化讲堂，并举行了"中医药养生周"的活动，使中医药文化真正走出了国门。2012年，中共中央政治局常委李长春来到伦敦南岸大学中医孔子学院参观考察并出席该院成立5周年庆典。中俄生物医药论坛已开展了十一届，同时还开通了"中俄健康游"文化旅游项目，将全省所有的口岸中医医院均打造成了传播中医药文化的窗口。2013年3月国家中医药管理局首批全国中医学术流派龙江医派传承工作室深圳基地正式成立，台北市世界自然医学大学也设立了"龙江医派台湾分会"。这些纪念活动，在中医院校学生中产生了巨大影响，增强了学生们学习中医的热情和兴趣。

2016年，哈尔滨市中医医院运用中医推拿治疗小儿脑瘫，成为对俄中医服务的品牌项目，成立了专门的俄罗斯患者诊疗区，日均诊疗俄罗斯患儿近 20 人次，最终被国家中医药管理局纳入国家中医药一带一路发展项目。2016 年，黑龙江中医药大学中国-中东欧国际医疗培训中心建设项目被国家中医药管理局列为首批中医药国际合作专项，成为东三省唯一一个中医药与中东欧政府合作项目。2016 年黑龙江省组织有关中医药机构分批出访了俄罗斯的伊尔库斯科和滨海边区，取得了丰硕的成果：黑龙江省中医药科学院与伊尔库茨克州科学院建立了合作关系，将在省（州）双方卫生行政部门的帮助下在俄建立中医诊所；黑龙江中医药大学附属第一医院派专家参加了俄罗斯滨海边区黑龙江日活动，与滨海边疆区卫生部门签署了合作框架协议；由中俄影视创意制作团队共同打造主要介绍中医文化和治疗理念，展现中医药发展成就的大型医疗节目《健康源》，并在哈巴罗夫斯克市《6TV》电视频道和边区《洲际》电视频道播出，是我国首档在俄罗斯境内现实落地的固定电视栏目，收视率居当地电视节目排行榜前三位，得到了当地政府的高度重视，当地俄罗斯民众也十分关注并踊跃参与，节目组每天接听热线咨询电话超百个。

第三章 龙江医派学术思想

黑龙江中医药学经过漫长的孕育，吸收多民族医药成分，到清末和民国初期，基本形成龙江医派的格局。此后高仲山先生联合黑龙江同道兴办中医教育，成立中医团体，发行学术刊物，使龙江医派渐趋繁盛。黑龙江诸医家秉承中医经典，融会贯通，自出机杼，在边疆独特的人文、地理、环境下，师承与现代中医教育结合，薪火相传，形成了鲜明的学术特色。

第一节 首重经典，熟读《医宗金鉴》

由于黑龙江地区具有独特的人文、地理、环境背景，当地医生形成独有的学习与治疗思路，在龙江医派的形成与发展过程中起到了巨大的作用。又因历史根源与医家偏好的前提条件，龙江医派形成了首重经典，熟读《医宗金鉴》的学术思想特色，奠定了龙江医派学术思想的整体基石。

一、学医门径

所谓学医门径即为医学入门之法。中医的传承与现代科学相区别的一点在于，中医是形而上与形而下二合一的学问，形而上的部分靠师徒授受的古代模式以实现，形而下的部分在于学生自身对于书籍的研习及临床获得的经验。无论是形而上或是形而下的传承模式，都离不开对古代医籍的学习与研究，这是中医学家学术思想的根基所在。而学习中医，中医学生入门建筑医学基石之法，不外乎两种：第一种是由浅入深，即先读浅显易懂的医籍再逆流而上阅读各代医家名著，最后研读四大经典的内容；第二种是深入浅出，即先学习作为中医渊源的经典著作，沿流而下涉猎各朝代名医之作。

纵览龙江医派医家学医门径，同样可归纳为此两种：一者为从源到流，即先研习四大经典，再学习《汤头歌诀》《脉诀》等基础知识，尔后览阅《备急千金要方》《外台秘要》，金元四家及明清各家诸作拓宽知识面；二者为从流到源，即先学习《医学三字经》《濒湖脉学》《药性赋》《汤头歌诀》《医学心悟》《医宗金鉴》等基础知识，再研习中医四大经典并百家之说，此多为跟师学习或家传所常用的方式。

（一）从源到流

马骥强调学医先读四书五经，扎实的经学功底对学医临证最有帮助，学医则主张从源到流，即从《内经》《难经》《伤寒论》《金匮要略》《神农本草经》等中医经典理论学起，再针对各家加以学习；孟广奇传授所学之时，同样以《内经》为根基，兼收《伤寒论》《金匮要略》所述并与后世医论结合，力主中医学习当以经典作为根基；衣震寰精于《内经》《伤寒论》《金匮要略》等经典医籍，致力研究，旁涉《备急千金要方》及后世诸家；吴惟康先生苦读《内经》《伤寒论》《温病条辨》等古典医经，并且研究各家学说及内科、妇科、儿科及医学史等学科，同时结合实践；白郡符医学入门之初同样始于《内经》《伤寒论》《神农本草经》等经典著作，随后方对中医外科名著如《外科正宗》《外科启玄》《外科大成》《疡科心得集》乃至《医宗金鉴》进行研究。

这种从源到流的学医方式，促使诸位医家学医之初即建立完善、全面的中医学世界观，随后对于基础经典的学习更多偏向于理解的层面，在临床实践中往往理论扎实、游刃有余。

（二）从流到源

崔振儒率先学习《药性赋》《药性歌括四百味》《汤头歌诀》《医宗金鉴》等医籍，随后学习《内经知要》《伤寒论》《金匮要略》《难经》《温病条辨》《医宗必读》等经典和各家著作；邹德琛学医时熟练背诵《药性赋》《药性歌括四百味》《濒湖脉学》《医宗金鉴》，尔后对于《伤寒论》《金匮要略》《内经》《温病条辨》等四大经典反复研读，很多内容都能随口诵来；王维昌对于《汤头歌诀》《医学三字经》《医宗金鉴》背诵熟练、信手拈来，为随诊学生立下学习目录，如《内经》《濒湖脉学》《汤头歌诀》《药性赋》《医宗金鉴》等；柯利民学医初时攻读《医宗金鉴》中各门心法要诀，之后，又在别人指点下学习《内经知要》《伤寒论》《医宗金鉴》《温病条辨》等经典著作；王德光初学从《医宗金鉴》开始，以内科、妇科、儿科为主，并以《针灸大成》为范本学习针灸，以《三指禅》为范本学习脉学，随后方精读《内经》《伤寒论》等经典。

解放前学习中医技术，多为从流到源，学生先修习《医学三字经》《药性赋》《医宗金鉴》《本草备要》《汤头歌诀》《三指禅》等基础知识，再学《内经》《难经》《伤寒论》《金匮要略》等临床实践书籍。这种学习方式使得当时医家基础知识功力扎实，临床实践中运用自如。

二、首重经典

无论是通过从源到流还是从流到源的医学入门方式，皆体现出龙江医派医家的共性——重视经典。诸医家对于经典倒背如流，多毕生研习经典要义，并博采众长，融会己见，学以致用。如以马骥、华廷芳、吴惟康、张琪等为代表人物的龙江医家皆是治学兼收并蓄，上自《内经》《难经》，下及清代诸家及近代名家之著述，无不博览深究，细心体悟。

其中马骥在重视中医经典的前提下，对日本汉方医家著作颇为关注，将吉益东洞的《类聚方》、汤本求真的《皇汉医学》、山田正珍的《伤寒论集成》、尾台榕堂的《类聚方广义》、和田启十郎的《医界之铁椎》、清水藤太郎的《汉方掌典》等书籍作为参读。华廷芳尤重《伤寒论》，并毕生致力于此书研究，不但广泛涉猎诸多注家意见，而且对《伤寒论》研究中的许多问题有独特见解，如伤寒六经实质、病发于阴阳及六七日愈解、阳旦证探讨、血室的分析等，此部分内容集中于他的未刊稿《伤寒释疑》中，其研习方法和许多创见均对后学学习和临证甚有意义。吴惟康长年致力于中医各家学说研究，不仅对医书悉心精研，而且为拓展学识，对稗官小说、野史轶闻也有广泛涉猎，曾著《医药史料笔记选》。张琪善于博采众家，融会新知，如其精通金元四大家之说，对叶、吴、薛、王等温病学家理论，王清任活血化瘀论，张锡纯中西汇通理论等研究颇具心得，故能临证游刃有余，善愈疑难。诸医家皆有所长，对经典书籍推崇备至。

三、熟读《医宗金鉴》

《医宗金鉴》是清朝时期由国家组织、太医吴谦编修的中医丛书，是我国第一部官修医学全书，也是第一部官修医学教材。其中对中医基础理论、诊断、药物、方剂及临证各科都有全面系统的论述，既有普及歌诀，亦有详细解说，图、说、方、论俱备。《医宗金鉴》博采众家之长，亦由博返约，是中医药学书籍中既有相当深度、广度，又切合临床实用的综合性中医医书。

黑龙江地区汉人文化开发较晚，古代少有精通中医"四大经典"的医学人才。清代以前本地医生对中医了解甚少，清代以后本地医生除诵读普及读物《药性歌括四百味》《药性赋》《汤头歌》《濒湖脉学》等歌诀外，多以明清时期明了易懂的医书作为修习的课本，如《寿世保元》《万病回春》《医宗必读》《外科正宗》《温病条辨》《本草备要》《医宗金鉴》等，其中《医宗金鉴》作为国家推行的教材最为通行。另外，黑龙江地区的医家并非不重视"四大经典"，首先《医宗金鉴》中涵盖《伤寒论》与《金匮要略》这一临床治疗学经典著作的内容，再者《温病条辨》及药物学同样为本地中医研习的重要部分。而理论性过强的《内经》《难经》构建了中医学的世界观，却在实用性上不如《医宗金鉴》。作为系统完善的基础教材，《医宗金鉴》便于学习与传授，是辅助中医启蒙、培养中医思维的理想教材。

清末和民国初期，龙江医派的格局初步形成。当时的黑龙江中医有六大支系，即龙沙系、松滨系、呼兰系、汇通系、三大山系和宁古塔系，其中呼兰系源于光绪年间秀才王明武叔侄于1921年所创之"中医学社"。该社讲学授徒专重《医宗金鉴》，并辅之以明清医书《内经知要》《本草备要》《温病条辨》，依此四种医书为基础授业。此派医家用药简洁精炼，擅长时方，治热性病经验丰富。此医系门人数百，分布于黑龙江哈尔滨、绥化、阿城、呼兰一带。世人多称呼兰系为"金鉴派"。

抗战时期日伪政权对于东北地区的中医药事业疯狂打压，东北各地中医自发建立汉医会，1939年，长春汉医讲习会主要讲授《医宗金鉴》《温病条辨》《本草纲目》等中医典籍及西医基础知识。中医张继往来于东北地区各地，包括黑龙江省会哈尔滨，以呼吁各地组织汉医讲习会，其中中医部分以《医宗金鉴》《本草备要》《温病条辨》作为教材，1941年10月实施汉医考试，出题范围亦大多在此中，马骥先生即在这种历史背景下通过考试，取得医师资格。可见在中华人民共和国成立之前，《医宗金鉴》作为中医的考核教材，地位颇重。

韩百灵先生投师于吉林省名医王化三处，着重研习《医宗金鉴》；柯利民先生在柴燕山任保公署的保公医指点下，攻读《医宗金鉴》的各门心法要诀；赵麟阁先生对于《伤寒论》《内经》《内经知要》《神农本草经》《医宗金鉴》等经典著作的字字句句反复背诵推敲；孙申田先生熟练背诵《医宗金鉴·内科心法要诀》《医宗金鉴·妇科心法要诀》等内容；高仲山所编著之《汉药丸散膏酒标准配本》囊括《医宗金鉴》多方，如一捻金、八厘散、三黄宝蜡丸、五色灵药、牙疳散、月白珍珠散、百降丹、立马回疗丹、红升丹、柏叶散、消癖肥儿丸、黄连膏等。更有马骥、崔振儒、邹德琛、王德光、白郡符、贺绍武、赵掖生、汪秀峰、杨乃儒、张玉璞、杨明贤等黑龙江各科医家，认真研读《医宗金鉴》，运用理论于临床中。如华廷芳根据《医宗金鉴·外科心法要诀·痈疽总论歌》所云："痈疽原是火毒生"，即热邪火毒是外科疾病的主要致病因素这一基本理论，将清热法广泛应用于治疗阳证疮疡之中；吴惟康将《医宗金鉴·幼科心法要诀》原载清热镇惊汤中加入金银花、连翘、僵蚕、蝉蜕，谓之加味清热镇惊汤，主治小儿急惊风，凡小儿高热即用本方，大多在24~48小时就可退热；张琪借鉴《医宗金鉴》中人参清肺汤，以其治疗肺气肿、慢性支气管炎、支气管扩张咯血、肺结核属肺气阴虚久嗽者皆效。

黑龙江地区的特殊背景促使龙江医派医家形成独有的学术特点，龙江医派的学术特色基石为首重经典、熟读《医宗金鉴》。在龙江医派医家成才之路中，经典起到了不可忽视的作用。无论内、外、妇、儿等各科医家均对《医宗金鉴》深入研究，启示各科后学不可忽略理论基础。前辈医家的优秀经验在指导我等后辈学习与研究的过程中，其所筑基石根深蒂固，不仅须深入研究理论并将之应用于实践中，还须将经典理论与各学科和现代化事业相结合，更当活用理论以适于己身、适于现世。

第二节 倡中华大医学观

由于中国整体的历史背景，多次受到西方文化的冲击，中医药事业几经波折，一度面临废止，幸得医家前辈团结抗争，为中医谋求发展。近现代的特殊发展历程，促使中医医家意识到中西医结合的必然趋势。在这种发展趋势的领航下，龙江医家纷纷投身于中西医双向学习，高仲山先生更是率先提出发展现代化中医，必须坚持中华大医学观。因而，龙江医派形成独特的学术思想，重视中西医结合，倡导大医学观，一直引领龙江医家发展至今。

一、思想历史背景

16 世纪下半叶，传教士将西方医学带入我国，但是由于彼时西方医学发展程度尚未完善、教士传教目的过强、语言差异所限，中西医汇通没有实质性的进展，这一阶段历时长达 2 个世纪。1830年王清任通过研习解剖著成《医林改错》。1840 年后陆续有留洋学者归国、国内学者出国攻读医科，如秋瑾、鲁迅、郭沫若均在此列，孙中山先生更是专门学习西医。同年，鸦片战争爆发，教会保护了普通民众不受炮火迫害，随后因教会医院的普及，人民对西医的认可度逐渐上升。乃至晚清时期，西方医学已然大面积输入中国。1929 年，部分人士主张废止中医，遭到中医界全面反抗。种种历史过往促使中医医家反思己身，意识到中西医结合是必然发展。中华人民共和国成立以来，中医药政策经历了四个阶段：1949～1954 年，中医学习西医；1954～1978 年，西医学习中医；1978～1991 年，党中央大力推动中西医结合；1991 年至今，人大会议提出"中西医并重"，赋予中医、西医同等地位，促进中医药事业发展。

二、思 想 实 质

（一）中西医结合

中西医交汇，并非仅是中医学习西医。明隆庆年间，安徽省太平一带即有人用种人痘之法以预防天花。1652 年此法推广至日本，1688 年俄国专门来我国学习此法，且快速传入朝鲜，而至 18世纪中叶，人痘法这一免疫预防技术深入欧亚。1796 年英国乡村医生贞纳基于此而发明牛痘后再度流入中国，成为当时预防水痘的唯一之法。从人痘法变成牛痘法，从国内到国外再到国内，这种过程正是中西医相互汇通的体现。时至今日，中医学家学习基础知识时同样重视西医部分，同时国外对针灸、中医药的认可度也逐渐提高，习近平总书记更是大力主张以"一带一路"为契机，推动中医药走向世界。

两门不同体系的同种学科，通过优秀知识的传递进行学习与创新，形成更加完善、全面的新体系。对于中西医结合的理解，绝非仅是盲目地中医学习西医，或是西医学习中医。所谓中西医结合的实质，是无论立足于中医或是西医，当掌握两种体系，吸取双方优秀的精华，摒弃自身的糟粕，形成现代化、科学化的中国医学观念。

（二）大医学观

大医学观由高仲山先生所提出，由于先生为中医出身，所以大医学观建立在以中医为本的基础上。先生遵照毛主席所说的方法，指出中医作为中国特有的古老文化，需要"有批判地继承，吸收和继承其精华，批判和扬弃其糟粕。中医要科学化，再也不要用旧方式、旧方法培养旧式的新中医了"。先生在中医科学化的方向及具体实施步骤方面，于《哈尔滨汉医学研究会月刊》上明确提出五条观点：第一，将固有学说中之确有实效，而理论亦合于科学原理者，用科学方法解释之；第二，确有实效而理论不合科学原理者，用科学方法证明之；第三，既无实效，而理论又甚不合科学者，废弃之；第四，凡汉医成法所无者，设法补充之；第五，汉医所有之成法，而为西医所无者，保存而发挥之。第六期时，先生指出"聘请汉西医药通才，及化学师、药剂师，丰其待遇，使无生计之累，以整理改进汉医药学术为终身业务，则戮力同心，精神贯彻，方可收整理改进之实效"。他进一步提出，中医改进的要求有二：一是要求汉医学说与世界医学贯通融合；二是要求汉药化验提炼，便于服用。高仲山先生用科学方法整理中医，期待实现中医科学化。先生通过认真分析中医学术特点，深刻思考中医学的发展之路，故而坚守中医立场，积极吸收西医知识以谋求中医发展，同时主张建立中西医两套独立思考的习惯。

在师资队伍建设中，先生不仅广纳中医名家贤士，还聘请西医基础与临床名师。在课程设置上，主张七成学中，三成学西。中医学习重视经典、重视临床实践；西医学习重视生理、病理、药理、生化，重视临床诊断。

在高仲山先生的领导下，同期龙江医家高瞻远瞩，龙江医派坚持大医学观，并进行发展，取得喜人成果。龙江医派杰出中西医结合医家有马骥、张琪、黄殿栋、张亭栋、王春来、于材声、王刚、徐启营、张述刚、刘元章、聂运升、郑玉清、王德敏、贾宝善、包福助、盖世昌、王玉玫、邓振鹏等。前辈们靠自身经历证明，正确的中西医结合道路当为中医与西医双向研究，采集长处以融会贯通。无论是通过中学西、西学中，还是后期中西医结合教育，龙江医家始终坚持中西医结合、倡导大医学观，为现代化医药事业增砖添瓦。

第三节　外因寒燥、法宜温润，内伤痰热、治宜清化

一、外因寒燥、法当温润

外因寒燥、法当温润是以外感寒燥之邪为主，以温润为治法的学术思想，是龙江医家受古代哲学思想、古代地理气候学的启蒙影响，以《内经》为思想基础，结合黑龙江地势高陵、气候寒冷干燥和居民生活习惯总结而出的。

（一）寒燥之邪来源

黑龙江位于我国最北部，地势高，风寒凛冽，乃闭藏之地，因其地理位置临近寒冷干燥的西伯利亚，受寒流影响，冬季寒冷干燥且漫长，结冻期可长达7～8个月，所以寒冷是黑龙江气候最显著的特点。寒气并非仅存在于冬季，而是四季皆寒，正如《素问·六元正纪大论》中所述"至高之地，冬气常在；至下之地，春气常在"。且寒性收引凝滞，故水液皆凝结成冰，使得环境湿度更加降低，从而形成寒燥的气候特点。正所谓"凉极而万物反燥""寒搏则燥生"也。从季节上来说，

寒燥之气多见于秋、冬、春三季（9月份至次年5月份），而少见于短暂湿润的夏季（6~8月）。从地域分布来看，黑龙江省西北部要比东南部寒燥之气明显。此外，为抵御严寒，黑龙江居民在秋初到次年春末都要靠火炕、火盆、火墙以火燃烧的方式保证室内的温度，火性属阳趋上，阳胜则热，而且火也具有燔灼、升腾之性，煎熬室内水分，室内相对湿度过低，会令人感觉干燥，加上室外异常的寒冷，万物凋零，家家户户均门窗紧闭，极少通风，所以人们基本足不出户，所有的活动仅限于温暖干燥的室内。居民一年有长达7~8个月的时间，需要居住在这样的环境中，难免会被燥邪侵袭，且燥多与寒邪相伴，即寒燥致病。

（二）寒燥致病主要病机

寒燥之邪侵袭，首当其害的便是皮毛肌表和孔窍。寒为清冷阴邪，其性收敛，使人体腠理闭塞，肺气被束，致肺气失宣，卫阳郁遏于内，加之燥邪干涸，易伤津液，出现恶寒发热，头痛无汗，咳嗽痰少，鼻塞鼻鸣，口、鼻、咽干燥等症。若伤于皮表，皮毛失于润养而出现如皮肤干燥滞涩，瘙痒脱屑，甚则皲裂，毛发无光泽，面生褐斑，干癣疮痤等症状，甚则可见干燥综合征；若寒燥之邪稽留日久，遂致津液输布不利，继而致使宗气不得宣达，寒客血脉气血凝滞，心血瘀阻，可出现心悸、胸闷胸痛、气短等症状，如胸痹；或与气血搏结，形成癥积，或伤及血液，滞血难行，出现少腹痛，月经迟后，量少等表现，如痛经。若寒燥邪由口咽而入中焦胃，胃气受寒，脾阳受损，可致使胃气不和，燥邪耗胃中津液，使胃失濡养，出现呕吐、呃逆、胃痛食少；口干咽燥、畏寒肢冷遇温则缓，又可致泄泻，因燥性干涩，其泄必艰涩难行，有别于湿泄和热泄之倾肠滑利。寒邪伤阳，阳气被寒邪所伤，不足以温煦精血津液的正常循行输布，加之燥性干涸滞涩，使水液因而停聚而痰生；或滞留而成湿，风湿寒流注于关节经络，可见肌肤麻木，四肢关节不可屈伸，筋脉挛急疼痛，而成痹证，多为寒痹。

综上所述，寒燥致病的主要病机为气机宣降失常，精血津液输布障碍，水液凝聚，成湿或成痰；或使腠理郁闭，阳气被遏，热生于内，易伤阴津，兼之有燥，故伤津更速，使津液干涸，脏腑失于滋养；或阳气被伤，不足以温运，加之燥涩，使经脉气血凝滞阻塞。

（三）温润治疗大法

以高仲山为领军的龙江医家结合多年临床实践，积累了大量防护和治疗黑龙江地区多发病与常见病的临床经验，代代传承，提出外因寒燥致病以温润为治疗大法，即"寒者热之""燥者润之""濡之"，此乃临床常见的正治之法。寒性清冷为阴，易伤阳气，当用温热以去寒，则阳气可复；寒性收引凝滞，客于血脉则气血滞涩不行，不行则壅，壅则痛矣，非温热不可缓其痛而通其气血也，正所谓"得温则行，得寒则凝"。《张氏医通》后附张介宾八略总论中热略篇有言："以散兼温者，散寒邪也，以行兼温者，行寒滞也，以补兼温者，补虚寒。"故以温热治之。用甘味、辛味之药，辛甘化阳，阳足则温；或用以辛味温性之药发散表寒，行气行血通寒滞；或用以甘味温性之药温补气血，补虚寒。燥邪干涸伤津，收敛滞涩，治燥不同于治火，治火可以用于苦寒，但治燥宜濡之；火郁可以发之，治燥非濡润不解；治火可以直折，治燥只宜滋润。正如《医述》有言："欲治其燥，先贵乎润"，故以润治之。用以酸味、甘味之药，酸甘化阴，以滋阴润燥；或用以辛味之药，取其"辛以润之"之意。即辛开腠理，宣通阳气，气机宣降通达顺畅，津液输布正常，机体得水液的滋养而润泽；或用以质润之防风、乌头、杏仁、天麻等药物；也可用以苦味之药下利燥结。因是寒燥致病，若治寒仅用温热，温热药必定会耗伤气津，助燥邪伤津耗气更速，这样一来虽可去寒，却因阴液耗伤严重而易变生他病，若选用温热之药与甘凉濡润之药而合，可减弱温热之药伤阴之性，不会助燥邪耗津液。因此以"温润"作为寒燥致病的治疗大法。当然，龙江医家在具体临床应用的时候，权衡轻重，灵活掌握。若寒邪偏盛，则温重于润；燥邪偏重，润重于温。总之，随其偏重及病机变化选择方剂和药物。

1. 温润肺脏、降逆止咳

寒燥之邪首入口鼻，肺通鼻合皮毛司呼吸，肺气被束失宣郁闭，卫阳被遏不能宣泄，郁则内热，又因燥伤肺津，肺失滋润，则出现恶寒发热，无汗，咳而微喘，无痰或痰少，鼻干鼻塞鼻鸣，喉痒喉干等症，即所谓寒包火，可见感冒、咳嗽、哮喘等常见病。龙江医家擅用麻杏石甘汤治疗，其中麻黄的辛温与石膏的甘辛大寒相制为用，麻黄宣宣肺气以平喘，解表以散邪；石膏清泄肺热以生津，解肌透邪；杏仁降气平喘；甘草与石膏相合可生津止渴，正合温润之法。针对小儿外感寒燥之邪，邹德琛提出小儿乃稚体，似白玉，用药毫厘之差，则难免谬误千里，善用以温而不燥之紫菀、苦杏仁、百部、款冬花等润肺止咳；麻黄、炮姜温肺祛邪和甘寒柔润之石斛、麦冬、百合等温润相伍，配以半夏、五味子敛肺，颇多效验。

2. 和胃降逆、滋阴润燥

寒燥之邪日久稽留不去，会导致肺的气机宣降失常及水液输布失常，再加上燥邪耗伤胃中津液，使胃失濡养，寒邪收引可致使胃气不和，出现呕吐、呃逆、胃痛、食少、口干咽燥等症。马骥善于治疗因胃失濡养，气失和降之呕吐，自拟滋津养胃汤，方中人参、甘草甘温补脾益气以生津而滋燥，麦冬、石斛、沙参均可益胃生津，配以生津止渴之天花粉以濡养胃津；枇杷叶善治肺卫之病，可降逆止呕；麦芽健胃，其疏肝之效可助枇杷叶降逆。

3. 温阳通经、活血化瘀、补气养血

寒邪客于血脉，气血遇寒则凝滞不通，燥邪客于血脉则耗伤津血，易引起血脉瘀阻不通，而见种种血瘀之证，再加上寒易伤阳，阳气受损不能温煦血脉，推动气血运行，而成气滞血瘀之证，常见胸痹、妇科痛经等。龙江医家善用血府逐瘀汤养血活血润燥之剂，配以温阳之品，治疗寒凝血瘀证；对于胸痹善用瓜蒌薤白半夏汤温阳，配以生地黄等润燥之品，或用益气通阳滋阴之炙甘草汤为主方；对于妇科因寒燥之邪久留而致瘀滞者，常用少腹逐瘀汤或温经汤等方剂治疗，均不离温润大法。张琪认为寒燥入侵可致血瘀，临床上善用活血化瘀方治疗多种病证，如外因寒燥侵袭，肺失宣发，久伤及心，心主血脉，宗气被遏无力推动血液运行，血行壅滞而痛，可见冠心病心绞痛，常以黄芪桂枝五物汤治疗，全方温通益气和血，芍药、大枣合而化阴为润，桂枝、生姜温通，黄芪补气或用炙甘草汤配以活血药治疗。或水液停聚而易生痰，血脉不利，形成血瘀，出现短气、气喘、咳嗽、胸闷、浮肿、口唇发绀甚则心力衰竭等一系列症状。针对于此，张老临床上善用血府逐瘀汤和生脉散治疗肺源性心脏病。血府逐瘀汤恰合此病血瘀证的特点，活血养血同用，气血并治，升降合宜；生脉散以甘温之人参配甘寒之麦冬，温润相配，佐以五味子酸收，意在益气养阴，敛心肺气，其一可以治本，其二又可以防止久服活血化瘀之药伤正气。两方相配伍，标本同治，临床上根据患者病情，辨证遣药，酌加清热化痰之药，多可见效。再如，对于因下焦久瘀沉寒所致的妇科常见的血寒凝滞之痛经，张老立温经散寒、活血行滞之法，善用少腹逐瘀汤或温经汤温润的方剂治之。此外，在治疗肾小球肾炎、肾盂肾炎临证中发现，有些经过治疗已经病愈的患者，却依旧腰痛不缓，

张老考虑多是外因风寒侵犯肾脏而得，肾病虽愈，但风寒邪气仍然留滞于经络，血络痹阻而腰痛不愈。因此治疗上常祛风寒与活血通络共进，多能取效。

4. 散寒止痛、化痰通络、配以润药

寒燥之邪可致使人体水液输布失常而出现内停，湿滞则痰生，加上燥邪滞涩阻遏，气机郁滞，津液不布，滞留而成湿；湿寒流注于关节经络，寒气入经滞涩不行，则见肌肤麻木不仁，四肢关节不可屈伸，筋挛疼痛，则成寒痹。若寒郁日久，再加上黑龙江人素食肥甘酒，内易有热，可变为热痹，而见关节肿胀发热等热象。痹证为中医内科常见疾病，同时也是黑龙江省常见多发病，特别是风寒湿邪所致的寒痹，龙江医家善用乌头汤，方中温热之附子、辛润之乌头是常用药对；若日久化热，常用桂枝芍药知母汤加减，桂枝和附子通阳蠲痹，麻黄和质润之防风温散表邪，知母、芍药乃凉润之品，若见发热加石膏、薏苡仁，气虚乏力加黄芪，肢节肿大加萆薢、泽泻、防己等；还有久病而转为痰瘀胶结的顽痹，常用化痰通络之法配以润药，均不离温润之大法。高仲山针对寒痹和热痹拟方随证加减，寒痹方共 10 味药，解表发汗的桂枝、麻黄，取仲景"微欲汗，风湿去"之意；防己、独活、蚕沙均具有祛风湿、止痛的功用；附子、桂枝等性温热之药共奏散寒温经止痛之效；质松性润之防风、甘平之蜂房合用可祛除关节之风，与穿山龙、赤芍性寒散瘀之品，共奏止痛之疗效，四药同伍取甘凉润养之意，可以防止辛温过热而伤阴，同时也防止邪气长留化热的趋势。热痹方共 15 味药，其中黄柏、知母、石膏乃寒凉之品，与化湿之苍术、薏苡仁和除风湿之威灵仙、秦艽、防己共奏除风湿热痹之功；木瓜与白芍相配起通络止痛，解四肢挛急之用；桃仁与红花活血祛瘀止痛，配以理气之香附和延胡索，使得气行则瘀化，瘀化则通而痛止；桂枝可引诸药到达病所，助诸药通络止痛；方中配伍知母、白芍等凉润药品祛除蕴热，同时也酌加辛温散邪之品。寒痹或热痹方结合关节外敷化痰通络膏（以适量的化痰通络散，炼蜜调和为膏，外用），医治无数顽痹的患者。

二、内伤痰热，治宜清化

内伤痰热，治宜清化，是以内伤痰热为主，以清化为治法的学术思想，是龙江医家结合黑龙江居民嗜咸肥甘厚味，乐饮烈酒的饮食习惯总结出的。

（一）痰热病因来源

痰热的生成主要与黑龙江居民的饮食和生活文化有关，在黑龙江特殊的地理气候环境条件下，先民们多以渔猎和游牧为生。饮食多以猪肉、牛肉、羊肉、黏豆包等各种高热耐寒的食物为主，以烧、烤、炸、炖等使食物气味较厚重的烹饪方式，来抵御寒冷的侵袭。史料记载，金初上京地区女真人御宴"以木碟盛猪、羊、鸡、鹿、兔、狼、獐、狐狸、牛、驴、犬、马、鹅、雁等肉，或燔、或烹、或生胾，多以芥蒜汁渍沃"。然而长期食用肉乳等各种高热量的食物必然会生内热。正如《素问·奇病论》中所说"肥者令人内热"。除重肥甘厚味饮外，喝"烈性酒"也是黑龙江地区饮食一大特色。饮酒可以在饭桌上助兴添趣，宣泄情感，促进食欲，而且具有散寒通脉、舒筋活血等功效。《明一统志》中有记载："上自海西，下至黑龙江，谓生女真……每聚会，人持烧酒、鱼胞，席地而坐，歌饮竟日"。但酒性皆热，属于辛燥之物，过量饮酒，必然会使热从内生，这些习惯均可致火热炽盛于内，煎灼津液而成痰。正如张子和所言，"夫富贵之人，一切涎嗽，是饮食厚味，热痰之致然也……大忌酸咸油腻生硬热物也"。即饮食种类、五味、寒热的偏嗜等，均可导致痰热

证。由于冬季漫长，青菜稀缺，居民喜好用咸盐腌制青菜以备冬季食用，如酸菜、芥菜疙瘩等，从而又形成了"北咸"的饮食特色，而过食咸味，咸与血相得则凝，凝则胃中枯竭，日久易伤经络和血脉的正常运行，再加上"平昔酒肉，助热动风之病"，临床上以眩晕、痹证、中风等病变为主。这样的饮食习惯使得黑龙江人身材较南方人结实高大，体质健壮，性格豪爽热情，易冲动发怒，朱丹溪认为"七情郁而生痰动火"，同时也决定了地方常见病及多发病的特点。

（二）致病特点及病机转化

痰可阻滞气血运行、影响水液代谢，易于蒙蔽心神；热可扰心神、灼津液、生风动血。痰因热而弥结，热依于痰而难以消散，以致痰热互为依附，致病缠绵，经久难愈。概括起来讲，痰热阻滞气血津液运行，影响水液代谢，易于上犯清窍、蒙蔽心神，壅阻脏腑，致病广泛。因此可将其致病机制总结为痰热阻滞气机，痰热耗伤津液，痰热壅阻脏腑（痰热阻肺、痰热中阻、痰热腑实、痰热郁滞肌肤），痰热瘀阻血脉，痰热扰乱心神，痰热上犯清窍，痰热生风阻络，痰热郁结成毒八个主要方面。

若痰热壅肺，肺失宣肃，可出现咳嗽，气息粗促，痰多，质黏稠或稠黄，面赤身热等症状，多见咳嗽、哮喘病；痰热熏灼肠道，大肠燥热，传化失司，腑气不通而腹胀便秘；痰热扰心、扰动心神，可致心悸、不寐等病；痰热内蕴、困阻脾胃，水谷精微运化失常，常见嘈杂、胃脘不适、纳呆等，或精微不化，膏脂瘀积，可致肥胖、高血脂；痰热生风，上犯清窍，可致中风、眩晕、癫痫等病；阳明腑实则见午后面红烦热，或神昏谵语，舌红、苔黄腻或燥，脉弦滑大的痰热壅盛、阳明腑实征象，可见狂证。

若痰热日久又可致瘀，龙江医家张琪认为，由于痰浊之邪黏滞稠厚，易于阻滞津液，而热邪乃阳邪，津血遇之易被灼伤，血受热邪蒸灼则易凝结壅塞，津液耗伤则不能载血运行，因此两者均可导致瘀证。如《圣济总录·伤寒统论》说："毒热内瘀，则变为瘀血。"《重订广温热论·清凉法》说："因伏火郁蒸血液，血被煎熬而成瘀。"吴惟康也指出在气机受损的病理状态下，津液凝聚化为痰浊，血液阻滞化为瘀血，痰浊和瘀血又互为因果。痰阻脉中则血难行，血凝气滞则痰亦生；痰停久积脏腑，必生瘀血；瘀血内阻脉络，必生痰浊，胶着难解，而为痰瘀互结之病。如唐容川在《血证论》中有言："痰亦可化为瘀""血瘀积久，亦能化为痰水"。临床上的疑难杂症往往病程时间长久，病情反复，迁延不愈，常引起机体内的脏腑经络气血津液瘀滞而多见痰瘀之证。痰瘀既是疾病过程中所产生的病理产物，同时又是导致多种病证的致病因素。

（三）清化治疗大法

因为痰热之邪致病具有缠绵多端、复杂难愈的特点，龙江医家认为痰热疑难杂病的辨治原则应遵循治病求本，健脾为要；辨别病位，审清虚实；审查病机，顺气为先；守法用方，贵在持恒。再根据疾病的证候特点，以清化为治疗大法予以施治。

清化法即清热化痰法，是龙江医家根据黑龙江居民地域性饮食习惯易生痰热的致病特点，结合代代传承的临床实践经验，总结提炼出的治疗办法，即"肥咸甘厚味，醇酒积热，痰热互结，当以清热化痰"。"清法"乃八法之一，《素问·至真要大论》中言："温者清之"，是为治疗一般热证的一种方法，不论其火热在气分或者营血，内伤还是外感，只要里热炽盛均可使用清法，如辛凉清热、苦寒清热、清营透热、养阴清热、清热开窍等治法。清代的程钟龄在《医学心悟·论清法》中说："清者，清其热也，脏腑有热，则清之。"而化痰法可归为八法之中的"消法"，痰是由于水液代谢输布障碍，停积而成，其治疗当遵循《金匮要略·痰饮咳嗽病脉证并治》"病痰饮者，当以温药和之"的宗旨。然这里所说的"温"，并非是用以温补之药，而为温化之法。魏念庭说："言和之，则不专事温补，即有行消之品。"古今医家关于化痰法还有诸多称谓，如涤痰、豁痰、导痰、运痰、散痰、消痰等，其基本特征，均在于通过相应方药，使痰内消于无形。在全面搜集、系统整理龙江医家清热化痰法的运用和常用方剂时总结出龙江医家常用的化痰药物如桔梗、贝母、瓜蒌、前胡、竹茹等；常用清热化痰类治法有清热化痰宣肺法、清热化痰通窍法、清热化痰和胃法、清热化痰开郁法、清热化痰平肝法、清热化痰散结化瘀法六种。现根据龙江医家的相关理论阐释及临床诊疗病案，对上述六种治疗方法进行分析。

1. 清热化痰宣肺

《金匮钩玄》云："疹属热与痰在肺，清肺火降痰，或解散出汗，亦有可下者"，这是运用清热化痰宣肺法治疗痰热壅阻肺脏的较早记载。痰热壅肺证是由于温热外邪侵袭肺脏，或风寒邪气侵袭机体入里郁久化热而成，里热邪气损耗津气，灼液成痰；或是素体虚弱有伏痰积于体内，而后又感受热邪，形成痰热结聚、壅滞闭阻于肺脏的病证。

高仲山在治疗外感兼痰火、肺热咳嗽、哮喘痰鸣、肺结核痰稠如脓等热痰壅肺、肺气郁闭等痰热阻肺证时常选用清金化痰汤化裁进行辨治。常合用牛黄清肺散加减治疗痰热壅肺证，增加清肺化痰之力，使热消痰去。高老在治疗肺热时还喜用前胡，《本草纲目》言其"清肺热，化痰热，散风邪"，可见前胡疏散风热、降气化痰。痰热壅肺多由外感六淫邪气所致，或内生痰热复感外邪，因此加入前胡，内可降气化痰，外可疏散表邪，使外净内安，病除邪消。

张琪认为肺属金，性喜清肃、恶燥热，若为邪热侵扰，则失于清肃，津液凝聚为痰，所谓热炼液成痰，是为热痰。汪讱庵谓："痰即有形之火，火即无形之痰。"当指此类。临证慢性支气管炎、肺气肿患者每见咳嗽、胸满、痰声辘辘、痰黄而稠黏，舌红苔垢腻，脉右寸滑或滑数，治疗当以清肺化痰宣肺法治之。张琪常用自拟方清肺化痰饮颇效，黄芩、瓜蒌清肺热，知母、麦冬滋阴润燥，知母、鱼腥草、清半夏化痰浊，杏仁、枳壳利肺气。气顺则火清，火清则痰消，为溯本清源之治，全方配伍正合"清化"之法。若痰盛者可加胆南星、白茯苓以化痰。临证中倘有胃热生痰致肺失清肃、咳嗽痰多、胸闷短气，日久不愈，当清肺与清胃同时并举，尤其清胃更为重要，胃热平则肺热随之而清。此多见于小儿，由于小儿食积，胃中蕴热而生痰，致咳嗽、喘促、痰多，治此证见咳止咳则难以见效。此类咳嗽除药物治疗外，尚应注意饮食调养，不可偏嗜醇酒厚味，以杜其生痰之源。许多肺气肿、慢性支气管炎患者强调补充营养，殊不知过服补药易致痰滞而难咳出。外感痰热咳嗽不宜用滋补酸敛之品，固然无可非议，但如果患者素体虚弱，肺肾不足，感受外邪而咳嗽喘急，不用益肺肾之品而只用宣散之剂，实难以祛痰。张琪在临床结合具体情况而灵活对待，用散补并施法治疗甚多。

马骥亦常用清热宣肺、豁痰祛痰法治愈外感热哮。他曾言："盖外感热邪之犯肺，轻则为咳，重则发哮，是全被邪客而肺气壅塞也。非清热宣肺不为功。余曾屡以麻杏石甘汤方收效外，更曾以越婢汤加白前、苏子、贝母、瓜蒌根，而使哮证平息，是则清、宣、润、降并行之剂耳。"马骥灵活运用经方化裁，治疗痰热壅盛之热哮，收效显著。

华庭芳善用二陈汤加味治疗痰热壅肺之咳嗽，其中半夏燥湿化痰、陈皮理气，取"治痰先理气，气顺则痰消"之意；茯苓与陈皮是为痰因气滞和生痰之源而设；配生姜以制半夏之毒且可化痰降逆。全方均为化痰之用，在此基础上加金银花、连翘、黄芩、天花粉、桑叶、枇杷叶等清肺热、润肺燥之品，诸药合用使痰热得清，肺气得利，体现清化的治法。

2. 清热化痰通窍

痰蒙心窍或痰火上扰心神，上犯清窍，则可形成痰热内闭证。龙江医家认为心主神明，为五脏六腑之大主，受痰热之邪蒙蔽，可致癫、狂、痫等病证。如《素问·至真要大论》所云："诸躁狂越，皆属于火。"《医学体用》说："盖心主营，为空灵之齐，心经受其客热则痰热内闭，致神昏谵语，烦躁不寐。"痰热内闭证，还常见于温病过程中。如《温热论》所云："湿与温合，蒸郁而蒙蔽于上。"又云："此津亏湿热熏蒸，将成浊痰蒙闭心包也。"

张琪认为心藏神，心主神明，心窍通利则神志清楚；若心窍为痰热蒙蔽、或为痰火所扰，则见神志失常症状。如痰热蒙心常见神志痴迷、面无表情、神情抑郁、喃喃自语、言语不清、苔黄、脉沉滑；而痰火扰心则常见心悸心慌、心情烦躁、口苦而黏、失眠多梦、谵语、狂躁妄动、舌红苔黄腻、脉沉滑数或弦滑。痰热蒙心宜清热涤痰通窍，常用导痰汤、菖蒲郁金汤等；痰火扰心者宜泻热豁痰通窍，首选礞石滚痰丸。张琪常以滚痰丸泄热化痰开窍，治疗心火亢盛、痰火内扰神明之狂证。由于痰热闭塞心窍，患者呈现精神亢奋，狂躁不安，骂詈不避亲疏，甚至登高而歌，弃衣而走等行为，其力倍于平时，脉象多见滑实有力，舌苔燥黄或黄腻，故以本方泄热化痰，开郁通窍。此外，还将本方用于痰热胶结所致的高血压、头痛、失眠、多寐、癫痫、眩晕、瘰疬、痰核等多种疾病。此方方小力专，适当用之，临床多获佳效，但因本方药力迅猛，非实热痰壅及虚弱之人、孕妇等均慎用，以免损伤正气。若气虚体弱之人，绝不可轻用。

王德光在多年的临床实践中总结出大凡神昏、癫狂、痫证、眩晕等神志不清等病证往往与痰热关系密切。治疗以清热化痰开窍为主，用药如天竺黄、胆南星、竹沥水、半夏、川贝母、石菖蒲之类。闭证神昏痰湿蒙闭常用涤痰汤，痰火上蒙常用黄连温胆汤合安宫牛黄丸。痰迷心窍，痰浊壅膈之癫狂者，治法先用吐剂以三圣散催吐，祛痰用稀涎散、控涎丹之类。如顽痰壅盛，痰火上扰者，用礞石滚痰丸以逐痰泻火；如痰热交蒸，烦躁不安者，可用温胆汤合白金丸加黄连、瓜蒌以化痰清热，或者用生铁落饮，清火化痰，镇心安神。如属热盛狂躁，症见大便秘结，可用大承气汤加减，以泄热泻火；如热盛神昏者，可用安宫牛黄丸。痫病初发，多为阳痫，治疗以涤痰泻火为主；若病久痰浊较重者，可用镇降如青礞石、白矾、代赭石及牛黄、雄黄、珍珠、朱砂等，入于不同剂型的丸散中常服，以祛顽痰。治疗眩晕常用清热化痰、降浊开窍之法。

3. 清热化痰和胃

此为治疗痰热中阻证的方法。外邪或饮食损伤脾胃，健运失司，造成津液输布障碍，聚而生湿生痰，痰湿与里热结聚于中焦脾胃、胸膈，使人体气机受阻，升降失常而产生本证。痰热蕴于中焦，胃气上逆则恶心、呕吐；中焦气机郁滞，痰浊困脾，饮食不化，则胸闷、纳呆；痰湿郁而化热则头晕目眩，舌苔黄腻，大便秘结，小便黄赤。

高仲山常运用此法治疗胃热呕吐及痰热互结之结胸证。胃热呕吐多由热邪侵犯脾胃，或过食肥甘厚味、嗜酒、嗜食辛辣，或因瘀血、痰湿、食积、气滞等郁积化热引起，多用橘皮竹茹汤加减治疗。结胸证乃邪气与痰水互结而成，其中热邪与痰水相结之热实结胸证最为常见。痰热互结，痞塞中焦气机，脾胃升降功能失常，故发为结胸，高老常运用加味柴陷汤加减以平肝清胃，宽胸散结。

王德光认为妇女孕期冲脉之气影响脾胃水湿运化，化湿生痰，加之饮食影响使热邪渐生形成痰热。痰热中阻，气失和降，不能遏制上逆之冲气，发为恶阻。常用小半夏汤合茯苓汤加味，并重用代赭石和生半夏，此二药为妊娠禁忌药，但王老认为《素问·六元正纪大治》有言："有故无殒，亦无殒也"，重用降逆和胃之剂以降冲逆之气，不必担心堕胎之不良反应。

4. 清热化痰开郁

清热化痰开郁乃是治疗肝胆气机不畅、痰热内郁证的方法。肝主疏泄，调畅气机，调节精神情志，调节全身水液代谢。肝胆互为表里，共同促进脾胃运化功能，调节精神思维活动，所以痰热蕴于肝胆必影响气机的升降，影响津液输布，出现痰热气郁证，属肝胆气机失调，气滞痰停，痰郁化热。如叶天士提出："有因郁因火者，必用开郁清火为君，以消痰佐之。"龙江医家在治疗此类病证时常运用温胆汤、柴胡陷胸汤、柴胡加龙骨牡蛎汤合小陷胸汤等方剂加减治疗。如马骥在治疗气郁发癫之证时运用柴胡加龙骨牡蛎汤与小陷胸汤加香附、枳实、郁金、石菖蒲进行辨治。二方治疗气郁发癫，以柴胡、香附、郁金疏肝解郁；龙骨、牡蛎、石菖蒲开窍以醒神；黄芩、黄连、大黄除烦而清热；瓜蒌、半夏、茯苓豁胸而逐痰。诸方协力，得奏捷效。徐灵胎云："柴胡加龙骨牡蛎汤，能下肝胆之惊痰，以之治气郁癫痫必效。"

5. 清热化痰平肝

此是治疗痰热扰动肝风，肝风内动证的方法。如《王旭高医案》中说："风中廉泉，痰阻舌本，口角流涎，舌謇而涩，右肢麻木，仆中根萌。拟熄风和阳，化痰泄络。"痰热动风证，是由里热之邪炽盛，津液被火热之邪灼炼为痰，痰与火热互结，侵袭肝胆，肝风内生所致。此痰为火之本，风为火之媒，引起肝风内动之证，病位主要在肝。如高仲山在治疗肝火挟痰上攻清窍之类中风时，常用泻青丸与龙胆泻肝汤。肝火挟痰上攻清窍，乃是因热生痰，治疗时主清肝胆实火，佐以化痰开窍之药则病痛自除。高仲山在治疗肝火上炎，痰阻经络，窍闭神昏之中风时，常用自拟经验方泻叶饮合安宫牛黄丸加减。吴惟康在治疗中风之痰热动风证时，常用药物有天麻、半夏、炒白术、茯苓、石菖蒲、制南星、僵蚕、全蝎、三七、当归、红花、川芎、怀牛膝、鸡血藤、陈皮、焦三仙。

6. 清热化痰散结化瘀

此为治疗痰热结聚，瘀滞经络的痰瘀互结证及痰瘀成毒证的方法。黑龙江地区痰瘀互结证多发，临床常见的心律失常、胸痹、瘰疬、癥瘤等多种疾病均可运用此法进行辨治。如《丹溪心法》提出"凡人身上中下有块者多是痰"，并形成"痰挟瘀血，遂成窠囊"的肿瘤病机之学说。

吴惟康从医数十载，将"痰瘀同治法"广泛应用于临床，"痰瘀同治法"是吴惟康在"化瘀利水法"的基础上进一步发挥所倡导的临床常用治疗方法。他认为因痰致瘀者当先化其痰而后祛其瘀，则痰消瘀去；因瘀致痰者则当先祛瘀而后化痰，使瘀去而痰无由生。其次当辨两者以谁为主，或是两者并重。若以痰为主者，则治疗上以祛痰为主，兼以活血化瘀为辅。因痰瘀一旦形成之后，往往互衍互化，相互交结，互为影响，所以在治痰的同时配伍红花、丹参、赤芍、三七等活血化瘀为主，兼以化痰为辅。因痰瘀互为结果的关系，常选用半夏、南星、竹茹、浙贝母、海浮石、百部、石菖蒲等化痰之品，有助于瘀血的祛除，即"治瘀要化痰，痰化则瘀消"之意。若痰瘀并重者，则应在治疗上化痰与活血化瘀并重，使痰瘀分消。此时痰瘀交阻，相互搏结，胶着难化，若专事祛痰，则痰仍为瘀所阻，病必不除；若专事化痰，则痰仍为痰所阻，病亦不能除。因此，在治疗痰瘀俱重所致疾病时，需祛痰与活血化瘀并举，化痰药与活血祛瘀药并重，双管齐下，痰瘀分消。此外吴老善根据痰瘀所在之部位不同而选用相宜的方药，若痰瘀结在脏腑，其痹阻于心者，当开胸散结，化痰祛瘀，宜用瓜蒌、薤白、半夏、丹参、三七之属；交阻于肝者，当疏肝行气，活血化瘀，宜用柴胡、川芎、郁金、香附、延胡索之属；停于肺者，当理肺化痰，降气祛瘀，宜用大贝、瓜蒌、杏仁、地龙之属；阻于肾、膀胱者，当化气行水，化痰祛瘀，宜用茯苓、泽泻、益母草、牛膝、红花之属；若痰瘀阻结于脑络，当开窍醒神，祛瘀化痰，宜用郁金、石菖蒲、麝香、桃仁之属；若痰瘀流注筋脉关节，则当温经通络，祛瘀逐痰，则用宜当归、桂枝、细辛、苍术、穿山龙之属以应之。

张琪常用清热化痰，活血化瘀法治疗肺系疾病，其治疗慢性支气管炎、肺气肿、肺源性心脏病、哮喘痰多喘促者，用止咳祛痰定喘之药不效，后改活血化瘀之药而取效。盖活血祛瘀使气机通调，血行则气逆亦随之而改善。痰热阻塞，脉络不畅，血因而瘀，即前人所谓"须知痰水之壅，由瘀血使然，但去瘀血则痰水自消"。常用化痰通络之温胆汤加味而取得疗效。张琪认为宜在清肺化痰药中加入活血祛瘀之品，如丹参、桃仁、赤芍之类。

邹德琛亦常用痰瘀同治法治疗胸痹。痰热瘀阻之胸痹证，系因痰热郁结，阻滞气机，扰乱心神，久而入络，由气及血，终至痰瘀互结，痰瘀并重所致。取小陷胸汤互结之病机，以小陷胸汤为底方，加入活血化瘀通络之品，兼具养阴护液、补气安神，使扶正固本以助祛邪，痰瘀分消而正气内存。

崔振儒治疗痰瘀痹阻、心气亏虚的胸痹心痛证，常用师传宁心汤加减治疗。崔振儒认为临床上胸痹心痛患者多以胸痛和胸闷为主要症状，还兼有气虚乏力等兼症，其痛甚者，多是寒凝引起，而闷甚者多以痰瘀为主。治疗时，辨清病因，以痰瘀为主者在运用宁心汤的基础上加瓜蒌、半夏、薤白等化痰散结药，辅以厚朴、檀香、沉香等理气药及生晒参、黄芪等扶正之品。

高仲山临床辨证时常用清化与通瘀相合治疗心动过缓之胸痹，痰热瘀结于胸腹的结胸证，以及痰热蕴结、血行瘀滞之肺气肿、肺源性心脏病、慢性支气管炎等疾病。常用方剂为枳实薤白桂枝汤、桃红四物汤、加味柴陷汤等。高仲山还创制气血瘀滞、痰瘀凝结、火毒内蕴及脏腑功能失调说辨治癌瘤。

华廷芳在辨治肿瘤时亦常用清热化痰软坚散结法，中医认为肿瘤大多为邪气聚结成块所致，痰浊内结，气火内郁，痰热壅阻，气血凝结，发为肿块。而肿瘤瘤体稍软者为结，瘤体坚硬如石者为坚。《素问·至真要大论》云："坚者削之……结者散之。"故治疗上华老多强调清热解毒、化痰散结、活血祛瘀之法，认为邪实既去，正气自安，常用瓜蒌、半夏、川贝母、陈皮、茯苓、海藻、桔梗、鳖甲、龟板等化痰软坚散结，并在内服汤方的基础上，多配合应用犀黄丸，甚至只以犀黄丸应之。华老熟知经典，经验丰富，根据多年临证体会，将犀黄丸灵活加减应用于颈癌、肺癌、牙龈癌、胃癌、乳癌等多种肿瘤的治疗，或以原方投之，或加味后用。其常用的加味配伍有合雄黄、枯矾加强化痰解毒之效；伍龟板、鳖甲增软坚散结之功；配三棱、莪术提高活血化瘀之力等。

第四节　辨治疑难，以气血为纲

黑龙江居民患病具有外感多寒燥，内伤多痰湿的特点。黑龙江地区地处北方，气候寒冷干燥多风，寒燥之邪侵肌表，阻遏阳气，致气机阻滞；且寒性收引，筋脉挛缩，致气血凝滞，如《素问·举痛论》曰："寒气入经而稽迟，涩而不行，客于脉外则血少，客于脉中则气不通，故卒然而痛"；《素问·阴阳应象大论》曰："北方生寒，寒生水，水生咸……寒伤血，咸伤血"，均指出寒邪可伤及气血。黑龙江居民生活饮食习惯具有好酒、肉多菜少、腌制品较多、嗜咸味等特点。"酒肉者，皆属滋腻之品"，易化生痰湿。痰湿者，有形之邪，其性黏腻、秽浊，易恋邪而停滞，无论是停滞于经脉，还是停滞于脏腑，均可阻滞气机，气滞则血滞，正如《血证论·吐血》曰："气为血帅，血随之而营运，血为气之守，守得之而静谧，气结则血凝。"因此外感寒燥、内伤痰湿对气血生成、运行均有不同程度的影响，从而致使脏腑生理功能失常，造成气血津液输布运行代谢障碍，使所得疾病多为疑难病，且兼症多，病机复杂多变，病程之长短不一，病情虚实寒热常易错杂，具有气病多郁滞，血病多瘀的特点。龙江医家临证谨守病机，以气血为纲，兼顾周全，在疑难内伤杂病的诊疗上形成了鲜明的地域特点。

一、辨治疾病，重气血理论

（一）气血生理上相互依倚，可分不可离

人体之气来源于先天之精所化生的先天之气、水谷之精所化生的水谷之气和自然界的清气，后两者又合称为后天之气，三者结合而成一身之气。由水谷之精所化生的营气和津液是化生血液的主要物质基础，是血液的主要构成成分。气与血都是由人身之精所化，气属阳，有推动、激发、固摄等作用，血属阴，有营养、滋润等作用，气与血有互根互用的关系。气血调和，周流全身，供养五脏六腑，维持机体的生命活动，两者可分而不可离。正如《张氏医通·诸血门》所云："气主煦之，血主濡之，虽气禀阳和，血禀阴质，而阴中有阳，阳中有阴，不能截然两分。"

气与血存在着相互化生、相互依存的关系，气是血液生成和运行的动力，血是气的化生基础和载体，因而有"气为血之帅，血为气之母"的说法。血的生成赖气的作用，气不足则血亦随之亏虚；反之，如果气无血的濡养，就化而为火为邪，无所依附而散越。龙江医家将气血之间的生理关系，作为临床辨证施治的重要理论基础。

（二）脏腑经络皆有气血，临证当结合互参

从临床各类疾病的本质上看，中医临床辨证论治都会定位到相应的脏腑经络上，故临床上要精确掌握和灵活运用诸多治则、治法。首先要明确的就是人体内脏腑精气血之盛衰、流通、循行、归属等常规内容，因为气血是脏腑功能活动的物质基础，气血的生成及运行又有赖于脏腑功能活动，因此，脏腑的异常变化会引起气血相应的改变，同样，气血的病变亦可影响脏腑的生理功能，由此可看出二者乃互为因果的关系。

经络为全身气血循行之通路，十二经气血有多有少，因而在疾病的表现上和治法上都不同。以张琪、黄国昌、吴惟康、华廷芳为代表的龙江医家均认为，气血与经络有生理和病理上的密切关系，"初病在经、在气，久病入络、入血"，其理论关键亦在"气血"。故在经络气滞血瘀的情况下，治疗均应以气血通调为目的，尤其应重视"久病入络"之说，将通经活络与调和气血之药同用以论治临床顽疾，具体体现在诸医家活血化瘀疗法的应用之中。

（三）气血病可独见，亦可相互影响

气病即气的失常，或因七情的精神刺激，或因劳逸失衡，或因气候变化，或因饮食不节。若气的化生不足或耗伤太过，则常见气虚，若气运行逆乱，则可见气滞、气逆和气陷。气的缓急、虚实、顺逆、散结等变化可作为许多疾病的病机，人体很多疾病都是由气的化生、运行失常导致的，所谓"百病皆生于气也"。血病，即血的失常，或因七情的精神刺激，或因劳逸失衡，或因饮食不节等。若血液的生成不足或耗损太过，会引起血虚；若血液运行失常，则会出现血瘀、出血等临床表现。气、血病亦可兼见，气病及血，血病及气，《素问·调经论》曰："气血不和，百病乃变化而生。"

龙江医家在临证时常强调，气血病虽可单见，但在治法上要根据气病损血、血病损气的病机特点，治气病当在补气、调气、疏气的基础上配相应的理血之法；血病当补血、行血、止血配相应的理气之法。故在临证时重视气血理论，认为气和血皆为水谷之化，可谓同出一源。临床多表现在气行则血行，气滞则血瘀，气盛则血充，气衰则血少，气虚则血失统摄、血行不畅；血虚则气亏，血瘀则气滞等。例如，在治疗血虚证时，往往不能单纯补血，尚需补气，因气壮则能纳、能化，血液方可源源化生。

二、论治气血，以调达为要

在临床中，无论外感疾病或者内伤疾病，最终均会伤及气血，故而应强调治病的根本在于气血。治疗疾病，其目的都在于使患者气血调达，生理功能恢复正常，正如《素问·至真要大论》所说："疏其血气，令其调达，而致和平，此之谓也。"

（一）理气法

其一为补气法，主要用于治疗气虚之证，即单纯的气虚证或由于其他原因引起的以气虚为主要病变的疾病。气的生成主要由肺部呼吸自然之清气（宗气）、肾脏中之精气（元气）、脾胃运化水谷精微而产生的中焦之气化生。由此可看出，气虚之证的引起与肺气虚、脾气虚及肾气虚有密切联系，故补气法多从此三脏入手：通过补益肺气，以利呼气；补益脾气，以利运化；补益肾气，以滋先天。如龙江医家临床运用益气升阳法治疗虚热；用益气固表法止自汗；通过益营卫气血以调气血之偏颇；将益气与补肾合用治疗肢体痿废；用益气药配升麻、柴胡治疗气虚下陷；通过益卫气和营通络，治肢体麻木不仁；以益气为主，活血为辅，治疗心绞痛及心律失常等。

其二为调气法，主要用于治疗气机运行不利或逆乱失常之气逆、气脱、气闭、气陷等证候为主的疾病。气的运行主要由肝的疏泄，脾的升清，肺、胃的肃降等功能决定。故既可以直接施用调理气机的药物，也可以通过脏腑定位以联合特定脏腑予以调气。例如，视胃气逆、肺气逆、肝气逆等病证的不同，给予相应的降胃气、宣肺调气、降逆肝气等治法。龙江医家认为，气机升降失司，宜调和。气逆者宜降气，气陷者宜补气升气，气滞者宜疏气，同时应注意顺应脏腑气机的升降规律，强调降多者升气为主，升多者以降气为主。

其三为疏气法，包括行气、散气、破气等。龙江医家临床常应用朱丹溪之越鞠丸治疗郁证，这是因为气为诸郁之先导，气郁日久则可导致血、痰、湿、食、火诸郁，气顺则诸郁亦随之而消。施以越鞠丸合逍遥散，用以治疗肝郁不疏，症见胸闷、心烦、太息、抑郁、嗳气等；结合甘麦大枣汤，治疗脏躁证；结合温胆汤加石菖蒲、郁金，用于治疗头晕、呕恶、嗜睡昏蒙；加入黄连、黄芩，用于治疗火热之象。疏气之法除在治疗气病时被应用外，在补法、消法、攻法、下法等治疗中亦常佐以疏气行气之品，可起到画龙点睛之妙用。

（二）理血法

其一为补血法，主要用于治疗血虚证，既可治疗单纯性血虚，也可以治疗一些以血虚证为主要临床表现的疾病。血液的化生主要是脾胃水谷之精微与肾中之精，故针对血虚证候时，要注重补脾与滋肾，使薪火相生。龙江医家临床治疗血虚引起的病证，通常以四物汤为主方进行加减治疗，如血虚挟风的头痛证，症见头晕、痛连目珠、干涩作痛等，方用四物汤补肝养血上荣，配伍熄风之药，以达巅顶而治之；对于肝血不足的眩晕证，症见眼目干涩、肢体麻木等血虚而热等表现，常以滋养肝血清热之法，方中四物汤养血和血，加酸枣仁、木瓜酸以补肝，栀子清热，苍耳子、荆芥穗引药上行以达巅顶。

其二为止血法，主要用于治疗出血证，出血者的病机可为气虚、瘀血、血热三方面或三者夹杂，其治法分别是补气止血、化瘀止血、凉血止血等治法或兼法。如对于脾虚失于统摄、血不循经而妄行出现皮肤紫癜者，治疗上以补气摄血为法，常用归脾汤治疗以补气收敛止血，但必须辨证，属于心脾血虚而无热者方可用之。在治疗过敏性紫癜肾炎时，对于水瘀毒热蕴结，迫血妄行者，临床采用大青叶、板蓝根、生地黄、牡丹皮、黄芩、赤芍、小蓟等药物；在治疗相火妄动、冲任不固之崩漏患者时，多采用滋补肝肾、清热凉血固摄之法，方用自拟补肾固摄汤。

其三为行血法，主要用于血瘀证的治疗，行血即活血化瘀之法。临床上龙江医家十分重视瘀血理论和活血化瘀法的应用。例如，孟广奇在治疗低热患者时，查其有无表证、无里证、无气虚、无痰饮等特点，忽犯忽好，诸方皆不效，故归其为瘀血发热。用血府逐瘀汤活血化瘀，以澄本清源，用白薇等药物治标退热，用药合理，疗效甚捷。陈景河善于用活血化瘀法治疗各种疑难杂症，尤其对心脑血管病和妇科疾病诊治更为擅长。自拟逐瘀理眩汤（川芎、白芷、乳香、没药、蜈蚣、菊花、天麻、甲珠、灵磁石、神曲）治疗血瘀性眩晕，自拟活血镇痛汤（川芎、桃仁、红花、羌活、白芷、全蝎、蜈蚣）治疗血管性头痛及各种功能性头痛等。龙江医家认为血瘀可伴有热灼、痰湿、水蓄、气虚、气滞、寒凝等证候，临床当辨证、审因、论治，若不能辨清病因的复杂性，固守活血破血的法则，不仅无效，反而会使病情加剧，故而常将活血法同其他治则治法兼而用之，使活血化瘀法灵活运用于临床各科，其意义深远。

1. 清热法合活血化瘀法

血瘀日久化热，故该法适用于热瘀经络者。如张琪临床上善用桃核承气汤治疗热结膀胱和妇女月经不调的瘀血内停证，审其血瘀夹热者，亦可用于眩晕、头痛、目赤肿痛等属于瘀血夹热上冲之证候者。黄国昌多将凉血祛瘀法应用于紫癜出血类疾病，辨证属于血分有热者，他强调若是因为内部瘀滞而造成血不归经的出血，单纯凉血、收涩止血无济于事，不能从根本上解决，所以选择既有活血祛瘀功能又有止血功能的三七、蒲黄等药物，可平稳收效。华廷芳治疗猫眼疮常将清热法合活血通络法同用，收效颇著。

2. 痰瘀同治法

痰湿不利则可致瘀血或加重瘀血，血瘀亦可引起痰湿化生或痰湿阻滞。痰瘀常合邪而致病，且易扰清窍，如王清任根据痰瘀的理论，运用癫狂梦醒汤治疗癫狂。龙江医家临床以癫狂梦醒汤化裁，取其祛痰通络、活血通窍之用，用于治疗精神系统疾病，如癔症、经断前后诸证、老年痴呆等属痰瘀互结证候者；通过加减化裁，也可用于治疗止咳祛痰定喘之药效果不明显的呼吸系统疾病。对于胸痹属瘀湿阻闭脉络证候的治疗，龙江医家认为若直接应用活血化瘀之剂效果不佳，因本病病机为痰涎阻闭脉络，不除瘀则脉络不通，故施以温胆汤加活血药。

对于黑龙江地区常见病之中风，病机为风痰血瘀乘虚入中经络，闭阻气血，则肢体不用，实为本虚标实之证。卢芳经多年研究，应用熄风涤痰、活血开窍药物，用水蛭、川芎、冰片、三七四味中药研制成中风鼻溶栓，用治缺血性中风的各个阶段。

3. 利水法合活血化瘀法

利水法合活血化瘀法用于水血聚积之证，宗"留着攻之""去宛陈莝"之则，如《血证论》云：

"血病而不离于水。"血瘀影响水液运行即"血不利则为水";反之水蓄亦可引起血瘀,即"病水者亦可病于血",水血互结而为病。龙江医家根据风、寒、湿诸邪相互作用,通过对《千金翼方》《温病条辨》《金匮要略》的总结拓展,师古法而有突破,将化瘀与利水法广泛运用于水瘀互结证候的多种病证,利水除邪,疗效显著,效果颇丰。此法不仅可以治疗因局部气血运行失常、血水互结、筋脉失养的腰痛、胸痹;也可治疗妇科水与血互结于血室的疾病。常以川芎、当归等活血药物与车前子、泽泻等利水除湿药物配伍共奏活血利水之效。针对妇科疾病,常运用生化汤活血消瘀,加入利水化瘀安神的琥珀和利水的通草,促进血热消除。

4. 温阳法合活血化瘀法

温阳法合活血化瘀法适用于寒凝血瘀或阳虚血瘀证候,以四肢不温,遇寒拘挛疼痛加重,舌唇青紫等为主要临床表现。龙江医家常根据《伤寒论》当归四逆汤治"手足厥寒,脉细欲绝"的记载,将本方应用于外周血管性疾病及痹证,具有很好的疗效。

5. 止血法合活血化瘀法

瘀血是导致出血的因素之一,即"见血休治血,首当祛瘀",故辨证发现伴有血瘀症状而出血的患者,应考虑在慎用活血化瘀药物的基础上配合止血法,临床上最常用于骨伤、挫裂伤、血瘀型崩漏等。如华廷芳认为崩漏有因于瘀血者,其病机为瘀血不去,新血亏乏,以致血不归经,故施活血化瘀的药物,或攻补兼施,或寓攻于补,常用香红四物汤或圣愈汤以行血祛瘀,加三七、花蕊石等具有止血作用的活血化瘀药,以达止血活血之效用。

(三)气血同调法

气血互相化生、依存和互用,血依赖于气的化生、推动、统摄作用,气依赖于血的滋养、化生、承载的作用。气虚必致血虚,气的推动功能减弱必致血瘀,统摄失职必致出血,气滞则血之而瘀,气机逆乱则血亦随之妄行,此为气病及血;同样,血病亦可及气,如血虚无以载气,可见气亦随之而少,血瘀可见气亦随之而滞,血脱则气无所依,必随之脱,严重者可见亡阴、亡阳之危候。常用气血合用治法包括行气活血法、补气活血法、气血双补法、补气摄血法等。

1. 行气活血法

气为血帅,血为气母,气赖血载,血赖气行,气郁可及血,血瘀亦及气,最终将形成气血两滞,针对于此,行气或活血单一施用,奏效皆逊,如《仁斋直指方论》中云:"气为血帅,气行则血行,气止则血止……气有一息之不运,则血有一息之不行。"唯有两法同时施用,方能使气顺血行,病邪得除。龙江医家在临床辨证论治应用行气活血法甚是广泛,不仅将其应用于主证为气滞血瘀的临床内科各类杂病,而且在辨证精确后可将之应用于疾病的某一特殊阶段。如吴惟康在治疗灯笼病时,根据《医林改错》中对灯笼病记载:"身外凉,心里热,故名为灯笼病。"施以相应的滋阴清热药而效果不明显,而服用舒肝丸,症状减轻而不除。故吴老分析,若确为阴虚,服用辛燥之舒肝丸,应虚火盛而症状加重,而现在反减轻,故此非真阴不足。故予以血府逐瘀汤,活血行气,加竹叶,促进邪热与瘀血从水道而出。服药数日后回访,患者症状好转。陈景河在治疗胸痹医案中,善于将疏肝理气法和活血化瘀法共用,常用疏肝行气之柴胡,活血行气之郁金、乳香、没药等。

2. 补气活血法

此法用于气虚无力，以致推动血液运行失常的本虚标实的气虚血瘀证，如《医林改错》所说："元气既虚，必不能达于血管，血管无气，必停留而瘀。"因本证先见气病，后见血病，故龙江医家治疗时以益气为先，活血次之，或以益气为主，活血兼之，使气得补，血得行，正如《读书随笔·承制生化论》指出："气虚不足以推动血行，则血必有瘀。"临床可见于多种慢性疾病，如胸痹心痛、胃痛、痿证等。

王德光在治疗以脾虚为本的胃痛时，指出此为脾气虚以致运血无力，而气久虚必化滞，气滞则血行受阻，故本病病程较久者，多兼瘀血阻络之象，即所谓"久痛入络"。使用《金匮要略·血痹虚劳病脉证并治》中之黄芪建中汤以益气健脾，遵循盛者责之、虚者补之的原则，加理气、活血之品如陈皮、柴胡行气舒肝，郁金行气活血等。

卢芳在治疗症见胸闷、气短，胸中刺痛，舌唇紫之胸痹时，认为其本为宗气虚，其标为瘀血实，故采用补气活血之法。处方以人参大补元气，为方中主药，辅以三七、血竭活血化瘀，通心包络，止心腹瘀痛；琥珀散瘀利水；水蛭破血逐瘀。如有心力衰竭者，重用人参，并加附子回阳救逆、补火助阳、散寒止痛，疗效颇丰。

张琪自拟芪麦化瘀汤，由生脉饮和血府逐瘀汤化裁而成，方中黄芪、太子参、麦冬、五味子益心气而滋阴，血府逐瘀汤行气活血化瘀，两者合用达气旺血通、气行血活之效。张老常应用此方治疗胸痹之气阴虚血瘀者，心悸重者加珍珠母、龙骨、牡蛎等。若心气虚、心阳不足，出现心律不齐、期前收缩，脉来一歇止，则心随之动悸，此类病证用甘草汤则奏效不明显，此为气虚血瘀，虚中夹瘀之证。张老强调必须用益心气、振心阳、活血通络法，在炙甘草汤中加红花、丹参、鸡血藤等方能获效。张琪临床应用补阳还五汤，治疗缺血性中风及中风后遗症，脉见弦迟微弱者甚效，且不局限于上述病证，凡肢体不遂，辨证属气虚血滞者，皆可用此方取效。

陈景河自拟益气活血方治胸闷气短、乏力心悸、心前区刺痛、肩背痛、出冷汗、时有心脏停搏感，舌淡红、苔薄白、脉沉缓无力之胸痹。方用北芪、黄精、何首乌、葛根、瓜蒌、薤白、法半夏、郁金、降香、川芎、没药、地龙、延胡索、草决明、石斛、水蛭，以达益气养阴、活血行气化瘀、宣瘀止痛之效。或用自拟益气通络方、强心通脉方治疗冠心病、颈椎病、脑血栓、高血压等所致的眩晕、头痛、手足麻木、胸痛、胸闷等，取其益气养阴、活血化瘀、强心通脉之功。

3. 气血双补法

此法用于气虚证和血虚证同时存在的气血两虚证。气血两虚证多由先天、后天之本虚弱，气血化生失源，或久病耗伤气血所致；或先因气虚性疾病，血液生化无源而日渐消减，或先有失血，以致气随血耗，从而形成气血两虚。气为阳，气虚损阳，血虚不复，可伤及于阴，最终阴阳俱损。气血不离脏腑，故龙江医家在运用气血双补之法时，还要注重脏腑的补益。

如吴惟康在治疗暴盲证属虚证者，即"外不伤于轮廓，内不损乎瞳神，倏然盲而不见也"。根据"目者，气血之宗也"的记载，"气脱则目不明""阴脱则目盲"。故用《医方集解》中之黄芪汤，将方中人参、黄芪、熟地黄加大用量，以补气阴；加乌梅、芍药敛气生津；茯苓、炙甘草、生姜、大枣健脾益气生血，气血足则目视明。

4. 补气摄血法

该法用于气不摄血证，由于气虚，人体统领固摄血液无力，血不循于脉内而出于脉外，进而导致各种出血的症状。正如《温病条辨·治血论》中说："善治血者，不求有形之血，而求无形之气。"如脾气虚或受损，以致中气不足，则导致脾不统血而出现各种出血症状；肝气不疏，收摄无力，则肝不藏血；心肺之气虚弱，或劳力伤及宗气，亦可出现血溢脉外。龙江医家对于脾虚失于统摄、血不循经而妄行出现皮肤紫瘀者，治疗上以补气摄血为法，常用归脾汤，守心火以生脾，使脾气充足，能摄血而不渗。本法应用于各种慢性出血，主要表现为气虚乏力，出血持续不止等。

5. 降气摄血法

降气摄血法主要用于肺气上逆、或胃气上逆而引发的咯血、呕吐等症状，使气随血顺，而不逆乱。如张琪通过临床观察发现，凡大量吐血、衄血者，多有气逆上冲之证，单用止血药则效果不佳，常通过加代赭石以镇冲降逆止血，气下行则血随之而止，且张锡纯认为代赭石能生血凉血，因此治疗吐血衄血，挟气逆上冲者，常以降气摄血法获效。

三、究气血经方，方义新用活用

众医家对《伤寒杂病论》中方剂有"众方之祖"的评价，如《金匮要略心典·徐序》所述："惟仲景则独祖经方，而集其大成，惟此两书，真所谓经方之祖。"经方其立法规范，制方合度，配伍严谨，方无虚设，药无虚用，药简效宏之特点在临床上屡起沉疴，而越来越受到广大临床医生的重视，备受国内外中医药及相关行业的关注。经方的临床应用不单纯是对原方或者合方的运用，亦须临证加减，包括药量和药味的变化。因此在当代临床应用经方，应随临床之变而变，适当地调整经方药量和药味，从而更加全面适用临证的复杂变化。即便我们完全参透了仲景原意，恐也无法应对千变万化的临床需要，时代在变，人、自然及两者之间的关系也在变。仲景时代多兵荒战乱，百姓多食不果腹，衣不遮寒，而现今人们有羽绒、裘皮御寒，多数人体貌丰腴，临证方药也应与时俱进，因此仲景之经方无法完全应对现今之临床。一个经验方剂的产生，是在对古方、经方有深刻理解的基础上，并反复在临证中摸索、实践而加以验证和修订的过程。既宗张仲景经方，又重后世时方，博采众长，全无偏执，正是得益于兼收并蓄的方证治学精神。龙江医家对历代古方皆能临床继承拓展运用，尤以伤寒方、温病方、李东垣、王清任方为多。如郑侨、董士奎、冯开善、邢树森、翟俭、姜政之、王宗晨、李景和、姚尊华等，善用王清任《医林改错》中的活血益气诸方，其中五大逐瘀汤及补阳还五汤名扬黑龙江各地；张琪、王德光、华廷芳、邹德琛、柯利民临床辨证杂病之时皆擅长用李东垣补中益气汤等治疗气虚湿阻、清浊不分所致病证如慢性肾炎、妇科炎症、重症肌无力、代谢综合征、无名热等，疗效甚捷。《金匮要略·血痹虚劳病脉症并治》之黄芪桂枝五物汤，是温通活血益气之方，主要用来治疗风痹，其基本病机为气虚无力推动血液运行，以致血行瘀滞。张琪认为，此方可用于胸痹心痛证，其证型多属心气虚、心血痹阻，不通则痛，故针对"痹"者，一些医家会以活血化瘀法先攻之，虽能取一时之效，但攻伐之品的持续应用，会致全身乏力等虚象，故应用人参、黄芪补气为主，加入活血药，使气旺血行，通则不痛。同时此方尚可通过加减应用于气虚血瘀而致的风湿疾病。论经方化裁之理，马骥强调时过境迁，仲景之方固在，而众人之体质，临证之病种，加之草药非昨日之品。因此，临证需宗仲景之法，参今时之变，辨证论治，而化裁经方，以符合今人之病，愈疾疗伤，造福民众。故在临床应用气血之经方治疗疾病时，要仔细反复地思辨证候之病机，在熟悉掌握所用经方之经旨的同时，宗立法效仲景，而处方用药多灵活机智，在总结自己的经验的基础上不断创新，使化裁经方不失先贤之法度，撷名家之化而自出新意。

四、活用气血药，药用思维独具

（一）专病用专药

黑龙江众多医家，在治疗多种内伤杂病时，善用黄芪，讲求灵活配伍，随证加减。张元素言："黄芪，补诸虚不足，一也；益元气，二也；壮脾胃，三也；去肌热，四也；排脓止痛，活血止血，内托阴疽，为疮家圣药，五也。"其所阐述的内容是对黄芪功用的高度概括。临床用其配伍的方剂，能针对性地治疗各种气虚为主的疑难病证。黄芪能补气升阳，如治疗发热之症见低热缠绵，经久不退，过劳后加重，一经休息则热减，辨证属气虚发热者，治用甘温除热法，用黄芪配伍白术、党参补气益脾胃升阳，配伍泽泻、茯苓等利湿之品，佐清热之品黄连，补中有散，兼收并蓄。再如针对因大气下陷而导致的以呼吸困难、短气、胸闷、惊悸怔忡为主的症状，则取黄芪既补气又升气的特点，配伍升麻、柴胡等升阳举陷之品进行治疗。

张琪、卢芳、马骥等医家认为，将黄芪进行有效配伍，可治疗脑血栓及脑栓塞后遗症之半身不遂等属气虚脉络不通证，用之多效。对于心气虚或心阳不足导致的心脉痹阻，出现心悸、胸痛等症状时，可采用振心阳、益心气、活血通络法，临床用黄芪配伍温阳通脉的桂枝、薤白等，或配伍活血通络的丹参、桃仁、赤芍等，或配伍益心气的人参、川芎等药。

（二）气、血药对配伍，深化药效

龙江医家在临床常用一些行之有效的药对、群药互相配合以增强疗效。运用气血理论辨治杂病，可根据药物的归经、性味、升降浮沉、功效等的不同，以扩大药用范围、深化药用疗效、精确辨证施药，以及发展中药新用为目的，归纳、整理及更新药对，具有重要的临床价值。以药对增强药效之功，如黄芪配党参，二者皆归肺脾二经，能平补肺、脾之气，但黄芪甘温，党参甘平，二者合用，补气之力倍增，且可益阴助阳，阴阳双补，相须而用，使补中益气之力更宏，故有"黄芪得党参一味，如得一大将"的说法。龙江医家常用此药对，治疗以气虚为主的各种病证。

利用相反药性及不同功能的药物相互制约，可以产生新的功效。如茜草配海螵蛸，二者合用，海螵蛸性温，味咸、涩，能收敛止血，收湿敛疮，固精治带，制酸止痛；茜草性寒，苦，能凉血止血，通经化瘀。海螵蛸禀性以收敛为主，茜草禀性以行为要。二者配伍，有涩有散，行止适度，动静平衡，共奏活血不耗血，止血不留瘀之妙。张琪常用二者配伍补肾之山药、阿胶，凉血之白头翁治疗慢性肾炎以尿血为主者，以及乳糜血、前列腺炎等导致的血尿，辨证兼见肾阴亏耗，火灼而使血液妄行于外者。

气、血药对配伍可间接增强某一功效，起到相辅作用。如大黄配桃仁，二者合用，大黄性寒，味苦，能清热泻火、解毒、泻下攻积、止血活血祛瘀、清泻积热、开散瘀结，桃仁活血化瘀、凉润清燥，二者合用共奏泄热逐瘀、止血之功。临床上，可将其用于因各种杂病引起的血尿，或伴有小腹胀痛、不喜按、小便短涩、大便秘结、舌红苔干的症状，辨证为瘀热互结、血不归经、正气未衰者的治疗。

气、血药对的配伍可利用药物特性增强定向性治疗效果，如桔梗配牛膝，桔梗苦、辛，平，有开肺气之功，所以其具有性善上行的特点；牛膝苦、甘，平，有引血下行之功，故具有性善下行的特点。二者合用，一升一降，在血府逐瘀汤中，起到引药上行，引血下行的功用，可将该方剂应用于全身性瘀血内阻、气机阻滞等证候的治疗。

第五节　复合病证宜用大方复法

　　龙江医派许多医家擅长运用大方、复法治疗慢性、复杂性疾病和疑难杂症及重症，每获良效，屡起沉疴。大方、复法具备以下几个特点：一是药味相对较多，治疗范围广泛，具备多效性、多面性，更适应复杂病情的需要；二是药味虽多，但单味药剂量相对较小，其作用缓和持久，更适宜于慢性、复杂性疾病及亚健康状态的治疗与干预；三是突破以往单味药充当君臣佐使的模式，而是采用复方模块化、药物配伍军团化的组方原则，诸模块之间相互协同，军团化药组承担君臣佐使，增效减毒、相使相须，令方剂的整体治疗效果更加明显。因此，大方、复法不是多种治法的简单相加和多味药物的罗列堆砌，而是针对复杂病证、复合病证及特殊疾病而采用的一种变法，其包含的具体治法和方药是根据疾病的各个方面有机地组合起来的。大方、复法同样要辨病与辨证相结合，在辨证论治的指导下进行。对于方剂组成，必须根据临床实际选择合适的药物，在配伍方面依旧沿袭《内经》君臣佐使的原则，但因大方使用的对象不同，更富有自身特点，在多病同患、多证相兼的复杂病证、疑难病证的治疗中，必须更加突出整体观、辨病与辨证相结合、辨证论治和现代中药药理学的指导作用。

一、大方、复法之渊源

　　大方、复法属七方之一，其学术思想源于《内经》。《素问·至真要大论》曰："君一臣二，制之小也；君一臣三佐五，制之中也；君一臣三佐九，制之大也"。可见在《内经》时代，临证处方遣药就有小方、中方与大方之别，并主张"所治为主，适大小为治"。医圣张仲景是将大方、复法用于临床实践的先驱，《伤寒论》中的麻黄升麻汤、小青龙加石膏汤等都是针对寒热错杂的病机特点复法立方。《金匮要略》中的鳖甲煎丸（23 味）和薯蓣丸（21 味）都是大方、复法的历史印证。唐代孙思邈的《备急千金要方》中记载："人多巧诈，感病厚重，难以为医。病轻用药须小，病重用药即多"，指出与情志内伤的联系密切，重病宜用药多，即是用大方、复法的具体体现。然大方、复法的定义自古众说纷纭。先贤刘完素认为："大方之说有二：一则病有兼证，而邪不专，不可以一二味治之，宜君一臣三佐九之类是也；二则治肝肾在下而远者，宜分量多而顿服之是也。"唐宗海对大方的论述为："大方，病有兼证，邪有强盛，非大力不能克之，如仲景之大承气汤、大青龙汤，一汗一下，皆取其分两重，药味多，胜于小承气、小青龙也。学者可以类推。"而张志聪等以剂量重者为是，恽铁樵先生则谓大方乃"凡聚四五十味药混和之，使之正负相消，宽猛相济，别出一总和之效方"。凡此种种，莫衷一是。因此，危重疾病和病情复杂的疑难杂病要用大方、复法，病势轻缓者需用经方、小方。复法是针对疾病的多重复杂病机，组合运用两种以上的治法，用于多重病机的交叉或复合，有时单一证候也需通过复法，以求相互为用，增强疗效；大方是指处方药味数目超过常规味数的一种用药方法，有药味和剂量的双重规定。大方、复法所包含的治法在 2 种以上，处方药味数目在 12 味以上，可多达 20～30 味，总剂量大于 250 克。虽然丸剂和散剂通常采用较多药味数，但其每次或每天的服用量并不大，甚至少于常规用量，因此，大方、复法专指汤剂而言。清代喻嘉言提倡"大病需用大药"。王孟英也呼吁"急病重症非大剂无以拯其危"。大方、复法运用的目的是为了适应复杂证候、多种疾病并发或疑难病证的需要，满足患者或医生从速治愈或好转的强烈要求和目的，除有少数医生为了蝇头微利，毫无章法地处方用药外，大方、复法有其合理性和必然性，呈现出鲜明的时代特征。

二、大方、复法之必要性阐析

随着中医药现代化研究的进展，单味药或是由4～5味药组成的经方、小方越来越受到现代科研人员的广泛重视，而大方的实验研究却一直备受冷落。在临床应用中，历史上许多著名医家都曾反对滥用大方，特别鄙视那种不讲究辨证、堆砌药物，以广络原野，冀获一兔的做法，提倡以用药轻灵的经方、小方治病，致使大方、复法在临床上亦受冷落。

受现代生存环境的变化、生活习惯的改变、饮食结构的调整、社会形态的变化等多种致病因素的影响，慢性、复杂性疾病日趋增多；疾病和患者都对中药产生了一定的耐药性；同时，从中草药的资源、种植、药物生产加工与炮制，以及临床医生的使用习惯角度而言，有很多中药资源接近濒危或已灭绝；随着中药材的人工养殖化，使得药材质量下降，药力减弱；由于中药材的加工、炮制愈发贫简，使得药物的效力衰减，特殊效用退变；受临床医生中医功底及临证驭药能力的限制。由于以上诸多因素决定了中医药在现代临床应用时更加适宜大方、复法。近年来，临床医生对复杂病证和疑难病证的治疗研究发现，常法、小方取效艰难，而大方、复法临床应用疗效可靠，于是大方、复法又重新受到了临床医家的重视。

（一）社会形态、生存环境、生活习惯、饮食结构的变化导致疾病谱的多元化和复杂化，催生临床大方、复法的广泛应用

时代变迁，人类社会由原始走向文明，随着改革开放的脚步，我国的经济体制步入市场化，由农业大国逐渐步入工业化国家的行列，加剧了各行各业的竞争，使得整个社会形态发生了巨大的变化。人们的生活节奏逐渐加快，来自社会、工作、家庭等各方面的压力逐渐加大，由此而导致的疑难杂病的发病率和突发率逐年上升。工业化的进程加快了人类文明的脚步，与此同时，逐步恶化的生态环境，不良的饮食、起居习惯，以及网络信息时代的来临等诸多因素所引发的各种各样的现代文明疾病：肥胖症、代谢性疾病、免疫系统疾病、网络综合征、亚健康状态等，史无前例地出现在疾病谱的前列。所有的一切都决定着古今疾病谱出现重大改变是必然。现代社会的病因多重性、病种叠加性，导致人体多脏器、多系统受损，进而出现证候复杂化、疾病多样化。对于现代疾病绝非单方、经方所能尽效，而对于诸多复杂性疾病，大方、复法更为适宜。病、证的复杂性、多元化，催生和促进了大方、复法的临床广泛性应用，大方、复法不是凭空产生的，而是由社会形态、生存环境、生活习惯、饮食结构等多因素决定的。因此，在治疗时，既要抓住主病、主证，同时又要充分考虑到其他病证，既要祛邪扶正、调理脏腑、调和气血、平衡阴阳、燮理寒热、疏通经络，又要兼顾到其他各方面。因而简单的几味药是不能治病的，只有具有更多药味和更大剂量的大方、复法才能担此大任。

（二）野生药用资源的短缺，促使替代品和人工种植品的出现，导致中药品质降低，剂量依赖性增强，使得大方、复法的产生成为必然

中医药临床的有效性与中药材的质量与品系是密不可分的。中药材中有很多动物药和珍稀植物药接近灭绝或已灭绝，这就导致很多有效药物在临床上无法得到正常使用，即便有很多替代品出现，但疗效无法达到要求，迫使医生只能依赖药物剂量的增加和药物的配伍应用。即便如此，依旧无法满足临床疗效。因此，临床上大方、复法的出现是一种必然。例如，犀牛角的临床应用，若是纯正的犀牛角10克左右疗效就非常显著，但由于资源的限制，只能由水牛角替代，而水牛角临床应用

到 30 克也无法完全满足临床疗效。因此，药物剂量就需要更大，可见临床大方、复法成为必然。临床上麝香的应用，每次用量 0.1 克足矣，但是由于资源的短缺，药物价格昂贵，临床有的医家用白芷和冰片组方配伍替代应用，这样在无形之中，药味、药量的增加促使大方、复法成为必然。

（三）随着市场经济的发展，部分不法商人受利益驱使，使得中药材在药源、加工、炮制等方面偷工减料，以次充好，致使临床疗效甚微，基于临床疗效的需要，导致大方、复法的出现

由于人口的增长，疾病谱系的变化，使得人类对中药资源过度索取，导致野生中药材无法满足人类需要。因此，人工种植成为满足中药资源需求的唯一方法。然而，随着市场经济的发展，人们过分地追求经济效益，人为地提高产量，化肥、生长激素和农药的不合理应用，使中药材的品质无法保证。同时，不按时采收；加工不到位；为图药物外表美观，以利销售，乱施添加剂；由于中药炮制技术与手段偷工减料，促使中药材的药物性味无法满足临床需要；加之储存、运输不良，导致中药质量下降，医生在用药时不得不通过增大药味数和剂量来保证应有的疗效，导致大方、复法的使用不断增加。

（四）现代教育培养的中医医生中医功底肤浅，从另一方面导致了"大方、复法"的出现

随着现代科技的进步和现代教育的改革，现代教育培养出来的中医医生的中医功底令人担忧。由于临床疾病的中医诊疗水平较低，对中草药传统的药物性味归经掌握不足、药物炮制与应用水平平庸，导致临床诊疗的"对症化"、简单病证复杂化，致使本可用单味药或者小方、经方可以解决的疾病，反而"大方、复法"化。同时，不排除部分临床医生受经济效益和功利心的驱使而有意为之。因此，现代中医药教育的负担更加繁重，实现经方、小方、大方、复方、复法的合理应用，以及某些社会现象的根本性解决都将依赖于现代中医药教育培养出真正的、合格的中医药人才。

（五）中药耐药性的增加导致大方、复法的出现

中医药为中华民族的繁衍生息服务了数千年，疾病和人体自身对中药产生一定的耐药性，这个观点正被越来越多的医家所认同和接受，进而促使了大方、复法的出现。中医药临床有治病和治人之说，对治病而言，多数是针对外来邪气，邪气包括诸种外感性病因。例如，对于外感病原微生物而言，不仅对现代化学性药物存在耐药性，中药亦是如此，病原微生物对其都存在耐药性，即便是中药往往通过调整人体自身来抗邪外出，依旧存在耐药性的可能；对于治人而言，多数情况是针对内伤杂病而言，但是人体内接受中药有效成分的受体依旧存在"疲劳现象"。因此，无论从哪个角度而言，中药都存在耐药性。现代化学药物依赖药物的更新换代，而中药有配伍的优势，可以解决耐药性的问题。此外，加大剂量是解决中药耐药性的另一种办法，这也迫使大方、复法的出现成为现实。

（六）北方气候、社会及地域特点等多方面决定了临床更需要大方、复法

黑龙江地处祖国东北边疆，祖国的最北端，属塞外寒冷之地，多脂多盐饮食成为大众餐饮，民众的体质壮实，偏于肥胖；人民群众受教育的整体水平及医学知识的普及程度落后于中东部地区，

经济条件及富裕程度均低于中东部。由于医学知识的贫乏和经济水平的限制，对常见疾病的早期预防与治疗及养生保健常识的匮乏，使得广大人民群众往往得了"小病"不就医，长此以往，积累到严重的、复杂的、多系统、多脏器合并发病的时候前来就诊，此时已不是单味药或者是简简单单的经方、小方所能解决的。此时大方、复法便是最合适黑龙江人民大众的治疗方法。同时，由于北方民众体质壮实、形体偏于肥胖，因此临床常规用药剂量也远远大于中东部及南方各地区。由此可见，大方、复法符合了时代的特征，更符合黑龙江民情。

三、大方、复法的临证注意事项

大方、复法适应时代的需求，更适应当今的临床需要，但是临床诊疗疾病切忌一味地追求大方、复法，勿要追利益、赶时髦。

（一）注重保护脾胃，以防脾胃损伤，影响治疗

大方、复法适合于慢性、复杂性疾病的治疗需要，而这类疾病往往短时间内得不到根本治疗，在长时间服用中药的过程中，药物的消化和吸收可加重脾胃系统的负担，难免会造成对脾胃系统的不良影响。从中医理论而言，脾胃系统是人体的后天之本，正气的源泉，一旦脾胃受到严重损害，就会影响后续治疗，甚至终止治疗。因此，在运用大方时，应该注重顾护脾胃之气。

（二）方药组成由临床实际决定，药味、药量要适度

对于大方、复法药味的多少和药量的轻重问题，一切取决于临床疾病的轻重缓急、病邪的性质和正气的盛衰，并非单纯取决于医生主观决断。在组方遣药过程中，切忌一味为了追求疗效，而盲目胡乱增加药味，增大药量，针对各症候群的中药组的药量一定要精当，恰到好处，适可而止。大方、复法的科学、合理应用需要临床医生有更高超的诊疗技术和丰富的临床经验，避免盲目地堆砌用药，以期降低机体对药物代谢的负担，既要避免中药资源浪费，又要防止用药不当而致的药害。

（三）中病即止，切勿过度治疗，以防变生他病

在用大方、复法治疗疾病的过程中，当病邪即将被彻底清除，疾病对机体的损害得到完全控制，脏腑和气血功能得到逐渐恢复，就应适时调整方药的组成，以免因大方中祛邪药的长期使用而损伤人体正气，以及扶正药过度应用加重脾胃负担。因此，在疾病将愈之时，宜逐渐把大方过渡到常规剂量的方剂，来巩固治疗疾病，调理患者身体，更有利于使患者恢复健康。

（四）从现代医学的角度，在大方、复法临床应用过程中关注肝、肾功能的变化，以防医源性、药源性疾病的不必要发生

随着科技的进步和时代的发展，中医药学要与时俱进，要吸收和容纳现代科技成果，切忌固步自封，与现代医学要尽量科学地融合。天地分南北，学术无国界，现代临床有很多医源性、药源性疾病的发生，给患者、医生乃至整个社会带来了不必要的麻烦。在大方、复法的临床应用过程中，要借助现代科技手段，随时观测患者肝、肾功能的变化，以防医源性或药源性疾病的发生。

四、大方、复法的配伍规律

传统组方经典理论之君臣佐使和七情合和的理论依旧完全适合指导大方、复法的临床应用。在诠释大方、复法的组方过程中引入两个概念：模块化和军团化药组，二者是有机融合、相互渗透的。君臣佐使的方剂配伍形式，始见于《内经》，其设计甚为周详，主次分明，配合严谨，相须相使，相互制约。对君臣佐使的药味多少也有明确的规定，无论大、中、小方，君药均为一味，而臣药或二或三，佐药或五或九，辅佐君药，直攻病所，取其效专力宏之意，如四君子汤、麻黄汤等。而大方、复法在药物的君臣佐使方面，打破了这种传统的模式，以方剂配伍的模块化和君臣佐使法则、君臣佐使的模块化和军团化药组的形式，形成了全新的大方、复法的配伍模式。

（一）方剂配伍的模块化和君臣佐使法则

在临床上大方、复法的最简洁的体现就是两个或多个经方、小方的配伍应用，每个传统的方剂即可称为一个模块，方剂模块之间有机地配伍结合以达到综合治疗的目的。但是，方剂之间并不是随意地配伍，而要遵循主次，主次的划分依旧符合君臣佐使的原则。如治疗一例直肠癌伴全身转移和大便稀薄（水样便）失禁的病例。综合分析本病，首先是癌症（术后转移癌）和大便稀薄失禁两种疾病，但是术后转移癌治疗的期望值不大，而家属和本人对大便的问题十分关注，因此选择 3个方剂：以参苓白术散、五苓散为主方，稍加配伍扶正抗癌药物组。参苓白术散和五苓散的主次划分，取决于疾病自身，四诊合参发现，其主要证型为脾虚湿盛之泄泻，因此三方以参苓白术散为君方，五苓散和扶正抗癌药物组为臣方。

（二）君臣佐使的模块化和军团化药组

君臣佐使的方剂配伍形式，提示药物在方剂中主次从属的不同关系。所谓主病之谓君，佐君之谓臣，应臣之谓使。方中起主要作用者为君，辅助君药者为臣，应和臣药起治疗作用者为使。由于药物在方中的作用有主次从属之分，且君臣佐使的药味因配伍需要有多寡之别。这样的方剂配伍可以直攻病所，起到效专力宏的作用。大方、复法在药物的君臣佐使配伍方面，打破了这种传统的配伍模式，以药物的模块化和军团化药组形式出现，形成了一种全新的方剂配伍模式。大方中，君药可由两味以上的药物组成，构成了军团化君药组，这些药物对疾病的治疗起着主攻方向的作用。而在军团化药组之中，亦有主次及君臣佐使之别，符合经方单方的配伍原则。臣药和佐药也是由多个药物组成，同样也构成了一个集成化模块，但它在治疗疾病方面是辅助军团化君药组模块以加强疗效。使药或是一味或是两味药物，作为引经药或调和药。然而，各军团化药组之间是模块化的形式体现在大方之中，每个药组即是一个模块。

（三）七情合和理论指导大方、复法的配伍

《神农本草经》曰："有单行者，有相须者，有相使者，有相畏者，有相恶者，有相反者，有相杀者。凡此七情，合和视之，当用相须相使者良，勿用相恶相反者，若有毒宜制，可用相畏相杀者；不尔，勿合用也。"药物配伍的七情理论，或为相须相使，以协同增效；或为相畏相杀，以制其毒性；或为相反相恶，以拮抗药性或产生不良反应。大方、复法的临床应用离不开七情和合理论，无论是模块、军团化药组内部，还是模块、军团化药组之间都符合传统方剂组方理论，大方、复法中的君臣佐使中亦有君臣佐使。通过不同模块及军团化药组之间的七情合和相互配伍，进而形成最

佳的整合功效。

五、大方、复法举隅

杏林耆宿、国医大师、中医临床家、龙江医派代表性医家张琪根据多年治疗慢性肾病及疑难杂症、重症经验指出，慢性肾病及疑难杂症、重症具有多重复杂病机的特点，遣方用药非量大、剂重不能奏效，故处方时常多种治法合用，药味数目超过常规，剂量也相对加重。药味多在 15 味以上，常达 20～30 味。某些主药的剂量常在 30 克左右，甚至达 50～70 克。虽药物繁多，但却是具有针对性的组方用药，并非简单堆砌。张琪教授在治疗慢性肾衰竭时，其病机虚实夹杂，脾肾两虚常常夹有血瘀、湿浊、热毒，因而在处方中分层次用药，常将补脾益肾、活血化瘀、祛湿泄浊、清热解毒的诸多药物合用；慢性肾衰竭失代偿期及肾衰竭期，临床以脾肾两虚、湿浊瘀阻者居多，治以补益脾肾、活血泻浊，方中既用四君子汤益气健脾，又加菟丝子、熟地黄等补肾益精之品，同时又用连翘、大黄、黄连合草果仁、半夏以清热解毒化浊，桃仁、红花、丹参、赤芍活血化瘀，药味达 20 多种，但却多而不乱，有法可循，疗效甚佳。而顽疾、重症因病久邪深，药量小则病重药轻，若非重剂难起沉疴；再则当今中药野生的较少，多为人工种植，药力大不如前，故剂量较小则药力不足。张琪教授在治疗重症肌无力之证时，黄芪的用量常在 50 克以上，最大量可用至 75 克；而在治疗中风恢复期的患者时，黄芪常用量为 50 克，可用至 100 克，意在增强黄芪补气之功；在治疗慢性肾衰竭之证时，大黄常用 7～10 克，遇浊毒内蕴明显，尤其见大便秘结时可用至 15 克，甚至达 20 克，以增强泻浊祛毒之功，但要注意大黄应与其他药物共同煎煮，不可后下。由此可见，对于当今临床上慢性、复杂性疾病及疑难杂症、重症的治疗，大方、复法恰中病机，药证相合，疗效可靠。

第六节 药法与病证相合，活用平奇猛毒、对药群药

用药治病，必须辨病、辨证明确，才能丝丝入扣，切中病情，否则差之毫厘，谬之千里。故临证之际，正确地掌握用药法则，是治疗疾病的关键。龙江医家临证深谙用药之法，提倡药法与病证相合，活用平奇毒猛、对药群药，以期收到满意疗效。

一、药法与病证相合，专病（证）专药相应

药法，是指在中医基础理论指导下，运用中药材预防、治疗、诊断疾病或达到康复保健目的的方法，可以概括为辨病用药、辨证用药、对症用药三类。

辨病用药是中医诊疗疾病的一种基本方法，即根据不同疾病的各自特征，做出相应的疾病诊断，并针对不同疾病，进行相应的或特异性的用药治疗，从而起到用中医药诊治疾病的疗效。如龙江医家治疗尿路结石时必用金钱草，虽然古代文献中没有明确记载用此药治疗结石，但从结石的产生机制上来说金钱草既能抑制结石的产生，又能促进结石的排出，是治疗尿路结石的必选药。再如治疗黄疸不离茵陈蒿，辨证为阳黄者，则用茵陈蒿配伍栀子、大黄、金银花、板蓝根为基础方进行加减治疗；辨证属湿重热轻者，则用苦温化湿法治疗，以茵陈蒿、白术、泽泻、猪苓、茯苓、桂枝为基础方加减；辨证属急黄者，治疗则以清热解毒为主，健脾利湿为辅，活血化瘀次之，用大量茵陈蒿

为主药，合黄连、金银花、龙胆草、败酱草、大黄、茯苓等配伍治疗。

辨证用药是以八纲辨证为基本理论依据，通过四诊合参，辨清疾病的病因、病机、病性、病位，进而判断其证型，再根据辨证的结论，确立相应的用药治疗方法。如龙江医家临床擅以黄芪为主药，随证加减，灵活配伍，治疗多种气虚之证。若为气虚发热，则配伍白术、党参补气益脾胃；若为大气下陷，则配伍升麻、柴胡，补气升气；若为卫气不固之自汗，则配伍白术、防风、龙骨、牡蛎益气固表、敛液止汗；若为顽固不愈之劳淋，则配伍党参、柴胡、茯苓、地骨皮、麦冬、石莲子、甘草、白茅根、小蓟、枸杞子、菟丝子、蒲公英等，以达益气滋阴、清热解毒之功；若为心脾两虚，气血不足者，则配伍党参、白术、当归等益气血、补心脾而收功。

对症用药亦是临证常用之法，是指对特定的症状具有针对性的治疗或改善。古代早期中医治疗学的探究过程，就是先以单味药物作为治疗单元的对症用药之法，如《神农本草经》中记载防风"主大风头眩痛，恶风，风邪，目盲无所见，风行周身，骨节疼痹，烦满"。症状虽然不同于证候之能反映病机所在，但消除或缓解疾病的某些症状能够显著改善患者的精神状态、饮食睡眠情况，从而增强整个机体的抗病能力，促使病情向好的方面转化。

二、精熟药性，活用平奇毒猛、对药群药

药性是指药物与疗效有关的性味和功能，包括四气五味、升降沉浮、归经、有毒无毒、配伍等诸多内容。清代徐灵胎在《神农本草经百种录》中云："凡药之用，或取其气，或取其味，或取其色，或取其形，或取其质，或取其性情，或取其所生之时，或取其所成之地，各以其所偏胜而即资之疗疾，故能补偏救弊，调和脏腑。深求其理，可自得之。"中医理论认为，疾病是致病因素作用于人体导致的机体阴阳气血偏盛偏衰或脏腑经络功能活动失常的结果。因此，利用药物的偏性纠正阴阳气血的偏盛偏衰，恢复脏腑经络气血的正常生理功能，使机体最大程度上恢复到"阴平阳秘"的理想健康状态，是中医用药的最终目的。只有掌握药物本身的作用性质和特征，才能在临证中发挥中药应有的作用。龙江医家临证经验，时时体现着对药性理论的精熟运用。

（一）平药奇药，多有效验

平药是指药性平和，无明显寒热之偏、作用较为中正平和的一类中药，可起到调和药性，调和气血阴阳的作用。其性虽无明显寒热之偏，但仍有五味、升降、归经之"偏"，更可在适当的炮制、配伍及入腹等条件下显示其寒热偏性，实现"以偏纠偏"的治疗目的。平性药与寒性、热性药物配伍，使处方处于偏寒或偏热的性质，适用于有寒热取向的病证，既可以直接治疗主症，又可治疗或减轻疾病中的某些兼症；对于一时难以辨别寒、热性质的病证，则与平性药配伍，使整个处方性质平和，达到平补平泄的目的。

奇药含义有二：

其一，疗效奇，指在治疗过程中通过巧妙配伍，发挥超乎常规作用的一类药物。龙江医家临证除常规辨证用药外，亦能抓住疾病病机之变化，灵活用药，出奇制胜。下面对茯苓、代赭石、土茯苓、山药等用药的方法进行举例。

茯苓甘、淡，平，入心、肺、脾经，具有渗湿利水、健脾和胃、宁心安神之效。如张琪、郑侨、邹德琛善用茯苓配伍党参、白术、山药等，治疗脾虚运化失常所致之泄泻、带下；或用茯苓配伍车前子利水通淋，治疗肝硬化、糖尿病、肾小球肾炎、肾病综合征高度腹水者；或配伍酸枣仁治疗心脾两虚之心悸、失眠健忘、食少纳呆等。

代赭石苦、甘、寒，入肝、胃、心包经，长于降逆，是重镇降逆的要药。龙江医家张琪、王德光等善用代赭石止呕、止呃、止噫。代赭石可镇肝潜阳，常用于治疗眩晕头痛，肾阴虚，肝阳上亢者，配生地黄、熟地黄、枸杞子、女贞子、玄参等滋肝阴药，使阴平阳秘，头痛眩晕自止。此外因怒气伤肝，肝气上逆之吐血、衄血者，必用代赭石以平肝气，伍以凉血止血之剂，兼胁痛者，酌加郁金、降香、香附等，使气顺则血自止。

土茯苓甘、淡、平，入肝、肾经，具有清热解毒、除湿祛风之效。本品淡渗利湿，常与萆薢、薏苡仁合用治疗湿痹；或与苍术、黄柏配伍，治疗痛风。土茯苓又能治泔浊，以土茯苓为主药，配伍萆薢、车前子、薏苡仁、黄柏、芡实等治疗，如兼热者可加败酱草、冬葵子；兼寒者加茴香、干姜、肉桂。

山药甘、平，归脾、肺、肾经，具有益气养阴、补脾肺肾、固精止带之效。但其药性缓和，常须配伍使用。如张琪、郑侨、邹德琛等，常用之与黄芪、白术配伍，以补气健脾，用于治疗重症肌无力或慢性、久病身体羸弱，小儿脾胃虚弱等；山药能滋精固肾，与生地黄、熟地黄、黄芪、茯苓等配伍补益肺脾肾，以治疗消渴或肾虚诸证。

其二，用药奇，即用较为冷僻的药物进行治疗。五爪龙、翻白草、地锦草、血见愁、白屈菜、柳条、狼毒、福寿草、满山红、暴马子皮、猪毛菜、狗奶子根、鳖头、螃蟹爪等是龙江医家常用的药物。

龙江医家常用血见愁治疗各种血证。《中药大辞典》记载血见愁是作为药物正名使用的基原为藜科植物大叶藜的全草。齐齐哈尔市药品检验所经品种调查、考证和鉴别也认为正品药用血见愁应为藜科植物大叶藜的全草。本药是现代药学工作者命名的药物，目前在内蒙古、辽宁、吉林、黑龙江、青海等地常用。《东北常用中草药手册》云其药性甘平，止血活血，可治月经不调、崩漏、咯血、衄血、尿血、疮疡肿毒等。高仲山祖传方清凉饮即用血见愁一药凉血止血。高仲山言，此方对呕血、咯血、肌衄效果尤佳，可供参考。

又如，男科诸证多由肾气虚弱、命门火衰所致，临床习惯用五子衍宗丸治疗，但原方应用效验不佳。解放军二一一医院吕德苗认为，鳖头乃血肉有情之品，既填精补髓，又能引药入肾，使药力直达阴器，故自拟健阳丸，在五子衍宗丸基础上重用鳖头，合以肉苁蓉、淫羊藿等温肾益精之品，治疗阳痿、精少无子、功能性不射精等病证属肾阳虚者，均有良效。

（二）毒药、猛药，屡起沉疴

毒药，在中医学发展的不同时期，有着不同的含义。毒药曾是一切药物的总称，古人也常以药物偏性的强弱来解释有毒、无毒及毒性大小，故药性峻烈之猛药亦多被视为毒药。现代中医学认为毒药是一类既有药理治病疗疾作用，又有毒副作用，可致毒性损害或引起中毒甚至死亡的中药。龙江医家对于清代徐灵胎所提倡的"用药如用兵论"深有同感，认为王道之药、中庸之剂虽能补虚强身而常用，但对于顽疾重症、邪气猖獗者，亦须毒烈之药、峻猛之剂斩关夺将，直捣黄龙。

1. 水蛭

水蛭，咸、苦、平，有小毒，归肝经。《医学衷中参西录》中记载水蛭"为其味咸，故善入血分；为其原为噬血之物，故善破血；为其气腐，其气味与瘀血相感召，不与新血相感召，故但破瘀而不伤新血"。龙江医家认为临床上常规化瘀疗法，如血府逐瘀汤等方，常力度不够，急需破血逐瘀，宜首选水蛭入药，取其搜剔化瘀通络、祛瘀生新之功，用于治疗冠心病、高血脂、糖尿病周围血管病、急性出血性脑卒中等。

2. 附子

附子辛、甘，热，有毒，归心、肾、脾经，有回阳救逆、助阳补火、散寒止痛之效。《本草汇言》云："回阳气，散阴寒，逐冷痰，通关节之猛药也。诸病真阳不足，虚火上升，咽喉不利，饮食不入，服寒药愈甚者，附子乃命门主药，能入其窟穴而招之，引火归原，则浮游之火自熄矣。凡属阳虚阴极之候，肺肾无热证者，服之有起死之殊功。"黑龙江地处苦寒之地，龙江医家常取附子散寒止痛、回阳通脉之功，治疗寒气攻冲之腹痛，以及风寒痹痛、四肢厥逆、心源性休克等病。北方地区肺源性心脏病患者较多，龙江医家善用附子配伍温阳化气行水之品治疗此病，取真武汤温阳补火利水之意。若遇到脾肺肾功能失调之顽固性水肿，常用附子温肾助阳，配伍清热利湿或甘寒清热之品，如瞿麦、茯苓、山药等，使小便利而水肿消。

3. 半夏

半夏，辛，温，有毒，归脾、胃、肺经。《名医别录》记载半夏具有"消心腹胸膈痰热满结，咳嗽上气，心下急痛，坚痞，时气呕逆，消痈肿，堕胎"之功。半夏是止呕的要药，可降逆和胃。龙江医家善用半夏治疗各种呕吐。如用于痰饮或胃寒所导致的胃气上逆之呕吐，常与生姜同用，共奏温胃止呕之功；或配伍黄连，治疗胃热呕吐；或配伍麦冬、粳米、甘草等治疗胃阴不足之呕吐。半夏可辛开散结，化痰消痞，如配伍干姜、黄连、黄芩以辛开苦降，治疗痰热阻滞致心下痞满者。此外，黑龙江居民性格粗犷豪放、急躁易怒，常因情绪波动，而致气郁痰凝，症见咽中似有梅核阻塞、咳之不出、咽之不下、时发时止等，龙江医家常以半夏配伍紫苏、厚朴、茯苓等，以行气解郁，化痰散结。

从其在临床用法用量而言，因半夏生品有毒，故临床所用者多为经姜汁、白矾等加工过的制半夏。王德光认为，半夏生品药效优于制半夏，虽然生品有毒，不可用于丸散，但经汤药煎煮后毒性能够大幅降低，只要用之得当，便可以使用。半夏的用量，应根据患者的具体病情辨证灵活运用，不可因噎废食。

4. 大黄

大黄苦，寒，归胃、大肠、肝、脾经，具有攻积导滞，清利湿热，泻火凉血，祛瘀解毒之效。《神农本草经》云其"下瘀血，血闭，寒热，破癥瘕积聚，留饮宿食，荡涤肠胃，推陈致新，通利水谷，调中化食，安和五脏"。在临床应用中，大黄能荡涤肠胃，推陈致新，具有攻积泻下导滞之功，是治疗积滞便秘的要药，常与芒硝、厚朴、枳实配伍，治疗阳明腑实证；大黄能活血逐瘀通经，既可下瘀血，又可清郁热，可治疗瘀血诸症；大黄可凉血解毒，其性苦降，可使上炎之火下泄，直入阳明之腑以降逆上之热，具有清热泻火，凉血止血之功；此外大黄还具有"破痰实"之功效，如张琪用大黄与豁痰药配伍，治疗中风入腑闭证。

5. 川乌

川乌辛、苦，温，有大毒，归心、脾、肝、肾经。能祛风除湿，散寒止痛。《神农本草经》言其"主中风恶风，洗洗出汗，除寒湿痹，咳逆上气，破积聚寒热"。川乌辛热升散苦燥，善于祛风除湿，温经散寒止痛，是治疗风寒湿痹证之佳品，龙江医家常用川乌治疗黑龙江地区多发之痹证。

如高仲山自创化痰通络散，由生川乌、麝香、附子、制南星、羌活、白芷、天麻组成，全方辛温散寒，化痰祛湿，解表祛风，可除遍身顽痹。因川乌止痛力强，经合理配伍，亦可治疗有热象的痛风性关节炎。如张琪拟加味痛风汤，其组成为：制川乌、黄柏、苍术、天南星、防己、威灵仙、羌活、红花、川芎、萆薢、土茯苓、穿山龙、地龙、薏苡仁、金银花、甘草，治疗痛风性关节炎发作期，症见关节红肿灼热，疼痛难当，脉小有数象或滑数，舌紫苔白腻者。

6. 细辛

细辛味辛，性温，有小毒，归肺、肾、心经，能祛风散寒、通窍、止痛、温肺化饮。《神农本草经》言其"主咳逆，头痛脑动，百节拘挛，风湿痹痛，死肌。久服明目，利九窍"。细辛辛散温燥，既能外散表寒，又能温肺化饮，龙江医家常用之与干姜、五味子配伍治疗痰饮喘咳。细辛辛温发散，芳香透达，长于解表散寒，祛风通络止痛，且能散血分之寒邪。如《本草正义》曰："细辛，芳香最烈，故善开结气，宣泄郁滞，而能上达巅顶，通利耳目，旁达百骸，无微不至，内之宣络脉而疏通百节，外之行孔窍而直透肌肤。"常用来治疗症见筋骨疼痛、畏寒肢冷、脉沉涩或产后受寒，腰腿疼痛、肢酸体倦之痹证。如高仲山常用细辛配伍独活、杜仲、桑寄生、牛膝、桂枝、赤芍等药物进行治疗。

7. 葶苈子

葶苈子味苦、辛，性大寒，归肺、膀胱经，能泻肺平喘、利水消肿。《神农本草经》谓其"主癥瘕积聚结气，饮食寒热，破坚逐邪，通利水道"。葶苈子苦降辛散，性寒清热，专泻肺中水饮及痰火而平喘咳。高仲山常取其泻肺平喘之功，治疗急性呼吸窘迫综合征（ARDS）、慢性阻塞性肺疾病（COPD）。葶苈子能泻肺气之壅闭而通调水道，利水消肿。张琪临床常用葶苈子配伍牡蛎、泽泻治疗慢性肾病，辨证属湿热壅滞下焦、气化失常者。

8. 狼毒

狼毒味苦、辛，性平，有毒，归肺、肝、脾经，能蚀疮杀虫，破积散结，逐水祛瘀。《神农本草经》谓其"主咳逆上气，破积聚，饮食，寒热，水气，恶疮，鼠瘘疽蚀，蛊毒。"其较准确地记录了本品的主治范围。狼毒辛开苦降，能泄火攻毒，性散开结，常用于痰湿结核，累贯如珠，结而成块，推之不移，日久破溃，流脓清稀，多有瘘道之鼠瘘。《滇南本草》谓狼毒能"利水道，下气，消水肿，吐痰涎。"因本品主入肺肾，辛能宣窍祛痰，苦降而逐水退肿，故可用于水湿停滞之水肿、痰饮等症症。狼毒具有杀虫攻积作用，可用于虫积腹痛，如《集效方》以狼毒微炒研末，空腹砂糖汤下，治腹中一切虫病。狼毒辛散苦泄，除能破积散滞之外，尚有止痛作用，《本草通玄》曰其能"驱心痛"。治积冷心腹疼痛者，可与温阳攻积，散寒止痛之吴茱萸、干姜、附子、巴豆等同用。

（三）对药、群药，行之有效

由于疾病的复杂性及药物自身性味功用的限制，应用单味药不能适应复杂的病机、繁多的症状，龙江医家在四气五味、升降浮沉、归经等理论的指导下，结合临床实践经验，总结出一些行之有效的对药、群药互相配合以增强疗效。

对药是由两味药物组成，是源于药性"七情"而又有所发展的一种中药特殊配伍方法；群药是以三味或三味以上药物为组合单位的一种药物配伍方法。通过对药、群药特殊配伍可以互相增强某一疗效而起到相须相使的作用，如黄芪配党参，肉苁蓉配巴戟天，菊花、草决明、钩藤相配伍；亦可间接增强某一功效起相辅作用，如大黄配桃仁，柴胡和黄芩配大黄；亦可利用相反药性（如寒热、升降、补泻、入气入血）及不同功能的药物相互制约，产生新的功效，如茜草配海螵蛸；亦可利用归经特性达到定位性治疗效果，如萹蓄配瞿麦。

1. 对药举隅

（1）黄芪、党参：黄芪甘温，补气而助阳；党参甘平，补气而益阴，二者配伍，阴阳双补，补中固表，相须而用，补益中气之力更宏。党参较人参、太子参、西洋参补气之力更为平和，趋于补益中焦脾胃之气，与黄芪相须为用，可增强补气之力，用于治疗脾气虚诸症。如脾气虚弱，倦怠乏力，食少便溏；或中气下陷日久而久泻脱肛、内脏下垂之证；或因脾气虚弱无力而致运化水液之水肿等证。此药对又能补中固表，故对体虚易感之人，具有充实腠理，预防外感之效。

（2）巴戟天、肉苁蓉：巴戟天补肾阳，偏入肾经血分，燥性较小；肉苁蓉味甘能补，甘温助阳，质润滋养，咸以入肾，为性质温和的补肾阳、益精血之良药。二者配伍，补肾阳、益精血，治疗表现为倦怠乏力、腰膝酸软、面色无华、蛋白尿不消、夜尿频多等的肾阳虚证效果良好。此外，二者合用可代替附子，而无燥热之弊，因此龙江医家常用之于肾阴阳两虚诸证。

（3）土茯苓、薏苡仁：薏苡仁甘淡微寒，渗利不伤阴，入阳明以养宗筋；土茯苓甘淡渗利，入络以解湿毒，二药配伍既能清热，利湿浊而分清，又能舒利关节。龙江医家常用此药治疗痹证、泌尿系感染。此外，该药对于痛风患者有很好的降低尿酸作用，配伍苍术、黄柏更能提高疗效。

（4）海藻、夏枯草：海藻具有消痰软坚散结、舒郁利水之功，凡瘿瘕瘰瘤属于痰核气水壅结者用之皆效，可消散于无形。《备急千金要方》治瘿有效之方皆用海藻。瘿瘤、瘰疬为足厥阴肝经气结，化火生痰而成，夏枯草清热散结，疏通气机，则热清痰消，与海藻相互协同，疗效颇佳。龙江医家善用此药对治疗淋巴结结核、甲状腺硬结、囊肿等疾病。

（5）金银花、连翘：金银花质地轻清，升散透达，气味芳香，既清气分之热，在清热之中有轻微宣散之功，又能解血分之毒；连翘轻清上浮，善走上焦，泻心火，破血结，散气聚，消痈肿。二药配伍，并走于上，轻清升浮宣散，清解表热，又能入里透营转气，清气凉血，清热解毒，为辛凉解表之首选药物，还能疏通气血，而无伤脾胃。龙江医家用此药对治疗上焦风热头痛、咽喉肿痛，或疮毒之症，或肾病蛋白尿、血尿而有热象者。

（6）龙骨、牡蛎：龙骨和牡蛎都具有重镇安神、平肝潜阳、收敛固涩之功，龙骨更长于镇惊安神，且收敛固涩之力强于牡蛎；牡蛎平肝潜阳之力显著，又有软坚散结之功。两者合用可用于治疗阴虚肝旺，虚阳浮越所引起的头晕目眩，烦躁失眠，潮热汗出等症；或治疗惊悸，发狂癫痫，怔忡，心神不安，健忘等症，对神经发狂症、强迫症、不寐亦甚灵；或治疗肾虚滑脱，精关不固，症见梦遗滑精，腰膝酸软，头眩耳鸣，自汗等症者；或肾气虚不固，封藏失职而致尿血，均可重用龙骨、牡蛎收敛固摄止血。如张琪常以张锡纯之理血汤化裁治疗慢性肾炎血尿，组方为龙骨、牡蛎、海螵蛸、茜草、生山药、阿胶、白头翁，加参三七、地榆、山茱萸等化裁应用。

2. 群药举隅

（1）柴胡、黄芩、大黄：可治疗胃炎、胆囊炎、溃疡病、胆结石、胰腺炎、十二指肠壅积症等，症见胃脘胀痛，胁痛灼热，口苦咽干，心烦易怒，吞酸呕吐，便秘尿赤，舌红苔白干，辨证属肝郁邪热内结者。柴胡芳香疏泄，尤善疏散少阳半表半里之邪，且能条达肝气，疏肝解郁，调和气血；

黄芩善于清少阳气分之热；大黄既能泻下攻积，又能清热泻火，因此龙江医家认为大黄为清疏肝经郁火之要药，不论临床便秘与否，皆可用之。

（2）甘遂、大戟、芫花：甘遂行经遂之水，芫花泻上焦之水，大戟去脏腑之水。《本草纲目》云："芫花、甘遂、大戟之性，逐水泄湿，能直达水饮窠囊隐僻之处，但可徐徐之用，取效甚捷，不可过剂，泄人真元也。"三者均为有毒之逐水峻剂，故应用时均宜配伍扶正之品，攻补兼施。如王德光认为三者峻下逐水，不但可用于结胸、臌胀、水肿、癫痫等症，也可用于痰郁停滞、体质虚弱不明显者，此等药物快利通下，能搜剔顽痰巢穴，尽管顽痰潜伏在皮里膜外，或胶黏于经络之中，只要正气尚充，多能一鼓而下，痼疾随之而愈。但因药性峻猛，非体实痰饮内积者，不可妄投。

（3）龙胆草、栀子、大黄、黄芩：龙胆草苦、涩、大寒，清泻肝火，黄芩苦燥，性寒胜热，配伍栀子和大黄可泻火通便，治疗肝郁化火，郁火上攻之肝火症。症见头痛、耳鸣、目胀目赤、面红、口苦、急躁易怒、舌燥、脉弦数等。《西溪书屋夜话录》云："肝火燔灼，游行于三焦，一身上下内外皆能为病，难以枚举。如目红颧赤，痉厥狂躁，淋秘疮疡，善饥烦渴，呕吐不寐，上下血溢皆是。"高仲山曾运用此四味药配伍生地黄、桑叶、木通、菊花、车前子、密蒙花、柴胡、当归，治疗因外感时邪，内在肝胆之火相挟，循经上扰之火眼暴发，疗效显著。

第七节　寒地养生，注重三因忌宜、守恒有节

寒地养生基于"因地制宜"养生原则，是一门在中医养生学的基础上衍生出的突出地域及气候特点的养生学说，主要针对长年居住在年均气温偏低地区，如我国黑龙江等地的人群，其理念及原则同样适用于辽宁省、吉林省、内蒙古自治区等北方省份及俄罗斯、加拿大等高纬度地区居民。

东北寒地尽管气候寒冷，但如能顺应自然条件、趋利避害，针对在寒地环境中所形成的相应体质，结合现代寒地生活特点，在寒地养生的原则指导下灵活采取适宜的养生技法，三因忌宜地灵活应用于寒地生活中，就能更有针对性地提高生存质量、延长生命长度。

一、遵循自然节律的起居饮食

人体的生活节律是在亿万年的进化中逐渐形成的，是"天人合一"的重要特征。按照生物规律来安排自己的生活，与自然节律和谐统一，才是最自然的生存之道，也是保持健康的唯一选择。

1. 保养阴阳的睡眠之法

寒地冻土，阴寒偏盛，特别是冬季昼短夜长最为显著，人们起居睡卧应与时相应，提倡适当早睡晚起，保证充足睡眠，以葆养阳气。然而所谓"早起不在鸡鸣前，晚起不在日出后"，虽说晚起，并非如现在许多人一般睡到日上三竿，而只是说可以略延睡眠时间，与日出日落规律相合，以顺应天地阴阳变化。

传统医学认为，晚上子时（即23时到次日凌晨1时）为一天中阴气最盛的时候，此时熟睡，最能养阴，睡眠质量最佳；中午午时（即11～13时）日中于天，阳气最盛，称为"合阳"之时，故午时小憩可以养阳。因有"子时大睡，午时小憩"这种睡"子午觉"之说。

2. 适寒保暖的着衣之理

寒地养生中御寒保暖的原则应为"暖而不燥，寒而不冻"。居室温度以 20℃左右为宜，不能过冷，但过热亦不适宜，且要注意保持空气流通。衣着应以保暖为宜，当如《保生要录》所言"棉衣莫令甚厚，寒则频添重数，如此则令人不骤寒骤热也"。不建议一味依靠增加衣物、提高居室温度而防寒，这种过度保暖的方式只会让自己成为"温室花朵"，脆弱易病。

人体重要器官多居于胸腔之内，脏腑娇嫩，易受外邪，而背部更为阳经循行之处，若不注意保暖，则极易感受寒气，耗损阳气。保持胸背部温暖尤为重要，因此天气寒冷之时，可着棉背心等使胸背部保暖。即便在夏季，亦有"夏不敞胸，热不凉背"之说，可见胸背部保暖的重要性。若在正午自然界阳气最为旺盛之时，阳光照晒背部，也为护养阳气之要法。

除借助棉鞋厚袜外，睡前热水泡脚亦为寒地养生御寒的有效途径。俗语有言："欲要老人安，涌泉常温暖。"涌泉穴为肾经之穴，位于足底，比喻肾中元阳之气如泉水从脚底上涌而灌溉周身一样。清朝外治法祖师在《理瀹骈文》中道："临卧濯足，三阴皆起于足，指寒又从足心入，濯之所以温阴，而却寒也。"双足在热水的浸泡下，暖意蒸腾，劳乏顿解，困意渐生，泡脚后立即上床睡觉也能获得较好的睡眠效果。但要注意水温不可过高，一来容易烫伤皮肤，二来容易使人汗出过多，损伤体内阳气。

3. 以动养形的养生之义

北方生寒，寒气主事，阴气当令。阴为静，因此寒地之域当以静谧养藏为主，以无扰筋骨、不泻阳气为要。但这绝非不事劳作，好逸恶劳的借口。以动养形，在寒地的养生中也有其重要意义。寒地运动当以柔和平缓的运动为主，如散步、慢跑，或五禽戏、八段锦、太极拳等传统功法，但运动量要适度，以不过劳、不过汗为度。若在风和日丽的天气，可进行适度的户外锻炼，既可舒张筋骨、流通血脉，又是增热保暖防寒的积极措施。若在室内活动，则应保持空气的清新、流通。

国医大师张琪老先生平日很喜欢散步，重视散步中的"三浴"，即光浴、气浴、风浴。清晨沐浴着阳光，呼吸着新鲜的空气，迎着扑面的微风，进行有节奏的全身锻炼，既能调和气血，充耳明目，又能锻炼四肢关节和各个内脏器官。若天气不佳，张老就在屋子里散步，放松心情，调整呼吸，使呼吸深长均匀、气定神安、物我两忘，这种"以动为养"的养生方式，是他能在北国寒地年逾九旬却依旧行止如风，身体康健的秘诀之一。

4. 以食暖身的美食之道

寒地的饮食调养宜温不宜燥，可以通过食物荤素搭配和改变烹调方式实现。应季的时令蔬菜及当地的地产蔬果，不仅新鲜味美，而且顺应当地当季阴阳规律而生，食之则有助人体与自然相应。冬寒之季，可以用白菜、马铃薯、菌类等应季蔬果与上述肉类搭配，温补而不燥，养阴而不凉。此外，民间有"冬吃萝卜夏吃姜，不用医生开处方"的谚语，因萝卜具有行气的作用，能使气机通达，防止体内阳气郁闭，进而有化生火热之变，所以萝卜常可与温补食物搭配食用，亦是寒地饮食养生必不可少的蔬菜之一。佐料选用辛温之葱、姜、花椒、桂圆、肉桂等散寒，而肉类首选具有温热性质的羊肉、牛肉、狗肉等，益气补虚之余，又有温肾助阳之效。

在食物烹调的方法上，应尽量避免食用煎烤炙煿等燥热食品，可以选择蒸、煮、炖的方式，既保持了食物的温热性质，又有滋润不燥的效果。而粥食、汤食可纳入多种食材，发挥不同的食养功效，自古以来便被奉为养生佳品。寒地风寒入骨，羊肉粥、牛肉萝卜汤等既味道鲜美可口，又可暖胃温肾以御寒，实为寒地养生之佳品。此外，借助食物性效以"养肾防寒"，如黑米、黑豆、黑芝麻等，色黑能入肾，有益肾之效。而有些坚果，如核桃、栗子等亦善入肾经，有温肾以助御寒之用。

寒地特产的名贵药材也是寒地养生的一大优势。如人参、鹿茸（鹿产品）、熊胆、林蛙、松茸等都是东北名贵药材，五味子、刺五加、黄芪、黄柏、满山红、蒲公英、桔梗等是地道的北药药材，刺老芽、红豆越橘（又称北国红豆，果及叶可入药）、红菇娘、沙棘、红豆杉（茎、枝、叶、根入药）、树莓均为具有养生防病功效的寒地特产。

二、注重寒地环境的特色调养

早在《内经》时期，先祖们就意识到东、南、西、北、中五方之域不同的地理气候特征，这直接影响了人们的生活方式、饮食习惯，进而影响到人的体质状态，指出"北方者，天地所闭藏之域也，其地高陵居，风寒冰冽，其民乐野处而乳食。"所谓闭藏，如冬虫之蛰伏，以积蓄能量。地寒阴盛，阴气当令于外，天之阳气潜藏于内，人之阳气亦应如此，因此寒地养生与普适的养生之法不相悖逆，但更侧重于对阳气的顾护，重在强调无扰阳气。

《淮南子》曾指出"暑气多夭，寒气多寿"。身处寒地，腠理开少而闭多，元气不易耗散，自得却病延年。反之，久居暑湿酷热之地，腠理多开，汗泄无度，真气随之耗竭，故而寿命相对较短。因此要以中医传统养生理念为依托，充分有效地利用这得天独厚的地域优势，借助恰当的养生观念，指导人们形成正确的养生理念，养成健康的饮食习惯和生活方式，趋利避害，使人体自身阴阳平衡，与外界环境和谐一致，从而达到益寿延年的目的。

1. 不为外物所扰的精神调摄

东北地域春暖晚、夏暑短、秋凉早，全年以冬寒之景为多。风雪漫天，江河封冻，草木凋零，如此凋败萧瑟之象，不免使人触景生情，情绪低落。特别是体弱多病之人，自身本为阴阳失衡，又易为外界环境所扰，情志变化更为明显，但同时寒地居民秉承了先民与恶劣环境斗争中的坚韧之性，常见刚毅有余而柔顺不足，所以精神调摄十分重要，是寒地养生中养神的关键。

北方之地，乃天地闭藏之所，精神调摄首以"养藏"为要，重在安心定志，收敛神气，保持神情安定，不要使情志过激，以免骚扰潜伏的阳气。景由心生，境随心转，植根于内心积极乐观的人生观，会使自然之景迥然不同。风刀霜剑，呵气成冰的凛冽，在毛主席看来便是山舞银蛇、原驰蜡象、银装素裹之雄美壮丽；草木枯瘦、百花凋零的冷寂，但在乐观的人看来，唯见凌寒梅花、傲雪劲松之顽强坚韧。

长寿学者胡夫兰德说："一切对人不利的影响中，最能使人短命的就算是不好的情绪和恶劣的心境，如忧愁、颓丧、惧怕、贪求、怯懦……"所以加强思想修养，积极主动地控制情绪和调整心态，乐观面对生活，是寒地养生中养神的关键。或邀三五好友于家中闲话家常，或挥毫泼墨于书画中怡情养性，或植艺豢鸟，或选择二人转、龙江戏等寒地独有的曲艺等形式，培养兴趣，探寻生活中美好的一面，以乐观向上的心境面对冰天雪地之景，以积极主动的心态调节心绪情感之变，是寒地养生的不二法宝。

2. 天然冷温矿泉的疗养

黑龙江地区矿泉丰富，既有冷矿泉也有温泉，分别起到不同的疗养作用。

位于黑河市的五大连池冷矿泉为火山矿泉，与法国维希、俄罗斯纳尔赞矿泉并称为世界三大冷矿泉。矿泉水中含有人体所需的 30 多种微量元素，对皮肤外科疾病有治疗作用。该地火山喷发形成的特殊地磁环境、药性洗泉、火山熔岩理疗场等，对消化、神经系统等多种疾病有一定疗效。另外，火山矿泥中含有钙、镁、钾、硅、铁、硫等61种对人体有益的元素及特殊矿物质，具有高度抗氧化效果，可增强皮肤免疫力，防止酪胺酸酶细胞（RTKS）生成。

大庆市林甸县的汤岗子温泉泉水无色透明、无杂质、无臭味、微咸，富含钾、钙、镁、铁、硒、硅、碘、锶等20多种对人体有益的微量元素和丰富的化合物。温泉的高水温亦可对人体起到舒筋活血、解除疲劳、美容防衰的热疗作用。

3. 观光自然风景愉悦身心

东北寒地依山傍水、景色秀丽，具有独特的森林及冰雪资源，使黑龙江寒地成为一年四季皆有去处的旅游佳地。春夏登山、漂流、滑草、泡冷矿泉，秋季赏层林尽染、五花山色，冬季滑雪、滑冰、赏冰雕雪塑、泡温泉，还有特色人文景观，如中央大街、圣索菲亚大教堂、防洪纪念塔等，寒地为全国乃至全世界提供了游玩、观赏、调养身心的丰富资源。另外，东北寒地北邻俄罗斯，东望朝鲜半岛及日本，出境游览异国风情也十分便利。寒地居民享近水楼台之福，周末即可在城市周边选择相应的休闲方式，休养生息后以更为饱满的精神状态投入到紧张的工作中。

三、体悟切合自身的养生理念

同样生活在寒地，同样以无扰阳气为原则，老、中、青不同年龄阶段的人，养生的侧重点又有一定的区别。

青壮年血气方刚，阳气充盛，养生重在调运阳气而不泄。不宜好逸恶劳、多静少动，可以进行适度的户外运动，呼吸自然清净之气，且使体内阳气运行不滞；也不宜剧烈过汗而耗伤阳气。衣着以不冷为度，充分调动自身抗寒能力，无须重衣厚裘，过度保暖。饮食营养均衡即可，以"护"为主，尤其注意顾护脾胃，不冷食、不偏食、不暴饮暴食。

中年人阳气由盛转衰，气血渐弱，养生当以助养阳气、调摄精神为主。此阶段面对的工作、生活压力较大，极易出现抑郁、焦虑、紧张等负面情绪而影响身心健康，因此释放不良情绪、调摄心理状态是此阶段养生的重要内容；饮食上以"养"为主，可多用温养阳气的食物，如牛羊肉、蛋、奶、韭菜、茴香、洋葱、菌类等，同时可适当食用鱼、鳖等有养阴潜阳作用的食物。

老年人肾精亏虚，阳气已衰，尤为不耐严寒，因此养生以补阳温肾为主。此阶段应温暖衣裳，避免受冻；锻炼以柔和平缓的太极拳、气功等为宜；饮食宜"补"，可相应配以药膳，如巴戟天、肉苁蓉、黄芪、黄精、枸杞子等具有温阳益精作用的药物，增强补益之力。若虚弱较重者，也可辨证选择适合的药物以改善症状。

四、寒地高发病的调养

寒地冬季气候寒冷干燥，室内采暖充足致使室内环境也相对干燥。若不注意补充水液，或脾肺不能运化精津则致人体津液亏耗，可罹患多种疾病，如干燥、瘙痒、开裂、乏脂性湿疹等皮肤科疾病；如"干眼症""红眼病"等眼科疾病；过敏性鼻炎、咽喉炎、支气管炎、哮喘等呼吸科疾病；泌尿道感染和尿路结石等泌尿系统疾病。因此，应在起居环境上加以调整，并注意在秋冬季节增加饮水量，配以粥、汤以滋养阴津。

寒地居民为取暖而多食酒肉，加之缺乏户外运动、气机郁闭，易使痰邪内生。而当体内有痰饮时，会进一步阻滞气机，痰气交阻，日久成瘀，形成了寒地居民痰湿、湿热、痰瘀的体质特点，导致高血压、中风、冠心病、糖尿病、痛风、风湿关节炎等疾病的高发。一旦发病，除针对病证进行治疗外，还应针对患者体质特点进行穴位按摩、敷贴、药膳，并配合适当运动。

有智之人，其学识渊博且见事明智，深谙养生之理，善于运用养生之法，行养生之为，心明志坚，知何当所为、何当所不为，养生有术，故而可尽终寿。愿大家都能成为生活中的智者，在北疆寒土之上，借寒地养生的理念，齐登仁寿之域。

第八节 形气学说

形气学说是黑龙江推拿科名家王选章以中医古典医籍相关理论为基础，结合多年治疗伤科疾病的临床经验，而提出的用于伤科疾病诊断的学术思想，也可称为形气辨证法。

一、形气学说的由来和提出的必要性

中医学认为，气是一种存在于宇宙之中的无形（指肉眼看不见形质）而运动不息的细微的物质，是宇宙万物的共同构成本原，而其精粹部分谓之"精"，是构成人类的本原；形是指构成人体的脏腑、五体、官窍、筋脉等有形（肉眼可见形质）的物质。形与气之间，互相联系、转化、感应，不论其生理活动和病理变化，都有着不可分割的关系。正如《素问·阴阳应象大论》中之言："气伤痛，形伤肿，故先痛而后肿者，气伤形也；先肿而后痛者，形伤气也"，说明气伤以感觉变化为主证，形伤以形态变化为主证，气伤可及形，形伤亦可及气。这为形气学说提出了原则性的证候表现和由来依据。

中医常用八纲、六经、脏腑等辨证方法，其主要围绕内科疾病辨证；而中医伤科是以形态学为特点的学科，临证治疗需特别注意气机变化，不同于中医内科主论之气化。形气学说在辨证用法中能体现形态和气机并重这一特点，先从伤科辨证中提出来，将为中医标准化发展迈出一步，同时将是对主论气机少顾及于形、查无标准、难作定论的中医现实理论体系的一次填充。

二、形气学说的内容

伤科的病因是"力"，外力的作用强度或轻或重，轻伤则及气，重伤则及形，凡伤形者必然及气，单伤气者未必全都及形。其治疗方法有二：固定和活动（包括活血、逐瘀）。因此伤科治疗方法的阴阳分属无非动静二字，而伤科疾病的阴阳分属，只能是形、气。形与气，实为一体，形可分皮肤、血脉、肌肉、筋腱、骨骼、脏腑、关窍等，气贯入每个部分，表现出各部的运动功能。所以形是有形状、触而感知、视而可见、有物可查的，而气是看不见、摸不到，是从形体运动、感觉中辨其证候的。因此，凡痛、痒、麻、木、冷、热、有力、无力、紧张、松弛等都是气伤的表现；而肿胀、凹陷、长出、短缩、青紫、瘀血等都是形伤的标志，这就是形气证候表现的基本内容。

三、形气学说的临床实践

王选章等黑龙江推拿科医家，临床常运用形气辨证法，进一步确定有形部分皮、脉、肌、筋、骨、脏腑、关窍等部位的损伤程度、性质，从而达到满意的疗效。

若伤气，当分虚实、急缓、标本。王选章指出"凡麻木者，其本皆瘀阻多实，其标皆虚。痛者皆实，唯久痛、绵绵疼而痛多虚。痒者暴痒为实，微痒为虚。实则远取，虚则局部取，此是气伤取法规律"。例如，对于腰肌扭伤疼痛，无小关节紊乱，仅为肌肉张力高，便可点按手部腰痛点，可以立即消除疼痛，这就是实则远取的规律，其道理在于，受力部位气实气结，而相应受挫扭的部位便虚，点穴或针刺，立即及气，刺处变实，经气调平而康复。此时如果点按受伤部位，只能加剧疼痛，此乃犯了实实之戒。

若伤形，在远位治疗必然无效，那么局部整复是其治疗原则。例如，腰部小关节扭错疼痛，仅用远端取穴，绝无治疗的可能，必须整复，使关节复正，痛可自止。

若形气俱伤，必先在局部正形，然后远端调气；先伤气后及形者，必先调气，然后正形。例如，血脉不通而致麻木者，形伤为本，当瘀处刺血；气伤为标，当刺麻木局部，得气而麻自消。

综上所述，形气学说是解决伤科手法治疗规律的理论基础。

第四章 龙江医派特色诊疗技术

第一节 专科专病专方

"欲治病者，必先识病之名，能识病之名，而后求其病之所由生，知其所由生，又当辨其生之因各不同，而病状所由异，然后考虑其治之法，一病必有主方，一方必有主药。"清代徐灵胎在《兰台轨范》中明确提出，每一种疾病因为病因病机不同，患者体质饮食差异，地域气候、发病季节各有特点，故而治则治法也有所区别。专科专病专方体现了中医学中辨病与辨证相结合的学术思想，所谓专方并非指"固守一方，不知发挥"，而是指"紧扣病机，精于一方，斟酌加减"。其思想始于岐黄，早在《内经》中就有介绍，经历千百年的岁月洗礼而不衰，以高仲山为首的龙江医家更是将自己多年的临证经验总结整理，形成龙江医派独树一帜的专科专病专方，泽被后人。龙江医派医家强调遣方用药切勿单纯的药物冗长堆砌，而是应辨病与辨证相结合，灵活变化。现就龙江医派特色的专科专病专方阐述如下，希望能为临床医师临证用药提供帮助。

一、内 科

（一）脾胃病

崔振儒认为胃脘痛发病的基本病理是气机不利，气滞血脉凝塞即"不通则痛"，和胃理气止痛为其治疗大法，故治疗胀满疼痛之急症多用通法。崔老在临床中善用仲景之方，首选芍药甘草汤（其中白芍40克，炙甘草10克）治疗胃脘痛，使气机调畅，纳运相得，则其痛自止。

张琪治疗脾胃病，对于脾胃气虚所致的泄泻，运用益气升阳法而获良效。张琪认为因脾胃升降失司，故症见胃脘痛，临证应予半夏泻心汤治之，细心辨证，紧扣病机，便可效如桴鼓。对于肝硬化腹水，张琪认为其病因病机多为肝郁克脾，湿热互结，气滞血瘀，治疗当疏肝健脾，清热利湿，理气活血，多用茵陈五苓散合四逆散加减，按此经验治疗上述疾病如指诸掌，十全其九。

马骥常用家传栀子金花丸加大黄主治热秘，认为不可仅有原方黄芩、黄连、黄柏、栀子一派苦寒之药，必加要药大黄方为胜，取大黄通腑行瘀泻热之功，意在釜底抽薪也。在下利病的治疗中，他则遵《伤寒论》之旨，按六经辨证治疗：以葛根芩连汤治疗太阳邪热内迫之下利；以大、小承气汤治疗阳明里实之下利；以黄芩汤治疗少阳下利不止者；以理中丸治疗太阴中虚之下利；以四逆汤治疗少阴里寒之下利；以白头翁汤清泄厥阴热化之下利。

黄国昌治疗肝硬化腹水必用丹参，加入牡丹皮、三棱、莪术、鳖甲、泽兰、益母草之类，以加强攻坚利水之效，加入香砂六君子、当归、白芍以养肝理脾扶正，患者在服药之后病情往往会有转机。

谢晶日认为，胆胀应注意"泄热化湿运脾法"的应用，实证常以泄热利湿、清热燥湿法为主，可选用茵陈、金钱草等，选方多以蒿芩清胆汤加减。热重者加虎杖、蒲公英；虚证者当运脾化湿或醒脾祛湿。脾气健，则湿浊去，胆气方得通降。方以四君子汤为基础，加薏苡仁、苍术等健脾燥湿；藿香、佩兰等芳香化湿。正所谓"治湿不知理脾，非其治也"。

黑龙江中医药大学附属第一、二医院院内制剂如下：

柔肝颗粒：补肾健脾，疏肝活血，清热解毒。适用于急慢性肝炎，慢性肝炎活动期，迁延性肝炎，肝硬化等。

参芪归脾糖浆：补气养血，健脾安神。用于心脾两虚，气血不足，食欲不振，崩漏便血。

（二）痹证

高仲山自创化瘀通络散，由七味通络止痛中药组成，全方配伍遵循"温润"大法，并针对寒痹和热痹之不同而随证加减，疗效显著；邹德琛治疗痛痹常以麻黄汤合四物汤，减去熟地黄，以防留邪，加上桑枝、牛膝、威灵仙等疏通经络；张琪认为痹证多风邪夹瘀，治疗上宜将祛风与活血药配伍，临床常用独活寄生汤加减治之；华廷芳常用《医林改错》之身痛逐瘀汤为主方治疗风寒痹痛，加乳香和没药活血止痛，或用小续命汤以治疗内虚感受外风而发痹痛者；郑侨经过多年临床治疗探索，自拟乌桂四物汤来治疗寒痹，此方由四物汤加桂枝、乌蛇、制附子、甘草组成，其中熟地黄、白芍、当归补血通经；附子、桂枝温经散寒。

黑龙江中医药大学附属第二医院院内制剂如下：

芪芍通痹胶囊：补益肝肾，活血散寒，行气止痛。用于肝肾不足，寒湿阻络，气滞血瘀所致的腰痛、颈痛。症见腰腿或颈部疼痛、麻木，痛有定处，轻者俯仰不利，重者剧痛不能转侧；腰椎间盘突出症、颈椎病见上述证候者。

三七活骨丸：补益肝肾，续筋接骨，活血化瘀，止痛散寒。用于肝肾亏虚，经络痹阻所致的股骨头缺血性坏死，症见髋部疼痛，活动障碍。

独活活络丸：祛风散寒，活血通经，除湿止痛。用于感受风寒湿邪，经络痹阻，血瘀气滞所致的膝关节骨性关节炎，症见膝部疼痛、肿胀，功能障碍等。

萆薢消肿丸：清热利湿，活血化瘀，通络消肿。用于湿热下注、气血瘀滞所致的下肢肿胀，症见肢体沉重，酸楚不适；静脉血栓及淋巴性水肿等见上述证候者。

（三）心脏病

张琪自拟益气养心汤，方中用人参、黄芪补气，用来治疗胸痹心痛以气虚为主者，具有良效。临床若见脾气虚，清阳不升证，以补中益气汤为代表方治之，补中益脾胃，升清阳。张琪临床善用温阳活血法治疗肺源性心脏病或风湿性心脏病并发心力衰竭等属于阳虚血瘀者，症见心悸，浮肿，咳喘不得卧，头汗肢厥，舌质紫，脉微欲绝，颈静脉怒张等，方用附子汤加丹参、红花、桃仁、赤芍等；或用真武汤加人参、红花、丹参、桃仁等，均可显效。治疗冠心病心绞痛，张琪常以黄芪桂枝五物汤治疗，全方温通益气和血，或用炙甘草汤配以活血药治疗。张琪临床上亦善用血府逐瘀汤和生脉散治疗肺源性心脏病，一可治其本，二可防久服活血化瘀之药而伤正气。两方相配伍，标本同治，临床上根据患者病情，辨证遣药，酌加清热化瘀之药，大可见效。

对于胸痹的治疗，马骥认为若有胸中烦热，或感阻塞不适，起卧不安者，则以小柴胡汤合栀子豉汤；若兼胸闷短气，善太息，热咳多痰，膈中不利，郁结不舒者，则以小柴胡汤合小陷胸汤；如有胸闷气急，咳嗽汗出，寒热不解之证，则以小柴胡汤合麻杏石甘汤；如若气逆不降，嗳气频发，痰浊梗塞咽中，发为梅核气者，则以小柴胡汤合半夏厚朴汤，以苏子代苏叶；如若胸中气塞，短气呕哕，寒热不解，则以小柴胡汤合橘枳生姜汤或橘皮竹茹汤。马骥认为治疗气滞血瘀型胸痹，应"结者散之，木郁达之"；治疗寒凝型胸痹，应"清者温之，寒者热之"。

姜德友法仲景、宗恩师，结合自己多年临床实践，认为心力衰竭以本虚标实为基本特征，临床创制参劳加来治疗。

黑龙江中医药大学附属第一医院院内制剂如下：

早搏胶囊：益气养阴，宁心安神。用于心悸不宁、胸闷气短等症及冠心病、心肌炎所引起的各种类型室性期前收缩。

心脑通络胶囊：益气活血，通经疏络。用于气虚血瘀所致心脑供血不全，高血脂等。

（四）肺病

华廷芳对感冒咳嗽，治以小青龙汤，其中干姜、麻黄、桂枝、细辛以温肺散寒，白芍与甘草酸甘味合而润肺滋燥，半夏、五味子降逆又止咳，用之均验。

张琪对于肺热咳嗽、气喘不得卧之证，善用清金化痰汤，清肺化痰，降气止咳。

王德光自拟鱼白桑止咳汤治疗支饮，学验俱丰，效如桴鼓。

吴惟康强调治痰必当清肺、扶脾、强肾，既治痰之本，使根本渐充，痰将不治而自去，又去肺中痰邪之标，使标本同治，邪正兼顾。

邹德琛治疗咳嗽之证时，遇外感风寒之邪，入里化热，壅遏于肺，治宜辛凉清肺平喘，方用麻杏甘石汤加味；若属风寒犯肺，方用麻黄汤加减；若水饮停留在中焦脾胃，方用小青龙汤加减；若邪犯少阳、痰湿阻滞，方用小柴胡汤加瓜蒌、桔梗宽胸理气化痰，加葛根、青蒿解肌透邪，清阴分之虚热；遇表证汗出之咳嗽，则用桂枝加厚朴杏子汤。邹德琛治疗咳喘证时，对于体虚常患外感之人，在未病之前可用玉屏风散和四君子汤以培土生金、益气固卫，使其不受流感困扰；治疗汗出而喘者，用桂枝加厚朴杏子汤；遇感寒较重者，以麻黄汤宣肃肺气；若外寒内饮者，施以小青龙汤；遇挟热者，治以大青龙汤；对于里热明显者，用麻杏石甘汤；遇热病后期，壮火气衰者，可用小柴胡汤或柴胡桂枝汤加减治之。

黑龙江中医药大学附属第一、二医院院内制剂如下：

麻粟止咳颗粒：止咳平喘。用于风寒喘咳。

敷穴化痰散：燥湿化痰，温肺化饮，通窍止痛。用于慢性支气管炎，肺源性心脏病，支气管哮喘。

麻芩止咳糖浆：清热化痰，止咳平喘。用于痰喘咳嗽，慢性支气管炎。

抗支糖浆：清热解毒，宣肺止咳，清肺化痰。用于风热或痰热所致的发热、咳嗽不爽，痰黄黏稠，不易咳出，喉间痰鸣，舌红，苔淡薄，脉滑数；细菌、病毒及肺炎支原体感染所致的上呼吸道感染、咽炎、扁桃体炎、气管炎、支气管炎、肺炎等见上述证候者。

（五）免疫系统疾病

华廷芳辨证系统性红斑狼疮（SLE）以热毒为主，该病热毒炽盛，乘袭阴位，日渐煎熬，易见阴虚之证。故华老在治疗系统性红斑狼疮时，常以生地黄、金银花、连翘、蝉蜕、蛇蜕、当归、白芍、牡丹皮等为基本药物。

（六）泌尿系统疾病

华廷芳治疗淋证时强调脾肾同补，清心泻火通淋，凉血散瘀并进，常以补中益气汤补气升提，圣愈汤益气养血，知柏地黄丸益肾清虚火，八味地黄丸补肾温寒，导赤散清心利尿泻火，八正散利尿通淋，桃红四物汤、海浮散散瘀止淋痛，如此则淋证皆有兼顾。

张琪治疗气阴两虚兼有湿热的淋证多用古方清心莲子饮。方中重用黄芪、党参各两许为君，合麦冬益气养阴，不仅近期疗效好，远期疗效亦较为巩固。

王维昌治疗淋证非常强调扶正，认为正气充盛，方有逐邪之力。临床拟方常重用肉苁蓉50克为君，温肾化气、益精血，再辅以清热解毒、利湿通淋或辛通利窍止痛之品，以清除搏结之痰瘀热郁，所谓正胜可以祛邪，祛邪是为安正也。

马骥对《内经》所载"肾风"一病进行了深入研究，自创"新制消毒饮""六五地黄汤""离明肾气汤""扶元固本汤"等有效方剂，用于治疗慢性肾小球肾炎，收到良好疗效。

吴惟康将八正解毒汤用于治疗泌尿系感染。若为疾病初起，发热恶寒，全身症状明显者，可以金银花、连翘、栀子为主，重用木通、车前子，加蒲公英、紫花地丁；若全身症状不明显，而以尿频、尿急、尿痛为主症者，则可以木通、栀子为主，重用萹蓄、瞿麦、滑石，加琥珀、生地黄。症状控制后则以健脾利湿之剂以巩固疗效。银翘地黄汤是吴惟康教授比较有特色的经验方。若为疾病早期，有发热恶寒等全身症状而肾虚不甚明显者，以金银花、连翘、蒲公英、紫花地丁为主，重用牛膝、芦根、白茅根、车前子，加琥珀、藕节、茜草等；若全身症状已退而以尿频、尿急、尿痛、或水肿、或尿血为主者，则以芦根、车前子、白茅根为主，重用金银花、连翘、牛膝，加琥珀、猪苓、小蓟、蒲黄等。血水同病者，加味肾气汤治之。

黑龙江中医药大学附属第一、二医院院内制剂如下：

金苓排石颗粒：清热利湿，通淋排尿。用于石淋、血淋、结石。

（七）肿瘤疾病

华廷芳指出在进行肿瘤早期的治疗时，若属气滞血瘀型，需用三棱、莪术、乳香、没药等药；若属痰浊壅盛型，应用半夏、瓜蒌、桔梗、川贝母等药；若属热毒内蕴型，应选用金银花、连翘、蒲公英、紫花地丁等药；"坚者削之，结者散之"，故亦常用龟板、鳖甲等软坚散结之品，以促进肿块消散。肺癌中期，治疗多攻补兼施，祛邪与扶正并重。治疗肿瘤晚期时，华廷芳强调此时治当以扶正补虚为主，辅以行气活血、解毒散结、扶正补虚之法以健脾益气、补血养血、养阴生津。健脾益气法常用药物有人参、党参、黄芪、白术等；养阴生津法常用药物有生地黄、麦冬、玄参等。

（八）血液疾病

黑龙江中医药大学附属第一、二医院院内制剂如下：

滋阴补血颗粒：滋补肾阴，补气健脾。用于再生障碍性贫血。

温阳补血颗粒：温补肾阳，补气生血。用于再生障碍性贫血。

活血补血颗粒：活血化瘀，祛瘀生新。用于再生障碍性贫血。

血安宁颗粒：清热凉血，止血消斑。用于咯血吐血，血虚萎黄，再生障碍性贫血。

参茸生血丸：补血益气，固脱助阳。用于阳虚血少，腰膝酸软。

茸胶生血丸：滋阴潜阳。用于腰膝酸痛，五心烦热，失眠多梦。

芪归生血丸：滋阴补肾。用于五心烦热，少寐多梦，遗精衄血。

二、外　　科

（一）外科疾病

黑龙江中医药大学附属第一、二医院院内制剂如下：

乳腺散结颗粒：疏肝理气，散瘀散结。用于乳痈症、乳腺小叶增生、乳腺纤维腺瘤。

通气散：理气散结，消肿排脓。用于痈肿疮毒，乳痈乳核。

（二）周围血管疾病

黑龙江中医药大学附属第一医院院内制剂如下：

金翘脉管炎颗粒：活血行气，清热凉血，散瘀止痛。用于血栓性脉管炎。

静脉通颗粒：清热利湿。用于浅静脉炎、深静脉炎、血栓性静脉炎。

（三）皮肤科疾病

黑龙江中医药大学附属第一、二医院院内制剂如下：

苦参祛风丸：祛风除湿，杀虫止痒。用于疥癣瘙痒、汗斑湿疹、荨麻疹。

蜈蚣脱毒丸：清热泻火，消肿托毒。用于疔疮肿毒。

连败丸：清热解毒，解表疏风。用于过敏性皮炎。

消风散：凉血疏风，止痒祛湿。用于荨麻疹、湿疹、皮炎等。

托瘀散：清热泻火，托瘀解毒。用于疮、疡、痈、疖。

颠倒散：活血祛瘀。用于粉刺（痤疮）、酒糟鼻、白屑风。

柏滑散：清热凉血，祛湿止痛。用于疮疡肿毒、湿疹瘙痒。

四灵散：疏风止痒，燥湿解毒。用于胎敛疮、旋耳疮、燕窝疮、四弯风、急慢性湿疹。

二拔散：清热解毒，止痒散瘀。用于痈肿疔疮、湿疹、荨麻疹。

三黄止痒散：清热燥湿，收涩止痒。用于湿疹瘙痒、过敏性皮炎。

紫草生肌搽剂：活血消肿，止痛生肌。用于疖疔臃肿、溃疡烫伤。

全蝎软膏：息风镇痉，攻毒散结，通络止痛。用于疮疡瘰疬、皮炎溃疡、渗出性炎症。

疏风软膏：凉血疏风，止痒祛湿。用于荨麻疹、湿疹、皮炎、癣证等。

茴风丸：温经散寒，活血疏风。用于白癜风。

（四）肛肠科疾病

黑龙江中医药大学附属第一、二医院院内制剂如下：

解毒百令丸：解毒散瘀，清里攻下。用于痈疽、疔毒、疗疮溃疡、发颐、痔疮等。

三、妇　　科

韩百灵在妇科疾病的辨证中，突出"同因异病，异病同治"，创妇科"肝肾阴虚""脾肾阳虚""气虚血虚""气滞血瘀"的"同因异病，异病同治"的理论，紧密联系临床指导实践，自拟"百灵育阴汤""补阳益气汤""益气养血汤""调气经血汤"治疗妇科诸多疾病，至今仍用于临床，被后世医家所推崇。

张琪对于临床妇科水血结于血室、臌胀、血蛊等属于水蓄血瘀之证，多用大黄甘遂汤辨证治之。

华廷芳在治疗不孕症上主张理气活血，常用方剂为少府逐瘀汤、四物汤、圣愈汤等，活血调经以助孕。调畅冲任二脉，畅肝固肾，因此华老临证时常用巴戟天、肉苁蓉、枸杞子等药温养冲任；多用柴胡、白芍、香附、郁金等药疏肝理气、酸甘化阴；更喜用熟地黄、当归、枸杞子、女贞子、菟丝子、杜仲、巴戟天等药补肾培元固本。

黑龙江中医药大学附属第一、二医院院内制剂如下：

炎可宁颗粒：清热凉血，行气解郁，消积止痛。用于血瘀腹痛、炎性包块、输卵管积水等。

痛必宁颗粒：疏肝行气止痛，补血活血，养血调血。用于月经不调、经闭、痛经、乳痛等。

消癥宁颗粒：活血化瘀，软坚散结。用于癥积、盆腔肿块等。

补肾益气止血颗粒：补肾益气，固冲止血。用于气虚型月经过多、经期延长、崩漏、经间期出血等。

清热止血颗粒：清热凉血，固冲止血。用于气虚型月经过多、经期延长、崩漏、经间期出血等。

育阴丸：补肝肾，重镇安神，涩精止带，安胎。用于月经不调、闭经、崩漏、胎动不安等症。

调肝丸：活血补气，调经止痛，活血化瘀，疏肝行气。用于肝郁气滞，月经不调、输卵管堵塞、痛经等症。

消癥丸：活血化瘀，消癥止痛。用于痞块、气滞血凝。

调经助孕颗粒：疏肝行气止痛，补血活血，养血调经。用于月经不调、经闭、痛经、乳痛。

活血止血颗粒：活血化瘀，固冲止血。用于血瘀型月经过多、经期延长、崩漏等。

益气安胎丸：养血补血，益气安胎。用于胎动不安、滑胎。

异痛舒丸：活血化瘀，温经止痛。用于治疗妇人腹痛，原发性或继发性痛经，特别是对子宫内膜异位症疗效显著，可用于盆腔炎，手术后盆腔粘连等症。

八味调经胶囊：健脾利湿，补肾化痰，活血化瘀，调经助孕。用于治疗痰湿型、痰瘀互阻型多囊卵巢综合征，月经失调，不孕症等。

桂香温经止痛胶囊：补肾培元，化瘀通络，理气止痛。用于寒邪潜伏，瘀血阻络所致的腹痛难忍，得温痛减，遇寒加重，手足厥冷，面色苍白，冷汗淋漓等症；痛经、子宫内膜异位症见上述证候者，亦可使用。

四、儿　科

现代儿科医家邹德琛研制小儿厌食口服液治疗小儿厌食症，药简效宏。

小儿高热在儿科临床十分常见，若不快速退热，易发生高热惊厥等，金福厚教授分别选用"解表退热液"及自拟复方石膏灌肠液保留灌肠，取得了满意的疗效。诸药合用，力专效宏，同时选择直肠给药，疗效快速，安全可靠。另外金福厚经多年临床探索，结合现代免疫药理研究，研制出抗敏冲剂预防小儿食物过敏，方中以大枣、甘草扶正益气；辅以商陆、紫苏燥湿解毒行气；配地骨皮、乌梅酸涩收敛化阴，共奏扶正益气、解毒抗过敏之效。

洪丽君用寒哮饮辅助治疗小儿哮喘急性发作期，可以明显减轻患儿咳嗽、喘促等症状，可有效缓解小儿哮喘急性发作，从而降低气道重塑的发生率，值得推广与学习。

黑龙江中医药大学附属第一、二医院院内制剂如下：

大安丸：消食导滞。用于胃肠积滞，腹胀嗳气等。

清热定宫丸：清热解毒，镇静安神，化痰开窍。用于热邪内陷，神昏烦躁，小儿惊风等。

化痰清肺散：润肺止咳，清热解毒。用于肺热咳嗽、痰多黏稠。

银翘解表散：辛凉解表，清热解毒。用于风热感冒，发热头痛、咳嗽咽干疼痛。

消胀保和散：健脾和胃。用于腹胀嗳气、吐食酸臭、大便失调等。

扶脾止泻散：健脾利湿，止泻。用于脾虚泄泻。

和胃消乳散：理气和胃。用于婴儿吐乳、腹胀嗳气、睡眠不安。

百部止咳糖浆：宣肺止咳。用于百日咳、咳嗽。

小儿保元丸：疏风镇惊，化痰导滞。用于小儿风寒感冒、咳嗽痰多、惊悸抽搐等。

清肺百咳散：清肺利湿。用于脾经湿热，上蒸于肺，肺炎等。

清热泻脾散：清热泻火。用于心脾积热，口唇肿裂，口腔溃烂，鹅口白屑。

疏解散：疏表散风，解毒清热。用于风热感冒、瘟病痄腮、咽喉肿痛。

解毒散：清热解毒。用于口舌生疮、鼻孔红赤、皮肤湿疹等。

醒脾养肺散：扶正润肺，止咳化痰。用于肺热燥咳，喉中痰鸣，睡眠露睛。

加味升降散：降热镇惊。用于伤寒温病，头痛身热，痰壅气促，大便秘结等。

珍麦镇惊散：养阴生津，清心镇惊，安神益智。用于小儿痰热惊痫、抽搐、夜啼，温病高热，神昏谵语，癫痫等。

香柏散：清热导滞。用于热病初起，恶心纳少，腹痛，里急后重。

异功散：和中温胃，健脾益气。用于腹部冷痛，嗳气泛酸等。

小儿时症散：健脾消食，利尿通淋，温脾止泻。用于食积不消，腹部胀满，呕吐泄泻，暑湿烦渴等症。

泻心导赤散：清心除烦，利尿通淋。用于口舌生疮，心烦尿赤，热淋涩痛。

加味一捻金：消积化滞。用于伤食腹胀，肚大青筋，大便溏泄，夹滞残渣，手足心热，睡眠不安。

盘肠散：温中散寒，理气止痛。用于初生儿哭叫不休，肠鸣，大便水样或黏稠。

清热抗炎口服液：清热解毒，消炎镇惊。用于感冒发热、肺炎、惊风等。

运脾养胃丸：健脾调胃，养阴化滞。用于腹胀嗳气，吐食酸臭等。

五、骨伤科、推拿科疾病

黑龙江中医药大学附属第一、二医院院内制剂如下：

生髓健骨胶囊：滋补肾阳，生髓健骨。用于骨质疏松症，应用激素类药物不当引起的股骨头缺血性坏死。

骨痛化瘀胶囊：化瘀止血，清热解毒。用于颈椎病、腰椎间盘突出症、腰椎管狭窄症或脊柱其他疾病手术后预防或消除瘀血，积热化脓等症。

筋骨痛胶囊：活血通脉，除湿消肿。用于筋骨酸痛，关节屈伸不利，骨性关节炎（骨质增生），股骨头坏死。

骨蚀胶囊：行气活血，疏通经络，更新生骨。用于骨质疏松症、应用激素类不当而引起的股骨头缺血性坏死。

脊痛消胶囊：清热利尿，活血化瘀，祛风止痛。用于跌打肿痛、腰椎间盘突出症、颈椎病、腰椎管狭窄、脊椎骨质增生等。

骨痛活血胶囊：活血化瘀，消肿止痛。用于跌打肿痛、腰椎间盘突出症、颈椎病、腰椎管狭窄、脊椎骨质增生、神经根炎等。

消瘀软膏：活血化瘀，消肿止痛。用于痈疽、疮、乳痈、闪挫、肌腱劳损等。

六、五官科疾病

黑龙江中医药大学附属第一、二医院院内制剂如下：

鼻乐颗粒：散风寒，通鼻窍。用于鼻炎。

清咽甘露丸：润肺生津，养阴清热。用于喉痹，声哑，失声。

升角丸：凉血疏风，清热解毒。用于痤疮、酒糟鼻。

清鼻丸：清热燥湿，排脓解毒。用于鼻渊鼻塞。

利鼻消炎丸：清热燥湿，排脓解毒。用于伤风鼻塞、鼻炎等。

温肺止流丸：补气敛肺，散寒通窍。用于鼻渊、偏头痛。

牛黄利咽丸：清热解毒，凉血利咽。用于口疮、扁桃体炎。

决明退障丸：补肝养血，明目退障。用于阴虚头痛，目障昏花。

理血还光丸：清肝明目，凉血止血。用于目赤翳障，视物昏花，眼底出血。

内障丸：滋阴补肾，消障退翳。用于肝肾阴虚，视物昏花。

以高仲山、马骥、韩百灵、张琪四大名医为首的龙江医派众多医家，秉持"发皇古义，融会新知"的精神，在传统中医思维的基础上，又接受现代医学的先进手段，学贯中西，知达古今，倡导中华大医学观，大力发展专科专病专方，在内、外、妇、儿等方向均总结了独树一帜的学术思想与有效方剂。我辈自当秉承先贤学术瑰宝，将龙江医派专科专病专方的思想发扬光大，更好地服务于临床。

第二节　民　间　验　方

我国幅员辽阔，地域的差别使祖国医学在各地呈现不同的特点，医药文化与方药的使用亦存在同中有异的现象。民间验方来自于民间，则当适应本地区疾病的需要。受各地气候条件、地理因素及民族文化等方面的影响，所发疾病也各有不同。因此，探寻民间验方当立足于本地区，根据本地区的历史发展、文化差异等因素，寻求各地区的验方发展轨迹。

黑龙江民间验方是黑龙江民众与疾病长期做斗争的经验总结，它来源于民间医治疾病的实践经验，药味较少，量大力专，运用得当，攻邪已病，每有奇效；同时又具有很强的生命力，是祖国医学的一部分。它植根于龙江大地，并在龙江民众中流传，对疾病的治疗和预防起着一定的作用；它具有简、廉和显效的特点，但也有分散、私存的缺点，使部分疗效显著的验方不能服务于大众，解除患者的疾苦。因此，对黑龙江民间验方的搜集、整理十分必要。

一、黑龙江省验方发展历程

黑龙江省地处祖国东北隅，江河纵横，山地广袤，拥有丰富的野生药材资源。据统计，黑龙江省药材资源有 856 种，药用植物 124 科 349 属 748 种，药用动物 22 科 48 种。其中，鹿茸、哈蟆油、刺五加、黄柏等 30 多种药材为黑龙江省道地药材，蕴藏丰富，总蕴藏量达 27 亿千克。其得天独厚的药材资源为黑龙江省中医药的发展及验方的使用奠定了坚实的基础。

黑龙江古代的医疗主要依靠满、达斡尔等少数民族医药为支撑。至唐代，中原的医术开始传入黑龙江地区，并逐步培育了自己民族的医师和药剂人员。随着时代的发展，大量的医书、医生进入黑龙江，遂延医授学，对黑龙江省的文化、医学发展起到了重要作用。但不可否认，古代的黑龙江省为地广人稀之地，在医生紧缺、医药尚不发达的时代，民间医疗技术与验方均发挥着不可替代的作用，解除了黑龙江民众的疾苦。这种民间验方一经得到认可便广为流传，并制成丸、散、膏、丹等不同剂型。在哈尔滨道外区北五道街的"王麻子药店"，以王麻子膏药著名。此方正是黑龙江省中医五大派系之一的三大山派系王氏等3人（王氏之名不详，绰号"王麻子"，另二人姓不详）所创，该派重偏方奇招而轻医理，除惯用膏药外，多习针灸，以刺络泄血手技称绝。如暴发火眼时，以毫针点刺睛明穴，如有一丝血线急速射出，立见功效。此外，三大山派以铃医为行医主要方式，铃医正是以简单快捷且取效显著的验方治病救人，在当时医疗条件尚不发达的情况下，铃医所用之验方发挥了巨大作用。

在中原著述尚未进入黑龙江前，黑龙江省主要的诊疗疾病方式以民间验方为主，虽然验方在医理方面存在不完善的缺陷，但其简捷效验的治疗方式在某种程度上为黑龙江省人民的健康起到了保驾护航的作用。但这些验方的记载散在、零星，并未形成体系，以书籍的形式记载更是少见，大多验方留存于个人手中，受传统观念的束缚，使许多有效的验方未得到很好的传承。

中华人民共和国成立后，祖国大地掀起了一次全民献方的运动。黑龙江省卫生部门组织各地市、县搜集民间验方，并进行筛选、整理，汇编成多种验方类书籍并先后出版，如《中医秘方验方》《中草药秘方验方选》《黑龙江验方选编》《验方秘方选编》《黑龙江民间中药》等。

二、黑龙江省验方特点

（一）分科全面、记载详细

20世纪50年代，黑龙江省卫生厅及黑龙江省卫生工作者协会将从各地市搜集来的民间验方进行了整理，将其分门别类，形成了内科、外科、妇科、儿科、皮肤科、疮疡科及五官科的验方分类，并对各科中出现的各系统疾病又进行细致的归类，使黑龙江民间验方详细地呈现于民众面前。

验方由于药味少，使用方便，颇受百姓的欢迎，但药物的用量及用法掌握不准确就会对疗效造成影响。因此，验方中药量及用法尤为关键。而在记载的每一类疾病中都有关于其验方用量的详细记载，使治疗不会因为用量不足而疗效不显或药量过大而产生伤害。其次，验方的用法、服药时间与频次都记载完整、详细，在当时缺医少药的年代可使患者能准确地掌握服药方法。验方由于药味少、药力专，服药后会产生一定的反应，在方后亦有关于药后反应的说明，并提出每种验方服药后的禁忌证，如孕妇忌用或忌辣椒、冷水、烟酒等的提示。有些验方还统计了对患者的治疗例数，并对治愈率及有效率进行了统计，可谓细致周到。

（二）突出地方病特色

黑龙江省地处祖国东北角，冬季气候寒冷干燥，独特的地理位置及气候特点产生了一些独特的地方性疾病，如风湿性关节炎、过敏性鼻炎、哮喘、慢性支气管炎、肺源性心脏病等。这些疾病的发生与气候变化密不可分，一些疾病已成顽疾，久治不愈，严重影响人们的健康。一些验方疗效显著，在某种程度上起到了缓解、治愈疾病的作用。如治疗风湿性关节炎的验方，处方：凤仙花全草

200 克，川乌 15 克，海风藤 15 克，穿山龙 15 克，川芎 10 克，当归 15 克，桂枝 15 克，麻黄 10 克，红花 10 克，炮甲珠 15 克。以 60°白酒浸泡至酒变色，每日服 3 次，每次服适量。记载中共治 87 例，治愈率达 70%以上。诸如此类验方屡见不鲜，通过记载可见其临床疗效显著。

20 世纪 50～60 年代，在黑龙江省克山县发生的一种原因不明的心肌病引起了广泛关注，该病病死率达 98%，对病区人民生命与健康造成极大的威胁，因始发于克山县，故将之命名为克山病。验方中亦有关于此病的记载，处方为侧金盏花 50 克，白酒 500 毫升，将侧金盏花浸于白酒中 5～7 日，每日服 3 次，每次 20～25 毫升，有效率达 75%。针对该病心脏不适、吐黄水、四肢厥冷等症状也有相应的验方供参考。同时，还有针对粗脖子病（甲状腺肿大）及大骨节病的治疗。如治疗大骨节病，以凤凰衣二两，五加皮三钱，金樱子三钱，桑寄生三钱。共为细面，每服二钱；治疗粗脖子病以昆布一两，远志三钱，用酒半斤，泡几日夜，每次 1 酒杯，每日饮 2～3 次。针对疟疾、鼠疫、狂犬病等传染病的验方也都有详细的记载；据《黑龙江民间中药》中记载，民间以狼油（每次服二钱）治疗肺结核，山藜豆煎服，对肺结核的治疗亦有效，并对出现的咯血症状有较好的止血作用。

（三）急症重症显疗效

验方由于药味少、简便快捷的特点，在一些急重症的治疗中可发挥良好的作用。如治疗牙疼病，以花椒研末加醋中浸泡，取药口含片刻，疼痛即止。治带状疱疹方，以赤小豆为末与米醋调匀，适量外涂，据记载治疗 10 例均治愈。《中医秘方验方》中记载治疗小儿急惊风，以全蝎一两，僵蚕一两，朱砂五钱，生石膏五钱，冰片五分，共细面，其中冰片、朱砂另研兑入。周岁小儿每服一二分，白水送服。治疗咽喉肿痛、喉癣乳蛾、烂喉痧、咽腔舌上发白、舌上白泡喉疳之症，以琥珀二两五钱，冰片三钱，朱砂三钱，雄黄三钱，儿茶五分，共研细末。大人每次四分，小儿酌减，凉开水服下，吹入咽喉亦可。

很多急性病可使用简便易行的验方替代常规治疗而愈，且有时常规治疗难以达到满意疗效，验方常能以"奇兵"的角色发挥四两拨千斤的作用。如《龙江医话医论集》中记载，以狼毒制剂治愈脊柱结核导致的四肢完全迟缓性瘫痪的案例，通过治疗后，患者行动情况及结合 X 线检查等，均证明狼毒在脊柱结核的治疗中发挥了较好的效用，对于现代医学难以解决的病证，验方发挥了强大的作用。据《黑龙江民间中药》记载，将狼毒汁涂于皮肤又可治疗疥癣，用其煎剂进行阴道冲洗（温度 37～40℃），对治疗宫颈糜烂十分奏效。此类验方如能运用现代科学技术给予定性定量的分析及药物安全性评价，应用于临床不仅可以减少患者痛苦，更能减轻患者的经济负担。

（四）少数民族验方种类繁多、百花齐放

黑龙江是一个多民族聚居的省份，其中世居黑龙江省的有满族、朝鲜族、蒙古族、回族、达斡尔族、锡伯族、赫哲族、鄂伦春族、鄂温克族和柯尔克孜族等少数民族。多样的民族文化带来了多样的民族医药学。由于北方少数民族多为游牧民族，其散居的生活习性也使医药更注重简、效、廉的特性，在长期的游猎生活中积蓄了种类繁多的少数民族验方。如满族治疗前列腺炎的排瘀茶方，由轮叶花、钻心草、苦槐叶、霜叶花组成，运用民间太极指法打开瘀结，疏通精道，将药物导入，可消融瘀毒，大多可以治愈。再如，鄂温克人认为尖叶假龙胆是治疗心脏病的特效药；东北岩高兰对肝病有特效；白山蒿是治疗咳嗽、哮喘的良药；百里香、冷蒿晒干后可治疗感冒、咳嗽和肺热等外感病。

少数民族医药作为祖国医学的一部分，是一笔珍贵的财富，是经过历代少数民族人民摸索、总结、提炼而成的，是少数民族人民智慧的结晶。其实用性很强，对于常规医学中一些不能解决的问题，从少数民族的医药学中可以找到解决问题之道，同时也开阔了临床医生的视野，拓宽了诊病思路。

三、黑龙江民间验方收集整理思路

验方从民间来，又应用到民间去。因此，对验方的收集与挖掘应立足于民间，包括文字的、声像的、口头的等。并按其治法进行分类，对处方的来源、组成、用法、功用、主治、证治机制、方解、注释、运用、文献选录、医案举例等进行详细描述，以做到有据可查，有理可依。

其次，应利用现代化的手段对验方进行研究。验方给人的印象常常是用之有效，但医理不明，这使很多验方只能在民间流传，不能批量生产而为广大民众服务。许多验方由于缺少现代科技手段的分析及相关数据的支撑而隐没于民间，失去了发扬光大、为人所用的机会。因此，应当利用现代化的科技手段对有效用、能解决人民疾苦的验方进行深入研究，找出其中科学合理的证据，制成成药而大范围地发挥其治病救人的作用。

最后，要对验方进行传承抢救。众所周知，历史上许多有效的验方都由于各种各样的原因而失于传承，使大量宝贵的验方消失于历史长河中，实为遗憾！因此，对验方的抢救与传承至关重要。要组织专人学习验方的制作技术，使验方持有人解放保守的思想，对即将失传的验方进行抢救，去粗取精，不断完善。

黑龙江是拥有丰富药材资源及多民族融合的省份，在黑龙江人民长期与疾病做斗争的岁月中，积累了大量有效的验方，并在实践中屡起沉疴，是一个伟大的宝库，孕育着勃勃生机。作为祖国医学的一部分，将其继承发扬当能更好地发挥治病救人的作用，体现验方的深远价值。

第三节 正 骨 技 术

龙江地区冰雪天气频现，历代骑射兴盛，外伤疾病尤为多见，为了接骨疗伤、保持健康，龙江医者在长期的生产生活及战争过程中创造出了疗效显著、方法独到，同时融汇、吸收北方满族、蒙古族等少数民族对骨伤整复和治疗的方法，形成了独具特色的龙江医派骨伤科学术特色。龙江正骨的独特疗效是龙江中医正骨得以传承数千年的根本原因之一。

一、龙江正骨技术特点

（一）手法简便、疗效好

龙江正骨本着"功能复位、合理外固定、功能愈合"的理念，实行"望、闻、问、切"四诊。对骨折患者，采用单纯手法复位，配合合理的外固定、口服及外用药的治疗，收到骨折愈合快、出现后遗症及并发症概率小的良好效果。

1. 手法整复

在复位上，采取灵活多样的手法复合骨折端，因骨折的类型不同，整复手法也不同。如黑龙江樊氏对难以复位的骨折（如胫骨平台塌陷移位骨折、腕骨骨折脱位、足周骨脱位等）采用"拳击法"复位效果良好；对肱骨外髁颈骨折并发肩关节脱位者，采用"杠顶法"较单纯的运用手法复位省时省力，患者痛苦小；对骨折畸形愈合者，采用"杠压法"等。

陈氏正骨，除了遵循四诊大法之外，创立了"五部检查手法"，即局部按压法、互相推动法、触摸骨端法、肢端提动法、徐徐摇摆法。五法娴熟后，在没有 X 线辅助检查的年代，陈氏能够凭借双手做出正确的骨折诊断。陈氏祖传正骨有 3 个固定手法，即"放置法""副木固定法""局部加压法"。在继承祖传手法的基础上，又总结发展成经验正骨八法，即"肩脱骸折，脚踏整骨法""造角旋转，折回对位法""骨折复位，固定牵引法""功能复位，功能固定法""相对牵引，造角整复法""提上压下，提下压上法""悬吊牵引，夹板固定法""旋回捏，牵引复位法"。整复脱臼八法即端法、提法、牵法、压法、抬法、踏法、推法、屈法。

李氏正骨疗法多适合于四肢骨折，以手法复位为主，再配合小夹板固定。在临床操作过程中，根据祖传的正骨手法，不断地继承并加以创新，总结出 10 种李氏正骨手法，即手触摸法、拔牵法、屈伸法、端提按法、夹挤分骨法、成角折顶法、牵引回旋法、叩推法、摇触法、抱挤合骨法。

邓氏极为重视对骨折手法矫治复位，自创多种理伤手法，如"按压翻屈法正复踝部外翻、外旋型骨折""足踏法矫治伸直型桡骨远端骨折畸形愈合""床缘折旋法矫治股骨干骨折畸形愈合"等对关节内骨折、陈旧性骨折的矫治；发明"小型腰椎牵引器""连体架"治疗股骨干横断骨折。

夏氏正骨手法具有少林伤科的特色和快速整复痛苦小的特点。对于骨折的整复治疗，夏氏主张早期复位、早期固定、早期功能锻炼，即"三早"治疗原则。

2. 手法复位后固定

樊氏对骨折整复后的固定有独到之处，在治疗近关节或关节内骨折时，他将小夹板改为"连体夹板"，加强了关节的固定作用，简化了固定过程，先后研制出了"牵引固定活动床""木槽牵引固定""自控活动牵引固定床"等数种固定器具。

陈氏对骨折复位后的固定，除了运用传统的竹帘、小夹板进行固定外，他还创用了骨折瓦形固定器，系用厚纸壳或工业用厚纸，依据患者骨折的部位和患者肢体的形态不同，现用现裁制作外固定器具。固定程度都以不影响血液循环、不压迫神经为标准，当受伤部位过于肿胀时适当放松，松动时适当加紧，根据肿胀、消肿等情况及时进行调整。

3. 中药内服和膏药外敷

龙江正骨技术在手法整复固定基础上，辅以中药内服和膏药外敷的综合治疗，在减少患者疼痛和避免出现并发症等方面起到了良好的疗效。药物治疗虽说是骨折的辅助手段，但其遵循辨证论治为原则，以活血化瘀为主要目的对症下药，从而达到恢复软组织功能和治愈骨折的效果。

樊氏治伤用药颇具特色，经过长期医疗实践，研制出了受伤后血肿期用的活血丸等，功可活血化瘀、消肿止痛。

邓氏配制"消瘀膏"治疗新鲜的骨折和扭伤，用"硃红膏"治疗陈旧性扭伤，更研制"骨科洗药"等外用药治疗急慢性骨伤疾病，极为注重内治与外治并重的治疗原则，采用局部与整体兼顾的治疗方法。

陈氏则有家传治伤的秘方，常用药有活血散、接骨散、止痛散瘀膏等。

4. 龙江正骨技术注重康复治疗

龙江正骨技术注重患者的康复治疗，使其通过功能锻炼可以进一步改善全身血液循环，帮助骨折处得到充分的营养，有助于患处骨痂的形成，促进患处愈合。治疗中以功能锻炼为主，采取动静结合的原则，如樊氏对骨折卧床患者的康复治疗，倡导采用"床上太极拳"的整体运动疗法，以达到促进骨折愈合，强身壮体，保护关节功能的目的，达到减少并发症和后遗症的理想效果；采取由轻到重循序渐进的功能恢复锻炼，锻炼时机和力度要根据骨折类型和程度而定，不可盲目进行锻炼。

（二）患者痛苦少、疗程短

龙江正骨技术的最大特点就是不手术、无创伤，经过整复、固定、药物治疗、功能锻炼几个步骤进行。首先，从患者体外手法整复骨折端，通过人体自身的功能恢复，实现人体结构完整及功能良好恢复的主要目的；其次，以手法整复为主，夹板固定为辅，使患者痛苦少、愈合快、疗程短，虽在整复过程中会有疼痛难忍，但是痛苦短暂。一般情况下，手法整复后 20 天左右患处开始形成骨痂，30～35 天基本达到临床愈合标准，可以进行相应的康复锻炼。

二、近代代表人物

（一）陈氏

陈氏正骨的第三代传人陈占奎生于 1913 年，与弟陈占元成长在祖传正骨之家。陈氏幼年随父陈栋学习中医正骨医术，深得祖传正骨之秘诀。1935 年陈占奎、陈占元兄弟俩离乡到黑龙江省哈尔滨，创建了哈尔滨第一家正骨专科诊所，解放后扩建成"陈氏整骨医院"。陈占奎 1957 年被聘到哈尔滨市中医院主持骨科工作，1980 年出版了《陈氏整骨学》一书，总结了其学术思想与整骨特色。

（二）董氏

董占一，男，生于 1893 年，河北人，青年时代师从当地名医王云桥老先生，学习中医正骨。其后业余时间从医，治疗大量骨伤患者，中华人民共和国成立初期考取中医师资格，1955 年在哈尔滨道外区成立董氏正骨诊所。

在 20 世纪 50 年代，正阳河一带有许多木材厂经常发生由操作电锯而导致的手外伤，当时大医院手外科尚不健全，他运用中医方法治疗许多手外伤患者，遇有严重的大拇指大部分断离的伤者，其亦能为其免去截指之苦，因此闻名于龙江。1958 年应邀参加哈尔滨市东莱医院工作，创立该院中医骨伤科，成为龙江骨伤科患者集中的医院之一。

（三）樊氏

樊春洲，男，生于 1913 年，辽宁省辽阳县人。14 岁时拜梁子厚为师，研习中医。善于内科，精于伤科，尤以治伤手法见长。1955 年学有所长后在哈尔滨开设整骨诊所。1965 年调入黑龙江中医学院执教，曾任黑龙江中医学院骨伤科主任医师、教授、顾问。

（四）李氏

李氏正骨初创于嘉庆年间，后发扬于黑龙江省七台河市，至 2009 年李氏正骨疗法获黑龙江省非物质文化遗产。李氏正骨第七代传人李建华和第八代传人李庆贺，总结出李氏正骨十大正骨手法，辅用内服和外敷膏药综合治疗，如祖传秘方李氏接骨丹、李氏追骨镇痛膏等，疗效显著。

（五）邓氏

邓福树，男，生于 1936 年，黑龙江省绥棱人。1961 年毕业于黑龙江中医学院。曾任黑龙江中医药大学附属第一医院副院长、教授、博士生导师。邓氏随樊春洲教授学习和工作 20 余年，根据患者病情的不同选择中医手法、中药内服外敷、外固定、功能锻炼、西医手术等方法治疗各种骨折、脱位、软组织损伤、骨病等。专长治疗颈椎病、腰椎间盘突出症、骨性关节炎、软组织疼痛、股骨头缺血性坏死等多种骨伤疾病。邓福树在治疗骨科疾病时主张于病灶内直接给药，并在此思想指导下研制成"骨炎灵注射液""骨增灵注射液"，达到了最佳治疗效果。

（六）刘氏

刘祥林，男，生于 1936 年，黑龙江省青岗县人。曾任黑龙江省中医骨伤学会委员，齐齐哈尔市祖国传统医学手法研究会副理事长。曾自幼随其父亲刘典武研习中医。1964 年到齐齐哈尔市中医院骨伤科从事临床工作。刘氏擅长中医正骨手法，运用中医辨证论治和中药治疗骨伤疾病有着丰富的临床经验，对股骨头缺血性坏死和肩周炎的诊治有深入研究，疗效明显。发表学术论文 30 余篇，其中有 5 篇在国内核心期刊发表，其他论文在国际、国家级学术会上分别发表。其中《8 字带悬吊固定治疗儿童肱骨髁上骨折》等 3 项科研课题荣获齐齐哈尔市科研成果奖，其论文《8 字带悬吊固定治疗儿童肱骨髁上骨折》获得世界传统医学大奖赛优秀成果奖。

（七）夏氏

夏静华，黑龙江省双城县人，生于正骨世家，自幼习医，16 岁时出师，在双城市悬壶行医，后在哈尔滨市西大桥创办了"夏静华整骨诊所"，后扩大为"通达卫生院"，后更名为"哈尔滨市骨伤科医院"。夏氏尤善正骨手法，其正骨手法具有少林伤科的特色，具有快速整复、痛苦小的特点。对于骨折的整复治疗，夏氏主张早期复位、早期固定、早期功能锻炼，即"三早"治疗原则，并且极为注重内治与外治并重的治疗原则，局部与整体兼顾的治疗方法。

（八）牛氏

牛振华，男，黑龙江省双城县人，为牛氏正骨的第三代传人，曾任吉林省扶余县中医骨伤医院院长，扶余县政协常务委员，世界中医骨伤科联合会扶余培训基地校长，松原市名医。1974 年被正式收为"牛氏正骨"的第三代继承人，到哈尔滨市道里区太平镇卫生院学习中医正骨。在 2 年的求学期间，掌握了牛氏正骨的理论精华和技术要领，且运用灵活。1976 年出徒，到双城县永胜乡永丰卫生所开设中医骨伤科。1989 年毕业于中医骨伤科函授学院。发表多篇学术论文，其中《非手术综合疗法治疗腰椎间盘突出症》荣获国际优秀论文一等奖，另有 3 篇被评为第四届中医骨伤科交流大会优秀论文，并载入《世界中医骨伤科杂志》增刊出版发行，与此同时获得了 3 项世界骨伤联合会最高科学贡献奖即尚天裕国际科学奖。

第四节　针 灸 技 术

一、气至病所、循经感传等理论

此理论由张缙提出，并创造性地研制了鍉针系列（电、声电、热电、微波等提鍉仪）来论证。循经感传是气至病所的前提，气至病所是循经感传的延续和气至而有效的基础。激发感传气至病所，对脑血流、心电图、脉图、穴电图、血液免疫、穴温等呈双向性调节作用。感传对人体功能的调整机制，是经络原理的重要组成部分。感传可以改善心肌代谢、调节免疫功能，从而实现其重要的调衡作用，使阴阳平衡。循经感传的规律性包括普遍性、潜在性（隐性）、趋病性、效应性、可控性、可激性、变异性、循经性。通过张缙教授研制的鍉针系列结合传统的针刺手法，进行循经感传的接力刺激，使循经感传从隐性转为显性，从弱到强，从短到长，从循经到病所，从循感到效应，从感传的激发到机体的经络调整，从激发经络感传到调整人体功能的阴阳调衡。

二、音乐电针技术

音乐电针技术是将电针治疗与音乐治疗两者合而为一的方法。它集合了针灸治疗和音乐治疗两大特点。音乐电针是世界上普遍流行的音乐保健疗法和在我国传统的针灸治疗基础上发展而成的电针疗法相结合的产物，既克服了脉冲电针在治疗后期和针麻后期疗效衰减及电针局部组织跳动的缺点，又融入了音乐治疗的所有优点，不仅具有重大的理论意义，而且有巨大的实用价值和经济效益，是新一代电针。此技术由张缙教授发明。

三、于氏头穴丛刺针法

于氏头穴丛刺针法是于致顺提出并创立的。主要包括于氏头穴七区划分法和头穴透刺法、头穴丛刺法、长留针及间断捻转法。

（一）于氏头穴丛刺针法核心体系

通过对前头部、后头部、侧头部腧穴的治疗作用，总结出主治特点，并借鉴超声波的治疗原理提出了"针场"假说。通过对每日针刺次数、捻转速度、捻转持续时间、留针时间、捻转与提插等针刺手法的研究，创新性地提出了"透刺、丛刺、长留针、间断捻转法"，最终形成了于氏头穴丛刺的核心体系：于氏头穴七区、头穴透刺法、头穴丛刺法、长留针及间断捻转法。

（1）顶区：从百会至前顶（或前顶至百会）及其向左、右各1～2寸的平行线。其直下有中央前回、中央后回、旁中央小叶及顶上小叶、顶下小叶的一部分。主治运动障碍、感觉障碍（包括感觉减退、感觉过敏及各种疼痛）、大小便障碍、空间定位障碍、失用证及癫狂痫。

（2）顶前区：从前顶至囟会（或囟会至前顶）及其向左、右各1～2寸的平行线。其直下为额上回、额中回的后部。主治运动障碍，不自主运动、肌张力异常、自主神经功能异常、肢体浮肿、皮温变化、木僵状态及书写不能等。

（3）额区：从囟会至神庭（或神庭至囟会）及其向左、右各1～2寸的平行线。其直下为额叶的前部。主治精神症状，时间、地点、人物定向力障碍，睡眠障碍，癫狂痫和其他神志变化。

（4）枕区：从强间至脑户及其向左、右旁开各1寸的平行线。其直下为枕叶。主治视力障碍及眼病。

（5）枕下区：从脑户至风府及从玉枕（脑户旁1.3寸）至天柱。其直下为小脑。主治小脑疾病引起的平衡障碍。

（6）项区：风府、风池及其二穴之间，共5穴。其直下为延髓。主治吞咽困难、饮水反呛、声音嘶哑及语言障碍。

（7）颞区：头维下方0.5寸（向下刺1.0～1.5寸），顶骨结节前下0.5寸（向下刺1.0～1.5寸）及其二者之间。其直下为额下回的后部、颞上回、颞中回、角回等。主治语言障碍、听力障碍、眩晕症等。

（二）于氏头穴丛刺针法操作技术规范

辨证选择于氏头穴七区中的刺激区，应用0.40毫米×50毫米毫针，针体与皮肤成15°，斜刺入帽状腱膜下，深约40毫米，向前或向后透刺，针后捻转200次/分，捻转1分钟，留针6～8小时，留针期间，开始每隔30分钟捻转1次，重复2次，然后每隔2小时捻转2次，直至出针，每日1次。

（三）于氏头穴丛刺针法的创新点

（1）创新性地提出了头穴七区划分法：实现了头穴选取从"点"或"线"到"面"的飞跃，便于记忆，容易掌握。

（2）改变了以往头穴重复针刺的弊端：减少了针刺次数，增强了针刺效应，提高了临床疗效。

（3）实现了中风急性期"禁针"到"可针"的突破：完成了针灸治疗中风从"后遗症期"到"急性期"的飞跃，体现了针灸治疗急症的理念。

四、头针11个刺激区的划分法

孙申田在头部分区划分出11个区域，但对其具体部位的要求并不十分严格，只要在头部治疗区域内针刺治疗即有效。还可以借助电子计算机断层扫描（CT）、磁共振成像（MRI）、脑地形图等技术显示的病变部位确定出体表标志，根据临床症状分析判断发生病变的大脑部位，直接针刺与病变区相对应的头皮组织。孙申田指出，用头针治疗疾病，选穴配穴是取得疗效的基础，针刺手法是获得显著疗效的关键。根据患者功能障碍的不同选择不同的区域，施以不同的刺激频率、刺激时间和刺激强度。

五、经颅重复针刺法

孙申田首创经颅重复针刺手法，即在针刺时强调刺激的频率、强度及时间等参数。针刺时必须要达到一定的刺激量。尤其是在头针的临证施术中，要以捻转提插速度即频率加上捻转提插的时间累积到一定程度才能达到一定的刺激量，进而获得最佳的治疗效果，即所谓"只有进行量的积累，才能发生质的飞跃"。

（一）经颅重复针刺法的作用原理

经颅重复针刺法的作用原理，是通过反复的针刺刺激使磁场诱发出感应磁场，类似一个快速电流脉冲通过刺激线圈，产生很强的瞬间磁场，该磁场穿过颅骨，引起邻近神经组织产生继发电流，最终的效应取决于刺激频率、刺激强度、线圈形状和线圈方向等参数。临床观察显示，针刺产生的即刻效应可以使大脑细胞电生理功能迅速改变。因此，孙申田提出，针刺头部病变区腧穴产生的刺激效应，可以调节大脑皮质神经细胞的兴奋与抑制平衡，改善脑神经细胞的缺血水肿病变状态，激活处于休克或休眠状态下的大脑细胞。针灸的即刻效应就是当毫针刺入腧穴后，毫针令腧穴组织迅速发生神经递质的物理化学变化而产生"针场"。同时这个"针场"不局限于一个点，是一个区域，它不仅作用于毫针下的腧穴组织，对周围肌肉组织也有刺激作用。

（二）经颅重复针刺法操作技术规范

经颅重复针刺法操作技术的规范是，针刺后，捻转稍加提插，由徐到疾，捻转速度达 200 转/分以上，连续捻针 3～5 分钟，休息 5 分钟后，再重复刺激，连续施术 3 次。

六、调神益智法

在临床治疗中，孙申田依据"凡刺之法，必本于神""用针之要，无忘其神"之理论，倡导防病治病先调其神，提出应用"调神益智法"以静止安神。此法不仅对西医学的多种神经精神科疾病有很好的治疗作用，对其他疾病中所出现的神经精神症状亦有很好的调节和改善作用。

（一）调神益智法选穴

调神益智法选穴常用百会、宁神三穴。百会穴对治疗全身各种疾病均有益处，可扶正祛邪、安神定志，为调神健脑之要穴。宁神三穴具有宁神定志作用。通过大量的临床、科研及实验研究，在临床治疗中，孙申田教授选取穴穴时，常常按照大脑功能定位与头皮表面对应的关系选择相应的刺激区进行治疗。他指出，大脑额叶受损或各种原因导致大脑额叶的功能障碍均会表现出一定的精神症状。因此治疗神志疾病选取宁神三穴进行治疗。该区位于印堂穴直上 2.0 厘米，向后平刺 25～40 毫米，目内眦直上平行于该针两旁各一穴，均向后平刺 25～40 毫米，该穴区相当于大脑额叶的前部，同时配以经外奇穴印堂穴（位于大脑额叶的额极部），能够对精神障碍性疾病起到很好的调节及治疗作用，以达醒脑开窍、安神镇静之功。调节脑功能可使功能重建及再建。

（二）调神益智法操作技术规范

针刺调神的关键亦在于手法的操作。针刺后，小幅度、轻捻转，偶伴提插，捻转速度达 200 转/分以上，连续 3～5 分钟。即应用经颅重复针刺手法进行捻转，在得气的基础上，加以电针刺激效果更佳。

七、滞针提拉法

该法也称滞提法，多为面部神经麻痹的常用针法，也可应用于胃下垂、子宫脱垂等脏器下垂的疾病。滞针提拉法操作技术规范如下：

（1）轻型恢复期面神经麻痹：此类患者应用长 1.5 寸、直径 29～30 毫米的毫针，从四白穴平刺透迎香或地仓穴，待有针感后应用搓法，拇指、食指握针，拇指向后，食指向前连搓 3～5 次，达到滞针反应，然后再一搓一提，而使面部瘫痪的肌肉反复上提，连续 50 次左右，适用于面神经麻痹恢复期的患者。

（2）晚期不愈面神经麻痹：此类患者应用长 1.5～2 寸、直径 29 毫米针柄带有龙头的毫针，刺入四白穴并使透迎香或地仓穴，先滞针后再滞提反复操作 50 次左右，将提拉面肌的针用另一个针从针孔处传入一针，针尖向斜下方刺入 1～1.5 寸深，而使提拉面肌的针固定不动，并能看到瘫痪的面肌明显拉起，口角及鼻唇沟均达到接近正常位置，一般固定 30 分钟，可以每日 1 次或隔日 1 次。

（3）胃下垂及子宫脱垂：针刺方法同晚期不愈面神经麻痹的方法类似。用 2.5～3 寸毫针，从中脘穴透刺天枢穴，用搓法滞针后再反复提拉 50 次后，加电针刺激，可看到腹部肌肉向上收缩，可使胃提升。治疗子宫脱垂应用气海（或关元）透刺子宫穴或维道穴，应用滞针提拉法效果显著。

八、长 留 针 法

运动区、感觉区、足运感区和情感区可留针 6～8 小时，期间可捻转 1～3 次，每次每根针捻转 2 分钟为宜。

九、孙氏腹针疗法

孙申田通过针刺腹部的特定穴区对大脑相应部位进行对应性调节，促进或改善大脑的功能，使腹脑能和谐配合，达到治疗疾病的目的。共分为 10 个区域。

十、项 针 疗 法

高维滨根据针刺颈项部腧穴改善脑部血液循环、促进神经传导反射功能恢复这一原理，采用针刺风池、供血、翳明穴来改善脑部血液循环以治本；针刺廉泉、外金津玉液穴来恢复舌肌的吞咽与构音功能，针刺治呛、吞咽穴来恢复会厌和咽缩肌的吞咽、构音功能，针刺发音穴来恢复发音功能以治标。

（一）针刺取穴

（1）风池穴：在项部，当枕骨之下，与风府相平，相当于耳垂齐平，两条大筋外缘凹陷处。

（2）翳明穴：在翳风穴（耳垂后耳根部，颞骨乳突与下颌骨下颌支后缘间凹陷处）后 1 寸处。

（3）供血穴：风池穴直下 1.5 寸。

（4）治呛穴：喉结与舌骨之间的凹陷中。

（5）吞咽穴：舌骨与喉结之间，正中线旁开 0.5 寸凹陷中。

（6）发音穴：喉结下 0.5 寸，正中线旁开 0.3 寸。

（7）廉泉穴：位于颈部，当前正中线上，喉结上方，舌骨上缘凹陷处。

（8）外金津玉液穴：在颈部中线廉泉穴直上 1.5 寸，旁开 0.3 寸处。

（二）项针疗法操作技术规范

项针疗法操作技术的规范是，患者取坐位，用 0.40 毫米×50 毫米毫针，以 75%乙醇常规消毒后，取项部双侧风池、翳明、供血穴，刺入 1.0～1.5 寸，针尖稍向内下方，施以捻转手法（100 次/

分）各穴行针约 15 秒，留针 30 分钟，期间行针 3 次后出针。再取颈部廉泉、外金津玉液穴，用 60 毫米长针向舌根方向刺入 1.0～1.5 寸，吞咽、治呛、发音穴分别直刺刺入 0.3 寸，上述各穴均需快速捻转行针 15 秒后出针，不留针。行针时患者如欲咳嗽，即刻出针，出针后压迫针孔。配穴遵循"虚则补之，实则泻之"的原则，太冲、丰隆穴用提插捻转泻法，太溪、三阴交穴用提插捻转补法，留针 30 分钟，期间行针 3 次后出针。

（三）项针疗法治疗时间及疗程

针刺治疗 2 次/天，每治疗 6 天休息 1 天，4 周为 1 个疗程，停止治疗，判定疗效。治疗期间每 3 天记录 1 次临床变化。

第五节　推　拿　技　术

推拿学历史悠久，为祖国医学不可缺少的一部分，早在上古时期，就已经有善于推拿的名医，俞跗（又作俞拊、俞柎），精通按摩导引外治法，《史记·扁鹊仓公列传》中记载："臣闻上古之时，医有俞跗，治病不以汤液醴酒，镵石挢引，案扤毒熨。"随着历史行进的脚步，推拿学亦在不断发展壮大，其理论和手法更加详备细化，逐渐演变，从源到流，枝繁叶茂。

龙江大地面积辽阔，气候严寒，其独特的地理气候特色，造就了龙江人民相应的生活方式、饮食习惯、身体素质及患病种类，进一步导致了人们多喜用推拿按摩、针灸拔罐等简便效全的传统疗法治疗疾病。现有龙江推拿流派，起于黑土，汇聚精艺名家，传承中医推拿文化，广纳四海。

一、一　指　禅　法

"一指禅"推法历史悠久，传说梁武帝时，佛教禅宗达摩祖师在嵩山少林寺面壁 9 年，悟出"一指禅功"。此类手法属于摆动类手法，以拇指端或螺纹面着力，通过腕部的往返摆动，使所产生的功力通过拇指持续不断地作用于施术部位或穴位上。强调刚柔相济，刚中寓柔，柔中寓刚，且以柔为贵，犹如棉中裹铁。特别重视施术者的内功锻炼和手法训练，术者要求勤练"易筋经"、少林内功等推拿功法，以修炼深邃的内力和习练娴熟的手法。并且此类手法特别强调手法质量，操作时需动作连贯细腻，古朴雅致，使患者不受其苦。

本法可分为"屈指一指禅推法""直指一指禅推法""偏锋一指禅推法""一指禅跪推法""一指禅扶持推法""蝴蝶双飞推法"。手法虽有诸多变化，然总以"循经络、推穴位"为原则，进行紧推慢移的操作。均要求做到沉肩、垂肘、悬腕、虚掌、指实、紧推、慢移等基础动作。本法有疏通经络、活血理气、调和营卫、祛瘀消滞及止痛等作用，适用于临床各科，尤其擅长治疗内科杂病，如头痛、失眠、眩晕、高血压、胃脘痛、胃下垂、泄泻、便秘、痛经、月经不调，以及骨伤科的颈椎病、漏肩风、腰痛、关节痛，小儿科的遗尿、腹泻、疳积、斜颈、近视、小儿麻痹后遗症等。龙江推拿医派的诸多一指禅名家，如王选章、吴文刚、顾加乐等，功底深厚，治病严谨，手法精湛，均可达到"持久、柔和、有力、均匀、深透"之境界。

王选章深领一指禅要义，并对其进行改良创新，其点穴调脉法能使脉象（如弦、紧、缓、涩）、脉力（虚实）、脉率（迟数）、脉位（长短）发生变化，因此施术时运用指力于穴位或血脉上，使患者局部得气，若局部经气虚，得气后，可补气以实；若局部经气实，通过超重刺激，可使经气变虚，此即《灵枢·九针十二原》"气至而有效，效之信，若风之吹云"。王老曾运用此法为美国学生示范，其在治疗前先诊脉，点穴后再查脉的变化，然后问其症状改善情况，其结果与脉的变化相一致，使美国留学生颇感兴趣。

二、摩　法

摩法是指用指或掌在体表做环形或直线运动往返摩动，主要分为指摩法和掌摩法两种，龙江推拿流派将其继承发展、扩展创新，并应用于临床，疗效显著。

（一）摩腹法

从甲骨文对摩腹的文字记载中可以看出，早在殷商时期，按摩腹部已经成为治疗心腹痛疾的主要治疗方法。《素问·举痛论》中亦提到"按之痛止""按之无益"等"按法"论述。腹部推拿一直以来备受龙江推拿学者推崇，盖因腹部与十二经脉、奇经八脉的循行分布关联甚笃，并且腹内包含五脏六腑，与诸多脏腑疾病联系密切。《厘正按摩要术》曰："胸腹者，五脏六腑之官城，阴阳气血之发源，若欲其脏腑如何，则莫如诊胸腹。"故本法不仅对局部有治疗作用，而且对全身各个组织器官都有治疗作用，属于整体推拿治疗方法。临床实践亦证实，以腹部推拿为主要手法治疗疾病，能够达到良好的治疗效果。

五脏六腑尤以脾胃在腹部推拿中具有重要的地位，《理瀹骈文》曰："后天之本在脾，调中者摩腹。"这与其所处的位置和生理作用密切相关，腹部推拿可以通过调理脾胃气机及功能产生作用，进而治疗相应的脏腑器官病。在龙江推拿流派诸多医家中，毛林高老师，尤为擅长摩腹手法，治疗疾病，每起沉疴。毛老生于河南省，自幼习武，功底深厚，并于1981年1月任按摩科主任，其曾运用重按轻柔的腹部推拿法，选取气海、归来、关元三穴，彻底治愈了一位妇女的癥疾。

（二）膏摩法

"膏摩"之法来源于《内经》，开辟于仲景，巅峰在晋唐，是一种将药物与按摩相结合来治疗疾病的一种疗法，属于传统中医特色疗法。在其流传过程中，历代医家往往重视"膏"方而忽略"摩"法，这使"膏摩"这种远古的推拿手法几近失传。直到《圣济总录》的问世，才将"膏"与"摩"重新和在一处，恢复其本色，其曰："遂致蹉跌者，急须以手揣搦，复还枢纽次用药调养，使骨正筋柔，荣卫气血，不失常度。"时至现代，各地医家对膏摩法深入研究，其中龙江推拿流派尤为突出，以李同军教授为首，运用膏摩法治疗急性膝关节炎疗效显著，遂将此法共勉于下。

三、踩　跷　法

用双足节律性踩踏施术部位，称踩跷法。此类手法临床应用广泛，其特点是踩踏力量沉稳着实，可深入骨间及脏腑，且施术者因以身体的体重化为手法之力，其施术持久且不费力。此法分为"踏步式踩跷法""倾移式踩跷法""外八字踩跷法"三种。本法主要适用于腰骶部、背部、肩胛部等肌肉丰厚处。龙江推拿流派学者吴文刚教授，善于运用踩跷法治疗腰椎间盘突出症、腰背筋膜劳损等病证，以达到疏经通络、理筋整复的作用，临床疗效显著，广受患者好评。

四、小儿推拿法

小儿推拿在推拿的发展中起着重要作用。儿科推拿盛行于明清时期，明代杨继洲《针灸大成》中收录陈氏的《小儿按摩经》是我国现存最早的一部小儿推拿方面的专书。其中记载了大量的小儿推拿手法，为后世儿科推拿学的发展起到了不可替代的作用。龙江推拿流派对小儿推拿复式操作手法继承发展，独树一帜。

栾汝爵，1917年生，善于按摩推拿之术，尤其对小儿推拿颇有心得，其总结推拿手法50字秘诀深受广大龙江中医学子喜爱，其曰："按而充弱气，循摩活血瘀。拿善止剧痛，推将积聚除。牵治挛缩病，矫治畸形正。捏愈痛关节，掐活尸厥疾。震颤排浊气，击悟脑昏迷。"栾老认为小儿手汇百脉，按病情之寒热、虚实，而施以补、泄、散、清等推拿方法，改良了以往按人体部位进行辨证推拿的方法。他曾运用结肠顺序法治疗小儿因消化不良而致腹内积食、腹胀，每每当日或当时即排便。栾老亦创造矫牵按摩法，软化及延伸挛缩之胸锁乳突肌，以治疗小儿先天肌性斜颈，疗效显著。

第五章 黑龙江省地产药材

黑龙江省地处祖国的北疆,大小兴安岭、完达山、张广才岭纵贯全省,江河纵横,山地广袤,得天独厚的自然条件适宜动植物生长,野生药材资源丰富,是野生药材资源大省,为国内"北药"的主产区之一。据全国中药材资源普查统计,黑龙江省拥有野生药材资源 856 种,分别属于 168 科。药用植物 124 科 349 属 748 种;药用动物 22 科 48 种;药用真菌 22 科 70 种。被 2005 年版《中华人民共和国药典》收录的有 107 种。其中鹿茸、熊胆、哈蟆油、人参、田鸡、刺五加、龙胆、五味子、防风、黄芪、满山红、黄柏等 30 多种为黑龙江省道地药材,蕴藏丰富,总蕴藏量为 27 亿千克。中药种植、养殖品种达 40 多种,种植面积达 5 万多亩。现有一定规模的人参、防风、龙胆、平贝等药材生产基地和药用熊类、鹿类等饲养基地。有药材保护区 36 处,保护面积约 5.9 万亩。

近年来,随着龙江医派的兴盛,北药开发的推进,更加推动了黑龙江省地产药材的开发和利用。

第一节 黑龙江省地产药材分布

一、大兴安岭地区

大兴安岭地区野生药用资源品种较多,储量丰富,可利用价值高,是一个天然的药材宝库,属于地道纯正"北药"。据 2000 年全区"北药"资源普查数据显示,全区共有野生药材 1475 种,其中药用植物 139 科 1144 种,如芍药、蚊子草、芨芨草、小画眉草、毛鞘茅香、茅香、茗葱、七筋菇、小顶冰花、少花顶冰花、赛渥丹、毛百合、铃兰、苦参、玉竹、狭叶黄精、穿龙薯蓣、斑花杓兰、手掌参、长松萝、地茶、松石蕊、细石蕊、泥炭藓、老龙皮、蛇苔、地钱、葫芦藓、小慈菇、真藓、升麻、鹿蹄草、地榆、老鹳草、南沙参、狼毒大戟、越橘等;药用动物 115 科 26 种,如驯鹿、驼鹿、原麝天山马鹿、梅花鹿等,因而鹿角、鹿茸、鹿血、鹿心、鹿眼、鹿筋等药用资源丰富;药用真菌 24 科 71 种,如卷边网褶菌、猴头、灵芝、硫磺菌、桦革褶菌、木蹄层孔菌、松生拟层孔菌、桦滴孔、亚黑管菌、木耳、金耳、马勃、粪生黑蛋巢菌、羊肚菌、粟白发菌、麦角、玉米黑粉菌等;药用矿物 3 种。大兴安岭跨南北两个纬度,药材的药用成分与分布差别不大,绝大多数药材在全区各地都有分布,如鹿蹄草、笃斯越橘、轮叶婆婆纳等,有些种类在岭南和岭北的储量有一定的差别,如越橘、杜鹃等在岭北的储量大,而升麻、黄芩等在岭南储量大。分布广泛的有杜鹃、笃斯越橘、黄芩、苦参、细叶柴胡等十几种药材,几乎分布在大兴安岭全部山坡草甸。

二、黑 河

黑河位于大小兴安岭的东北部地区,中草药品种多,蕴藏量大,据 1984 年的普查结果显示,有野生中草药植物群落和菌藻群落 420 种,总蕴藏量达 150 万吨。如苍术、升麻、龙胆草、黄芪、辣蓼铁线莲、金老梅、爪细叶委陵菜、长白蔷薇、野大豆、白山蒿、东方香蒲、竹叶眼子菜等野生药材。

三、伊　春

伊春位于祖国的东北部，是国家的重点林区，小兴安岭纵贯全境，森林资源十分丰富。这种特殊的地理环境和生态环境，孕育了种类众多的野生药材，总蓄积量 200 多万吨，年允收量 5000 吨。伊春市的药物资源主要有药用植物、药用动物、药用矿物质、药用真菌四大类。被列入《中华人民共和国药典》和具有地方特色的名贵植物药材主要有人参、五味子、满山红、暴马子、刺五加、龙芽葱木、龙胆草、党参、桔梗、石杉、石竹、乌头、升麻、辣蓼铁线莲、芍药、白头翁、唐松草、延胡索、蚊子草、长白蔷薇、地榆、野火球、老鹳草、远志、柴胡、牛防风、点地梅、狼尾花、白薇、香薷、阴行草、接骨木、沙参、关苍术、山牛蒡、平贝母、玉竹等 90 多种。药用动物有鹿、林蛙、蜜蜂、熊、麝、蚂蚁、水蛭等 20 多种。矿物质药材主要有赭石、玛瑙、白云母、水晶石、石英石、石膏等。药用真菌主要有猪苓、灵芝、梨形马勃、蜜环菌、铆钉菇等 29 科 83 属 172 种。

四、铁　力

铁力市位于小兴安岭南麓，自然资源十分丰富，境内植被和自然生态良好，森林覆盖率高，河流、环境均无污染，素有八山一水一分田之称。中药材品种总蓄积量约 50 万吨，被列入《中华人民共和国药典》和有开发前景的药材就有 80 多种，是黑龙江省中药材主产区之一。药材产区分布在周边的 100 公里左右，主要产区：铁力、朗乡、带岭、庆安、双丰、发展、桃山、二股营、红旗、建民、柳河、奋斗、东辉、永续等十余个林场、营林所、农场及乡镇。主产药物有人参、党参、桔梗、辽藁本、赤芍、苍术、威灵仙、升麻、玉竹、知母、平贝母、白头翁、贯众、穿山龙、北龙胆草、刺五加、关黄柏、白鲜皮、淫羊藿、北豆根、天南星、冰球子、细辛、五味子、狭叶蔓乌头、侧金盏花、兴安升麻、长白蔷薇、乌腺金丝桃、东北牛防风、猪苓、毛百合、山丹、穿龙薯蓣等。

五、牡　丹　江

牡丹江地区位于黑龙江南部，坐落在张广才岭、老爷岭脚下，牡丹江流经全区。得天独厚的地理位置及蕴藏丰富的道地药材，使其成为黑龙江省药材的主产地之一。产区主要分布在牡丹江所辖海林、宁安、穆棱、绥芬河 4 市和林口、东宁 2 县，以及温春、兰岗、东京城、渤海、柴河、宝林、绥阳、马桥河等 40 余个乡镇、林场及百余个村屯。主产药材有人参、西洋参、党参、黄芪、黄芩、苍术、赤芍、升麻、威灵仙、平贝母、穿山龙、百合、白头翁、玉竹、贯众、刺五加、防风、柴胡、天南星、桔梗、北五味子、大力子、车前子、菟丝子、苍耳子、地肤子、锦灯笼、细辛、淫羊藿、黄柏、白鲜皮、灵芝等植物药材，以及熊胆、林蛙油、鹿茸、水蛭、蚂蚁等动物药材。

六、哈　尔　滨

哈尔滨周边的阿城、宾县、尚志、巴彦、木兰、通河、延寿、方正、依兰等 10 余个市、县和 100 多个乡、镇，位于小兴安岭和张广才岭的余脉，崇山峻岭、层峦叠嶂，蕴藏着大量的野生药材，药材质量很高，约 800 余种。其中常见药材有人参、党参、苦参、黄芪、黄芩、平贝母、白头翁、桔梗、防风、柴胡、赤芍、苍术、知母、升麻、百合、玉竹、北豆根、贯众、穿山龙、刺五加、天南星、蒲公英、北五味子、大力子、苍耳子、茺蔚子、地肤子、车前子、白扁豆、锦灯笼、细辛、败酱草、淫羊藿、紫苏、苏叶、人参叶、黄柏、白鲜皮、猪苓、马勃等。

七、齐齐哈尔

齐齐哈尔市周边市县的甘南、富裕、依安、林甸、龙江、泰来等地区是黑龙江道地药材北龙胆草、关防风、柴胡的主产地。同时还蕴藏多种其他药用植物，如睡莲、翠雀、卷叶唐松草、委陵菜、老鹳草、蒺藜、远志、野西瓜苗、阴行草、苍术等。

八、大 庆

大庆市所辖的大同、萨尔图、龙凤、红岗、让胡路五个区为板蓝根主产区；大庆市周边的安达、青冈、兰西、杜尔伯特、林甸、明水、昂昂溪、肇东、肇州、肇源、泰来等县及其所辖的昌五、宋站、尚家、大青山、喇嘛甸、烟筒屯、太平庄等40多个乡镇村屯主产板蓝根、关防风、北柴胡、关龙胆、甘草、桔梗、扁蓿豆、远志、叶底珠、紫花地丁、蛇床、白头翁、地榆等地产品种。

九、虎 林

虎林市约有中药材210多种。药材总蕴藏量为1亿千克（地道药材1447.5万千克，大宗药材3435万千克）。动物药材以田鸡油、鹿茸、鹿尾、熊胆等最为名贵。地道药材有黄柏、刺五加、槲寄生、芡实、五味子、龙胆草、细辛、满山红、桔梗等。大宗药材有生麻苍术、大活、苍耳、威灵仙、贯众、益母草、人参、川山龙、苦参等。国家和省管地产药材有人参、黄柏、刺五加、龙胆草、满山红、防风6种。国家和省保护的地产药材有鹿茸、熊胆、田鸡、人参、黄柏、刺五加、五味子、龙胆草、芡实、细辛、满山红、柴胡、桔梗、防风14种。

十、柴河林区

柴河林区属长白山植物区系，北部亚区南端张广才岭区。原生植被属亚温带针叶林和针阔混交林植物类型，由于地理位置较好，气候温暖湿润，加之山高，相对高差较大，植物种类特别繁多，形成完整的植物地带谱，药用植物有刺五加、五味子、三棵针、沙参、桔梗、杜鹃、百合、龙胆、苍术、玉竹、赤勺、地榆、柴胡、升麻、玲兰等近百种。

综上所述，可见黑龙江地产药材资源开发利用的空间很大。若能做到保护资源、用抚结合、合理开发，就可保证黑龙江野生药材资源的永续利用。

第二节 黑龙江省中药资源种类

一、黑龙江省药用植物类名录

（1）木贼科：问荆属（问荆、水问荆、犬问荆、草问荆、林问荆），木贼属（木贼、节节草）。

（2）石松科：石松属（杉蔓石松、石松、地刷子、玉柏、高山石松），石杉属（小杉兰、蛇足石杉、东北石杉）。

（3）卷柏科：卷柏属（卷柏）。

（4）瓶尔小草科：瓶尔小草属（狭叶瓶尔小草）。

（5）阴地蕨科：小阴地蕨属（扇羽小阴地蕨），假阴地蕨属（劲直阴地蕨）。

（6）紫箕科：紫箕蕨属（桂皮紫箕）。

（7）蕨科：蕨属（蕨）。

（8）中国蕨科：粉背蕨属（银粉背蕨）。

（9）铁线蕨科：铁线蕨属（掌叶铁线蕨）。

（10）铁角蕨科：过山蕨属（过山蕨）。

（11）蹄盖蕨科：蹄盖蕨属（中华蹄盖蕨），蛾眉蕨属（蛾眉蕨）。

（12）球子蕨科：荚果蕨属（荚果蕨）。

（13）岩蕨科：岩蕨属（耳羽岩蕨）。

（14）鳞毛蕨科：鳞毛蕨属（粗茎鳞毛蕨），耳蕨属（鞭叶耳蕨、三叉耳蕨）。

（15）水龙骨科：多足蕨属（东北多足蕨），瓦韦属（乌苏里瓦韦），石韦属（华北石韦、有柄石韦）。

（16）槐叶苹科：槐叶苹属（槐叶苹）。

（17）苹科：苹属（苹）。

（18）柏科：刺柏属（杜松）。

（19）红豆杉科：红豆杉属（东北红豆杉）。

（20）麻黄科：麻黄属（单子麻黄）。

（21）桦木科：榛属（榛子、毛榛）。

（22）榆科：榆属（榆树）。

（23）桑科：桑属（野桑），葎草属（葎草）。

（24）桑寄生科：槲寄生属（黄果槲寄生、橙果槲寄生）。

（25）马兜铃科：马兜铃属（北马兜铃、木通马兜铃），细辛属（辽细辛）。

（26）蓼科：酸膜属（皱叶酸膜、毛脉酸膜、酸膜、洋铁酸膜）。

（27）藜科：地肤属（地肤），猪毛菜属（刺沙蓬）。

（28）马齿苋科：马齿苋属（马齿苋）。

（29）石竹科：麦毒草属（麦毒草、毛轴鹅不食），石竹属（石竹、瞿麦、兴安石竹），丝石竹属（北丝石竹、细梗丝石竹），鹅肠菜属（鹅肠菜），漆姑草属（漆姑草），肥皂草属（肥皂草），麦瓶草属（旱麦瓶草、毛萼麦瓶草、狗筋瓶草），繁缕属（繁缕、赛繁缕）。

（30）睡莲科：芡属（芡），莲属（莲），萍莲草属（萍莲草），睡莲属（睡莲、大花睡莲）。

（31）毛茛科：乌头属（东北乌头、黄花乌头、草乌头、大嘴乌头、狭叶蔓乌头、卷毛蔓乌头），类叶升麻属（类叶升麻），侧金盏花属（侧金盏花、北侧金盏花），银莲花属（黑水银莲花、多被银莲花、大花银莲花、阴地银莲花），耧斗菜属（尖萼耧斗菜、小花耧斗菜），驴蹄草属（薄叶驴蹄草、驴蹄草），升麻属（兴安升麻、升麻、大三叶升麻、乌苏里升麻），铁线莲属（棉团铁线莲、大叶棉团铁线莲、辣蓼铁线莲），翠雀属（翠雀），蓝堇草属（蓝堇草、芍药、毛果芍药、卵叶芍药），白头翁属（白头翁、兴安白头翁、朝鲜白头翁、常叶白头翁、细叶白头翁），毛茛属（回回蒜、毛茛、匍枝毛茛、石龙芮），唐松草属（翼果唐松草、球里唐松草、光果唐松草、腺毛唐松草、小果唐松草、肾叶唐松草、卷叶唐松草、直梗唐松草、箭头唐松草、散花唐松草、展枝唐松草、深山唐松草），金莲花属（短瓣金莲花、重瓣金莲花、长瓣金莲花）。

（32）小檗科：小檗属（大叶小檗、西伯利亚小檗），类叶牡丹属（类叶牡丹），鲜黄连属（鲜黄连）。

（33）防己科：蝙蝠葛属（蝙蝠葛、毛蝙蝠葛）。

（34）木兰科：五味子属（北五味子）

（35）罂粟科：合瓣花属（合瓣花），白屈菜属（白屈菜），紫堇属（东北延胡索、巨紫堇、大花巨紫堇、黄紫堇、球果紫堇、狭裂球果紫堇地、小黄紫堇、齿瓣延胡索、线裂齿瓣延胡索、堇叶齿瓣延胡索、栉裂齿瓣延胡索、全叶延胡索、尖瓣延胡索），荷青花属（荷青花），罂粟属（黑水罂粟、野罂粟、粗毛野罂粟、兴安野罂粟）。

（36）十字花科：南芥属（垂果南芥），荠属（荠菜），碎米荠属（白花碎米荠、水田碎米荠、小花碎米荠、东北碎米荠、伏水碎米荠、细叶碎米荠），菘蓝属（东北菘蓝），播娘蒿属（播娘蒿），葶苈属（光果葶苈），糖芥属（桂竹糖芥），独行菜属（腺独行菜），葶菜属（风花菜），遏蓝菜属（遏蓝菜）。

（37）茅膏菜科：茅膏菜属（圆叶茅膏菜、线叶茅膏菜）。

（38）景天科：瓦松属（狼爪瓦松、瓦松、日本瓦松、钝叶瓦松、小瓦松、黄花瓦松），景天属（高山红景天、费菜、狭叶费菜、宽叶费菜、景天、轮叶景天）。

（39）虎耳草科：落新妇属（落新妇、朝鲜落新妇），梅花草属（梅花草），山梅花属（堇叶山梅花），茶藨子属（刺果茶藨子、东北茶藨、光叶东北茶藨）。

（40）蔷薇科：龙芽草属（疏毛龙芽草、龙芽草、朝鲜龙芽草、腺枝龙芽草），假升麻属（假升麻、细叶假升麻），地蔷薇属（地蔷薇、毛地蔷薇），沼委陵菜属（东北沼委陵菜），山楂属（光叶山楂、山里红、无毛山里红、辽宁山楂），蚊子草属（蚊子草、光叶蚊子草、槭叶蚊子草、白花蚊子草），路边青属（水杨梅、光茎水杨梅），委陵菜属（鹅绒委陵菜、刚毛委陵菜、钩叶委陵菜、皱钩叶委陵菜、光叉叶委陵菜、蛇莓委陵菜、委陵菜、薄叶委陵菜、黄花委陵菜、大头委陵菜、狼牙委陵菜、圆叶狼牙委陵菜、银老梅、东北银老梅、翻白委陵菜、莓叶委陵菜、三叶委陵菜、金老梅、三叶金老梅、白花委陵菜、三出委陵菜、多裂叶委陵菜、爪细叶委陵菜、红茎委陵菜、北委陵菜、朝天委陵菜、菊叶委陵菜、轮叶委陵菜、爪轮叶委陵菜、宽轮叶委陵菜、大叶粘委陵菜），扁核木属（东北扁核木），樱属（欧李、长梗郁李），李属（东北李），杏属（山杏、垂直杏），蔷薇属（大叶蔷薇、刺果大叶蔷薇、腺叶大叶蔷薇、山刺玫、无腺刺玫蔷薇、柔毛刺玫蔷薇、长白蔷薇），悬钩子属（兴安悬钩子、山楂叶悬钩子、绿叶悬钩子、石生悬钩子），地榆属（腺地榆、直穗粉花地榆、地榆、长穗地榆、宽叶地榆、小白花地榆、垂穗粉花地榆），珍珠梅属（珍珠梅、星毛珍珠梅），花楸属（花楸），绣线菊属（柳叶绣线菊、贫齿柳叶绣线菊、巨齿柳叶绣线菊）。

（41）豆科：两型豆属（两型豆），黄耆属（斜茎黄耆、华黄耆、扁茎黄耆、黄耆、蒙古黄耆、糙叶黄耆），皂荚属（山皂荚），大豆属（野大豆、狭叶野大豆），甘草属（刺果甘草、甘草），米口袋属（米口袋），鸡眼草属（短萼鸡眼草、鸡眼草），山蚂蝗属（大山蚂蝗、三脉山蚂蝗、山蚂蝗、牧地山蚂蝗），胡枝子属（兴安胡枝子、绒毛胡枝子），马鞍树属（山槐、毛叶山槐），苜蓿属（野苜蓿、天蓝苜蓿、苜蓿），扁蓿豆属（扁蓿豆），草木犀属（白花草木犀、草木犀），棘豆属（多叶棘豆），槐属（苦参、细叶苦参），野决明属（牧马豆），车轴草属（野火球、白花野火球、杂种车轴草、白花车轴草、红花车轴草），野豌豆属（山野豌豆、狭叶山野豌豆、绢毛山野豌豆、黑龙江野豌豆、广布野豌豆、灰野豌豆、多茎野豌豆、大叶野豌豆、短序大野豌豆、歪头菜）。

（42）牻牛儿苗科：牻牛儿苗属（牻牛儿苗），老鹳草属（粗根老鹳草、北方老鹳草、毛蕊老鹳草、鼠掌老鹳草、灰背老鹳草、老鹳草）。

（43）酢浆草科：酢浆草属（山酢浆草、酢浆草、三角酢浆草、直酢浆草）。

（44）亚麻科：亚麻属（黑水亚麻、贝加尔亚麻、野亚麻）。

（45）蒺藜科：蒺藜属（蒺藜）。

（46）芸香科：白鲜属（白鲜），黄檗属（黄檗）。

（47）远志科：远志属（瓜子金、西伯利亚远志、远志）。

（48）大戟科：大戟属（乳浆大戟、泽漆、猫眼草、狼毒大戟、毛狼毒大戟、大戟、地锦），叶底珠属（叶底珠）。

（49）岩高兰科：岩高兰属（东北岩高兰）。

（50）卫矛科：南蛇藤属（南蛇藤），卫矛属（卫矛），雷公藤属（东北雷公藤）。

（51）凤仙花科：凤仙花属（仙花、水金凤）。

（52）鼠李科：鼠李属（鼠李、小叶鼠李）。

（53）葡萄科：蛇葡萄属（白蔹），葡萄属（山葡萄）。

（54）椴树科：椴树属（糠椴、棱果糠椴）。

（55）锦葵科：木槿属（野西瓜苗）。

（56）猕猴桃科：猕猴桃属（软枣猕猴桃、葛枣猕猴桃）。

（57）金丝桃科：金丝桃属（长柱金丝桃、短柱金丝桃、乌腺金丝桃）。

（58）堇菜科：堇菜属（鸡腿堇菜、紫花地丁、球果堇菜、东北堇菜、白花堇菜、早开堇菜、堇菜）。

（59）瑞香科：瑞香属（长白瑞香），狼毒属（狼毒）。

（60）千屈菜科：千屈菜属（千屈菜、无毛千屈菜）。

（61）柳叶菜科：柳兰属（柳兰、毛柳兰），露珠草属（水珠草、绿萼水珠草），柳叶菜属（柳叶菜、水湿柳叶菜），丁香蓼属（丁香蓼），月见草属（月见草）。

（62）杉叶藻科：杉叶藻属（杉叶藻）。

（63）五加科：五加属（刺五加、无梗五加），楤木属（辽东楤木），人参属（人参）。

（64）伞科：当归属（狭叶当归、大活、朝鲜当归），柴胡属（莌柴胡、柴胡、柞柴胡、大叶柴胡、细叶柴胡、兴安柴胡），葛缕子属（葛缕子），毒芹属（毒芹、细叶毒芹），蛇床属（蛇床），阿魏属（硬阿魏），牛防风属（兴安牛防风、东北牛、狭叶东北防风），香芹属（香芹），水芹属（水芹、茴芹、东北茴芹），防风属（防风），窃衣属（窃衣）。

（65）鹿蹄草科：水晶兰属（松下兰），鹿蹄草属（红花鹿蹄草、日本鹿蹄草、鹿蹄草）。

（66）报春花科：点地梅属（东北点地梅、点地梅），珍珠菜属（狼尾花、珍珠菜、黄连花），报春花属（翠兰报春）。

（67）蓝雪科：补血草属（二色补血草）。

（68）木樨科：梣属（花曲柳），丁香属（暴马丁香、紫丁香、辽东丁香、毛辽东丁香、岩丁香）。

（69）龙胆科：萹蓄属（萹蓄），龙胆属（小秦艽、大叶龙胆、东北龙胆、龙胆、鳞叶龙胆、三花龙胆、笔龙胆），花锚属（花锚）。

（70）睡菜科：睡菜属（睡菜），荇菜属（荇菜、当药）。

（71）夹竹桃科：罗布麻属（罗布麻）。

（72）萝藦科：萝藦属（萝藦），白前属（白薇、徐长卿、合掌消、地梢瓜、蔓茎地梢瓜）。

（73）旋花科：打碗花属（打碗花、日本打碗花、宽叶打碗花），旋花属（中国旋花），菟丝子属（南方菟丝子、菟丝子、金灯藤），牵牛属（圆叶牵牛、牵牛）。

（74）花忍科：花忍属（中华花忍、小花忍、柔毛花忍）。

（75）紫草科：斑种草属（多苞斑种草、柔弱斑种草），鹤虱属（东北鹤虱、鹤虱），紫草属（紫草、附地菜）。

（76）唇形科：藿香属（藿香、毛叶藿香），筋骨草属（多花筋骨草、莲座筋骨草、水棘针），风轮菜属（大花风轮菜），青兰属（香青兰），香薷属（香薷、海洲香薷、岩生香薷），连钱草属（活血丹），野芝麻属（短柄野芝麻、野芝麻），益母草属（益母草、白花益母草、大花益母草、假大花益母草、兴安益母草、细叶益母草、白花细叶益母草），薄荷属（兴安薄荷、野薄荷、狭叶野薄荷），茳芒属（茳芒），糙苏属（块根糙苏），香茶菜属（尾叶香茶菜、兰萼香茶菜、毛果香茶菜），夏枯草属（夏枯草），裂叶荆芥属（多裂叶荆芥），黄芩属（黄芩），水苏属（毛水苏、华水苏、水苏），百里香属（兴安百里香）。

（77）茄科：天仙子属（小天仙子），酸浆属（酸浆），茄属（龙葵）。

（78）玄参科：通泉草属（小通泉草），疗齿草属（齿叶草），马先蒿属（马先蒿），松蒿属（松蒿），玄参属（玄参、东北玄参），阴行草属（阴行草），婆婆纳属（北水苦菜、细叶婆婆纳、轮叶婆婆纳、光轮叶婆婆纳）。

（79）紫葳科：角蒿属（角蒿）。

（80）列当科：草苁蓉属（草苁蓉），列当属（黑水列当、列当、黄花列当）。

（81）透骨草科：透骨草属（透骨草）。

（82）车前科：车前属（车前、平车前、长柄车前、长叶车前、北车前、盐生车前）。

（83）茜草科：拉拉藤属（蓬子菜拉拉藤、白花蓬子菜拉拉藤），茜草属（大砧草、疏毛大砧草、光滑大砧草、茜草、黑果茜草、林茜）。

（84）忍冬科：忍冬属（蓝靛果忍冬、宽叶蓝靛果忍冬、金银忍冬、紫枝忍冬、早花忍冬、长白忍冬、波叶忍冬），接骨木属（毛接骨木、朝鲜接骨木、东北接骨木、接骨木、长尾叶接骨木），荚蒾属（朝鲜荚蒾、鸡树条荚蒾、光鸡树条荚蒾、毛鸡树条荚蒾）。

（85）败酱科：败酱属（异叶败酱、岩败酱、败酱、糙叶败酱），缬草属（北缬草、毛节缬草、线叶毛节缬草、黑水缬草、羽叶缬草）。

（86）川续断科：川续断属（川续断），蓝盆花属（窄叶蓝盆花、华北蓝盆花）。

（87）葫芦科：盒子草属（盒子草、全叶盒子草），赤瓟属（赤瓟）。

（88）桔梗科：沙参属（长白沙参、荠苨、长柱沙参、轮叶沙参、心叶沙参），风铃草属（聚花风铃草、白毛风铃草、紫斑风铃草），党参属（轮叶党参、党参、雀斑党参），半边莲属（山梗菜），桔梗属（桔梗、白花桔梗）。

（89）菊科：蓍属（高山蓍、蓍），和尚菜属（和尚菜），牛蒡属（牛蒡），蒿属（黄花蒿、青蒿、艾蒿、山蒿、东北蛔蒿、小白蒿、万年蒿、牡蒿、奄闾、白山、东北茵陈蒿、大籽蒿、宽叶山蒿、阴地蒿、野艾蒿），紫菀属（三脉紫菀、东风菜、西伯利亚紫菀、紫菀），苍术属（苍术、关苍术），鬼针草属（鬼针草、小花鬼针草、狼巴草），蟹甲草属（山尖子），飞廉属（丝毛飞廉），天名精属（挖耳草、金挖耳、大花金挖耳、东北金挖耳），石胡荽属（石胡荽），菊属（少花野菊），蓟属（野蓟、烟管蓟、刺儿菜、大刺儿菜、白花大刺儿菜、绒背蓟、柳叶绒背蓟），还阳参属（西伯利亚还阳参、还阳参），蓝刺头属（蓝刺头、狭叶蓝刺头），飞蓬属（一年蓬、小飞蓬、东北紫菀蓬），泽兰属（毛泽兰、轮叶泽兰），线叶菊属（线叶菊），牛膝菊属（牛膝菊），鼠曲草属（东北鼠草、湿鼠草），泥胡菜属（泥胡菜、阿尔泰狗娃花、多叶阿尔泰狗娃花、大阿尔泰狗娃花），山柳菊属（伞花山柳菊），旋覆花属（旋覆花、毛旋覆花、日本旋覆花），苦荬菜属（山苦荬、东北苦菜、丝叶山苦荬、狭叶山苦荬），莴苣属（山莴苣、齿缘山莴苣、全缘山莴苣、多裂山莴苣、毛脉山莴苣、北山莴苣），大丁草属（大丁草），火绒草属（火绒草），橐吾属（蹄叶橐吾），母菊属（幼母菊、同花母菊、苦荬菜、抱茎苦荬菜、秋抱茎苦荬菜），毛连菜属（兴安毛连菜），祁州漏芦属（祁州漏芦），风毛菊属（风毛菊、白花风毛菊），鸦葱属（笔管草、东北鸦葱、伞花鸦葱、狭叶鸦葱、鸦葱、桃叶鸦葱），千里光属（羽叶千里光、柔毛羽叶千里光、北狗舌草、还魂草、单叶还魂草、毛背返魂草、黄菀），豨莶属（毛豨莶），一枝黄花属（兴安一枝黄花、朝鲜一枝黄花），苦苣菜属（苣荬菜、苦苣菜），兔儿伞属（兔儿伞），山牛蒡属（山牛蒡、裂叶山牛蒡），艾菊属（艾菊），蒲公英属（白缘蒲公英、戟片蒲公英、芥叶蒲公英、朝鲜蒲公英、红梗蒲公英、兴安蒲公英、长春蒲公英、光苞蒲公英、蒲公英、异苞蒲公英、东北蒲公英、碱地蒲公英），女菀属（女菀），苍耳属（苍耳、蒙古苍耳）。

（90）香蒲科：香蒲属（狭香蒲、狭叶香蒲、蒙古香蒲、宽叶香蒲、小香蒲、东方香蒲、普香蒲）。

（91）黑三棱科：黑三棱属（黑三棱）。

（92）眼子菜科：眼子菜属（眼子菜、竹叶眼子菜、穿叶眼子菜、线叶眼子菜）。

（93）水麦冬科：水麦冬属（海韭菜）。

（94）泽泻科：泽泻属（草泽泻、泽泻），慈菇属（小慈菇、狭叶慈菇、长瓣慈菇）。

（95）水鳖科：水鳖属（水鳖），水车前属（龙舌草），苦草属（苦草）。

（96）禾本科：芨芨草属（芨芨草、救草），荩草属（荩草），燕麦属（野燕麦），马唐属（马唐、毛马唐），穇属（牛筋草），画眉草属（大画眉草、画眉草、小画眉草），茅香属（毛鞘茅香、茅香），白茅属（白茅），芒属（芒），芦苇属（芦苇），菰属（菰）。

（97）莎草科：水蜈蚣属（水蜈蚣）。

（98）天南星科：菖蒲属（菖蒲），天南星属（东北天南星、齿叶紫苞东北天南星、齿叶东北天南星、异叶东北天南星、朝鲜天南星）。

（99）浮萍科：浮萍属（浮萍），紫萍属（紫萍）。

（100）鸭跖草科：鸭跖草属（鸭跖草、狭叶鸭跖草）。

（101）雨久花科：雨久花属（雨久花、鸭舌草）。

（102）灯心草科：灯心草属（灯心草）。

（103）百合科：葱属（薤白、茖葱），知母属（知母），天门冬属（兴安天门冬），七筋骨属（七筋菇），铃兰属（铃兰），万寿竹属（宝铎草），贝母属（轮叶贝母、平贝母），顶冰花属（小顶冰花、朝鲜顶冰花、少花顶冰花），萱草属（北黄花菜、桔北黄花菜、小黄花菜），百合属（垂花百合、渥丹、赛渥丹、毛百合、东北百合、山丹），舞鹤草属（二叶舞鹤草），重楼属（北重楼），黄精属（长苞黄精、玉竹、黄精、狭叶黄精），绵枣儿属（绵枣儿），鹿药属（兴安鹿药、鹿药），菝葜属（白背牛尾菜、华东菝葜），延龄草属（白花延龄草），郁金香属（老鸦瓣），藜芦属（兴安藜芦、毛穗藜芦、大花毛穗藜芦、藜芦、尖被藜芦）。

（104）薯蓣科：薯蓣属（穿龙薯蓣）。

（105）鸢尾科：射干属（射干），鸢尾属（玉蝉花、马蔺）。

（106）兰科：杓兰属（斑花杓兰、大花杓兰、大白花杓兰），天麻属（天麻），斑叶兰属（小斑叶兰），手参属（手掌参），角盘兰属（角盘兰），羊耳蒜属（羊耳蒜），红门兰属（宽叶红门兰），舌唇兰属（长白舌唇兰），绶草属（绶草），蜻蜓兰属（小花蜻蜓兰）。

（107）梅花衣科：石梅衣、白石花。

（108）松萝科：长松萝、节松萝、亚洲树发。

（109）管枝衣科：雪地茶、地茶。

（110）脐衣科：脐衣、黑脐衣。

（111）珊瑚枝科：东方珊瑚枝、绒珊瑚枝。

（112）石蕊科：黑穗石蕊、粉杆红石蕊、杯腋石蕊、松石蕊、细石蕊、瘦柄石蕊、软石蕊、粉杯红石蕊、鹿蕊、雀鹿蕊、多层石蕊。

（113）牛皮叶科：老龙皮。

（114）蛇苔科：蛇苔。

（115）地钱科：地钱。

（116）泥炭藓科：尖叶泥炭藓、泥炭藓、白齿泥炭藓、大泥炭藓、中位泥炭藓、粗叶泥炭藓、细叶泥炭藓。

（117）葫芦藓科：葫芦藓。

（118）真藓科：真藓、大叶藓。

（119）提灯藓科：尖叶提灯藓。

（120）珠藓科：泽藓。

（121）壶藓科：并齿藓。

（122）万年藓科：万年藓。

（123）柳叶藓科：柳叶藓、牛角藓。

（124）金发藓科：大金发藓、波叶仙鹤藓。

二、黑龙江省药用真菌名录

（1）牛肝菌科：空柄假牛肝菌、美味牛肝菌、褐环粘盖牛肝菌、厚环粘盖牛肝菌、点柄粘盖牛肝菌。

（2）红菇科：白乳菇、绒白乳菇、大红菇、臭黄菇、变绿红菇、变色红菇、网褶菌科（卷边网褶菌）。

（3）伞菌科：双孢蘑菇、四孢蘑菇。

（4）口蘑科：止血扇菇、洁丽香菇、蜜环菌、冬菇、裂褶菌、松口蘑。

（5）侧耳科：金顶侧耳、侧耳、大榆磨。

（6）鬼伞科：粪鬼伞、毛头鬼伞、墨汁鬼伞。

（7）光柄菇科：草菇。

（8）猴头菌科：猴头、假猴头、珊瑚状猴头、小刺猴头。

（9）灵芝菌科：松杉灵芝、灵芝、平盖扁芝。

（10）多孔菌科：黄多孔菌、云芝、硫磺菌、裂蹄木层孔菌、针层孔菌、桦革裥菌、木蹄层孔菌、苦白蹄、松生拟层孔菌、桦滴孔、亚黑管菌、朱红栓菌、单色云芝、白耙齿。

（11）木耳科：木耳、毛木耳。

（12）银耳科：金耳。

（13）鬼笔科：红鬼笔、短裙竹荪。

（14）马勃科：梨形马勃、网纹马勃、小马勃。

（15）地星科：尖顶地星。

（16）鸟巢菌科：粪生黑蛋巢菌、隆纹黑蛋巢菌。

（17）羊肚菌科：皱柄羊肚菌、尖顶羊肚菌、羊肚菌。

（18）霜霉菌科：粟白发菌。

（19）麦角科：麦角。

（20）黑粉菌科：玉米黑粉菌、麦散黑粉菌、蔬黑粉菌。

（21）鸡油菌科：鸡油菌、无孢霉群、无缝珠。

（22）鹅骨科：片鳞鹅骨。

三、黑龙江省药用动物名录

（1）猬科：普通刺猬、短刺猬。

（2）熊科：棕熊、黑熊。

（3）马科：驴。

（4）猪科：家猪。

（5）鹿科：原麝、梅花鹿、马鹿、驯鹿。

（6）牛科：牛。

（7）雉科：乌骨鸡、鸡。

（8）盘舌蟾科：东方铃蟾。

（9）蟾蜍科：中华蟾蜍、花背蟾蜍。

（10）蛙科：黑龙江林蛙、中国林蛙。

（11）正蚓科：背暗异唇蚓、赤子爱胜蚓。

（12）医蛭科：日本医蛭、光润金线蛭。

（13）螳螂科：薄翅螳螂、华北螳螂、长螳螂。

（14）鳖蠊科：中华地鳖。

（15）家蚕蛾科：家蚕。

（16）天蚕蛾科：柞蚕。

（17）虻科：双斑黄虻、华虻、雁虻、三重原虻、鹿虻。

（18）芫菁科：绿芫菁、平斑芫菁。

（19）胡蜂科：华胡蜂、华黄蜂、长脚黄蜂、黄星长脚黄蜂。

（20）蚁科：黑蚂蚁、拟黑多刺蚁。

（21）蜜蜂科：中华蜜蜂、意大利蜂。

（22）蝼蛄科：非洲蝼蛄、华北蝼蛄。

（23）游蛇科：棕黑锦蛇、虎斑游蛇、黄脊游蛇、赤链蛇、枕纹锦蛇、团花锦蛇、红点锦蛇、灰链游蛇。

（24）蝰科：蝮蛇、极北蝰。

第六章 龙江医派传承谱系概述

"传承"指对某学问、技艺、教义等，在师徒间的传授和继承的过程。"谱系"是指一个有历史渊源的事物形成的系统，广义上泛指有历史发展沿袭关系的事物形成的系统或关系。传承谱系有两个基本条件，一是学者自我认定之学术传承脉络与思想来源；二是他人以某学者之学术履历为依据，客观确定其学术渊源与群体归属，包括学者在学校里接受的基本教育，受到的各种学术影响，尤重视学术传统熏陶等因素。本章通过学术传承谱系的梳理，了解龙江医派构成要素与发展历程，包括中医经典著述、代表人物、学术群体等。

传统的中医传承方式多以家传和师授为主，即通过上一代人对学生的言传身教，耳提面授，使得为师者的中医技术、理论、诊疗特色得以传承。家传渊源可遇不可求，远不如师徒授受选择空间大。师传教育是中医学独特的文化与学术现象，著名中医学家任应秋教授曾说："凡一学之成立……内在联系，不外两端：一者，师门授受，或亲炙，或私淑，各承其说而光大之；一者，学术见解各有发挥，各立一帜而张其说，以影响于人。"亲炙，亲近而熏炙也，即亲身授受。私淑，因敬仰其学问而尊之为师也，首见于《孟子》"予未得为孔子徒也，予私淑诸人也"。师者常因欣赏后学资质而收为弟子而亲身授受，弟子也多因对前辈德才、学术造诣的仰慕而投拜师门，双向选择、互动，具有主观能动性。纵观古今，不同文化是形成中医学术流派的根基，龙江医派就是在黑龙江这片广阔的黑土地上，经过历史、经济、地理气候的逐渐变迁和文化积淀，应运而生。无数龙江中医人才多因恩师的倾囊教授和提携脱颖而出，再将所学结合自己临床思悟传授给弟子，才使得龙江医派学术薪火相继，绵延不绝，脉络清晰，斑斑可考，即形成了龙江医派传承谱系。如龙江名家马骥、张琪、李西元、张金衡、陈景河、钟育衡、赵正元、赵麟阁、金文华、王选章、邓福树、王秀霞、邹德琛、王维昌等，通过亲身传授或间接的学术传承的方式，师从于龙江医派奠基人高仲山。韩延华师从龙江韩氏妇科创始人韩百灵等，后经过自身在学习过程中不断探索创新，使龙江医派学术思想在内科、外科、妇科、儿科、骨科、推拿科等学科得到丰富的发展，从而逐渐形成传承谱系分支。

20世纪40年代，龙江医派奠基人高仲山首先开拓中医社会教育，如中医函授教育和创办"汉医讲习所""哈尔滨汉医讲习会"，在艰难困苦的历程中，闯出了一条教育自立自强的道路，培养了一大批中医人才。中华人民共和国成立后，中医院校教育成为中医教育的主体，传承方式开始走向规范、统一的发展模式。当代龙江医派师传模式主要有六类：其一是攻读博士、硕士生及本科学历教育，一方面要完成学业课程和学业论文，另一方面要随师临证学习。其二是博士后制度，一方面与合作导师围绕项目深入研究，另一方面随师出诊学习。其三是全国老中医药专家学术经验继承人培养，根据原人事部、国务院学位委员会、教育部、原卫生部、国家中医药管理局《全国老中医药专家学术经验继承工作管理规定（试行）》（国人部发〔2008〕32号）精神，国家中医药管理局已进行六批师承工作，对指导教师和继承人遴选条件都有严格的规定。通过为期3年的跟师学习、临床（实践）和理论学习，继承人较好地继承、掌握老中医药专家学术思想、临床经验与技术专长，成长为中医药理论基础扎实、坚持中医原创思维、临床（实践）能力较强、具有良好医德医风的中医药骨干人才。其四是通过龙江医派传承工作室培养后备传承人，依据《中华人民共和国中医药法》

《中华人民共和国非物质文化遗产法》的有关规定，经指导老师与师承人员双方在平等自愿、协商一致的原则下，建立师承关系。通过师承工作，使传承人在整理、继承老师的学术经验和技术专长的基础上，发展、创新中医药学术，培养造就热爱祖国、热爱中医药事业、中医理论深厚、中医思维能力强、中医药技术精湛、医德高尚的高层次龙江医派传承人才。合格的传承人才，可培养下一代传承人，从而不断扩大龙江医派传承谱系。其五是依据《传统医学师承和确有专长人员医师资格考核考试办法》（卫生部第 52 号令）有关规定，经指导老师与师承人员甲乙双方在平等自愿、协商一致的情况下，建立师承的关系。其六，全国优秀中医临床人才研修项目，此属中医高端人才培养。对符合条件的人员进行考核、遴选，并配备符合国家规定的指导教师。以具备较扎实的中医药理论基础和较丰富临床经验的中医主任医师（含中西医结合）为培养对象，以德业双修、医文融合、理术并重、医药兼通为主线，通过为期 3 年的经典研修、跟师学习、临床实践和素养提升，培养一批医德高尚、理论功底深厚、医术精湛的中医临床优秀人才。凡选择黑龙江省符合国家优才指导教师条件的学员，属龙江医派传承人。龙江医派属地域性中医学术流派，故在广义上说，凡黑龙江中医药大学培养的从事中医工作的人才，均为龙江医派谱系范围。

　　龙江医派学术的发展，需要厘清学术传承谱系，其与学术之传承、积累、创新、发展息息相关，而传承、积累、创新是发展不可或缺之关键。为此，龙江医派传承工作室做了一系列工作，抢救挖掘整理先辈经验，出版"龙江医派丛书"，与时俱进、编撰"龙江医派现代中医临床思路与方法丛书"，通过建立龙江医派传承基地，以授课讲座、临床示诊带教、临证思辨探讨等形式，创办中医四大经典培训班、进行龙医文化传播等方式，培养出了一支理论功底深厚、诊疗技艺精湛、医德高尚、文化底蕴较深的复合型龙江医派后备传承人才队伍，令人才遍布海内外，使龙江医派源远流长。

第七章　龙江医派的传播与影响

《黑龙江省中医药发展"十三五"规划》《"健康龙江 2030"规划》明确指出，"龙江医派研究会设立学术流派工作站，城乡医院对口支援等形式，全面提升基层医疗卫生机构中医药服务能力和诊疗水平"。今后将"系统研究龙江医派的学术思想，临证经验和技术专长"。自 2010 年启动龙江医派创建工作以来，各方面都取得了有目共睹的成绩，先后载入《黑龙江中医药大学校史》《中国中医药年鉴》《哈尔滨年鉴》，2016 年入选黑龙江省第五批非物质文化遗产保护名录。龙江医派造就了一位位誉满杏林的精诚大医，书写了一篇篇救死扶伤的不朽传奇。

一、继往开来、抢救挖掘整理先辈经验、出版"龙江医派丛书"，与时俱进、编撰"龙江医派现代中医临床思路与方法丛书"

龙江医派在前辈筚路蓝缕的奋斗中逐渐壮大，也形成了极具特色的诊疗手段与技术，但是随着时间的流逝，很多前辈走完了他们奉献耀眼的一生，随之带走的还有他们丰富的诊疗经验与技术，以及独具特色的学术思想，这是龙江医派的重大损失，也是我国中医药事业的遗憾。为了挖掘龙江中医的优势和特色，传承名医学术经验，龙江中医人在前辈精神的感召下，积极抢救挖掘整理前辈学术经验，出版"龙江医派丛书"，收集手稿及其资料，力图真实反映其学术思想，挖掘其学术内涵，为龙江中医的代代相传、发扬光大奠定基础，同时根据龙江中医学术特点与现代医学的融合，撰写出版"龙江医派现代中医临床思路与方法丛书"，荟萃当代龙江中医学术思想及诊疗特色。

（一）著书立说，龙医名家垂青史

"龙江医派丛书"以收集整理前辈学术经验为第一要务，针对黑龙江地域特点而产生的诸多疾病，均提出真知灼见。其整理编撰、出版发行，使诸多诊疗技艺和极具特色的学术思想得以记录并被不断传承，它是龙江医派名医群体代代相传、生生不息的见证，是龙江名医丹青永驻的画笔，是历久弥香的甘酿，是镌偕永刻的碑文。

"龙江医派丛书"的撰写以保存并传播医家学术思想及诊疗经验为目的，以真实性、客观性、学术性为原则，力图突出作者学术思想及特色诊疗手段原貌，其所引用资料均为珍贵的历史文献、手稿、配方等。出版《龙江医派创始人高仲山学术经验集》《华廷芳学术经验集》《御医传人马骥学术经验集》《国医大师张琪学术经验集》《王德光学术经验集》《邓福树骨科学术经验集》《邹德琛学术经验集》《白郡符皮肤病学术经验集》《吴惟康学术经验集》《王维昌妇科学术经验集》《崔振儒学术经验集》《国医大师卢芳学术经验集》《国医楷模陈景河学术经验集》《国医楷模韩百灵学术经验集》《王选章推拿学术经验集》《张金良肝胆脾胃病学术经验集》《龙江医派学术与文化》《黑龙江省民间特色诊疗技术选集》《黑龙江省名中医学术经验集》《寒地养生》《王若铨内经讲稿》等著作。

丛书如耳提面命般谆谆教导，反映了黑龙江中医药事业近百年来不畏艰苦、自强不息的发展历程及取得的辉煌成果,其中宝贵的学术思想和经验对于现代中医临床和科研工作具有重要的实用价值和指导意义,同时也是黑土文化的重要组成部分。"龙江医派丛书"已被英国大英图书馆、国家教育行政学院图书馆收藏,标志着丛书已得到学术界普遍认可,并得到广泛传播。

（二）系统总结现代临床诊疗技艺,编撰出版"龙江医派现代中医临床思路与方法丛书"

"龙江医派现代中医临床思路与方法丛书"遴选黑龙江省内在本领域具有较高影响力的专家担任主编,由各科临床骨干医生共同编写,共分23册,覆盖内、外、妇、儿、骨伤、五官各科常见疾病,并囊括针灸、推拿、护理等专业学科。

丛书广泛搜集并论述黑龙江省对于常见病、疑难病的治疗思路,不拘泥于中医教科书,在编撰过程中力主开阔思路,在疾病的辨证分型、治疗方案等方面,充分体现北方的地域气候特征与疾病的关系,突出龙江中医的理论和观念。旨在指导临床医生在临证时的辨证选方,培养临床医生的中医思维能力。

两套丛书以名医和专科为主线,交相辉映,全面、系统地搜集整理了有关"龙江医派"的珍贵文献资料。本丛书的出版,对于继承和发扬"龙江医派"名老中医学术思想和临床经验,荟萃龙江中医诊治各临床疾病思路,激励中医药新生力量成长有着重要的教育意义,亦将对推动黑龙江中医药学术进步与事业发展产生积极、深远的影响,对全国中医药学术流派的挖掘、整理、研究也有重要的启迪作用。

二、打造龙江医派文化名片，创新中医药文化传播模式

（一）创办龙江医派学术文化节

中医药的宣传与推广,多以诊疗技艺的传承为主,以讲座、侍诊等方式进行传播,然而中医药文化的传播途径却较为有限。2012 年,由黑龙江省中医药管理局主办,黑龙江中医药大学承办为期1个月的"首届龙江医派学术文化节",以"传承中医国粹,弘扬龙医文化,创新中医学术,光大龙江医派"为主题,举办了全国第四届中医学术流派研讨会,开展了文艺会演、义诊、"龙江医派杯"中医知识竞赛等多项活动。首届龙江医派学术文化节以其鲜明的地域性、突出的指向性、广泛的参与性,在全国的中医学术流派建设中,起到了一定的示范和引领作用。黑龙江省副省长孙尧、国医大师张琪、国家中医药管理局副局长李大宁、中国中医药协会副秘书长曹正逵、《中国中医药报》副社长濮传文、我国台湾中医师公会联合会理事长孙茂峰、黑龙江省卫生厅厅长赵忠厚、黑龙江省文化厅厅长宋宏伟、黑龙江省教育厅副厅长辛宝忠等有关领导及社会知名人士应邀参加,时任学校领导的袁纲、匡海学、陈亚平、姚凤祯、程伟、黄友出席了开幕式。

开幕式由黑龙江中医药大学党委书记袁纲主持,黑龙江省副省长孙尧宣布首届龙江医派学术文化节开幕。在开幕式上,匡海学校长向我国台湾中医师公会联合会理事长孙茂峰颁发客座教授证书;国医大师张琪致辞,他肯定了龙江医派是黑龙江中医药事业传承和发展的中坚力量,也是传承中医国粹,弘扬龙医文化,创新中医学术的重要平台,并以一位老中医的身份,殷切希望龙江医派的后学之辈勤学、传承、创新,"青出于蓝而胜于蓝",为弘扬中医文化,光大龙江医派而不懈努力;国家中医药管理局副局长李大宁在讲话中代表国家中医药管理局对首届龙江医派学术文化节开幕表示祝贺,并就国家对流派发展提出的希望与要求做出阐释;黑龙江省卫生厅厅长赵忠厚在致辞中

肯定了龙江医派对黑龙江省中医药事业的作用，并对今后的发展提出殷切希望，希望能够营造一个广大人民群众选择中医药，社会接受中医药，时代喜欢中医药的良好氛围。此外，黑龙江中医药大学学生在开幕式上齐声朗诵《伤寒杂病论序》，表达新一代中医药学子沿着前辈们走过的这条"大医之路"前进，传承中医国粹，弘扬龙江医派的决心和志向。

开幕式后举行了龙江医派学术文化节文艺会演。党委副书记陈亚平在文艺会演现场代表学校接受著名画家高卉民先生的"龙江医派"题字，著名歌唱家、哈尔滨师范大学声乐系教授谢艳丽演唱《龙江医派颂歌》。黑龙江中医药大学师生，用传统武术、绘画，以及话剧、小品、歌舞等多种形式，展现龙江医派的历史、现在和未来。并于会场及校园内悬挂对联"白山黑水，冻土寒天，哺就龙江医风刚猛；三江四岭，沃野荒原，养育北地药力雄强""龙江医派，功业辉煌；龙医精神，久远恒长""先辈北疆峥嵘岁月树丰碑；龙江医派盛世雄起著华章""先辈北疆铁骨仁心树大旗，龙江医派盛世龙年铸辉煌"。国内许多高等中医院校发来贺电、贺函。

第二届龙江医派学术文化节恰逢黑龙江省四大名医之一马骥诞辰百年，此次活动以"缅怀前辈先贤，激励龙江后学，弘扬龙江医派，广惠龙江百姓"为主题，并于会场及校园内悬挂对联"北疆前辈筚路蓝缕斩荆棘，龙医后学苦心孤诣砺剑锋""白山黑水悬壶济世展回春妙手，冻土寒天争流百舸扬北疆龙医"。黑龙江省政府副秘书长、黑龙江省食品药品监督管理局局长王国才在会上讲话并宣布第二届龙江医派学术文化节开幕。黑龙江省卫生厅副厅长、黑龙江省中医药管理局局长王学军，黑龙江省科技厅副厅长于立河，以及时任校领导袁纲、匡海学、陈亚平、姚凤祯、程伟、田振坤、孙忠人、黄友、柳鸣出席活动。

匡海学校长简要介绍了黑龙江中医药大学近年来在继承龙江医派学术精华、打造龙江医派学术文化品牌等方面所做的主要工作，介绍马骥先生的重要事迹，并提出学校纪念马骥先生，举办龙江医派学术文化节，是要以前辈为典范，弘扬爱国主义精神，在人才培养、科学研究、服务社会和文化传承创新方面充分发挥我校职能与优势，竭尽全力助推黑龙江中医药事业发展。

黑龙江省卫生厅副厅长、黑龙江省中医药管理局局长王学军在致辞中介绍了中医药事业发展过程中取得的成绩，并感慨龙江医派前辈薪火相传、前赴后继的拼搏进取精神，鼓励中医学者能再接再厉，以永不放弃、勇往直前的精神共同推动黑龙江省中医药事业再攀高峰、再创辉煌。黑龙江省政府副秘书长、黑龙江省食品药品监督管理局局长王国才代表黑龙江省政府向龙江医派杰出医家马骥先生致以崇高的敬意和深切的缅怀，并对第二届龙江医派学术文化节开幕表示祝贺，同时希望龙江医派在今后的发展中，缅怀先贤，承前启后，营造更加良好的中医药文化氛围和群众基础，从而推动全省中医药事业取得更大的发展，对黑龙江省的文化特色产业、区域经济的发展产生积极而深远的影响。

回忆过去，龙江医派的开拓者们披荆斩棘、艰难奋进，为龙江医派的壮大付出了无数心血和汗水，时至当代，追忆他们，通过缅怀前辈治学精神，以激励龙江中医后学。此次活动还开展了马骥学术经验报告会、文艺会演、第三届"龙江医派杯"四大经典知识竞赛等一系列活动，并由马骥教授的学生，匈牙利中医药学会会长于福年设立马骥奖学金，此举对中医药文化的传承、中医药精神的发扬均有积极意义。

2016 年 12 月举办了第三届龙江医派学术文化节，由黑龙江中医药大学第一临床医学院承办，以"弘扬龙医精神，坚定中医疗效自信"为主题，学院职工代表队表演了"龙江医派颂歌扇子舞"，第一临床医学院学生身着"人体经络健身装"进行了艺术表演。

2017 年 1 月 8 日，为丰富冰城老年人生活，展示当代老年人乐观向上的精神面貌，推动哈尔滨市精神文明建设发展，由黑龙江省文化厅主办，中国网、黑龙江省群众艺术馆、哈尔滨市群众艺术馆承办的 2017 中国网·中嘉汇融首届老年好声音歌唱大赛决赛在黑龙江省歌舞剧院举行。黑龙江中医药大学附属第一医院作为本次活动的支持单位之一。

在大赛开始前,黑龙江中医药大学附属第一医院舞蹈队为现场观众带来了一场盛大的歌伴舞表演——《龙江医派颂歌》,引起了在场几百位观众对"龙江医派"的浓厚兴趣。伴随着《龙江医派颂歌》激昂的旋律,来自黑龙江中医药大学附属第一医院舞蹈队的 12 名演员,用厚重铿锵的歌声和轻盈娴熟的舞步将《龙江医派颂歌》演绎得淋漓尽致。舞台背景大屏幕同时播放了"龙江医派"宣传片,一张张珍贵的老照片为现场观众展示了"龙江医派"的历史渊源,这是一场耳目一新的精神盛宴,黑龙江中医药大学附属第一医院舞蹈队的精彩表演赢得了现场观众的阵阵掌声。

2017 年 10 月,第四届龙江医派学术文化节暨首届龙膏节举办,主要在哈尔滨有关社区举行义诊和宣传活动。

(二)广开传播途径

中医药的传承不能是孤芳自赏,而是要以推广和应用为目的,以各种媒体宣传为手段,扩大影响力,让百姓了解中医、懂得中医,进而信任中医、使用中医,掌握养生防病的智慧与方法,让中医药走进千家万户。近年来,通过科普文化巡讲,广播、报纸、电视、网络的宣传,龙江医派以其独特的地域性、学术性等特点,日益受到公众的普遍认可和支持,为中医药文化的传播、中医药学术品牌的建立、中医药知识的普及与发扬均做出了积极贡献。

多年来,黑龙江中医药大学教师应邀在哈尔滨工业大学、黑龙江大学、哈尔滨工程大学、黑龙江省教育工会、黑龙江省公安厅、黑龙江省建设银行、黑龙江省党校、黑龙江省政协等高校、机关、社区进行数十场公益性讲座,听众累计数千人。2011 年 8 月 30 日,国家中医药管理局全国中医药文化科普专家巡讲团首次在满洲里市举办"全国中医药文化科普专家巡讲进草原内蒙古满洲里讲座",姜德友教授作为国家中医药管理局首批中医药文化科普巡讲专家就中医治未病的智慧与优势,为满洲里市各医疗卫生单位有关人员、社区卫生服务机构医务人员和社区居民数百人进行了讲座。通过长期与龙广 97 频道"中医宝典"、龙广乡村台"中医养生大讲堂"、龙广女性频道"生命立方"栏目合作,听众已累计数百万人次,通过现场诊疗、中医知识讲座等方式,为百姓排忧解难,广受好评。由黑龙江省中医药管理局组织,龙江医派研究会具体实施的"黑龙江省中医科普巡讲专家遴选培训班",通过培训及临场试讲考核,从全省各单位推荐的 100 位巡讲专家中,选拔出 50 位黑龙江省科普巡讲专家,将于未来几年在省内进行科普巡讲工作。

龙江医派针对中医药文化的传承与推广开展各种活动,范围辐射各地市、县、乡等地区,进行龙江中医经验挖掘整理、中医药水平提升、基层医生培训、基层巡讲宣传等一系列相关活动,团结黑龙江省有志于中医药事业发展的同道,挖掘龙江中医精华。并在此基础上,不断增强中医辐射影响,大力宣传中医药文化,积极进行人民大众的科普宣传活动。通过传承分站成立,辐射全省市县。利用黑龙江省龙江医派研究会的辐射影响力及在各地市各单位的中医药人才资源,在黑龙江省各地市建立流派传承分站;以分站为依托,大力宣传中医,通过传承培训,在当地培养起一批优秀中医药水平的传承者。通过讲座科普宣传,在县市影响一批相信中医疗效、了解中医文化、能够运用中医知识的群众,使中医药文化切实做到普及大众、惠及百姓。

龙江医派网站被建立,该网站作为龙江医派的门户网站,涵盖国家中医药管理局龙江医学流派传承工作室、黑龙江省龙江医派研究会、黑龙江省龙江医派教育研究团队三个机构,下设龙江医派简介、机构设置、新闻中心、学术园地、成果展示、名医风采、龙医传承、寒地养生、政策法规、龙医文化、下载专区11个栏目，以及37个子栏目。自创建以来，该网站专注于为广大龙江中医同仁提供国内中医药学最新资讯、疾病诊疗的研究进展，宣传、推介中医药文化，提供临床问题的解决方案，为中医医生提供一个相互学习、交流的平台，不断扩大龙江医派学术影响力。

近年来，各项工作的有力实施，使得龙江医派得到新华网、人民网、中国中医药报、中国经济时报、健康报、黑龙江省电台97频道"中医宝典"、东北网、黑龙江通讯、台湾中国时报、中国日报、三亚报、哈尔滨电视台、都市资讯报、黑龙江日报、哈尔滨日报、生活报、黑龙江晨报等各刊物及网站的多次报道和转载。同时，筹备电视剧《国医昆仑》，该电视剧以龙江医派奠基人高仲山为原型，2014年已通过国家广电总局备案。相信通过传播龙江中医药精华，积极宣传中医药文化，将使黑龙江省中医药的辐射影响力进一步扩大，使人民群众得到更多的实惠。

为配合黑龙江省中医药博物馆建设要求，龙江医派研究团队多次至黑龙江省档案馆、哈尔滨市档案馆、校档案馆、黑龙江省博物馆、金上京博物馆、齐齐哈尔市博物馆、七三一部队遗址等组织机构和全省各市县翻阅查找有关中医药记录，并走访龙江医疗前辈，口述龙江中医历史，经过十余次统稿会议，基本梳理出黑龙江省中医药发展脉络，建立龙江医学史馆，为龙江医派学术文化的挖掘和整理、龙江医派的传承和发扬理清了思路。在黑龙江中医药大学附属第一医院、基础医学院建立龙江医派文化长廊，向民众、师生传播龙江医派文化。

（三）举办龙江医派杰出医家纪念活动，弘扬龙医精神

黑龙江省作为中医药大省，近年来以"龙江医派"为旗帜，以高仲山、马骥、韩百灵、张琪等众多中医界老前辈为领军人物，在中医药事业上已取得卓越成就。黑龙江中医药大学在继承龙江医派学术精华、整理龙江医派学术思想、梳理龙江医派历史脉络、促进龙江医派发扬光大等方面做了大量的工作。学校先后举办了高仲山、华廷芳、马骥、孟广奇等的诞辰纪念活动，为龙江医派医家影响力的扩大、中医学术水平的传承做出突出贡献。龙江医派研究会会长姜德友教授，经过多年对龙江医派的多方面研究，提炼总结出八大龙医精神，充分展现出龙医风采，成为黑龙江省特有的中医文化之魂。

1. 举办龙江医派奠基人高仲山先生百年诞辰纪念大会

高仲山先生作为龙江医派的奠基人、黑龙江中医药大学的创始人之一，一直致力于黑龙江省中医药事业的发展和壮大。2010年10月23日高仲山先生百年诞辰纪念大会在黑龙江中医药大学主楼礼堂隆重举行。全国人大常委会副委员长、农工党中央主席桑国卫为纪念活动题词："高山仰止"；国家中医药管理局局长王国强为纪念活动题词："大医精诚仁心仁术，业精仲景德颂留千秋"；黑龙江省副省长程幼东题词："仁术济世，厚德惠生"；黑龙江省政协副主席、民盟省委主委赵雨森题词："医术精湛名扬龙江，医德高尚誉满华夏；民主精神践行一生，民盟楷模传颂百年"；黑龙江省人大常委会原副主任董浩题词："济世救人堪称大医巨匠，甘当人梯盛传丹心美德"；中国工程院院士、中国中医科学院名誉院长王永炎题词："首善长青传承弘扬岐黄学术真乃吾辈良师"；中国工程院院士、天津中医药大学校长张伯礼题词："德艺双馨，名播海内，道行并茂，望重神州"；国医大师、黑龙江中医药大学博士生导师张琪教授题词："医林泰斗，德高望重，为我省中医事业发展功勋卓著"；国家中医药管理局副局长李大宁题词："衷中参西一代大师道传千载，融古汇今三世医家术济万方"；中华中医药学会秘书长李俊德题词："昌明中医名震北疆，高志天下教化后人"；中国中医科学院院长曹洪欣题词："大师风范，医林楷模"；黑龙江省委高校工委书记、黑

龙江省教育厅厅长张永洲题词："回首桃林花盈树，往顾杏苑果满枝"；黑龙江省卫生厅副厅长、黑龙江省中医药管理局局长王国才题词："仰之弥高，钻之弥坚"；黑龙江中医药大学原校长、博士生导师栗德林教授题词："国医高才志北征，虎胆抗洪斩疫凶；捍卫中医克艰难，德技双馨誉冰城；一任为官兴教育，白手办校建新功；言传身教流芳世，遗志中医不离宗"；黑龙江中医药大学校长、博士生导师匡海学教授题词："开北国岐黄新风，奠龙江杏林之基"。

黑龙江省委常委、省委秘书长刘国中和国家中医药管理局副局长李大宁分别代表黑龙江省委省政府和国家中医药管理局在纪念大会上讲话，并共同为高仲山先生塑像揭幕。黑龙江省政府副秘书长衣恩普，哈尔滨市副市长张显友，中国中医药报社副社长、副总编濮传文，黑龙江省委高校工委书记、省教育厅厅长张永洲，黑龙江省卫生厅党组书记、厅长赵忠厚，黑龙江省食品药品监督管理局党组书记、局长张建平，黑龙江省卫生厅党组副书记、副厅长、黑龙江省突发公共卫生事件应急指挥中心主任索天仁，黑龙江省科学技术厅副厅长于立河，黑龙江省卫生厅副厅长、黑龙江省中医药管理局局长王国才和国医大师、黑龙江中医药大学博士生导师张琪出席大会并在主席台就座。黑龙江省人大常委会副主任陈述涛、黑龙江省政协副主席陶夏新出席纪念大会。纪念大会由校党委书记田文媛主持，校长匡海学在纪念大会上致辞。黑龙江省及哈尔滨市相关部门领导，以及北京中医药大学、辽宁中医药大学、长春中医药大学等全国各地中医药院校、有关单位领导参加纪念大会。高仲山先生的亲属和黑龙江中医药大学部分校友也从全国各地前来参加纪念活动，应邀出席。校领导李秉治、姚凤祯、程伟、王喜军、李冀、孙忠人、柳鸣出席大会并在主席台就座。中国民主同盟中央委员会、国家中医药管理局，以及上海中医药大学、广州中医药大学、福建中医药大学等全国各中医药院校、医学院所、医疗机构致信致电纪念高仲山先生百年诞辰。

在纪念大会之后，黑龙江中医药大学师生通过参加座谈会、高仲山学术思想报告会、高仲山事迹报告会，参观高仲山纪念馆等各种形式的纪念活动，来缅怀前辈，激励自身。原黑龙江省省委书记孙维本同志欣然题词："龙江医派，功业辉煌！"

2. 举办龙江医派杰出医家华廷芳先生百年诞辰纪念大会

华廷芳先生作为龙江医派杰出医家一直深受患者信任、同道赏识。2011 年 12 月 22 日华廷芳先生诞辰一百周年大会在黑龙江中医药大学求真讲堂隆重举行。黑龙江省卫生厅副厅长、黑龙江省中医药管理局局长王国才出席会议并讲话。纪念大会由副校长程伟主持，校长匡海学代表学校致辞，校领导袁纲、李秉治、陈亚平、姚凤祯、孙忠人、黄友、柳鸣出席会议。

华廷芳先生出身中医世家，一生淡泊名利，沉潜学术，医湛德高，解放前即以高超医术闻名于齐齐哈尔地区。1959 年黑龙江中医学院成立时，他欣然奉调来到哈尔滨任教，后任学校伤寒教研室主任，直到退休。他从事临床、教学 50 余年，治学严谨，认真负责，保存下来的教案有 34 册，达 200 万字，内容丰富，字迹工整；保存下来的病情记录有 90 册，病例上万。在长达半个多世纪的临床实践过程中，华廷芳先生治病无数，每有心得，即著文发表，以无私的胸怀为后人留下了宝贵的临床经验和学术成果。黑龙江中医药大学基础医学院在此基础上整理出版了 80 万字的《华廷芳学术经验集》，成为"龙江医派"系列丛书的首批作品。

匡海学校长在致辞中向华廷芳先生的家属表示诚挚的问候，向华廷芳对黑龙江中医药事业所做出的贡献表示肯定，并对后辈学子的传承和发扬寄予深切希望。王国才局长在讲话中代表黑龙江省卫生厅和黑龙江省中医药管理局对华廷芳先生表示深切的怀念和崇高的敬意，对华廷芳先生的家属表示亲切的问候。他希望全省广大医务工作者和医学教育、科研、管理工作者将华廷芳先生毕生所学传承下去，更将华廷芳先生热爱中医、勤于耕耘、兢兢业业、披肝沥胆的工作态度传承下去，共同开创黑龙江省中医药事业发展的新局面。

科学出版社中医药分社社长曹丽英、华廷芳先生的儿子华世明、华廷芳先生的学生张友堂及在校学生代表庞作为分别在纪念大会上发言，从不同角度缅怀先生的学问人品，表达传承先生精神、发展中医药事业的信念和决心。

纪念大会后，基础医学院院长姜德友教授为与会来宾和师生代表们做了题为《龙江医派杰出医家华廷芳先生传略》的学术讲座，讲座由基础医学院党总书记邱文兴主持。

3. 举办龙江医派杰出医家孟广奇先生百年诞辰纪念大会

孟广奇先生 1955 年调入黑龙江中医药大学前身——黑龙江省中医进修学校工作，1959 年黑龙江中医学院成立后，历任金匮中医基础教研室主任、基础医学部副主任，是我校首批硕士研究生导师和首批副教授之一，是"龙江医派"的优秀代表。他为人谦和，治学严谨，刻苦钻研，学识丰富，主编和参编多部著作，为后人留下了宝贵的财富。

2012 年 12 月 21 日上午，基础医学院在学院会议室举行孟广奇先生诞辰百年纪念大会。时任副校长程伟出席会议并讲话。会上孟氏家族代表、党的十八大代表、"中国优秀志愿者"和全国"五一劳动奖章"获得者孟广彬，原基础医学院党总支书记赵伦和先后发言，从不同角度缅怀孟广奇先生的学问人品，表达了对先生的钦佩之情，以及传承先生精神、发展中医药事业的信念和决心。孟广奇先生的次子孟昭先、女儿孟兰和长孙孟宪民，以及基础医学院全体教职工、部分学生代表出席纪念大会。

黑龙江中医药大学副校长程伟在讲话中代表学校向孟广奇先生的后代、亲友和诸位来宾致以亲切的问候。他表示正是因为孟广奇先生等老一辈中医人共同挺起了"龙江医派"的脊梁，正因为有了老一辈开拓者的艰苦奋斗和无私奉献，黑龙江中医药事业才有阔步发展的良好前景，我们黑龙江中医药大学也才有今天的发展和明天的希望。我们纪念、学习前辈，不仅要研究他们的学术思想，颂扬他们的卓越贡献，学习他们以经典为宗、兼收并蓄、发皇古义、融会新知、勇于开拓创新的学术境界；更要学习他们热爱中医事业、孜孜以求、不懈探索、胸怀天下的高尚人格。

4. 举办龙江医派杰出医家吴惟康先生百年诞辰纪念活动

2017 年 12 月 29 日上午 9 时，纪念龙江医派杰出医家吴惟康先生诞辰一百周年暨学术经验研讨会在黑龙江中医药大学求真讲堂隆重举行。会议由基础医学院院长陈晶教授和金匮要略教研室主任韩洁茹副教授主持，黑龙江省龙江医派研究会常务理事、基础医学院温病教研室主任张福利教授，吴惟康弟子、黑龙江省中西医结合学会会长李显筑教授，黑龙江省龙江医派研究会副秘书长、基础医学院伤寒教研室主任柳成刚教授出席此次会议并做报告。《龙江医派丛书·吴惟康学术经验集》主编李显筑教授为此次活动捐赠图书 200 本。

此次活动旨在缅怀先贤，激励后学，承前启后，传承创新，通过学习吴惟康先生生平、治学及学术经验，营造良好的中医药文化环境和学术氛围，从而推动龙江医派传承与发展，为龙江中医药事业发展做出贡献。

龙江医派杰出医家吴惟康先生，1917 年生于黑龙江省阿城县一书香门第，自幼受父辈影响，攻读四书五经、古文诗赋，精通儒学，旁通百家，文学底蕴深厚，为日后从医奠定了坚实的基础。他早年从教，后弃文从医，苦读经典，自学岐黄之术，博学识通，被誉为"中医活字典"。于 1940

年正式行医于阿城县，后迁至哈尔滨市，曾任黑龙江省卫生协会中医诊所所长。1959 年受聘为黑龙江中医学院教师，历任黑龙江中医学院医史各家学说教研室主任、金匮专业硕士研究生导师。吴老平生恬淡无求，潜习中医各家学说，深谙经典，治学严谨，临床实践经验丰富，尤擅治疗内科疑难杂病，终成一代大医。其主要代表著作有《中国医学史简介》《中医各家学说及医案分析》《针灸各家学说》《医学史料笔记》等，其学术思想整理收录于《龙江医派丛书·吴惟康学术经验集》。

三、创办黑龙江省龙江医派研究会，搭建学术交流平台

黑龙江省龙江医派研究会是由黑龙江省民政厅批准、黑龙江省中医药管理局为业务主管部门的学术性、非营利性、公益性社会团体法人，是全国首家省级中医学术流派社团组织，为省一级学会。其宗旨是团结组织黑龙江省内中医药工作者，发扬中医药特色和优势，发掘、整理、验证、创新、推广龙江中医药学术思想，提供中医药学术交流切磋的平台，培养中医临床思维人才，加强龙江中医药的科研、医疗服务能力，为龙江中医事业的腾飞贡献力量。

龙江医派研究会致力于整合各方资源、吸纳各界有志于传统中医学研究的人士，挖掘、研究、传承和弘扬龙江医派学术经验及文化，开展传统医学学术交流和有关的医疗保健研究、咨询服务、组织培训活动，多渠道、多形式地开展医学卫生科普宣传、健康教育活动，为龙江中医事业发展助力。通过研究中心的成立和学术年会的召开，不断荟萃龙江中医学术，助力龙江中医发展。

2013 年 7 月 13 日，国家中医药管理局龙江医派传承工作室建设项目启动仪式暨黑龙江省龙江医派研究会成立大会在黑龙江中医药大学综合楼会议中心举行。国家中医药管理局副局长李大宁，中华中医药学会秘书长曹正逵，黑龙江省人民政府副秘书长、黑龙江省食品药品监督管理局局长王国才等，以及学校领导出席会议并致辞。李大宁副局长与陈亚平副书记共同为黑龙江省龙江医派研究会揭牌。副校长王喜军主持会议。黑龙江省民政厅民间组织管理局局长杨晓光在会上宣读了黑龙江省民政厅《关于黑龙江省龙江医派研究会申请成立登记的批复》。科学出版社中医药分社社长曹丽英、校领导孙忠人等出席会议。

校党委副书记陈亚平代表学校致辞，他说："近年来，我校以龙江医派创始人、龙江现代中医教育的开拓者与奠基人高仲山先生诞辰一百周年纪念活动为契机，积极挖掘抢救和整理研究黑龙江地区近现代著名医家的珍贵历史资料、文献和配方，开展龙江医派学术研究，举办丰富多彩的文化宣传活动和学术交流活动，在社会上取得良好的反响。学校力求将龙江医派打造成黑龙江省的一张亮丽的'文化名片'，使龙江医派成为龙江中医药人的一面旗帜，以此团结和凝聚全省的中医药人同心共筑'龙江中医药梦'。"黑龙江省政府副秘书长王国才在讲话中代表黑龙江省人民政府对大会的召开表示祝贺。他说："龙江医派是近现代在北疆逐步崛起的中医学术流派，有着自身独特的学术内涵，独立的传承谱系，培育了许多优秀的中医药人才。希望龙江医派传承工作室和龙江医派研究会系统总结归纳龙江医派的学术特点、理论内涵，促进黑龙江省中医药事业的发展和进步，更好地满足广大人民群众对中医药服务的需求。"曹正逵秘书长在讲话中代表中华中医药学会，对会议的召开表示热烈的祝贺，他认为龙江医派是黑龙江中医学术探索的平台，龙江中医药事业发展和人才培养的动力，也将成为龙江中医文化的品牌和地域社会文化的特色标识。李大宁副局长在讲话中代表国家中医药管理局对大会的召开表示祝贺。他说："在国家中医药管理局首批 64 家流派工作室中，龙江医派以鲜明的地域和黑土文化特色，独特的诊疗风格成功入选，作为全国首家成立的省级中医流派研究会，龙江医派研究会的成立，是全国中医药事业发展中的一件大事，对黑龙江省乃至全国中医药事业、文化特色产业、区域经济的发展都将产生积极影响。"

会议期间，还举行了龙江医派研究会选举大会。在黑龙江省卫生厅人事处处长王国昌的主持下，与会的会员代表们审议通过了《黑龙江省龙江医派研究会章程》，并选举产生了第一届理事会。黑龙江中医药大学基础医学院院长、国家中医药管理局龙江医派传承工作室建设项目负责人姜德友教授当选为黑龙江省龙江医派研究会首任会长。

姜德友教授在就职发言中简要介绍了龙江医派研究会今后的发展方向和工作思路，并表示将不负重托，带领研究会坚持办会宗旨，立足龙江，汇聚多方力量，为龙江中医药事业的发展做出积极贡献。国医大师张琪，黑龙江省卫生厅副厅长、黑龙江省中医药管理局局长王学军，以及辽宁中医药大学、北京中医药大学、安徽中医药大学、浙江中医药大学、上海中医药大学和长春市中医院等单位分别以贺函、贺电的形式对大会的召开表示祝贺。

在龙江医派研究会成立的同时，《龙江医派会刊》创刊号也正式发布，会刊力求突出中医特色，开设名医之路、经典发微、医理求是、效方秘解、本草思辨、医案启悟、医验传薪、寒地养生、龙医春秋、医文观止等栏目，致力于推动中医思维人才的培养和中医药文化的传承。

2018 年 12 月 22 日，由黑龙江省龙江医派研究会主办的"黑龙江省龙江医派研究会换届大会暨第三届学术年会"在黑龙江中医药大学召开，同期还举行了"龙江医派现代中医临床思路与方法丛书""龙江医派丛书"新书发布与赠书仪式，以及国家中医药管理局龙江医学流派传承工作室二级工作站授牌仪式。黑龙江中医药大学附属第一医院院长、首届黑龙江省龙江医派研究会会长姜德友教授当选研究会第二届会长。

22 日 9 时，黑龙江省龙江医派研究会换届大会在黑龙江中医药大学综合楼会议厅隆重召开。黑龙江省卫生健康委员会人事处处长王国昌主持会议。

姜德友会长首先做黑龙江省龙江医派研究会五年工作总结。他在总结中汇报了五年来研究会在抢救挖掘整理前辈经验，出版"龙江医派丛书"；建设龙江医学流派传承工作室，创立龙江医派研究会，搭建学术交流平台；举办龙江医派研究会学术年会，促进学术交流；建立黑龙江省龙江医派研究中心深化和丰富龙江医派学术内涵；建立龙江医派传承基地，提升中医临床思维能力，探索培养中医临床人才的教育途径；创办龙江医派学术文化节，创新中医药文化传播模式，打造龙江医派特色文化名片等方面做出的重要成绩，为丰富祖国医学的内涵做出了应有贡献。

随后进入换届选举程序，现场通过举手表决选举产生了黑龙江省龙江医派研究会第二届会长、副会长、秘书长、副秘书长、常务理事和理事。姜德友教授再次当选黑龙江省龙江医派研究会会长。大会同时宣读了研究会聘请的总顾问名单，国医大师张琪、段富津、卢芳受邀出任研究会总顾问。

换届大会结束后，举行了黑龙江省龙江医派研究会第三届学术年会开幕式。黑龙江省社会组织管理局局长杨晓光、黑龙江省中医药管理局局长张晓峰、科学出版社中医药分社社长曹丽英、黑龙江中医药大学党委书记王福学参会并分别致辞。黑龙江省龙江医派研究会副会长、黑龙江中医药大学附属第一医院党委书记、黑龙江省龙江医派研究会副会长李建民主持开幕式。

姜德友会长在表态发言中表示，龙江医派研究会将继续秉承"传承中医国粹，弘扬龙医文化，创新中医学术，光大龙江医派"的宗旨，致力于整合各方资源、吸纳各界有志人士，为黑龙江省中医药事业助力，为黑土文化添彩。

随后，大会举行赠书仪式。主席台上领导向黑龙江省图书馆、黑龙江省档案馆、哈尔滨市图书馆、哈尔滨市档案馆、黑龙江中医药大学图书馆等七家机构赠送"龙江医派现代中医临床思路与方法丛书""龙江医派丛书"。

主席台领导还向全省各地市县共 52 家中医院颁发全国中医学术流派龙江医派传承工作室二级工作站牌匾。

14 时，精彩绝伦的学术讲座正式开始。深圳市中医院呼吸内科主任高雪教授，深圳市中医院曲敬来教授，黑龙江中医药大学附属第一医院姜德友教授，黑龙江省中医药科学院原副院长张佩青教授，黑龙江中医药大学附属第一医院谢晶日教授，中国中西医结合学会副会长、黑龙江省中西医结合学会会长李显筑教授，黑龙江中医药大学温病教研室张福利教授分别做《龙江医派"肺系伏邪"理论的临床应用》《社区获得性肺炎中医特色诊治经验介绍》《中医临床思维指导思想与模式》《慢性肾衰竭的诊断及中医药治疗》《龙江医派杰出医家马骥治疗脾胃病经验撷菁》《吴惟康教授学术经验传承与创新》《顺势思维下的透因透用法讨论——凉透为主的复合法治验重症皮肤病案例枚举》专题讲座。各位中医大咖的精彩讲座，为台下听众带来一场无与伦比的学术盛宴。专家们在中医临床思维上的极高造诣，以及对老一辈中医人临床诊疗经验的传承与创新，令与会代表深感受益匪浅，不虚此行。最终，黑龙江省龙江医派研究会换届大会暨第三届学术年会在全体会员们兴致正浓的经验交流与碰撞中，以及对龙江医派、龙江中医药事业辉煌未来的无限期许中圆满落幕。

四、举办全国中医学术流派会议、龙江医派学术年会及全国四大经典培训班，促进学术交流

中医的发扬靠的是临床诊疗技艺与疗效，而疗效的提高，要靠交流与学习。龙江医派成立以来致力于搭建良好的学术交流平台，通过举办高水平的学术交流会议和高端人才培训活动，促进中医药学术研讨。

2012 年 9 月 22 日，中华中医药学会第四次中医学术流派交流会在黑龙江中医药大学求真讲堂召开。国家中医药管理局副局长李大宁、中华中医药学会副秘书长曹正逵、黑龙江中医药大学校长匡海学、黑龙江省中医药学会秘书长于黎明在会议开幕式上致辞。《中国中医药报》副社长濮传文、黑龙江中医药大学副校长程伟，以及来自全国各地的知名专家学者和各中医学术流派的代表出席会议。黑龙江中医药大学校长匡海学首先向大家介绍了学校的基本情况和近年来的发展建设情况。他表示，黑龙江中医药大学见证了龙江医派的坎坷与辉煌，而龙江医派也滋养着黑龙江中医药大学苗壮成长。希望以此次交流会为契机，与中医各家流派充分交流，相互促进，共同为推动中医药事业的创新与发展做出更大的贡献。黑龙江省中医药学会秘书长于黎明在致辞中指出，龙江医派在近现代以来，不仅在医疗上为黑龙江的防病治病做出了历史性的贡献，在学术上为后人留下了弥足珍贵的财富，同时筑建起黑龙江中医学术探索的平台，为龙江中医文化品牌和地域社会文化的形成做出了卓越的贡献。黑龙江中医界将珍惜和利用好此次学术交流会的难得机会，不断提升学术研究水平，加快龙江医派发展步伐。

中华中医药学会副秘书长曹正逵代表中华中医药学会对各位专家的到来表示欢迎，对会议承办方黑龙江中医药大学为本次大会所做的精心准备和辛勤付出表示感谢。他希望与会的各位专家学者能以本次会议为契机，相互交流，共同探讨，在中医学术流派研究方面取得新的、更大的成果，繁荣和创新中医药学术，弘扬中医药文化，不断提高中医药理论和临床水平，提高中医药对人类健康和社会发展的贡献率。国家中医药管理局副局长李大宁在讲话中代表国家中医药管理局，对本次会议的召开表示祝贺，向多年来孜孜不倦从事学术流派研究的各位专家学者表示慰问和感谢。他说，深入研究和发展中医学术流派具有重大的意义，不仅关乎保持中医特色、发挥中医药优势的关键问题，而且能够丰富中医药理论体系，深层次揭示中医学术发展的内在规律，促进原始创新，加强中医理论与临床经验的传承。希望各位专家、学者进一步加强各学术流派之间的交流与合作，繁荣发

展中医药事业，使之为人类的健康做出更大的贡献。

开幕式后，与会专家学者就中医学术流派的相关学术问题展开研讨，江苏孟河医派、浙江永嘉医派、上海海派中医、广东岭南医派、北京燕京医派等各大中医学术流派的代表也分别介绍了各自的研究和发展情况。黑龙江中医药大学基础医学院院长姜德友主持开幕式，并在交流会上作了题为《龙江医派的形成与发展》的学术报告、中国中医科学院孟庆云研究员作了题为《论中医理论体系的学派流派》的学术报告、我国台湾中医师公会联合会理事长孙茂峰教授作了题为《台湾中医历史与未来展望》的学术报告、山东中医药大学王振国教授作了题为《中医学术流派重点研究室建设思路与方法》的学术报告、广东中医药大学吴焕林教授作了题为《岭南中医学术流派研究展望》的学术报告。通过聆听与会领导的看法与专家的介绍，交流了流派建设的经验和教训，扩大了龙江医派的影响力，同时对流派建设的关键问题进行谈论与思考，为今后的工作提供思路。

2016年10月14~15日，由中国中医药研究促进会主办、黑龙江中医药大学附属第一医院承办的"中国中医药研究促进会中医学术流派分会成立大会暨首届中医学术流派论坛"在哈尔滨举行。黑龙江中医药大学副校长张晓峰出席开幕式并致辞。黑龙江中医药大学附属第一医院院长姜德友教授当选为中国中医药研究促进会中医学术流派分会首届主任委员。

中国中医药研究促进会中医学术流派分会成立大会于14日晚召开，选举产生了分会第一届委员会。15日上午，在该分会首届中医学术流派论坛开幕式上，甘肃中医药大学副校长李应东宣布大会正式召开。中国中医药研究促进会秘书长助理兼研究室主任全海洋宣读《中国中医药研究促进会关于设立中医学术流派分会的决定》，工作人员宣读中国中医药研究促进会中医学术流派分会第一届委员会组织机构及组成人员名单。中国中医药研究促进会秘书长高武为当选的中医学术流派分会主任委员、副主任委员、秘书长、副秘书长颁发聘书。

为发挥经典在中医药学中的重要地位，提升学习中医经典的能力与实践水平，自2008年姜德友被聘为黑龙江省中医药管理局"学经典、做临床"活动专家组组长后，2010年中医临床基础学科被国家中医药管理局确定为优势学科继续教育基地。2010年9月18日，黑龙江中医药大学基础医学院举办国家中医药管理局继续教育项目——全国中医四大经典高级培训班，培训对象为全国高等中医院校、西医院校中医药专业、中等中医药学校、中医医院、中西医结合医院、综合医院等从事中医药教育人员、中医临床人员及广大中医爱好者，本期培训人员近200人。授课的教师有国医大师、博士生导师张琪，黑龙江省著名中医妇科专家王维昌教授，黑龙江中医药大学教授、博士生导师李敬孝，黑龙江中医药大学教授、博士生导师姜德友，黑龙江中医药大学教授、硕士生导师杨旭，黑龙江中医药大学教授、硕士生导师张友堂，黑龙江中医药大学教授、博士生导师张福利。

2012年10月13日，由黑龙江中医药大学基础医学院主办的第二期全国中医四大经典高级培训班在学校主楼求真讲堂举行。来自黑龙江、吉林、台湾等地区的中医从业者及黑龙江中医药大学师生共计200余人参加了培训班的学习。本次培训班为国家级中医药继续教育项目，也是黑龙江省首届龙江医派学术文化节系列活动之一。在为期1天的培训中，我国著名中医学家、国家中医药管理局重点研究室咨询专家、中国中医科学院研究员孟庆云教授，国家中医药管理局中医学术流派传承工作室建设试点"龙砂医派"代表性传承人、安徽中医学院顾植山教授，中国中医药现代远程教育示范课程《金匮要略精讲》主讲人王雪华教授，国家中医药现代远程教育示范课程《黄帝内经》主讲人杨旭教授分别为与会人员奉献了精彩的讲座。与会学员纷纷表示，参加本次培训受益匪浅，在进一步提高自己的临床辨证论治能力、拓展临床审病视野、提高临床思维水平等方面都有很大的收获。

2014年10月19~20日，第三期全国四大经典高级培训班在黑龙江中医药大学举行。来自黑龙江、吉林、内蒙古、海南等地区的中医从业者及黑龙江中医药大学师生约 1500 人参加了本次培训。

本次培训班为国家中医药管理局继续教育项目,由黑龙江中医药大学基础医学院承办。在为期 2 天的培训中,国家级名老中医、北京中医药大学刘景源教授,国家中医药管理局中医经典著作全国示范教学《伤寒论》主讲人、北京中医药大学郝万山教授,上海市名中医、上海中医药大学王庆其教授,中国中医药现代远程教育示范课程《金匮要略精讲》主讲人、黑龙江中医药大学王雪华教授,国家级精品课《金匮要略》主讲教师、黑龙江中医药大学李敬孝教授分别为与会人员作精彩的学术报告。

五位主讲人虽然均已年逾古稀,但都精神矍铄,神采奕奕。他们无私分享自身多年的临床经验,为大家奉上了一场场中医学术盛宴。刘景源教授以深厚的中医功底介绍了通下法在温病治疗中的作用和复脉汤在温病中的化裁应用;郝万山教授用生动幽默的语言就阴阳五行理论和抑郁症的临证治疗等进行了精彩阐释;王庆其教授将晦涩难懂的《黄帝内经》原文与临床难治性疾病的诊疗结合起来,堪称运用中医经典指导临床应用的典范;王雪华教授以其被 SCI 收录的学术论文为切入点,讲解了应用中医经典理论治疗临床疑难病的有关心得;李敬孝教授从识证、立法、用方、经验四个方面,分享了自己对学习医案、借鉴前人经验进而指导临床辨证施治的方法和体会。

2015 年 10 月 24～25 日,由黑龙江中医药大学基础医学院、国家中医药管理局龙江医学流派传承工作室承办的国家级中医药继续教育项目——第四期全国中医"四大经典"高级培训班暨龙江医派后备传承人培训班在主楼求真讲堂举行。来自全国各地的中医从业者及黑龙江中医药大学师生共 200 余人参加了本次培训。黑龙江中医药大学原副校长程伟教授出席开班式并致辞。

程伟副校长在致辞中代表学校向远道而来的培训班学员表示欢迎。他说,在中医药学漫长的发展历程中,医学典籍浩如烟海,但以《黄帝内经》《伤寒论》《金匮要略》《温病条辨》为代表的经典著作最为历代医家重视,对经典著作的学习和传承,是中医学继承和发展的基石。

国家中医药管理局龙江医学流派传承工作室负责人、基础医学院院长姜德友教授主持开班式。开班式结束后,来自全国各地的专家学者作有关内容的学术讲座。辽宁中医药大学博士生导师赵明山教授作了题为《内经治疗思想及疾病证治举隅》的讲座;基础医学院院长姜德友教授作了题为《中医临床思维方法与应用》的讲座;江苏省名中医、南京中医药大学基础医学院博士生导师、南京市人大常委会副主任黄煌教授作了题为《黄连类方的方证与应用》的讲座;黑龙江中医药大学博士生导师、全国老中医药专家学术经验继承工作指导老师王雪华教授作了题为《治疗妇科病证验案》的讲座。

2017 年 9 月 23～24 日,由黑龙江中医药大学附属第一医院、基础医学院联合举办的第五期全国中医"四大经典"高级培训班在黑龙江中医药大学主楼求真讲堂举行,来自全国各地的中医专家和学员共 200 余人参加培训。黑龙江中医药大学附属第一医院院长姜德友主持开班式,代表主办方向来自全国各地的专家和培训班学员表示欢迎。他表示,"四大经典"是中医学理论基石,具有很强的理论指导性和实用性,认真研习"四大经典"对于拓展临床思路、训练临床思维能力具有重要意义。

培训期间,北京中医药大学陈明教授作了题为《读经典用经方》的讲座;长春中医药大学基础医学院院长苏颖教授作了题为《运气与温疫》的讲座;黑龙江中医药大学基础医学院李敬孝教授作了题为《膏方临证思路》的讲座;基础医学院王雪华教授作了题为《经方辨治消渴病并病临床验案举隅》的讲座;黑龙江中医药大学附属第一医院姜德友教授作了题为《运用经典名方辨治发热思路与方法》的讲座;基础医学院张福利教授作了题为《基于"卫气营血-三焦"辨治纲要的"外感-内伤-体质"合治并调之验案枚举及讨论》的讲座;基础医学院柳成刚副教授作了题为《六经辨证及临床应用》的讲座。基础医学院院长陈晶、党总支书记韩彦华,黑龙江中医药大学附属第一医院党委书记李建民、副院长王丽芹分别主持讲座。

中医"四大经典"构建了中医学理论基本框架，是中医理论的基石，历来是中医教育的核心，具有很强的理论指导性、实用性，对提高临床辨证论治综合能力、拓展临床思路、训练临床思维能力具有重要的指导意义。黑龙江中医药大学的中医"四大经典"课程组师资力量雄厚，名师辈出。自1954年学校建立以来，由我国著名中医学家、中医教育家、龙江医派创始人、黑龙江省中医药开拓者及奠基人、黑龙江"四大名医"之首高仲山教授率马骥、华廷芳、毛翼楷、吴惟康、孟广奇、刘快虹、胡青山、邹德琛等多位知名专家执掌教席，经历了60余年的发展，培养了一大批功底深厚的学科带头人及学术骨干，在教学、临床及科研领域均有建树。为拓宽经典理论对临床实践的指导作用，在国家中医药管理局、黑龙江省中医药管理局支持下，学校举办了多期全国中医"四大经典"高级培训班暨龙江医派后备传承人培训班。

五、建立黑龙江省龙江医派研究中心，深化和丰富龙江医派学术内涵

2016年10月，经黑龙江省卫生和计划生育委员会批准，龙江医派研究中心在黑龙江中医药大学附属第一医院建立。在中国中医药研究促进会中医学术流派专业委员会成立大会上，黑龙江省卫生和计划生育委员会副主任邢济春代表黑龙江省卫生和计划生育委员会为黑龙江省龙江医派研究中心授牌。该中心依托黑龙江中医药大学附属第一医院和国家中医临床研究基地、黑龙江省中医药数据中心，旨在通过临床病例研究黑龙江地区常见病、多发病、疑难病的病因病机、证治规律，寒地养生的理论与实践体系等。"龙江医派现代中医临床思路与方法丛书"24册，由科学出版社出版，发表论文近百篇。

六、建立龙江医派传承工作室和基地，培养中医思维人才

龙江医派传承工作室作为国家中医药管理局首批建设单位，于黑龙江省10个试点县建立传承分站，于台北市世界自然医学大学设立"龙江医派台湾分会"，并设立龙江医派传承工作室深圳基地，三亚市中医院、丹东市中医院、东港市中医院、长春市中医院、满洲里市中医院二级工作站也已建立，通过举行全国"四大经典"培训班、"龙江医派杯"研究生中医知识竞赛等活动，树立学生学习经典、研修经典，了解龙江医派，发扬龙江医派的意识，提高学生认识经典、学习经典、热爱经典，进而灵活运用经典的能力。

（一）建设龙江医学流派传承工作室，屹立全国中医流派之林

为充分体现中医药发展以继承为基础的特点，探索建立中医流派学术传承、临床运用、推广转化的新模式，需要培育一批特色优势明显、学术影响较大、临床疗效显著、传承梯队完备、辐射功能较强、资源横向整合的中医学术流派传承群体，以丰富和发展中医药的理论和实践，促进中医药传承型人才培养，繁荣中医药学，更好地满足广大人民群众对中医药服务的需求。该建设项目将着重挖掘、传承、弘扬、推广学术流派的学术思想和技术，突出以学术流派的理论、观点和医疗实践中具体技术方法与方药运用为重点，以提升中医临床疗效和推动多样化、多层次的学术流派的发展与推广。2012年国家中医药管理局在全国遴选64家传承工作室进行建设，工作室以传承性、辐射性为特点。龙江医派作为地域性的学术流派，入选全国首批建设单位，并于2016年顺利通过验

收。在建设周期中，以梳理完善龙江医派学术观点；探讨本流派文化与传承特色，注重与其他流派进行比较研究；总结龙江医派独特经验，制定特色技术操作规范；培育和推广龙江医派学术成果；培养龙江医派传承人才；打造龙医特色文化，成为黑龙江省文化名片；以完善龙江医派医疗条件及制度建设为目标，以工作室为平台，通过传承谱系的建立，后备传承人的确立与培养，着力培养中医临床思维人才。

（二）省内外设立龙江医派传承分站，广扬龙医特色诊疗技术

为继承和发扬龙江医派特色优势，加强基层中医药人才队伍建设，提升县级中医院学术与医疗水平，进一步加快推进黑龙江省中医药事业发展，黑龙江省龙江医派研究会在黑龙江省中医药管理局的支持下，根据"发挥龙江医派特色优势，提升县级中医医院服务能力"文件要求，于2014年在全省遴选出阿城区中医院、呼兰区中医院、方正县中医院、延寿县中医院、亚布力镇中心卫生院、龙江县中医院、海林市中医院、富锦县中医院、杜尔伯特蒙古族自治县中医院、兰西县中医院 10个试点单位建立传承分站，通过选派专家出诊带教，帮助建立专科、培养后备传承人等方法，扶持县级中医医院的发展。通过1年的实施，取得较为满意的成果，于2015年根据省中医药管理局"进一步发挥龙江医派特色优势，提高地市县级中医医院学术和医疗水平"文件要求，现已在佳木斯市中医院、牡丹江市中医院、黑河市中医院、大庆市中医院、双鸭山市中医院等60余个中医医疗单位开展二级工作站建设工作，组织专家与各地市县进行对接，以出诊带教等形式进行合作交流，以促进基层中医医院的发展，全面服务于龙江百姓。并在广州中医药大学深圳医院、深圳市中医院、三亚市中医院、长春市中医院、丹东市中医院、东港市中医院、天津市中医药研究院附属医院、满洲里市中医院、秦皇岛市海港医院、匈牙利、瑞典等海内外中医院建立龙江医派传承工作站。

通过龙江医派传承工作站的建设，在以下三个方面取得成效：

（1）加强中医药人才队伍建设：由黑龙江省龙江医派研究会在试点县组建地域性或名医学术流派传承工作站，通过授课讲座、临床示诊带教、中医典籍研读、临证思辨探讨、龙医文化传播等方式，构建一支理论功底深厚、诊疗技艺精湛、医德高尚、文化底蕴较深的复合型龙江医学流派传承人才队伍；协调相关部门，定期组织开展中医学术理论诊疗技能培训、临证指导、科研合作、会议交流、调研等活动，以提升基层中医药人才队伍学术与医疗水平。

（2）建立中医药特色诊疗基地：以国家中医药管理局龙江医派传承工作室为依托，开展中医名院建设，建设1～2个具有龙江医派医疗特色门诊、重点专科，定期派驻专家对口帮扶，在多发病、慢性病、难治病方面实现显著疗效，着力打造特色突出、优势明显、疗效显著的龙江医派诊疗基地。

（3）开展中医药文化科普知识宣传活动：实施国家中医药文化科普宣传项目，继续推进黑龙江省"中医中药中国行宣传周"大篷车活动；组建黑龙江省中医药文化科普巡讲团，赴试点县进行科普宣传、义诊等活动，积极建立中医药"三进"工作长效机制；并利用黑龙江省电台为群众传播科学、正确的中医药文化及科普知识，让中医药走进千家万户；经过试点县的建设，将龙江医派的特色诊疗技术、诊疗优势推广传播下去，惠及更多龙江百姓。

（三）建立龙江医派教育研究科学团队，培养中医后起之秀

中医在于传承，在于发扬，而教育水平与学生的热情决定了今后的发展水平，2014年经黑龙江省教育科学规划领导小组组织专家评审，"龙江医派教育科学研究团队"被评为黑龙江省首批A类教育科学研究团队，定位于整个龙江医派医家群体教育教学思想与实践经验的研究，不仅对代表

医家及当代教学新秀成长进行个案研究，而且对群体的特征进行总结、归纳和提炼，最终形成龙江医派高等中医药教育教学的个性和特色。

附

龙江医派颂歌

作词：常存库
作曲：王　欣

1=C 4/4　♩=100

（旋律谱）

黑水莽莽　苍苍　龙江　医脉源远　流长　东北风　激起生命力的剽悍　黑土地　孕育出中医药的锋芒

道业承接　今古　俊才汇聚　八方　龙江　医派在这里　诞生在这里成　长　桃李　花开满园

香　曾几　何时亘古　洪荒　华夏　文明大道　康庄　经历了　数千载漫长的守望　积累了　几百年丰富的

收藏　山野遍生灵药　世代广有

龙江医派赋

常存库

天苍苍兮东远，地茫茫兮北偏，幅员辽阔，位处陲边，白山黑水，亘古荒寒。峻岭巍峨兮，林深路险；江河纵横兮，波涌浪宽。不习耕读，专事游牧渔猎；追随四季，衣食一任自然。

风云不测，水旱灾患时起；福祸难知，每发疫疠疾年。临危无术兮，死伤接踵；医药不兴兮，告穷归天。汉晋唐宋以降，华夏文明始传；渤海后金更替，胡马屡起烽烟。赵宋朱明孱弱，满蒙入主中原；文人获罪流放，岐黄渐次北迁。卜奎医阵先起，冰城聚拢三山；呼兰研读四部经典，松滨专修金鉴保元。艺业至是以进，道术期期待全。

不料民国初建，军阀又开战端，日寇强占东北，满洲傀儡政权，民生日日凋敝，国事处处不堪。百姓疾苦谁问，心身饱受摧残。洋医风强阵马，国医步履维艰。倭奴把持医政，无故考试刁难。幸有仲山先生，敢为天下之先，负笈南渡，学成北还。悬壶立德，著书立言；庠序以教，开创社团；广引四方才俊，秘技薪火相传。高马韩张，医名早树；后起之秀，势可前瞻。

开国大典，改地换天，龙江医派，焕发新颜。万象甦生兮，兴利除弊；举办大学兮，哺英育贤。

几代人披风沥雨，数十载破浪行船。辛勤耕耘，日积月累；一路高歌，努力向前。展望未来，朝霞鲜亮；回首过去，往事如烟。感恩先人奠宏基，且喜后辈接前缘。噫嘻！斯文永续，医脉绵绵，桃李开遍原野，繁华布满杏园，试看今日之域中，竟是吾侪夺桂冠！

龙医精神

姜德友

勇于开拓的创业精神
勤奋务实的敬业精神
求真创新的博学精神
重育贤才的传承精神
执中致和的包容精神
仁爱诚信的厚德精神
铁肩护道的爱国精神
济世救人的大医精神

为龙江医派而歌

一叶轻舟

黑水悠悠兮天地苍苍。
冻土往古覆蛮荒，鸟迹人烟两茫茫。
岁月迁徙出渤海，风云流变几兴亡。
满蒙文人遭逐地，中有医者传岐黄。
从兹百草龙江聚，得以救死与扶伤。
六系纷呈薪火添，医派鼎立有渊源。
学术阶梯堪险峻，登高蠹举看仲山。
踏白雪，奔波讲学会，
披月光，校对汉医刊；
抗倭贼，治鼠疫，抵伤寒，脊梁挺过阴雨年。
重经典，纳才俊，创社团。时代强音奏几番。
雾开云散天地明，吾道干诚献毕生。
办学洒汗水，访贤履薄冰。百姓日感大医诚。
江河未老先师愿，今朝追梦有我侪。
高高五岭理想展，浩浩三江事业开。
济世之眸识表里，悬壶之意解浮沉。
脉应手，民在心，休使尘埃染衣襟。
育桃李，壮杏林，芬芳朵朵助清吟。
促辉煌兮我不怠，图继承兮志莫移。
路漫漫兮人向远，但求索兮君莫迟。

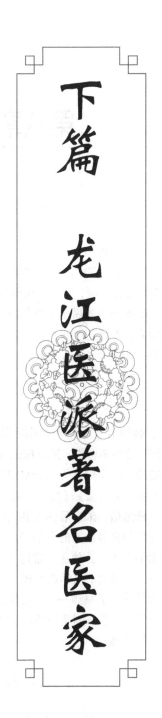

下篇　龙江医派著名医家

第八章 四大名医

高仲山

高仲山，名仑，1910年2月生，吉林省吉林市人，高氏三世业医。高仲山是我国著名中医学家，杰出中医教育家，在中医学术界堪称泰山北斗、津梁柱石，是现代中医药时空永远闪烁的一颗巨星。他开创了龙江医派，是龙江医学的开拓者和医魂，在龙江医学发展史上起着划时代作用，为黑龙江的现代中医药事业做出了卓越的开拓性和奠基性贡献，更是黑龙江中医药大学和黑龙江省中医研究院创始人，为黑龙江四大名医之首，有儒医之风范，被尊为龙江中医之领袖，是黑龙江中医药发展史上的一座丰碑和一面旗帜。

一、求学孟河海派

1927年，高仲山考入上海中国医学院，成为首批学员，全班共计30人。学校倡导的"发皇古义，融会新知"的办学思想，医学理论与诊疗实践相结合的办学方式，令他陶醉。当时上海三杰之一并有八绝之美誉的秦伯未先生亲自编著了一系列教学讲义，如《诊断学讲义》《幼科学讲义》《药物学讲义》《生理学讲义》《妇科学讲义》等，年轻的高仲山深得秦伯未先生的赏识和器重，便由他和辛元凯、杨忠信、朱启后四人共同完成了这套讲义的参订工作。

高仲山经常与良师益友的秦伯未探讨振兴中医之路，他为自己的书斋取名为"半半斋"——意为"半积功德半育才"。他还经常以"半半斋主"的署名，在医学刊物上发表见解。1931年他以优异成绩毕业。此时他不仅学业有成，并已取得了在上海开业行医的资格，秦伯未欣然命笔，为他即将开业的诊所题写了匾额——"高仲山内科医家"。四年的学习，影响了他的一生，孟河海派前辈清苦学者的风范，艰苦创业的精神，以及他们培养中医人才的教学经验，也为他成为一代大师国医奠定了坚实的基础。

二、铁肩护道、捍卫中医

（一）废止旧医风波，捍卫国医当先锋

1929年2月，南京政府召开第一届中央卫生委员会议，时任中华民国医药学会上海分会会长的余云岫上交"废止中医案"。提案刚公布，首先遭到了上海中医界的反抗。身在上海的高仲山义愤填膺，奋勇当先，勇担重任，写文章、作讲演，与余云岫等公开辩论。

高仲山的积极热诚、能言善辩、有理有节，博得了同行们的首肯和赏识。高仲山还参与组织上海中国医学院、上海国医学院、上海中医专门学校、上海市中医学会、中药店员公会等院校团体游行示威和中医药界大罢业。1929年3月17日，全国281名代表在上海召开全国医药团体代表大会，

成立了"全国医药团体联合会"，组成请愿团，要求政府立即取消议案。高仲山参加了这次载入史册的声势浩大的抗议集会，与一千多名中医界人士高举"提倡中国医药就是保全中国文化经济""中国医药万岁"等标语、口号，坚决抵制一系列压迫中医的倒行逆施。会后推选由23人组成的赴南京政府请愿代表，高仲山担任联络员，与中医界知名人士谢观、张梅庵、隋翰英、蒋文芬、陈存仁等赴南京向当局抗议。后来中医界将每年的3月17日定为"国医节"，"国医"之名，由此远播。遍地开花的烽火抗争，终于迫使国民政府在1931年公布了《中医条例》，中医地位在法律上终于得到一些保障，斗争取得了初步胜利。

（二）捍卫中医地位、支援抗联将士

1941年东北正是伪满统治时期，伪满洲国民生部保健司日本副司长沼边到哈尔滨"视察"滨江省汉医学会的工作。酒席间，沼边说："汉医虽然产生在中国，但是必然在日本才能发扬昌盛，因为日本强大、先进，现在就有了超过所有汉医的著名日本汉医汤本求真，他的著作是前无古人的经典著作，所以汉医都应该向他学习。"高仲山听后愤怒给予驳斥，并不顾生命危险将手中的啤酒瓶猛地摔在酒桌上，酒瓶粉碎，玻璃四溅，这一幕令在座的中国人敬佩不已。事后，他说："这是中国人和中医界受到的奇耻大辱，我要告诉子弟和学生，自己若不努力奋斗，就会受到外国人的侮辱和轻视。"他还多次组织人员为杨靖宇领导的抗联部队送医送药，这是一位充满民族气节的爱国英雄，是他为抗日救国、保卫中华医药事业冲锋陷阵的又一写照，也是他"大医医国"的风采体现。

（三）批判轻视中医思潮

1945年，抗战胜利后，哈尔滨市人民政府成立，并列为特别市，东北地区的某些负责卫生行政工作的领导却推行了一种排斥和歧视中医的政策，认为中医是"封建医"，是"封建时期的产物"，是"封建势力的组成部分"，中医成了"革命斗争的对象"。除了有中医院校毕业文凭的人外，所有开业中医必须参加"考试"，受到"甄别"后，"合格"者才可领到新的行医执照。规定发布后，哈市中医从业人员一片惊慌，领导中医工作多年的高仲山是唯一不必参与"考试"和"甄别"的人，但他没有置身事外。他认为此举关乎中医存亡，遂挺身而出，带领当时与他一起领导中医学会的陈志和、马骥等人，共同起草了申诉书，遏止了这一错误政策。针对给中医行医执照标明"中医"，而给西医行医执照标明"医师"的做法，高仲山立场坚决，据理力争，从而为全国中医从业人员争取到了"中医师"的称谓。

1955年，有位主管卫生工作的领导在黑龙江省政协小组会议上发言称：别的国家没有中医，也没看到他们死光。高仲山说："医学界的门户之见，宗派主义，互相谩骂、互相中伤、冰火不同炉的时代应该过去了，应该与旧社会一起灭亡。中西医应该团结起来，大胆揭露我们之间的矛盾，达成新的团结，这是我国人民关怀的事情，这是病人和无病人共同关怀的事情。"那位领导对自己的不当言论在报纸上给予公开道歉。这次争论及高仲山《为什么会有"没有医生老虎一向健康"的逻辑》一文，刊登在1955年的《黑龙江日报》上。

三、国忧志跻闯东北，施仁术拯危救厄

1932年春，高仲山在其父亲支持下带着金文华、陈文明两个学徒在哈尔滨开办"成德堂"门诊分号。开业这年的夏末秋初，哈尔滨连日大雨，松花江决堤。洪水涌入市区，致霍乱大流行，染

病者难以数计，死者横尸街头，惨不忍睹。刚开业不久的高仲山不顾自家安危，应诊医治，日夜施救，寝食不遑。他应用温中回阳之剂急救回阳汤，救人无数，引起当局的高度重视。

1940年春夏，东北地区流行瘟疫，高仲山带领黑龙江14个县市汉医学会和医学会的同道联合进行湿温证的防疫和研究，同年八月亲自撰写出《湿温时疫症之研究》，公布于世，有力地指导了各地的抗疫工作。从此，高仲山名震龙江，声望日隆。

1945年8月15日，日本无条件投降，战败撤退时破坏和炸毁了位于哈尔滨市平房区的731细菌部队，致使带传染病菌的老鼠、昆虫等试验动物四处逃窜，散布到哈尔滨市及周边地区，引发伤寒、鼠疫等流行性传染病。高仲山被推选为新成立的哈尔滨市国医学会会长，他马上组织学会会员及个体中医诊所，积极参加了这场抗疫斗争，加大防治工作，很快控制了疫病的传播。

高仲山以治疗瘟疫而名传龙江，如霍乱、大头瘟毒、白喉、瘟黄、斑疹伤寒、猩红热等，屡建奇功。1955年，高仲山接受周恩来的任命，出任黑龙江省卫生厅副厅长。他将工作重心从医疗诊病转到事务性行政工作，主抓中医教育，创办中医高等学校、中医院，又走访全省各地市县，尤其关注农村的医疗卫生问题，以"普、简、廉"为指导思想，开展工作。

四、创办医刊，荟萃龙江中医药学术

（一）创办《哈尔滨汉医学研究会月刊》

1937年3月，哈尔滨汉医学研究会成立，高仲山被公选为会长，此时年仅27岁，其肩负着提高老一代中医素质、培养新一代具有科学知识的青年中医的任务。经验交流需要平台，传播知识需要媒介，中西交流需要阵地，以高仲山为首的汉医学研究会成员在团体成立大会上即决定编辑和发行《哈尔滨汉医学研究会月刊》，高仲山任主编。该月刊的第一期问世时，高仲山在发刊词中这样写道："哈尔滨汉医学研究会，为本市汉医唯一之职业团体。本月刊，为会员唯一之学术讨论机关。本刊除竭力贡献于会员，并请会员爱护外，更愿竭力贡献于外埠诸同道，尚祈诸同道加以匡助。"他以半半斋主的名号倡议："谋国民之健康是尽忠卫国的惟一要图，医术之盛衰影响于国计民生，医术之精窳关系种族之强弱""整理改进汉医学术，是我们汉医界的责任。提倡促进汉医学术，也是一般社会的责任"。在这期首次发行的月刊中，由多位中医名宿执笔的大作汇聚成一片璀璨星河。

从《哈尔滨汉医学研究会月刊》投稿简章可知，当时会员投寄稿件均系业务性质，并无报酬。研究会中的诸多成员如高仲山、高香岩、陈志和、安子明等都曾多次在这本刊物中无私地把自己的经验和学术思想公之于众，供更多的中医爱好者学习。这些会员多是熟读精典、谙熟中医理论、临证经验丰富的医家，因此这本月刊先期以这些会员的文章为主，营造了学习和探讨医理的良好学术氛围，逐渐吸引更多热爱中医并对中医学有独到见解和体悟的人参与其中。

高仲山推崇《内经》及张仲景学说，对温病学说颇有研究，以哈尔滨汉医学研究会为核心的龙江中医界在当时兴起了学习《伤寒论》《金匮要略》《内经》等古医籍的热潮。

《哈尔滨汉医学研究会月刊》所载内容庞杂，除论及中医理论外，还涉及临证经验、方药研究等多方面问题。哈尔滨汉医学研究会站在时代的风口浪尖上，担负着力挽狂澜的重任。高仲山认为中医理论富含哲学意味、文学色彩，主张以现代科学为基础，改进和丰富中医学理论，发扬行之有效的经验。在创刊两周年的纪念词中，他这样写道："学术以理论实验相辅相成。有理论而无实验，则其理论无所附丽,等诸空谈。"他提到这本刊物是关系到与国家文化经济相关的汉医药的兴替大事,这直接关系民生问题,因此这本刊物责任重大。

《哈尔滨汉医学研究会月刊》及更名后的《滨江省汉医学月刊》共出版了53期。通过刊物的流通,团结了全省中医,使以哈尔滨为中心的中医人士互通有无,在探索中医理论、交流临床经验中提高了医疗水平,同时热心中医事业,关心中医前途。今天透过泛黄的纸页,我们看到的是那个动乱时代里中医人的铮铮铁骨,感受到他们对待中医学的一腔热忱。那些70多年前的撰文是朴实无华的前贤倾囊而出、货真价实的知识结晶,是龙江医派的奠基之作。高仲山主办的月刊在龙江医界产生了极大的向心力,掀起了读书论书的热潮,吸引和团结了一大批医林同道,以期刊为平台,发表学术成果,交流学术经验,阐释经典,运用经方,融汇新知,探讨诊病的圆机活法、规范配药,整理中医学术等工作成为当时龙江中医界的学术主流。以高仲山为首的哈尔滨汉医学研究会及其主办的月刊是伪满地区中医发展的中坚力量和学术支撑,他们爱国爱民爱中医,在艰苦的条件下奏响了时代的强音,挺起了中医人不屈的脊梁。他们维护着民众的健康,又使中医学在风雨飘摇的社会环境中发扬光大。

(二)编纂《汉药丸散膏酒标准配本》、统一行业标准

20世纪30年代,假药、劣药充斥市场,药物疗效降低,医师常常受到所开药物达不到预期效果的困扰,尤其是应用丸散等中成药时更是如此。这不仅影响了中药疗效,甚至威胁到患者的用药安全。与此同时,这种现象还严重损害了医生和正规大药店的声誉,败坏了中医中药的名声,降低了百姓对中医中药的信任度。这引起了包括高仲山在内的广大中医药界工作者的深切忧虑和密切关注。

1937年3月,哈尔滨汉医学研究会全体大会在高仲山的主持下召开,并通过了编辑与刊行《局方丸散膏酒标准配本》的重要决议,其目的在于建立一个行业标准,使各家药店所配制的丸、散、膏、酒等中成药能够统一标准。高仲山历时三载,一方面遍访哈尔滨、吉林等地各家大小药店,收集、摘抄各种自家配本,甚至秘不外传的配本;另一方面购买和借阅几百种中医中药古典医籍、医史医话,比较、对照、校勘每个配方的不同配本,在此基础上再根据药性和临床心得加以抉择,或增或删,最后确定最佳方案。在编撰期间,高仲山还经常向同行和中药业者请教垂询,探讨疑难问题,并多次在《哈尔滨汉医学研究会月刊》上刊载某些配方的草稿,尽可能广泛征集各方意见。在他孜孜不倦的努力下,一部12万言的整理改进汉医药巨著《汉药丸散膏酒标准配本》诞生了!该书搜集通用汉药局方500余种,改正精详,解释明确,参考书籍达200余种,国内汉医药界名流加入商榷者不下20余人,费时三载,始克成书。全书每一药品下分列"别名""立方人""载方书""性质""主治""功用""效能""药品""治法""装潢保存法""服法""禁忌""杂论"等条目,可谓内容详备、条理明晰,具有实用性强、可操作性强之特点。这是我国第一部制药标准化专著。

《汉药丸散膏酒标准配本》问世后,受到中医药界极大欢迎和重视。业内人士多以能获得一本《汉药丸散膏酒标准配本》为幸事。几年间,即先后发行三版,流传甚广。当时东北三省的绝大多数药店药厂都曾经按照这一具有行业标准效能的《汉药丸散膏酒标准配本》进行生产。可见《汉药丸散膏酒标准配本》不仅对当时中成药市场的规范化、标准化做出了重大贡献,而且至今仍有深远的影响。现今仍有很多中药厂还按照《汉药丸散膏酒标准配本》的规范来生产某些传统的中成药,并成为卫生部编撰《中华人民共和国药典》时的一部重要参考书,其中更有

某些章节被收入药典。

（三）创办《黑龙江中医药》

1965 年 10 月，经黑龙江省委宣传部批准，《哈尔滨中医》更名为《黑龙江中医药》，由黑龙江省卫生厅主办，由黑龙江祖国医药研究所承办，按月出版。高仲山亲自领导这项工作，他为第一期《黑龙江中医药》亲笔写下创刊词。在创刊词中他指出创办这个省级中医药学术刊物的目的，同时提出刊物所承担的任务。

高仲山担任《黑龙江中医药》主编，又身体力行，笔耕不辍，多次在刊物上发表文章，促进学术交流和进步。

五、重育贤才，创办龙江中医药教育

（一）高仲山创办龙江中医药教育的历程

1. 开拓中医药社会教育

高仲山在上海中国医学院的学习经历对其继承和发展中医、创办中医学校教育产生了重要的影响，他立志兴办培养新型中医的医学教育。20 世纪 30 年代初的哈尔滨还不具备办学条件，只能通过开设中医函授教育和创办"汉医讲习所"来培养中医人才。他和夫人在诊病之余挑灯夜战，刻钢板，编讲义，装订成册，分发邮寄给分布于省内外各地的函授学生。在他的带动下，很多人踊跃报名，最多时学生达 200 余人。

1941 年，高仲山创办"哈尔滨汉医学讲习会"，并以汉医学研究会为依托，为中医进修提高、交流心得经验、磋商疑难问题提供了平台。为了办好讲习会，高仲山率领一些热心会员租借校舍，编写和印刷讲义，编写教学大纲，安排各科教师授课。开课后，他随班听课，帮助教师改进教学，并亲自讲授《伤寒论》等课。讲习会举办两期，其中首批学员来自十一省。培养出 500 名水平较高的中医。他们经过当局考试，取得了开业行医的资格证书，成为全国中医界的中坚力量。

2. 举办中医讲习班

1945 年，高仲山被推选为新成立的哈尔滨市国医学会会长，他组织学会会员参加了疫病防治工作。在防治疫病过程中，高仲山发现中医队伍有青黄不接的现象——中医老龄化严重，青壮年中医不足。经与学会理事们商讨以后，决定再举办一期中医讲习班，抓紧为地方培养一批新生的医疗力量。1948 年春夏之交，讲习班开课。

3. 兴办龙江中医药学校教育

（1）创建哈尔滨市中医进修学校：1951 年成立哈尔滨市中医进修学校，校长由哈尔滨市市长张柏岩亲自担任，高仲山任副校长，主抓日常中医教学工作，学员均为哈尔滨市有中医临床造诣者。通过培训，他们学验俱丰，一些人日后成为中医大家，如马骥、张琪等。

（2）创建黑龙江省中医进修学校：1954 年在齐齐哈尔市创办了黑龙江省中医进修学校，同年迁至哈尔滨市，校长由高仲山兼任。从 1954 年到 1958 年共举办了七期，培养出中医人才数百名，其中大多数后来都成为黑龙江省中医的骨干力量，活跃在临床和教学的第一线。这一学校的创办，是黑龙江中医正规办学之开始，对全省中医事业的发展起到了重要作用，造就了一批优秀的中医师资队伍。

（3）创建牡丹江卫生学校：为了培养中医的新生力量，发展中医事业，根据高仲山的提议，黑龙江省委、省政府责成黑龙江省卫生厅着手建立中医学校，卫生厅决定由高仲山负责实施此项工程。1956 年春季，在牡丹江市铁东区成立了牡丹江卫生学校。这一学校名为卫生学校，其实只设中医专业，目的是培养合格的中医士，学制三年。他在开学典礼上明确地说："我们培养的目标不是普通的中医士，我们要培养出高级的中医师，我们争取晋升为高等学府。"

（4）创建黑龙江省中医学校：为了集中全省中医的师资力量发展中医教育事业，黑龙江省卫生厅报请黑龙江省政府于 1958 年 1 月将牡丹江卫生学校与黑龙江省中医进修学校合而为一，成立黑龙江省中医学校。当时教员不足，高仲山便到全省各地去"访贤"。

（5）创建黑龙江省卫生干部进修学院：1958 年大跃进时期，高仲山通过多方努力，黑龙江省卫生厅报请黑龙江省委批准，决定成立黑龙江省卫生干部进修学院。1959 年 3 月 17 日由黑龙江省中医学校、黑龙江省哈尔滨第一卫生学校、黑龙江省祖国医药研究所及黑龙江省立医院四个单位合并起来，成立了黑龙江省卫生干部进修学院。

（6）创建黑龙江中医学院：经高仲山多年努力，1959 年中共黑龙江省委和黑龙江省政府决定委派卫生厅厅长罗恕、副厅长高仲山等在黑龙江卫生干部进修学院的基础上创建黑龙江中医学院，高仲山负责具体事务。黑龙江中医学院的建立，标志着黑龙江中医药教育事业历经艰辛曲折的发展历程，正式开始了中医高等学校教育。为办好这一中医高等院校，高仲山更是殚精竭虑，重点进行了以下几项工作：争取政策，民间"访贤"，加强师资队伍建设；身体力行，提高教学质量；崇尚仲景，重视学科建设。

（二）高仲山中医教育思想

（1）以振兴中医为中心，爱国重教。
（2）以重视经典与中医学术基础为教学理念。
（3）勤于临证，博采众长，由博返约。
（4）继承传统、力求创新。
（5）重视医德教育、培养学生人文情怀。

六、创办学会，开龙江医派先河

据西清《黑龙江外纪》所载，明代以前，满、达呼尔等部族以萨玛（又称萨满）为医。黑龙江省中医兴盛于清季中叶。清初，内地戍黑龙江者甚众，康乾时大兴文字狱，一大批读书世家即流人流寓黑龙江省，又绝仕进，遂延医授学。另有流民、移民等，均对黑龙江省文化、医学的发展起了重要作用。自清至 20 世纪 30 年代的黑龙江省中医学分为六系：卜奎系、松滨系、呼兰系、汇通系、三大山系、宁古塔系。

20 世纪 30 年代，俄人几乎占哈尔滨居民的 1/20。哈尔滨的中医主要分布在道外区和道里区。在上海学成归来的高仲山在这一时期来到哈尔滨创业。他每天抽出一定时间，遍访哈尔滨地区有一定声望的医生。不久他结识了左云亭、刘巧合、安子明、安世泽、高香岩、王子良等中医名宿。1937 年成立了中医学术团体"哈尔滨汉医学研究会"，众人推选高仲山为会长。1941 年又成立滨江省汉医会，会长仍由高仲山担任。全体骨干会员将题有"吾道干城"的明镜送给高仲山会长，高仲山作为龙江医派之领袖乃是众望所归。

新中国成立后，高仲山出任东北卫生工作者协会松江分会会长、东北卫生工作者协会哈尔滨市医药联合会主任、哈尔滨市中医师公会理事长。20世纪50年代，作为被周恩来总理亲自任命的黑龙江省卫生厅副厅长，高仲山先后领导创建黑龙江省祖国医药研究所、黑龙江中医学院，并担任黑龙江省中医学会理事长。为筹建黑龙江中医学院的前身黑龙江省中医进修学校和黑龙江省中医学校，高仲山倾注了大量心血，一方面到全省各地讲学，一方面在全省各地"访贤"，汇集凝聚全省中医界之精英，逐渐形成新时代的以四大名医为领军的黑龙江名中医群体。他们在黑龙江省特有的地域环境和文化背景下，在动荡不安、不断更迭的历史条件下，互相撷取交融，蕴成了气质独特的龙江医派，而高仲山被尊为黑龙江四大名医之首。

马　骥

马骥是一位备受推崇的前辈。他医术精湛，医德高尚，在长达半个世纪的岁月中，把全部精力贡献于中医临证治疗、中医教育及科研工作。早在20世纪50年代，马骥就被誉为黑龙江省中医界四大名医之一。他的学术思想和临证经验，给中医宝库增添了丰富内涵，给中医后生留下了宝贵财富，更为龙江医派树立了一面旗帜。

一、博采深研，为龙江医派大师泰斗

马骥（1913～1991），字骏伯，北京市人，出生于中医世家。马骥9岁时，父亲庭和公病逝，13岁时母亲萨氏过世。1928年4月，马骥来到哈尔滨，随其祖父民国初年京师名中医马承先公学医，遍读经书及医书，颇得家传。在生活中，祖父对马骥呵护备至、疼爱有加；在医学教育中，祖父对马骥则倾注了大量的心血，口传心授，宽严相济，张弛有度，引领马骥走上医学之路。在祖父的悉心教育和指导下，马骥不仅学习《内经》《伤寒论》《金匮要略》《神农本草经》等医学经典，而且熟读《大学》《中庸》《论语》《孟子》等经书，这为马骥日后学术思想的形成及临证经验的不断丰富奠定了坚实的基础。

马骥祖先数代精于中医，在一代代人言传身教的过程中，逐渐形成了带有马氏风格的中医世家教育方式——讲求读书有法，主张从源到流。马骥学医之初，即从经典入手，背诵《伤寒论》《金匮要略》，然后选读《内经》《神农本草经》等医学典籍，反复诵读熟记，再由祖父详为讲解。待胸有定见之后，再选阅各家注解，取各家之长，博览晋唐以后诸家医著，以撷其精英，兼收并蓄。"书山有路勤为径，学海无涯苦作舟"，中医古籍佶屈聱牙，只有诵之有声，唇舌相应，才能读之上口，且能帮助记忆。虽然马骥生于中医世家，又有祖父倾囊相授，但他学习刻苦勤奋，在跟随祖父临证的同时，常常手不释卷，不舍昼夜地口诵心惟。马氏的中医世家教育方法对马骥在中医药临床、教育及科研上的影响是巨大而深刻的。研习经典，博采众长，使其在学术上不断发展成熟，成为他半个世纪业医之路的重要基石。

马骥青年时，恰值日寇侵我东北，生灵涂炭，中医也同样受到了严重的摧残和压制。南京国民政府曾一度通过了废止中医和中医教育的议案，经过中医界和广大民众的抗争，此议案未被核准执行。此后，南京国民政府被迫逐步承认中医学和中医教育的合法地位，1931年宣布成立"中央国医馆"。1933～1936 年，制定并颁布了《中医条例》，同时在法制委员会下成立"中医委员会"。1937 年 4 月，国民政府核准了卫生署制定的《中医教育规程》，决定将中医教育纳入全国教育系统。1938 年，已迁都重庆的国民政府教育部颁布了《中医学校通则》。黑龙江、吉林、辽宁三省首次举行笔试，应试者达 2372 名，但只录取 160 名，其中黑龙江只录取 29 名。被录取者还要到新京（长春）参加临床面试。1941 年马骥通过考试，取得了中医师资格，从此开始走上悬壶济世之路。这时马骥 28 岁。

马骥在半个世纪的医学生涯中，在医疗、教学、科研工作上取得了一定的成绩。他擅长内科，对脑血管意外、硬皮病、尿毒症等疾病的诊治尤有独到之处；对支气管哮喘、肺脓肿、心血管疾病、糖尿病、急慢性肾炎、胃肠疾病等均有深入研究。马骥编写《中医内科学》《马骥临证经验辑萃》等 12 部著作，由其撰写的《谈有关辨证论治的几个问题》《胃脘痛辨证施治体会》《中医对虚劳病的辨证及论治》《柴胡证应用体会》等 70 余篇论文均在国内有影响的杂志上发表，另有部分医案刊入黑龙江科学技术出版社出版的《老中医医案选》中。马骥结合自己多年的临床实践，独创理气养阴法治疗脾胃病，疗效显著。马骥由于医德高尚，医术精湛，在患者中享有极高的声望，被誉为黑龙江省中医界四大名医之一、龙江医派之泰斗。

二、术湛效卓，扬龙医威名

（一）博采众长，融会贯通，逐渐摸索形成马氏医疗风格

中医方脉学有两个分支，一是经方派，二是时方派。两者对于中药的理解和运用，各不相同，有时难免在学术上产生一些无谓的争执。对此，马骥认为疾病总是千变万化的，徒执古人有限之方，以之临今人无穷之病是不可能的。他常说："古今方剂，灵效者颇多，经方、时方应尽为我所用。"他还主张："学则依于法，用则不缚于法，而从容于法度之中。"马骥善于用经方，但不兼其窠臼，固求活法；既崇尚仲师，又研习诸子百家，博采精华，择善而从，在临床实践中融会贯通，逐渐摸索形成了马氏医疗风格，对传统中医学有很多发展和创新。

一年夏季，马骥邻家之女身患热病，前往一专科医院治疗，诊断为"迁延性伤寒"，治疗 3 个多月，热度仍不减毫厘，故特请马骥前去诊治。诊察中发现，该女形瘰神乏，精明昏暗，唇色深赤，干光无苔。察其胸腹，腹肌瘪陷，肌表燥热，掌心灼手，两耳失聪。马骥认为，该女"热不除，当缘阴液之涸竭"。这种病证，经方中亦无适用方剂。于是马骥依太仆王氏之说，采取"壮水伏热"之法，并酌用吴鞠通"增液汤"，佐以丹参、葳蕤、牡丹皮、白芍、瓜蒌根等药物，每日 1 剂，服药 1 周，该女热退近半。又增减前方，连服十余剂后，该女两耳复聪，热度全减，不到 2 个月，便彻底康复。

（二）汇聚中西，参酌中外，逐渐形成中西医汇通的医学观

面对西医的传播和西方科学思潮的冲击，马骥摒弃门户之见，主张中西医汇通。早在 1936 年，马骥就曾求学于哈尔滨医学专门学校（哈尔滨医科大学前身），较为系统地学习了解剖学、生理学、病理学、微生物学、药理学、传染病学，以及西医内、外、妇、儿各科理论。在以后的医疗实践中，马骥始终坚持以中医学的理论体系、思维方式为主体，同时吸收西医学的内容来整理、发展中医学术及其应用。同时，马骥还应用现代科学仪器和设备，进行客观的科学实证，取中、西医之长，主张辨病与辨证相结合，从整体观念出发，全面分析，以达到治疗之目的。

马骥还阅读了大量日本汉方医家的著作。使他受益较大的有吉益东洞著《类聚方》、汤本求真著《皇汉医学》、山田正珍著《伤寒论集成》、尾台榕堂著《类聚方广义》及和田启十郎著《医界之铁椎》等。马骥尤其喜爱读清水藤太郎所著之《汉方掌典》。20 世纪 60 年代初，马骥与他人合译该书，用了整整 1 年的时间完成了约 30 余万字的手稿。可惜的是该手稿不幸遗失，这是马骥一生中最为遗憾的一件事。

马骥十分重视中医的现代化。他认为："实现中医现代化，需要借鉴包括西医学在内的多种现代自然科学，才会有新的成就。但必须从中医本身特点出发，深入探求，否则舍本求末，总是不会有大成就的。"马骥将自己 50 余年治疗胃脘痛的临证经验输入电脑，经过精心设计，这项成果获得黑龙江省政府 1985 年科技进步三等奖。专家认为，这项成果已经达到国内先进水平，是中医学留给后人的一份宝贵财富。马骥和科研组人员完成的《小鼠实践性肾盂肾炎及中药治疗的研究》获 1992 年黑龙江省科研进步二等奖。

（三）医理结合，注重实践，形成了辨证准确、治病审慎的临证特点

马骥治学，注重实践，主张从医疗实践出发，理论与实践相结合，反对空谈理论不务实际的医疗作风。他认为，研究祖国医学理论的目的，在于古为今用，以指导临证实践，师古而不泥古，方可挽救患者。马骥治病非常慎重，常说："药者，毒也，不可妄投。"马骥临证诊病，十分细致，望、闻、问、切四诊合参，兼以现代医学的检查方法为辅助。审病明确，而后以证候为依据，探讨病因病机，立法施治。马骥常说："用药如用兵，贵在神速；处方如用人，在精而不在多。"他认为疾病是不断变化的，证是疾病在某一阶段的病理概括，每一疾病都有不同的证候，有是证，则用是药，辨证要明，立法要准，用药要精，才能药到病除。因此，他拟的处方，剂量比较小，所用的药，也都是常用药。然而由于用药巧妙，君臣佐使配合得当，往往药到病除，屡见奇效。

马骥曾治愈一例马姓女性患者，48 岁，患颅内压增高症。该患者自 1975 年 5 月发病，头胀、眼花、目涩、恶心呕吐、胸闷、心悸、气短、腹胀便闭。经 CT 检查，排除了患肿瘤的可能。1980 年 6 月病情加剧，曾在北京某医院开颅探查，未查出病因，治疗无效而返回哈尔滨。后经马骥诊治，拟以培阴潜阳、清心息风之法，处方：生地黄、玄参、牡丹皮、双钩藤、酒大黄、决明子、生白芍、桑寄生、怀牛膝、紫丹参、白菊花、生牡蛎、生龙齿等，此方服用 3 剂后，即收显效，头晕大减。服至 6 剂，可做家务劳动，症状若失，仅下肢尚有浮肿。马骥增减原方，加白茯苓等渗湿利水药，服用数剂，浮肿全消。为巩固疗效，减量服用上方 10 剂而痊愈。

（四）大胆创新，勇于探索，积累了较丰富的疑难杂症诊疗经验

马骥在长期的医疗实践中，积累了丰富的临证经验，尤其是对一些疑难杂症的治疗有其独到之处。马骥认为内伤杂病，寒热错杂，虚实交变，常常正气不足，本虚标实。对年老、体虚、久病、病危之类的复杂重病，常于识病认证之后，以培补正气为主，随证调理。有邪气者，佐以祛邪之法。临证信手拈来若干成方，或数方化裁，或数法同施，药虽平淡，常可左右逢源，洞中肯綮，形成博采众方、圆机活法的特点。

1978 年夏，马骥曾治一李姓女性患者。该患者在哈尔滨市某医院被诊断为"局限性硬皮病"，曾以蜡疗、红外线、激素类药物治疗。嗣去上海某医院住院治疗。该院对患者病史记载如下：初左大腿皮下硬坑，以灼热痛感逐步扩大，表皮变硬，左膝关节屈曲受阻，皮损分布于上肢、腰、臂、

髋及下肢，以左侧为重，左下肢为大片褐色硬化皮损，表面呈蜡样光泽，不能提起，其他部位均为皮下坚硬斑块，表面略有色素沉着，屈膝屈曲受限，左下肢肌肉萎缩。该院曾用中药汤剂治疗，未能收效而退院。马骥诊查后认为，此病为营血运行受阻，肌表之孙络瘀滞，火邪深伏血分，治以滋阴凉血、通络破瘀、清火解毒之法，药用生地黄、玄参、牡丹皮、青蒿、丹参、赤芍、桃仁、鸡血藤等，服上方50剂，体力大增，面唇红活，皮硬之处渐显柔软，又用上方，继服2个月，周身肌肤竟柔软若常人。

在探讨慢性肾小球肾炎治疗过程中，马骥对《内经》所载"肾风"一病进行了深入研究。经过长期反复的验证，马骥总结出"疫毒伤肾说"和"肾病瘀血说"，并自创"新制消毒饮""六五地黄汤""离明肾气汤""扶元固本汤"等有效方剂，用于临床，收到良好疗效。他的《肾气丸法治疗肾病型肾炎的研究》获黑龙江省中医药管理局科技进步奖。

对于消化系统疾病的治疗，马骥也有其独到之处。他将《素问·异法方宜论》中关于不同治疗方法适用于不同地域的学说在医学实践中加以验证，极大地丰富了龙江医派之内涵。马骥指出："人们生活之地域、气候及饮食习惯之不同，则患者之虚实寒热有异""北方气候严寒，人体多强悍，故多食辛烈肥甘之品，患肠胃病者，以内实热居多，每不宜多用平胃、六君等燥热、渗湿诸剂"。他把胃脘痛一病，依其证候划分为10种证型，并自创验方十余首。马骥《对胃脘痛辨证施治体验谈》一文发表后，博得中医同道的称许，并被译成日文，传播海外。

对于柴胡剂的临床运用，马骥在古人应用于实证的基础上，将其扩大于内伤杂症之肝胆、脾胃或胰脏疾病，妇科的月经病、产后病，外科的乳房疾病等多种病证。他认为"若病在于脐之上，乳以下，凡属于阳证者，皆可考虑柴胡剂之应用"。《马骥教授应用柴胡剂的体会》一文发表后，曾引起很多中西医学者的关注。

三、境界淡泊高远，彰大医仁爱

马骥热衷于中医事业，但对于个人名利向来淡泊无争。他在半个多世纪的学医、业医历程中，为中医事业的发展与振兴倾注了满腔热忱和心血，不辞辛苦，任劳任怨地奋斗了一生。

全国解放前，作为祖国宝贵文化遗产的中医学横遭反动政府和日本反动势力的摧残与压制。在日本侵占我国东北期间，马骥曾冒着风险，同中医界同仁高仲山等，为争取中医的合法地位同反动势力进行了艰难的抗争。1937年，哈尔滨市及周边各县中医联合创立"哈尔滨汉医学研究会"，使哈尔滨中医界从一盘散沙变成了一个团结的组织。同时，研究会还创办《哈尔滨汉医学研究会月刊》，马骥任编辑，为中医学术交流与发展、扩大中医在群众中的影响、提高老一代中医素质、培养新一代具有科学知识的中医青年做出了积极贡献。

1950年，马骥率先响应人民政府号召，出资并联合了金文华、张金衡、刘沛英、成佐卿等中医界人士，创办东北地区第一个联合医疗机构——哈尔滨市中医联合诊所。这个联合诊所很快由小到大，发展到100多人，对中医界的联合发展起到了先锋带头作用。

自1946年起，马骥曾先后在哈尔滨市中医公会、哈尔滨市卫生工作者协会医药联合会、中华全国中医学会和黑龙江省暨哈尔滨市中医学会担任主要学术领导职务。1955年，马骥担任哈尔滨市卫生局副局长，主管中医工作。马骥作为中医专家，任职期间，应周围市县、大兴安岭地区及内蒙古一些地区的邀请，经常带领医务人员，深入各地防病治病。每到一地，马骥都举办中医学术讲座，传授医术，帮助建立健全基层中医机构。当时，从哈尔滨市周围到各市县，直到大兴安岭山麓和黑龙江周边，都留下了马骥的足迹。

马骥淡泊名利，不计较个人得失，虽然医术精湛，驰誉医界，但从不向患者索取，还经常为一些经济困难的患者免费诊治，并垫付医药费。数十年来，他救治了全国各地不计其数的患者，其中不知有多少疑难患者从他那里得到了有效的医治。马骥的行为无时无刻不在感染着他的弟子们，他们都以老师为榜样，立志做一名济世救人的苍生大医。马骥生活简朴知足，安于清贫，享乐淡泊。马骥居所是简单的两室一厅，室内摆放几排书架和衣柜，四面白墙，没有任何装修。他对学生和朋友调侃说："我是客不修店啊！"的确，马骥的一生是为中医药事业奋斗的一生，所谓的物质享乐、功名利禄对他来说都只不过是浮云。每次见到他，不是在诊治患者就是伏案阅读、书写。年逾古稀，依然每日手不释卷，精心钻研。与马骥接触过的人，无不对他平易近人的态度、倜傥不羁的作风和淡泊名利的品格感到由衷地敬佩。

传统中医将医学称之为"仁术"，"仁"者爱人也，即要求从医者具有救死扶伤、救民疾苦的高尚品德，而不汲汲于个人的温饱和名利。马骥很好地继承了仁术济世的优良传统，多年来，他视患者如亲人，不管妍媸尊卑都一视同仁，彰显大医仁爱。

每次出诊，马骥的诊室内外常常挤满患者，绝大多数患者都是慕名而来。马骥热情周到地接待每一位患者，耐心倾听患者对病情的陈述，细心诊查，辨证施治。立法处方之后，马骥还不厌其烦地告诫患者注意饮食起居，精神摄养，详细交待煎服药的方法等，对特殊患者还将注意事项——列举出来，务求获得预期疗效。对外地前来投医却未挂上号的患者，马骥就利用中午时间给予诊治，常常感动得患者及家属热泪盈眶。马骥不出诊在家的时候，无论是周末还是节假日，只要有患者叩开他家的门，他都毫不推却地热情接待，悉心诊治，不厌其烦，不厌其难。甚至在马骥养病期间，也时常有患者登门求医。那时经常是马骥辨证明晰后口述立法用药，其子为其写方。

作为黑龙江中医学院教授、博士研究生导师，黑龙江省政协常委，马骥有较高的社会地位，但他从不以身份自居，而且对待患者一贯认真负责，热情周到，更不论患者身份高低，都是一视同仁。行医数十年，他曾治愈很多中央、省市领导，但治愈更多的是无数普普通通的老百姓。他认为生命对任何人来讲，都具有同等价值，医生对患者应一视同仁。20世纪50年代，任黑龙江省委第一书记欧阳钦秘书的陈俊生，在一个休息日叩开了马骥的家门，请马骥到欧阳书记家为其诊病。听闻陈俊生的来由，正在为患者诊病的马骥对陈俊生说："等我把这几位看完，咱们就走。"就这样，陈俊生足足等了一个多小时。马骥看完患者，才和陈俊生驱车来到欧阳书记家。多少年过去了，每当陈俊生谈起此事时，都充满了对马骥由衷的钦佩。

马骥对待同行亦是有高尚的医德和开阔的胸怀。20世纪60年代中期，黑龙江中医学院曾安排一位西医教授配合马骥工作。当时一些人担心由于历史的原因所造成的中西医矛盾会使这次合作不欢而散。然而事实证明，这种担心是多余的。在3年多的合作期间，马骥和这位教授配合默契，遇到问题，两人总是坦率而谦虚地交换意见，互相切磋，探讨解决的办法。经过对一些疑难病证的探讨，最终达到满意的治疗效果。马骥的西医界名医知交很多，诸如赵士杰、傅世英、洪宝源，还有早年离世的张柏岩、贾连源等。他们不但佩服马骥的医技，更钦佩他的医德。马骥待人诚恳，品德高尚，从不贬低他人抬高自己，也从不背后议论他人。每当患者找到他诊病，拿出其他医生开的处方时，马骥总是说："这个方子开得很好，我稍微改一下就行。"在场的人听到后，都被马骥仁慈高尚的品德而感动。

马骥一生行医50余载，从未离开过患者。他以解除患者之痛苦为己乐，并将自己行之有效的诊治方法与同道中人共享，真正体现了一代大医的高风亮节。马骥曾治一友人之妻，患中风。在哈尔滨某医院住院，西医抢救2日少效，仍神志不清，语言不能，请马骥会诊。马骥详察病因，细心辨证，诊断为"薄厥"。嗣圆机活法，巧妙拟方，鼻饲一剂使患者苏醒。1周后患者语言恢复，依证调理月余复常出院。当时在场的内科主任、教授、护士长都把马骥开的几个药方抄写下来，仔细收好。半年后，友人邀马骥至家中，他看到一桌丰盛酒席，竟是从厨房走出来的患者亲手所做，喜不言喻，已胜出其酒宴矣。

四、有教无类，广传医道

马骥认为，中医事业发展的希望在于人才，而培养中医后继人才，提高中医从业者的学术水平和业务素质，必须超越口传心授的旧有中医教育方式，中医学校教育才是培养中医人才的关键。

1954年，马骥担任哈尔滨市中医进修学校校长。当时哈尔滨的中医执业者大多数都是通过"师带徒"的方式学习中医的，没有接受过系统、正规的中医学校教育，他们的中医学知识很肤浅，甚至很多人都不知道中医的四大经典著作。马骥身体力行，亲自执教，讲授《伤寒论》等主要课程，尤其注意对学员临证实践的指导，帮助学员学以致用。

1959年，马骥调入哈尔滨医学院中医系执教。马骥拥有惊人的记忆力和广博的知识视野，授课时旁征博引，深入浅出，循循善诱，生动形象，深受学生喜爱。他倡导因材施教的教育方式，对中医系和医疗系学生采用不同的教育教学方法，有针对性地设计课程内容，有选择性地突出教学重点。对中医系学生，注重突出中医经典，力求夯实基础，提高临证能力；对医疗系学生，注重培养中医兴趣，力求通俗易懂，易于接受。

1963年，马骥调入黑龙江中医学院，先后担任中药方剂教研室主任，中医内科教研室主任和附属医院副院长兼内科主任等职。1978年晋升为教授职称，指导硕士研究生。在马骥教授的带领下，黑龙江中医学院中医内科学科不断发展完善，1986年被国务院学位委员会批准为博士学位授权点。同年，马骥教授担任中医内科学博士研究生导师，随后招收了黑龙江省中医史上的第一位中医内科学博士于福年，对其倾注了大量心血，无私地传授自己的学术经验。自此，他创造了黑龙江中医史上的3个第一：第一批三位中医教授之一，第一位中医内科学博士研究生导师，带领的中医内科学学科第一个荣获博士学位授予权。

马骥数十年如一日，呕心沥血，无私奉献，始终工作在教学科研第一线。他晚年曾对学生讲："中医博大精深，你们要努力去钻研。我现在已年届古稀，回过头来一看，还有很多东西没有搞透学全。你们赶上了好时候，不像我年轻时，中医受反动政府和日本人的气。你们要努力学习，一定要超过我们，一定要'青出于蓝，而胜于蓝'。"他又说："我就好像一个梯子，起着承上启下的作用，你们要登上梯子向更高处去攀登。"他的学生遍布世界各地，许多人已经成为各医疗单位的中坚力量。经他悉心培养的于福年博士，获得了国务院、国家教委授予的中华人民共和国成立以来首批"做出突出贡献的博士学位获得者"的荣誉，现任匈牙利中医学会会长。于博士对恩师的"人梯精神"感受深刻，常常由衷地感叹："我遇上了马老这样的好老师，乃三生有幸啊！"

听过马骥讲课的，不仅有他的学生，还有他的领导和他的同行。1955年，马骥任哈尔滨市卫生局副局长。时任局长李亚非对中医很感兴趣，提出想向马骥学习中医，马骥欣然应允。他们二人约定每周抽出两个晚上学习中医。在一年多的时间里，马骥风雨不误，雷打不动地坚守学习的约定，系统地给李局长讲授了《内经》中的主要章节内容。1959年马骥任哈尔滨市第一医院中医科主任。院里举行高徒拜师会。时任心血管科主任涂毓秀、呼吸内科主任白玉山拜马骥为师，向马骥学习中医学。马骥真诚地与他们进行学术交流，将平生所学毫无保留地传授给他们。

马骥热爱中医，身先士卒，身体力行地投入到建设和发展中医的工作中，只要对发展中医有利，无论有什么困难，他都会努力克服，不辞辛苦、满腔热情地去完成。1969 年，黑龙江省卫生厅曾组织西医学习中医，并委托黑龙江中医学院具体承办。在即将开学之际，从外地预订的教材落空了，黑龙江中医学院只好组织人员编写教材，这个重担自然就落在省内中医内科学学科带头人马骥肩上。当时正值暑假，天气炎热，他和编写人员一道在图书馆里奋笔疾书，废寝忘食地工作，终于在开学前将教材发到学员手中。马骥却因过度劳累，引发了心房颤动。这部教材后来获得广泛好评，被铁路和部队医院教学所采用。

五、艺精皮黄诗墨，功夫在诗外

　　马骥深深懂得医艺相通的道理。中医学诞生于博大精深的中华文化土壤，与传统文化有着密不可分的联系。如欲成名医，不仅要具有精湛的专业理论，还要具有广博的人文知识，举凡文、史、哲、天文、地理、人事等都在涉猎之列。《冷庐医话》的作者陆定圃说过："医非博物不能治疑难之症。"名医秦伯未也曾说过："专一地研讨医学如掘出的运河，而整个文学修养的提高，则有助于酿成江海。"很显然，无论是"掘出运河"，还是"酿成江海"，其差别就在于是否具有人文修养，其重要性自不待言。秦氏因此还说过一句很有名的话"医非学养深者不足以鸣世"（《清代名医医案精华》序）。马骥就是一位学养很深的"鸣世"之医。他经常对学生讲："旧时老中医带徒有四句话：一手好字，二会皮黄，三指按脉，四季衣裳。"概括了一个有学养中医应该具备的四个条件。其中"一手好字"被列为第一条。字是一张处方的门面，可以体现一个医生的文化底蕴及学识才华。马骥还说："旧社会，很多病家延医之先，常常先借你的方子一看，以度学问深浅，医道高低。字写得不好，业务少是小事，字写得不规范，药师配错，贻误生命，危害极大。"

　　幼年时，马骥就在先祖父承先公的指导下研习书法。为了激发马骥学习书法的兴趣和爱好，使他在书法研习上有更大的进步，承先公经常给马骥讲一些古人学习书法的典故来启迪和影响他。其中一则关于明代大书画家唐寅的故事对马骥的影响颇深。明代风流才子唐伯虎学画于周臣，周臣是名画家，但人们都认为唐伯虎的画比老师好。人们不免就疑惑："老师画画为什么不及学生呢？"周臣回答："只少唐生数千卷书。"这个故事深刻地揭示了文学修养的重要性，让马骥明白了"功夫在诗外"的道理。

　　得益于祖父的精心栽培，马骥自幼刻苦练习书法，至老未曾辍笔。他不独在医界堪称一代宗师，单论书法亦足以传世后人。马骥早年书学赵孟頫，后摹米芾、王羲之，晚年又临文徵明，博采众长，自成一体。雄浑中见飘逸，刚毅中不失柔和。马龙侪现藏有马骥手书的《出师表》手卷，蝇头小楷，浑匀流利，可见其馆阁体功底。所以评论马骥书法，小楷最精，极为古拙。马骥写的草书外表飘逸，内涵倔强。这不禁令人想起傅青主的书法美学："宁拙毋巧，宁丑勿媚，宁支离毋轻滑，宁真率毋安排。"马骥为黑龙江中医药大学所题的"图书馆"三个字，就是这种书法美学的集中体现。

　　如果说书法是其祖父煞费苦心，悉心培养的结果，那么京剧则是马骥受家庭熏陶，耳濡目染养成的爱好。马骥幼年居住北京，家族中很多人都爱好京剧。受家庭文化的熏染，马骥也喜爱上京剧，并最终成为资深京剧"票友"。北京早期著名的京剧团体"喜连成班"的武喜年等曾给马骥说过戏。20 世纪 30 年代，马骥随祖父来哈尔滨行医，又曾向著名京剧演员贵俊卿学习京剧。哈尔滨市京剧团名琴师郇长龄为他操过琴。解放后，马骥与哈尔滨市京剧界名演员梁一鸣、云燕铭、张蓉华、高士寿、赵鸣华等时有往还，有时研究声韵，有时唱和一曲。在黑龙江省人大、省政协会议上，马骥还经常同专业演员在一起清唱几段以凑趣，颇得大家好评。1983 年 2 月 11 日《黑龙江日报》在《省政协举行迎春茶话会》一文载："……席间……著名京剧演员云燕铭，老'票友'马骥为大家表演了《武家坡》片段，赢得满堂喝彩声。"

在京剧这门行当中，青年时的马骥专攻须生，喜欢余（叔岩）派、杨（宝森）派、谭（鑫培）派，然以余派为主。他常说："余派唱腔既清刚苍劲，又婉转细腻。"他青年时经常和"票友"一起粉墨登场，帅气潇洒，彩唱扮相清秀的马骥演唱的《乌盆记》在"票友"中堪称"高手"，常常获得满堂喝彩。他还喜唱余派经典《桑园寄子》《搜孤救孤》《定军山》《战太平》等。使马骥甚感欣慰的是，1982 年 2 月 8 日哈尔滨人民广播电台记者钱英球、张亚彬到马骥家中进行采访，巧逢黑龙江省京剧团国家一级演奏员宋士芳先生在马骥家中切磋艺技。宋士芳为马骥操琴，马骥清唱了《打渔杀家》《捉放曹》。其后，以《元宵佳节访马老》为题的一期节目在哈尔滨人民广播电台播了 3 次，许多人对马骥虽年近七旬，仍然声音洪亮，字正腔圆的表演给予高度评价。这盘录音带也成为让世人了解马骥在京剧艺术中不懈追求的唯一一份宝贵的原始资料。

对于京剧的发展，马骥也非常关注。当舞台上出现由殷承宗钢琴伴奏，刘长瑜演唱的《红灯记》时，人们褒贬不一。马骥说："我看挺好，京剧也和其他专业一样，不能停留止步，京剧也要发展，京剧不能老是一把胡琴、一把月琴这样简单的乐器，交响乐伴唱也很好。当然有一些地方还要进一步完善，不可能一开始就尽善尽美。"他非常喜欢革命现代戏中的《红灯记》《沙家浜》《奇袭白虎团》等，称这些是现代京剧之佼佼者。有一次，他在收音机中听到青年京剧演员于魁智的演唱，他认为于魁智的嗓音宽亮圆润，颇有"杨（宝森）派"味道。那时马骥就预言"于魁智为后起之秀，他会唱红中华大地的"。20 多年过去了，事实证明，马骥的预言是有远见的。马骥也曾为京剧出现的低谷表示忧虑，但党对京剧的关注，使他看到了希望。马骥曾满怀信心地说："京剧是国粹，京剧的振兴和中医的振兴一样，是大有希望的。"

马骥对京剧的喜爱并非仅因京剧自身的艺术性和观赏性，而是因为通过京剧可以促进自身修养的提高，这对中医学习大有裨益。他曾说过："京剧是一门综合性艺术，它集音乐、舞蹈、文字、美术于一体，研究它大有好处，既能陶冶情操，又能增长知识，还是学习中医的一个辅助课程。"马骥意识到中医与京剧有异曲同工之妙，可以相辅相成。马骥将记忆药性和病情诊断要领等中医知识编成饶有情趣的京剧小段加以演唱，既可引发浓厚的学习兴趣，又便于深刻记忆。马骥自编的中医京剧唱段和后来出现的七个音符编唱的各种口诀、字母歌等极其相似。

韩百灵

韩百灵是我国现代著名中医学家、教育学家、中医妇科临床大家，一生潜研医术，怀有大医仁爱之心，心胸豁达，为人正直，集德术于一身，是龙江中医妇科流派和国家重点学科的创始人。韩百灵以"肝肾学说"著称于世，并发展了"同因异病、异病同治"的理论。他不仅为龙江中医事业的发展做出了不朽贡献，在全国中医领域也有着极大的影响。在中医妇科学界素有"南罗北韩"之称。1978 年 3 月 18 日，他代表中医界出席了全国科学大会，受到邓小平等国家领导人的接见；全国人大常委会委员长叶剑英为祝科学大会的召开，亲笔写了"调寄忆秦娥"，赠予各位代表。这次大会是中国科技发展史上一次具有里程碑意义的盛会，它使科技工作者再树雄心，立大志，向科学技术现代化进军。韩百灵是中医界的第一批教授、博士生导师、全国第一批名师，享受国务院政府特殊津贴。他曾多次荣获全国卫生先进文明工作者，黑龙江省劳动模范、优秀教师等光荣称号。被卫生部、中华中医药学会等有关部门授予国医楷模、全国名师、著名中医学家、教育学家、功勋教授等荣誉。

韩百灵弱冠之年考取中医师资格，随即来到哈尔滨，从此一直立足龙江。中华人民共和国成立前从事个体业医期间即积极参加社会公益性活动，兼任哈尔滨市中医工会、市医联、省卫生协会常务理事、监察部长、副主任委员、主任委员等职务。1956 年始当选为哈尔滨市、黑龙江省人大代表和省第四、五、六届政协委员。1958 年秋进入公立医院，从事医疗、教学工作。1964 年调入黑龙江中医药大学（原黑龙江中医学院），担任医经教研室讲师，妇、儿科主任；兼中华全国中医学会理事，省、市中医学会副主任委员，妇科分会主任委员及学术委员会主任委员等职务。

一、弃儒习医，遂潜岐黄

　　韩百灵的祖籍在辽宁省台安县，一百多年前迁居吉林省农安县。祖父韩儒林通晓医理，精通医术，以行医济世闻名乡里。父亲韩殿一，自幼随其父习医侍诊，普救众生，在当地颇有声望。

　　1909 年，韩百灵出生在辽宁省台安县的一个世医之家，自幼受父兄影响，工诗文、通医理，由于天资聪慧，敏而好学，偏得父母疼爱，8 岁始入私塾，拜晚清秀才宋清儒门下攻读四书五经、诸子百家，母亲希望他出人头地，走仕途之路。当时中华大地正处于列强压迫、军阀混战、帝国主义重围之中，中国人民过着民不聊生的日子，疾病、死亡的现象屡屡发生。就在吉林省农安县城西 40 里一块黄土地上，相隔不到一里地，就掩埋了两位年轻女性——她们就是韩百灵的姐姐，年仅 21 岁的三姐患血枯经闭的痨瘵病、23 岁的大姐患子肿。由于当时贫穷落后，缺医少药，即使是身为医生的父亲也束手无策，在身染重疾的女儿面前显得苍白无力。姐姐的死在他幼小的心灵留下了深深的印记。"不为良相，愿为良医"，他立志要做一名医生，普救生灵。于是他违背了母亲的意愿，立志弃儒习医。

　　13 岁时韩百灵拜当地名医臧鸿儒为师，学习经典著作及内、外、妇、儿临床各科。臧先生带徒有其独特的方法，每次让学生背书都是用锥子在书本上一扎（是宣纸），扎多少页就得背多少页。少年时代的韩百灵记忆力非凡，有过目成诵的本领，因此并不怕背书，每次他都希望先生能多扎一点，因为一部书背完之后，先生才可逐字逐句进行讲解。臧先生的知识非常渊博，讲解经文，举一反三，旁征博引，十分精辟，言语生动。先生经常指定一些有关的参考书让他研读，并需写出心得或做出笔记，他常常在很短的时间就背完一本书。一次老师便问他用什么妙法背得如此之快，他回答是除白天以外，每天睡前枕上背；上厕所时也要背；每次随先生外出侍诊或回家途中都要背。先生听罢高兴地说："这叫'三背之功'。"在臧先生门下苦读了 6 年，他不仅读了许多书，长了不少学问，有了临证实践锻炼的机会，更重要的是学会了学习方法，懂得了由博返约的意义和提要钩玄的重要性。在老师的影响下，韩百灵善于巧妙运用"取类比象法"进行逻辑推理。譬如对"血枯经闭"一病，他以无水停舟喻之，欲要达到舟行，必以助水行舟法治之，在养血填精的基础上，佐以益气调经之药，使经满则自溢。恩师的教诲为他以后研读古典医籍及取得医学成就打下了坚实的基础。

　　离开了臧先生，他再度投师于吉林省名医王化三处，研习中医理法方药，开始先生只让他干些杂活，或拉药匣子。晚上他多借助月光或灶火看书，一来二去被先生发现了，有一天晚上先生走到他面前问："你看的什么书？""《医宗金鉴》。""能记住吗？""能。"先生让他背诵一段，他一口气背了长长一段。先生听后不动声色地说："'学以致用，至善之理'，从明天你就跟我出诊吧。"他想到以后就可以看先生诊病，替先生抄方，兴奋得一夜难以入眠。王先生培养学生多以提问方式传授医理，常常提出一个方子问你治什么病。时间久了先生见他聪明，学问功底深厚，渐渐地喜欢他了，经常带他外出侍诊。在王老先生门下学习 3 年，他见到先生治愈无数沉疴重症，尤其治疗妇科病常常手到病除。先生高超的技能，他不仅领悟，且铭记于心。三载时光转眼过去，师生别离之际，先生将他叫到身边对他说："你学艺有成，该到独立的时候了。古来凡欲称上工者，无不治一全一，治百全百，我看你有志于此，我想给你改个名字，你同意吗？""承蒙先生厚爱。""那好，为师就送你一个名字叫百灵吧，希望今后能够治百全百，无一不灵。"他叩谢过先生，含泪而别，从此便一直用韩百灵这个名字。

三易其师，历时九载，通过耳濡目染、口传心授、临证分析，使他深深地感受到中医学的博大精深，认识到中医是理论与实践融合的一门科学。学习中医要有很好的文学功底，如果没有文学基础就不能深刻领悟中医经典深奥。此外，坚实的理论基础，广泛的临证实践，加之名师指点是成为上工的必备条件。20世纪80年代初他便发表了"医之基、在习文""医之精、在于勤"文章，唤起了中医学子们的重视。

二、悬壶济世，志在龙江

1929年，韩百灵弱冠之年考取中医师资格，由吉林省民政厅颁发行医执照。

1930年，韩百灵来到哈尔滨道外小六道街同顺堂，投靠兄长韩秀实（原吉林省名医），兄弟俩在一起行医，从此便立足龙江。

1932年，松花江发大水，临江街区被淹，瘟疫流行，众多穷苦百姓流离失所。此时他热血沸腾，积极参加了抢救难民工作，为其义诊，直到洪水消退。

1934年夏，韩百灵在道外北十四道街自设"百灵诊所"，当时这块醒目的牌匾，使他久久不能平静，恩师"治百全百，无一不灵"的话语，浮现在他的脑海。想到所学一技之长，终于得以独立门户，报效民众，甚是喜悦，同时又感到身上的担子十分沉重，治病救命，责任重大，唯有刻苦钻研，提高医术，才能不负师望。韩百灵对内、外、妇、儿科都颇有研究，在诊治过程中虽遵古而不泥古，灵活运用四诊八纲，辨证施治，据证加减。他独立业医后不久，患者便络绎不绝，日诊数十人，经他治愈的患者不计其数。留下了许多难以忘怀的病例。

这是一则近乎传奇的故事，那是在百灵诊所开业伊始，他就遇上一次严峻的考验。一天，一男子送一帖子，此帖为北洋军阀张作霖的老师——晚清巡抚、新民府知府曾子固所书，请他为其儿媳诊治"痨瘵病"。该人官高位显，张作霖派兵昼夜为其站岗护院。年轻的韩百灵便与来人一同前往，一进院内便看见一口红漆棺木，他禁不住一惊，询问后得知患者尚未咽气，因屡次更医，百治不效，家人为其准备后事。出来迎接他的是曾子固的儿子曾瞻原，韩百灵被请到内室，他走近病榻，见患者平卧榻上，面色枯白，气息微弱，咳嗽频作无力，脉细如丝，数过平人。询问家人得知，此患者病已1年之久，一直卧床不起，奄奄一息，现已2日不进水谷。韩百灵见此情景却镇定自若，诊后他认定是阴虚肺燥，肾水匮乏，水不生金所致。此病俗称"肺痨"，多导致女性血枯经闭症。来到客厅，遂提笔处方，大胆投以大剂量的"秦艽鳖甲汤"加味。写好处方，起身告退。曾瞻原问："还有希望吗？"韩百灵说："主要是救治无效，但脉未见散乱，真气尚存。或可救一二。"遵医嘱将药服下，当日晚患者便能进些水米，结果服药十余日，患者已能扶床站立，据此方加减化裁2～3次，1年后患者月事畅通，好如常人。家人甚是欢喜。在韩百灵结婚之时，曾子固亲临贺喜，并送上"妙手回春"的牌匾。起沉疴，除顽疾的高超技术，使他在龙江名声大噪。名声大了嫉妒的人也相对多了，有一次，一位颇有声望的同行，打发一位患者到韩百灵诊所看病，还带来一封书信，上面写道：今送上病家一位，望略施小计，已救无望于一旦，如是，吾愿与你为至交。当时把这种现象称作"送瘟神"。韩百灵看过患者，发现其人身高体胖，神昏谵语，撮空理线，四末厥逆，舌燥黄苔而厚，六脉散乱。询问二便，得知1周泻下稀水臭秽，日十余次，并伴有发热、汗出症状。韩百灵看出这是大承气汤证，观前方，也用大承气化裁，病一丝不见好转，原因何在？细细问来，才知病始于腹痛，发热，呕而不食。他想起这是少阳、阳明合病，此用柴胡、黄芩相伍才能中病。处方时重用大黄，急煎1剂，芒硝冲服。韩百灵亲自为其煎药，并看着他服下，二时许服尽。患者服药不久，便排出燥屎数枚，周身微汗，四末转温。次日再进1剂，病家神清而脉动有序，竟霍然痊愈。此事传出后，在中医界震动极大，那位送患者到他这来的同仁果不食言，特设家宴招待，并细问治疗经过，表示佩服，二人果真成为挚友。多少次同行之间的明争暗斗，多少次临证较量，最终让社会和同仁认可了他，在中华人民共和国成立初期，韩百灵即已成为黑龙江省四大名医之一。

三、严谨治学，德术兼备

韩百灵学医，秉承师意，治学先明其源，再辨其流。熟记经典之后，诸家疏注广为博览，凡与中医原理相涉者，虽不是医著，也要探索，以富其学。在广泛涉猎各家医著的基础上，重点精研《妇人大全良方》《丹溪心法》《女科准绳》《女科撮要》《景岳全书》《傅青主女科》《沈氏女科辑要笺正》等中医妇科专著。注重日积月累，由博返约。在通晓内、外、妇、儿诸科之后，重点专攻妇科，他认为："功善百术莫如专攻一艺。"通过多年理论与实践的研磨，终于有了独识独得。例如，善用大黄通腑气，降逆止呕，治疗妊娠恶阻；借用皂刺疏解之力，通利冲任，治疗肝郁不孕；运用逍遥散加减，治疗妇科20余种疾病，这都是由博返约的最好例证。他认为欲要提出己见，达到学术创举，必须广泛博览医书，有不断实践和勇于探索的精神。

数十年的临证，韩百灵匠心独具，治愈了无数疑难病证。如内科的红斑狼疮、再生障碍性贫血、血小板减少性紫癜、肝积病、黄疸、癫痫、狂证、抑郁症、中风、痹证、灯笼病等；儿科的感冒、哮喘、百日咳、麻疹、食积、腹泻、惊痫、下痿等；特别是对妇科病更是建树非凡，既有理论的创新，根据妇女特有的生理病理提出"肝肾学说"的理论，又有丰富的临证实践，尤其对崩漏、闭经、痛经、滑胎、妊娠恶阻、子痫、子肿、妇人脏躁、不孕症等方面都有其独特的诊治方法。

韩百灵的一生，不仅医术精湛，且医德高尚。他说："医乃仁术固然重要，同时也要具备良好的医德，医德是医者行医必须恪守的职业道德准则。医生必须以仁爱之心和仁术之精施治于世人，医德是中华民族人文素质修养的体现。"

青年时期的韩百灵不仅出入豪门为达官贵人诊治疾病，更是体恤平民百姓的疾苦。他认为医者不可存有世俗尊卑观念，生命没有贫富贵贱之分，没有任何东西可以凌驾于生命之上。他个体业医时，经常送医药予劳苦大众，每当遇到贫困患者有诊费、无药费时，便解囊相助，免收药费，对生活极端拮据者，时而送上些衣物或给些路途费。家人开始十分不解，他便说："医生的天职是救死扶伤，俗谚：救人一命胜造七级浮屠，况自古就有'大医精诚'之美德呢。"

1970年前后，黑龙江省肉类凭票供应，每人每月半斤肉食品。就在这时候，一位姓于名淑琴的知青患者，无由得一奇病，即表现为食肉若狂，每次能食三四斤。该患者常流连于饭馆之间，抢食顾客肉食，或偷食邻里鱼干、肉干。无肉可食之时，则精神狂妄，饥渴难忍。得病年余，经闭一载，由其父携女就诊。韩百灵临证多年，但从未见此怪病，当时虽不能明确诊断，但又不可推诿患者，于是他告诉患者耐心等待1周。在1周之内，韩百灵遍查方书，终于在《本草纲目·兽部第五十卷》中查到此病名为"肉癥"，用白马尿和白马粪可治。7日后将其方法告知于父，并言明炮制法和服用计量。仅过月余，该患者怪疾尽除，月事亦通。时过数年，这位患者仍没有忘记这位给她治病的医生，1978年于某生下一女婴，来到医院看望了韩百灵。

1980年的初冬，一位花季少女邓某来到了百灵的面前，她面色苍白，形体虚弱，语声低微……是什么缘故使一个妙龄少女变得如此憔悴？韩百灵询问了病情，其母泪流满面地诉说，患者13岁月经初潮，即三五个月一行，行则崩漏不止，延续月余，曾多方求医，几次住院医治，皆未收效，无奈辍学。近半年流血益甚，常靠输血维持生命，有一家大医院妇产科医生建议将其子宫摘除，这对于一个十几岁的未婚女孩而言，是非常残酷的。父母搀扶着女儿来到韩家，韩百灵认真分析病情，对其家长说：此病实属疑难病证，中医称为崩漏，难以速愈。母亲泣不成声，突然跪在韩百灵面前说："救救我的女儿吧！"见此景韩百灵答应予以治疗。四诊之后，他认为青春期患此病，系由先天不足，肾气发育尚不完实，冲任失于固摄所致，非补肾固冲止血不能治也，用自拟补肾固冲止血之方"育阴止崩汤"加减。药进十余剂，见病情有所好转，知药已对证，遂加大方中龟板血肉有情之品用量，使之达到正本清源不治血而血自止之目的。调治半年有余病情稳定，少女恢复了以往的芳颜。复学后次年考上了大学。

韩百灵之所以在事业上获得成功，其中奥秘就在于业精于勤，能够融理论与辨证施治为一体，还有他高尚的职业情操。

四、博古通今，诲人不倦

1948 年韩百灵与高仲山、马骥、张金衡等一起担任哈尔滨特别市中医讲习班的课程，他主讲《中医妇科学》。从一名医生到一位师者，这是一个跨越。为了当好师者，他经过认真思索，认为必须将自己所学的理论与多年的医疗经验融会贯通。由于白天忙于诊务，他便晚上备课到夜深人静，乐而不疲，编写了《中医学习班讲义》《中医妇科学讲义》《医疗八法注释》等书。

从此他与医教结下不解之缘，致力于中医教育事业，培养了一大批中医人才。1958 年秋进入公立医院，承担医疗、教学工作。在教坛耕耘数十载，他以教书育人、传播中医事业为己任，在教学中充分体现中医特色，注重理论与实践相结合的教学方法。对于疑难问题，他经常组织同学进行专题讨论，如气虚、痰证、血瘀、妊娠四者皆可出现滑脉，临床应如何鉴别？对于这样的问题同学们讨论得十分热烈，这不仅激发了学生的兴趣，也能够使理论与实践很好结合，达到教学相长的目的。

1964 年黑龙江中医学院向社会广集人才，韩百灵作为名医应邀调入该院。由于当时师资缺少，他身兼多职，既担任医经教研室讲师，又担任妇、儿科主任，每天忙于医疗和教学之间。几十年的临床实践和教学经验，令他感悟到，给学生讲课要避免枯燥乏味，不能照本宣科，要启发和调动学生的积极性，所以韩百灵讲课时常常引用案例，深入浅出，学生们喜欢听他讲课，听后容易记忆，因此很受学生的爱戴。韩百灵喜欢和年轻人在一起，他感到后生可畏。古稀之年的他，身上有一种用不完的劲，每天忙于医教研工作，他在闲暇之余回想自己当初学医之经历，随笔写下"昔日学医处处难，勤学古典几十年。拜师虚劳三年整，方得师传一二言"。

20 世纪 70 年代末，全国中医界开始培养研究生。在培养研究生的过程中，他不断总结经验，思考如何才能培养出高尖人才。在实践教学中他提出："根据学生不同类型而进行培养高级专业人才"的设想和"因材施教"的教改方式。1989 年《因材施教在研究生中的创新与应用》获黑龙江省教育厅教学成果一等奖。他培养的学生大多数都已是医疗战线上的脊骨和中流砥柱，有大学校长、博士生导师、医院院长、学科带头人等，可谓桃李争艳，满园芬芳。在韩百灵从医 65 年之际，黑龙江省教育委员会授予他"中医学家、教育学家"的光荣称号，同时送上"育人功崇、济世得隆"的牌匾。这是对他几十年医教工作成绩的高度概括和赞誉。2007 年韩百灵业医 80 载，恰逢百岁庆典，卫生部副部长、国家中医药管理局局长王国强莅临，并亲笔题词"悬壶济世八十载，哺育桃李千万人"。他的一生，是为中医教育事业耕耘的一生。

五、学术思想，一代风范

韩百灵通过数十年理论与实践的精心研磨，提出中医治病必求于本，关键在于明辨病位与病性，临证中注重脏腑与八纲辨证，重视调畅气血的重要性，特别强调肝、脾、肾与妇科疾病之间的关系。他说："妇科疾病主要在于肝、脾、肾、气、血五字，其变化不外乎虚、实、热、痰、郁、积聚，而关键在于审因论治，四诊合参，切不可拘泥偏执。"

20世纪80年代初期，韩百灵创立了"肝肾学说"，发展了"同因异病、异病同治"的理论体系。其"肝肾学说"的学术思想，起源于《内经》，是根据妇女特有的生理病理特点提出的。他认为，肝肾与血海、胞宫的功能联系和经络联系是最为直接、最为密切的，是其他脏腑所不具备的。人体脏腑、经络、阴阳、气血、津液、情志之间的生理活动是相互联系、相互制约、相互滋生、相互依存的。妇女的经、带、胎、产、乳的生理活动皆根于此。反之，脏腑、经络、阴阳、气血、津液、情志等生理活动失调，都会影响妇女经、带、胎、产、乳，而发生妇科疾病。韩百灵根据妇女生理、病理的特点，提出妇人以肝肾为本，以精血为用。临证多见女子肝肾阴虚之病证，创制了百灵育阴汤方，方中诸药皆入肝肾二经，与其肝肾学说相得益彰，以该方加减，统筹治疗由肝肾阴虚所引起的经、带、胎、产、乳、杂诸疾，临床疗效十分显著。

除此，韩百灵在治疗妇科疾病过程中，经常从精血互生、乙癸同源理论出发认识妇科疾病。他认为在生理方面："'肝为女子先天'，所藏之血除营养全身之外，并注入血海，故有'肝司血海'之说"。肝所藏之血旺盛与否，其疏泄功能是否正常，皆与女性健康密切相关，当肝的疏泄、藏血等功能失调，即可发生多种妇科疾病，所以肝在女子气血调节方面起着非常重要的作用。

1976年初夏，省外事部门与黑龙江中医学院联系，聘请韩百灵给日本专家大石智良教授的夫人坂本志计子诊治不孕症。坂本志计子婚后12年未孕，在日本男女双方进行生殖系统检查，排除了器质性病变。曾到多个国家求医问药，但屡不收效。此次来中国，欲借助中医药的神奇力量，遂其夫妇夙愿。对于诊治不孕症，韩百灵经验十分丰富，但这不仅是单纯看病，还涉及政治的影响。他仔细看过患者，其形体瘦弱，面色暗滞，精神抑郁，舌淡苔微黄。询问平素性躁多怒，胸闷善太息，经前乳房胀痛，小腹胀满，经血量少，色紫黯成块，时而恶心，便秘，诊其脉象弦涩有力。通过四诊，韩百灵认为此属素性抑郁，肝失调达，疏泄失常，冲任不畅，胞脉受阻所致。故立疏肝解郁，理血通络之法。投以自拟百灵调肝汤加减。治疗月余，服下十余剂中药，坂本志计子诸证逐渐消失。数月后他们任教期满返回东京。翌年末生下一女婴。夫妇中年得子，甚是欢喜，他说："我的孩子是中国的中医给的"。为了纪念和感谢中国和韩百灵，他们给女儿取名"大石花"。这段佳话很快传遍大江南北，各类报纸相继报道。韩百灵以他精湛的医术，不仅治愈了日本友人的不孕症，同时也为中国的中医药增添了光彩。

韩百灵在妇科疾病的辨治中突出"同因异病、异病同治"的学术思想，该思想启蒙于《金匮要略》，受学于名医王化三老先生。他认为疾病的发生和发展、治疗和转归是相互联系的，是运动的，而不是孤立和静止的，二者之间是对立统一的整体。同中有别，各具特性；异中求同，寻其共性，这恰恰是中医辨证论治的精彩独到之处。他指出：中医证候虽千变万化，但总有规律可循。妇女在生理上，因经、孕、产、乳数伤于血，在病理上也就容易产生"气血两虚"；在七情方面，女子性多忧思，情志不遂，气机不畅，气病及血，易致"气滞血瘀"；脾为后天，气血生化之源，肾为先天，内寄真火，气血不足，命火虚衰，则发生"脾肾阳虚"；肝藏血，肾藏精，精血亏耗，则多有"肝肾阴虚"发生。以上四者，皆可表现在妇女生命活动的各个阶段，而产生各种不同妇科疾病。因此韩百灵再创妇科"肝肾阴虚""脾肾阳虚""气虚血虚""气滞血瘀"的"同因异病，异病同治"理论，形成了独树一帜的学术思想，在中医妇科界产生了深远的影响。

六、老而弥坚，备受敬仰

韩百灵有非凡的记忆力，虽已耄耋之年但对经典著作仍可以倒背如流，并还亲自主持国家"七五"攻关课题，获省部级科研成果奖多项。在医教研方面成绩斐然，得到社会和医学界的敬仰和爱戴。2009 年迎来了韩百灵业医八十年暨百岁华诞，前来祝贺和发来贺信的有国家领导人、省市领导、业内知名人士及各界友人，全国政协副主席周铁农亲笔题词"百岁名医，千秋楷模"；国医大师邓铁涛、张琪等中医魁首誉他为"杏林医柱""妇科南针，一代宗师"；王永炎院士致贺词"苍生大医，吾辈良师"；教育部高教司副司长石鹏建致贺词"韩百灵老人从医执教的八十年，是救死扶伤的八十年，是无私奉献的八十年，是探索创新的八十年，是硕果累累的八十年"。韩百灵的一生可以概括为：立志高远，医德高尚；治学严谨，态度科学；博采众长，学贵于专；理论精通，笃诚实践；教学相长，著书立说；学术思想，一代风范。他的一生是为中医事业鞠躬尽瘁的一生，他的业绩被国内外名人录等书籍收录，声望誉满全球。

2010 年 4 月 24 日，这位世纪老人，"国医楷模"因病与世长辞了，享年 101 岁。他的仙逝是中医界的一大损失。卫生部、国家中医药管理局、中华中医药学会等有关部门及领导发来唁电，电文如下：惊闻"国医楷模"，韩百灵教授不幸仙逝，噩耗传来，不胜哀悼。韩百灵教授是我国著名的中医妇科学创始人，治学严谨，高山仰止，为业内所敬重。韩百灵顽强拼搏，毕生奋斗，为推动我国中医药事业继承、创新、可持续发展做出了十分重要的贡献，功垂千秋，名扬四海。他的逝世是中医界的重大损失，谨此向贵校并通过向其家属致以吊唁！肃此电达。

省市部分领导亲临参加追悼会，众人痛心疾首，深表哀思。为了祭奠韩百灵，友人写下："世间痛失一妙手，众生挥泪祭英灵。嫦娥起舞天宫乐，喜庆增添一仙翁"的诗句。

张 琪

张琪是我国著名中医学家、中医临床家、中医教育家，全国著名中医肾病专家，首届国医大师，黑龙江省中医研究院的创始人之一，全国肾病治疗中心奠基人，位列黑龙江省四大名医，为当代龙江医派之旗帜，是黑龙江中医发展史上的一座丰碑，更为中医学术上的一代宗师。

一、砺志弘医，挺国医脊梁

（一）幼承家学，弱冠之年名噪乡里

张琪，1922 年 12 月 31 日出生于河北省乐亭县农村一户清贫的读书人家。他 5 岁丧母，从小跟着祖父母长大。其家族虽非显赫，却堪称书香门第。祖父张文兰精于医典，以教书行医为生，在乡间颇有声望。张琪自幼习四书五经，文兰公常常在油灯下教他诵读《汤头歌诀》《药性赋》《脉诀》等医书。祖父常教育他"不为良相，便为良医，人生在世，当不了治国的宰相，也要当个济世的良医！"受家庭的熏陶，张琪年少即矢志岐黄之术，侍诊于祖父身旁，熟读《黄帝内经》《伤寒论》《金匮要略》等中医经典，为探究中医医理打下了坚实的基础。同时，他也继承了祖父温良恭谨的行事作风，弱冠之年便名噪乡里，为日后成为德高望重的中医大家埋下了伏笔。

（二）历经磨难，求学虽艰不改初衷

1938 年，年仅 16 岁的张琪只身由长春辗转至哈尔滨，在天育堂药店开始了学徒生涯。尽管辛酸劳累，张琪却不言放弃，他边做杂务边温书，抓药的同时留心记下坐堂先生给患者开具的药方，夜深人静时偷偷起床对着医书细细揣摩。

1941 年，黑龙江中医教育的开创者和奠基人高仲山创办了"哈尔滨汉医学讲习会"。张琪闻讯犹如久旱逢甘霖，立刻报名成为第一批学员。在一年紧张充实的学习中，张琪了解了西医解剖学、生理学、病理学与中医理论间的差异，体会到众医家在《汉医学月刊》上百家争鸣的热烈。他把攒下的工钱都买了医书，拿出十足的劲头加紧学习，如饥似渴地汲取着医学知识，终于在 1942 年 6 月以优异的成绩顺利毕业，并在毕业当年即凭借扎实的理论基础和过硬的临床能力通过了汉医资格考试，取得了开业行医的资格证书，开始在哈尔滨天育堂附设的钟麟诊所行医。

1948 年，张琪经松江省（黑龙江省旧称）卫生行政部门考试，以第二名的优异成绩，获得了中医师证书。1951 年，东北人民政府卫生部王斌提出要改造中医，所有中医从业者进入哈尔滨市中医进修学校脱产学习西医课程 1 年。此次学习让他更加深入地思考中医学与现代医学间的关系、比较二者间的优劣，进而确立了他精于辨证、中医辨证与西医辨病相结合的诊疗思路。

1951 年为响应政府号召，张琪与赵麟阁、高瑞圃、周国卿四名中医组建哈尔滨市第四联合诊所，与工厂建立医疗合同，专为工人诊治疾病、解除病痛。张琪凭借精湛的医术和高尚的医德，深得广大患者的赏识与信任。

1954 年，黑龙江中医药大学的前身黑龙江省中医进修学校成立。次年，张琪被调入执教，同时还为哈尔滨医科大学及省中医进修班、西医学中医班等讲授《伤寒论》《金匮要略》《温病学》《诊断学》等课程，从此踏上了培养中医后来人的道路，为中医人才培养付出了大量的心血。

1957 年，张琪参与筹建黑龙江省祖国医药研究所（现黑龙江省中医研究院），并被聘任为中医内科研究室主任。同年加入黑龙江省九三学社，并于 1960 年 7 月，光荣加入中国共产党。在他的带领下，1995 年，黑龙江省祖国医药研究所经国家中医药管理局批准，成为全国五所中医肾病治疗中心之一。

（三）力挺国医，忧国忧民八老上书

20 世纪 60 年代，许多人把中医的脉学与西医的心血管系统机械地联系起来，试图废弃脉学。张琪在讲授《诊断学》课程时，深感有必要为脉学正言，遂于 1964 年著成《脉学刍议》一书，该书针对脉学相关问题加以阐发，尤以仲景脉学为中心内容，揭示了脉学在中医临床辨证中的重要地位。黑龙江省人民出版社于 1986 年再版发行。

1976 年，他随黑龙江省卫生厅厅长下乡，在呼兰县举办的乡村医生学习班主讲《伤寒论》。组织人员编著乡村医生普及读物《中草药》《中医基础》，由黑龙江省人民卫生出版社出版；其后出版了《临床经验集》《张琪临证经验荟要》《中国名老中医经验集萃》《张琪临床经验辑要》等多部著作，屡受嘉奖。

1978 年，张琪作为寥寥无几的中医界代表，光荣参加全国科学大会。同年当选为黑龙江省人民代表大会代表，当选为第五届、第六届全国人民代表大会代表。作为黑龙江省职改评委会中医药组组长、科技进步奖评委会主任委员，参加职称评定和奖项评审；应国家中医药管理局及有关部门的邀请，常为一些研讨班、培训班讲学。他更加关注中医药事业的前程，为振兴中医药事业奔走呼号，上书谏言，献计献策。

1990 年，正值国家机构改革时期，有舆论说成立于 1986 年的国家中医药管理局很可能被撤销，中医工作面临改组。正在长春参加编写会的张琪与邓铁涛、方药中、何任、路志正、焦树德、步玉如、任继学八位全国著名中医药专家闻讯忧心不已，决定联合致信国家主席，恳切呼吁加强国家中医药管理局的职能。2 个月后，中共中央办公厅、国务院办公厅信访局回函答复，同意加强国家中医药管理局管理全国中医药工作职能的意见，并相继成立了省、市级中医药管理局。同年 11 月，国家两部一局确定全国 500 名老中医药专家带徒，张佩青、朱永志作为张琪的学术继承人，出席在北京人民大会堂召开的全国继承老中医药专家学术经验拜师大会。

1998 年，党中央要在医疗机构中施行"抓大放小"政策，有很多中医院准备合并到综合医院。中医学院合并到西医学院，这意味着中医将逐渐丧失原本就处于劣势的阵地。8 月 11 日，张琪与邓铁涛、任继学、路志正、焦树德、巫君玉、颜德新、裘沛然八位中医泰斗致信国务院总理，提出在我国的医疗机构发展方面的一些意见和建议，同时也反映了当时中医药存在的一些问题。11 月 2 日，国家中医药管理局复函转达了总理的批示，并对八老对中医药事业的关心和支持表示了感谢。最终，原定合并入西医院校中的 6 个中医学院只有 2 个实现了合并。这第二次上书便是我国中医药发展史上著名的"八老上书"。

同时张琪不忘巩固立业之基，不遗余力地开展临床、科研、教学工作，建树颇丰，为创新中医药理论、弘扬中医药文化做出了突出的贡献。国家卫生部授予他"全国卫生先进工作者""全国文明先进工作者""边远地区优秀科技工作者"称号；黑龙江省人民政府授予他"黑龙江省名老中医""黑龙江省劳动模范""黑龙江省劳动模范标兵""黑龙江省优秀科技工作者""黑龙江省人民政府直属机关优秀党员""黑龙江省卫生系统先进个人标兵"等称号；1989 年，他被英国剑桥国际传记中心载入《世界知识分子名人录》《世界男人名人录》；1990 年，他被国务院批准为首批享受政府特殊津贴专家；2000 年 10 月，由他主持完成的"肝舒康冲剂治疗慢性乙型肝炎及肝纤维化的临床与基础研究"获黑龙江省科技进步二等奖；10 月 29 日被广州中医药大学第二临床医院即广东省中医院聘为客座教授。2001 年 4 月 20 日应邀参加广东省中医院举行的国家级名老中医拜师仪式，配高徒徐大基、林启展两名；5 月 26 日应邀出席中国（天津）首届中医药文化节，并为劳动模范义诊；10 月 28 日出席在北京举行的"全国著名老中医邓铁涛学术思想研讨会"；11 月 5 日应邀为在北京举行的全国名老中医临床经验高级讲习班授课。2002 年 1 月 19 日，黑龙江中医药大学授予他"优秀博士研究生导师"光荣称号；6 月由他主持完成的"肾炎 II 号水丸治疗 IgA 肾病血尿的进展研究"获黑龙江省科技进步三等奖。2004 年 6 月获首届中国医师奖，全国只有 4 名中医获此殊荣。2008 年 11 月，他被上海同济大学"中医大师传承班"聘为师承导师，并赴上海参加开班仪式、讲学。2009 年，他入选全国首届"国医大师"，这是中华人民共和国成立以来我国第一次在全国范围内评选国家级中医大师，是中医界最高荣誉。

二、善辨治疑难杂症，救危厄重病的苍生大医

20 世纪 60 年代初，刚过不惑之年的张琪就以医学功底深厚、善治疑难病著称，享誉黑龙江省，为四大名医之一。他在胸痹、痹病、肝病、肾病、血液病、神志病等方面有着丰富的临床经验。

（一）善治顽难病证

由于黑龙江省地处高寒区，慢性支气管炎、支气管哮喘、肺气肿为常见病、多发病，针对其后期肺心病等疾病，张琪在临床上根据病机，以血府逐瘀汤合生脉散加减，常可获效。而对于冠脉支

架术后的老年冠心病伴少气懒言，气短乏力等患者，张琪用生脉饮加补肾药治疗，收效甚佳。对于神志疾病，张琪认为心藏神，肝藏魂，从心、肝论治，运用经方时方如柴胡加龙骨牡蛎汤等方剂加减治疗，疗效显著。张琪针对现代医学的胃十二指肠疾病，总结归纳出治胃十法，并制定有效的方药，既有规律可循，又有方药可用。

在多年临证过程中，张琪对于慢性病毒性肝炎、肝硬化腹水、中风、血小板减少性紫癜、重症肌无力、白塞病、痹证等病证，均能根据其症状表现，结合中医对疾病的认识，随证加减，灵活变通，显效者数不胜数。

（二）专科疗肾病

1962 年，张琪与西医学中医的单翠华合作开始研究慢性肾炎的治疗方法。张琪对中医经典及其他古典医籍中治疗肾病的经方、时方、秘方深入探索，他根据中医对肾病的病机的认识，总结出治疗肾病的方药，既以古方化裁，辨证施治，又创制新方；单翠华则以特有的精细和韧劲，协助张琪监测患者，对比观察，详细记录，科学分析。

40 余年来，张琪教授先后对急慢性肾盂肾炎、急慢性肾小球肾炎、肾病综合征、慢性肾衰竭、糖尿病肾病、高血压肾病、过敏性紫癜性肾炎等肾病的病因、病机进行分析、归纳，辨证论治，形成了一整套独具特色、行之有效的理法方药，总结出肾小球肾炎水肿辨治六法、肾小球肾炎蛋白尿辨治四法、肾小球肾炎血尿辨治五法、益气养阴清热解毒利湿法治疗慢性泌尿系感染、补脾肾泻湿浊解毒活血法治疗慢性肾衰竭氮质血症、三步论治法治疗过敏性紫癜性肾炎、益气滋阴补肾活血化痰法治疗糖尿病肾病等，据此研制出的方剂已作为院内制剂被广泛应用于临床，如泌炎康颗粒、肾炎止血丸、肾炎消白颗粒、肾衰保肾胶囊、肾衰泻浊丸等。

（三）巧降高热

张琪治疗内科各种顽固性高热有独到见解，疗效卓著。在黑龙江中医进修学校讲课时，被委以讲授《温病学》的重任，因此精读了《温病条辨》《温疫论》《温热经纬》等书，同期治疗了大量热性病，如小儿麻疹、肺炎等，对顽固性高热的治疗深有体会，见解独到。面对医学高热患者，针对病机，治以清热泻火、益气养阴等方法，有时重用生石膏至 200 克，西洋参 25 克，常能收到奇效。

（四）通法治疗外科疾病

张琪不仅善于治疗内科疾病，对外科疾病临床经验亦丰。曾有一"小肠坏死"术后发生急性肠梗阻的病例，因梗阻发生于术后，不宜再行手术，只能保守治疗，诊时患者呃逆呕吐，腹胀，不排气，18 日未进食，病情危笃。辨证为胃腑实热夹肝气上冲。张琪以旋覆代赭汤与小承气汤灵活加减。数剂后，泻下粪便秽浊液夹水甚多，患者排气，呕吐、腹胀俱除。

张琪诊病疗疾几十载，治疗内、外、妇、儿疾病不计其数，无论各科，均有涉猎，且效如桴鼓者比比皆是。

三、执中创新，理实合一

作为中医学的坚守者，中医学理论的传承者，张琪对于如何摆好中西医之间的关系有着明确主张，简而言之，可谓之"执中创新"。所谓"执中"，与张锡纯之"衷中"有异曲同工之处，即强调以传统中医学的基本原理、基本概念和基本技术为根,在充分继承的基础上再谈"创新",即"中西并蓄,摆正主从"。

在多年的临床实践中,张琪始终以"执中"为本,以"创新"为目标,并不排斥西医诊断与治疗方案,而其学术主张体现在古方新用、化裁古方、创制新方等方面。

(一)古方新用,扩大了古方的适用范围

张琪的学术渊源之一来自于对《伤寒论》的深入研究,他认为读仲景书用其方既要忠实于原文,又不要被束缚。他不仅对经方有昭幽烛微的阐发,临证应用更是巧妙灵活,大胆扩大经方的应用范围。如对大柴胡汤的应用,脱离了专治表里同病之窠臼,认为"不论有无外感,只要肝胆湿热内蕴,疏泄受阻,肠胃通降失常,即可放胆用之,多能随手奏效"。在肾病的治疗上,更体现了张琪古方新用的学术特点。如李东垣中满分消汤,治"中满寒疝,大小便不通,下虚中满,腹中寒,心下痞"等,他以其治疗慢性肾病顽固性水肿、腹水等属寒湿中阻者,收效甚佳;再如《医林改错》解毒活血汤,原方治"温毒烧炼,气血凝结,上吐下泻",他以其治疗慢性肾衰竭恶心呕吐,五心烦热,搅闹不宁,舌紫有瘀斑等,辨证属毒邪壅滞,气血凝结者。他认为原方主治与此证虽病因相异,但病机相同,故能收效。

(二)化裁古方,使之恰中病机,提高疗效

在古方的基础上加减变化,使之更加符合病情,切中病机,是张琪用药特点之一。如对肾病的治疗,以仲景桃核承气汤去芒硝加入凉血止血之剂治疗热壅下焦、瘀热结滞、血不归经之肾病尿血。他认为临床各类尿血,日久不愈,而有瘀热之象者,用之多可收效。再如对肾衰竭的治疗,他认为慢性肾衰竭病位在脾肾,以阴阳俱虚者居多,尤以肾性贫血表现为主者,若用辛温刚燥之药,则使阴虚愈甚;若纯用甘寒益阴之品,则阴柔滋腻,有碍阳气之布化,影响脾之运化功能。他抓住健运脾胃,升清降浊,调理阴阳这一关键环节,临证选用气味中和之六君子汤加当归、白芍治疗,一则可以调剂六君子汤之偏于燥,二则助六君子以补血,使补血与补气并重,脾胃功能得以调动,进食增加,进而营血化源得复,体现了其善用"欲求阴阳和者,必求之于中气"之说,使本方更切病情,临床颇见效验。

(三)创制新方,充实和完善前人之所未备

张琪积数十年临床经验,创制出许多行之有效的方剂。所处之方,配伍严谨,用药精当,每获良效。如瘿瘤内消饮治疗淋巴结结核、甲状腺硬结、甲状腺囊肿等;活血解毒饮子治疗静脉炎;决明子饮治疗高脂血症;利湿解毒饮治疗湿热毒邪蕴结下焦,精微外泄之慢性肾病日久,尿蛋白不消失等,均为他在多年临床实践中摸索和创制的有效经验方,确有较好疗效。

"理实合一"可以说是张琪治学思想的又一突出特点,是其在数十年的教学、科研和临床工作中一直坚守的原则。所谓"理",可以简单理解为中医学的基本理论;所谓"实",可以简单概括为临床实际。一般而言,理论与实践应该是紧密结合的,对于中医学这种技术性和专业性都很强的专业来说更是如此。张琪认为,中医学之所以能历千年之传承而不衰,尤其在西医学传入之后,西医学的理论、观念和技术在广为应用的今天,中医学仍能为人民群众所信仰,关键在于它能够为人民解除疾病痛苦,而医学理论来源于实践,反过来才能指导实践,没有实践就不能证实理论、发展理论。所以"理"固然重要,但更重要的是与"实"的结合,做到"理实合一",如此才能是一个

既有理论基础，同时又有临床技能的医生。

四、培育英才，展大师风范

张琪不仅以救死扶伤、济世活人为己任，而且始终心系中医发展，重视中医人才培养，呕心育后学，桃李已芬芳。

（一）著书讲学，培育龙江医派早期中医骨干

张琪说，学习任何一门科学，任何一种知识，首先要热爱它。张琪特别强调经典的学习，言其是临床医学的"济川之舟楫"。中医经典内容看似枯燥，但里面确实有好东西，要注重边学习边实践。把看的书应用于临床，用了就觉得中医"有味道"，就钻进去了，钻进去后就更愿意学了。张琪为了讲好《温病学》这门课，启迪后学，他认真备课，精读了《温病条辨》《温疫论》《温热经纬》等书，并结合自己的临床经验，循循善诱，触类旁通，深入浅出地讲解，使枯燥晦涩的中医典籍变得有滋有味；同时他还为哈尔滨医科大学及省中医进修班、西医学中医班等讲授多门课程，均受到学生好评。

（二）多看书，多实践，传道授业培育研究生

张琪常勉励学生："希望你们将来在学术医术上超过我，因社会要进步，青出于蓝应胜于蓝"。在研究生培养上，张琪始终要求学生学以致用，多参加临床实践，临证启新知，不能成为"本本先生"。作为师者，他在繁忙的临床和科研之余，启悟后学，致力于高级中医人才的培养。他以宽广博大的胸怀，对后学寄予厚望，毫无保留地传授，唯冀中医事业的继承人一代更比一代强。

多年来，张琪教授培养博士、硕士、学术经验继承人不计其数。他的学生遍及国内外，他们之中有的已成为国家或省部级重点学科的带头人，有的已成为博士或硕士研究生导师，成为中医事业的栋梁之材。如张佩青、曹洪欣、姜德友、谢宁、周亚滨、吴深涛、迟继铭、张晓昀、徐惠梅、江柏华、王今朝等皆为他的弟子。

（三）呕心沥血，甘为人梯，培养学术经验继承人

1990年10月20日，在北京召开了全国"继承老中医药专家学术经验拜师大会"，这是党和政府为尽快摆脱中医事业后继乏人乏术的局面，抢救老中医药专家的宝贵经验的重大决策，亦是振兴中医的一项战略部署。

张琪作为全国老中医药专家学术经验继承工作指导老师，对学生悉心指导，力争"培养一个出息一个"。他给学生讲课、谈论病证不咬文嚼字，也不含糊其辞，而是字字求真、句句求实。每论一病，往往能指出如法处之将如何，误治之将又是何种情形，某病某证临床表现是什么样的，交代得一清二楚，让听者常常有一种豁然开朗的感觉，从而使自己的学识上升到一个更新的境界。他亲手培养了8名全国老中医药专家学术经验继承人，均活跃在中医医疗、教学及科研第一线，成为我国中医领域的栋梁之材。

（四）一代宗师，心系中医，传授中医学习方法

张琪有言："试观古今中外有成就的科学家、文学家，包括医学家，都是焚膏继晷地勤奋学习。

学习中医也不例外，没有这种勤奋好学、锲而不舍的精神，要想学而有成是不可能的。"并提出若要学好中医必须"多读书、多临证、善总结"。中医书籍浩如烟海，只有浏览百家，才会有渊博的学识、广阔的思路和坚实的理论基础。他主张研读中医经典，必须抓住核心，领悟其内涵，"取其精华，弃其糟粕"，临床时方可运用精当、灵活。他认为《伤寒论》揭示了外感热病传变规律和辨证论治理法方药的内涵，学习它不仅仅是背熟几首方剂和几个条文，更主要的是必须把条文前后连贯起来，对其内容进行剖析，将理法方药融会贯通，掌握其辨证论治要领，从中总结出一些规律性的东西，把书本知识运用于临床，以达到学以致用的目的，临床愈久则对《伤寒论》体会愈深，愈能领会其精髓。正如陈修园所说："经方愈读愈有味，愈用愈神奇，凡日间临证立方，至晚间一一与经方查对，必别有神悟。"

五、大德修心，仁者寿

张琪在中医界广受赞誉与尊重，不仅源于他心怀中医，对中医学术与临床有着别样的执着与坚持，更因其一生践行以德修心，广施仁爱之大道，处世济贫苦，为师育英才。

（一）湛湛儒医，怀普治苍生之情

张琪医术精湛，医德高尚，他以"大医精诚"之训，筑成"救死扶伤"之心。他崇尚仲景论证之精辟，更服膺仲景"下以救贫贱之厄"之至诚。他虽已久负盛名，但毫无名医架子，医风朴实，讲求实效。多年来，他废寝忘食地工作，耐心接待每一位就诊者。不论是高级干部，还是普通工人、农民，他都一视同仁，认真诊治。人们常常看到，下班时间已过了很久，他还在为"号外号"的患者悉心看病，牺牲自己的休息时间，为那些远道慕名而来又挂不上号的患者诊治。

（二）大医精诚，行造福桑梓之事

从事中医工作近70年，张琪始终把救死扶伤奉为己任。尊仲景先师"上以救君亲之疾，下以救贫贱之厄"之意旨，守曾祖父"淡利禄，精医术，视患者如亲人，不论贵贱贫富一视同仁"之准则，恪守"大医精诚"之训诫，躬体力行地诠释着"救人于水火，济世于千秋"之理念。张琪对待患者有耐心、有爱心、有责任心，视患者如至亲，赢得了社会各界广泛赞誉，在患者心中树起不朽丰碑。

（三）澄心静欲，遣淡泊宁静之怀

君子如水，德泽天地，善利万物而不争。多年的中医文化及儒家思想的熏陶，使张琪形成了一种非常豁达旷然的心境。淡泊名利，知足常乐，达到内心的安和境界，正所谓"安则物之感我者轻，和则我之应物者顺。外轻内顺，而生理备矣。"张琪行医不以利益为计较，不为毁誉而伤怀；为人不以名利为务，不因得失而喜悲。"宠辱不惊，闲看庭前花开花落；去留无意，漫随天外云卷云舒。"遣其欲，而心自静；澄其心，而神自清，淡泊明志，宁静致远。

君子似水，随方就圆。在生活中，张琪是个恭俭随和、无欲无求的人，除了中医以外，什么都可以不计较。不嗜烟酒，不欲珍馐，不苛求情调，不附庸风雅，不贪念享乐。性格随和，不温不火，少见盛怒，鲜有烦闷。这也是他健康长寿的重要原因。

（四）甘为烛炬，耀杏林英才之路

"心底无私天地宽"，因"无私"，故而终日心平气和，因宽厚待人，所以没有嫉贤妒能的忧虑。张琪与同志、朋友、学生、患者交往，都是以宽厚仁爱之心对待。在张琪的多部医学专著和临床医案相继付梓之后，同行纷纷赞叹他将数十年行医经验坦荡相授，不拘于一家一派之桎梏，有君子之风。而张琪却谦逊道"医乃仁术，济世利民之事，是我们老中医义不容辞的职责。其实，限于我自己的水平，只不过沧海之一粟罢了，虽然微不足道，但是，这样做既传授了他人，自己也感到欣慰，仍然能从中获得喜悦"。

（五）杏林耆宿，志学少欲养身心

生活中，张琪随遇而安，性格温和，不急不火，不骄不躁，谦恭和蔼，少见盛怒。曾有记者与张琪谈起养生之道，他诙谐地说："饮食应该清淡，也得有点荤腥吧，不然吃起来不香；爱听京剧，但不会唱；爱看书，除了医学书外，最喜看的是历史书籍和名人传记；在家里坚持散步，每天坚持半小时左右；趁着脑子还没糊涂多看点病……"。张琪说得很随意，但那位记者却悟到他的养生要领：工作中，沉醉于自己喜欢的事情，乐在其中；生活中，淡泊名利，随遇而安，永远都是满足和享受。

如今，张琪教授已逾90高龄，仍身体力行，继续将余热献予中医事业，带领弟子门人为中医复兴、为国民健康尽心尽力。他将鼓舞后之学者，砺心忍性，学海泛舟，跻步堂奥，光大中医。

第九章 著名医家

第一节 经典医家

王若铨

　　王若铨，男，1925 年 8 月 29 日生于山东省龙口。幼时就读私塾，熟读《孔子》《孟子》《诗经》等。由于父亲早逝，作为家中长子，王若铨承载了敬母抚养兄妹之职。16 岁就跟随叔父来到大连，在当铺做伙计，虽有微薄收入，但要负担老母及 6 兄妹的生活，还是捉襟见肘。1945 年他带着母亲和兄妹来到哈尔滨市拜当地名中医孙希泰为师，学习中医。由于天资聪慧且勤奋刻苦，很快便谙熟《内经》《难经》《伤寒论》《金匮要略》《神农本草经》等中医经典著作。1948 年参加"哈尔滨特别市中医师考试"，以第一名的成绩获得了中医师资格，同年在哈尔滨市道外区自设"若铨中医诊所"开启了行医之路。

　　在多年的临床实践中，王若铨始终秉承医者仁心仁术，以"老吾老以及人之老，幼吾幼以及人之幼"的情怀，为患者解除病痛。在临床辨证施治过程中，他不仅尊崇仲景学说，同时采撷历代各家学派之长，如刘河间之寒凉、张子和之攻下、李东垣之补土、朱丹溪之滋阴，融众长于一炉，开后学之法门，常能集思广益，出奇制胜。

　　1953 年王若铨考入哈尔滨市中医进修学校深造，翌年毕业后调入哈尔滨市卫生局工作。1956年起先后任教于哈尔滨中医进修学校、哈尔滨医学院等学校，后调至黑龙江中医学院基础部《内经》教研组（现黑龙江中医药大学基础医学院《内经》教研室），直至退休。在 30 余年的教学生涯中，曾主讲《内经》《中国医学史》《伤寒论》《中医内科学》等中医经典和主干课程。王若铨作为《内经》教研组的创始人之一，对《内经》潜心研究 30 余载，他综合唐代王冰以下历代研究《内经》医家的研究方法，将其分为校勘、注释、类分研究和专题发挥等诸家，并高度概括了前人的研究成果，从而归纳出《内经》的学术思想和理论体系，指出《内经》一书主要包括了脏腑、经络、病机、病证、诊法、辨证、治则、针灸、方药、养生 10 个方面，而其理论体系的主要内容则可从脏腑（包括经络）、病机、诊法（包括四诊）、治则四大方面来概括，并进行深入研究，见解独到。此外，王若铨教授对仲景的《伤寒论》《金匮要略》也极有研究，撰写多篇讲稿。他还结合考古、天文学、易经、运气学等自然学科，研究疾病的发病机理。

　　王若铨对学术研究十分刻苦，白天进行教学、科研，晚间博览群书，开阔知识眼界，每日工作10 余小时，数十年如一日。对于学术问题，他一向引经据典，用之临床，无不溯本穷源。自 1959 年以来，王若铨曾先后在省、市及国家级学术刊物上发表 10 余篇学术论文，当他 80 岁高龄之时，还亲自撰写《三焦名实考》和《汉度量衡考》，意在明晰中医基本理论，为后人留下其心得。王若铨是龙江医派中医经典研究的代表性人物之一，曾被收入《中国高级专业技术人才词典》。承载王若铨教授学术思想的《龙江医派丛书——王若铨内经讲稿》正在整理、编撰中，其书的出版可将王若铨学术思想彰显于世、薪火相传，启发后学。

第二节 内 科 医 家

韩星楼

　　韩星楼（1884～1966），天津塘沽人。早年拜老中医郭星九为师。1912 年在辽宁省辽中县开业行医，来年于齐齐哈尔市中西大药房坐堂应诊。1917 年被聘为满洲里公立医院院长。1920 年在齐齐哈尔市开设的博爱医房行医。1925 年被选为黑龙江省医学研究会副会长，1929 年任会长。1935 年医学研究会改称汉医学会，韩星楼任会长，并兼任全国汉医学理事。1946 年齐齐哈尔市解放后，被选为中医会长。1955 年后相继任医院医务主任、内科主任。1957 年，加入九三学社。曾任齐齐哈尔市卫生协会副主任、科普协会主任，还担任过市政协常委，特邀人民代表。

　　韩星楼毕生致力于中医事业，任中医会长 23 年，多次举办中医讲习所、中药讲习会，培养了大批中医药人才。1956～1962 年，传授徒弟李玉霞、安淑清、尤宝霞、彭玉珍。1962 年，齐齐哈尔市卫生局在医院召开"齐齐哈尔市名老中医带高徒"会议，韩星楼被确定为名医。韩星楼行医 50 多年，在脾胃病治疗上经验丰富，发表了"肠风下血""癃闭验案"等论文。他善于团结中西人士，在齐齐哈尔市医务界，尤其是中医界享有很高声誉，为齐齐哈尔市中医事业做出了积极贡献。于 1966 年病逝。

王明五

　　王明五（1888～1946），原名王权政，吉林省农安县元宝洼子村人。少时随父学习中医，逐渐通晓内、外、妇、儿等科。1922 年举家迁到呼兰县城，1923 年在大十字街路西开中医药店兼坐堂先生。

　　1927 年同侄子王景戎创办呼兰中医学社。中医学社地点在县城北大街路西，共有 26 间房舍，其中 11 间为办学教室。授课教师以王明五、王景戎为主，还聘请了几位著名中医任教，先后有常东山、王子君、庞奠川、刘汉生等。王明五全面负责，王景戎兼任教务，王继仁（王明五之长子）负责后勤。学社共开 13 科目，主要是内科、外科、妇科、儿科、杂症、针灸、药性、脉学等。教学内容除《内经》《难经》《金匮要略》等经典著作外，王明五还根据古代经典自编了一些通俗易懂的教材，如《伤寒论》《温病学》《痘疹》等。每期招收学生少则二三十人，多则四五十人，包括省内外各地学生。学制为 5 年，3 年讲授课程，2 年临床实践。每年学费 35 块大洋，包括学杂食宿。学社学纪严明，教学秩序井然。在教学方法上，王明五改变那种老师圈书，学生死记硬背的死读书教法，采取理论和实践相结合，教师和学生互动，听讲和自学相结合的方法。贯彻先由教师授课，再由学生消化理解后背诵，并随时临床实习的教学理念。因学社教师皆为当地名医，讲课时运用临床疑难病例进行实际教学，使学生听得懂，记得牢。学社每周末都有医学讨论会或医学讲演会，会前出题目，公布于众，师生共议，共同提高。当意见不统一，认识不一致时，王明五则给予解答。在讲药性时，则把学生带到药房去，一方面用眼辨认实物，一方面用嘴辨尝药味。通过讲授书本知识与实际品尝药品，使学员看得清，记得牢。

王明五不仅注重教学，还注重培养学生的道德品质，教育学生尊师爱友，发扬救死扶伤的人道主义精神。他关心爱护学员，凡学员遇有困难，他都尽力帮助。他还提倡锻炼身体，让学员们在操场上从事玩球、做体操、踢毽子、蹴行头等课外活动。

王明五潜心研究医学，有着丰富的临床实践经验。民国时，有一患者患伤寒，病入膏肓，家人已备后事，抱着一线希望找到王明五。经他精心诊治，患者竟获痊愈。王明五不仅医道精湛，还富有高尚的民族气节。1931年"九一八"事变后，日本侵入呼兰，成立了傀儡政权。1940年，日伪统治者要王明五改"中医学社"为"汉医学社"，王明五据理力争，坚决不同意改名。日伪统治者对他施加压力，如不同意改名，则取消中医学社。王明五热爱自己苦心经营的中医学社，热爱自己的学生。"中医""汉医"虽为一字之差，实质却代表着中国的尊严。王明五痛苦万分，三天三夜没吃好饭、没睡好觉。最后毅然决定，停办呼兰中医学社。

1941年日伪统治者为笼络呼兰中医界，成立呼兰汉医会，强迫王明五参加。中医同行们一致推举他为会长，最终被选为滨江省汉医学会副会长，为发展中医尽心尽力。除率会员共商医事外，还为呼兰中医界创办了《汉医会研究》刊物，通过这块交流园地，促进黑龙江中医医疗水平的提高。他自己还著有《医学便读》。

王明五创办的中医学社虽为日伪统治者不容，但他高深的医疗技术和理论知识，却为呼兰人民所爱戴。他精心办学，为省内外培养了近300名中医。他们中有东北名医常明文、黑龙江省中医学院教授魏景阳、黑龙江省中医研究院副主任医师于泗海及哈尔滨、呼兰、巴彦等地名医。1946年6月王明五病逝，终年58岁。

李万岑

李万岑（1893～1971），中医内科专家，辽宁法库县人。1907年于法库县双台子私立医学社从师王文章先生学医。1930年经龙江省考核，取得中医师、中药师资格，迁至齐齐哈尔市开设"万春堂"，制备"胃快丸""定风散""婴儿散"等施治于患者。中华人民共和国成立后，任齐齐哈尔市中医院内科主任、黑龙江省商职医院中医科主任、齐齐哈尔市二轻局职工医院副院长兼中医科主任。他一生致力于中医事业，对医道学而不厌，对患者一视同仁，治病一丝不苟。临床中，李万岑明于审证，精于用药，不失标本，综合论治，理法严谨，临床经验丰富。1956～1965年，他连续被评为医院先进工作者。他撰写的《中医带徒经验》《小儿脑膜炎临床经验》《清脑的临床应用》《水肿病治验》等论文，于省、市中医学术会议上发表。他是九三学社社员，曾是龙江省医学会副会长、齐齐哈尔市第三届人民代表、市政协第三届委员。

吕效临

吕效临（1894～1979），字子民，吉林省九台县人，四代中医世家。早年承学于其父，为前清秀才、儒医吕祖望。21岁赴吉林中医专修学社，从师吕德新等学习3年，参加东三省在长春举行的中医会考，名列前茅。此后业医于黑龙江省绥化地区，求医者踵趾相接，远近闻名。中华人民共和国成立前绥化县几次瘟疫流行，子民先生治病多验，犹冀回春，当时在绥化城乡曾流传有"请了吕效临，绝症不死人"的民谣。

　　吕效临生前曾先后任黑龙江省中医学会理事、省政协委员、省人大代表、绥化县人民政府委员、政协副主任、县中医院副院长、县人民医院院长等职。他为人谦恭，医德高尚，贫贱权贵一视同仁，慈善为医，救济贫病，每遇贫者施诊出囊中药不取分文。他一生素衣斋食，俭朴自奉，晚年积劳成疾，80余岁高龄仍终日出诊，请召必赴，至卧病在榻也要亲自为患者诊脉，口授弟子代笔处方救治危难。其高超的医术，高尚的医德，不仅深受病家敬仰，也为中西医同道所钦佩。

　　他精研轩岐，学贯寒温，旁及当代名家，荟萃精英，撷取其长又不随流俗。对内、妇、儿科皆有较深造诣，尤其擅长内科的诊治。对伤寒时病多采用祛邪安正之法，对疑难杂病多采用扶正驱邪之法。临床处方用药灵活严谨，很多验案脍炙人口。如壮年时治一乞丐，深秋讨食冷秽，卧于土庙，初起烦闷躁扰，腹中绞痛，呕吐泻痢，继则吐泻浑浊白如米泔，短气不语。众邻围观皆说"必死，可惜不知家住何方？"有人报知子民先生，诊视其昏聩如迷，四肢厥逆，伤饮食触及臭秽，混浊停滞，属寒热格拒于中焦之霍乱。嘱众涤法，急煎藿香20克，干姜15克，草果仁5克，白蔻仁5克，吴茱萸5克，竹茹15克，黄连5克，大黄10克，水飞朱砂2.5克，灌服后便下臭秽粪团，吐泻虽止，但冷汗如淋，脉微欲绝。再以备用之西洋参50克，麦冬30克，熟附子20克共煎浓汁灌服，立见起笃。继用回阳生津之品，并嘱咐学徒熬浓小米粥将养调制月余，致其病愈体壮。

　　1962年吕效临身患臌胀，腹胀如鼓，如足月妊娠，肿满不得卧，昼不能食，夜不得寐，西医同道皆谓肝硬化，纷纷登门探视，以为诀别。但他却停用他药，用温运脾阳法，和祖传猪脾大枣丸调治半年，病体康复，上班工作，至卒未见复发。

　　1967年有陆师长患中气下陷之证，屡经京、津、沪，军内外各大医院诊治，惘然无效，并告知"下垂的胃已经进入骨盆了，手术复位也是权宜，未必理想"。师长顾及体衰，拒绝手术。驻军绥化时慕名求医，吕效临先以猪脾大枣丸化裁煎汤剂，服用月余，师长自觉体舒纳香，即去医院透视复查，胃已回复至脐以上，众人赞叹不已。继而调配丸剂服用半年余痊愈。师长感激他的医术，特上书中央卫生部予以推荐。

　　1973年4月，有段氏初孕，素喜冷饮，月将足，突发子痫，昏迷不醒，四肢抽搐，牙关紧闭。23日晚5时送某铁路局医院抢救一夜昏迷不醒，抽搐频发。院方通知家属，该患病危，安排后事。家属要求院外中医治疗，院方以为似无必要，奈于家属苦苦哀求勉强答应。24日中午，吕效临赶及医院时，众人耳语曰："我们以为能请来什么高人，原来是个手扶拐杖，一步三颤的糟老头子，难道有什么活人的仙术？"他诊视之，见患者发热无汗，昏迷抽搐，双目直视，喉中痰鸣如曳锯，唇舌紫黯有血苔，遗尿便秘，脉双寸滑，关尺弦大，属肝阳上亢，痰火闭阻心包之子痫。遂处一方：羚角、钩藤、菊花、桑叶、川贝、竹茹、白芍、茯神、胆星、瓜蒌、川羌、栀子、黄芩、天麻、全蝎、甘草。水煎，冲服牛黄、珍珠、天竺黄，并嘱患者家属说："服药一剂必见好转，明日派人去我家中述说病情，不用再诊。"当晚6时将药灌下，于3时许，热退、抽止、神清。25日晨进蛋花稀粥1碗，药效应验。调治5日病愈，至足月顺产一女婴，病未复发。

　　他终生忙于诊务，著述不多，晚年集70余年学验撰写《吕氏医案》《效临医话》《医方集锦》等书。其中部分篇章，如20世纪50年代末撰写的《中医中药治疗阑尾炎（肠痈）》曾获黑龙江省技术革命、技术革新群英会奖，并以头版位置在东北三省技术革命、技术革新展览会展出。20世纪60年代初撰写的《治疗胃溃疡（胃脘痛）的方案》《中医药保守治疗前列腺肥大（癃闭证）》《中医中药治疗肾炎（水肿）的经验介绍》《中医中药治疗胆结石、肾结石（结症）的报道》等文章，多次参加省级学术会议，走在当时国内中医界同类研究的前列。

　　他毕生致力于中医事业锲而不舍，学而不厌，诲人不倦，门下弟子数十人。吕氏祖传验方"猪脾大枣丸""皮菜丸"等经后世验于临床，药效卓越。其后人整理发表的《吕效临老中医治疗肝病的临床经验介绍》一文，充分体现了其站在前人"对药"的基础上创立的"三药配伍"法则，受到中医同行的重视和好评。

一、调 经 种 子

妇人不孕，古称求子。除因配偶男方各种原因所致及古所谓"骡、纹、鼓、角、脉"五不女外，月事不以时下者多，故其本在肾，其标在经，他多用调经种子的方法在每月经前 7 天用药治疗。这样既能免除长期煎服汤药之劳苦，又可在短期内观察药效。

对月经先期之不孕，虚热者多用地骨皮饮；实热者多用清经汤；肝郁者多用丹栀逍遥散；气虚者多用归脾汤等随证化裁。对月经后期之不孕，又自拟通闭求嗣汤，方中用当归、川芎、芍药养血和血，用香附、郁金、延胡索、川楝子温散寒湿。待月事以时下后，再改为月经过后用自拟求子孕育汤治疗或调配成丸剂常服至受孕为止，方中肉苁蓉、巴戟天、淫羊藿、菟丝子、枸杞、仙茅温补肾阳；人参、白术、当归益气补血使化源充足；郁金、香附、延胡索理气活血使补而不滞；配粉剂紫河车、鹿角胶、海马血肉有情之品使药效卓著。腰痛者酌加杜仲、牛膝、川断；血瘀者酌加益母草、茜草、凌霄花祛瘀生新；痰湿阻滞者酌加路路通、急性子、通草利湿活络通闭，诸药相合，寓攻于补，使气血充盛，气机调达，肾气充实，冲任受养，血海充盈，月事以时下，故能有子。

二、重用茵陈蒿，佐陈皮、丝瓜络祛湿通络除黄疸

黄疸日久稽留不去者，多是病久入络，湿凝作梗，独使大剂苦寒，必致徒伤胃气。茵陈蒿为祛湿利胆之要药，表有湿者，能微发其汗；里有湿者，可祛湿利尿。故表湿、里湿、寒湿、湿热皆可用之，少则 25 克，多则 50~100 克；陈皮能调中导滞，芳香化湿；丝瓜络可调气消瘀，疏通经络。三药相配伍，共奏理气祛湿、通络除黄疸之功。湿热者酌加栀子、胆南星、柴胡、大黄、黄柏；寒湿者可配伍附子、干姜、肉桂、白术等。如治一李姓男患，病初头晕乏力，胁腹胀痛，不思饮食，继则目黄、身黄，尿如浓茶，心烦口苦，夜寐不安，大便干结。在当地住院治疗 5 个多月，身黄稍退，余症不减，又去哈尔滨检查，诊断为乙型肝炎。经用西药治疗 1 个多月效果不明显，故来医院诊治。视其舌红，苔黄腻，诊其脉弦而缓，证属湿热内蕴，气机不畅，日久入络，治宜清热利湿，通络除黄，处方：茵陈蒿 100 克，陈皮 15 克，丝瓜络 15 克，栀子 15 克，胆星 25 克，柴胡 15 克，大黄 10 克。服药 3 剂，大便转稀，身黄渐退，尿色转淡黄，量多，饮食增加，仍目微黄，胁痛，前方茵陈蒿改用 25 克，加郁金、延胡索各 10 克，鸡血藤 30 克，8 剂后黄疸全部消退。

三、轻遣胆南星，配栀子、柴胡治黄疸发热

阳黄初病多属湿热蕴蒸发热、肝郁发热、血瘀发热，久则气虚发热、阴虚发热、血虚发热，故均应酌情使用清热解毒药。除热入营血心包，神昏谵语者需服用牛黄安宫散之辈外，常轻遣胆南星 2.5 克清肝火、解毒热，配栀子、柴胡疏肝解郁，清热除烦，表里双解。三药相合能清、能解、能利，凉而不伤、寒而不凝。如治一张姓男患，半个月前因感冒发热用解热止疼及抗生素等西药，一度退热，复又发热恶寒，两目微黄，口苦心烦，不欲饮食，胸胁胀闷，肢体倦怠，舌红苔黄脉弦数。证属表邪未解，入里化热，湿热蕴蒸，发热发黄，治以清热利湿，退黄除黄之法。处方：胆星 2.5克，丝瓜络 5 克，金银花 15 克，栀子 15 克，柴胡 15 克，大黄 15 克，陈皮 15 克，茵陈蒿 50 克，

甘草 5 克。黄消，下黑秽黏滞大便两次，发热减，胸胁宽舒，前方大黄改为 7.5 克再进 6 剂，体温正常，黄疸消尽。

四、重用鸡血藤，佐郁金、延胡索治胁痛

胁痛之发生总不外乎湿热、气滞、血瘀、气虚、血虚、阴虚等各种原因所致的经脉闭阻，气血瘀滞。故治疗上应以通制痛，使气机通调、血行流畅，疼痛自止。重用鸡血藤活血补血，佐郁金解气郁、散血瘀，用延胡索行血中气滞。三药相配伍，通中有补。虚寒者酌加温补药，热结者酌加苦泄药。总之，寓三药于理气活血、清热利湿、健脾理气、滋补肝肾诸法之中，皆使达"通则不痛"之效。曾治 1 例肖姓男患，1970 年患胁痛，8 年内多次住院治疗，多用清热利湿之剂，久治不愈，右胁掣痛不已，入夜尤甚，头晕，心烦，夜不能寐 10 余天，午后面部潮热，两足不温，腰膝酸软，舌红少苔，脉弦细。证属久病气阴两伤，血虚与气馁无权之候。治以补益气血，理气活血使补而不滞，消而不伐，阴生阳长，血随气行，通则不痛。处方：鸡血藤 50 克，郁金 15 克，延胡索 10 克，党参 30 克，黄芪 15 克，麦冬 15 克，五味子 7.5 克，肉桂 5 克，夜交藤 20 克，甘草 10 克，服药 10 剂，胁痛逐渐减轻，两足温，夜能入睡，饮食尚少，仍以前方加白术、枳壳各 20 克，再进 13 剂，胁痛解除，饮食增加，精神皆佳，改用前方出入调配丸剂巩固治疗。

五、轻遣三棱、莪术，配瓦楞子活血化瘀软坚散结

肝藏血，主疏泄，肝气郁结，脉络瘀阻，气滞血瘀，积久成瘕，活血化瘀势在必行。然而癥积日久多是正虚邪恋，用药不宜峻猛，勿犯"虚虚"之戒；而轻柔之辈，身单力薄难除癥结消肿瘕。三棱为血中气药，莪术为气中血药，均为活血化瘀峻猛之药，功擅消积除癥，轻遣之取其气，使消而勿伐，配伍大剂量瓦楞子软坚散结，有的放矢，有故无损，将三药与补气血药物配伍应用，疗效更佳。如治疗 1 例栾姓男患，罹患阴黄，瘕块 12 年，胁下肿瘕疼痛，屡治无效，切其脉沉涩，视其舌暗红，倦怠乏力，证属久病正虚，瘀结成积。治应益气健脾，活血化瘀。处方：党参 20 克，黄芪 20 克，黄精 20 克，鸡血藤 30 克，三棱 10 克，莪术 10 克，瓦楞子 30 克，延胡索 10 克，郁金 10 克，赤白芍各 15 克，茯苓 15 克，当归 15 克。服药 24 剂，胁痛肿瘕全部消除。

六、内服水红籽、大腹皮，外敷甘遂末利水消肿治臌胀

臌胀多为肝病日久，肝脾互累，使病势日趋严重。虽有虚实之分，但本虚标实者多。故治疗应攻补兼施，药量宜大宜准。常用水红籽、大腹皮内服利水消肿，同时将甘遂末用荞麦面、陈醋调敷肿瘕处，消肿散结，内外合用，利而不伤正，配伍温运脾阳药使补而不恋邪，众多痼疾转逆为顺。如治疗一刘姓女患，罹患黄疸 10 余年，半年前出现腹水，在当地医院住院。经中西药治疗，腹水得消，出院 5 天后腹水又增多，腹大如鼓，再治无效，投亲前来求治。吕老视其面色晦暗灰黄，目黄，神疲纳差，畏寒肢冷，右胁疼痛，癥积如掌大，左胁下瘕块达脐，月经半年未至，舌质淡、苔白滑、脉沉细无力。证属肝气虚、脾阳衰，水湿不得消利，加之过服苦寒解毒之品，致使寒凉助凝，瘀不得化，水不得消。拟温阳利水、益气活血补血之法。处方：附子 10 克，红参 15 克，水红籽 50 克，大腹皮 25 克，白术 20 克，黄精 20 克，赤芍 15 克，鸡血藤 30 克，三棱 10 克，莪术 10 克，瓦楞子 30 克，郁金 10 克，延胡索 10 克，姜皮 10 克。服药 12 剂，腹水渐消，胁痛减轻，尿量增

加，月经转复，纳食略增，四肢仍觉发凉，二目微黄，癥积大小同前，脉细，舌质淡，舌苔白润。再进前方，加茵陈蒿 25 克，陈皮 15 克，丝瓜络 5 克，服药 2 个月，并用生甘遂末 2.5 克，荞麦面 50 克，陈醋适量，调敷左胁下痞块处，敷 1 天停 3 天。如是，腹水黄疸全部消退，右胁下癥积消失，左胁下痞块缩小如鸡卵大小。改服上方出入调配之丸剂回当地修养治疗。

七、补气血、调阴阳，太子参、黄精、鸡血藤好

阴黄多病势缠绵，初中期呈湿热内蕴，标本俱实或正虚不甚者，用中药清热利湿，活血化瘀，辨证治疗获效无疑。如病程过长，甚则几年不愈者，久服清利克伐之剂，必伤气血，损及阴阳，甚或造成难解难消难复之痼疾。对久延不愈者，损及肝应缓其中。气以通为补，血以和为补。补虚用太子参、黄精、鸡血藤相配伍，可使气血双补，阴生阳长，补中有通，补而不滞。对肝郁脾虚者可配伍白术、山药、茯苓；对肝肾阴虚者，可配伍枸杞、沙参、白芍等。如治疗 1 例郑姓男患，2 年前因患甲状腺肿大去哈尔滨准备手术治疗，经检查发现有乙型肝炎，收住院治疗。半年后病情好转，各项检查均转正常，唯有乙型肝炎表面抗原阳性，出院后回当地治疗 1 年余，肝区仍隐隐作痛，腹胀，不欲饮食，心烦，二目及颈部微胀，再去哈尔滨市检查，乙型肝炎表面抗原仍阳性，其余化验均正常，即做甲状腺切除术，手术顺利，术后创口愈合良好，但腹胀、肝区疼痛未除，出院回当地休息治疗数月，症状无明显改善，前来求治。吕老视其面色灰滞微肿，倦怠乏力，夜寐不酣，常有虚热，舌淡，体胖有齿痕，舌苔薄白，脉沉细弱。证属气血两虚，治以补气养血，调和肝脾。处方：太子参 20 克，黄精 20 克，鸡血藤 50 克，黄芪 20 克，白术 15 克，茯苓 15 克，白芍 15 克，当归 20 克，郁金 10 克，延胡索 10 克，甘草 10 克，柴胡 15 克，焦栀子 15 克，胆南星 2.5 克，服药 6 剂腹胀止，胁痛除而稍感不适，睡眠好，仍感乏力，不欲饮食。前方去柴胡、郁金、延胡索、胆星、焦栀子，加生地黄 20 克，砂仁 5 克，再服 2 剂，精神转佳，饮食大增，诸证消失。嘱其去哈尔滨再查乙型肝炎表面抗原，化验结果阴性。

范梦泉

范梦泉（1895～1968），中医内科专家，辽宁省法库县人。自幼读私塾，后在开原仙云药店学徒习医 8 年，精研医籍和临证经验，学有心得。1917 年于法库县开设惠森堂药局坐堂行医。1922 年在法库县考取中医合格。1929 年到齐齐哈尔市正阳街恒生豫药店坐堂行医。1950 年任齐齐哈尔市第二医院中医科副主任、中医研究室成员。他在 50 年的行医生涯里，潜心攻研中医临床，经验丰富。著有《中医药物学》《脉学讲义》等书。1940 年任黑龙江省汉医讲习会理事，1947 年当选齐齐哈尔市中医分会副会长，是九三学社社员，1963 年当选为齐齐哈尔市铁锋区第三届人民代表。

付兴洲

付兴洲，1896 年出生于辽宁省辽阳县一个中医世家。其祖父付永祥是家乡有名的老中医，使他从小就受到了医学的熏陶，立志做一名医术高超的中医。因此在 1914 年读完 5 年私塾后就加入了辽阳县中医学社，读了 2 年医书。在这 2 年中，他系统地学习了中医基础理论，奠定了医学

基础。

1916 年，20 岁的付兴洲随祖父在辽阳县城东大安平镇设立东乙病房，开始了他的行医生涯。随祖父出诊的 5 年，在老人家的谆谆教导下，他进步很快，无论是理论还是临床实践都有极大的提高。

1921 年，付兴洲 24 岁时，离开家乡，告别了亲人，独自来到黑龙江省泰来县塔子城镇，在德增祥药局坐堂行医。当时的旧中国兵荒马乱，民不聊生，瘟疫流行，他目睹群众的疾苦，不断走访于各乡里之间，治病于病榻之前，患者盈门。因他不分贫富，一视同仁，受到人民群众的爱戴。

1947 年搬到齐齐哈尔市后，他当了几年的坐堂医，经卫生部考核获发了医师证书。1958 年到齐齐哈尔市医学院附属医院中医科任副主任。1976 年，调到了解放门医院，任中医科主任。

他行医 60 余年，有丰富的临床经验。他决心在有生之年，把自己的临床经验整理出来，留给后人。他认为，辨证施治是治疗疾病的精华所在。辨证施治是祖国医学几千年来积累的宝贵经验，正如《伤寒论》中所述"观其脉证，知犯何逆，随证治之"。要想治好病，必辨好证。灵活运用四诊八纲，临证才能随机应变，奏其功效。

例一

王某，女，23 岁，1958 年 12 月 19 日初诊。初起月经色淡，量减少，以至停经 4 个月，渐枯瘦，皮肤干燥，头晕目眩，有时心悸，动则气促，食量减少，大便秘结，呼吸气短，声低音怯，面色苍白，消瘦、神倦、舌淡，脉象虚细。诊为血虚经闭证，治宜补血养血，佐以引经之品，调经养营汤加减：当归 40 克，川芎 15 克，白芍 15 克，熟地黄 15 克，生地黄 15 克，丹参 20 克，柏子仁 20 克，牛膝 15 克，泽兰 15 克，黄柏 15 克，茯苓 15 克，白术 20 克，香附 15 克，此方连服 4 剂。

12 月 23 日复诊，大便仍秘，前方加苁蓉 20 克。继服 4 剂。因自诉气短，加人参 15 克。12 月 30 日，脉象好转，经血已见。食欲增，病痊愈。

例二

夏某，女，28 岁，农民，1958 年 12 月 23 日初诊。患者自诉头项强痛，形寒恶风，小腹冷痛，稍有白带，手足不温，大便不实，面色青白，舌苔薄白润，神疲倦怠，形体弱，脉象沉紧。闭经 4 个月，诊为寒湿凝滞之闭经证，治宜温经散寒，用吴茱萸汤加减：当归 40 克，川芎 15 克，白芍 15 克，肉桂 10 克，牡丹皮 15 克，吴茱萸 20 克，半夏 10 克，干姜 10 克，茯苓 15 克，木香 5 克，防风 15 克，细辛 25 克，藁本 15 克，炙甘草 10 克。此方连服 3 剂。

26 日又来复诊，脉象好转，腹痛减轻，前方加麦冬 20 克，因诉口稍渴，3 剂服后，经血已见，痊愈。

付兴洲强调治疗妇科疾病时，要注重疏肝和调理脾胃，肝藏血主疏泄，肝郁则气滞，气滞则血瘀，而脾胃乃后天之本，为气血生化之源，久病体质虚弱，容易积虚成损，所以治疗疾病时要注重疏肝和调理脾胃，切忌大剂苦寒克伐和大剂滋腻之品。

例三

刘某，女，经行不止，量多色紫，心悸气短，头晕口干，午后发热，面色萎黄，舌质红，苔淡黄，脉细数。证属顽固性阴虚经漏，治以补血益气滋阴为主，方用固冲汤加减：艾炭 15 克，蒲黄炭 15 克，川芎 15 克，当归 40 克，生白芍 15 克，菟丝子 15 克，龙骨 40 克，牡蛎 40 克，知母 10

克，黄柏 10 克，白术 30 克，黄芩 15 克，生地黄 15 克，棕炭 15 克，生黄芪 20 克。

此方连服 4 剂，经量渐少，小腹胀满，故以原方加香附 15 克，海螵蛸 20 克，茯苓 20 克，茜草 20 克，连服 6 剂而痊愈。

吴俊兴

吴俊兴，1897 年生人。蒙医专家，蒙古族、内蒙古扎赉特旗人。吴氏承随父亲学蒙医，继承其父学术思想和临证经验，通晓蒙文、汉文、藏文，学有心得。1921 年始于泰来县、杜尔伯特旗行医。1947 年于杜尔伯特旗东吐莫村蒙医诊所任蒙医、联合诊所所长，后来任杜尔伯特蒙古族自治县东吐莫公社卫生院副院长、自治县胡吉吐莫人民医院蒙医科主任。1979 年退休。吴俊兴从事蒙医临床数十年，潜心攻研，积累了丰富的临床经验。他在荒僻草原行医，缺医少药，时值天花、伤寒流行，他顶风冒雪、不分昼夜、走村串户、出诊于牧民之中，为贫困百姓施药，控制了天花伤寒蔓延和流行，受到当地群众信赖和爱戴。他在医疗实践中及时总结经验，用蒙文撰写了《伤寒典型病例医案》，分享治疗伤寒病的宝贵经验。通过对肾病进行专题研究，他认为肾病病因主要是受击或者是坐于湿地多劳。还认为肾病分肾风、肾痨、肾肿、肾热、失水传脾，对"布格户哈拉棍"（肾热），用"砂力冲阿"治疗的探讨，总结了"砂力冲阿"有湿肾、固精利水功能，对目眩耳鸣、腰膝疼痛、四肢无力、小便短数、足膝浮肿等症有明显疗效。为继承发展蒙医药事业，并在临床实践中培养人才，他先后培养四批学员，共 48 人。吴俊兴治学严谨，因材施教，边讲理论边带领学员进行实践，指导学员学习蒙医药配制，将全部心血倾注于蒙医药事业。1956 年，他作为黑龙江省少数民族参观团团员，在京光荣地受到毛泽东、刘少奇、邓小平等党和国家领导人亲切接见并合影留念。他撰写了《莫德热乐论道如德利哪水尼各森》（神经衰弱蒙医诊断治疗）、《砂力冲阿意业热布格仁土日根其那日铁鸟日比期乐》（阿力冲治疗急性肾炎）等 12 篇论文，其中 8 篇在首届蒙医学术会上交流。他曾当选为第一届省人大代表，第二届省政协委员，自治县第一、二、三、四、五届人大代表，第三、四届人民委员，县政协第一、二、三、四届委员，第三届常委，第一、二届副主席。1985 年当选为中华医学会龙江分会蒙医学术委员会名誉主任。

杨效起

杨效起（1900～1969），原名杨效杞，辽宁昌图县人。出身于中医世家，其父杨岳山为昌图名医。杨效起自幼聪明好学，17 岁毕业于昌图师范学校。19 岁起学习中医。在其父的严格教诲下，系统研读了中医四大经典等著作，并在县内几次中医考试中均名列榜首。26 岁独立应诊，曾先后在广安县及洮南等处行医。1939 年，来齐齐哈尔市和发药局坐堂。

1950 年，杨效起获中央卫生部颁发的中医师证书。1952 年，任医院中医师，以善治怪病难症闻名全市。尤以中药当归芦荟汤、温胆汤加减治疗癫狂痫（精神病）有奇效而广受赞誉。1953 年，医院内科整理《老中医杨效起治疗癫痫的经验》在省医学会上交流。20 世纪 60 年代，曾两次应邀到省精神病院开设讲习班，传授中医治疗精神病经验。1962 年，市卫生局在医院召开"全市名老中医带高徒"会议，杨效起被定为名医。论文《癫狂证治》获全省中医学术会一等奖，他作为最年长的获奖者受到副省长王一伦的接见与鼓励。1963 年，其专著《杨效起老中医治疗癫狂经验》收入市医学会论文集。他还留下大量医案医话，可供后世研讨。1962～1964 年，带徒弟刘学成、杨慧英。

杨效起精读医典，尤喜研究古人医案，但却尊书不唯书。他认为有些东西前辈未必全都经历过，也未必都能记载与流传，还要靠自身努力实践提高医术。在临诊中，他深叹精神病症给患者、病家及社会带来的负担。在没有资料、没有合作伙伴、缺乏患者信任的情况下，自发地探索精神病治疗，悉心积累资料和病案，形成了"痰火血瘀"等学说。他还把前人少用的中药"常山"用于精神病治疗，获得成功。

朱慎斋

朱慎斋（1901～1983），沈阳市铁西区人。幼年因家族中多人患病，立志学医。后随谭化亨等习医，刻苦钻研，精读《徐氏医学》《王孟英医案》《温热经纬》等医书。1919 年入沈阳汉医学会。1931 年经吉林省民政厅考试合格持证行医。1943 年在齐齐哈尔市和发药局坐堂行医。

1946 年，受西满军区卫生部之托，朱慎斋著文 10 篇印行。他在医学教育方面强调临床经验与经典医术并重之方针。1952 年 10 月，他在省中医联合诊所负责病房工作。同年，经卫生部考核，任命为中医师。在反对细菌战中，朱慎斋被齐齐哈尔市人委授予卫生工作模范称号。1953 年任医院内科副主任、妇科副主任，1956～1957 年连续被授予先进工作者称号；1961 年，任医院科研室副主任。1962 年，齐齐哈尔市卫生局在医院召开"全市名老中医带高徒"会议，他被确定为名医。1966 年，参加巡回医疗队到嫩江县前进公社出诊，患者络绎不绝。他诊病细心，疗效极佳，声名远播，被当地群众誉为"神医"。1972 年任医院妇产科副主任。1962～1981 年，带徒弟赵掖生、吴立晨、王润琴、孙淑兰等。

朱慎斋平生喜用甘平清淡类药，善用甘寒柔韧之药，倡导中西医结合诊治疾病。他常置中药经典著作于案头，研读不辍。尤对徐灵胎《徐氏医学》钟爱有加，不离左右。对于中医妇科之带、胎、产的治疗有独到之处。20 世纪 50 年代，采用艾灸至阳法转胎百余例，疗效显著，并在全省妇科学术会交流。他整理医案 150 例，写出了《中西医结合之我见》《论医德》《论内经》《治疗崩漏、带下、不孕症》等论文，在省、市学会交流。

朱慎斋一生以医为业，待人和蔼，不求功名，为"齐齐哈尔四大名医"。1983 年病逝。

李西园

李西园 1903 年 9 月 24 日生于辽宁省本溪新同沟村。1919 年高小毕业，因家境贫困无力升学，遂从师田春学徒。因天资聪明，勤学苦读，受业 5 年，尽得师传，在本溪县考试合格，获得行医许可证书。1924 年在本溪开设墨林药房坐堂行医，1933 年迁到哈尔滨市道外大水晶街，自己开设春先堂诊所。1951 年响应党和政府号召，到西付家区第五中医诊所工作，任所长。李西园在多年的临床实践中，对中医内科、杂症及伤寒病确有独到的见解并且还参加哈尔滨市针灸研究所的教学工作，1955 年担任哈尔滨市中医进修学校《伤寒论》《金匮要略》的主讲教师。同年 8 月被聘为哈尔滨市第一工人医院中医科主任，工作期间对患者体贴关怀，深受群众爱戴，都赞扬他的医术，患者给他赠送了"妙手回春"的锦旗。1957 年 9 月调任哈尔滨市中医医院内科主任，他工作认真，谦虚谨慎，在担任这项工作时写道："对于这样的宏伟任务，我诚惶诚恐，然而念及为人民服务，听从组织分配，不应徘徊，自要挺身而出"。可见他对党和人民事业负责的高尚情操。

对中医学术造诣深厚，对经典著作及历代诸家学说刻苦钻研，有丰富的临床经验，到晚年对高血压的研究更有新的创见，曾著有《中医内科学》。李西园在哈尔滨市享有较高的威望，为首届哈尔滨市人大代表。1964 年，他的学生李晶把李西园遗稿整理成册，《西园医案》在《哈尔滨中医》发表，受到中医界人士好评。李西园于 1962 年 3 月因病医治无效病故，享年 59 岁。

邢兰轩

邢兰轩，黑龙江省哈尔滨市呼兰县人，生于 1905 年。从小就对中医有极大的兴趣，并跟随父亲学习。先后在哈尔滨市呼兰县和依兰县坐堂行医，直至 1945 年，来到佳木斯在德庆宏药店任坐堂先生。后在佳木斯第四中医联合诊所（佳木斯中医院前身）工作。1956 年改为佳木斯中医院，邢兰轩任内科主任。他在工作期间认真贯彻执行党和国家的卫生工作方针、政策，积极发展医药事业，主要治疗中医内科疑难杂症和妇科不孕症、月经相关疾病。邢兰轩崇尚医德，对待患者不厌其烦，细心治疗。很多外地患者慕名而来。因治愈患者不计其数，在百姓心中树立了良好的口碑，被老百姓称为"佳木斯四大名医"。1959 年 7 月 14 日，因病去世，终年 54 岁。

叶荣柏

叶荣柏（1905～1984），中医内科专家，辽宁省新民县人。1933 年经新民县考试取得医士证书，1937 年获汉医认许证，1949 年获东北人民政府卫生部中医证书。曾于辽宁镇来县同合德药局行医。1953 年就职于齐齐哈尔市中医院、齐齐哈尔医士学校、黑龙江省祖国医药研究所、齐齐哈尔医学院，历任讲师、副教授、主任医师，血液病、肾病室主任，中医教研室主任等职，从事中医临床、教学工作。他有丰富的临床经验，长于内科，治疗慢性肾炎功力较深。叶荣柏通晓中医经典，教学主讲《医古文》《中药学》《方剂学》，注重理论联系实际，培养了大批专业人才，编著了《温病学讲义》（1958 年出版）、《运用中医理论治疗慢性肾炎》（1979 年出版）、《水肿验案》（1981 年出版）、《高血压治疗方剂歌诀 8 首》（1984 年出版）、《舌诊要诀》（1984 年出版）。他在 1961 年 12 月加入中国共产党，曾任中华医学会齐齐哈尔分会第一届老年病专业委员会名誉主任，中华全国中医学会黑龙江省齐齐哈尔市分会第一、二届理事，第三届名誉副理事长。

魏景阳

魏景阳，男，1906 年出生，汉族，副主任医师。曾任黑龙江中医学院妇科教研室讲师，黑龙江中医学院附属医院妇科副主任医师。

魏景阳从 1920 年开始在呼兰县中医学社学习中医理论，1923 年毕业后在呼兰中医学社实习临床诊疗。1925 年实习结束后赴兰西县天育堂药店行医，1926 年 6 月，回到呼兰县，先后在永德堂、世一堂、同发顺药店行医。1932 年 9 月取得中医师证书。1949 年 10 月换领东北人民政府卫生部颁发的中医师证书。1953 年参加绥化县卫生工作者协会担任组织委员。1954 年 1 月参加绥化县中医联合诊所（1956 年改为绥化县中医院）任内科主治医师、内科主任。1956 年魏景阳在黑龙江省中医进修学校师资班学习中医理论与西医的基础课等共计 15 门课程，在 59 名同学中以总成绩第一名毕业后，调入牡丹江卫生学校担任《内经知要》《中医诊断学》《方剂学》等课程的教学工作。1958 年牡丹江卫生学校迁到哈尔滨，与黑龙江中医进修学校合并，改名为黑龙江省中医学校（黑龙江中医学院前身），1963 年转入黑龙江中医学院附属医院妇科。1980 年晋升主治中医师，1982 年晋升为副主任医师。

魏景阳对中医内科、妇科，尤其是疑难杂症有深入研究。从事中医内科教学工作多年，自编教材，教学方法灵活，教学效果良好，临床带教认真负责。他通晓中医基础理论，掌握经典著作，中医理论造诣很深，有丰富的临床经验，能运用中医基本理论对妇科各类疾病进行正确的诊断和治疗，治疗效果佳，受到中医界和患者的好评。

1979 年他将多年临床工作经验总结整理成册，著有《景阳临床医案》。撰写多篇论文，刊登在各类刊物上，如《治疗妊娠恶阻初步观察》《血痹疮（玫瑰糠疹）》1979 年发表于《中医药学报》。

史宪章

史宪章于 1907 年出生于山东省东阿县一个医生家庭。其父是当时东阿县比较出名的医生，由于家庭的熏陶，自幼对医学产生了浓厚的兴趣。在学堂念书时，他就浏览父亲的医学书籍，在 16 岁学堂毕业后即随父学医，一边实践，一边学习，很快就能独立处理一些常见病、多发病，与父亲一起在东阿行医。34 岁那年，他来到黑龙江延寿县柳河乡行医，受到当地群众的欢迎。1947 年到尚志和发玉药铺当坐堂先生，当时有很高的威望。1952 年在党的号召下参加联合诊所组建，被选为所长，担当起领导任务。1955 年进入黑龙江省中医师进修学校，学习 1 年，毕业后获中医师毕业证书。1959 年，任中医院副院长，第二年送黑龙江省马列主义学院学习半年。曾多次参加省级中医学术交流会，荣获县、地区、省先进工作者，医院五好职工称号，是一位深受人民群众尊敬的老中医。

他满腔热忱，热爱中医事业，勤勤恳恳从事医务工作 60 年如一日，对中医事业特别是尚志县中医事业的建设和发展，做出了很大的贡献。他亲自领导，组织办学，言传身教，为尚志县培养了四批徒弟，共计 70 多名中医人员，大都成为各医疗单位的骨干和领导力量。

他治学严谨，医德高尚，处处为患者着想，以治好病、少花钱为原则，以剂量不大、药味不多，少用贵重药、多用土方草药治疗疾病获得群众的赞扬。例如，一患儿 3 岁，患中毒性消化不良，因脱水酸中毒住院输液 4～5 天，病情严重，手足厥冷，处于重危状态，给予口服生硫黄 2 次即明显好转，服 4～5 次即基本痊愈，仅花 2 分钱；又如一李姓患者，患蛔虫性肠梗阻住院 3～4 天不见好转，自拟蛔厥汤 1 剂驱除蛔虫 80 余条，花 7 角 8 分，病即获愈。

他提倡"展卷有益"，号召大家努力学习，虚心学习别人的经验，认真看书，对小批注也要认真，充分利用时间进行学习。他讲过，有一次午间看医书时，看到寒热凝结、心中嘈杂用栀子干姜汤治疗，可巧第二天即遇此证，随即用药而愈。他反对中医的保守思想，对本院的学员、外来的实习学生，总是安排一定的时间，把自己的临床经验介绍给大家，即使晚年体弱多病时，也念念不忘将自己的学术经验整理出来。他的每方每药都是从实践中总结出来的，在实践中用之有效。

他注重经方治病，临床中广泛应用经方治疗疾病，取得很好的疗效。更为可贵的是有所发挥，能够根据经方的原理大胆应用于临床实践中去，取得显著效果。例如，用小柴胡汤治疗小儿麻痹症，用大黄牡丹汤治疗呕血，用柴胡加龙骨牡蛎汤治疗尿毒症，用桂枝汤加味治疗小儿迁延性肺炎等，举不胜举。

治疗内科杂证，他首先注重调肝，把调肝放在治疗的首位。认为肝病可以影响到五脏六腑，五脏六腑有病可以影响到肝，而七情所伤首先必影响到肝。因为各脏腑的气机都是由肝来通调的，若气机不畅，则脏腑功能失常，必然产生疾病。他提出治肝八法：疏肝、平肝、柔肝、化肝、暖肝、清肝、泻肝、补肝。对肝郁血虚证这种虚实错杂、缠绵难愈之症，在临床中自拟疏肝补肾方取得良好的效果。

在治疗小儿病时，他注重消食法，认为小儿脏腑娇嫩，肺胃素弱，加之喂养不当，饮食失度，寒暖失调，容易造成食积，脾胃损伤，出现消化不良，食积发热等症状，临床中常用一捻金获效。特别是小儿肺炎喘嗽，用一捻金和清肺散合用，临床中取得显著疗效。

史宪章在治疗妇科疾病时，除重视调肝法外，非常重视补脾胃，认为妇女以血为用，经孕产乳，数伤血也。脾胃是后天之本，是气血生化之源，血的盈亏直接影响到经、孕、产、乳的正常进行。常用的代表方剂是归脾汤，通过加减变化治疗妇科疾病。

活血化瘀法是祖国医学宝库中极为宝贵和独特的一种疗法，史宪章对此法的运用更是有独到之处。他认为"瘀生百病，百病生瘀"，"血瘀"是病理产物，也是致病因素。人以血为本，以气为用，气血是人生命活动的物质基础，气为血之帅，如果气血运行受阻，则血液离经而出现瘀血现象。瘀血的存在影响气机，影响脏腑功能。因致病因素不同，人体正气强弱不同，"瘀血"阻碍的部位亦不同，在疾病的不同发展阶段，会出现形形色色的病证。我们在这千差万别的证候之中要抓住它们反映出来的共同特点：疼痛、瘀斑、肿块、唇舌皮肤青紫、出血、皮肤甲错、精神症状等，只要抓住血瘀这个关键，进行活血化瘀，就会收到显著的效果。他在临床中推崇王清任的四个逐瘀汤，需在临证中加减化裁。瘀证的表现也极为复杂，根据证候的不同，有不同的配伍方法，提出了活血十四法：温阳活血、清热活血、通络活血、益阴活血、理气活血、通窍活血、祛瘀活血、益气活血、活血止血、软坚活血、渗利活血、镇痛活血、解毒活血、除痹活血。每一法都有典型病例详细记载，现简介一重症脑外伤后遗症患者病例：男，18岁，朝鲜族，颅骨粉碎性骨折，住院8个月。患者表现为不知人事，不会说话，不能翻身活动，二便失常。先用通窍活血汤12剂，患者即能够说话；继用血府逐瘀汤50多剂，即能坐起、识人，开始练习下地行走；继服100剂左右后改用身痛逐瘀汤。前后共服200余剂中药，治疗7个多月，患者痊愈出院后可以自由活动，写字、跑步，做轻微劳动。

他最为突出的贡献是精通地方中草药。为了患者的需要，走遍尚志的山山水水，西止帽儿山，东到虎峰，中到亚布力、苇河沟里。在70高龄之时还攀山越岭，使人赞叹。为了搞清药物的学名与当地土名的关系，虚心向人民群众学习，不耻下问。如当地叫枪头菜（苍术）、走马芹（独活）、老虎刺（刺五加、山黄连、白屈菜）、元姑头花（白头翁）等。共收集了429种药物，附方4000多首，编成《尚志县中草药》一书（已脱稿，交县卫生科）。此书分为名称（学名、别名、土名）、形态、用药部分、采集时间、加工方法、功用、主治、配伍及复方等章节，是一本宝贵的资料。利用当地产量高、疗效好的中草药，自配自用。如万应膏就是用苍耳的全草经切碎煮沸去渣熬成膏，用于门诊治疗乳腺炎、腮腺炎、静脉炎等各种疮伤初期，以及各种无名肿毒，疗效显著；自配公元膏（成分：公英、黄柏）口服，能清理三焦积热，用于乳痈、疖肿，内服外敷；配益母膏（益母草熬膏）用于治疗妇女病；满山红糖浆（满山红熬汁加糖）可止咳化痰，用于哮喘等。

史宪章对于地方病的治疗常用自配二天丹（调胃承气汤加骨炭、雄黄）治疗大骨节病，亲自下乡搞试点，取得良好效果。后与省大骨节病研究所共同合作，把二天丹配制成大骨节病防治片。省大骨节病研究所进行临床观察，发现服用二天丹并患有结核咯血的患者，在治疗大骨节病的同时，其结核病亦获得痊愈。除此之外，他还用会厌丹（海浮石、会厌软骨、雄黄、广木香、甘草共为细末）治疗甲状腺疾病取得显著效果；用强心解毒丹（麝香、樟脑、冰片、朱砂、犀角）治疗急性克山病。

他经验丰富，通过自己总结，写出很多学术论文，在省级学术会议交流：

（1）胶红饮治疗功能失调性子宫出血：长期流血而见有瘀血现象者服之甚效，即所谓血瘀崩漏。

（2）当归麦冬汤治疗老年便秘：对老年人血虚津枯便秘有显著的疗效。

（3）槟梅汤治疗绦虫：用槟榔、乌梅煎汤口服，最快者服后 30 分钟，虫即排出，一般是 2 个小时左右排出。

（4）小儿治验四则：用清肺散和一捻金合用，治疗肺炎咳喘、发热有显著的疗效。

（5）治愈 6 例骨结核经验介绍：用结核散治疗骨结核，疗效显著。结核散组成：汉三七 12.5 克，血竭、月石、川军、雄黄、郁金、乳香、没药、朱砂、土虫各 2.5 克，麝香 0.15 克，共为细末，每次服 2.5 克，7 日量。

（6）栀子薄荷冰治疗脑膜炎：栀子与薄荷冰捣碎用蛋清外敷头部，用于治疗脑膜炎效果很好，止痛效果立竿见影。

（7）活血化瘀法在临床中的应用。

（8）医经四则：利用经方治疗今病，发挥经方的效用。

此外还有瘰疬治验、蛔厥治验等 20 余篇论文分别在省、县学术会议上交流及杂志上发表。他行医 60 年，把毕生的精力贡献给祖国的中医药事业，为人民的健康做出了贡献。

李子麟

李子麟（曾用名李杏村）1907 年（光绪三十三年）生于中医世家，是家中的独子。由于家境殷实，他自幼受父亲影响，偏爱读四书五经，具备深厚的文学底蕴。1929 年，李子麟以优异的成绩考入原籍山东师范专科学校，这也为日后从医苦读经典奠定了基础。由于战乱，李子麟毕业后弃文从医并随父亲和族兄学习中医中药，后苦读《内经》《伤寒论》《温病条辨》等古典医籍，潜心研修中医各家理论学说，熟谙经典。

1941 年，李子麟在大连市西岗汉医自治研究会经营药材生意，当时是抗战时期，中共急需药品支援前线伤员疗伤。想要为救国救民出力的李子麟，曾多次帮助中共地下党采购和运送药品。不幸遭人举报被捕，在狱中受尽酷刑。后经地下党与社会多方面的营救，入狱 40 多天后，才以证据不足释放。由于狱中的折磨，他的身体从此一直很虚弱。1945 年中共地下党将其全家转移到哈尔滨，在道外西傅家甸区仍然经营药房生意。并于民国三十七年（1948 年）4 月 15 日再次获取由哈尔滨特别市医务人员考试委员会颁发的中药商考试及格证书，开设慈航大药房，这也是当时哈尔滨市唯一的药厂。李子麟在药房担任总药剂师和中医师等职务。

同年春夏之交，哈尔滨特别市中医师公会举办中医讲习班，由高仲山主讲。李子麟 10 月 24 日完成所有课程并通过考试，获得哈尔滨特别市中医师公会颁发的毕业证书，同期学员有张琪、姜淑明、滕捷等。中华人民共和国成立初期，中医都是个体开业或坐堂行医，没有医疗机构。1950

年，马骥率先响应人民政府号召，出资并联合了金文华、张金衡、李子麟、刘沛英、成佐卿等中医药人士，创办东北地区第一个联合医疗机构——哈尔滨市西傅家甸第一中医联合诊所（哈尔滨市中医联合诊所）。这个联合诊所很快由小到大，发展到100多人，对中医界的联合起到了先锋带头作用。

1956年，李子麟参加哈尔滨市中医进修学校第四期学习，并在哈尔滨市道外区人民医院担任中医师。1957年任哈尔滨市中医进修学校教师，讲授方药学。1958年，在哈尔滨医学院担任教师。

1959年，黑龙江中医学院成立，经时任黑龙江省卫生厅副厅长高仲山举荐，李子麟放弃了自己的诊疗事业，任黑龙江中医学院方药教研室教师，投身于中医药教学工作，与其共事的有马骥、赵麟山、刘沛英、王若铨、佰淑琴、张志刚、柯利民等老一辈中医人。

1960～1961年，李子麟同柯利民、吴惟康、邹德琛等参加北京、南京、成都等中医学院举办的中医师资进修班学习温病、内经、伤寒论等课程，进一步加强中医学院的师资队伍建设。1962年年初，由于在狱中受过酷刑，加之过度劳累而患病，他的健康状况急剧下降。虽然身体不好，但每次都是兢兢业业，认真备课，常常为准备好一堂课而深夜不眠。他曾连年荣获学校先进工作者称号，时任中医学院党委书记的李延新同志特批李子麟到哈尔滨市江北干部疗养院进行疗养。疗养期间，他仍继续编写教学大纲及教材。1964年初因病重去世，享年57岁。

李子麟一生中广交良师益友，与马骥、张金衡交好，经常共同探讨临床与教学经验直至深夜。在黑龙江中医学院任教期间，他在教学上取得了一定的成绩，教导有方、为学严谨，对学生一视同仁，从不狭隘保守，对待学生的提问引经据典，有问必答；他讲课旁征博引，语言生动，擅长用自己绘制的图形、表格等进行讲解，深入浅出，学生听课后反应热烈。李子麟经过多年的探索研究，总结其毕生所学，编写了《五运六气的临床应用》《五运六气环周图析》《灵龟八法的理论及其应用》《子午流注分经取穴环》《子午流注的临床分经运用》《本草药性符号解》等书目。为方便学生背诵《伤寒论》与《金匮要略》中的方药，他还编纂方歌百首，朗朗上口，方便记忆。尤其是整理绘制了一张"金匮方药一览表"，记录了《金匮要略》除去《伤寒论》中复述的140首方剂，用看似简单的横纵交错的连线标注了每首方剂的用药，但其用意颇深，值得后世研究，相信此表对《金匮要略》方药的理解具有重要意义。李子麟的手稿现存于黑龙江中医药大学档案馆及校史馆，字迹工整，为后人留下了宝贵的医学资料。

李子麟一生致力于中医药学的临床与教学，在其言传身教的影响下，他的子女大多从事医疗卫生行业。大女儿李岩敏毕业于哈尔滨医学院，担任中国科学院高能物理研究所职工医院中医科主任；四子李树伟，毕业于黑龙江中医学院，担任哈尔滨市道外区东莱医院中医科主任；五子李树学，毕业于黑龙江中医学院，现任黑龙江中医药大学实验中心机能实验室主任。孙子李超于1994年由哈尔滨市第三中学考入黑龙江中医药大学中医专业，毕业后开设私立医院并独立行医。

李子麟用一生心血倾注于中医临床和教学事业，不仅足堪告慰祖辈，无愧此生，更在黑龙江中医药大学的发展史上留下了属于自己的深深印记，其治学之精神、做人之态度将永远激励后学。

钟育衡

钟育衡教授1908年出生于河北易州，家学渊源，三世业医。祖父钟蔼儒擅长针灸，号称"易州金针"。父亲钟春田专攻杂病（尤擅温病），设春德堂诊所。钟教授中学毕业后，在易县明德中医专授馆师从清代贡生出身之儒医李明海学习中医，兼承庭训，勤学苦读，无论寒暑。历经4年毕业，又去天津仁爱医院学习 3 年西医知识。1931 年来哈尔滨市悬壶济世。其自行医之始，即注重精研理论，兼收并蓄中西医各家之所长。

1934 年于哈尔滨市卫生局主办医师讲习所任教，1935～1936 年于哈尔滨医科大学主办医师讲习会，1952～1953 年于哈尔滨市中医进修学校等处，相继系统地学习了中西医知识。他在学习的同时，见他人之长，虚心求益，不断丰富、提高自己的医学水平。1955 年 1 月被哈尔滨医科大学附属第一医院聘为中医科主任，从事本科西医专业的中医教学及科研、医疗等工作。中华人民共和国成立后，曾兼任哈尔滨医科大学校务委员，省政协委员，省民盟盟员，省中医学会理事，哈尔滨市中医学会副理事长，《哈尔滨中医杂志》编委，《黑龙江医刊》杂志编委，《哈医大校刊》编委，哈尔滨医科大学及附属第一医院学术委员会委员等职。1979 年 2 月晋升为中医副教授，1980年 7 月晋升为中医教授。

一、学术思想

钟教授治学态度谦虚严谨，勤奋好学，尽管白日诊务繁忙，灯下仍手不释卷，精学深研，虽年近八旬而不懈。上自《内经》《难经》《伤寒论》《金匮要略》，下至叶、薛、吴、王各家学说，无不细心玩味，颇有见地，但不拘泥古人，不死啃章句。常谓祖国医学书籍汗牛充栋，应予博览，读书须有己见，不可生吞活剥，首应心领神会，再经临床验证，几次反复，方可有真实心得。尝见其治疗各种肺炎，凡外寒内热之证，将《伤寒论》和温病学说融为一体，不拘成见，将麻杏石甘汤与桑菊饮两方化裁合用，每每取得良好效果。

在医疗实践中，他反对锢于古代医学范围，抱残守缺，墨守成规，主张在继承祖国医学基础上，不断吸收现代医学知识，来充实、提高祖国医学，推动祖国医学的发展，强调尽量运用中西医两种方法对患者做详细检查，不得马虎从事。曾有一喘证患者，经某医院治疗无效，又经按摩，速致病情加重，前来就诊。对其进行中医四诊检查后，又行西医心肺检查，发现其右胸叩诊有轻音，语音传导消失，听诊其右肺，发现呼吸音消失，故从西医角度诊断该病为"自发性气胸"，遂令患速住院，用插管排气等方法治疗。此时若执意中药治疗，未必取得很好疗效，此可谓扬长避短、取长补短之范例。

钟教授对待患者始终保持沉着冷静、认真负责的态度，贯彻辨证论治的精神。他从不危言耸听，增加患者顾虑，而是仔细检查，细心为之解释。对急、重、危与疑难病证的治疗，尤加精心审证，从实际出发立论处方，不尚空谈。钟教授曾用血府逐瘀汤化裁使一腹部剧痛，濒于休克的患者转危为安。

钟教授平日喜用"经方"加减而不失古人之准绳，亦重视"时方"而深明立方之大义，认为"经方""时方"皆为古人于实践中所总结出之宝贵经验，君臣分明，佐使齐备，若辨证准确，选方得当，更斟酌加减，可取事半功倍之效。然以古方治今病未必尽合丝扣，凡古方未备者，可按古人立方大法而自制。如治腺病毒肝炎，依清热解毒、宣肺降气之治则，自拟一清热解毒汤（大青叶 10克，板蓝根 6 克，山豆根 6 克，贯众 8 克，芦根 10 克，瓜蒌 6 克，桔梗 3 克，黄芩 5 克，生石膏15 克，甘草 5 克）常获满意效果。

钟教授认为，用药之道，应遵慎重、果断、简练、适中之原则。勿因高贵而取，勿因平庸而弃，勿因方小而增，勿因剂大而损。有是证用是方，有是方选是药。终以病去康复又不伤正为目的。尝云治疗小儿泄泻，下多清水，每用滑石、竹叶、猪苓、茯苓等平淡无奇之药起巨效。

钟教授除对内科有许多独到建树外，对儿科尤有丰富经验，素有"小儿王"之称。曾提出小儿肺炎多为内外合邪之说，"小儿……正气既不充盛，抵御外邪之力也薄弱，又兼护养不善，每多先伤于热，肺胃蕴蓄郁热，酿成致病内因基础，再感受外邪（风寒、风热等）构成外因，通过内因而发病"。

二、著作和经验传承

钟教授自谓"学无专长，岂可轻谈著术"，素常写作不多，结合对理论探讨与 50 余年临床实践写出 17 篇文章，在各种杂志上发表 16 篇。此外，他写出医案多种，如三叉神经痛、类风湿关节炎、习惯性流产、静脉血栓、眩晕证、冻伤治验、痈疽验方等。

1991 年，钟育衡教授收全国首批老中医药专家学术经验继承人崔振儒为徒。在钟教授的指导培养下，崔振儒积累了丰富的临床经验，在中医内科、外科、妇科、儿科等各科均有一定建树，其中尤以中医内科著称，在内科中又对消化系统疾病和心脑血管疾病最为擅长。

三、医　案

1. 癫证治案

赵某，男，29 岁。患者因情志所伤彻夜不寐 2 个月之久，忽两目直视，怒不语，大便干结，口角流涎，咳痰量多，黏稠成块，面青目窠黑，舌边尖红绛，苔白而厚，脉象弦滑。此乃郁怒伤肝，思虑伤脾，肝脾俱病，肝郁化火，脾虚生湿，湿火成痰，痰迷心窍，神不守舍故成此疾。以涤痰之法，从治标治之。处方：猪牙皂角 9 克，柴胡 6 克，半夏 10 克，化橘红 10 克，炙远志 10 克，1 剂水煎服。

服药后大便通畅，便有黏液，流涎减少，咳痰如故，面及目窠之色略浅，脉弦滑，其顽痰仍在，更用前方加味：加皂角 1 克，煅青礞石 15 克，麝香（冲服）0.02 克，2 剂，水煎服。

服药后患者已能正确回答问话，自觉头晕、欲寐，痰量多，易咳出，大便通畅仍多黏稠之物，患者目转灵活，面青减退，目窠尚黑，舌边尖暗红，舌苔白厚，脉弦滑，脉证之征仍属于痰邪未尽，继用上方 3 剂。

患者独自前来就诊，表情自如，自诉头晕大减，视物清晰，痰涎减少，夜寐安稳，大便仍有较多黏稠物，目窠微青，苔薄白，舌质暗红，脉沉滑，继用除痰之法，投上方 3 剂。

患者情志正常，坚持工作，纳食增加，痰涎已无，仅时而胸闷，目窠色泽正常，舌边尖红，脉沉缓，为防止痰邪留滞，再投上方 2 剂。

该患者行如平人，无所苦，面色稍晦暗，舌尖红，脉缓有力，用疏肝理气、健脾解郁之法，投越鞠丸加减以善其后。处方：川芎 20 克，苍术 20 克，神曲 10 克，香附 30 克，广木香 20 克，沉香 10 克，焦栀 25 克，枳壳 15 克，青皮 15 克，柴胡 15 克，合欢花 20 克，共为细末，炼蜜为丸 6 克重，每天 3 次，每次 1 丸。

2. 衄血治案

耿某，男，23 岁，学生。因鼻衄在某院治疗 22 日未愈，今又衄血，面色淡白，两目有神，大便干燥，小便深黄，口干不喜饮，脉沉滑数，证因酗酒厚味所伤，湿热相搏于内则气实，气实则迫血从上道而出，故衄血，治以清热燥湿，凉血止血，投以泻心汤：大黄（后下）10 克，黄连 10 克，黄芩 10 克，1 剂，水煎服。

3. 黄疸治案

王某，女，50 岁，工人，1980 年 10 月初诊。痛而汗出，状如刀割，口苦，善太息，寒热往来，不欲饮食。住某医院，诊断为"慢性胆囊炎"急性发作，经西药治疗无效，故又决定手术，家人不同意手术而出院前来诊治。此时，上证仍在，且 5 日未大便，小便短黄，目黄，身黄，体质肥胖，舌边青紫，舌苔干黄，剑突右较膨隆，按之痛，表面光滑，疑肿大胆囊，脉弦滑，为湿热之邪踞于少阳兼气滞血瘀之证，以疏解少阳，清热利湿，佐理气活血祛瘀法治之，用大柴胡汤化裁：柴胡 10 克，黄芩 10 克，半夏 10 克，桃仁 15 克，红花 10 克，莪术 10 克，三棱 10 克，延胡索 15 克，木香 20 克，郁金 20 克，茵陈 20 克，枳壳 15 克，大黄（后下）10 克，芒硝（烊化）10 克，水煎分 2 次温服，3 剂后大黄减半，再服 4 剂，1 周后复查。

服药后疼痛减轻，呕吐止，寒热消失，继用上方（大黄减半者）再服 1 剂。

服药后仅有轻微疼痛，黄疸消退，大便日两次，饮食增加，舌边青紫仍在，舌苔厚，嘱上方更服 1 周。

诸证悉退，无所苦，剑突右之膨隆已扪不清。

4. 重型小儿肺炎治案

甘某，男，9 个月，1972 年 12 月 22 日邀钟教授会诊。呼吸急促，鼻翼煽动，神情萎靡，口唇青紫，咽赤痛，舌质红，舌苔黄，脉细数，体温 39.8℃，心脏未闻及异常杂音，两肺下野有散在湿啰音，曾抽搐 2 次，有颈强。西医诊断：重型肺炎合并脑炎。此乃风热闭肺，肝风内动之证，治以清热祛痰、凉肝熄风，方用羚羊钩藤汤化裁加至宝丹。处方：羚羊角、5 克，麦冬 5 克，黄芩 5 克，山栀 4 克，生石膏 15 克，连翘 10 克，钩藤 8 克，杏仁 5 克，薄荷 4 克，竹叶 3 克，川贝 5 克，竹沥 5 克，3 剂。羚羊角，石膏另煎，取汁入余药，煎取 150 毫升，徐徐服之，送至宝丹。

服药后未再抽搐，体温降至 37.9℃，喘促渐轻，精神好转，肺部湿啰音减少，依前方再服 2 剂。

热已平，喘已止，神志正常，又服上方 2 剂，痊愈出院。

5. 痰痫治案

杨某，男，4 岁。患儿于 1984 年 3 月自语腹部难受，欲寐不寐，牙关紧闭，忽战栗不休，须臾昏厥，约 10 分钟苏醒，状若平人。此后，其证常于夜间连连发作。经各种检查除脑电图稍不正常外，余无阳性所见。用西药镇静剂等无效。就诊时，精神萎靡，面色萎黄，舌苔白滑，脉象浮滑。此为脾湿生痰，痰郁化热，热盛生风所致。治以化痰清热，熄风定痫。处方：全蝎 5 克，蜈蚣 4 克，珍珠 1.5 克，黄连 5 克，胆南星 8 克，朱砂 4 克，钩藤 10 克，天麻 10 克，香附 6 克，天竺黄 8 克，冰片 2.5 克。除冰片外，诸药研为极细面，再入冰片共研，每服 1 克，每天 3 次，白开水送下。

3 个月后复查，自服上方 2 剂，未再发作。患儿面色红润，神色正常，初告痊愈，令其注意调养，勿再损伤脾胃，始可彻底痊愈。

于志敏

于志敏（1908～1981），山东乳山县唐家公社西耿村人。少年立志学习中医，后于哈尔滨参加中医协会，系统学习中医理论。先后在碾子山市的药房和世一堂药店等坐堂。1953 年参加联合中医院工作。多次主持西医学习中医学习班和中医学徒班教学工作。1956 年任医院内科副主任。1958年任中医学校教务长。1962～1964 年，带徒弟薛桂林。

于志敏求知欲强，手不释卷，对中医理论颇有研究，尤其对《伤寒论》钻研甚深。擅治妇科疾病、肝肾疾病、腹水等，对妇女月经不调、不孕症等治疗有奇效。曾编写《伤寒论讲义》《中医基础讲义》《中医内科讲义》，著有《中药治疗糖尿病效果观察》等论文。还收藏、编写中药验方秘方。

他为人忠厚，治学严谨，工作兢兢业业。1981 年因患脑栓塞病故。

韩伯兴

韩伯兴（曾用名韩国祯），男，汉族，1909 年 2 月出生于哈尔滨道里区三十六棚工人家庭。自幼家境贫寒，少年时为读书经常到老巴夺烟草公司打小工挣钱，1925 年毕业于哈尔滨市道里广益学校，1926 年考入吉林省立第一师范学校。仅入学 1 年其母亲因病故去。母亲的早逝让他改变了理想，放弃了师范学业，决心寄志于中医。1927 年秋，求师就读时为松江省呼兰县中医学社。毕业后在绥化县二区（宝山区）东沈家店屯自设诊所开始行医生涯，期间担任绥化县医学会理事。1949 年 11 月开始在绥化县南街德合祥坐堂近 1 年，期间担任绥化县宝山区卫生协会主任，领导全区医务人员开展工作。1951 年到绥化县中医进修班学习，期间经介绍在绥化县药房中医联合诊所坐堂行医。同年 10 月，在绥化县第二区（宝山区）卫生所参加工作。1953 年获首批中央人民政府卫生部颁发的中医师证书。1954 年，作为第一批学员到黑龙江中医进修学校学习西医基础、西医临床和中医基础，以优等成绩毕业，同年当选为绥化县人大代表。1956 年，调往绥化县宝山区拖拉机站卫生所工作，同年任技术副所长并被推选为绥化县政协委员。1958 年经由当时的省卫生厅副厅长高仲山"访贤"，调入新成立的黑龙江省中医学校（后并入黑龙江中医学院）任教，担任中医内科教师，成为黑龙江中医学院最早的中医内科教师之一。自 1962 年起，连续两届当选哈尔滨市香坊区人大代表。

韩伯兴毕生潜心中医医疗，从事中医临床工作 40 余年。他熟谙经典著作，以《灵枢》《素问》为本，博采众长，对《医宗金鉴》《赤水玄珠》《丹溪心法》《嵩崖尊生》，特别是对《金匮要略》的辨证思路，能够做到经方运用，融汇新知，慎思明证。

他深研中医内、妇科诸疾，在应用王清任的活血化瘀理论时不断总结，恪守辨证之原则，针对不同病证选择理气补虚化瘀、温阳通络化瘀、软坚散结化瘀、清热祛湿化瘀、疏肝解郁化瘀之法。在中药治疗肾虚证方面，以补肾养本为要义，辨证施治。在治疗妇科疾病上从调节脏腑气机功能入手，注重调气血、疏肝气、健脾气、补肾气。特别是运用中医药治疗肾病、肝病、神志病、甲状腺疾病、妇科月经病、带下病、不孕症及小儿脾胃病等方面术造精微。此外，韩伯兴还采撷简便易行的民间药方，在治疗急症方面疗效显著。

韩伯兴在中医教学方面，认真备课，阐述精详。1958～1974 年，承担 1959～1965 级学生的中医内科学教学任务，是中医内科教研室的主讲教师，获得历届毕业生的好评，堪称惠业良师。

他亲手手写的中医内科学百万余字的备课笔记、教案至今收藏在学校档案馆，影印件收藏于校图书馆特藏室，是学校唯一的文物级的宝贵教学资料，对于研究校史及中医内科的教学史都是重要的文献。

翟 奎

翟奎，生于 1909 年，黑龙江省绥化县人。曾任绥化市医院副院长、院党总支委员，中医副主任医师。

翟奎自幼天资聪慧，记忆力过人，酷爱诗赋，对古典文学有较深的造诣。1920 年入私塾受教育 3 年，1923 年入绥化县第二十国民小学读书。1925 年游学于绥化县复兴堂，拜师名医刘杰，学习 3 年零 1 个月出师。开设绥棱县二区医馆，以医为业，而后迁至海伦县祥富公社开办诊所。1937 年深造于北安省省办汉医讲习会，学习成绩优异。之后重回故地继开诊所。他为医时弃富济贫，常与病者赠医施药。从青年时代起，便悬壶于绥棱、海伦一带，声誉大振，名噪一时。中华人民共和国成立后，创办了祥富乡卫生协会，任主任。创办联合诊所，任所长。获卫生部颁发的中医师证书。

他从医 50 余年，对经典著作刻苦钻研，更旁及历代各家学说，博览群书，兼收并蓄，对《伤寒论》经文汤方学而不厌。他治学严谨，工作不苟，学术理论及临床实践有真知灼见。其精湛医术及崇高医德为人们所称颂，深得党与人民的信任，并享有很高的荣誉，被选为绥化市政协委员，兼任中华医学会绥化市中医分会主任和绥化地区中华医学会副理事长。曾获松花江专署授予的"继承祖国医学遗产奖"，又获绥化县委、县政府授予的"学术活动优秀论文奖"。翟奎热心于中医事业 50 余载，早年尚蓄存临床经验心得及典型医案，后惨遭焚毁，荡然无存。多年心血付之一炬，此乃翟奎生平之一大憾事，但古稀之年的翟奎仍自励自勉，重累医案，实在难能可贵。翟奎在要求退居二线的申请报告中写道："几十载，路漫漫，奎胸怀一颗心为人民，救死扶伤，满腔热忱，忧民之忧，乐民之乐，想党之想，做党之做，漫漫路，弹指间，风华之年已过，看今朝，两鬓斑白，年逾古稀再负重任力不从心，着眼四化大业，甘愿退居二线，让德才兼备的后来人开创现代化的新局面。"这是一个老中医的肺腑之言，多么感人至深。晚年的他听从党的召唤，决心展千卷，著医书，总结临床，传经验，为振兴中华再尽余力。

翟奎广集诸长，勤读古书以求古训，深钻苦练以达医术精湛，有益必录，不择门户，以熔化于一炉，用吴又可《温疫论》中"达原饮"治湿热毒邪之蕴，又取张仲景《伤寒论》中"桂枝汤"治太阳中风表虚头痛，认为伤寒与温病分之则偏，合之则全，治疗肝病主张"扶正固本""活血化瘀""升阳滋阴"并用，以及无胃气则死的论点，又阐明李东垣轻脾胃之阴的不足，对那些头痛医头、脚痛医脚之医，认为是抛医用药，实有碍中医大业的进步，故临床中注重四诊的运用，力求辨证施治后立法用药，深得中医之精髓，所用处方十分细腻贴切。此外，翟奎在学术上无中西医门户之见，历来主张中西医相互学习，取长补短，常以西医的辅助诊断作为中医辨证的参考。因此辨证全面、准确。

50 余年的临床实践，使他积累了丰富的经验，附医案数则：

1. 喘证（虚喘）

李某，男，54 岁。咳嗽气急，反复发作十几年，入冬即发，逐年加重。西医诊断为"慢性支气管炎，肺气肿"。近 1 周症状加剧，颜面苍白晦暗，喘促抬肩，唯以吸气为快，动则喘甚，汗出肢冷，食少便溏，舌质淡，苔薄白，脉沉细而弱。证属肾不纳气之故。治以固肾纳气，宣肺定喘。处方：金匮肾气丸加味。山药 25 克，牡丹皮 15 克，熟地黄 25 克，泽泻 25 克，茯苓 15 克，山萸肉 15 克，川附子 10 克，肉桂 4 克，苏子 15 克，白果 10 克，五味子 15 克。煎 2 次，早、午、晚 3 次温服，1 剂症减，连服 4 剂。

服药后汗出减少，四肢已温，舌苔薄白，舌质淡，脉沉细而弱，此乃肾阳微回，仍守前方加人参 25 克，胡桃 25 克以助阳纳气，连服 6 剂。

服药后脉转沉细，咳嗽减半，唯食少便溏，治以培土生金、温中健脾，处方：六君子汤加味。党参 20 克，白术 20 克，茯苓 20 克，半夏 15 克，山药 25 克，陈皮 15 克，枇杷叶 15 克，莲肉 20 克，炙甘草 10 克，砂仁 15 克，焦薏苡仁 20 克。水煎，早、晚 2 次温服。

服药后胃和食佳，大便成形，脉转沉缓，脾胃健运之职已复。继服金匮肾气丸加人参 25 克，胡桃 25 克，白芍 25 克，苏子 15 克。配制成丸，每次服 1 丸，每天服 2 次，连服 4 周而痊愈出院。

本例喘咳已 10 余载，主久病及肾，气不归元，故呼多吸少，咳逆汗出肢冷，法拟补肾纳气，用金匮肾气丸加味。肉桂、附子温阳使阳归于阴，肾气则固藏；白芍、苏子降气平喘则使喘息可平，纳减便溏，乃属脾肾气虚，健运失职所致。故拟甘温培土生金法，投四君子汤加味，用黄芪、砂仁、焦苡仁、陈皮、山药、桔梗健脾益气温中，以复中阳，后将金匮肾气丸加味配制成丸剂缓治，前后治疗一个半月余，诸症消失。

2. 胃脘痛（肝气犯胃型）

刘某，男，44 岁，工人。患者因情志所伤，饮食不节，胃脘部疼痛 2 月余，痛无定时，西医诊断为"十二指肠球部溃疡"，几经治疗未愈。患者面色萎黄，精神疲倦，形体清瘦，胃脘痛牵及两胁撑胀，嗳气吞酸，不欲饮食，食后胃脘部大胀，四肢乏力，舌苔白而腻，脉沉弦无力。中医辨证为"胃脘痛"（肝气犯胃型）。患者由于情志抑郁，肝失疏泄，横逆侮脾犯胃，胃气不降而胃疼；胁为肝胆之分野，肝气横逆，故两胁撑胀，浊阴上逆而吐酸。治以疏肝理气，温中降逆。处方：芍药甘草汤合左金丸加减。白芍 20 克，甘草 10 克，吴茱萸 15 克，黄连 15 克，苏梗 15 克，川楝子 15 克，党参 20 克，砂仁 15 克，陈皮 5 克，延胡索 15 克，枳壳 15 克。水煎，早晚 2 次温服，连服 4 剂。

服药后胃痛胁胀，嗳气吞酸均有好转，乃为肝胃得温，疏运有权，唯进食尚少，食后仍感膨胀，便溏，苔白脉细，证属脾胃健运不佳，故守上方加白术 20 克，炮姜 5 克，减黄连 5 克，以健脾温中，连服 4 剂。

服药后食欲增进，大便成形，唯全身乏力，食后腹胀，舌质淡，苔薄白，脉弦滑，拟用四君子汤，加厚朴 15 克，陈皮 20 克，以行气健脾。

本例由于忧思伤脾，导致肝郁气滞，木气横逆，中土不和，胃气不降，浊阴内停，清浊相干，气机不调而胃痛、两胁痛、嗳气、吞酸。治疗采用疏肝理气，和中降逆法。治肝可安胃，肝气调达，胃不受侮，脾胃自安，疼痛亦止，用芍药甘草汤疏肝解郁；用左金丸平肝和胃，佐川楝子、砂仁、陈皮、延胡索、枳壳、党参以健脾和胃，后用四君子汤加味健脾，以振中阳，疾病痊愈。

3. 胃脘痛（脾胃虚寒型）

张某，男，39 岁，农民。患者上腹部疼痛 5 年之久，半个月前，因食生冷，胃痛加剧，按之则减，面色萎黄，精神疲倦，泛吐清水，便溏而薄。食欲不振，周身乏力，手足不温，舌苔薄白质淡，脉弦细。西医诊断为"慢性胃炎，急性发作"，中医辨证属"胃脘痛"（脾胃虚寒型）。患者由于脾胃虚寒，阳气不足，水饮停聚，故痛而泛吐清水；脾阳虚而寒盛，故遇冷则痛甚；手足不温，喜按，大便溏薄，中虚有寒，阳气不能输布，故舌质淡，苔白，脉弦细。治以温中散寒。处方：黄芪建中汤合自拟健胃汤化裁。黄芪 20 克，白芍 25 克，桂枝 10 克，炙甘草 10 克，炮姜 15 克，海螵蛸 30 克，吴萸肉 15 克，降香 10 克，陈皮 15 克，香附 20 克，半夏 15 克，大枣 5 枚。水煎，早晚各 1 次温服。

服药后胃痛稍减，唯泛吐清水，纳食不佳，大便溏薄，舌苔白，脉细，乃为中阳不振，健运失职所致。仍用上方加白术 20 克，砂仁 15 克，以健脾和胃。连服 4 剂。

服药后胃痛缓解，泛吐清水亦平，食后亦觉舒适，唯身感乏力。投香砂六君子汤加减，以调理脾胃。处方：人参 15 克，白术 20 克，茯苓 15 克，甘草 10 克，半夏 15 克，当归 15 克，白芍 15 克，黄芪 25 克，陈皮 15 克，木香 5 克，砂仁 15 克，生姜 3 片，红枣 2 个。水煎服，早晚各 1 次温服，连服 4 剂。

上述症状消失，为巩固疗效，按上方 4 倍药量配制成丸，每丸 10 克重，每次服 1 丸，每天服 2 次，白开水送下。

本例胃脘痛为脾胃虚寒，首当调理脾胃、温中散寒，方用黄芪建中汤以补中气。温脾散寒少佐白术、降香、香附以健脾止痛开郁，海螵蛸、吴萸温中制酸。三诊后中寒温散，仍觉身乏无力，故将香砂六君子汤、当归、白芍、黄芪于一炉，调补气血。

4. 头痛

张某，女，32 岁。头痛 2 年，时痛时止，多方医治，未解其苦。痛苦面容，头痛头沉，时有发热恶风寒，汗出较多，项紧不舒，睡眠不佳，神疲乏力，舌苔薄白，脉浮缓。中医辨证乃属太阳中风表虚证，由于病程长达 2 年之久，脉浮不沉，说明病邪不曾入里，由于正邪相传于肌表，故虽发热恶风寒之象，即有一分恶寒就有一分表证。该患者以头痛为主，且伴有项紧，说明邪在太阳经之首，汗出一证尤为重要，正邪相传日久，已阳不足，不能维持营阴所致，故神疲乏力。治以解肌发表，调和营卫。处方：桂枝汤加减。生姜 5 片，白芍 20 克，大枣 10 个，桂枝 15 克，甘草 10 克，川芎 15 克，黄芪 15 克，防风 15 克。水煎服，每天服 2 次，连服 3 剂。

患者服药后微汗，头痛除去十之八九，解 2 年之苦，但仍感头沉，舌苔薄白，脉浮，由此而断表邪未净，鉴于长期汗出和头沉之疾，再投上方加葛根 20 克，麦冬 15 克，以疏通经脉复起阴津。

诸症悉减，但身倦乏力，舌苔薄白，质红而淡，脉由浮转沉细，说明表邪已去，但因久病体虚，故投归脾汤加味，健脾益心，恢复元气以善其后。处方：白术 15 克，人参 15 克，黄芪 20 克，当归 15 克，甘草 10 克，茯神 15 克，远志 15 克，枣仁 15 克，生姜 3 片，大枣 3 个。3 剂服后痊愈。

桂枝汤乃仲景群方之冠，有滋阴和阳，解肌发汗，调和营卫之功用，凡中风伤寒杂证，脉浮弱，汗自出，表不解者，均可投以桂枝汤。本例但见桂枝汤一二证即是，不必悉具矣；且持续之久，久经治疗，邪不曾入里，临床实为少见。

5. 臌胀（脾肾阳虚型）

张某，男，52 岁。该患者既往患胃病 3 年，近 1 年来常感胁胀，腹痛，经常出现浮肿，全身乏力，近日腹水加重。体检：面色苍黄、晦暗，有血缕显露，精神萎靡不振，舌苔薄白而腻，质红，脉沉弦而细，腹部膨隆，绷急如鼓，按之坚满，肝脾因腹水未能触及，有移动性浊音及下肢凹陷性水肿。肝功能检验：碘反应（++），麝浊 21U/L，谷丙转氨酶 30U/L。诊断：臌胀（肝硬化，腹水）。辨证：肝主疏泄，脾主运化，肝气抑郁，横逆犯脾，继而清阳不升，浊阴不降，清浊相混，隧道不通，加以肾气不足不能助膀胱气化，三焦决渎失司，形成腹胀。治以疏肝健脾，疏郁利水。处方：

党参 20 克，白术 20 克，茯苓 20 克，甘草 10 克，泽泻 15 克，泽兰 15 克，大毛 15 克，川朴 15 克，当归 15 克，白芍 15 克，枳壳 15 克。

服药 4 剂后，尿量增多，腹胀有所减轻，但仍食少纳呆，全身乏力，病情稍有起色，效不更方，继服前方 5 剂。

肿势显消，但两足尚觉无力，舌苔白中间稍腻，舌质红，脉沉缓。证属脾虚失运，湿困中阳，用上方减大毛、香附，加黄芪 25 克健脾利湿，少佐肉桂 5 克，温通中阳。

腹水消失，饮食增加，肝功能化验正常，又将上方配成丸药巩固治疗，诸症消失，痊愈出院，1 年后随访，情况正常。

本例患者年过五旬，患病 3 年之久，必然正虚邪实，源于肝、脾、肾三脏功能失调，以致聚水而胀。肝脉瘀阻日甚，肝失疏泄；脾阳运化已衰，无力升清降浊，致三焦气化不利；加以肾阳不足，不能温煦调控水液的输出与排泄。在治疗中施以扶正祛邪，疏肝理气，活血化瘀之法，使本证的治疗收到很好的效果。

宫显卿

宫显卿（1910～1979），原名宫万荣，辽宁省辽中县人。15 岁受业于当地名医杨秀元，聪颖好学，学业精进。19 岁迁居佳木斯，坐堂行医。因其医术精湛，为人笃厚诚恳热情，声名鹊起，与钟秀轩、邢兰轩、洪汉卿四人称为"佳木斯四大名医"。1940 年后，宫显卿曾被推举为佳木斯市中医研究会会长、汉医三江省支部长、伪中央汉医盟事等职。中华人民共和国成立之初，继续个体开业行医。1955 年带头加入佳木斯市公立医院，成为佳木斯第一位参加公营医院的中医，1957 年调入佳木斯市中心医院。此间，曾任市人民委员会委员、市政协委员、黑龙江省中国自然科学协会医学分会会员。宫显卿在行医过程中，掌握中医辨病辨证结合方法，善于吸取现代医学理论与技术，兼容并蓄，博采众长，将之用于治疗不孕症、慢性附件炎、习惯性流产等妇科疾病，具有较好疗效及推广价值。此外，治疗肾炎、紫癜、胆囊炎、冠心病、小儿病毒性肝炎等亦有独特方法，治愈率达 90% 以上。他热心于医学教育，多次在卫生系统举办的学习班中任教，悉心传授中医理论和临床经验，其学生大都已成为医院的骨干医生。他刻苦钻研中医理论，撰写的《白花散治疗百日咳一百例》《金匮要略白话歌诀》等论文，发表于有关学术刊物，得到同仁的称赞。

宫显卿行医严谨，崇尚医德，济困扶贫，慕名求医者纷至，均做到不厌其烦，一丝不苟，悉心治疗。其缜密严细之医疗作风及高尚医德，深受患者赞誉。退休后，登门求医者仍络绎不绝。他均热情接待，精心诊断，开具处方，让患者到中心医院取药，从不收取诊断费用。1979 年 7 月 15 日，宫显卿因病逝世，终年 69 岁。

孙希泰

孙希泰，字育宣，吉林人。早年学医于吉林名医陈士奎、王仙舟门下，孙希泰自幼勤学苦练，无间寒暑。从师 2 人，授业 9 年，尽得诸师之传，尤其对王氏学理，独有心得。他以经典为宗，对朱丹溪、李东垣、叶天士、吴鞠通诸家学说亦极推崇，且能继承前人学术成果，博采众长，吸取融合，因而医学理论日益增进。孙希泰学成，自设诊所于九站（1926～1931 年），临诊治病，善于洞察病机，审证用药，务求其当。尤其对重危证候，敢用大方峻剂，每起沉疴于旦夕，因而声誉日隆。中年医术益精，诊务繁忙，1938 年应哈尔滨市世一堂之请，迁居哈尔滨市应诊，挽救危逆甚多。中华人民共和国成立后，孙希泰有发扬祖国医学之志，尤其在党的中医政策感召下，积极响应党的号召，1955 年任职于哈尔滨市第一工人医院。1957 年又调转哈尔滨市中医医院工作，至此，他的学术理论更得以发挥。

孙希泰从事中医工作 50 余年，在中医内、妇科方面积累了丰富的医学经验。对祖国医学理论及选方用药，颇多创见。他十分重视辨证论治，他的"辨证求准""治病求本""除邪务尽""重视内因""培补脾肾"的学术思想，从始至终，被贯彻引导于长期的医疗实践中，在处方用药方面，甚为严谨。他处方简练，机动灵活，击中要害，用药剂量或轻或重，往往出奇制胜，每收著效。

一、辨 证 求 准

孙希泰主张：医之治病，首先在于辨证，只有辨证准确，才能从外测内、见证推病，如果单从表面或片面去辨证，不论因时、因地、因人，不审何因、何证、何脉，贸然处方，何病能中？所谓"辨之不明，焉能用之无误。"所以他主张"辨证为先，论治为后，治之为效，取决辨证之真，否则疑似甚多，临证莫决，见病治病，实难获效"。

二、治 病 求 本

孙希泰主张："医者临诊，务必求医治本，病变虽多，各有其因，根治其因，则诸证悉除；反之，因不明则无从治本，本不治则焉能除因，求因治本所以重要，关键即在于此。"

三、除 邪 务 尽

孙希泰临证，主张"除邪务尽"，并且善于用汗、下祛邪法。他说："汗、下的任务，重在祛邪，汗之而表邪尽，攻之而里实除，正气无亏，直攻其邪，治得其宜，可奏捷效。如果视麻、桂如蛇蝎，忌硝、黄峻猛，畏不敢用，处方只求平平稳稳，则正气未能受益而邪气愈加蔓延，结果正消邪长，其病轻者重，重者危，其罪不在麻、桂、党、黄，而在审证不明，治法不当，以致贻误战机，病势深入，卒至不起。所以治病先要祛邪，邪去正气自复。"实属至理名言。

四、重 视 内 因

孙希泰十分重视内因，强调本质因素在发病学上的主导地位。他引《医宗金鉴》"人感受邪气虽一，因其形藏不同，或从寒化，或从热化，或从虚化，或从实化，故多端不齐也。邪气因人而化"的观点，在中医发病学上是非常重要的。孙氏重视内因，强调本质的学术思想，是符合中医"正盛邪易去，邪去正早复"的防病治病观点的。

五、培 补 脾 肾

孙希泰重视李士材"先天后天根本论"的见解。他认为不论内伤外感诸证，最终将累及脾肾阴阳，故在临证时非常强调培补脾肾。他对前人"补肾不如补脾"及"补脾不如补肾"之争，有自己的见解，他认为后天气血化生和运化五谷精微、濡养五脏六腑功能全赖脾胃健运，故调理脾胃是治疗中不可缺少的一环，不论治心、治肺、治肝或治肾，都要兼以治脾；肾为先天之源，肾的阴阳失调而病久不愈，故强肾固精、滋阴助阳是治疗中又一关键。在这种思想指导下，孙氏在临证中对一些慢性疾病，施用"培补脾肾"的治疗方法确能收到良好的效果。

孙希泰的治学精神，概以临床实践为主，不尚空谈理论。他师古而不泥古，博学而能取长补短。他对各家学说不偏不倚，常说："历代医家著书立说，所以能成一家之言，并非见识有偏，而是各有发挥，补充前人之不足。后人学不深究，师仲景则往往偏于辛温；师河间则往往偏于苦寒；师东垣则往往偏于升补；师丹溪则往往偏于滋阴；师天士往往偏于辛凉。凡此，都是由于不知诸家著书立言之挚意，因而偏执一端，甚至贻误病机。"其言甚当。

孙希泰临证，善于变古方之制以适应今病，也善于灵活地运用成方，他对经方、时方兼收并蓄，认为二者各有其长，不能偏执，总的原则以临床实践为准绳。他反对拘泥古方，妄用原方的错误做法，常说："读古书不应死于句下，用古方必须随证化裁。"这种不泥古，不盲从，求实效的治学态度是难能可贵的。

高式国

高式国，1920 年毕业于依兰道立中学校（旧制）。因无力升学，居家闲散，1922 年邻右父老凑集 5 个儿童，使之教授。次年生徒增多，内有中医之子，其父商之教以医书《本草从新》。从此高式国开始自学医书，并向内行请教，内中有一老中医吕泰交对其热心指教，高式国遂以师事之。研医之外，并温经史，举凡《诗经》《尚书》《礼记》《周易》《春秋》等书无不通晓，且颇有见地。在数载间，为学医儿童讲授了《伤寒论》《金匮要略》《温疫明辨》《寿世保元》《嵩崖尊生》《内经》《难经》，其他如《类经》《医宗金鉴》《中西汇通经精义》《备急千金要方》《外台秘要》《沈氏尊生》《世补斋》及陈修园的医书等，获益匪浅。后又得老中医吴道善、蒋鹤青先生的赐教，医术水平渐增。

1928 年，高式国到依兰郭姓药铺中，坐堂开始行医。后逢"九一八"之乱，依兰被炸，药铺被焚，遂流亡虎林、饶河一带，以医为业，颇受群众欢迎。闲暇常思悟医道，尤钦敬名医张寿甫、陆渊雷、恽铁樵、时逸人、秦伯未、承澹庵等高超的医术，认真研读他们的著作，不断提高自己的医疗技术。

1945 年光复后，参加工作，对中医理论不断探索，有很多精辟见解。曾任中医科主任，又参加中医古籍整理工作。1964 年编辑出版《内经摘误补正》一书，还撰有《针灸穴名解》。1981 年定职副研究员，1983 年退休。

高式国从事中医工作 60 余载，早年因温病盛行，乃偏重温病，着力钻研，因此疗效颇著。他对《内经》研究卓有成效，对经络、穴位等针灸理论的研究，见解独到，并有著述。在整理中医古典医籍方面，严肃认真，字斟句酌，是黑龙江省中医古籍整理较有成效者。

高式国重视中医体育疗法，曾整理了五禽戏、手杖操（原名五行棍法）并绘图成册刊行。

高式国从事中医工作数十年，耄耋之年，仍壮志不减，可谓"满目青山夕照明"，他的三首言志诗，表明了他的心声。

廿年浪迹走医林，惯把病痛作有宾；
济世有心非仗义，为人与我两生存。

三省吾身愧若何，行医廿载为人谋；
只缘学识全殊浅，是处无如错处多。

皓首研经乐性天，居然对己竟忘年；
非关名利争英俊，道义撄人难卸肩。

经典医案如下：

（1）刘某，男，4岁，依兰县太平镇人。于当年夏令，曾患麻疹，病后余毒未清，营养太过，致热毒留滞，镇中名老中医俱各经治，贵药备尝，迁延2月之久未愈。午后灼热，两颧夭赤，寝食俱减，余因初到，未参加治疗。后闻其病危，耐告其家曰："病孩内服凉药，治之不谬，但睡在火炕，抱在母怀，是内服清凉，外受煎药烤，其不即死者，是犀羚之功，其不即愈者，是火炕及怀抱之害也。今即无望，何妨置之凉地，试观其能否好转。"其家照办，深夜病孩鼓颌战栗，鸡鸣时患儿汗出睡熟，呼吸调匀，身上凉爽，天明而愈。后用睡土袋之法治愈小儿热病约有数十。此理人多知之，但不肯行此术耳。

（2）常某，男，30岁，长春市人。患病1年，常哭笑喝骂，喜独居。初病时夜间精力充沛，昼间稍能合眼，近十余日，昼间亦不能合眼，是由失恋得之。余诊脉象，乃一般失眠证耳。开"归脾汤"3剂，并用转移精神之法治疗，劝导患者参加平日最喜欢的娱乐活动，疲乏时能少睡，但少时即惊醒，数日后眠有鼾声，亦无苦笑喝骂等症。合家甚喜。

今者，患者病愈后，多归功妙药仙丹。为医者，苟能不药起重症，则病者益受福矣。

华廷芳

华廷芳是我国现代著名中医学家，一生淡泊名利，潜心学术，艺湛德高。中华人民共和国成立前即以高超医技闻名龙江地区，上至达官显贵，下至黎藿庶民，无不出入其门以问医求诊。中华人民共和国成立后，历任齐齐哈尔市中医联合诊所所长、齐齐哈尔市第一医院中医科主任等职务，后奉调至黑龙江中医学院（即现今黑龙江中医药大学）任教，为该校建校元老之一。华廷芳博览群书，经验宏富，内外妇儿，无不精通，尤以擅长治疗红斑狼疮、血小板减少性紫癜等疾病而驰名中外；其治学勤奋，毕生致力于《伤寒论》研究，平素笔耕不辍，先后发表高水平论文数十篇，积累病案记录近百册，并于20世纪80年代出版个人专著《华廷芳医案选》，引起海内外轰动，堪称龙江医派的杰出代表。

一、生逢乱世，弃文从医

华廷芳，1911年2月7日出生于辽宁省庄河县，为家中独子，后随父移居黑龙江省青冈县及齐齐哈尔等地。华氏族系绵长，可远溯自汉，与当时名医华佗同出一脉，汉后历代书香袅袅，人才辈出。他的曾祖父为前清举人，后入朝为官；祖父、父亲出身秀才，皆精通医术。因此，华廷芳家既是书香门第，也可称得上是中医世家。

华廷芳的父亲华兴东为齐齐哈尔知名宦绅，曾任齐齐哈尔市教育局局长，为齐齐哈尔"吴督军"的教师。他教子甚严，在廷芳幼时即教授古文诗词，令其背诵"汤头歌"，并讲解药性。廷芳天赋聪慧，悟性过人，勤奋好学，很早即熟读四书五经、唐诗宋词，吟诗作对，出口成章，时人称奇。而且他记忆力惊人，进入私塾学习时善用吟唱之学习方法背诵文章，效果甚佳，长期不忘，直到晚年时，对许多古文章句亦能信手拈来，倒背如流，足见幼时功底之深。

1929 年，华廷芳考入北平朝阳大学，学习法学。大学期间，品学兼优，成绩一直名列前茅。1931 年夏，21 岁的华廷芳以优异的成绩从朝阳大学毕业。然而，彼时的中国正在军阀混战和列强环伺中，国将不国，哪里有法学毕业生的用武之地？紧接着，"九一八"事变爆发，日军侵占东北三省。时局动荡，报国无门，他只得奉父命返乡，弃文学医，师从齐齐哈尔名医林子宣先生，并深得其真传。1934 年学成出师，开始独立行医，在齐齐哈尔市世一堂、万育堂坐堂。行医之初，求诊者不多。因为普通民众往往只认"老中医"，对年纪尚轻的华廷芳不大敢相信。夫人于是建议他蓄须，以显老成。他天生连鬓胡须，本来还嫌每日剃刮颇为费时，如此一来索性蓄起一缕黑髯，不仅自己省事，还可使外形老成，容易取得患者信任。渐渐地，由于华大夫医术精湛，每起沉疴，随着口碑相传，患者逐日增多，"华大胡子"的医名开始在齐齐哈尔等地百姓间广为流传。

当时正处抗战时期，日本人对东北地区的汉医（日本人称中医为"汉医"）严加控制，妄图扼杀。广大中医从业者必须参加日本人主持的汉医考试，考试通过者颁发由日本人署名的汉医证书，方获准行医。汉医考试分笔试、口试，每年仅设南、北两个考场，所定名额极少，所以成功通过甚为困难。20 世纪 30 年代末，华廷芳在北方考场报名应试，笔试成绩优异，脱颖而出；口试考查辨识中草药，要求回答出药物名称、药性、功能等。他熟练辨识十几种中药，对考官提问也是对答如流。考官对其学识颇为赞赏，最后把备用的中药五六十种全部拿出来考问他。华廷芳一一作答，准确无误。众考官惊喜有加，不禁与之讨论起医学问题，考场变成了学术讨论会。此举使华廷芳夺得北方考场第一名的好成绩。

二、疗效卓著，享誉海内外

书香门第的熏陶和多年求学的良好习惯，使华廷芳学习勤奋，嗜书成癖。有时为求一部古籍，不惜跑遍古书店、小书摊，甚至不惜磨破嘴皮在个人手中高价购买。每得好书，他总要反复阅读、背诵，书中圈圈点点，时见批注之心得体会。他爱书成痴，整日手不释卷，潜心钻研，专心致志，如醉如痴。经过长年的潜心研习，华廷芳打下了扎实的医学基础，结合自身坐堂应诊，经验渐丰，不仅从师所学的医技日臻成熟，而且对于行医之"道"的领悟也逐渐加深，慢慢形成了自己的诊疗风格。他认为药不对症，多服无益，反而有害；药若对症，立竿见影，不在药味之多，剂量之大也。1936 年，齐齐哈尔地区伤寒病流行，华廷芳用麻黄汤原方治之，立竿见影。后来由于患者太多，药房抓药不及，他令人将麻黄汤原方药量碾成粗末，予患者以水冲服，亦每每显效。于是患者口口相传，说"找齐市'华大胡子'，'大胡子神医'看病，看一个好一个"，越传越远，越传越神，以致华家诊所前常常车水马龙，有的患者甚至半夜即来诊所门前排队候医，名震一时。

华廷芳进入齐齐哈尔市第一医院工作后，任中医科主任。他既坚持为患者诊病，又努力进行临床科研。其为人光明磊落，毫不保守，每治愈疑难重症即发表文章，详细阐述心得体会，并经常作专题学术报告，提携后学。现存华廷芳当时的中医会诊记录就有肺结核、肠结核、风湿性心脏病、慢性肝炎、斑替综合征、肾炎及妇产科疾病等许多内容，从中可以管窥他辨证详明、处方精当之风采。例如，1956 年，一肺结核患者大咯血，前后共失血约 2000 毫升，经数家医院诊治不效，后经齐齐哈尔市第一医院收治，请华廷芳会诊。他诊其脉滑，结合其心中烦热，腹时窜痛，小便泛红，大便 6 日未下，主张清热凉血，降逆止血，投以犀角地黄汤合以泻心汤化裁。患者服药后，3 日咯血即止，又按上方加参以补益，又 6 剂痊愈出院。又如一患，妊娠 3 月余，因妊娠剧吐入院，早起呕吐胆汁，食入即吐，闻中药味亦吐，头晕乏力，有小产之虞。他诊其脉沉滑，投以温胆汤加味，1 剂而呕吐止。此类病案甚多，兹举 2 例，以为证明。

借助深厚的医学积淀，华廷芳在临床中得心应手，屡起沉疴，在许多疑难杂症的治疗上积累了丰富经验。例如，对系统性红斑狼疮研究深入，其认为红斑狼疮类似中医之"猫眼疮"，属于阳疮热证，当以清热解毒、活血养阴为治疗大法，并自拟一方，用药如金银花、连翘、川贝、蚤休、当归、生地黄、牡丹皮、僵蚕、蝉蜕、蒺藜、青蒿等，并观其侵犯何经而随证加减治之。华廷芳主张治疗此病要敢于守方，嘱患者长期服药，临床应用 200 余例，有效者甚多。如哈尔滨市南岗区大成菜市场售货员张某患系统性红斑狼疮，卧床不起，整天以泪洗面，经哈尔滨、北京等地各大医院医治无效，慕名求诊于他，坚持服药近 2 年，治疗痊愈。

早在 20 世纪 50 年代，华廷芳即对血小板减少性紫癜开展研究和治疗。此病患者常有大小青紫斑点，状如葡萄，发于全身，腿胫居多，有齿龈腐烂等表现。关于此病之病因，华廷芳考诸古典医籍，认为是感受疫气，郁于皮肤，凝结而成。结合临床治疗体会，他在本病治疗原则中指出：血热妄行者用犀角地黄汤、胶艾四物汤；神志昏迷者用安宫牛黄丸、犀角化毒丸（水牛角代）；有瘀热者用桃红四物汤加牛膝、茅根、柏叶；无出血现象唯血小板减少者，则应大补气血，以十全大补汤、人参养荣汤等化裁，用之多有疗效，临床经治千余例，治愈率达 90%以上。当时他治疗血液病成绩突出，引起了国内外的重视。1959 年，苏联国家血液病研究院专门致函我国外交部门，商讨与他合作进行血液病研究等诸般事宜。无奈当时中苏关系已然紧张，合作之事"胎死腹中"。

及至暮年，华廷芳壮心不已，又对癌肿展开深入研究，决心要攻坚破难。华廷芳认为癌肿类似中医所谓之"癥瘕积聚"等病，古人治疗此类疾患有寓攻于补、寓补于攻或攻补兼施者；亦有舍脉从证、舍证从脉者，治疗此证，必视包块之性质、病情之轻重、日期之远近、身体之强弱，因人而异，辨证施治，并非一方一药统治所有之肿瘤也。如哈尔滨市委离休老干部冉某肝癌晚期，腹大如妊娠 8 月之妇，面目甚黄，全身浮肿，华廷芳察其舌紫苔腻，脉沉弱，以健脾理气参以化湿活血解毒法治之，服药 4 剂见效，后以柴胡、龙胆草、金银花、连翘、龟板、鳖甲、郁金、薏苡仁、穿山甲、白英等加减服之，又存活 4 年。他又曾治疗一黑龙江省牙克石地区患者，罹患左腹膜后肿瘤，左上腹包块如拳大，连及脐左，按如石硬，边界不清，其虽有气却短而无力，但脉数苔燥，病期较短，故舍证从脉，以攻为主，以鳖甲煎丸合化癥回生丹加减，服药 40 余剂，包块完全消失，至 1984 年 2 月已健存 1 年 2 个月。此验案是华廷芳生前最后时刻亲笔成文的，非常宝贵，被载入李济仁教授主编的《名老中医肿瘤验案辑按》一书中。

20 世纪 80 年代，华廷芳个人专著《华廷芳医案选》出版后，东南亚、中国香港等许多国家和地区的患者纷纷来信求医。泰国药行总经理陈中一年已八旬，罹患震颤，多方求治不愈，通过我国外事部门于 1982 年携夫人及女儿专程来哈尔滨市拜谒华廷芳，求医问病。当时省委书记王一伦亲自指示："治病不传药，华老是著名中医学家，药方不能外泄，要高度保密。"学院领导安排附属一院中药局专人煎药送药，经 1 个多月治疗痊愈。陈中一到学院感谢，当众拿出美元、港币各一捆，以示感谢。学院领导说："我们不兴这个，不能收，不然那华老你收下吧。"华廷芳说："医生给患者治好病就已经是最大的收获，这些东西我不能收。"陈先生一再坚持，华廷芳只好美元、港币各拿一张，以做纪念。1983 年，美国旧金山珍宝商刘仁兴先生、法国航空公司毕祖国先生、日本温梅女士、韩国郑德花女士等先后慕名前来求医，皆获愈而归。

华廷芳当年医名鼎盛，经常被省内各大医院邀请会诊、做学术报告，亦时常赴外省进行学术交流，龙江地区许多省市领导也纷纷慕名求诊，还曾于 1958 年与全国其他省市名医共 7 人一起被召至北京，为国家领导人诊病、保健。20 世纪 80 年代初期，黑龙江省主管文教卫生的李瑞副省长在一次高校会议上说："黑龙江中医学院的华廷芳教授很有名，医术很高。省里多位老同志反映经华廷芳医治的疑难病皆痊愈，像这样的名医专家医疗经验十分宝贵，你们（指在场的学院领导）一定要把他的丰富经验收集、整理、继承下来，不要失传。"时至今日，经过黑龙江中医药大学诸位同仁的努力，《华廷芳学术经验集》书成付梓，此自然是人心所向，华廷芳泉下有知，亦可得以告慰。

三、医德唯善，刚正不阿

华廷芳信仰基督教，每周周日均去教堂做礼拜，其医德高尚，常在教会为患者义诊。他将自己全年工资的 10% 捐赠教会，如此坚持直至病逝，长达 16 年之久。他逝世后，广大教众感念其德其术，在哈尔滨市基督教东大直街教堂为其做了 1 周的祷告活动，十分感人。遇到有难处的病患，他经常减免诊费、药费，为穷人看病更是经常施医舍药，雪中送炭。正逢瘟疫流行之时，范围较广，患者颇多，他配制好中药，煎煮成药汤，以木桶盛之，放在诊所门前，免费施与患者。患者服后病愈，千恩万谢，时有穷困患者无钱医病，得华廷芳施药而愈，泪流满面，当街磕头，以表谢意。

东北地区解放后，华廷芳历任齐齐哈尔市中医联合诊所所长等职务，20 世纪 50 年代初，进入齐齐哈尔市第一医院工作。由于工作努力，为人正直，华廷芳在群众中口碑极好，连续数年被评为全市卫生系统先进工作者。1951 年定为高教三级专家，当时在原黑龙江省全省（当时黑龙江地区分为黑龙江省和松江省）仅有华廷芳和陈景河两人晋升此级别。鉴于其医术精湛，威望高，影响大，上级准备让他到省卫生管理部门任要职，但是华廷芳只钟情于医学，不愿涉足行政，遂婉言谢绝。他说："人的精力有限，从事行政工作，各种活动多，开会时间多，无暇钻研业务，毕生但求做一名良医，治病救人，心愿足矣。"

华廷芳的次女华世珍系哈尔滨师范大学历史系高材生，学生时代即屡受曹汉起教授指导，获益匪浅。恩师病危，世珍哭请父亲为之诊病。他不避猜忌（当时中西医对立情况比较严重），前去救治，见患者昏迷呕吐，不能进食，每日仅能进少量清水，而且十余日不大便，乃开以攻下之药，嘱家属将 2 剂同煎，待其索水即与之药汤，以药代水也。历时 1 日，患者将药汤服之近半，自夜半开始，腹中雷鸣，腹痛连连，泻下干黑硬屎数块，后越便越多，大便转溏，满房恶臭。次日醒来，患者精神大振，连呼饥饿，一顿竟食却烧鸡少半只。华廷芳嘱其不可操之过急，当以清淡之物为主，以原药继服，后又换方调养。3 日后曹教授出院回家，该院医生闻之，纷纷向其索要药方。华廷芳得知笑道："但给药方无妨，中医看病讲究因人而异，辨证施治，非死守一方一药也。"曹汉起病愈，其胞弟曹汉文（笔名端木蕻良，中国现代著名作家、书法家，时任中国作家协会副主席）亲自登门拜访，感谢他救兄之恩。后来华廷芳逝世，端木蕻良在北京挥泪写下挽联，派专人从北京送到哈尔滨以示悼念。

四、教坛耕耘，诲人不倦

1959 年，黑龙江中医学院成立，拉开了黑龙江省中医药高等教育的序幕。但当时这所新创办的学校面临师资力量严重匮乏的窘境，举步维艰。于是，相关部门组织在全省寻访各地名医大师任教，华廷芳以在齐齐哈尔地区的赫赫医名，最先进入了"挖角"名单。华廷芳深知这是为中医药事业培育未来之举，利在千秋，遂毅然放下自己在齐齐哈尔市如日中天的诊疗事业和声名，奉调来到哈尔滨市工作。

华廷芳来到学校任教后，先后承担过四大经典、中医各家学说、中医医学史、中医基础、诊断及临床各科等十余门课程的教学工作，后在伤寒教研室任主任。他既能临床医疗，又能讲课，而且发表了大量有影响的论文，如此成绩在当时的中医队伍里屈指可数。因此，当时华廷芳级别、工资均为全院最高，后又被评上学院首批高级职称。

学院成立初期条件艰苦，师资力量薄弱，华廷芳顾全大局，经常一学期同时承担两个学科的教学工作，保证了许多重要课程教学的顺利进行。他的过人之处还在于，由于中医功底深厚，临证经验丰富，他常常能在紧要关头成为"救火队员"，顶上一些没有人能上的课。一次1名其他学科的教师临时请假，没有能担任其课程的教师，他得知后，马上拿起粉笔到课堂接着上次课的内容讲课。由于华廷芳实践经验丰富，讲课旁征博引，语言生动，深入浅出。学生听课后反应强烈，当面恳请华廷芳为他们授课，后来又向学校申请由他讲课。他闻之深受感动，教学热情更加高涨，虽然自己身体不好，但每次都是兢兢业业，认真备课，常为准备好一堂课而深夜不眠。他常说："一定要为学生上好每一堂课。"

每逢华廷芳上课之时，教室里总是座无虚席，连过道也站满了人，其在学生中受欢迎之程度可见一斑。他指导学生精研理论，解难答疑，提高临床能力，撰写高水平论文，将平生所学悉数传授给学生，毫无保留。华廷芳培养的学生华世文、华世清、刘华生、王历、张友堂、吴文刚、金东明等现均已成为国内外各自学术领域的栋梁之材。

华廷芳传授学生临床经验，常教导学生看病时虽应四诊合参，但应着重问诊。疾病生于患者之身，必当详细询问，既不能诱导询问，又不可漏掉任何细节，以防被假象蒙蔽，导致误诊，然后再佐以切脉。切脉时一定要全神贯注，不可分心，边切脉边问诊，误诊之始，欺人欺己，不可取也。当辨证准确后，再议方药，如此方能立竿见影，药到病除。关于遣方用药，他也有自己的认识，其常云："医者意也，以意和之，神而明之，存乎其人。药不对症，多服无益，反而有害。药能对症，立竿见影，不在药味之多，剂量之大也。治病之法，祛邪以扶正，或扶正以祛邪。前者多用之治疗新病，后者多用之治疗旧疾，然亦应通权达变，不可胶柱鼓瑟。"

因为华廷芳为学严谨，教导有方，其他十几位硕士研究生也纷纷来家中向他请益。华廷芳对这些学生也是一视同仁，从不狭隘保守。他知识全面，对每个学生所提不同学科的各种问题，有问必答，引经据典，问一答十。许多学生总是很早就带着问题前来，常常到夜深，因担心影响华廷芳休息，才恋恋不舍地离去。

五、严谨治学，文以载道

华廷芳从医长达半个多世纪，治病无数。其治学严谨，认真负责，有案必录，有验必书，现保存下来的教案有34册，达200万字，内容丰富，字迹工整；保存下来的病情记录有90册，病例上万，为后人留下了宝贵的医学资料。华廷芳晚年即以此为主要资料，从中精挑细选出记录完整、疗效显著之病案，再亲自加以按语，写成个人力作《华廷芳医案选》，于1980年出版，1984年再版，向国内外发行。此书问世后，传至东南亚、欧美等国，因书中载有多种难治性疾病之诊疗心得，当年引起一时轰动，国内外患者纷纷慕名求诊。

华廷芳勤学不辍，对《伤寒论》研究致力尤深，并旁收博览历代名家之著，如《内经》《金匮要略》《温病条辨》《临证指南医案》《陈修园医书四十八种》《徐灵胎医学十三种》《沈氏尊生书》《傅青主女科》《医林改错》《验方新编》《千金翼方》《皇汉医学全书》《外台秘要》等。其中他尤其喜读《医宗金鉴》，认为该书收罗宏富，条理明晰，论证处方，颇切实际。

华廷芳勤于笔耕，每有心得，即著文发表。经过多年的探索、研究，先后在国内期刊杂志发表《治疗血小板减少性紫癜》《经漏的辨证论治》《对伤寒论阳旦证的探讨》《对伤寒论衄血的一点认识》《24 例大咯血临床观察》《再论阳旦证》《中医对水肿病的临床观察》《中药治愈荨麻疹验方介绍》《论桂枝汤》《三承气汤证之比较》《系统性红斑狼疮的中药治疗》《功能性子宫出血》等论文数十篇，引起了国内外医学界同道的重视。1981 年，原上海中医学院院长黄文东主编的《中国现代医学家丛书·中国现代著名中医学家的学术经验》一书，将华廷芳宝贵经验收入，他也是东北三省中医界唯一入选此书的名老中医。

华廷芳长期执教伤寒，对《伤寒论》研究甚深。其非常强调要认真领会原书条文的实质，并将相类原文条分缕析，同中求异，异中存同，这样方能成竹在胸，取验于临床。他对《伤寒论》处方的运用，主张既不随意改动，又不拘泥古人。其言："合乎经方之病，即以原方与之，不必妄行加减，反减疗效；病与原方有出入者，以经方为基础，略行加减，亦可达到疗效。"他一生致力于《伤寒论》的研究，经过长期酝酿，反复斟酌，晚年不辞辛苦，带病撰写《伤寒释疑》一书，计划完成 50 万字，以为毕生研究《伤寒论》之总结。然岁月无情，华廷芳因为长期带病劳累，于 1985 年 1 月 26 日 13 时 30 分逝世，享年 74 岁。其大作《伤寒释疑》仅完成不足 10 万字，实为中医界之重大损失，令人扼腕叹息。

华廷芳逝世后，中共黑龙江省省委书记王一伦等各级领导、师生代表及卫生界朋友，参加了遗体告别仪式，来送别这位淡泊名利、精于医道的老人。不为良相，当为良医。一个历代中医人传为良训的典故，正是华廷芳一生最佳写照。他用一生心血从事中医临床、教学、科研，救人无数，著述颇丰，不仅足堪告慰祖辈、无愧此生，更在龙江医派发展史上留下了属于自己的深深印迹，可谓龙江医派时空一颗闪耀的巨星，令后人景仰。正如中国作家协会副主席，中国现代著名作家、书法家端木蕻良送先生挽联所书："已步时珍苏紫塞，常留金匮注丹溪，廷芳大医千古。"中医界不会忘记这位龙江医派的杰出代表，不会忘记这位当代著名中医学家，其治学之精神、做人之态度将永远激励后学在大医之路上继续奋勇前进。

孟广奇

孟广奇，1912 年 7 月 21 日生人，祖籍天津市宁河县芦台镇，黑龙江中医学院名老中医。他的一生颇具传奇色彩，早年参加抗战，抵御外寇入侵，后因厌烦内战，弃官而去，在黑龙江省通河县行医，擅长内、外、妇、儿各科疑难杂症而闻名乡梓。1956 年调入黑龙江省中医进修学校（黑龙江中医药大学前身）工作，为著名中医临床专家。历任中医基础教研室主任，基础医学部副主任，黑龙江省医学科学院学术委员会委员。1978 年被黑龙江省委授予优秀教师称号，1979 年黑龙江中医学院二十年校庆被评为模范教师，1980 年被黑龙江省政府授予"省级劳动模范"称号。其治学严谨，毕生致力于中医基础理论及中医经典著作研究，曾编写十余本教材。孟广奇的一生，是为国为民奋斗的一生，是黑龙江中医发展史上的重要人物，堪称龙江医派的杰出代表。

一、乱世报国，弃政从医

孟广奇出身贫苦，其父是一名摊床商人，靠微薄的收入供养一家九口，即使这种条件，也坚持让他在原籍私塾读书5年。在其13岁那年，因生活环境窘迫而辍学，并辗转到东北的通河县吉顺祥商号做学徒工。虽然仅是十几岁的少年，但雇主却将其当成年人一样使用，如抬笨车的盐袋子、酒箱子，搬运货物和夜间打更等。这样做了3年，因劳累过度致病被雇主遣返回乡。从此以后，拜在当地名医李耀门下学医，同时随著名武术大师傅剑秋习武。因悟性颇高，勤奋好学，白天研习医术，早晚练功不辍，深受傅剑秋厚爱，赐号"义侠"，获得拳术之精髓，技艺超群，擅少林拳、形意拳等。这一时期的学医习武经历，为其后来的医术和武功打下了坚实的基础。

艺成后孟广奇开始行医济世，因其医术高明，弱冠之年便名噪一时，在家乡享有很高的声誉，加之文武兼备，除行医济世外兼授乡童武术，更是受到当地百姓的爱戴。但是好景不长，"九一八"事变发生，受其师兄崔长玉感召，毅然抛弃安逸富足的生活参加革命，加入东北军炮兵七旅八团二营任武术教练，融入到抗日救国的洪流中。怎奈国民党政府奉行"不抵抗"政策，东北军不但不抵抗日寇，反而开拔到武昌驻防。孟广奇心灰意冷，退伍回家，在王兰庄附近行医。1939年，因伪满政府迫害中医，孟广奇辗转到通河县投奔其胞兄孟广武，此时他常常为乡梓免费诊病，因卓绝的疗效而医名远播。在敌占区行医的经历，使他清醒地认识到"没有国，就没有家"，恰在此时，他遇到在湖北从军的师兄杨开泰，经其引荐，被144旅司令部委任为少尉武术教官，并由汉口至宜昌赴任，任286团武术助教。当时他年仅22岁，怀抱一腔热血，一心教中国军队练武术打日本侵略者。此时，国民政府奉行"先安内，后攘外"的抗战方针，孟广奇自思国难当前，军队不去收复失地，却忙于内战，经过2年多的军队生活和思考，遂退武返乡。

回到家乡，孟广奇既不愿再回军队，更不愿当汉奸，可是又无路可走，只得靠教授乡间少年武术以糊口。在此之余，于私塾教书，兼给乡人看病。这时，冀东大地被日寇蹂躏，百业凋零、民不聊生，私塾教书也无法生存下去。无可奈何之际，二次来到东北投奔其兄。这一阶段，他遇到了人生中第二位恩师邢志和，在临床实践中，常常得到老先生的指点。就这样，教学、行医、学医同时进行约有2年。由于对当局的失望，孟广奇有了独善其身的想法："但求衣食无忧则余愿足矣！"认为学好中医，既能治病救人，又可挣钱养身，是一举两得，既然对政局上不抱希望，就忘情于钻研医术，对专业研究非常用心，使医术得到了升华，为以后的行医夯实了基础。其间，他任通河县商工会小麦等紧俏物资的买卖事务员有7年时间，即便在这种情况下，闲暇之余仍坚持给人看病。彼时找孟广奇看病之人，多半为知名之士，馈赠颇丰，可他坚持不收报酬，直到光复。抗战胜利后，通河曾一度混乱，当地土豪劣绅组成的治安维持会和伪警与土匪组成的保安队，横行市面，大肆勒索，强迫居民供应财物，以满足他们的享受需要，更有甚者干脆明目张胆地抢掠。因此，许多医生停业避难，可孟广奇为了苍生黎庶，即使在这种环境下，仍坚持在家中为病患诊病施治。

二、呕心沥血，育人不倦

1946年2月，通河县正式解放。孟广奇经原通河汉医会会长张叙堂介绍，在同庆德药店及大众药社坐堂行医2年有余，为当地百姓治病施药，广受拥戴。1954年，他参加了黑龙江省首届中医代表大会，并被选为黑龙江省卫生协会委员。此次会议对孟广奇触动很大，通过这次会议，他进一步体会到了党的伟大和温暖，认为中医遇到了前所未有的发展机遇。

1955年，孟广奇进入黑龙江省中医进修学校进修。次年毕业后，奉调进入该校负责教学工作。当时这所新创办的学校基础十分薄弱，教员少、课程多、任务重，但孟广奇迎难而上，天天忙于编撰讲义、制定教学计划。几乎日夜钻研业务，学习教学方法，一人承担3门以上的教学任务，从不考虑个人得失。在3年自然灾害时期，由于工作紧张，过度劳累，加之营养不良，他患上了肺结核。

但在患病期间，仍不休息，带病伏案挥笔，仅仅不到 8 个月时间，就完成了近 50 万字的《中药讲义》和《金匮要略讲义》。

中华人民共和国成立初期，卫生条件落后，国家倡导在有限的条件下，为广大人民群众提供较好的医疗服务，提出了西医向中医学习的口号，并号召中医名将"简便廉验"的中医技术传授给基层西医医生。在此背景下，孟广奇不辞辛劳，完成学校教学任务的同时，坚持为基层医生进行巡回授课，承担了黑龙江省"西学中班"的中医诊断学教学任务，深受各县"西学中班"学员的好评和赞颂。

1970 年，孟广奇已到了花甲之年，深感时间的紧迫性，振奋精神，干劲倍增，重新焕发了学术上的青春，欣然提笔写下"斩尽妖魔见晴天，老骥伏枥献晚年"的誓言，以老弱之躯担负着青壮年教师一样的教学任务，勇于挑重担，经常备课到深夜，伏案而眠。他讲课生动，深入浅出，因材施教，深受同学们的欢迎，还经常不辞劳苦，深入到同学之中，认真辅导答疑，对学有专长的人则通过指导其阅读课外读物，以增长见识，提高综合素质。因此，同学们都尊敬地称他为"孟老"。

孟广奇对专业刻苦钻研，对中医古典医籍著作阅历颇多，知识全面，因此成为校图书馆的中医"顾问"。他还特别重视对青年教师的培养，经常组织试讲，从教学内容到讲课方法，总是亲自指点，样样示范。在他的培养下，青年教师成长很快，中医基础理论的教师几乎都是他培养起来的。有一位刚出校门的青年教师，在上课的时候不知道如何讲课，孟广奇为了帮助他备课，把自己的教案和多年积累的教学卡片都送给了这位年轻教师，并对授课细节进行示范性指导，最终使他圆满地完成了教学任务。正是这种无私的奉献精神，使中医基础诊断课程的教学质量有了显著提高。在教学过程中，孟广奇非常强调实践与理论相结合，尤其重视临床带教实习，他和学生一起诊断，一起开方用药，并组织讨论，这种结合实际的认证辨病，使学生印象深、记得牢。凡是经过孟广奇带教的学生，基本上都能单独处理常见病、多发病。孟广奇惜时如金，常常叹息时间紧迫，牺牲了不知多少个节假日帮助学生补习功课，对学习吃力的学生进行个别辅导。中医理论晦涩难懂，他亲自绘制了"四诊八纲""脏腑辨证"图表进行直观教学，使学生深刻理解，记忆扎实。因他长年累月不知疲倦地工作，终于旧病复发，同事和领导都劝他休息，但他坚决不肯，坚持授课，这种认真负责的精神，使学生们深受感动，纷纷向孟广奇表示"一定把医疗技术学好，毕业后，像老师那样为人民服务！"他的徒弟刘建秋（原任黑龙江中医药大学附属第一医院呼吸内科主任，诊断学教研室主任）继承发扬孟广奇学术思想和经验，从事中西医结合临床、教学、科研工作，曾先后主持、参与十多项省、局级科研项目的研究工作，并获得多项科研成果奖，在国内专业杂志上发表论文 30 多篇，出版著作 3 部，是孟广奇优秀徒弟之一。

孟广奇几十年如一日，为我国的中医教育事业做出了巨大的贡献。在担当教学任务的同时，还积极担当许多社会工作，同时还带领 2 名教师编写了近 40 万字的《金匮要略方义》一书，把自己的宝贵经验也毫无保留地写进了书里。耄耋之年的孟广奇，庄重地写下了自己的入党申请书，并写道"人老心红志更坚，誓为四化献余年，鞠躬尽瘁干革命，共产主义早实现"，他把自己的一切都献给了党，献给了伟大的中医事业。

三、妙手仁心，济世流芳

孟广奇在中医临床工作 40 余年的漫长岁月中，累积了丰富的经验。他医德高尚，至精至诚，善于运用经方，兼采诸家之长，辨证精细，投药贴切，疗效显著。

孟广奇经常带头下乡巡回医疗，不分昼夜，不辞辛劳地深入林场农村为广大群众提供优质的医疗服务，即使在患病期间，还坚持工作在临床第一线，广受当地百姓好评。时至今日，黑龙江省拜泉、巴彦、通河一带的许多老人还对他的医疗事迹津津乐道。在巡回医疗期间，他遍访当地名医，寻找散落在民间的经验方。譬如，一老妇有治痔秘法，每日门庭若市，求医者络绎不绝，他亲往观之，访得所秘之药乃田螺水也，如获至宝，遂与此老妇交流临床心得，老妇感于孟广奇屈尊降贵之举，将一生珍藏的秘方尽数托付他。孟广奇常言："中医之生命，在于临床疗效，而临床疗效则基于实践，人民群众才是实践的主体，所以，作为中医工作者，不能自诩学院出身，而轻视民间中医。"

孟广奇仁心仁术，不囿门派，颇有先贤之风。1968 年前后，哈尔滨医科大学军代表患急性胰腺炎，腹痛难忍。西医专家主张手术治疗，军代表不同意，请中医专家会诊。其时，中西医之争也由学术争鸣层面上升到政治斗争层面，诸君皆愤愤不平，孟广奇一句"病人为重"，便姗然而至。诊察病情后，处以经方大柴胡汤，服药后军代表病情迅速缓解，不日而愈。当时有人对孟广奇说，一剂大柴胡汤价值才值几毛钱，人家会嫌贱而弃之，你加点贵药，花的钱多了，身价相符，当官的才能接受。他一笑置之，事后对人解释，"古之大医有言'若有疾厄来求救者，不得问其贵贱贫富，长幼妍蚩，怨亲善友，华夷愚智，普同一等'，我既不能因为门派有别就弃病患而不顾，更不能因之有权有势就泯灭医道良心"。不久，有人对孟广奇说，"哈医大给你贴大字报啦，你用中药把军代表的病治好了，大字报呼吁要搞中西结合呢！"

孟广奇无论对常规病还是疑难病，皆有独到之处。譬如，低热一症，临床上屡见不鲜，但其病因大都错综复杂，症状往往迁延不愈，而他对此症颇为擅长，如 1977 年 8 月，一代姓女子因此症求诊于孟广奇。该患者每日下午 2 时开始发热，入夜尤甚，体温在 37～38℃。每到半夜醒后，热退身凉，一如常人。经西医确诊为"功能性发热"，曾服解热镇痛药及多种抗生素，以及苦寒清热、滋阴降火的中药方剂，发热亦然如故。病程已逾三载，苦于无法可治。孟广奇观其面色，苍白无华，唇淡神疲，切其脉象，纤细而数，察其舌象，淡而无苔。结合其自诉心跳气短，乏困无力，孟广奇诊为血虚发热，用养阴血、退虚热之药治之，处以四物汤合当归补血汤加味，6 剂霍然而愈，2 年后随访未见复发。同为低热，1980 年 3 月，一张姓男子慕名而来求助，此患者午后发热已 3～4 年，自觉热如火燎，扪之灼手，且伴有头痛。平时暴躁易怒，难以控制自己的情感。夜来难寐，睡中梦多。每到后半夜，热自消退，头痛亦止。发热头痛时，服退热止痛药片，仅能缓解片刻，药力过后，症状如前，脉象弦而涩，舌暗红有紫斑。孟广奇诊为瘀血发热，方选血府逐瘀汤加减治之。3 剂低热退，6 剂痛止，连用十余剂，痛不再发。以上 2 例，均有低热症状，大体相似，但生热之由却迥然不同，病因为本，病证为标，孟广奇强调澄其本源，标本兼治，常与人言"《内经》云，知标本者，万举万当，不知标本，是为妄行"。

除对常见病的辨证细致入微外，孟广奇还常常治疗一些疑难杂病，如 1979 年 9 月，一姜姓女子因肿瘤求助于他。该患者自当年 3 月份始，自觉脘腹胀满，食后益甚，尤其食油腻物后，腹胀加重。1 个月后发现右上腹有一鸡蛋大小肿物，曾在哈尔滨某医院诊为"胰腺囊腺瘤"，建议手术切除。患者因惧于手术，先后经理疗及服中药健脾理气、活血化瘀等药治疗，症状稍减，但瘤体日见增大，遂同意在某医院手术。术中发现瘤体约 6 厘米×8 厘米，在胰腺动脉上，并与十二指肠粘连，无法摘除而关腹。伤口愈合后，经病友介绍求诊于孟广奇，症见脘腹胀满，食后益甚，嗳气吞酸，空腹时右上腹可扪及明显肿大之瘤体，伴上腹部疼痛牵引后背，自觉腹中气窜，肠鸣漉漉，舌暗红有瘀斑，苔少而润，脉沉细。孟广奇诊其为癥瘕，证属气滞血瘀挟痰积于胁下。拟以小柴胡汤加活血化瘀兼以软坚散结药治疗，前后服药半年余，症状消失，瘤体不能扪及，患者生活、工作恢复正常，随访未见复发。事后，该病例一直被广为流传，成为一段中医治疗良性肿瘤的典型范例，常常被中西医各科老师引为教学实例。

四、开创先河，严谨治学

1954 年，作为黑龙江中医药大学前身的黑龙江中医进修学校成立，拉开了龙江中医正规教育的序幕。但此时百废待兴，师资力量严重匮乏，作为建校后的首批毕业生，孟广奇毕业后放弃家中待遇优厚的工作，毅然投身龙江中医教育事业，开始了从教生涯，先后承担过四大经典、中医基础、中医诊断及临床各科十余门课程的教学工作，历任《金匮要略》教研组组长、中医基础教研室主任、基础医学部副主任等职位。他既擅临证开方，又能讲课，且发表了大量影响深远的论文，如此成绩即使在人才济济的建院初期，也可谓楷模。当时，并未有全国统编教材，用何书作为教学范本也莫衷一是。孟广奇便组织各科专家，自编参编教材，先后编写《金匮要略讲义》《中医内科学讲义》《中医妇科学讲义》《中医学基础》《中医临床学讲义》《中医诊断学》《金匮要略》《温病学》《神农本草经》《中医妇科学》《中医内科学》《中医临床学》等教材。这些教材为学校之后的教材建设提供了大量素材，其中许多专业方面的见解，即便在今天看来仍有大量可取之处，可谓开创先河之举。

凡接触过孟广奇或较多学习先生著作的人，均感到他学识博大精深。中医理论或临证中一些难解之词、难做之题，经他讲解，如庖丁解牛，都能迎刃而解，令学者有拨云见雾之感。譬如，关于中医的病名概念，历代医家定位不清，而在教学过程中，老师们也常常各抒己见。而孟广奇则力主以《内经》为根基，兼收《伤寒论》《金匮要略》之论述，更精选后世医论合而述之，且不妄下定义，必将其脉络源流梳理清楚，并加以自己的见解，结合临床实践，传授给学员。当时，中医经典古籍印刷业并不像今天这么发达，而孟广奇渊博的中医知识在那个时代显得弥足珍贵。他记忆力超群，有过目不忘之能，学员遇到一些问题，他在解答时，便能说清出处，甚者细致到何书何页，且每言必中。因此，许多人都亲切地称他为中医的"活字典"。

有人说，孟广奇多年搞中医教学，交代问题层次清楚，容易让人理解。其实这话仅说对了一部分。不经冰霜苦，哪得透骨香。他学识的深湛，完全得之于他的辛勤劳动和刻苦钻研。他曾说过，学习中医，特别是学习经典古籍，要下苦功夫，要逐字逐句地学习，弄懂每一个环节。如他晚年著作《金匮要略讲义》一书，对《金匮要略》中某些词句的释义、序次、错简等作了良苦的深研，对今天学习《金匮要略》仍有较好的参考价值。孟广奇晚年，任黑龙江中医学院基础部副主任，工作会议极多，但他对理解不够确切透彻的问题，仍不惜花费许多时间和精力认真考查，其案头摆着《列子》《说文解字》《康熙字典》《词源》《辞海》等古文工具书，常常因一字一句的出处而废寝忘食。由此数端，可见他治学之严谨，用心之良苦，其丰富学识，是经过长期艰苦砥砺而成。

孟广奇逝世后，黑龙江卫生系统各级领导、黑龙江中医药大学师生代表、医药界同仁及武术界朋友，参加了遗体告别仪式，来送别这位一生传奇的老人。他早年为国为民，奔走革命；中年行医济世，并献身中医教育事业；晚年兢兢业业，燃尽光辉。孟广奇在中医教育、临床、科研方面硕果累累，更为龙江的中医事业倾其心血，可谓龙江医派众多奠基人之一，而其爱国为民之精神、沥血育人之风骨、济世仁心之医德、治学严谨之态度将永远激励我们这些后学之辈在中医道路上探索前进。

赵麟阁

赵麟阁，男，汉族，原籍河北，1912 年 2 月出生于吉林省，卒于 2007 年 9 月。1933 年毕业于伪满洲国务本医学校临床医学专业，同年经东北大区统考，获行医证书，杏林生涯70余年。抗战期间，他风华正茂，就已因医术见长而颇有名气，主要在吉林、黑龙江两省及哈尔滨市从医。中华人民共和国成立初期，他积极主办了哈尔滨第四联合诊所并任所长，同时任哈尔滨市医联组织的西傅家区地区医联干事，后受黑龙江省卫生厅之聘，先后任黑龙江省中医学院内科主任，黑龙江省医院中医科主任，并担任黑龙江省中医学会理事、哈尔滨中医学会理事、黑龙江政协代表等职。

他对技术精益求精，疗效显著，德高望重，深得广大患者的信赖；他为人正直，治学严谨，博得中医界的广为赞誉。他不仅精于内科，而且在妇、外、儿等科皆有建树，成果甚多。特别是在治疗脱疽（血栓闭塞性脉管炎）、消渴病（糖尿病）、癫痫、黄疸、妇女不孕症及破伤风等急、疑难病证方面造诣颇深，慕名而来的省内外患者络绎不绝。他先后发表了《论脱疽的治疗》《定癫散治疗癫痫240例疗效分析》《消渴病69例临床分析》《论黄疸病辨证论治》《中西医结合治疗破伤风》《讨论三焦》等颇有价值的论文。

一、学海无涯，业精于勤

赵麟阁7岁就读私塾，自幼聪颖好学、善书法、通音乐、好体育、喜诗文，学业超群，深得师长的赏识和同学的敬佩。他生长在民国初年，当时军阀混战，内忧外患，民不聊生，家乡瘟疫流行，死者无数。他厌恶仕途，决意从医，操医人救国之业。然赵麟阁幼时父母多病，并非富有之家，从私塾到中医专科这十几年的学习生活，艰苦之状是现在医学院校学生所不可想象的。他不仅要用半工半读得来的钱缴纳学费，还要把省下来的钱补贴家计，他为险些辍学而担忧苦恼过，是妻子为他缴纳昂贵的学费，当掉了自己心爱的首饰衣物。然而艰苦的生活并没有使他停下追求理想的脚步，他夜以继日，刻苦攻读。在5年的中医专科学习中（4年中医，1年西医），每学完一部经典著作，他都要重写一遍读书心得，逐句批注加上自己的观点，探求真谛，溯本求源，从不敷衍。因此对《伤寒论》《内经》《内经知要》《神农本草经》《医宗金鉴》等经典著作的字字句句反复背诵，反复推敲回味，对其重要段落几乎达到了随意点出便知出于何书何页，可见他的基本功是何等扎实。这过人的记忆力在若干年后仍让学生们敬佩不已，像黑龙江省医院中医科原主任郑延钊（赵麟阁的学生）所说："赵老师童子功非凡，吾辈不如！"赵麟阁认为，在祖国医学宝库中蕴藏着许多先人为我们留下的宝贵遗产，这些都是经过千百年来的社会实践，千锤百炼后而被公认的科学瑰宝，后人必须熟读这些经典著作，熟悉古人的基本观点，只有这样才能举一反三为己掌握；然而成功的根本还在于虽师古而不泥于古，圆机应变，做到理论联系实际，不断充实，不断提高。赵麟阁少壮时期刻苦钻研，成名之后，仍数十年如一日手不释卷，孜孜以求，锲而不舍，昼以医人，夜以读书，常年不松懈。虽年事已高，仍老当益壮，致力于新的课题研究，进行新的探索。

二、救国救民，医德高尚

赵麟阁在70多年的从医生涯中，历尽沧桑，饱经风霜，目睹了军阀混战给人民带来的灾难、国民党政府的腐败、日本帝国主义的残暴。他深知贫苦人求医之难，对贫困患者总是格外照顾，从不计较金钱。处方治病注重实效，从不哗众取宠，对无钱就医者往往解囊相助。一次在火车站，两个农民抬着一重患，因无人收留而焦急流泪，赵麟阁见状立刻帮助他们安置了下来并供食供药，不取分文。他立志行医以济世救人为宗旨，成名之后仍十分清贫，一生不吸烟不饮酒，布衣素食不求奢侈。

抗战期间，他在讷河行医之时，正值李兆麟领导的抗日联军第三支队在附近抗击日寇，赵麟阁与舅舅收治由镇上地下组织秘密转运来的伤员。在治疗中，他亲自服侍汤药，看顾饮食，送走一批又一批的抗日志士。后来由于汉奸告密，舅舅被捕，惨死狱中，他也因私通抗联罪而遭通缉，不得已连夜逃出讷河来哈尔滨安身。事后，日本宪兵队长叫嚣："看不出一个书生，竟有如此胆量。"的确，在日寇铁蹄统治下的东北，被戴上一顶私通抗联的帽子会是什么后果可想而知。赵麟阁平时是不苟言语，恭谦待人，忠厚温善的一个书生，在大敌当前，民族危难之时，无私无畏地以特有的方式挺身反抗异族的侵略，拯救自己的祖国，体现了一个爱国知识分子的民族气节。对这段历史他从未向人炫耀，直到 1984 年讷河县县委为撰写当年抗日斗争史实地走访他时，妻子儿女才知道他们的亲人曾经有过这么一段惊险而光荣的经历。然而这刚刚掀起的回首往事的小小波澜，又和他那淡淡的一笑很快消失了，因为在他看来，这是分内的很平常的事情。

三、博览群书，荟众家之萃

赵麟阁认为中医是一门了不起的科学，它应在形成以后不断得到发展充实和完善。医者不应闭门自守，分门论派，更不应自持门户之见排斥异己，而应纵观历史，通晓百家，横贯各种流派。他善于取各家之长，避其短，融各家学说于一身，力求吸收历代名家之精华，用于理论研究，指导临床实践。正如他在读书札记中所云："金元四大家各有春秋，李东垣之重脾胃，刘河间之主攻火，朱丹溪之滋阴，张子和之泻下，各科病证治法无不分属于此，纵观仲景之六经辨证，以八纲八法为经，以金元四大家之论说为纬，纵横贯穿，包罗万象，若通其要领，会其精髓，对辨证治疗各种病证定能运用自如、得心应手，如若再能效仿王（肯堂）薛（立斋）李（立才）张（景岳）后四大家之实践，定能增医者之道，造病家之福"。这种博采众长的治学之道，一直贯穿在他的临床实践之中。例如，赵麟阁在消渴病（糖尿病）的治疗中，对阴虚内热型的热性病，采取清热解毒之法，釜底抽薪，以增液承气汤加天花粉、金银花、枸杞、人参等，待热证消失后，针对余热未尽饥渴较重者，宜清热滋阴补虚，止渴生津，以玉女煎加石斛、花粉、山药、人参、枸杞等治之，多有奏效。

赵麟阁对先人遗产均能融会贯通，兼收并蓄，对近代各家学说持客观态度，对同行之中有独到之处者，每每视为中医学界共同之光荣、共同之成就；把后学者视为振兴中华之栋梁，倍加培植与爱护。

四、独具一格，名扬海外

在数十年的临床实践中，赵麟阁总结众多的病因病机，制定出正确的治疗方案，悟出一条条规律，达到炉火纯青的程度。例如，他认为由气瘀致病的患者，气为发病之源，怒则气上，上扰清空，脑为元神之府，一统全身，大脑发病，全身皆病，血之与气并走于上，则为大厥；气不调和则气郁滞，气滞甚则血瘀，多由百忧感其心，万事劳其形，有动乎衷者必摇其精，思则气结，气郁甚则导致血瘀，由功能性改变转为器质性改变。他认为遇肝、脾、胃、妇科、神志等疾病患者，问诊首先要掌握其是否有因七情所致因素，然后对症下药，多用行气开郁、疏肝理气之药，如逍遥汤、舒肝散、越鞠丸等。对神志病，不仅要疏肝理气，还要清脑泻下，多用清凉解毒之药，他治疗神志病这一疑难之症屡见奇效，多采用疏肝理气的同时大破大立而一举成功。例如，一患者姜某，女，38

岁，因偶然与同志发生口角，怒气上升，焦躁不安，几次奔向大街，家属苦不堪言。初诊观之，面赤无华，诊视期间始终啼笑无常。嘱患者用礞石滚痰丸加升降散连服1周，患者心烦之状大减，又加逍遥汤服4剂，遂正常如初，至今未复发。脾胃病多由怒气伤肝，肝木克脾土导致肝胃不和所致，然久不对症，服药不当，往往成为多年顽疾不愈。一日本妇女，56岁，20余年大便秘结，周身酸痛无力，心烦似煎，无食欲，小便赤黄，睡眠不佳，自述有神经质。在日本国内多方求治，全国各地均已治遍，或以泄剂通便，或灌肠以图一时痛快，但均未奏效。日本医师告诫招术已尽，请汉医就诊。患者无奈，通过中国友人与赵麟阁用书信联系。赵麟阁根据患者年龄、生活条件和现有症状，滋阴理气两方并用，连服半个月后症状大减，二便趋于正常。日方大为震惊，逐将药渣进行化学分析，虽日本现代科学发达，然仍不解其谜。可见祖国医学功力是何等神奇，中医中药又是何等宝贵，由此更可见赵麟阁的辨证之准确、用药之灵活，能在医家最禁忌的未见患者不可下药的情况下，将20余年的痼疾一朝铲除，真令人叹服。

2000年，赵麟阁应在日本定居的次女赵雅茹之约赴日。旅日期间，曾为中国旅日侨民、中国留学生义务诊治疑难病，深受好评。女儿所在株式会社的社长阳痿多年，一直未得医治，社长夫人患神志病多年，夫妻二人均被赵麟阁医治康复，两位日本友人深表惊叹和感激。

五、临床实践，硕果累累

赵麟阁不仅精于内科，对妇科、儿科、外科造诣皆深。他医治黄疸，用方加减化裁独具匠心，效果甚佳，发表了《论黄疸病辨证治疗》的论文。从部分病例来看，他对此病的治疗效果也是很可观的。

脱疽一病，西医称为血栓闭塞性脉管炎，许多患者因患此病而失去肢体。赵麟阁从20世纪30年代起就开始对此病进行了研究治疗，积累了丰富的经验，取得了可喜的成果，并在院内设立了专题科研病房，开创了黑龙江省内在脉管炎有治疗价值阶段用中医中药可以控制和治愈的先例，使许多患者免于截肢之苦，重返劳动岗位。对此他撰写题为《论脱疽的治疗》的论文，详尽介绍了他的治疗思想和具体方向。不仅如此，他对治疗妇女不孕症及其他妇科疾病也颇有见长。他治疗妇女不孕症，用滋阴温经理气之法多获成功。他对儿科热病、小儿癫痫的治疗效果颇为显著。因被治愈患儿家长互相传播，以致省内外求医之函不断，就医之人不绝。在黑龙江省中医学院期间，他根据自己多年治疗癫痫之经验，定方配制了定癫散、牛黄化风散、牛黄清肺散等成药，因药效高，患者反应强烈，现在由这3个方子配制之成药，已列入黑龙江中医学院成药之列。

赵麟阁并不满足于对慢性病的研究，他为黑龙江省中医大胆治疗急症开辟了新的局面。如1972～1976年与外科合作，用自己配制的破伤风药，配合西药治疗破伤风效果极佳，疗效快，疗程短，患者花钱少。再如一例，黑龙江中医学院齐某，女，患脑膜脑炎，神昏谵语，循衣摸床，9日大便不通，西药用遍无效。赵麟阁用大承气汤、增液汤鼻饲，采用急下存阴的治疗原则，一举痊愈，患者1周后即能下床，随即出院。赵麟阁以为有些人认为中医只能治慢性病，对急性病则必须西医治疗，这是片面的，中医中药治疗急症大有前途，应大胆实践，努力挖掘。

赵麟阁身为中医，但不排斥西医，将现代化技术如物理诊断、化验、超声波技术、计算机技术等，结合中医临床，收效甚佳。在他的热心指导和参与下开展的科研项目取得了"ZY-1型重症转归预测仪"和"WJ-1型无创性颅内压监测仪"两项国家专利成果。这是黑龙江省第一和第二个医疗仪器专利产品，分别获得黑龙江省计算机应用成果一等奖和三等奖。

六、童子之心事春秋，桃李满园争芳艳

赵麟阁晚年虽年事已高，然心若赤子，壮心不已。他不受重金之聘，仍致力于科研项目的研制，旨在利用余兴余热培养年轻一代中医人才。他鼓励青年医务工作者热爱中医，维护中医，献身中医事业。他主张要扩大中医院校的招生人数，大力培养中药制作人才，挖掘老药工，抢救中药配制工艺方法。

在黑龙江中医学院的教学工作期间，他备课认真，为了让学生学习得更扎实，他反复找恰当的病例，不辞辛劳的讲解，并给予生动的临床指导，受到学生们的好评。此外，对每批来进修的医生，在安排讲课、实践的同时，还借会诊机会让他们开阔眼界，深受医护人员的好评。

早在20世纪50年代，他就自发地与中医师周国清、高瑞扑、张琪等一起办义务业余学习班，培养的中医现已成骨干，分布于全省内外。他也亲手培养出多名出色学生，如在新西兰从医开业的赵振国、日本行医开业的刘文德、黑龙江省医院中西医结合科主任易志宏、黑龙江省医院中西医结合科赵国瑞等。

赵麟阁的长子赵子明为黑龙江中医药大学首届毕业生，成为黑龙江中医研究院主任医师；长女赵雅范为哈尔滨医科大学医疗专业毕业，成为黑龙江省医院急诊科主任医师，其发明的健康预报监测仪荣获第36届布鲁塞尔尤里卡世界发明博览会银奖，载入《中国年鉴》，"ZY-1型重症转归预测仪"和"WJ-1型无创性颅内压监测仪"获两项国家专利和黑龙江省计算机应用成果一等奖和三等奖、黑龙江省科委荣誉奖一项，并受到中央领导的接见；赵麟阁的孙子赵宇昊为皖南医学院毕业，获中西医双学位，现为黑龙江省二院主治医师；赵麟阁之弟赵麟山为黑龙江中医药大学教授；弟赵麟海为中药药剂师；侄赵子成现为黑龙江省医院中医科主任医师；赵子成之子赵越涛现为黑龙江省医院康复科医生。

在赵麟阁80寿辰时，他的弟子们献给恩师长诗一首：

赠 赵 先 生

八十沧桑路漫漫，饱经人间苦与甜。
铁骨丹心人不老，谱写精英正气篇。

孝母割献胸前肉，敬父感人传美谈。
手足情深为表率，夫妻金婚成典范。

言教子女成大业，巾帼高登尤里坛。
东瀛已载红装榜，孙辈称雄捷报传。

家谱写下千秋业，无愧他人拜祖先。
后辈楷模人人敬，老骥伏枥映山川。

与世无争得其乐，情洁胸阔寿南山。
柔情留得春常在，彩霞映红牡丹园。

高风亮节众心暖，几育桃李学圣贤。
医精人德谁堪比，竹翠松高芳满天。

刘快虹

刘快虹，祖籍奉天辽阳，生于清宣统四年春末。少年学医，历时12年半，曾专修于成都中医学院全国伤寒师资班。

刘快虹在师承遗教及传统经典理论指导下，结合数十年之经验，对热性病独步一时，常谓："体弱燔炭，何惧乎青龙白虎，病逝危笃，必求诸四逆之承。"故同道者，多视其为经方实用派。其论药之主张："有大毒者上，有小毒者次之，无毒者为下品，是重其效用，而轻其平和也。"革故鼎新，不落窠臼。

刘快虹执教之始，即为黑龙江中医学院建院之初，先后为西医学习中医班、本科班、全国伤寒师资、硕士研究生班授课教学，以及日本留学生研修热性病之临床教学。他言必遵经旨，论不违实践，25年如一日，在长期临床实践中取得了丰富的经验，仅举四逆汤一例以说明。

戴某，女，42岁，入院前已患经崩漏下血4月余。住院已69天，原始病志记载，检查无器质性改变，诊为"功能性子宫出血"。先2周服用龙牡固涩止血剂，病情无进退；后唯服用清热止血剂月余，流血量有增无减，昼夜无间断；继则增用大量生地黄、玄参等凉血药，3周后血量反而增多，其色由红转淡，渐由淡转灰色。10日来，灰色血水加深为黑色，染指如墨，时而量多如排尿，自嗅有血腥气。转入院时严重，疲倦无力，不思饮食。问诊：入院当时血水时多时少，饮食尚可，可下床活动步行，近2周来，小腹逐渐增大，膨隆有腹水，下肢浮肿，周身重滞碍于行动，体力难支，食不知味，小便渐觉不畅，大便溏少而不爽。望诊：面色暗淡苍白，舌如枯骨而苔少，诊其脉痿弱而迟，因系初诊，未便更方，张口似喘。自述：黑色血水较前日增多，小腹胀满加剧，小便不利。切脉微细欲绝而肢冷，已是虚脱之候。遂改方，投大剂量四逆汤加五苓合剂，以救气急，当夜，患者气息渐转平稳，尿量增多，黑色血水也见减少，腹胀满及浮肿皆见轻。隔日复诊，黑血水已不见，肿势大减，精神喜笑如常态，察舌，色润转和，查脉缓中有力，原方原量再投1剂，再查房时患者症状消失而出院。

四逆汤治崩漏证，前人医案未见记载，而此例并未脱离中医传统法则，祖国医学特点为辨证施治，以仲景《伤寒论》而言，全书要旨不外"告诫"二字，告者，告人以救逆之法则；诫者，诫人以坏病之由来。故曰有成方并无成病，有成病决无成法，法中虽有方，方中无定法，可知方之与法，在于随机应变也。

此证初期，应属冲任不固，脾失摄血功能所致，脾主中土，灌于四旁，司健运之职，此健运不可误为消化，乃统摄四旁之意，故健脾即所以制脱血，归脾汤用于崩漏自可收效。但此例已失血半载有余，假设其因血热妄行，亦必热随血去矣，如以龙牡塞流，救其燃眉之急则可，但非所以寻源溯本也。若以大量养阴之品敛其阴，泻其热，以求血流之宁静，尤非所宜，适得其反，养阴即所以制阳，阳虚则水湿积滞而不化。幸而患者生理机能旺盛，尚有排出水湿于体外之能力，因而水湿聚于血海，与血液混合成黑水，借崩漏下血之机而排出体外，部分水湿泛为浮肿也。方用四逆，正所以救其误药之逆，回阳即补其气，固其脱，气固而血自摄，配以五苓散既可利少腹之积水，又可除流于下肢之湿肿，血摄则漏止，漏止则舌自和而脉亦复原矣。

衣震寰

衣震寰生于1913年，辽宁省东沟县人。早年从当地著名中医崔书堂先生学医，崔氏学识渊博，精于《内经》《伤寒论》《金匮要略》等经典医籍。受业 6 年，刻苦攻读，尽得师传。后曾悬壶于牡丹江、尚志等地，中华人民共和国成立后定居鸡西。于 1953 年与鸡西中医界人士组织成立联合诊所，同年改建为中医院，曾任鸡西市中医院副院长、政协委员等职。在医学杂志上发表过《金匮矾石硝石散之我见》《潜阳丸治疗高血压之经验介绍》等学术论文。其部分临床学术经验，曾由他的几位徒弟进行整理，分别发表和收录于《上海中医药杂志》《伤寒论方医案选编》《老中医医案选》。

衣震寰治学，受业师影响，致力于经典医籍研究，旁涉《备急千金要方》及后世诸家。临证以后，深感仲景法密而理深，方良而效捷，因而数十年朝夕研究。于诸家注释之《金匮要略》则独推喻嘉言之《医门法律》，认为确能阐发仲景精义，尤对其"大气""痰饮"诸论，倍加赞赏；《伤寒论》则取柯尤二氏，认为柯氏《内经》功深，最能创通仲景，撰用《素问》《九卷》《八十一难》之要义，尤氏精思入微，分条擘理，堪为后学津梁。临床实践上，亦多采用仲景方，时人以经方派称之。

衣震寰的学术思想，倡邪去而正自复之说，擅用汗、吐、下三法，对诸种峻剂毒药的运用，尤有丰富的经验，屡起沉疴重症。例如，《金匮要略》载有甘遂半夏汤治留饮下利，后世因方中甘遂与甘草反药同用，鲜有敢试者。衣震寰乃据"有是证用是药"的原则，屡用此方治久泻之属留饮为病者，挽治了顽固难愈的重患不下百余例。又如对癫狂、抽搐、麻木及多种神志疾病，每取吐法为治，临床屡用瓜蒂散、三圣散等奏效。由于瓜蒂散等药供应困难，每年均委托农村患者代采此药数斤，可见用量之大。又如对心腹卒痛属于积滞实邪者，喜用《备急千金要方》三建散（又名芫花散），服后病在膈上者吐、膈下者泻，救治急症甚多，药后常吐泻交作，而所患若失。

衣震寰曾总结仲景攻下诸方，结合多年临床实践，提出了"分位攻下法"，宗旨是在辨证的基础上，突出强调每方主攻均有针对性的病位，这种划分病位而采取相应的攻下方剂法，眉目清楚，容易掌握，且能提高攻下诸方使用的准确性，简述如下：三物白散、葶苈大枣泻肺汤——胸中；十枣汤——两胁；大陷胸汤（丸）——心下，其中大陷胸丸病位可上连于胸，大陷胸汤病位可下及于腹；小陷胸汤——心下；大柴胡汤——胁下；三承气、厚朴三物、厚朴七物汤——大腹；大黄牡丹皮汤——右少腹；抵当汤、桃仁承气汤——左少腹；大黄甘遂汤——小腹。仲景下法，散见诸章。这种分位归纳法，不但有利于阐明病机，且使学者很快就能掌握下法诸方的应用要点。衣震寰课徒，亦常以此法示教。

衣震寰曾总结汗、吐、下三法的运用，认为其要点，一在辨证，二在药量。并认为证不难辨，难在能够掌握恰到好处的药量。盖药量不足，则达不到祛邪的目的，反而扰动邪气，往往使患者困扰不堪；反之药量过大，则造成对正气的损伤，甚者可能导致严重的后果。如曾述早年治一顽固水肿患者，中西多法治疗不效，该患者为病所困，失去信心，但求速死，自以十枣汤料 50 克煎服，不料服后二便畅利，水肿速消，病反速愈；又如以吐法治愈一癫狂患者，其亲友目睹其效验，竟擅自用此法转治某患，由于不懂药性，用瓜蒂过量，致该患服后吐血致危。因而多年来，他一直注重峻剂的使用及药量的研究，因而临床运用，胆识俱优，得心应手。他认为仲景用大量乌头时，所述"其知者，如醉状，得吐者为中病"，用十枣汤"强人服一钱，羸人服半钱""不下者，明日更加半钱"等法，均为真知灼见，为使用峻剂的典范。

除长于内科杂病及热病的治疗外，衣震寰对妇科造诣亦深。他对诸种妇科著作，推崇武之望《济阴纲目》及《傅青主女科》。衣震寰擅用重剂的特点，在妇科方面亦有充分的发挥，对崩漏等证的治疗，亦重视攻下破瘀之法，屡治愈顽固重症。他在药量的使用上亦常常打破常规，如曾治一经漏证，久治不效，认为系气陷挟瘀证，予益气升陷化瘀法，重用川芎 50 克，取其化瘀兼升血中下陷之气的功效，使瘀去气升，则血自循经而漏可止，药后果收速效。

在儿科方面，衣震寰亦重视汗、下二法，认为陈修园治儿科病专主太阳、太阴最有确见。因为儿科病，多属外感及脾胃之证，掌握了其要点，则临证自有定见而不致疑惑。临床多选用量少、功效强之峻剂，主张及早使用汗、下之法，可消除后患于无形。反之，汗、下祛邪之法不能及时使用，因循失治，则传变多端，每易酿成危证、重证或邪气久稽，正气日削而成弱证。

1. 用甘遂半夏汤治久泻案

高某，女，32岁。因产后缺乳，自用民间方红糖、蜂蜜、猪油等内服而患腹泻已达3年之久，现代医学诊断为"神经性腹泻"，中西医多法治疗无效。症见面色苍白无华，消瘦羸弱，轻度浮肿，体倦神怠。晨兴即泻，日三五行，心下满痛，辘辘有声，泻后满痛稍减，继则如故，短气，口干不饮，恶心不吐，身半以上自汗，头部尤著。脉沉伏，右似有似无，微细已极，左略兼细滑之象，苔白滑。证属留饮下利，治以峻下留饮一法，投甘遂半夏汤：甘草10克，半夏10克，白芍15克，甘遂3.5克，蜂蜜50克。先煎甘草、半夏、白芍取汤100毫升合蜜，将甘遂研末兑入，再微火煎沸，空腹顿服。药后腹微痛，心下鸣响加剧，2小时后连泻7~8次，排出脓水样便，泻后痛楚悉去，调养1个月痊愈恢复工作，以后一直未复发。

2. 用吐法治癫狂案

孙某，女，37岁。患癫狂十余年，屡因忧怒引发，发则目直、幻视、妄语或号哭喜笑骂詈，或妄行不休，或毁坏衣物，或昏睡神呆，证候百端，连年频频发作。兹妊娠5个月，又因愠怒复发。脉沉滑，证属素有伏痰，妊后气机壅滞，痰涎结聚，加以怒气攻发，痰升神蒙，宜涌去其痰，以瓜蒂7枚研末服之取吐。药后不到1小时，呕吐痰涎甚多，神识即清，5~6小时后，又泻下数行，皆痰涎秽物，挟有燥屎数枚。后以温胆汤加减和之，足月顺产，母子无恙。

3. 用《备急千金要方》治吐血方治衄血案

孟某，女，19岁。鼻衄2个月，日衄1~2次，每衄则鼻血滴沥，须以棉球塞之，冷水浇头乃止。五官科检查，未见出血点，曾用多种止血剂不效。症见鼻衄、齿衄，目睛晕黄，手足烦热，小便短黄，便干，月经先期，脉洪数，寸盛尺虚。证属血热上迫，失血已多，热势尚盛，治宜清补兼顾，用以《备急千金要方》治吐血方：生地黄150克，大黄（研末）4克。水煎生地黄取汤送服大黄末2克，每天2次。1剂效，3剂血止。

4. 用大柴胡汤合矾石硝石散治胆结石案

郭某，女，28岁。患胆结石病多年，虽经中西医多方治疗，迄未见效。发则右上腹绞痛，并向右肩放射，剧则昏厥，冷汗自出，四肢逆冷，恶心欲吐，大便干，脉弦滑有力，苔黄干。此属胆经湿热壅结所致，治以下气散结，利胆排石之法：柴胡25克，黄芩15克，半夏10克，枳实15克，白芍15克，大黄10克，皂矾15克，火硝10克，滑石15克。分作20次服，每天3次。服药后第5天，突然胁痛转剧，发作加频，至第6天上午，突又呈刀割样痛，但随即消失，自感心胸豁然开朗。午后排便，发现结石1枚，呈圆锥状，最长径2.5厘米，最宽径1.2厘米，经化验，其间核乃虫卵。

5. 用桂枝去芍药加麻黄附子细辛汤治水气案

耿某，女，38岁。患水气病数年，近2周加重，一身悉肿，短气，胸部痞闷有被压之感，心下满，尿短，脉沉细。属阳虚失于温化，水气内蓄为饮，外泛为肿；阴居阳位，则脘痞坚满，心胸窒闷，水上迫肺，则不得卧，卧则喘急，阳困不升，则头痛目眩。大气一转，其气乃散，务以通阳为第一要法：麻黄 7.5 克，附子 5 克，桂枝 10 克，细辛 3.5 克，甘草 5 克，生姜 15 克，大枣 3 枚。复诊肿势大消，后以越婢加术汤、胃苓汤调理渐愈。

郑 侨

郑侨，酷爱党的事业和中医工作，几十年来呕心沥血，致力于继承和发扬祖国医学遗产和社会工作，是黑龙江省颇有名望的中医前辈，深受党的信赖和人民的尊敬。曾历任肇东县中医院副院长、县委委员、县人委委员、政协科协副主席、县工会委员、县党代表、县人大代表等，是省中医学会理事，县、地区中医学会副理事长。由于他出色的工作成绩，曾多次被评为县特级劳模、优秀党员、省卫生先进工作者标兵、全省职工劳动模范、全国卫生先进工作者等。

1913 年，他出生在黑龙江省兰西县的一个农民家庭，自幼家境贫寒。因他天资聪颖，其父让全家节衣缩食供他读书。他在私塾读了 7 年，由于聪慧好学而深得老师的赏识。当时农村疾疫流行，家境愈加贫困，他只得终止学业。看到乡亲们被疾病折磨，他决定学医，于是拜当地享有盛名的马步云医生为师。

7 年的学徒生活，使他获益匪浅。由于出身贫寒，他肯于吃苦，夜以继日地攻读马先生收藏的大量医书。医学启蒙，荟萃群贤，集识医理，为他以后的临床、科研、教学及著书，都奠定了坚实的基础。学徒期间他参加考试，取得了行医许可证，当时他只有 18 岁，但他没有急于行医谋生，而是更勤奋地读书，继续从师访友。直到 22 岁时，在老师和同道的推崇下，他身背药箱，开始在民间行医，走乡串户为百姓治病。

1945 年东北解放了，中华人民共和国的成立为乡医带来了新生。1947 年他参加了革命工作，1952 年任肇东县中医院技术副院长，1956 年光荣加入了中国共产党。获得政治生命的郑侨同志，心中有了更崇高的理想——为共产主义事业奋斗终生。他觉得，自己是共产党员，是人民的医生，解除患者的痛苦是自己的神圣职责。从 1958 年开始的十余年间，他的足迹踏遍了全县十几个乡舍。进行防疫、疾病普查、防波状热、防传染病等工作，广泛的医疗实践，使他更感到自己责任的重大。

1958 年，组织上派他去北京中医学院师资教学研究班学习深造，承蒙任应秋、陈慎悟等全国名老中医的谆谆教诲，得力于诸老对经典著作的研究和指导，使他的理论知识更加深化。学习期间，他参加了中国医学史和各家学说讲义的编写工作，结业时被评为优秀学生。

党的培养，人民的信任，同道的赞誉，使他的才华得以充分发挥，他几十年对中医事业竭尽忠诚，开展中医临床、科研、教学等工作。他以《内经》作为医学理论渊源，博采众家学说，苦心钻研，言传身教。在肇东县组织培养的临床带徒 150 多中医药人员，有三分之二由他授过课。他多次承担省、地、县等学术讲座和教学任务。临床诊治精细，对疑难病证大胆研究治疗，如糖尿病、冠心病、泌尿系疾患、血小板减少性紫癜等都提出了中医治疗的新途径，有独到见解，且撰有论文。从 1972 年开始将其临床经验辑书成《郑侨医案》，1977 年收集在《老中医经验汇编》一书中。1978 年被授予地区"在科技工作中做出重大贡献者"光荣称号，被评为科技先进工作者标兵。

学术上的成就没有使他止步不前，没有使他追求晚年的舒适享受。古稀之年，每天仍坚持半日门诊，又完成了 10 万字的医学资料的整理工作，誓在有生之年，完成《郑侨医疗经验集》，实现多年的夙愿。

千里之行，始于足下，滴水穿石，志在永恒。平凡的工作，表现了一位共产党员、老知识分子一颗对党、对人民赤诚的心愿："为继承和发扬祖国医学事业，到宝库中取宝，向宝库中送宝。" 50 余年，郑侨以经典为宗，尤精于《内经》理论，推崇东垣脾胃学说。他认为"人生以气血为本，纳谷为宝"调治痼疾，虚损当注重后天之本，调理脾胃，助气血生化之源，攻逐痰食积滞。新感外患均需保护胃气，临床中他辨证精细，方路甚广，博采众长，不拘一家，善于化裁，善治内、妇、儿科疾病及杂证。尤以内科杂证、调治痼疾、疑难病证见长，并著书立说。他的医案在《老中医经验汇编》和《老中医医案话选》上登载。《千家妙方》上下集选载 16 首验方、16 例验案。附医案两则：

例一

张某，女，38 岁，干部。该患者病有 5 个月之久。主症：口渴甚，每昼饮 8～10 磅（3.6～4.5升）水，饮多溲多，有时尿中带少量麸片物，眩晕，午后微发热，腰酸腿软，胁胀，胃闷纳呆，大便滞而不爽。检查：颜面苍白，两颧赤，形体消瘦，口唇舌质深红无苔，呼吸气促，脉象弦细而数，腹部与胃脘部按之微有痛感。化验：尿糖（+++），西医诊断为"糖尿病"，用胰岛素治疗时轻时重。病属肝郁化火，子病及母，病属阴亏阳亢型消渴病。治以生津止渴，滋补脾胃，滋阴柔肝潜阳法。处方：花粉 50 克，知母 20 克，麦冬 20 克，山药 50 克，党参 25 克，玄参 20 克，白芍 20 克，牡蛎 50 克。每剂两煎，取汁 250 毫升，早晚 2 次温服，忌食肥甘辣物。前方服 5 剂，口渴轻，诸症悉减，此系津液渐充，阴欲生，阳微平。仍用前方加味。处方：花粉 50 克，知母 20 克，麦冬 20 克，山药 50 克，党参 25 克，玄参 20 克，白芍 20 克，牡蛎 50 克，山茱萸 25 克。每剂 2 煎，取汁 300 毫升，早午晚 3 次温服。

前方连服 5 剂，渴止，自觉眩晕，胃腹按之微有痛感，此系津液已充，阴生阳平；肝脏疏泄调达失调，脾胃健运失司之故。改拟疏肝理气，健脾益胃消食之品。处方：柴胡 25 克，青皮 15克，党参 25 克，茯苓 20 克，山药 50 克，神曲 20 克，麦芽 20 克，陈皮 15 克，枳壳 10 克，厚朴 10 克，白豆蔻 5 克，肉苁蓉 25 克。每剂两煎，取汁 250 毫升，早晚 2 次温服。

前方服 5 剂，胁胀消失，胃舒食佳，大便稠，脉象缓滑微有力。唯腰酸腿软，小便又是带极少量麸片物。据此可知肝气已达，脾胃气充，运化功能兼调，脾升胃降之职复，唯肝肾之阴不足，肾亏不能作强，固摄无权之故。治拟填精益髓、滋补肝肾，佐以生津益阴之品。处方：山萸肉 20 克，熟地黄 20 克，枸杞 20 克，金樱子 20 克，山药 25 克，花粉 25 克，知母 20 克，麦冬 20 克，天冬 20 克。每剂两煎，取汁 300 毫升，分早中晚 3 次温服。

上方服 5 剂，诸症消失。体力微复，腰酸腿软痊愈，脉象缓和微有力，精神、气色、形态已同常人，验尿糖（+），诸症虽消，脾肾机能尚未强健，唯服补阴益髓固精、甘温易脾之品。处方：山萸肉 50 克，金樱子 50 克，熟地黄 50 克，天冬 25 克，山药 50 克，花粉 50 克。共为细面蜜丸10 克重，早午晚温水送服，每次 1 丸，忌食腥冷辛肥甘。

前方服 1 剂后，体质较前强壮，精神舒畅，记忆力增强。化验尿糖（-），仍同前方配丸缓服之，以求痊愈而巩固疗效。

本案例系素时肝郁化火致病，发为消渴。病机为木郁化火乘袭脾胃，致胃津被耗，脾胃运化功能失司，子盗母气，损伤肾阴，津液被灼故口渴甚，脾失健运，肾亏失固摄，水谷精微不能滋养脏腑经络，故饮多溲多，尿中有麸片物；胁胀、胃腹痛、纳呆、大便不爽均系肝郁、脾胃功能失调所致；眩晕，午后发热是阴亏阳亢之故；其脉弦细数，弦者肝病，细数是阴亏阳亢之脉，故诊为阴亏阳亢之消渴病。治循"有胃气者生"之理，首拟生津止渴、益阴保胃，佐以滋补脾肾、柔肝潜阳之品，服 10 剂渴止，主症消失；改服疏肝理气、健脾益胃消食之品，以复肝脏疏泄调达之积，助脾胃之健运，使水谷精微得化，脏腑得养，五脏气平，六腑气通，食增便调，体力复；继服填精益髓、滋补肝肾，佐以生津益阴之品，壮肾阴复胃津，以养肝肺，使脏腑气平；气机利，阴充阳平，肾复"封藏之本"，使"五脏六腑之精皆藏于肾"，充养于骨髓，而灌溉百骸；最后拟补阴益髓固精，佐甘温益脾之品，脾肾并补，以求痊愈，配丸换服之，使脾胃健运，肾能固摄，达到"阴平阳秘，精神乃治"之目的。本例整个治疗过程，贵在主次分明，本末不遗，审证明，选药细，药量、主辅佐使配伍适宜，故收效满意。

例二

马某，女，38 岁，社员。以往患有慢性肝炎，经常两胁胀痛，食欲不振，四肢酸软倦怠，已 2 年之久。主症：口渴甚，每昼夜能饮 8 磅（约 3.6 升）水，轻时也能饮 4 磅（约 1.8 升），小便频多如脂膏，大便秘结，头晕，腰酸腿软，食欲一般。检查：颜面苍白，两颧赤，体质消瘦，口唇、舌质红，苔中间黄燥，呼吸气短促，睡眠不安，脉象弦滑数，尺脉沉细数。化验尿糖（+++），西医诊断为"糖尿病"，病属阴亏阳亢型消渴病。首拟生津止渴，滋补脾肾法。处方：花粉 50 克，知母 20 克，党参 25 克，山药 50 克，玄参 20 克，牡蛎 50 克。每剂两煎，取汁 250 毫升，早晚 2 次温服，忌食辛辣物。

上方服 5 剂，口渴减半，诸症减轻，此系气阴欲回，津液渐充，阴生阳潜之征，仍用前方加味。处方：花粉 50 克，知母 20 克，党参 25 克，山药 50 克，玄参 20 克，牡蛎 50 克，山萸肉 20 克，金樱子 20 克。每剂两煎，取汁 300 毫升，早午晚分 3 次温服。

前方又服 5 剂，口渴止，苔退舌润，小便稍稍带脂膏物，睡眠微安，其他主症颇减，脉缓滑无力，化验尿糖（++），此系阴充阳潜，脾肾机能欲复之征。唯食后胃闷，便秘不爽，仍用前方加减。处方：花粉 50 克，知母 20 克，党参 25 克，肉苁蓉 60 克，山萸肉 15 克，金樱子 20 克。每剂两煎，取汁 250 毫升，早晚 2 次温服。

前方服 4 剂，大便稠，小便正常，其他诸症之留微末，仍食后胃闷，腰酸腿软，此系脾肾功能失调，脾运无权，肾阴不足之故，改服健脾强胃消食之品，以促进健运之职，助输化水谷而生气血。处方：党参 20 克，茯苓 25 克，白术 20 克，神曲 20 克，陈皮 15 克，竹茹 20 克，鸡内金 20 克，山药 50 克，枳壳 10 克，厚朴 5 克。每剂两煎，取汁 200 毫升，早晚 2 次温服。

前方服 4 剂，胃舒食佳眠安，体力渐复，脉象缓而无力，尺脉仍有细数之兆。此系肾阴不足，相火欲动之证，改服滋补脾肾、益阴固精之品，配丸缓服之，以求治愈。处方：山药 100 克，干地黄 50 克，山萸肉 50 克，茯苓 25 克，金樱子 50 克，知母 25 克，花粉 50 克，麦冬 50 克。共为细面，炼蜜为丸 10 克重，早午晚服之，每次 1 丸，忌食辛辣物，1 剂服 30 天。

前方服 1 剂，脉象缓和，诸症消失，此系脾胃健运已复，肾脏已复藏精之职，肾关已固，化验尿糖（−），仍用前方配丸服之。

本例属五志过极和恣情纵欲。《灵枢·五变》云："怒则气上逆，胸中蓄积，血气逆流……转而为热，热则消肌肤，故为消渴。"《备急千金要方》云："消之为病……盛壮之时，不自慎惜，快情纵欲……肾气虚竭……此皆由房室不节所致也。"五志过极，郁久化火，热甚伤阴；阴伤则热易甚，津液被灼，胃阴虚竭，故口渴甚；恣情纵欲，耗精伤肾；肾亏固摄无权，精亏气不化水，故小便频，量多，如脂膏。最终形成阴亏阳亢型消渴证，故治拟滋阴潜阳为当务之急，首用花粉、知母、麦冬、党参生津止渴益气阴，山药滋补脾肾，玄参、牡蛎壮水以制阳光，滋阴潜阳而固精。二诊加山萸肉、金樱子固精以复肾固摄之功。三诊加肉苁蓉，取其填精兼润肠通便之功。渴止，小便正常，大便调，诸症基本消失后，改服健脾强胃消食之剂，以壮后天之本，助气血生化之源，最后拟滋补脾肾、益阴固精之品，配丸缓服之，以求痊愈而善其后。拟方以生山药为君，色白味甘归脾，固精益脾强阴，而滋脾肾；佐以山萸肉辛温酸涩，补肾温肝，强阴助阳，安五脏，通九窍，缩小便；金樱子酸涩入肺、脾、肾三经，固秘精气，治梦泄遗精便数；干地黄甘苦而寒，沉阴而降，入手足少阴、厥阴及手太阴经，滋阴退阳，填骨髓，长肌肉；牡蛎固精，镇静潜阳；知母、花粉、麦冬、茯苓生津止渴，共使"阴平阳秘，五脏气平，六腑气通，定其血气，各守其乡而愈"。

张金衡

张金衡（1914～1984），原名张玉田，吉林省吉林市人。他曾担任中华医学会理事；黑龙江省中医学会副理事长兼儿科分会主任；黑龙江省医学科学院专业组成员；黑龙江省医药研究所顾问；哈尔滨市中医协会副理事长兼中医内科学会主任委员；哈尔滨市医药联合会学术部部长；哈尔滨市中医进修学校副校长，兼任中医内、妇、儿科讲师；哈尔滨市医学院中医系副主任；哈尔滨市中医院副院长；《哈尔滨中医》杂志编辑委员；市卫生局党委委员；市政协委员等职务。张氏熟读中医经典原文，旁及历代各家学说，博采众长，了解学术动态，广收各方经验，力求医术精通。临诊治病善于洞察病机，慎重用药，务求其当。远近求治，奇症痼疾，皆获效验。

一、出身贫寒，拜读名师

张金衡自幼家贫，父早亡，靠母亲做帮工、当保姆维持生活。由于家庭生活所迫，他13岁到吉林市济生堂药店当学徒。在学习中药调剂的同时自学中医理论。他聪明好学、潜心攻读，并将理论同实践相结合，为日后学习中医打下坚实基础。3年后他又学习中药加工炮炙，19岁时即能熟练加工丸、散、膏、丹。1932年张金衡来到哈尔滨，在正阳药店做调剂师工作。并拜当时著名老中医宋懋祥为师，系统学习中医理论，勤奋苦读，钻研中医经典著作，在实践上打下了坚实基础，在理论上取得了较深的造诣，且深得恩师之真传。

二、和缓医风，良医妙术

1936年经伪满汉医考试合格，张金衡被准予行医，并在道外区保障街自设永济堂开诊。在行医中他非常讲究医德、医风，治病救人从不分贵贱，还经常解囊帮助贫困的患者，深受群众的爱戴。为赞扬他的医术和医德，患者给他送了"和缓医风""良医妙术"两块牌匾。在荣誉面前他没有骄傲自满，反而对自己提出了更高的要求，他钻研中医经典著作，旁及历代各家学说，博览群书，兼收并蓄，师古而不泥古，善于分析，扬长弃短，博采众议，深钻苦练以达到医术精湛。中华人民共和国成立后张金衡任哈尔滨市医药训练班讲师，著有《中药药物学》一书。20世纪50年代初首建哈尔滨市西傅家甸区第一联合诊所，在黑龙江省为世代个体业医走向联合之路树立了榜样。

三、审证用药，挽救危逆

张金衡酷爱祖国医学，但一直反对因循守旧，故步自封。他坚持充实和创新学术思想，临诊治病善于洞察病机，审证用药，务求其当，挽救危逆甚多。例如，1950年秋，有一妊娠7个月的孕妇，由于平素情志多郁，遇事急躁，一日忽然晕倒，昏不知人，四肢抽搐，牙关紧急，目睛直视，口吐白沫，少时自醒，醒后复发。张金衡往诊，细察其搐搦形状，诊脉虚弦劲急，诊为"子痫"，拟用羚羊角散加减。服后其搐渐止，神清脉静，逾月分娩，母子便得无恙。张氏治病善于审证求因，灵活应用方药，善辨奇症痼疾，皆获效验。

四、四诊合参，有常有变

张金衡在内、妇、儿科疾病方面积累了丰富的治疗经验，对祖国医学的理论及选方用药卓有创见，十分重视辨证论治，认为医生治病必须抓住主证，只有审证无误，治疗才不会有误，审证要同中别异，异中求同。他说："凡人六欲、七情之感不殊，而受感之人各殊。"在诊疗上强调四诊合参，有常有变，根据不同的病机给予不同的治疗。例如，1956 年，有两名高血压患者同时就诊，他一投镇肝熄风汤，一投真武汤加桂枝、龙骨、牡蛎。实习医生不解其意，他说："前者形瘦，头痛眩晕，面色潮红，脉弦，舌红少苔，乃肝阳上亢也；后者体胖，眩晕心悸，面色㿠白，舌质淡胖，此乃阳虚也，故真武汤加减，以灵镇温降，此乃同病异治也。"

五、治学严谨，培养人才

1952 年，张金衡任哈尔滨市中医进修学校副校长，兼任中医内科、妇科、儿科医师及省中医进修学校药物学讲师、哈尔滨市医学院中医系主任。在教学中，他亲自选材讲学，为培养中医人才做了大量工作。他根据自己的实践经验总结出学习中医、研究中医学术要"熟读、精思、善疑、师古、创新"的十字决，并经常以此教导学生，要求他们融汇古今，取长补短，不执前人成见，结合自己的体会，灵活运用。现在他的学生已遍布省内外，在医疗工作中发挥着骨干作用。他治学严谨，工作一丝不苟，对中医事业发展做出了重大贡献，深受当地中共党组织、政府领导的器重和人民的信任。他于 1956 年 3 月 1 日参加中国共产党，是哈尔滨市中医界最早入党的知识分子之一。

六、精于医术，勤于学术

他在用药上喜欢少而胜多。他常说："医生犹主将，方法犹战阵，药物犹士卒，若主将不明，阵势零乱，虽有善卒岂能破敌？"临床选方用药或宗仲景之论，或效从正之遗风，强调"六气皆从火化""诸病皆起于火"之说。尤以黑龙江气候寒冷而多风湿之证据，在临床实践中强调"风从火化""湿与燥兼"的论点。他还悟出黑龙江人为御风寒而多喜食辛热，衣着居处又常过于温暖，客观上易从内因造成内伤火热的基础，而气候严寒又从外因上形成六淫火邪之条件。因此张金衡在立法用药上多偏寒凉是其与众不同的最大特点之一。在他晚年时期研制的具有清热解毒、降压醒脑作用的新方安宫丸，以及治疗带下的浊带丸都体现寒凉派的这一指导思想。

他主张祖国医学必须在实践中整理继承提高。1963 年其任哈尔滨市中医院副院长，主管医疗业务工作。在长期的医疗实践中他先后撰写了《脑血栓意外的辨证论治探讨》《冠心病的研究》《风湿症的病因分型及施治》《小儿泄泻的辨证论治》《血液病中风治疗研究》《糖尿病中药的疗效观察》《中风、脑血栓三十例经验介绍》等数十篇论文，发表于国内及省、市级杂志或作学术会议交流，并发表过《中医基础理论》《阴阳、五行、四诊、八纲》《中医论衰老》等文章。曾出席东北三省防衰老工作会议，发表了论文《中医对衰老的研究》。他在逆境中，仍不辍笔，写下了多年来从事医疗工作的心得体会。1972年他在松花江地区中草药研制小组工作时,曾创制"新方安宫片",并编印了一部《中草药手册》。张金衡因少年时代就从事中药工作,对中药的加工和鉴别具有专长,对中药的产地、优劣、作用、炮制、配制的研究有独到之处。他自拟处方,新方安宫丸、安眩丸,通过哈尔滨市中药厂长期批量生产普及全国各地;研究的冠心安、浊带丸学术论文曾在省药学会上发表;参茸再造丸、浊带丸、消火丸、冠心丸等十几种中成药被选入黑龙江省中成药选集,至今仍用于临床,疗效显著。他研制的药用卫生纸治疗各种妇科疾病,临床有效率为82.5%,深受广大患者欢迎。

七、济世活人,死而后已

1984年10月17日,张金衡中风前半小时还在为患者诊疗,突觉头昏恶心、体力不支,返家后即卧床不起,昏不识人。虽经多方设法,终因抢救无效,不幸于1984年10月20日与世长辞,终年70岁。病家悼之谓:"张氏济世活人"。医界无不为之痛惜!惜哉!一代名医、医德高尚、医术精湛、敏而好学、勇于探索,为中医事业和人民健康鞠躬尽瘁,死而后已,堪称后世医界之楷模。

梁恒新

梁恒新(1914~1983),山东长岛县人。1935~1937年在辽宁安东(今辽宁丹东)随东屏药房名医杨东屏习医3年,颇得真传。1941年又在安东中药公会中医讲习班学习8个月。1942~1947年在安东春生东药房坐堂行医。1947~1949年又毕业于著名老中医施今墨在北京创办的华北国医学院(北京中医学院前身)。1949~1951年在安东春生东药房行医。1951年经华廷芳介绍来到齐齐哈尔市华康药房、博爱药房坐堂。1952年创办齐齐哈尔市第十中医联合诊所,任所长。1955~1958年先后在齐鸿庆瑞药店、德泰成药店与二马路诊所行医。1958年9月起在市中医专科学校任教。1962年市中医专科学校停办,被调入市中医院任外科医生。1979年任外科副主任,1981年任外科主任。1962~1981年带徒弟郭长发、郑继祥、李玉琴、王旭、张雅洁等,1982年晋升为副主任医师。

梁恒新经过全面系统的学习,谙熟《内经》《伤寒论》《本草纲目》《脉经》等中医经典著作;对张锡纯《医学衷中参西录》尤其爱不释手,对张仲景《伤寒论》的300多条内容背诵如流。他平生喜用桂枝汤,疗效彰著,人称"桂枝汤大夫"。在临床实践中,用"黄连阿胶汤"治疗烧伤中毒期患者,疗效显著;创制"槐花汤"系列方剂治疗顽癣效果颇佳;对慢性病、疑难病、老年病的治疗,用药精、药味少(每剂七八味),温和清淡;在治疗慢性胃炎合并肾衰竭、尿毒症方面有独到之处;在中西医结合上,大胆用中药治疗急腹症、肠痈(急性阑尾炎)、急性胆囊炎、宫外孕、各种结石症等;还撰写了《读〈金匮要略·水气病脉症并治〉的体会》文章。郑继祥整理梁恒新医案40余篇发表于《黑龙江医刊》。1977年,医院安排郑继祥专门整理梁恒新医案,编入医院创办的《中西医结合科学技术资料选编》1~5期。1978年,《黑龙江医药》刊登梁恒新医案28则。

梁恒新1980年参加九三学社齐齐哈尔市支社,当选市政协委员、铁峰区政协副主席,1983年因病去世。

吴惟康

吴惟康，字逸民，是我国龙江医派著名的中医学家。他早年从教，后弃文从医，苦读经典，自学岐黄之术。于1940年正式悬壶于阿城县，后迁至哈尔滨市坐堂行医，任黑龙江省卫生协会中医诊所所长。1959年被聘任为黑龙江中医学院教师。曾任黑龙江中医学院医史各家学说主任、金匮专业硕士研究生导师。吴惟康平生默默无求，潜心研修中医各家理论学说，深谙经典，治学严谨，临床实践经验丰富，尤擅长治疗内科疑难杂病，愈患者疾苦，终成大医之路。他毕生全身心致力于中医药大业上，并且在中医临床、教学、科研及文献学研究方面做出了卓越的贡献，其主要代表作有《中国医学史简介》《中医各家学说及医案分析》《针灸各家学说》《医学史料笔记》等。

一、弃文从医，苦学成才

吴惟康，1917年出生于黑龙江省阿城县一书香门第。他为人敦敏，恭谨谦和，自幼受父亲影响，攻读四书五经及古文诗赋，精于儒学，旁通百家，具备深厚的文学底蕴，这为日后从医奠定了坚实基础。

吴惟康早年曾先后任黑龙江省阿城县小学教师、校长。1931年，日本帝国主义入侵中国东北，自此硝烟四起，生灵涂炭，国无宁日。东北人民饱受战乱之苦，饿殍遍地，疾病流行。在经济上，日军为了保证殖民主义物资掠夺，最大限度地压缩东北人民的消费水平，疯狂掠夺中国的资源与财富，4次战时增税，极尽巧取豪夺。在文化上，为与其军事侵略和经济掠夺相配合，加强对东北教育事业的统治，对中国人民实行奴化教育和欺骗宣传，歪曲篡改历史，建立以愚民思想、奴化教育为核心的殖民地教育体系。当时东北的教育氛围十分压抑，令人窒息。更甚的是日军制造了惨绝人寰的大屠杀，使东北人民的生活陷入了极端贫困与痛苦之中。此时的吴惟康深感难以继续把中华民族的优秀传统道德文化传授给青少年，亦不愿违背良心苟活于日军残暴之下，加之百姓民不聊生的悲惨状况，最终毅然决然弃文从医。

从此，立志成医的吴惟康开始夜以继日地刻苦钻研《内经》《难经》《神农本草经》《伤寒论》《金匮要略》等医学经典，并且研习各家学说及内科、妇科、儿科等临床学科。同时，他还结合实践，细心观察并记录其他医生诊治之法，摸索治病救人之道。通过常年艰苦的努力，吴惟康终于在1940年正式悬壶于阿城县，开启了他业医救人的生涯。初出茅庐的他，在临床上已能独当一面。一次偶然的机会，吴惟康接诊了一名高热患儿，喉中痰鸣，气促息涌，鼻翼煽动，面热目赤，躁扰不宁，成欲惊之势。为阻止病情进一步发展，吴惟康经仔细辨证之后，大胆以清热镇惊汤加减治之。2日之后，患儿便热退身凉，脉静如初。此次牛刀小试坚定了吴惟康悬壶济世、以医建业的信心和决心，此后，吴惟康数起疑难沉疴，一时名噪乡里。

二、研修有道，临证不辍

20世纪40年代末，因工作需要，吴惟康迁至哈尔滨市坐堂行医，并担任黑龙江省卫生协会中医诊所所长。他白天管理诊所的日常工作，夜晚便留在诊所内学习其他坐堂老中医的处方，从中体悟中医的用药规律，博采众家之所长，补己之不足。这个时期的吴惟康，医学水平已经趋于成熟，但仍常常感叹"医学经典著作往往言简意赅而医理深奥，虽经背诵仍觉心中昧昧，不能彻通其理"。

一次在阅读报刊时他看到了恩格斯的一句话："不管自然科学家采取什么样的态度，他们还是得受哲学的支配"。当时的吴惟康豁然领悟到作为中医奠基之作的《内经》所建立的是一个以天地阴阳变化和五行生克制化为基础的"四时五脏阴阳"的结构系统，而其中的阴阳五行学说即是中医的哲学基础，体现了中国古代朴素唯物主义的内涵，又与辩证唯物主义有着密切的联系。因此，吴惟康逐渐转变传统研习中医理论的思路，开始研读中外哲学，尤其是关于朴素唯物主义和唯物辩证法的相关内容，并决心从哲学的角度出发，重新研读《内经》《伤寒论》等经典著作，他发现中医理论体系中无不贯穿着整体观、恒动观、矛盾观等唯物辩证法思想，并将其应用于中医的研习和临证之中，从而对中医经典的理解又百尺竿头更进了一步。这也是后来吴惟康一直强调"作为一个医生，不但要精通医理，而且要通达哲理，才能在医学上做出较大的贡献"的原因。

中医是一门实践智慧学，中医的理论来源于实践，对中医理论的认知亦离不开实践，不论是科研，还是教学，都离不开临床实践的指导。因此，吴惟康非常注重临床实践，他常言："学习经典，仅从书而始，至书而终，无异于把经典束之高阁，应放眼于临床"。吴惟康业医数十年，一直以行医救人为己任，兢兢业业，不曾怠惰，在长期的医疗实践中积累了丰富的临床经验，尤其是其对暴盲、灯笼病、小儿肺热等疑难杂病有深入的研究，并善于从《内经》《难经》等经典理论的角度，寻求治疗疾病的方法，取得了良好的临床疗效。

吴惟康常引清代学者戴震的名言"学有三难：淹博难，识断难，精审难"勉励自己，并且提醒自己做学问及践行临床要博采、兼收并蓄；要精审、深入研究；要有胆识，万不可臆断甚至误断。1956年，吴惟康在宾县青阳公社巡回医疗时曾遇见一位忽患暴盲的中年妇女，其家人不知所措，皆掩面而泣。他望其双目无光，思及此病多属实证，然观其大体又无腹满便闭，此非大承气汤证所云"目中不了了，睛不和"之证。亦没有肝火暴攻之象，于是，他悉问其病情，才了解到此女久病肺痨，服用抗肺痨药物效果不明显。且形体日渐羸瘦，时有干咳；闻其声低微，言语模糊；望其颜面虚浮而㿠白，舌淡无苔，脉微细数。《灵枢·决气》曰："气脱者，目不明。"又《难经·二十一难》曰："阴脱者目盲。"此患者正是一派气阴大亏之象，即投本事黄芪汤，其中人参、黄芪、熟地黄重用35克峻补气阴；乌梅、芍药、五味子敛气生津；天冬、麦冬滋阴；茯苓、甘草、生姜、大枣健脾益气。3剂过后患者复明。吴惟康指出，暴盲虽然来势急骤，病情复杂，有"外不伤乎轮廓，内不损乎瞳神，倏然盲而不见也"的病理特点，且实证居多。但是虚证如此女般亦有，所以诊治方向应从虚而始，此"目者，气血之宗也"，亏则目不明之要义也。可见，吴惟康治学治医多读多问，博览大书，精读小书，从前人之书中获取经验，运用于实践，信手拈来。尤其临证中遇到疑难杂症不知从何入手之时，如若平时厚积，便能在难处薄发，方寸不乱，游刃有余。朱熹有诗云："问渠哪得清如许，为有源头活水来。"《礼记》云："是故学然后知不足，教然后知困"，正是此意。

韩愈言："人生处万类，知识最为贤。"人生需要不断地学习，才能居近识远，处今知古。章学诚云："非识无以断其义，非才无以善其文，非学无以练其事。"治学治医亦是如此。吴惟康曾治一72岁男患，患者自诉病十余年，心中烦热，而且全身阵阵烘然而热，上冲牙齿，夜间尤甚，可是接触身体并不热，反略有凉感，每到夜晚难以入眠，大便稀薄，两胁胀痛感。屡次服用滋阴清热药没有明显好转，但每次服疏肝丸自觉舒适，其他症状未见起效。望其舌苔薄黄，舌质暗红，切其脉沉弦而数。师从吴惟康诸生云云，见此患症状，皆诊为肝阴虚内热，可一贯煎愈之，吴惟康处方为：柴胡、赤芍、桃仁、红花、川芎、生地黄、枳壳、桔梗、牛膝、当归、青皮、竹叶，2剂，水煎服。诸生见此方药，知非一贯煎，皆惊愕，百思不得其解，遂问之所以然，他笑曰："如阴虚为何滋阴药不解？盖非也，此证似肝肾阴虚内热，肝气不疏所致，但用药不效，必另有缘故。'身外凉，心里热，故名灯笼病，又称心里热。此病虚热者愈补愈瘀，实火者愈凉愈凝，可服三两剂活血方热便退去。'"该男患服药 2 剂症状大为好转，4 剂后证愈。吴惟康博学多识，勇于创新，能在平淡无奇、习以为常的事物中，发现不寻常的真理，实令人敬佩。

曾经有一个小儿发病 3 日，气急喘咳，鼻翼煽动，喉中痰鸣，手足躁扰不宁，面红目赤，壮热，舌质红，舌苔黄燥，脉洪数，成欲惊之势，证似白虎汤、麻杏石甘汤证，应清解实热。然而小儿稚阴稚阳之体，寒凉直折之剂恐伤正气，可是此小儿病势危急，容不得片刻思考，吴惟康虑此，为阻止病情进一步迅速发展，便投清热镇惊汤。此方载于《医宗金鉴·幼科心法要诀》中，原为小儿急惊风证而设，今用其退高热。然思及此方清热解毒之力不足，遂加入金银花、连翘、僵蚕、蝉蜕 4 味清热解毒、祛风解痉之品，名为加味清热镇惊汤。此小儿服用 2 剂之后，热退身凉，诸证愈。吴惟康认为，方中柴胡为祛邪热要药，黄芩清泻肺热，黄连、栀子清心热，龙胆草泻肝火，麦冬滋肺阴，生甘草和中、清热解毒，木通、茯苓利小便以清热解毒。共奏内清、外散之功，取效甚捷。孙真人说："读方三年，便谓天下无病可治，及治病三年，乃知天下无方可用。"《易经》云："穷则变，变则通，通则久。是以'自天佑之，吉无不利'。"他山之石可以攻玉，别水之址可以鉴形，一方多能，如若刻舟求剑，不知变通，则难以懂得中医之精华，便难以解决百姓之疾苦，因此中医组方疗病，贵在变通，不能墨守成规。

三、博采众长，推陈出新

1951 年东北人民政府卫生部王斌提出要改造中医，所有中医从业者均须进入哈尔滨市中医进修学校脱产学习西医课程。同年，吴惟康进入哈尔滨市中医进修学校深造，与当时的张琪、黄国昌、李西园、赵正元等成为第一批学员。1953 年吴惟康于哈尔滨市中医进修学校毕业。通过此次的学习，吴惟康认识到中医与西医各有长短，不可一言以蔽之，言中医墨守成规落后于西医，当今医者应当摒弃门户之见，正确对待中西医之别，临证之时不论中医、西医，灵活运用，只要能治好病、造福众生就是好的。同时，在对西医系统理论知识理解的基础之上，吴惟康对中医学理论的理解更加深入，并且逐步系统化、完善化，为日后大胆的创新理论奠定了坚实基础。

20 世纪 50 年代后期，为了促进祖国医学的传承和发展，国家和政府颁布了诸多关于中医的政策和法令，各大中医院校开始在全国范围内建立。此时的吴惟康凭借卓越的实力脱颖而出，进入了北京中医学院（现北京中医药大学）教学研究班深造 3 年。已近不惑之年的他，深深地感到身上肩负着中华人民共和国发展中医药事业的使命，更加如饥似渴地投入到中医理论与实践的研究当中，同时更加虚心请教老师、学友。就这样，吴惟康得到了当时北京多位名老中医的指点，医技大进，医理更明，治学思想渐成体系。

此时期的吴惟康多次获得进修研习的机会，获得了当时多位名医专家的指点。经过多年的积淀，有着扎实深厚中医学功底的吴惟康开始与各派医家的学术思想发生碰撞，他一边博采众长，扬长避短，择善而从；一边敢于突破自己，思想迸发，勇于创新，对历代医家的思想理论提出了很多独到见解，并且大力倡导"扩前人所已发，阐前人所未发"。尤其是他对"扶阳气法"的发挥，在开拓创新上提出了新的见解，并且还创造性地提出了"化瘀利水法"，在扩展中医治疗思想上有深远影响。

吴惟康在《简论祖国医学从<内经>以来的若干重大发展》一文中指出：祖国医学的理论体系，虽然早在《内经》时已经确立，但不能说完整无缺。如命门之说，《内经》中仅指目；而扁鹊在《难经》中指出左者为肾，右者为命门；至明代赵献可倡导命门为无形之火，寓两肾有形之中，为十二经之主；张介宾又提出命门为先天立命之门户，一身生化之原。自此之后，命门司先天元阳之说，在中医学界逐渐普及。再如痰涎一证，《内经》篇幅较少，论述不详；《金匮要略·痰饮咳嗽病脉证并治》论述水气为多，而非痰饮专论；后经陈无择、杨士瀛、黎民寿、史堪等发挥，各据经验，互为补充，对痰涎病的病机病候的认识，才不断得到提高。由此可知，吴惟康颇为重视对前人理论经验的扩充发挥，并指出扩前人之所发的学术内容愈多，愈加体现了祖国医学的更加充实和不断发展。所谓"前事不忘，后事之师"，研究祖国医学，只有认清了过往的来程，方能决定未来的去向。

孙一奎有云："医以通变称良，而执方则泥"。吴惟康根据《素问·生气通天论》中关于阳气对人体生命活动的重要性的论述："阳气者，若天与日，失其所则折寿而不彰。"提出阳气是人体生命活动的基本物质，具有抗御外邪、温养脏腑组织官窍、温通血脉、化津行汗等功能，是推动人体正常生理功能活动的原动力。同时，在其研究仲景之学时，发现"扶阳气法"在医书中体现颇多，且后世医家发挥者亦见不鲜，成为历代医家立法处方之重要法则。在前人的基础上，吴惟康明确指出"扶阳气法"主要包含两个方面的含义：一者，扶阳即保护、补养阳气，适用于感受寒邪及失治或误治导致阳气损伤的阳虚之证；二者，扶阳即通调、治理阳气，适用于寒邪、痰饮、水湿、瘀血等邪气阻遏阳气导致的阳气郁滞之证。因此，"扶阳气法"是针对机体阳气虚弱或阳气郁滞不通而设。又由于五脏各有阳气，所以又有扶助五脏阳气之别，而五脏之中与心、脾、肾关系最为密切。吴惟康根据《内经》阴阳理论，紧密结合临床实践，提出了温阳通痹法、温阳补肾利水法、升助阳气法、温经祛瘀安胎种子法和温扶心阳法等扶阳法则，临床应用广泛。

吴惟康在研习古籍时，善于总结、发现规律。其在读《千金翼方》时，发现 65 卷中，有 44 卷用利水药；《温病条辨》中，辛凉解表药的银翘散中也有竹叶、芦根等利水药，于是将其归纳整理并思考，总结出利水药的多种临床作用，将之广泛运用于瘀血证、外感热病、淋证、痹证、痰饮、水气、结石、下利、呕吐、咳喘等病证，利水排邪，给邪以出路，疗效显著，从而拓展了《金匮要略》中"血不利则为水"理论的治疗思路，并且明确提出了"化瘀利水法"这一治疗法则。吴惟康明确指出化瘀利水法实质上是活血化瘀法的一个分支。在现代中医学治法研究中，对与活血化瘀法相关的凉血化瘀、解毒化瘀、开窍化瘀、温阳化瘀、益阴化瘀、行气活血、活血通络、活血祛风等都有广泛研究和应用。吴惟康根据《金匮要略》中桂枝茯苓丸与当归芍药散的组方大法，创造性地提出了"化瘀利水"法，治疗了许多与瘀血相关的病证。又根据《金匮要略》中"血不利则为水"的理论，扩充了化瘀利水法的应用范围，将其广泛应用于肝硬化腹水、风湿性心脏病、慢性心力衰竭、冠心病等疾病的治疗。

吴惟康早年考察阴亏血崩之治疗，查阅历代医家之书，所用皆滋阴固涩止血之药，此亦有理，可临床效果只限于有效治标而非佳妙治本，他考虑到成方成法可以从师用，但能否从中找到一条捷径通往光明大道还需日积月累的思悟。中药治病，贵在配伍，如果选药得当，配伍得法，虽不用纯阴固涩之品，也可有滋阴止血的功效，中医学认为辛甘化阳，酸甘化阴，如酸甘之药相伍，既能益阴，又能止血。因为酸性能敛，甘性能收，即可治疗阴亏血崩。于是他自拟一方，即酸甘化阴止崩汤（救阴止崩汤）：当归 20 克，山药 25 克，龙眼肉 50 克，五味子 30 克，炒枣仁 15 克。方中当归、山药甘收；五味子、枣仁、龙眼肉酸涩；合之既能化阴生津，又能摄气止血，此乃标本兼顾之法。20 世纪 50 年代吴惟康将此方初试临床，竟然获得优良效果，根据已有经验，此方此法之意，可谓运用之妙哉！他认为治医者如将，常谓用药如用兵，如用兵者，同为三千甲士，可成不同阵容，精妙之处在于指挥。旷野厮杀，十万不足以御敌；悬崖栈道，一夫皆可当关，用药亦然。病者千变万化，无外乎遵循一理，如能掌握此规律，不将学过的方剂恪守，不杂投三千药物，必能出奇制胜。

吴惟康中医功底深厚，临床从师而不固守，灵活变通，积极探索新思维，对于治疗血崩、小儿肺热、哮喘等急危重病，以及紫癜、风湿性心脏病、充血性心力衰竭、三叉神经痛、输卵管积水、术后粘连等疑难杂病，常能准确识别病证，遵循一定理法，另辟新径，有的放矢，从而疗效显著。

四、教学相长，著书传薪

1959 年黑龙江省政府和中共黑龙江省委委派卫生厅厅长罗恕、副厅长高仲山等在黑龙江卫生干部进修学院的基础上创建了黑龙江中医学院（现黑龙江中医药大学）。吴惟康被正式聘任为黑龙江中医学院教师，他身体力行，躬身教学，先后讲授了《医史各家学说》《金匮要略》《中医内科学》等中医主干课程，并且非常重视对学生临床实践的指导，使学生理论与实践结合，学以致用。在多年的执教生涯中，吴惟康凭借深厚广博的知识底蕴和精湛的医术医德，授课深入浅出，旁征博引，举一反三，深受好评，为培养新时期黑龙江省中医骨干人才做出了重要贡献。1982 年吴惟康晋升为黑龙江中医学院金匮专业硕士研究生导师。此时的吴惟康已年逾花甲，但仍俭朴为本，廉洁奉公，博学多闻，恭谨谦和，未尝释卷，数十年如一日，奋战于临床教学第一线。他在系统地讲授中医主干课程的同时，因材施教，针对不同的学生采用不同的教育方式，弥补统一教学的不足。并且对学生无私地传授自己的临床经验，常常边临证边讲授，使学生受益匪浅。他常教导学生要"研经典，多读书，做临床"，要求学生做到"基础理论要扎实，四大经典要熟记，临证辨治要准确"，告诫学生不仅要学习中医基本理论知识，不断提高阅读古籍的能力，而且还要重视临床实践，紧密结合临床，只有多临证、多看病、敢处方，方能知己之不足，后乃可有的而放矢，事半功倍矣。

教学是直接经验的传授，而著书立论是间接经验的传承，并且能留于后辈，使后学者获益于此。因此，吴惟康在教学之余，还撰写了多篇关于自己临证心得的文章，编纂了《中国医学史简介》《中医各家学说及医案分析》《针灸各家学说》《医学史料笔记》等著作，意义重大。

吴惟康研习中医十分注重从源到流，所谓"以史为鉴"，学习中医亦是如此，只有了解了过去，才能更好地指导未来，因此吴惟康编纂了《中国医学史简介》，将中医学发展简史整理成册，以供后学者研习，颇具历史文献价值。吴惟康凭借对各家学说多年的研究及临床实践，编著了《中医各家学说及医案分析》，认为河间主火并非专事寒凉；从正治病，并非仅用汗吐下；东垣主脾，并非执于温补；丹溪疗疾，亦非泥于滋阴，私家并无偏执，而偏执在于不善于学诸家之人。正是这些像金元四大家的医者勇于创己之长，中医理论才得以完善化和系统化，中医学才得以发展。他常说："各家学说是中国医药学伟大宝库的重要组成部分，也是中医理论体系不断发展、不断丰富的反映。它是阐前人所已发、扩前人所未发的医学理论和实践经验的总结，是中国人民长期同疾病做斗争积累下来的具有悠久历史和内容丰富的文化遗产"。同时，吴惟康常提及临证中针药分家的时弊，在体现其治医治学的思想著作《针灸各家学说》一书中认为医家应既要用好针又要用好药，针药结合，相辅相成。吴惟康博览医学典籍，常感慨古医书多"论而不详，语而不畅，或存论而遗治，或有治而无方，或有方而无解，致令初学者难以深入，如同嚼蜡"，遂悉心研究各家书籍，博采前人精华，结合临床，参以己见，历经数番春秋，终于在 1984 年完成了《医药史料笔记选》的初稿。遗憾的是，一场火灾将其毁于一旦。此书虽然大部分被焚毁，但仍有零散篇章存留于世，散见于部分医学著作之中，如《北方医话》等。在仅存的篇章中，尤其是关于灯笼病、暴盲等疑难杂病，以及用清热镇惊汤加味治疗小儿急惊风、小儿肺热等的记载，值得后学者借鉴、学习，是龙江医派颇具特色的医学资源。

吴惟康品行高洁，谦逊好学，博采古今，熔经方、时方于一炉，不避劳苦，自奉甚俭，常念学与年俱进，终生治学不辍；每遇疑难重证，辄辗转筹思，查考书籍，直至想出为止，常以其精湛的医术，取得令人信服的疗效。他一生清廉，恪守礼仪，专注医道，即便在物欲横流的旧社会，他仍然保持出淤泥而不染的高尚情操，不攀附富贵、贪图荣华、同流合污，始终以业医救人为己任，卓然自立于杏林。与此同时，他也为培养中医人才呕心沥血，毫无保留地把他的心得、经验传授给学生，为祖国培养了一批又一批的中医人才，并且为后学树立了良好榜样，启发了深入研究的方向。吴惟康一生为振兴中医、为发展祖国医学不屈不挠的奋斗精神永远值得我们学习。时人称之为一代大家，实属当之无愧。

陈景河

陈景河是具有"国医楷模"称号的国家名老中医，一生热爱中医药事业，具有强烈的责任感和使命感，为发展中医药事业做出了突出贡献。陈景河于 1941 年悬壶于龙江一带，德艺双馨，名噪一方。曾任黑龙江省齐齐哈尔市联合中医院院长，齐齐哈尔市中医院院长、名誉院长。陈景河临床近 80 年，学识经验丰富，广治内、外、妇、儿各科疾病，主攻内科，擅治各种疑难杂症，尤对久病痼疾精心研究，并有独到见解。多年来在国家级刊物及国内、国际会议上发表论文 50 余篇，获国家专利 1 项，堪称龙江医派的代表医家。

一、博极医源，精勤不倦

（一）为济世活人立志学医

1917 年农历十月初四，陈景河出生于齐齐哈尔市一个普通的市民家庭。幼年就读私塾，熟诵《三字经》《百家姓》《千字文》等启蒙教育书籍，继读"四书五经"，旁览儒道杂家著作，丰富知识。1932 年，因家境贫困辍学，到天和鸿商店药品部学习工作，此时，对医学开始有所认识，并为学医奠定了基础。当时认为良医能济世活人，受人尊重，是一种高尚的职业，但庸医亦能杀人，误人性命，贻害不浅。学不学医在其脑海中尚举棋不定之际，父亲的挚友凌某对其给予点拨，对他讲医乃仁术，上可疗君亲之疾，下可救贫贱之厄，中可保身长全，以养其身，利国利民。陈景河受解惑破迷而识途，下定决心，为济世活人，离开商海，遂受业于当地名医其岳父贺绍武门下。

（二）为精究方术奋发苦读

贺绍武为当地知名中医，医德学识兼优，擅长内、外、妇、儿各科，治学严谨，诲人不倦，陈景河在其指导下，系统学习了中医的各门知识，包括《内经》《难经》《伤寒论》《金匮要略》《药物学》《方剂学》《脉学》《医宗金鉴》之内、外、妇、儿科及针灸、眼科、骨科等，还博览了各家名著。老师谆谆教诲陈景河读书要取其长处，化为己有，于不明白处必须苦读，读懂、读通，书读千遍，其义自见，方能达到医理贯通，日后临床，运用化裁，方能自如，少有贻误，才能受到医家、患者爱戴。在这种亲切的教导启示下，陈景河发奋学习，刻苦读书，朝夕披览，博学强记，对每部医书都孜孜研求，锲而不舍，从而打下了深厚的医学理论基础。这种不懈的学习精神从陈景河学医之始一直坚持至今，凡在家空闲时总是手不离卷，像唱诗班一样地诵读中医书籍。

在后一年的学习中，陈景河经常随师应诊，对病证诊断与理法方药运用得恰当与否，得到其师的指点，并深受业师嘉许，直至 1938 年学习期满。

（三）为提高技艺博采众长

经过 5 年的学习，陈景河掌握了一定的医学本领，遂独立行医于嫩水之滨的朱家坎。为了济世活人，他对每个求医者都尽心竭力地诊治，因疗效显著，患者日渐增多，曾治一老年眩晕患者，60 岁，病十余年，久治不愈，头晕发作时伴恶心呕吐，不敢睁眼，时好时犯，经服药 3 剂即告治愈，随访 2 年未再复发，为其当好医生树立了信心。但亦有些难治之病，疗效不佳，乃因经验不足所致。于是，应拜能者为师，当时有一位与陈景河在同一家药店行医的来自沈阳的名老中医王文友，医术高明。陈景河虚心向其求教，并拜其为师，从学三载，得其教诲与指点，受益匪浅。不仅使其在临床经验方面得以丰富和提高，特别在治学方法上，得到很大的进步。如书贵多读博览，取其精华，归己所用；温故知新，开拓创新；业精于勤而荒于嬉等，陈景河这些良好的治学和敬业精神，就是年轻时期在业师指导下形成的，并且始终坚持不渝。

此期，陈景河不但复习了过去所读之书，而且广收博览古今医家著作及医案、医话，如李东垣的《脾胃论》、王清任的《医林改错》、张锡纯的《医学衷中参西录》及叶天士、吴又可的温病学说等，使其医学理论与实践经验有了很大的飞跃，他体会到"书不熟读不能见真精神，书读得不多不能医理贯通"。1941 年，他迁至龙江县东大兴屯行医，深受欢迎，名噪一方，治愈了很多疑难杂症。如一骨结核穿孔患者，流脓水（中医称漏疮）已 7 年，几经医治不效，陈景河用阳和汤内服，局部下药捻，以蜈蚣、全蝎等配成药面，半年后将其治愈。又如，一新产妇，3 日腰痛不能动，并且腰以下不用，其脉浮大，舌苔边白中黄，辨为新产血虚汗出，风邪侵袭下焦，恶露不下所致，应从风治，当以汗法，唯恐解表而津伤，拟从血活风自散法，投以生化汤，1 剂，恶露已下，痛已大减，2 剂而痊愈。

（四）为成良才入学深造

通过跟师学习，向书本学习，在实践中学习，陈景河具备了扎实的中医理论基础知识和临床技能。1941 年，伪满洲国施行汉医考试，黑龙江省中医药讲习所招生，陈景河遂报名参加学习深造。授课业师皆为该省中西医名流，讲授中西医全部课程。此间，陈景河不但重温中医知识，而且系统地学习了西医知识，不仅使其中医知识得以巩固，亦对西医学知识有了初步认识，收获甚丰，毕业考试名列第三。毕业后，届期参加伪满州国举行的汉医考试，考区地点设在哈尔滨北新学校。黑龙江省只考上陈景河与讷河县张松岩、左嗣荣 3 人。全部考试合格者，由汉医考试委员会委员长植村秀一发授及格证书，用及格证书换发民生部的汉医认许证，从此，陈景河成为正式的中医师。

宝剑锋从磨砺出，梅花香自苦寒来。8 年的苦学，结出丰硕的成果，陈景河高兴的心情不言而喻。其妻曾回忆说，这以前陈景河有两个儿子都先后患病高热，于他外出学习时不治死去，恰逢陈景河考中归来时，仅剩一个女儿又在高热，与两个儿子患的是同样病，其妻心急如焚，恐再死去，不料，陈景河 3 剂药治愈，得到其岳父夸奖，其妻也为之高兴。

1945 年，祖国光复，陈景河一家从农村搬到了齐齐哈尔市城里。他开始在锦和昌药店坐堂行医，有机会结识当时齐齐哈尔市的名老中医，如韩星楼、王丽峰、张泽普、陶菊村等，陈景河视他们为师，虚心向他们学习请教，他们视陈景河为友，常在一起切磋医学，交流经验。这期间陈景河对疑难杂病的治疗积累了一定的经验，使他的医术水平有了很大的提高。

1948 年、1954 年，齐齐哈尔市分别组织了全体中医业余学习班和西医半脱产学习中医学习班（两年半），陈景河光荣地承担了讲课任务，并深得中、西医学员的一致好评和极高的赞誉。西学中班毕业时，他还受到黑龙江省西学中大会奖励并颁发了奖状，并在同年被任命为齐齐哈尔市卫生工作者协会副主任。教学相长，温故知新。通过教学，陈景河对很多问题有了新的见解和认识，深刻体验到医书越熟，见解越高，越能触类旁通，大有巧思绝伦、贯通融汇之感。

1958年，中央卫生部举办"中医教学研究班"，从全国中医考试中招生，陈景河被录取前去北京中医学院学习深造。学习期间，幸遇京都名医，受益良多。继后，又在《内经》教研室进修3个月，结识了著名医家任应秋、余无言等，并深得其教诲。经过此番学习，他对中医体系的科学性、系统性、实践性有了更进一步的认识，中医学术水平有了更精深的造诣，无论临床还是教学都得到了同行的高度评价。

二、治学严谨，精益求精

（一）不忽于细，必谨于微

陈景河的座右铭是"良相治国安邦，良医济世活人"。为真正成为济世活人的良医，他时时以此鞭策自己，经常反思自己所治疗的每一个成功和不效的病例，总结教训，以求更大的进步。如早年治一阳痿患者，其人自述有手淫习惯，初诊时其脉象沉细，辨为肾虚伤精，《内经》云："精不足者，补之以味"，故治以补肾敛精之法，兼以食饵疗法以补之。服药多日不效，后细细审之发现其脉虽沉细却还有力，悟出虚中夹实，相火妄动，乃因热而痿，遂拟以滋阴清热之法，以知柏地黄汤加肉桂治之而效，后再补肾，果以此法治愈。又如治疗一痨病（结核重症），视其虚弱太甚，当以补法，用药后不多天，患者即面现潮红，虚热益甚，后找出教训，痨病多阴虚，补阳药应慎用，而以益气养阴、补土生金之法获救。陈景河由此总结出：不忽于细，必谨于微，方不失为良医。为良相难，为良医亦难。医者，必须有仁心、仁术，才不愧称为良医，为患家所爱戴，否则，有再高明的医术，没有高尚的医德，亦不能称为良医。

（二）胆大心细，治病救人

在70年的医海生涯中，经陈景河治愈的患者不计其数，既有官宦豪门、领导阶层，亦有平民百姓、劳苦大众，有一般的头痛脑热，也有很多疑难重症，无论是何人何病，他都给予耐心细致的诊治，特别是别处久治不愈的病证，他总是潜心钻研，详细地询问病情，查阅书籍，想方设法为其治愈。如20世纪50年代初，在某部队当兵的一位患者，因癫痫反复发作，久治不愈，从部队转业，心情十分不好，无奈之下，经人介绍找到陈景河请求治疗，他一边劝慰患者解除心理压力，一边给予积极治疗，医患紧密配合，经过一年多的坚持服药，终于将其多年癫痫治愈，几十年未再复发，现为齐齐哈尔市某物资公司的总经理。患者非常感激陈景河，竟以兄长相称。

又如，1996年末，一家长背来一男孩，14岁，因服激素而体胖，但无力走路，头部疼痛剧烈，连及颈项，脊柱骨疼痛，不能前俯后仰，活动十分困难，而且视力很差。经询问，病已半年有余。曾在几家医院就诊和住院治疗不效，后在北京天坛医院住院，经磁共振（MR）和诱发电位等检查及4位著名神经内科专家会诊，诊断为"脱髓鞘病"。除用激素治疗外，别无他法，每逢感冒后，病情加重。其头项强痛且复视，左右眼视力分别为0.3和0.125，左右下肢的肌力分别为4度和1度，患儿及其家属十分焦急和痛苦。脱髓鞘病有很多表现，有些可治愈，恢复正常，有些不及时治疗，可导致失明和瘫痪，此患儿是视神经炎和脊髓神经炎的综合表现。陈景河详细检诊后，认为此患儿的病是可以治好的，使患儿和家长增强了信心。但须将激素逐渐停下，坚持中医治疗，遂根据中医"肾主骨生髓通于脑"的理论，辨其为肾虚髓海不足所致之脑转、耳鸣、胫酸、眩冒、目不明，给予补肾生髓佐以理气活血通络法治之。根据病情的各种变化，辨证加减用药，未停完激素时重在养阴，停完激素以后则重在补气壮阳，同时，重用大量活血化瘀及虫类药物。治疗 3 个多月，激素停下，诸症好转，但因感冒病情复发，又治疗半年多，到 1997 年 11 月，患儿能自行走路，并可提十几斤重物上 7 楼，一切症状消失，视力一眼恢复到 1.5，另一眼恢复到 1.2，再到天坛医院复查，脑磁共振等均无异常，又再巩固善后治疗月余，总计治疗约 1 年而告痊愈。患儿及其家属感激不尽。

　　陈景河治病用药的特点是胆大心细，辨证准确，主药功专量大，处方配伍精良，疗效确切。凡跟他一起学习、工作过的学生、医生都有同感。20 世纪 60 年代，陈景河长女陈素云正在黑龙江中医学院学习中医，恰逢三年自然灾害时期，须每年下乡劳动两次，那时其患有风湿性结节性红斑，病情不甚严重。1962 年 6 月，陈素云前往大顶山农场劳动，需要每天早起，到松花江里去摸鱼和蛤蜊。由于水凉，在水中停留时间长，劳动结束后，陈素云的结节性红斑复发非常严重，各关节红肿热痛，伴发大小不等的红而硬痛的结节，双下肢肿得发亮，膝关节不能弯曲，走路、上下楼、去厕所等都十分困难。曾在黑龙江中医学院附属医院住院治疗，因服用阿司匹林而呕吐严重不能进食，只好出院，改服中药。当时，黑龙江中医学院中许多都是陈景河的同仁或朋友，对陈素云的病都很关心，给予细心诊治。根据患病的表现，诸多老师都按风湿热辨证，服用的主要是清热利湿的药物，服药后一般很快消肿，但却觉得关节之间有种摩擦样的疼痛更是难忍，红斑新旧交替不断出现，虽经多方治疗月余不效，于是她带着沉重的病躯，乘火车每小时服 1 片安乃近止痛回到家里。陈景河便很快给陈素云开了中药治疗。开始服药时的反应与在学校时吃的中药一样，说明情况后，他思考一会儿，决定更换处方。用《金匮要略》中的桂枝芍药知母汤和乌头汤加减，重用乌头、附子。换药后，服过第一次药反应大不相同，有种昏昏欲睡的感觉，睡醒后，周身轻松，疼痛大减，继续服药，陈素云的病情迅速好转。仅服 9 剂药，肿痛皆消，唯有些陈旧红斑未消退。因开学在即，陈景河复配丸药 1 料，带回学校继续服用，以善其后。从此以后，陈素云的结节性红斑及关节炎再未复发，全家人都有种拨开乌云见晴天的感觉。陈景河治疗此病成功的关键在于治病必求其本，湿热乃为病之标，寒湿则为病之本，清利湿热虽能消肿，但未解决寒湿所致的气血瘀滞问题。乌头、附子均为大辛大热之品，散寒止痛疗效甚佳，因其有毒副作用，有些医生不敢重用。而陈景河贵在胆大心细敢用药，所以收到了他人收不到的效果，正所谓艺高人胆大，但这种胆大并非盲目用药，而是来自正确的、科学的辨证基础之上，以及其丰富的临床经验。如治头痛，川芎可用到 35～40 克，治疗尿道炎萹蓄可用到 50 克，治疗崩漏生椿皮可用到 60 克，治疗结核病猫爪草可用到 100 克等。这正是陈景河几十年勤奋读书、精心实践的结果。

三、励精图治，发展中医

　　1948 年末，陈景河辞去锦和昌坐堂医生之职，自己开设明明药局独立行医，治疗内、外、妇、儿各科疾病。而且他精通药物，无论饮片还是丸、散、膏、丹，都可自行炮制加工，在当时中医界也有一定名气和影响，特别是其良好的医德医风颇受患者的信任与敬重，因此，来求诊治的患者络绎不绝，药局的生意很是红火。

　　1952 年，政府号召中医联合，陈景河首先响应，主动组织几名中医，以自家的药局为基础稍加扩建，组建了齐齐哈尔第一中医联合诊所，于当年 5 月正式应诊。陈景河担任所长，明明药局的一切都是自家的私有财产，却无偿奉献给了集体。为了发展中医，他带领诊所同仁于同年 7 月开展了汤剂饮片剂型改革，首先制成中药水剂应用，方便了患者，提高了疗效，很受欢迎，为开拓中医药剂型改革的研究工作，迈出了可喜的第一步。但后因各地相继效仿，良莠不齐，卫生部为避免出问题而通令禁止，改革中断。1953 年，陈景河又组建了齐齐哈尔市联合中医院并任院长，进一步推动齐齐哈尔市中医走向联合。当时齐齐哈尔市先后组建了 12 个联合诊所，形势大好，陈景河不但负责医院的领导工作，而且还经常被邀请参加西医院的会诊，工作非常繁忙，他认为会诊是良好的学习机会，有助于提升自己的现代医学知识水平。1956 年，市里指示联合中医院归并于市中医院，陈景河曾先后担任门诊部及病房主任、技术院长和院长等职。陈景河在担任齐齐哈尔市中医院院长时，全面负责医院的医疗、教学及科研工作，身先士卒，带领全院医务人员为弘扬中医药事业做出了积极的贡献。尤其是运用现代的科研手段如血液流变仪、微循环诊断仪等，结合临床开展了中风预报和防治研究工作，研制了中风防治片，取得了很好的疗效。经随机抽样 530 例调查统计，与对照组比照，服药组无一例发生中风，而未服药组 20 例发生中风，两组差异非常显著（$P < 0.01$）。经药理实验研究证实中风防治片可以改善微循环，改善血液的浓、黏、聚、集即血液的高黏状态，改善缺血，因此，可以较好地防治中风。1964 年，为了发展中医工作，齐齐哈尔市成立了中医学会，陈景河被选为副理事长，后又任理事长直至退休。他积极组织全市中医药人员开展各种学术活动，互相交流经验，以促进中医药事业的发展和学术水平的提高。

学然后而知不足。通过学习和临床实践，陈景河进一步认识到中、西医各有所长也各有不足，应相互学习，取长补短，走中西医结合的道路。因此，他积极组织了全院的西医学习中医，中医学习现代医学知识，为中医院开展中西医结合工作奠定了良好的基础，被授予省、市"发扬祖国医药学"称号。1972 年齐齐哈尔市第三医院即中医院被评为全国 22 个典型之一，得到周总理的赞誉并提出齐齐哈尔市第三医院的经验可以提倡。

陈景河还积极开展了对人民健康危害极大的肝炎、肾炎的中医药治疗研究，其所总结的清利湿热、蠲除肝家病毒、护肝健脾法治疗肝炎及顾肾阳、利水气、通血脉、保元泻毒法治疗肾炎均取得了很好的疗效；而且对肝炎的治疗还输入了微机，建立了陈景河治疗肝炎的专家系统；对一些常见病如头痛、胃痛、眩晕及老年病等都进行了大量的观察和总结，其治疗经验均被载入"著名中医学家的学术经验"的各集中。并且，他对疑难杂症如白血病、发作性睡病、肝豆状核变性（HLD）及脂膜炎等疾病的中医辨证治疗作了认真的观察和研究。他运用清热解毒、育阴扶阳、活血化瘀法治疗白血病收效甚佳，延长了患者的生存期，提高了患者的生存质量，其中一例临床治愈；他运用活血化瘀、清利湿热法治愈发作性睡病的经验已于 1984 年由中医杂志英文版发表介绍到国外；对肝豆状核变性、脂膜炎等病的治疗经验均已形成论文发表。

四、呕心沥血，培养人才

陈景河做事向来认真、一丝不苟，从不敷衍塞责，特别重视培养优秀的中医药人才。1948 年，齐齐哈尔市组织全体中医业务学习班，以提高中医从业人员的学术水平，陈景河承担讲课任务。那时，他白天工作，夜晚讲课，回家时通常都是深夜，没有车，全是步行。他家当时生活并不富裕，上有老、下有小，没有条件加强营养，更没有得到充足的休息。学习班结束之后他便病倒了，咳嗽，先是痰中带血，继后是大口大口的咯血，有时一会儿便咯一痰缸新鲜血，同时还伴有发热、胸痛、盗汗、消瘦，已经不能起床，稍有动静就心悸得厉害，最终诊断为"肺结核空洞咯血"并伴发"结核性胸膜炎"，大约 1 年的时间，他的病才完全治愈。

联合中医院成立以后，很多名老中医聚集于此，有内、外、妇、儿、针灸、骨科等各科的专家，有的年事已高，继承这些老专家的特长是当务之急。于是，陈景河又组织了中医院的师带徒工作，并且带头培养年轻人。实践证明，这批老专家培养的继承人后来都成了中医药事业的骨干力量。师带徒是培养人才的一种方式，但培养的数量有限，为了更多地培养中医人才，陈景河在院党委的领导下，又在徒弟班的基础上办起了中医学校，组织资深的名老中医为其授课，也亲自参加讲课。作为一院之长，他不仅要出门诊、病房查房、院外会诊及在特诊室诊病，还要讲课，筹划院内的各种大小事情。不管是酷暑和严寒，不分节假日，每天都是早出晚归，几十年如一日，一直坚持到古稀之年。

在古稀之年，陈景河又被确定为首批全国老中医药专家学术经验继承工作指导老师和黑龙江中医学院的兼职教授，继续为培养中医药人才不懈地努力。陈景河培养学生时，对其严格要求，从基本功抓起，经常强调没有规矩不能成方圆，无论写字、处方、诊病还是做任何事情都要兢兢业业，一丝不苟。世界上有很多事情，无论要做成哪一件事情，没有认真的精神是做不成的。陈景河一辈子就是这样一步一个脚印走过来的，所以，也把这种精神传给了自己的学生。名师出高徒，如今，陈景河的许多学生都已成为主任医师和教授，有的已走上领导岗位，其中包括自己的子女陈素云、陈素玉、陈知行，以及徒弟于万贵、刘彬等。每当逢年过节学生前来看望含辛茹苦培养自己的老师时，他都会由衷地感到高兴和无比的欣慰，这些，正是陈景河一生辛勤耕耘的结果。

2006 年，国家中医药管理局授予他全国五名之一的"国医楷模"称号。2007 年 9 月在"中医中药中国行"活动期间，陈景河发起成立了"齐齐哈尔市中医药发展基金会"。"名老中医陈景河的临床经验、学术思想传承及研究"被国家科技部列为指令性项目。2008 年，被授予"齐齐哈尔市改革开放三十年突出贡献人物"称号。陈景河医术精湛，诲人不倦，直至 97 岁高龄时仍在中医药事业的最前线，每天都有省内外各地的患者慕名前来，为龙江医派，为中医药事业取得更大发展而贡献所有力量。

李景和

李景和，1917 年出生于黑龙江省克山县一个偏僻的农村。父亲是一位典型的中国农民，吃苦耐劳，而又不甘心忍受困苦生活的煎熬，把希望寄托在子女身上。尽管生活贫苦，还是送李景和去读了私塾。李景和 9 岁时，由于家境贫困，实在无力供他读书，只好让他去给雇主放猪，挣一口饭吃。又过了 2 年，他父亲四处奔走，终于送他到克山县"世光堂"当学徒。

"世光堂"是一位老中医开设的，只有老两口，无儿无女，对这个勤快能干的农村孩子李景和很喜欢。他开始是在那里做家务，工作之余，学一点认药、抓药。李景和深知找到当学徒的地方是极不容易的，所以他牢记父亲的叮嘱，手脚勤快，又处处留心，白天干了一天活，晚上就在灯光下学习医书。在老师的指导下，进步很快。转眼间在"世光堂"学徒 8 年了。1935 年克山县举行中医考试，李景和以优秀的成绩取得了中医合格证。1936 年，他便到老师在北京开设的"北安世光堂"行医。

中华人民共和国成立以后，李景和开设了"景和诊所"，生活一天天好起来，他的思想觉悟也逐年提高，他认识到，忙工作不但是为了个人的温饱，而更重要、更有价值的是为人民服务，为人民的健康服务，为国家的繁荣富强做贡献。

1953～1958 年，他和一些同行合办了联合诊所。1958 年转入了省地方病研究所，从事克山病的研究工作。二十几年来，他经常在农村、山区巡回医疗。先后在《黑龙江中医》和《黑龙江克山病研究汇编》上发表了《桂枝茯苓丸治疗慢性克山病临床观察》《甘草汤治疗心律不齐观察》《补阳还五汤治疗慢克合并脑栓塞十例》等 5 篇文章，对克山病的防治有着较深的体会。

李景和行医半个世纪，他时刻不忘党的恩情，为人民的健康做出了贡献，事业上做出了成绩，党和人民给了他很高的荣誉。他由中医师到主治中医师，1982 年又晋升为副主任医师。多次当选为县人大代表，北安市政协委员。

附 10 例慢型克山病中风症的治疗

一、对慢型克山病合并中风症的认识和治疗

病因：此病系慢型克山病之合并症，继于慢型克山病之后，约占慢型克山病的 4%。慢型克山病本为虚损积聚而成痨怯，其内因可分为七情、饮食、劳役之伤而致真元先亏，荣卫失度，腠理空虚，而致正气先衰，使外邪大有可乘之机。此刻一旦外受虚邪侵袭，则成中风。

对于中风之病因，《医彻》书中说得最为透彻，其曰："盖人身臂犹树也，人之四肢犹树之枝干也；人之七情五志犹天之疾风暴雨也，人之饥饱劳逸，犹树之日剥月削也，人之忧愁思虑犹树之虫蛀侵蚀也，人之恣欲不节犹树之斧斤砍伐也……即不待夫疾风暴雨而罔不倾仆矣。"

病机："风者百病之始，善行而数变"，风邪遇内虚之人乘虚而入，因亏虚程度、贼邪之深浅，其病有孰轻、孰重之别。内外二因皆备，贼邪深入而不泻，或左或右，深（夹口之经）则经筋偏急不调，故令口眼㖞斜。中其空虚之经络则为半身不遂，手足瘫痪，口眼㖞斜，肌肤不仁等症；真元大亏直中脏腑，则昏不识人，涎潮昏塞，舌强难言，或脱或闭。慢型克山病合并中风症，多为中其经络，故多有调方治之。

辨证：本病多为中经、中络之属，故其症以半身不遂、口眼㖞斜、肌肤不仁、颊内存食为主，亦兼有语言謇涩，神志不清之病情重者，其脉多为沉细，涩促结弱等象。慢型克山病属痨瘵，为真元耗损，极宜滋补，已无疑义，但其颧紫，唇青，癥积（肝或脾肿大），脉涩或结或促多兼中止，又为瘀滞之征，难以受补，又当疏达，中风之症乃属虚瘀相兼，贼邪稽留。

治疗：以补虚化瘀为主，一旦瘀滞疏通，气血充足，贼邪自去，此谓"扶正疾自除"。

《医林改错》中补阳还五汤当属此症之首选。其重用黄芪大补已亏之气，川芎、当归、赤芍补血而不滞，又取桃仁化瘀疏达之，尤其用地龙更为巧妙，专取其通经走窜之意。

该方补气血，通经化瘀，用于此症融洽至极，于临床中加人参以助黄芪之力，其收效更速。处方：黄芪 100 克，赤芍 10 克，川芎 10 克，西当归 20 克，地龙 10 克，桃仁 15 克，人参 5 克。水煎 2 次，每天 1 剂，连续服用。以上药量为成人量，小儿酌减。上肢瘫为主者加桂枝，下肢瘫为主者加牛膝、桑寄生，伴有失语者加钩藤、石菖蒲、远志。

二、一般资料的说明

（1）病例中 9 例为住院患者，1 例为家庭病床患者。

（2）男性 2 例，女性 8 例。

（3）12 岁以下者 6 例，30 岁以上者 4 例。

（4）症状：皆有半身不遂、口眼㖞斜、语言不利、颊内存食。2 例伴有神志不清、肌肤不仁，且皆与慢型克山病脉证并存。

（5）脉象与舌象相同的慢型克山病。

（6）偏瘫在右侧者 8 例，左侧者 2 例。

三、疗效判定标准

（1）痊愈：症状全部消失，面部及患肢恢复正常。

（2）显效：症状基本消失，面部及患侧尚有不适。

（3）好转：诸症有所好转，患肢活动不利。

（4）无效：经3个月治疗，症状毫无改善者。

四、治疗结果

10例患者中，平均服药24剂，全部患者皆收到满意疗效。由于患者急于出院，所以部分患者出院时残留有趾指活动欠佳，但于1年后随访观察，这些患者均较出院时好转，在这10例患者中，无一例无效者。有效率达100%，痊愈者达77.8%。

脉象及舌苔：因本病合并慢型克山病，而病方侧重于治疗中风，故对其脉象的改善不大。

五、病例简介

例一

魏某，女，30岁。平素健壮，1个月前某清晨，无任何诱因，自觉心跳、气短、胸痛，心中明显不适，恶心呕吐，吐黄绿水2次，四肢凉，咳吐血样痰。经当地医院治疗，浮肿消，但此后病情日益加重，入院前10天，突然偏瘫，来本所就诊，西医诊断为"慢型克山病合并脑栓塞"，经用洋地黄治疗，心力衰竭被控制，但其脑栓塞诸症无好转，转用中药治疗。现症状：心悸、气短、咳嗽，胸痛，右侧肢体瘫痪1月余，肌肉略有枯痿，口眼㖞斜，口角流涎，语言不利，颊内存食，面色㿠白，两颧暗赤，口唇淡红，神志清晰。舌尖红无苔，脉细数无力。中医辨证：真元气衰，血气耗伤，痰血内阻，偶感虚邪所致。治宜重补气血，化瘀通经。处方：补阳还五汤另入人参5克，每天1剂煎服。

7天后，诸症大减，已能蹒跚行走，3天后，咳嗽、胸痛、颊内存食、口角流涎已消失，患侧肌肉有力，可如常伸握、行走。唯于笑时口角㖞斜。心悸气短亦大为好转。面色仍㿠白，脉浮而无力。于6月10日自动出院，1年后随访观察，患者一切如常人。

例二

杨某，女，12岁，1980年2月3日初诊。患者平素健康，于1月22日开始腹痛，呕吐，烦躁不安，经当地医生处置而无效。咳嗽，肢凉，呼吸困难，经抢救后脱险，但仍卧床不起。7日后晨起，突然右肢瘫痪，发凉，而来本所诊治。现症状：腹痛，呕吐已12天，右侧肢体痿废，口眼㖞斜，语言謇涩，咳嗽，心悸气短，脉浮结无力，舌质淡无苔，给予胸透及心电图等检查，西医诊断为"亚急型克山病合并脑左侧栓塞"。中医辨证：脉浮为血虚，脉结为血气凝滞，六脉无力者为真元大亏，此为虚瘀相杂，根本不固。治宜固本补虚化瘀通经。处方：补阳还五汤加人参、钩藤、石菖蒲、远志。

服药6剂后右上肢稍能上举，下肢仍不能动，余症已愈。此后又连服7剂，下肢亦稍可伸屈。此后共服此方45剂，诸症消失，动作自如，唯握力欠佳，2个月后出院，1年后追踪观察，一切如常人。

六、总结

（1）本文阐明了以补阳还五汤为主方，治疗10例慢型克山病合并中风的效果观察。

（2）观察证明，该方对成人效果明显而迅速，儿童效果缓慢。

（3）补阳还五汤中加人参，价格昂贵，不便于推广，可用党参代替，但一定要重用黄芪。

（4）治疗中发现对心悸、气短之慢性克山病症状亦有改善，并结合慢型克山病之瘀血证，对今后采用化瘀方药治疗的研究亦有所提示。

（5）补阳还五汤也可在辨证基础上应用于其他中风或中风后遗症之患者。

黄国昌

黄国昌，男，1920年10月出生于黑龙江省双城县三姓屯，4岁时随父母移居兰西县。15岁随师张云汉在私塾读中医书籍，勤奋好学。他在自传中曾写道："我出生在旧社会，因为家贫就业困难被迫走上学医之路，学习是刻苦用功的，常常是鸡鸣即起，背诵医书，业师指导和要求是严格的，要求除基础医学及临床医学熟读外，对经典亦需熟读。"所以这一时期对《内经知要》《伤寒论》《金匮要略》《温病条辨》等经典中的诸多条文能熟读背诵。尽管当时他对这些经典体会不深，更多的是死记硬背，囫囵吞枣，但这为他后来的从医生涯奠定了牢固的理论基础。1936年，黄国昌听闻杨辅震精研岐黄，临床经验丰富，遂投其门下学徒8年，尽得其传。

1941年黄国昌参加哈尔滨市汉医学讲习会，系统学习了中医基础医学及中医经典著作，也接触了一些现代医学知识。同年参加伪满第一次汉医学考试，取得了开业行医的资格。1944年黄国昌悬壶应诊，开办个体诊所。1951年，他又牵头组织兰西县医界同仁，创建了中西医联合诊所，自任所长，开创了兰西县采用中西医结合方法治疗疾病的先河。1954年黄国昌任兰西县中医院技术院长之职，并当选为县人民代表大会代表、县人民委员会委员。1956年黄国昌到黑龙江省中医进修学校学习，成绩优异。这次进修中，他除中医基础理论和经典著作知识有所提高外，又对中医各家学说有了新认识，产生了浓厚兴趣，认为学派是中医历史长河中各时期结下的丰硕成果，他曾说："这些知识都成为我吸收（中医理论和经验）营养的丰实物质基础。"由于他学习成绩优异，进修结业时被调转到祖国医药研究所工作，因为兰西县中医院人才匮乏，兰西县委不同意调转，于是他放弃了这次工作调动。1956年兰西县中医院与县医院合并后，临床中应用中西医结合疗法较多，因此在这期间黄国昌又提高了用现代医学手段检查和诊治疾病的能力，并且在对青年中医和西学中学员的培养中提高了学术水平和任课能力。

1960年兰西境内流行传染性肝炎，患者众多，黄国昌曾参与防治肝炎的工作，积累了丰富的防治传染性肝炎的经验。在此期间还在《哈尔滨中医》上发表治疗肝炎的学术论文，还有一些典型病例被收录在《北疆名医》一书中。黄国昌在多年行医过程中治疗了大量肝炎患者，积累了丰富的临证经验，其后临床中仍以治疗肝炎、肝硬化腹水和急慢性肾炎为多。1965年，黄国昌当选第六届县人民代表大会代表。1979年5月，59岁的黄国昌重新组建兰西中医院，亲任院长，并坚持出诊。1980～1981年曾在省卫生局成立的中医进修班做教学工作。1986年，黄国昌从医院院长岗位上退休，再次开办了个人诊所，这一年他还在兰西县黑龙江省中医药职工进修学校为学生讲课。1999年7月黄国昌病逝于兰西县城，享年79岁，他身后共有6个子女，现有3人从医。

黄国昌医术精良，从业40余年，多在疑难疾病上用功，经验丰富，擅长治疗慢性肝炎、肝硬化腹水及崩漏、滑胎、恶阻等妇科疾病和一些内科疾病。他在学术上和临床医疗中都有自己鲜明独到的学术观点和经验。

一、对仲景《伤寒论》的认识

黄国昌对《伤寒论》推崇备至，认为仲景乃医之圣也，学中医若不学《伤寒论》，中医基础理论就不能巩固，犹如水之无源、木之无本。他认为《伤寒论》中所言伤寒绝非专指外感寒邪的狭义伤寒，而是外感热病的总称，其指导意义是深远的，超越了外感热病的范畴，开创了中医学术中理法方药的先河，是八纲辨证和六经辨证的准绳。黄国昌认为温病是在《伤寒论》的基础上发展起来的，《伤寒论》是源，温病学是流，温病学是《伤寒论》的延长和继续，可补《伤寒论》治疗外感热病的不足，是中医学在对外感热病的治疗上的渐臻完善。

二、治疗病毒性肝炎的理论与经验

黄国昌认为病毒性肝炎的病因是湿热疫毒，病机是正气虚损，湿热疫毒之邪留恋机体。在发病急性期人体正气尚足，治疗上应以清热解毒、化湿祛邪为主。若病邪在体内羁留日久，势必耗伤人体正气，呈现虚实相兼或正虚邪恋的复杂病情。所以对慢性病毒性肝炎的治疗原则是扶正祛邪，强调益脾补肾的重要性。具体方法有健脾益气扶正祛邪法、补肾扶正祛邪法，并指出化湿、清热、养阴都不宜太过，以防损伤正气。应在诊疗中注意保护人体正气，他认为正气充沛则抗病力强，减少疾病发生，病亦易愈，损伤正气则易患疾病或病难治愈。他主张在治疗慢性病毒性肝炎病久不愈者时，应首先判断患者是否存在正气亏虚，若存在正虚，当使用扶正之法并坚持下去，直至治愈为止。他在治疗肝硬化腹水过程中，在患者正虚不堪攻下，而不攻邪则邪无出路的复杂病情中，应用健脾益气为主，兼以祛邪的攻补兼施方法。

三、主张中医医生要学习现代医学知识

黄国昌主张，作为中医，除有牢固的中医基础和谙熟的中医经典知识之外，还要学习现代医学知识。他认为中医学是祖国文化遗产的精髓，长于脏腑辨证及整体思维，但受历史条件所限，其发展还存在一些弱点，如疏于人体解剖，缺少诊察工具，因此应当学习现代医学知识以补其不足，使现代诊察手段为中医所用，吸取现代科学营养以充实中医学术自身之建设，这是中医之责任。

金文华

金文华，生于1920年。父亲自开印刷作坊，7岁时家中生活衰败，这时正值日本侵占东北进驻吉林，父亲作坊倒闭，过着朝不保夕的生活。他8岁进入吉林省立模范小学读书，1934年7月毕业，后因家境贫困，而被停学。父亲托老友金福臣介绍他到吉林成德堂高大夫那里做学徒。1935年2月到哈尔滨高仲山诊所当学徒，在高仲山老师的教导下，他爱上了祖国医学。经过6年的刻苦学习和老师的精心指导，使他全面掌握了祖国医学的精华，并且熟读了几部经典著作，为今后的临床工作打下了良好的基础。1941年初开始行医，业务上逐渐有了起色，经过多年的理论充实和临床实践，使他逐步累积了不少经验。曾撰写"伤寒时疫"相关文章如下：

业师高仲山说："伤寒里包括万病，万病里仅有伤寒。"这显然说明：感冒是万病之源，中医对伤寒时疫辨证性强，临床如不得法，常导致变异多端，轻则疾苦绵绵，重则危及生命，必须审因

辨证治之。

张景岳说："伤风之病本由外感，但邪甚而深者遍传经络即为伤寒，邪轻而浅者只犯皮毛即为伤风。"

祖国医学对流行性传染病，常称"时疫"，如巢元方说："时行病是春时应暖而反寒，夏时应热而反冷，秋时应凉而反热，冬时应寒而反温，非其时而有其气，是一岁之中，病无长少，率相似者，此则时之气也"，瘟疫学家吴又可说："一岁之中长幼之病多相似者，此时行之气也。"可见中医对伤寒感冒流行时疫的防治，古人极为重视。

中医对伤寒时疫的辨证，常因人因证而异，如温邪类感冒。

（1）普通感冒：症见发热畏寒，头痛项强，身痛无汗，苔薄白，脉浮数。

治以清解表邪法，药用双花、连翘、云苓、桔梗、柴胡、羌活、独活、川芎、薄荷、甘草、枳壳、鲜姜，水煎热服取汗。

此方系朱肱的败毒散加减而成，在临床屡试屡验，如体虚者加人参，名人参败毒散。

（2）伤风（上呼吸道感染）：症见头微痛，鼻塞流涕，声重不畅，身倦不适，舌脉正常。

治以疏散风邪法，药用紫苏叶、黄芩、鲜姜，沸水冲泡，代茶热饮。

上感伤风是鼻感冒，不宜轻视，如失治风寒化热，化火而生他变，亦不可妄投发汗或苦寒之品，以免引邪入内，变为坏症。

（3）肺热感冒：症见发热畏冷，头晕身痛，咳嗽痰稠，咳痰不畅，苔薄白，舌微燥，脉浮而数。

治以清肺解表法，银翘前胡汤（自拟），药用双（金银）花、连翘、前胡、柴胡、薄荷、玄参、麦冬、知母、蜜杷叶、桔梗、甘草，水煎服。

（4）肺阴虚感冒：症见发热畏冷，头晕体痛，口干，咽喉肿痛，便干，苔黄干，舌红，脉沉浮。

治以养阴清降法，药用生地、生芍、丹皮、元参、麦冬、贝母、薄荷、金银花、连翘、大黄、甘草，水煎热服。

此方系养阴清肺汤加金银花、连翘，以养阴为主，仲景说："阴虚家不可发汗"，故佐金银花、连翘辛凉清解，由阴虚而导致便燥，加大黄以泻热而救阴，此证如见大渴者，可加石膏以清肃气分之热。

（5）妊娠感冒：妊娠之后复感寒凉，头疼体痛，腰酸痛，或咳或呕，苔薄白，脉浮滑数。

治以安胎解表法，药用当归、枳壳、川芎、厚朴、炙草、白芍、艾炭、菟丝子、川羌、柴胡、荆芥、黄芪、鲜姜，水煎温服。

此系验方，有养血安胎之功，加鲜姜佐以辛散之力，则养血安胎，补正驱邪之效俱有。

（6）感冒兼泄泻（胃肠型感冒）：证由湿热阻于肠道，外感寒凉，寒热相搏，发热恶寒，头痛体痛，腹痛下坠，便下黏滞，苔白腻，脉滑数。

治以导滞解表法，药用当归、白芍、枳壳、木香、黄连、黄芩、榔片、焦楂、鲜姜，水煎温服。

此方系张洁古芍药汤化裁而成，表里双解，如表解而里滞不除者，可去姜加大黄即效。

（7）气滞感冒：素有肝瘀，时轻时重，摄生不慎，又感寒凉，症见头痛体痛，发热畏冷，呕恶不食，胸胀气促，胀闷不舒，颜面暗青，舌暗苔白，脉弦紧。

治以理气解表法，药用厚朴、茅术、陈皮、柴胡、香附、紫蔻、枳壳、鲜姜、羌活、乌药、甘草，水煎温服。

此方系平胃散加理气之品，佐以鲜姜、羌活可达散寒解表之效，尤有柴胡一味，有表里并行之力，使邪祛而气畅，诸证自愈。

总之感冒一证，变化甚多，辨证须细，在此不一一赘述，另外对感冒后遗症及感冒传经之辨证也不可不慎。《内经》说："邪之所凑，其气必虚"，故感冒常表邪虽解而里证未已，医者处理此阶段，切不可粗枝大叶，而导致余灾丛生，虚赢难愈，切记临床慎哉!

如临床曾治一患，女，24岁，因感冒而求，经用银翘散1剂而解，2日后又来就诊，言周身关节重痛，皮肤瘙痒但不恶风寒，并见腹痛，肠鸣下利，小溲不畅，诊其脉象浮滑，观其舌苔白腻，舌质不红，显然证无热邪，其感冒虽解，但风湿未去，风湿相搏，邪伤脾家所致，乃选加减五苓散治之，连服3剂而愈，本方为五苓散，去猪苓以缓其利尿之力，加防风增其疏风之能，佐羌活以燥湿驱邪，加薏米以健脾而化湿邪，枳壳和中益脾，共奏补正驱邪，宣化风湿之效，则病邪不得为患，而诸证除矣!

胡青山

胡青山，1921年生于黑龙江省双城县，幼时从父学医，并在当地私塾念书10年。1957年进入黑龙江省中医进修学校深造。1958年黑龙江中医学院建校时受聘任教，从事教学、科研、医疗工作后，曾至南京中医学院进修温病。后为黑龙江中医药大学温病教研室创始人、第一任温病教研室主任，兼内科病房副主任。在工作期间，曾获省级科研成果三等奖，两次获评哈尔滨市劳动模范。胡青山自1939年业医，期间又几次师从名家，于医道浸淫一生，在临床各科均有着许多实用且独特的临证经验。

一、谨遵古法，知常达变，善治湿温，效如桴鼓

湿温病为外感病中一类，早在《难经·五十八难》就有云："伤寒有五，有中风，有伤寒，有热病，有温病，有湿温"，后世有关湿邪致病有颇多见解。胡青山师宗《素问》病机十九条，参看李杲《脾胃论》、叶桂《温热论》《临证指南医案》、薛雪《湿热条辨》等篇，结合自己多年临床经验，仍谨守"诸湿肿满，皆属于脾""太阴内伤，湿饮停聚，客邪再至，内外相引，故病湿热"之病机，依从古法古方，临证灵活加减，治疗成效卓著。胡青山认为湿温是温病的一大类，临床上辨其湿与热孰轻孰重，病理上必须考虑到胃与脾的一升一降、一阴一阳、一燥一湿生理功能上的对立统一。湿温病的本质是湿与热相混，阴湿与阳热交织，而脾与胃的生理功能又和阴湿与阳热相互对应。在治疗上既要针对湿与热，又要兼顾脾与胃，运方遣药时慎用苦寒清热的芩连等药，避其苦寒伤胃及化燥伤阴之弊；慎用利而伤正药如木通、防己、泽泻等，选用甘淡渗湿之品如滑石、竹叶、薏苡仁、通草、芦根等，使之利湿而不伤正气，又有清热之功。以下略举两例。

例一

刘某，35岁，农民，1978年9月1日初诊。3天来发热达39℃，午后热重。身重头痛，恶寒，两下肢沉重尤甚，胸中痞闷，口不渴，其面垢如油，小便黄，舌苔黄白而腻，脉濡缓。诊为湿温（湿邪偏重）。处方：三仁汤化裁。杏仁15克，白蔻仁15克，半夏15克，生薏苡仁50克，白通草15克，厚朴15克，滑石50克，竹叶15克，每天1剂，水煎服。3剂热退而愈。

本例精华在于辨证明确，用药直中标的。发热为临床常见症状，但发热之因确非一端，有内伤、外感之分，外感发热中可有诸多外感病因之别，故中医辨发热，除在体温高低，更重伴随症状，即审证求因，而后审因论治。此案中但见发热恶寒3日，但其发热有午后热甚之特点，故当首辨其当

属外感发热还是内伤阴虚发热；阴虚发热虽有午后热甚特点，但多病势缠绵，必见骨蒸潮热、五心烦热等症。本案患者则伴见身重头痛、下肢沉重、胸痞不渴、小便色黄，苔腻之象，胡青山辨为湿温之湿重于热症，以三仁汤治之。他认为本案为湿温初起，虽有表证，只宜芳香宣透，且虽有热象，不宜过用寒凉，以免冰伏湿邪。

湿温午后身热较甚，与虚劳的午后潮热相似，但与阴虚有别，切记滋润养阴，误用则恋湿不去。湿温虽有中满不饥等证，但非食积停滞，误用泻下则损伤脾阳，反易使湿邪下注而成洞泄。此即吴鞠通《温病条辨》中提到的湿温初起之禁忌，后人临证当慎之。

例二

徐某，男，12岁。病初发热恶寒，周身酸痛，胸脘痞闷，恶心呕吐。在他处服用方剂月余，其病益甚。诊时病见面如油蒙，汗出黏腻，时而神昏谵语，问话不应，撬齿看苔，苔垢而黏，舌质红，脉略滑数，体温38.5℃。此证属湿热酿痰，蒙蔽心包。治以芳香化浊，开窍醒神。处方：菖蒲郁金汤。石菖蒲15克，郁金15克，栀子15克，连翘40克，菊花15克，竹叶10克，滑石50克，牡丹皮20克，牛蒡子15克，生姜3片。急煎冲服玉枢丹5克。服药2剂后神清热减，7剂后诸症均减，后以他药调理而愈。

本案病情深重，持续发热月余，延至胡青山处已见神昏谵语、问话不应，若不及时恰当治疗，实属危矣。胡青山依身热不甚，神昏谵语间有清醒之时，苔腻脉滑，辨为湿热酿痰，蒙蔽心包之证，以菖蒲郁金汤合玉枢丹治之，2剂取效，7剂渐愈。本案关键亦在辨证准确，湿热酿痰蒙蔽心包之神昏谵语当与热闭心包证所见神昏谵妄不休或昏聩不语相鉴别，前者时有清醒、苔腻脉滑，后者肢厥灼热、舌绛无苔。若误予清心开窍之剂，则反有凉遏湿邪之弊，故临证当慎之又慎。

上述两例可窥见胡青山对湿温的如下治疗经验：

（1）重视湿温与脾胃的关系：脾本阴多阳少，胃本阳多阴少，配合为表里。在正常情况下，互相为用，以运化水谷而生精微供养全身。一旦脾湿太过，或外湿侵袭，则湿病作矣。

（2）湿温之治疗当辨湿与热之孰轻孰重，分别对待。若湿重于热则治以温阳化湿、健脾燥湿，且善用风药祛湿；若湿邪过盛，而虽有阳气受损之象，但也当谨遵叶天士"温阳不在通，而在利小便"之法，如临床常见水气病患者，虽高度浮肿，急以大剂淡渗利水，则水肿消退，阳气自复；若湿热并重或湿热互结，则该法皆不可用之，而当以祛湿清热并重之法治之。

（3）在具体用药方面，胡青山认为祛湿药物剂量宜大不宜小：一般每味药应在20～50克，否则不足以祛湿，这与湿邪重浊黏腻难以尽去之特性有关。又湿热互结之时，虽苦寒之品清热燥湿，但当顾及其既有清热之功，又有苦寒伤胃、冰伏湿邪之弊。故多选用既甘淡渗湿，又具清热之功的滑石、通草、茯苓、薏苡仁之类，使邪去而又无伤正之弊。

二、举一反三，融会贯通，内伤疑难，经验传世

胡青山除从事温病教学、研究、临床之外，对各种内伤疑难杂症辨证治疗也颇有心得，并屡见奇效。

（一）虚劳血枯（慢性再生障碍性贫血）

张某，男，50岁，干部。入院前在哈尔滨市省级西医院确诊为"慢性再生障碍性贫血"，经用中西药、输血等治疗8年，效果不显。入院时患者表现：面色苍白，周身乏力，纳呆，腰膝酸软，

四肢不温，舌质淡苔薄白，脉沉细。血常规：血红蛋白（HB）30g/L，红细胞（RBC）$1.25×10^{12}$/L，白细胞（WBC）$1.24×10^9$/L，中性分叶 0.34，淋巴 0.66，血小板（PLT）$34×10^9$/L，网织红细胞（Rtc）0.5%。辨证为肾阳虚型。拟补肾助阳，益气补血法。处方：用贫血 10 号（病房科研协定处方）。红参、山药、熟地黄、牡丹皮、山萸肉、蛤蚧、海马、鹿鞭、狗肾、白芍、泽泻、枸杞、菊花、怀牛膝、鹿茸、驴肾、五味子、鸡血藤、淫羊藿、砂仁。以上诸药配制 15 克蜜丸，按病情需要每天 1～2 丸，1 天 3 次，口服。

配合输血治疗 1 年后，自觉精神较好，体力基本恢复，血红蛋白已达 100g/L，血小板 $90×10^9$/L，好转出院。出院后继续服贫血 10 号，每次 1 丸，每天服 3 次，半年后血红蛋白 120g/L，血小板 $100×10^9$/L，基本痊愈。

胡青山对血液病的临床与研究也持续 20 余年，尤以研究虚劳血枯（西医诊断的慢性再生障碍性贫血）为主。他根据《内经》营注溪谷，入骨与肾精合为血的相关论述，提出了慢性再生障碍性贫血病变重在心与肾，病理基础是肾虚的理论。并将慢性再生障碍性贫血分为肾阴虚、肾阴阳两虚、肾阳虚三型，将慢性再生障碍性贫血的出血与发热作为其兼症处理，这样大大简化了繁杂的分型，提高了临床疗效。胡青山在对慢性再生障碍性贫血 20 年的研究中总结出慢性再生障碍性贫血顺证的发病规律：病初以肾阴虚型者居多，后逐渐可发展至肾阴阳两虚，最后发展为肾阳虚型。因慢性再生障碍性贫血一旦发病，短时间内不论是否干预治疗，都难以挽回疾病恶化之趋势，慢性再生障碍性贫血的治疗是一场救亡战、持久战。临床上不论是否经过治疗，病机未按此规律发展的患者，即为逆证，表现为兼症严重，出血、发热常难以控制。如见患者经治疗诱导，能按上述规律转化者，其出血和感染性发热的倾向多半少而轻，临床上有缓解和治愈的可能。反之则兼症多而重，治疗棘手，病程较长。针对上述分型，胡青山拟定了 3 张方剂，在临床实践中发现，滋补肾阴的药物对其兼症的治疗起重要作用，能促进向肾阳虚转化。而补肾助阳的药物能刺激骨髓造血，改善贫血的状态。慢性再生障碍性贫血一病，中西医均极难治愈，其虚损深在肾，且有先天因素。由胡青山经验可见，临床证型发展和各阶段治疗重点，并不是线性的。所以他据多年临床一线工作所见所闻，结合中医"阳亏易补，阴损难调"的前人经验，在治则上，当无法直接达到"治好病"的目的时，则灵活处理为首选"治得更好治"。胡青山在慢性再生障碍性贫血这一绝症中，以中医理论为武器，结合临床实践，找到了绝症中的可治之型，并尽量诱导其不可治之证向顺证转化，是内伤杂病治之如相，不见功而其功莫大，从理法上独辟蹊径，极大地提高了慢性再生障碍性贫血的中医临床疗效。

（二）黄芪桂枝五物汤加减治疗痿证

1. 原发性脑萎缩

薛某，女，45 岁，1974 年 3 月 21 日入院。患者于 1970 年上半年开始，无明显原因出现头痛、头晕、健忘，并逐渐加重。到 1971 年健忘更加严重。曾拍头颅平片，做脑电图等未见异常。继之周身乏力加重，吃饭时手无力拿起筷子，蹲下站不起来。在 1973 年自觉有死亡恐怖感，当时脉搏极弱，血压 60/30mmHg，意识丧失，经几个小时的抢救才清醒，并被送入某院住院治疗，经气脑造影、脑电图（EEG）、超声波、脑脊液（CSF）等项检查，诊断为"原发性脑萎缩"。造影后患者高热 40℃、昏迷，经治疗后意识才清醒，但全身瘫痪明显加重，颈部不能转动，呼吸困难，此间出现大呕血，输血 300 毫升，未查明呕血原因，因治疗效果不显而出院，6 天后入我院内科住院治疗。患者自觉四肢无力、肌肉疲劳、头昏健忘、气短、大便难，舌质淡红，脉弱。中医诊断：痿证（气血亏虚型）。处方：黄芪桂枝五物汤加减。黄芪 150 克，白芍 50 克，何首乌 35 克，生姜

10 克，当归 20 克，鸡血藤 20 克，牛膝 20 克，大枣 10 枚。水煎服，每天 1 剂。

经过 1 个月的治疗，患者双手能扶墙走路，2 个月后能扶持上、下楼，半年后症状基本消失，活动如常。除肌肉有轻度萎缩及左足、右手拇指感觉稍差外，其他均恢复正常。于 1974 年 10 月 12 日基本痊愈出院。1977 年 5 月信访得知，出院后 2 年多，病情稳定。

本例可见中医中药之可贵，或许可说中药不过是纠正了西医治疗过程中对患者的创伤（如患者经气脑造影后的高热、大呕血），而非治疗了患者的"原发性脑萎缩"。但与西医治疗的互补，正是中医的价值所在。

2. 急性脊髓炎

郭某，男，27 岁，1975 年 12 月 20 日入院。患者平素体健，偶在一次灭火中，全身被冷水浸透，脚和靴子冻在一起，长达 6 小时之久。次日突发高热、胸背痛、双下肢麻木乏力、二便溏，就诊某医院，诊断为"双下肢瘫痪（急性脊髓炎）"，经 2 个月治疗，效果不显，来我院住院治疗。入院证候：下肢痿软不用，有轻度浮肿，感觉消失，二便失禁。脉缓滑，舌苔白腻。诊断：痿证（脾肾阳虚）。治宜益气温经，补肾通络。初用利湿通络法治疗 2 周不效，而改用上法治疗，方用黄芪桂枝五物汤加减。处方：黄芪 100 克，桂枝 20 克，白芍 25 克，山萸肉 30 克，何首乌 50 克，鸡血藤 25 克，巴戟天 15 克，生姜 10 克，大枣 10 枚。水煎服，每天 1 剂。

服上方 4 个月后，患者基本痊愈，二便正常，生活可自理，并能坚持正常工作。

（三）水肿（慢性肾炎，肾变型）

孙某，男，30 岁，1970 年 6 月 26 日初诊。因患"慢性肾炎，肾变型"，四处求医无效。今浮肿加重，前来求治。全身浮肿，缺盆平，背平，腹大如鼓，脐突，足心平，阴囊肿大，大便溏，食纳差，脉象沉滑，舌体胖，舌苔白滑，拟健脾利水之法：白术 50 克，生麦芽 75 克，茯苓 50 克，车前子 50 克，肉桂 15 克，王不留行 30 克。投 10 剂，水煎服。

服药后下肢浮肿减轻，但感乏力。上方加党参 20 克，投 10 剂，水煎服。

感冒发热，体温 37.8℃，全身不适，改解表剂以治外感。

感冒已愈，继用淡渗利水辅以健脾燥湿。处方：茯苓 25 克，防己 25 克，白术 25 克，山药 15 克，生麦芽 25 克，党参 15 克，陈皮 15 克，通草 25 克。水煎服。

全身浮肿基本消失，食纳大增，每天主食 1.5 斤左右。按前方略有增减。共住院 286 天，病情基本痊愈而返工作岗位。

本例水肿，古医称绝症。症状足以说明水肿之危候。采用健脾利湿而不伤正之药物治疗，获得满意疗效。

由上述外感、内伤病案的辨证治疗可以看出胡青山临证辨证精准，谨守病机，用药精当，效如桴鼓。其根源在于他常年孜孜不倦的"勤究古训"，以及长期的诊疗经验，其严谨治学、孜孜以求的精神、丰富的临证经验值得后学继承和发扬。

文德林

文德林，1923 年出生于黑龙江省富锦县，中共党员，副主任医师。1937～1952 年，先后在富锦县世一堂、济生堂担任中药士并学习中医药知识。1948 年成为富锦县卫生工作者协会会员。1952

年入富锦县第二中医联合诊所工作（后改为富锦县中医院）。1953 年经富锦县中医资格甄别委员会考试合格取得中医师资格。1960～1961 年在黑龙江中医学院医经班学习。1962 年 9 月到黑龙江中医学院附属医院工作。他熟读中医内科经典，临床经验丰富，对泌尿系统、消化系统疾病的治疗有独到之处，特别对肾炎、肝炎、溃疡病有较好疗效。有独特方剂如健肝丸、降压丸疗效较好。

王德光

王德光（1924～）是黑龙江省著名老中医，为国家人事部、卫生部、中医药管理局首批确认的全国老中医药专家学术经验继承工作指导老师。王德光师承家学，弱冠即悬壶杏林，至今已近 70 载。他医术精湛，医德高尚，针药并施，效如桴鼓，青年时期即名噪牡丹江地区，登门求医者甚众。他是牡丹江市中医医院创始人，历任各届院长及地市中医药学会理事长，兼任黑龙江中医药大学、牡丹江医学院客座教授，离休后仍终身荣任牡丹江市中医医院名誉院长。

一、天资聪颖，多才多艺

王德光，1924 年生于天津市宁河县丰台镇。出身于中医世家，其外祖父及两位舅父皆为当地名医，童年时耳濡目染即有了中医情结。他自幼天资聪颖，喜爱读书。小时虽在当地就学于所谓新学"天尊阁"，但在家又跟随祖父诵读四书五经及汤头歌诀、药性赋等中医启蒙读物，常能过目不忘，为以后事医打下了坚实的童子功，也为从中华传统文化大背景里理解中医理论奠定了基础。如今虽已年近九旬高龄，仍能流畅地背诵汤头药性、经络腧穴，以及《易经》的某些章句，可见其童子功底之深。

王德光年少时兴趣广泛，天资聪颖，求知欲强，有一种不服输的倔强性格，常在实践中自悟其理，自得其用。他自小就自立自强，不足 13 岁即离乡北上。1937 年在安东银行牡丹江分号干杂役，闲暇时间自学会计学，很快便精通了有关业务而由杂役升为职员。因其业务熟练，不到 3 年就被提升为贷款主任和会计主任。因勤奋好学，在工作余暇时间又认真学习了日语和速记。因为日语的对话、阅读和书写能力都很强，为以后查阅、翻译日文资料，编译日文版《中医大辞典》等中日中医学交流工作打下了坚实的基础。他熟谙捷声速记术，基本可达到同声记录的速度，在没有普及录音机和电脑的时代，对记录学术报告及写读书笔记大有裨益。尤其 1958～1960 年在北京中医学院师资班学习期间，王德光在听名医大家授课的同时，几乎可以把讲课内容全部记录在笔记本上，这也得益于他年轻时练就的速记功夫。

王德光酷爱京剧，精通音乐韵律、京剧曲牌板眼。因有音乐天赋，虽未专攻，但水平甚高，常常听到名家吟唱便能即时谱曲熟记，因此熟悉很多京剧名家唱段，甚至整场戏的唱腔曲牌、板眼结构，以致京剧院的导演常请其为年轻演员说戏。中华人民共和国成立后《歌唱祖国》一曲刚一播出，王德光当即谱曲教唱大家，以表达群众对中华人民共和国的热爱，这在当时就职的牡丹江铁路工会中医诊所里成为美谈。他在临床不仅精于中医传统四诊，而且对现代医学的听诊技术也很娴熟，对心音及呼吸音的微细变化和杂音的性质的辨识，连西医专家也为之折服。这样高超的听诊水平，除了勤学苦练外，也与他的音乐天赋使其对声音变化及性质辨识的敏锐性有关。

王德光尤其擅长京胡演奏，青年时期水平甚至超过当地专业琴师。当时每逢名角来牡丹江演出时，京剧院经常请其出场任首席。1953 年秋，我国著名京剧表演艺术家马连良先生到牡丹江巡演，因其家属患病而请他到寓所诊治，当得知其酷爱京剧、琴艺高超时，便邀王德光伴奏即兴演唱了"甘露寺"，获得了马先生的赞誉。王德光将京胡作为解除疲劳、调剂业余生活的好伙伴。离休前，虽然院务和诊务繁忙，但他下班回家后首先操琴拉上两段，顿感神清气爽、疲惫全除。悦耳的琴声，路人常被吸引驻步。日而久之已形成习惯，每天这个时候，都有人聚在室外路边倾听，成为当时居地柴市街的一景。在 2002 年牡丹江市中医医院建院 50 周年的庆祝大会上，年近八旬的王德光依然精神抖擞地登台操琴，独奏一曲难度较大的京剧名段"夜深沉"，获得满堂喝彩。离休后王德光仍保持这一习惯，认为这能调节心身，将其与控制饮食、走步运动作为自己养生的三大法宝。

二、矢志岐黄，终生不渝

王德光年幼时即有中医情结，经少年时期的闯荡后于 1941 年始正式习医。那时在银行就职的他，不仅聪颖而且勤奋，当本职业务完成后，余暇时间就埋头读书，包括《医宗金鉴》《皇汉医学》等。其舅父孙玉坡早年到吉林悬壶已成名医，1941 年又旅居牡丹江市，王德光乘此良机便跟随舅父学医，矢志岐黄之术，同时还参加了天津中国国医学院（院长马乐三）4 年的函授，学习《内经》《伤寒论》等 10 门课程。舅父对他要求甚严，特别强调有关歌诀均需熟练背诵至脱口而出。他初学从《医宗金鉴》开始，以内科、妇科、儿科为主；针灸以《针灸大成》为范本，并授以祖传秘穴；脉学则以《三指禅》为范本，强调诊脉以"缓"为基准，然后再推论其他。之后又精读《内经》《伤寒论》等经典。舅父严格的教诲，使其奠定了扎实的中医基本功底；多年的临床侍诊，又让他掌握了丰富的临床经验。经过 4 年的寒暑苦修，终于学有所成，同时也获得了天津中国国医学院的毕业证书。1945 年抗战胜利前夕，他自立门头悬壶于牡丹江市，自此便步入了终生不渝的中医之路。

当时王德光虽年仅 21 岁，但因中医功底扎实，针药并施疗效卓著，名声渐渐大了起来。1948 年牡丹江铁路工会成立中医诊所，慕名请他坐诊，成为当时牡丹江中医界参加革命工作的第一人。自王德光在诊所坐诊后，就医者数量大增，患者为了能挂上王大夫的号，经常在前一天晚上就排起了长队等候。过去很多人都认为中医越老越值钱，但年轻的王大夫却如此受患者的信赖，看来精湛的医术和显著的疗效才是根本。在名声大振如日中天之时，王德光反却深感所学之不足，正所谓"人之所病病疾多，医之所病病方少"。于是频繁地到书店购买或到图书馆借阅各种中医书籍，《珍本医书集成》《脾胃论》《儒门事亲》《景岳全书》《张氏医通》《傅青主女科》《温疫论》《温病条辨》《医林改错》等大量古医籍，都是在这一时期阅读的。他还将体会记在读书卡片上，由此养成了读书写卡片的习惯，至今已积累卡片逾万余枚。同时，王德光读书密切联系临床实践，学以致用，反对读死书和死读书。他对《伤寒论》方的临床灵活运用，很多都是在读书中受到的启发。通过读书，不仅解决了临床中遇到的问题，而且也大大地丰富了中医理论，开阔了视野，从理性上真正认识到中医药学的博大精深，是一个伟大的宝库，值得一辈子去为之奋斗。

王德光矢志岐黄，终生不渝地致力于中医事业的发展。1952 年奉命与吴文华、陈孝思、张永财、陈济平等筹建牡丹江市中医医院，初期曾担任医务主任、副院长，正式开院后便任院长一职直至离休。在党的中医政策和上级领导部门的正确领导和支持下，他带领全院职工努力奋斗，突出中医特色，发挥中医优势，提高医疗质量，弘扬"大医精诚"的传统美德，使中医院由小到大，由弱到强，名声大振，发展成为可与市立医院齐名的一座地市级中医医疗机构，而且也成为黑龙江省的著名中医院之一。

从建院到离休，王德光不仅承担着繁重的行政管理工作，而且诊务繁忙，门诊、查房、院外会诊、医疗保健等一系列业务工作，此外还身兼地市民盟副主委、中医药学会理事长及省市人大代表等社会兼职，使一向精力过剩的王德光也感到了读书时间的紧张。学无止境，不读书就不能进步，于是他便把业余的京剧爱好忍痛割舍，将精力和时间完全投入到振兴中医事业中。事业虽有所成，但他并不满足于已取得的成绩，为了中医学术水平的进一步提高，他于1958年又考取北京中医学院师资班学习2年。该班是受卫生部委托，为各省已建或正在酝酿建立的中医学院培养师资，因此对学员水平要求甚高，从各省优秀中医中选拔。王德光经市卫生局推荐参加了全省的统一考试，成绩优秀，与黑龙江省通过考试的其他5位中医共同赴京学习。王德光回忆这段学习经历很有感慨，因授课老师有袁鸿寿、时逸人、陈慎吾、任迎秋等诸位先生皆为当时全国名流，学验俱丰，听其授课受益匪浅，不仅使他的中医理论水平更上了一个台阶，还学到了很多宝贵的临床经验。此外，因北京中医学院同时还举办了高级西学中班，使他有机会与许多参加学习的西医专家同学共处，其中尤与张孝骞教授交往甚密，中西医相互切磋，令其眼界大开，在现代医学方面收获颇丰。在京学习期间，王德光还萌生了另辟一种中医教育模式的想法，认为若将师带徒的传统模式与院校教育的现代模式结合起来，更符合培养中医后继人才的特点。于是在1960年结业后，怀着对亲手创建的牡丹江市中医医院的深厚感情毅然归来，除了进行日常工作外，又计划筹办"牡丹江中医本科班"，并在全院掀起了提高业务水平的读书热潮。

王德光的离休，实际是离而未休，离开的仅是院长的职位，但仍然在矢志岐黄的路上奔波着。没有了行政事务的干扰而专心于诊务，每日门诊量有时竟高达百余人次，为了照顾其身体，后来不得不采取限号的措施来控制门诊量。1999年年底，由于夫人离世，在大连生活的子女为照顾老父，欲接其往大连养老。但由于为之服务将近一辈子的家乡人的热切挽留，为之奋斗大半生的牡丹江市中医医院，以及新任院长的殷切希望，王德光难以割舍这份情怀，便又在中医院出诊、带教，用岐黄之术为家乡人服务至2004年，才以八旬高龄离开黑龙江，前往滨海之城大连与子女团聚。但矢志岐黄、济世救人已成为他生活中不可或缺的重要内容，因此到大连后仍坚持半日出诊。一些经医院认为无治疗价值或不好治疗的疑难重症，王德光运用中医药治疗后屡见奇效。如2004年曾接诊一位第四脑室积水术后复发的年轻女患，症见头晕、头痛伴有恶心呕吐、心悸，因治疗无效，医院拟再次开颅检查，但患者因惧怕手术而求诊于他，他以小半夏加茯苓汤数剂而愈，患者及家属甚为惊喜，医院也甚感惊奇。王德光以老迈之躯加之过度辛劳，于2011年发现罹患结肠癌，手术后家人都劝其在家好好调养，但他却闲在家中倍感不适，只有穿上白大褂坐在诊桌旁，全神贯注地为患者四诊合参、辨证施治，才能忘却自己的病痛，尤其是见到患者病痛减轻，眉头舒展，则身心倍感愉悦。最终王德光在考虑身后之事时，将子女召集在身边，郑重地宣布一项决定，身后要将遗体捐献给为之奋斗一生的医学事业。为避免子女感情上难以接受而违背其遗愿，还特地进行了法律公证，可见其捐献遗体决心之大。王德光认为只有这样才死而无憾。

三、杏林悬壶，精诚为本

"杏林悬壶，精诚为本"，这是王德光为大连诊所题写的座右铭，镌刻在正门入口处，时刻激励自己和后学，也向来者宣传了中医文化。他从习医开始就经常诵读孙思邈《备急千金要方》的"大医精诚"篇，深得其旨，并摘取其中"精""诚"二字，一直作为自己从医所遵循的根本原则，并向后学者言传身教。

精，指业务技术要精湛。"以至精至微之事，求之于至粗至浅之思，岂不殆哉！"所以要"博极医源，精勤不倦"。王德光就是这样来要求自己的，常说"学如逆水行舟，不进则退"，他每天都坚持读书，自费订阅多种医学杂志，随时了解新进展，不放过任何可以学习的机会，目的就是要不断提高业务技术水平，还要争取精益求精，这是其临床疗效好的根基之所在。王德光的"精"，在临床上表现为诊断辨证"精"、遣方用药"精"，在关键时刻抢救危疾重患，常转危为安。如1962年6月曾抢救一名高热昏迷、抽搐，继而肢体瘫痪的34岁急性女患，该患是因产后急性乳腺炎处置不当而引发脓毒血症，合并肺内感染，并经西医会诊认为已形成多发性脑脓肿，经10余日治疗仅热势稍减，病情危笃，预后不佳。邀他会诊，王老认为此属中医温病重危证，乃因产后乳痈失治，热毒之邪未得外解，内陷心包，热化肝风所致。病势延至10余日，热毒耗气伤阴，已成邪盛正衰之象，又灼津生痰，上蒙清窍，横窜经络，故热势虽减而神仍未清，反增肢体不用。病虽危笃凶险，但未见患者呕逆，他认为胃气未绝，《内经》云"得胃气者生"，有一分胃气便有一分生机，故不应放弃抢救。按温病辨证，他认为本病热毒已由气分转入营分，内闭心包，耗气伤阴，并已化痰动风，病虽已至气阴两伤，但热毒不解则窍不能开、风不能熄，气阴亦不能护，故重用生石膏150克，并伍入鱼腥草、黄芩、安宫牛黄丸等清热解毒、开窍醒神，以救其急；另以天麻、钩藤、石菖蒲、郁金、半夏、蜈蚣、全蝎等祛风痰之品，辅之以熄风定痉、醒神通络；又将生脉散加入方中，以益气养阴而扶其正。由于诊断辨证、遣方用药精准，故投之即效。病现转机后呈邪衰正虚之候，随之以扶正为主而兼以祛邪，经20余日中医药治疗而愈。此例之效验被西医称为奇迹，充分显示了中医药抢救急症的优势，有力地驳斥了中医只能治慢性病而不能治急危重症的谬论。王德光常说"用药如用兵"，正因其诊病精细，辨证精准，熟谙药性，遣方得当，知己知彼，运筹帷幄，故临床常出奇而制胜。他在实践中积累了运用大量生石膏退高热、生半夏治呕逆、乌头附子祛沉疴痼疾等经验。

王德光临床不仅精于内科，也精于妇科。他治疗妇科疾病重视调治奇经，尤重冲任。他认为妇科诸疾本于冲任，所以治疗时非常重视对冲任二脉的调理。他在临床常根据造成冲任失调的不同病机，而采用不同的调治方法。如因脏腑失调导致冲任失调者，以调治脏腑为主，兼顾冲任；若六淫之邪直接损伤冲任者，则祛其邪而调冲任；若因人流手术等导致冲任亏损者，则以调补冲任为主。他用药视病情而别，对冲任亏虚者，多用血肉有情之品，如鹿角胶、龟板胶等，以滋补冲任，积精化气；对冲气上逆者，多用重剂潜镇降逆之品，如代赭石、生半夏等，以降冲脉逆气；对冲任瘀阻者，多加虫类消瘀入络之品，如全蝎、蜈蚣、土虫等，以使经脉通利。王德光认为黑龙江省地处高寒，故因寒致瘀、虚实夹杂证多见。因此治疗妇科诸疾，常用温经散寒、活血祛瘀之法，视虚实之多少、标本之缓急，灵活运用扶正祛邪、标本先后之治则，形成了独特的风格，摸索出适合北方疾病的有效方剂。临床治疗痛经，以通为主，善用活血化瘀之法，多以血府逐瘀汤加减；治疗闭经，通补兼施，善用酸甘化阴之法，自拟通经汤（山楂、元肉、山药、枸杞、熟地黄、白术、丹参等）；治疗崩漏，以补为主，善用补肾固冲之法，自拟补肾固冲汤（熟地黄、女贞子、山药、白芍、黄芪、白术、续断、旱莲草、生地榆、茜草、杜仲等）；对重症恶阻，辨标先本后，急以降逆止冲之法，重用生半夏、代赭石，多以小半夏汤加味；认为胎元不固以虚为本，治宜补肾养血，以固冲任，自拟补肾养血安胎汤（续断、鹿角胶、白术、黄芪、杜仲、巴戟、阿胶、熟地黄、砂仁、菟丝子、枸杞、覆盆子、桑寄生等）；认为产后发热虚多实少，治宜益气养阴、清热解毒，自拟加减秦艽鳖甲汤（黄芪、生鳖甲、地骨皮、柴胡、青蒿、当归、生地黄、秦艽、白芍、黄芩、鱼腥草、白花蛇舌草、太子参、生石膏、甘草等）；治疗不孕，注重寒瘀，多用温肾助阳、祛瘀通经之法，自拟温肾祛瘀汤（熟地黄、补骨脂、菟丝子、女贞子、鹿角霜、枸杞、淫羊藿、白术、白芍、丹参、甲珠、当归等）。

王德光临床治疗，不仅精于用药，也精于用针。在跟随舅父习医时，因舅父精于针灸术，故对其在这方面要求尤其严格，由此打下了深厚的针灸功底。虽然熟记取穴分寸，甚至可以做到"盲取"，但他并不满足于穴位的体表定位，于是在博览《针灸甲乙经》《针灸大成》《十四经发挥》等众多针灸古医籍的基础上，还参阅人体解剖学及日本有关针灸文献，努力弄清每一穴位的解剖部位和下面的组织结构，以做到心中有数，针下明了。王德光经过苦练，针法娴熟，进针快而无痛，临证选穴少而精，常可获针到病除之效。如1949年夏治一急性胃肠炎中年男患，因吐泻不止，滴水不能下咽，根本无法服药，王德光在其腹部用针急刺阴都穴（双），吐泻立止，再用足三里以收功。其他如埋针三阴交治小儿遗尿、委中放血治急性腰痛、曲泽或尺泽放血治外感发热等。他认为，针灸疗效的关键不在于选穴之多，而在于选穴之精。

王德光从行医开始至今，之所以一直深受患者的拥戴、群众的信任，并曾连任四届黑龙江省人大代表，不仅是因其有精湛的医术，更因其具有高尚的医德。他常说："医乃仁术，仁爱乃为医之本。"因此对孙思邈"大医精诚"的教诲，丝毫不敢懈怠，在日常诊疗活动中以严格的高标准要求自己。在执业之初，他就非常痛恨当时业内流行的"八天不看病，看病吃八天"的不良风气，认为若将"普救含灵之苦"的岐黄仁术当作捞钱的手段，与"含灵巨贼"何异。因此在接诊时，不论贫富贵贱、长幼妍媸，皆聚精会神地认真诊治，并根据病情需要，尽量做到简、便、廉、验，以减轻患者的负担，对贫苦者则发"大慈恻隐之心"，常常免收诊费及针灸费。组建中医院后，为了减轻患者用药的经济负担，曾仿照古代传统"煮散"的方法，以降低用药成本。在流感期间，他制成的银翘散、桑菊饮、九味羌活汤等煮散，发挥了很好的防治效果，深受广大群众的欢迎。王德光为了解决农民群众进城看病难的问题，经常带领医疗队下乡巡回医疗。王德光这种实事求是、全心全意为患者服务的精神，不愧为人们所称颂的"德艺双馨"之美誉。

四、继承发扬，包容乃大

王德光精通中医理论，并且善于理论与实践相结合，在学术上重视对《内经》《伤寒论》等经典的研究，认为这是中医之根基，必须要很好地继承。强调研习经典师其法、博览群书采其长，要熟记经旨，认真领会，在临床中才能够指导实践。他领会"古方今病不相能也"之古训，认为中医学术的发展也要与时俱进，在继承的基础上还要发扬，这才能进步。推崇金元四大家之医学成就与其敢于创新的精神，师古而不泥古，对刘和间之寒凉、张子和之攻下颇有心得，尝师其法于临床而每获良效。王德光在临床选方用药方面，因时因地因人制宜，力求与病机相吻合，不执死方治活病，并视病证而权衡药量之轻重；在治病方法上，常针药并施祛顽疾，认为在用药过程中兼用针者，贵在关键时刻刺其关键穴位，则或顿挫其病势，或根治其痼疾，故非单纯使用药物所能及也。

王德光的博学多识也得益于其思想开放，博采众长。他认为学识的增长、学术的发展，首先必须破除故步自封，切忌抱残守缺，要胸怀宽广地去包容。"包容乃大"，也成为其治学的座右铭。在历史上，中医学的发展对亚洲周边国家，尤其是日本和朝鲜的影响很大。他认为中医学传入日本和朝鲜后所形成的汉方医和东医，不仅继承了中医学而且还有所发展，因此取其所长为我所用，何曾不是一件好事。王德光在早年就读过"皇汉医学丛书"和《东医宝鉴》，尤其是日本代田文志的《针灸治疗基础学》，在当时对针灸临床正确取穴具有很大的参考价值，他至今仍念念不忘。随着中日邦交正常化后的日中文化交流，他连续多年自费订阅《汉方临床》《日本东洋医学会志》等多种日文杂志，随时了解国外中医发展的动态，并吸取其所长来丰富自己。如学习日本汉方医的腹诊技术，来充实中医的胸腹部切诊等。

王德光认为，任何一个学科的发展都不是孤立的，都伴随着其他学科的渗透，中医学也不例外。《内经》时代的中医学，就是吸取了古代天文、历法、物候、气象、军事、哲学等很多学科的知识才发展起来。在现代科技高度发展的今天，中医学的发展也必须要遵循这一规律。他不排斥将现代科技成果引进中医学中，认为 X 线、电子计算机断层扫描（CT）、磁共振（MRI）、超声、多普勒、内窥镜等影像学技术手段，不应为西医所垄断，也应充实到中医望诊中，至于各项体液检查也可作为中医微观辨证的依据。中医要自强，当代中医也应掌握这些新技术为我所用，打破西医的垄断，以争取与西医有平等的地位。

王德光认为中医学与西医学都是医学学科，具有保护人类健康、防治疾病的共同目标，因此是密切相关的兄弟学科，二者之间应相互协作，取长补短，没有理由相互排斥。他之所以尊崇张锡纯，原因之一就在于此。施今墨先生《临床经验集》上说得好，"不讳中医之短，不嫉西医之长"一语，深入王德光心中，于是在其成名之后仍以包容、虔诚之心认真学习现代医学知识以充实自己。1953年，他参加中学西班学习 1 年，后虽因故停办但仍坚持自学。因与西医同仁建立了良好的关系，所以不懂的问题可随时请教。特别是他在 1958～1960 年进京参加全国中医师资班学习期间，有幸与全国高级西学中班同学相识，课余时间经常得到西医名家的辅导，因而在其中医理论水平明显提高的基础上，其现代医学知识也大有收获，取得了中医、西医的双丰收。王德光学习西医，是为了更好地提高中医学术水平，不仅将现代科技手段充实到中医四诊中，还在理论上找到了很多可以融会贯通之处。他在两种医学的比较中，发现了西医思维的局限性和刻板性，以及临床"只见病不见人"的缺憾，更体现出中医学整体观念和辨证思维的优势，因而他更进一步深刻领会到中医学确实"是一个伟大的宝库"，但必须"要努力发掘，加以提高"。

五、笔耕育人，桃李天下

王德光一生忙于诊务，没有充裕的时间著书立说，但在诊余仍辛勤笔耕，除写下了万余枚读书卡片外，还总结了不少临证心得和临床经验，其中部分收载于《北方医话》《北疆名医医案》《龙江医话医论集》中。之后由董建华主编的《中国现代名中医医案精华》中，又收载了《一味甘遂治愈顽痰 1 例》《健脾和胃、行气化瘀法治愈胃脘痛 1 例》《重剂葛根汤加味治愈长期腹痛 1 例》《清热除蒸、益气养阴法治愈骨蒸潮热 1 例》《一味鲜人参救治阳脱证 1 例》《小半夏汤加味治愈妊娠恶阻 1 例》《益肾精固冲任法治愈滑胎 1 例》《针药并施、扶正祛邪法治愈劳淋 1 例》《针药并施、疏肝解郁法治愈经期头痛 1 例》等 9 篇医案。在其口授下，其子女与学生又整理了 1951～1989 年期间其临床医案百余例、临证心得十余篇。其中在杂志发表的有《王德光老中医治疗胃溃疡病的经验》《王德光老中医临床应用乌头、附子的经验》《秦艽鳖甲散退热心得》《辨治胆汁性肝硬化 1 例》《王德光辨治脓毒血症验案 1 则》等。王德光最大的心愿是，在有生之年将毕生的临床经验汇集成册，留于后学，以使岐黄薪火世代相传并发扬光大。

王德光行医之初，临床常用针灸治疗，在用针时遇到的首要问题就是取穴要准。针灸古籍中记载的腧穴位置和定位方法略显粗疏，但在中华人民共和国成立前又苦于缺少当代的针灸书籍可资参考。他后来发现日文版代田文志《针灸治疗基础学》一书，此书参考大量古代针灸文献编著而成，其中穴位图画得很精确，部位的解释很细致，取穴方法也很简单，其主治记载更加详尽。他认为此书很有临床价值，于是便动手翻译，历时 3 年，终于在 1949 年将其全部译成中文（包括大量绘图），但因出版社当时正在出版朱琏所著《新针灸学》，与之冲突而未能付梓，实为憾事。因王德光精通日语，对日本汉方医学也颇有研究，所以于 20 世纪 80 年代初，人民卫生出版社邀其参与《中医大词典》的汉译日工作，将中医基础部分 80 余万字的中文译成日文。该书已于 1983 年由日方浑雄社出版，为中日两国医学交流做出了贡献。

王德光非常重视中医后继人才的培养。20 世纪 50 年代中医院校教育尚未开展之前，他就组织举办师带徒班，不仅培养新人，同时还提高在职青年中医的业务水平。黑龙江中医学院成立后，牡丹江市中医院一直作为教学医院承担着学生的课间实习和毕业实习任务，他虽工作繁忙，但对此非常重视，并尽量挤出时间亲自带教。离休后还应聘为黑龙江中医药大学及牡丹江医学院兼职教授，继续为培养后继人才贡献力量。1991 年又被国家人事部、卫生部、中医药管理局认定为全国首批老中医药专家学术经验继承工作指导老师。

1963 年在黑龙江省卫生厅的指示及大力支持下，终于创办了牡丹江中医院中医本科班，学制 6 年，课程与中医学院相同，与中医学院不同的是入学之初即拜传承之师。尊重历史上名医辈出的规律，以多临床、早临床为原则，集中上课，分散从师。如此经过不到 3 年的学习，学生们基本达到运用中医药治疗常见病的水平，并遵照毛主席"把医疗卫生工作的重点放到农村去"的"6.26"指示精神，参加医疗队下乡巡回医疗。培养了一批中医骨干人才，其中已成为省及国家名中医者也不乏其人。

此外，在中西医结合教育、中医函授教育上，王德光也贡献了很大力量。1970 年牡丹江地、市举办为期 1 年的高级西医学习中医班，王德光满怀热情地投入到教学中，一人兼授"中国医学史""内经""伤寒论""内科学"等多门课程，并连授数届，直到被调重新组建中医院。这些毕业学员，现在都已成为各地中西医结合的骨干和专家。20 世纪 80 年代，中医函授教育兴起，他又被聘为"光明中医函授大学"的校董，除为当地学员亲自面授外，还积极参与编写光明系列函授教材。教材编写中本着对学员和广大读者负责的精神，努力克服空谈理论与抄来抄去的弊病，将自身的临床经验和体会融入其中，因此其作为主编之一的《中医内科学》正式出版后获得业界好评。

几十年来，王德光呕心沥血培养的大批人才，如今都已成为中医或中西医结合的栋梁之材，其中不少已成为名医，也有的成为大学教授、研究员，遍及海内外，为振兴中医事业、发扬光大中医学术而努力奋斗着，如王克勤、王孝莹、杨桂森、崔振儒。正所谓"昔日辛勤耕耘，如今桃李天下"。

段富津

段富津（1930～2019），黑龙江省肇东县人，1949 年取得中医师资格，独立行医。1957 年进入黑龙江省中医进修学校学习，1958 年执教于黑龙江中医药大学前身——黑龙江省卫生干部进修学院，后为黑龙江中医药大学博士生导师，国家重点学科方剂学学科奠基人，国家级教学名师，全国老中医药专家学术经验继承工作指导老师，并荣获中华中医药学会首届中医药传承特别贡献奖，黑龙江省名老中医，全国第二批国医大师。

一、"医师铺"学艺

1930 年，段富津出生在黑龙江省肇东县的一个农民家里。因自幼身体瘦小，父亲为他选择了学医的道路。

13 岁那年，经人介绍，段富津只身来到离家 20 里外的五站镇，拜当地名医李子芳为师。李子芳主看儿科，家里开着"医师铺"。所谓"医师铺"，即前铺后家，前面看病、抓药，后面用来住人。段富津和另外两位师兄每天随师父诊看 20 余位患者，除帮师父抄方、抓药外，还在师父的指导下学习药材的炮制和丸、散、膏、丹的制作。蜜炙黄芪，土炒白术，荆芥、艾叶炒炭……在掌握了这些简单的炮制手段后，段富津又学习了复杂的有毒中药炮制。如制巴豆霜，需先去硬皮，露出如松子仁大小的生巴豆仁，再用高粱秆等木柴将灰砖烧热，把巴豆铺于两块砖中间挤压，待巴豆油被砖吸走剩下渣，并碾碎成细末后，才是巴豆霜。"制马钱子最难，得把马钱子先刮去毛，再用麻油炸至黄褐色，取出一个剪成两半，中间也是黄褐色才算成功，非常考验技巧和火候。"段富津回忆。

李子芳先生对段富津要求很严，诊余暇时，便教他背书，头天规定背多少，第二天一早从背过的一摞书里随便抽一本出来，师父念上句，段富津背下句。理解也背，不理解也背。师父说："书读千遍，其义自见，先背下来，到时候自然就会了。"《药性赋》《药性歌括四百味》《汤头歌诀》《濒湖脉学》《医宗金鉴》，段富津日夜苦诵，焚膏继晷，不到 3 年，这些书便已全部背完，同时一般的小儿病也基本都能应付了。

当时，物质条件非常匮乏，穷人常常连饭都吃不饱，更别提生病花钱请大夫了。但只要有穷人找上门来，李子芳便赠医又赠药，其仁心仁术的大医之风深深地影响了段富津，故"医乃仁术"成了段富津一生的座右铭。

二、甲等十三名

1945 年，经邻居引荐，段富津又拜当地名医曲培文为师，主攻《内经》《难经》《伤寒论》《金匮要略》及温病等经典。除跟师临证外，他终日专心致志，手不释卷，常常读至深夜，或起于鸡鸣，吃饭、走路、寝前、醒后，无时不在口诵心惟。在跟随曲培文老师应诊的过程中，段富津逐渐认识到了经方的有效和实用，于是，愈加发奋苦读《伤寒论》和《金匮要略》等经典。在长年不懈的刻苦攻读和临证实践中，他的医理逐渐融会贯通，医术日益趋于纯熟。

1949 年 2 月，黑龙江省肇东县举行中医甄别考试，段富津在 500 余名参试者中脱颖而出，取得了甲等第 13 名的好成绩，获得了中医师资格。虽然有了行医资格，但段富津仍觉经验不足，恐空有济人之心，而乏救人之术，故又跟随师父曲培文侍诊 1 年后，才正式告别恩师，携艺出徒。

三、独立悬壶

1951 年初到 1952 年末，段富津先后在肇东县四兴村和青山供销社医药部独立行医。第一位患者，便给了段富津一个下马威。介绍人带段富津来到患者家，只见一位老太太斜坐在炕头，瞧了段富津一眼："小段先生，会看病吗？""会看。"段富津恭敬地回答。"先给我摸摸脉吧。"老太太似乎并不情愿地伸出左手。中指定关，关前为寸，关后为尺，段富津摸出老太太是沉脉，且尺脉沉甚，但问她怎么不舒服，她却默不作声。脉沉尺甚，所主的病多了，问诊又不配合，到底是啥病呢？摸了 3~4 分钟，老太太仍没有要主动说明病情的意思，段富津的脑门有点冒汗了。不得已，只好让她换另一只手。只见老太太并没有直接伸手，而是先挪了挪地方，才勉强侧身把手伸了过来。这一挪一侧，让段富津瞧出了端倪："腿疼多久了？"老太太身子一震道："段大夫厉害啊，腿疼都能摸出来？好几年了！""是不是怕凉？""炕尾都不敢去，只敢在炕头待着，老寒腿啊，腿疼，腰疼，连手也疼。"老太太如竹筒倒豆子般地把病情都说了一遍。结合脉证，段富津给她开了独活寄生汤加减，吃了 1 周，她便可以自己来诊所了，后逐渐调理而愈。"熟读王叔和，不如临证多"，在日复一日的望闻问切与处方用药之间，段富津的医术日趋精进，运用经方治愈了多例令群医束手的疑难杂症，20 出头的他，便已名满全县。

1953 年年初，国家号召成立联合诊所，段富津与附近村子的 3 名中医师组建成立了肇东县民主联合诊所，并兼任所长。

四、中 医 科 员

"心中有方，遇病不慌"。随着临床经验积累，段富津用药的胆量也逐渐大了起来。一 40 多岁的男患者因牙痛如锥、牙龈红肿、溃烂出血而找段富津诊治，伴见口渴咽干，夜不能寐，舌红苔干，脉洪大而数等。段富津辨为牙宣，证属胃火炽盛，气血两燔，处以清胃散合犀角地黄汤加减，并重用升麻。患者晚上 6 点服药，8 点左右牙痛稍缓，便和衣而卧，逐渐朦胧欲睡。半睡半醒间，不时感觉口中咸味翻涌，便随意唾于床头，不知何时，牙痛大减，才酣然睡去。第二天早晨起来后发现，牙宣诸证已告痊愈，而床前地上，竟有"大血饼"一块。联合诊所经营 1 年多后，肇东县政府为了贯彻执行党的中医政策，决定在卫生科增派 1 人专门负责中医工作。因德术俱馨，段富津被选调到肇东县人民政府卫生科任职。

作为中医科员，段富津除了负责中医事务外，还主要承担了全县的中医进修培训，负责制订教学计划，寻访聘请老师，并安排食宿等。一切敲定后，段富津便跟学员们一起，虚心向请来的老师们学习，并组织学员们进行经验交流。每年 2～3 期、每期 1 个月的中医培训班大大提高了当地中医的临床水平，而段富津的理论与实践水平，也迈上了一个新的台阶。因工作认真，刻苦好学，卫生科科长觉得 27 岁的段富津总待在卫生科太可惜了，于是 1957 年，推荐他到黑龙江省中医进修学校第五期培训班学习。在进修学校，段富津系统学习了《内经》《神农本草经》《伤寒论》《金匮要略》和温病学及西医解剖、生理、病理、内科学等科目。7 个月后，他以平均 99 分的优异成绩毕业，并被评为当年的模范学员。

五、教 学 相 长

1958 年，黑龙江省决定以卫生干部进修学院为基础，筹建黑龙江中医学院。经进修学校老师们的推荐和时任省卫生厅副厅长、黑龙江四大名医之一高仲山先生的严格考核，段富津被调到哈尔滨，开始在黑龙江中医学院任教。这一教，便是大半辈子。1959 年，黑龙江中医学院正式招生，学制 6 年，共 2 个班，段富津负责教中药学，并兼任二班班主任。1 年后，他开始主讲方剂学。为了把精奥艰深的中医课讲好，让学生听懂并听出兴趣，段富津每天都泡在图书馆。作为学院里最年轻的中医教师，他一有机会，就向其他老教师虚心请教，甚至把人都问烦了，还"穷追不舍"。段富津不仅善学，而且苦学。当时，已经结婚生子的他，仍然每天天蒙蒙亮就爬起来背诵古籍。怕把孩子们吵醒，他就尽量背得小声一些。"念经念经，经典就得边念边背，背熟了才能信口拈来。"段富津说。

"苦练十年，不如名师一点"。1962 年夏，著名中医学家施今墨先生来黑龙江避暑，省卫生厅指派段富津陪同做随行助手。避暑期间，施今墨接待了许多慕名求诊的患者。细心的段富津处处留心学习大师的诊治方药，并细心揣摩，不放过任何一个求教的机会。1 个月后，陪同任务结束，他在"向科学进军"的蓝色笔记本上密密麻麻地记了满满一本子病历，个别地方还有红笔标注的问号及施先生的点拨。

经过多年不懈的刻苦钻研和教学实践，段富津总结出了一整套的中医方剂学教学方法和教学模式。他创建的"逻辑推理、多连博贯、教思相资、温故知新"的方剂学教学法，使抽象问题形象化、分散问题系统化、理论问题实际化、复杂问题条理化、枯燥问题趣味化，让学生们听得过瘾，记得扎实，极大地调动了学生们的学习积极性。他提出的"药力=药性+用量+配伍+用法"的药力判定公式，解决了方剂配伍理论中许多有争议的问题，在全国方剂学界产生重大影响。这一理论被多版全国高等院校规划教材《方剂学》所采纳，他主编的普通高等教育规划教材《方剂学》已全面运用这一理论分析每首方剂的组方原理，使方剂分析得到了科学的论述，并培养了中医学子们辩证唯物的方剂分析方法。"医贵权变，方贵配伍。"2001年，其"多维博约、因方施教"的方剂学教学模式荣获国家级教学成果一等奖；2003年，段富津被评为首届国家级教学名师，并先后获得"全国优秀教师""全国师德先进个人"等多项荣誉称号。执教50余年，段富津培养了大批优秀专业人才，其中包括博士后12名、博士生48名、硕士生36名，并培养方剂学青年教师30余名。耄耋之年的段富津，仍手把手地教方剂教研室的年轻教师们讲课，"现在站着讲两节课还没问题，讲了大半辈子，比较熟练，基本不用拿书了。"

六、医 方 半 生

自1951年独立悬壶以来，段富津从未脱离过临床，即便是在学校当教务处长的5年里，他仍然坚持每周出诊。段富津的门诊量非常大，有时甚至半天时间就得看六七十名患者，年门诊量超万余人次。即使是在非出诊日的办公室或家中，只要有患者前来求诊，他都耐心予以诊治，不仅分文不取，还特意为患者准备了专门的水杯喝水。他说："作为医生，有人找咱看病，就得尽心尽力。"段富津临床善用经方，但不落窠臼，既崇尚诸师，又博采创新，他认为，"继承不泥古，创新不离宗"是传承发展方剂学乃至中医学的不二法门。"欲穷医理，不外'勤''博'二字。勤读书，方能明理；博涉猎，庶可达变。"凡他读过的书，均加了批注或心得体会，每得训迪，必仔细摘抄，几十年来，竟记了数十万字的读书笔记。即使被评为"黑龙江省名老中医"后，遇到难治的病，他仍然时时查阅典籍，向古人学习。钟爱中医事业却又淡泊名利的段富津视患者为亲人，视学生如子女。他常说："当老师得体贴学生，当大夫得体贴患者，看着学生们成才，得知患者的病痛解除，是人生最大的快乐。"

在科研工作中，段富津始终以中医方剂配伍规律研究为核心，先后出版了《金匮要略方义》《中国现代百名中医临床家段富津专辑》《段富津方剂学讲课实录》等学术著作20余部，发表学术论文40余篇，研制中药新药10余种，并主持承担国家级科研课题4项、省部级课题6项、厅局级课题8项，先后获省科技进步奖7项，厅局级奖6项。

20世纪90年代初期，市场经济开始萌芽，有人劝段富津退休，自己开门诊，定能挣不少钱。段富津说："不能只为了挣钱，我离不开这个学科，得把这个学科搞好。"中国第一位中医学博士后、现任黑龙江中医药大学副校长李冀，多年来，一直念念不忘恩师的教诲与呵护。有一次，有人引荐李冀去南方发展。段富津听说后，便时常请他去家里吃饭，但只聊方剂学学科发展，不谈其他。感怀于恩师对学科的热爱和眷恋，李冀最终下定决心留了下来，并担任方剂学学科带头人。如今，方剂学学科不仅是"国家级重点学科"，还多次荣获"国家级教学团队""全国教育系统先进集体"等荣誉称号。原黑龙江中医药大学校长匡海学说："作为黑龙江中医药大学国家级重点学科——方剂学学科创始人及国家中医药管理局、省重点学科带头人，段富津多年来为中医药教育教学、学科建设、人才培养和临床研究工作做出了杰出贡献，堪称一代方宗。"段富津却谦逊地说："我只是一名普通的医生和教师，做了一个医生和教师应该做的事。"

毛翼楷

毛翼楷（1935~1982），河南省武陟县人，中医内科专家，善治内科疑难疾病。1949 年在平原省焦作卫生训练班和省医专学习，1953 年于山东医学院进修结业，1962 年于北京中医学院中医系毕业。1949 年 6 月参加革命，历任平原省黑热病医疗队化验员、河北通州医士学校教师。1956 年加入中国共产党，是中华全国中医学会黑龙江分会副秘书长。1962 年，于黑龙江中医学院任金匮教研室教师、教研室主任、副教授、副院长，创建了全国首批《金匮要略》硕士授权点，为学校金匮学科奠基人。

他在临床教学与科研工作中积累了丰富的经验，与药师李玉成合作研制"脑得生丸"，应用于临床，1985 年被国家医药局评为优质产品；多次被评为黑龙江中医学院先进工作者和优秀教师；1981 年获黑龙江省高等院校优秀教师荣誉称号。

他参编有《中医学基础》（1974 年）、《中医症状鉴别诊断学》（1984 年）、《病理学》（1953 年），合编《金匮要略释义》（1981 年）；发表文章有《讲授中医理论课的几点体会》《饮食失节所致的脾虚动物模型及中药治疗观察》《脾胃病的治疗》《中医对白塞氏病的认识和治疗——附 35 例临床观察》《脾虚实质的探讨（附 1000 例临床病例分析）》《〈金匮要略〉的学术思想及其对医学科学的贡献》《试论脏腑学说及其在临床医学上的应用》等。

卢 芳

卢芳，1939 年 6 月 18 日生，黑龙江省肇东市人。1961 年毕业于黑龙江中医学院。因品学兼优留校任教，一直工作在医疗、教学、科研第一线，成果显著。他 30 岁就被誉为黑龙江省四小名医之一，在人民群众当中享有很高的威望。多年来，他始终孜孜不倦地研究中医学术，知识渊博，临床经验丰富，已出版著作 12 部，在国内外中医药刊物上发表数十篇学术论文，桃李遍布大江南北。1993 年被评为"省名中医"，2017 年获得全国第三批"国医大师"称号。历任黑龙江省政协委员、哈尔滨市中医医院院长、全国名老中医药专家导师、黑龙江省中医药学会会长、黑龙江省中医管理局副局长等职，并享有国务院政府特殊津贴。

一、农村学子，家贫如洗

卢芳生于农村知识分子家庭，家境穷困，他能够成材，比起那些条件相对优越的孩子不知要付出了多少倍的努力。他从小就是公认的好学生，学习刻苦，一丝不苟，务求甚解，常为自己树立标杆，向每科成绩最优秀的同学看齐，吸取人家的长处。1955 年，卢芳初中毕业，报考了北京坦克学校，因成绩优异，顺利地被录取了。然而只念了半年，他突然接到了母亲病重的电报，便心急火燎地赶回了家。"这个坦克学校就别念了，跟你三姥爷学中医吧。"父亲声音不大，却有不容争辩的口气。卢芳当时年龄小，没有准主意，对坦克学校是喜爱还是不喜爱都谈不上，无可无不可，主要还是遵从父命，因为父亲在他心目中有至高无上的地位。三姥爷摆了摆手说："要学中医，我这两下子不行，我给你找个全肇东最有名的医生，叫张俊杰。"

当时做张俊杰的学徒算上卢芳共 3 个，2 男 1 女。张俊杰每天除了看病就是给 3 个弟子讲课，讲完后留作业背诵医典经文，第二天早晨检查。在 3 个徒弟中，卢芳显然高人一筹，知识结构完整，接受新事物快，所学所用领会快，古文功底比另两个人强出许多，对医典理解很深入。老师给他们讲的医书是《伤寒论》和《医宗金鉴》，每次提问卢芳都能对答如流，圆满完成作业。卢芳在这里学了半年，学业长进很大，心情也很愉快，他做好了向张老师长期学习的打算。

这一天，张老师检查完了卢芳的作业，刚要走，张老师说："你等一等!"

卢芳一看，张老师表情严肃，从抽屉里拿出一张报纸，递给卢芳。卢芳接过一看，是省中医学校招生简章，这是开天辟地招收中医专业的正规学校。等卢芳看完，张俊杰问："你有什么想法?"卢芳感到很突然，就据实说："还没想好。"老师说："卢芳，我看你是个很有出息的孩子，资质不错，听说在学校还是学习尖子。现在招生简章下来了，不是老师撵你，确实是老师教不了你，我再有本事，也不过一家之言，还是学校正规，海纳百川，是百家之言。"张老师显出恋恋不舍之意，"再说，总在我这里学，何时是个头儿，什么时候才能正式起用啊!"

这番推心置腹、设身处地的话语，卢芳深受感动。他毕恭毕敬地站起来，给老师深深鞠了一躬。

二、中医殿堂，求知若渴

卢芳在选择坦克学校时，是完全的"无意识"，而走上中医之路，又是完全的"遵从父命"，带有极大的偶然性，但报考中医学院却是卢芳自主的选择，因为这时他已经深深地爱上中医这一行业，并全心全意投入其中，作为终生奋斗的方向。1956 年，他考入黑龙江省中医学院。在校学习期间，与其他学员相比，卢芳有自己的优势，这就是已经有了半年多的从医实践。半年时间并不算长，但卢芳从师张俊杰的时间并没有虚度，对中医诊病程序有了粗略的了解，而且已经接触了古代医学的典籍，所以在同班同学中，他学习的目的性比较强，不像一般的大学生那样进了学校大门，被浩如烟海的知识所淹没，甚至迷失了方向。

由于入学成绩高，卢芳刚一入学就当了学习班长。经过名师的指点，他更感到中医博大精深，祖国的古典医学实在是一个宝库，越学越有劲头，越学越爱学。中医的古典医著十分丰富，已经自成系统，对于如何学习中医，他逐渐摸索出一条重要的学习方法，这就是背诵。背诵是一件十分枯燥乏味的事，是简单的机械记忆，但卢芳却乐此不疲，如《内经》《金匮要略》《伤寒论》《本草纲目》，他先是熟读，充分理解，或者在并不完全理解的情况下，开始大段大段地背诵。他下课时背，吃饭排队时背，走路背，临睡前背，甚至为了争取时间，晚上睡觉时，故意憋了一泡尿，半夜憋醒后，到厕所去背，利用厕所微弱的灯光再学上一段。对于前人留下的医书药典，有些人觉得时代久远，花费大量精力是事倍而功半。而卢芳认为，中医经书是几千年来医学的成果和结晶，是古往今来中医名家的实践总结，字字句句闪耀着真理的光辉，浸透着前辈们辛勤的汗水，甚至鲜血和生命。正是由于熟读，精读，以至全文背诵这些经典，使卢芳在大学期间奠定了深厚的中医理论功底，这是他将来能够发展创新的重要基础。

三、毕业留校，勤奋上进

1961 年，卢芳因品学兼优而留校，分配到内科教研室，做孟广奇老师的助教。1 年后，卢芳被分配到附属医院内科病房。病房的大夫有中医，有西医，还有中西结合的医生。虽然卢芳在校学习是高才生，当教员时是一名优秀教师，但那毕竟是从书本到书本，现在是从书本到实践，课堂与病房有很大的距离，原有的知识需要在实践中得到验证，遇到的每个病例都是新鲜而生疏的，他实实在在感到知识不够用，感到身上的压力很大。然而对于卢芳来说更大的压力来自另一个方面：作为一个中医内科病房的医生，必须有两套本事，一是中医，辨证施治，这是轻车熟路；二是西医，卢芳知道自己西医能力差。病房开处方时用拉丁文，量为毫克，病志书写也要两套，一套是中医，一套是西医。众所周知，中医对于急诊病常常显得力不从心，抢救危重患者主要还得靠西医，而作为一个医生，经常需要值班，碰到急诊是常事。这些新课题摆在了卢芳面前，无法回避。卢芳感到自己的西医是个短板，必须痛下苦功，从头学起。

他首先向老中医和同级的住院医师学习，特别注意向住院医师中的西医学习，有不明白的就请教，即使年龄与自己相仿或者比自己年轻也同样虚心。卢芳知道，闻道有先后，术业有专攻，三人行必有我师，只要能够增长知识，没有必要总端着架子。同时他的案头总是摆着两本书，一是《中医内科学》，一是《实用内科学》，有时间就仔细阅读，特别是《实用内科学》，整个通读了 3 遍。他学习的方法是理论联系实际，每来一个患者都要翻一翻这两本书，对照学习，一个病一个病地学。比如西医中有些查体、诊断、鉴别诊断、实验室诊断，白天书写完病志，晚上就翻书，西医有些重要章节都要背下来，如临床表现、诊断要点、鉴别诊断、治疗，做些卡片。他学习的另一个方法是反复记忆，当时中医学院接受一些课间实习生和各地市的进修生，卢芳带领他们查房时，就现买现卖，把刚学到的知识向他们讲一遍，通过讲解，等于自己又学了一遍，这样几个反复就牢牢记住了，对学生提出的问题可以做到对答如流。卢芳的讲解深受学生的欢迎，他们反映卢芳讲得非常透彻而且实用，有时卢芳带领学生查房时，其他病房的学生也来旁听，屋里挤得水泄不通。

谈起这段在病房的经历，卢芳颇多感慨，在医学上学通中西，为卢芳成为名医打下了深厚的基础。

四、因缘际会，桃李满天

1974 年前后，省中医学院举办了一个"西医学中医高级研究班"。需要从近年来中医学院毕业的教师中选拔优秀者授课，卢芳就是这批青年教师中的一个。在卢芳的课上听不到整章整段地念书，或者背书，因为这些书上都有，凭台下这些西医们的水平，自学是不成问题的，根本不需要教师在课堂上乏味地照本宣科，他们需要的是新观念、新思维，是生动的实例，是理论与实际的完美结合。卢芳曾说，教师不是教书匠，教师的舞台并不广阔，但这三尺讲台却可以演出轰轰烈烈的舞台剧。卢芳的讲课深入浅出，条理清晰，内容丰富，如行云流水，流畅自然，都说听他的课是一种美的享受。

就在"黑龙江省西医学中医高级研究班"过去的一年后，根据国家人事部、卫生部的文件，社会上的散中医可以经过考试由国家录用，列为国家正式编制，成为国家承认的医生，工资按本科待遇。这对于社会上的散中医是千载难逢的好机会。但招收名额有限，黑龙江全省的指标只有 200 名，而且主要在省城哈尔滨市产生。为此，卢芳被道外区卫生局聘请讲授《内经》，但因他讲课反响很好，在学生强烈要求下，继续讲授《伤寒论》《金匮要略》《神农本草经》等课程。

卢芳成名在 20 世纪 60 年代末和 70 年代初期，他以自己卓越的医疗技术和丰富的教学实践成为一颗突然升起的新星，成为黑龙江省闻名的四小名医。

1990 年，卢芳被评为全国老中医药专家学术经验继承工作指导老师，在人民大会堂宽敞的大厅里，国务院、全国人大、政协的有关领导参加了拜师会。卢芳作为黑龙江省代表有幸参加了这次大会，大部分导师都是七八十岁的老人。50 岁刚出头的导师只有卢芳一个，这使卢芳备感自豪。

卢芳为此写了一首七律：

中医师承自古传，
九十年代谱新篇。

> 高徒膜拜发肺腑，
> 传道解惑非等闲。
> 不负委任立誓言，
> 培养后人学春蚕。
> 不为人师为人梯，
> 瑰宝光大看青年。

1996 年国家又进行了二次评审名老中医工作，条件一致，卢芳仍然名列其中，又招了两名徒弟。算上带过的已出国的张忠国的 2 名徒弟，卢芳共带过 6 名徒弟，有谷励、张恩、刘宇晖、吴素珍、卢炎、时国臣。

进入 21 世纪后，国家中医药管理局为加强全国老中医药专家学术经验继承工作，培养高层次中医临床和中药技术人才，推进中医药学术的研究、继承与发展，决定遴选有丰富、独到学术经验和技术专长的老中医药专家为指导教师，选配具有相当专业理论和一定实践经验的中青年中医业务骨干作为学术继承人，采取师承方式进行培养。2014 年，卢芳名老中医传承工作室成立，遴选孙奇等多名具有博士、硕士学历的优秀中青年中医工作者进入工作室，进行整理，挖掘卢芳教授的宝贵经验，并传承发扬。

五、高瞻远瞩，硕果累累

1964 年卢芳被提拔为"科负责"，相当于科室副主任。他从科负责干起，以小见大，逐步熟悉了医院的管理工作。这为他以后当院长、当副局长积累了不少经验和才干。他凭借过硬的技术，最先被提拔为科主任。他负责的病房叫杂症病房。众所周知，中医内科分为两类，一类是外感疾病，虽然杂症病房无论患什么病的患者都要收治。但他在治疗过程中，逐渐有所侧重，办出了特色。这就是治疗神经和内分泌疾病，在他一生主要的科研成果中，如三叉神经痛、糖尿病、前列腺炎、脑萎缩、甲状腺疾病（包括甲状腺功能亢进症和甲状腺功能减退症），在这个病房都能接触到。这些疾病是冷门，所以被称为小内科，一般医院没有专设这些科。这些疾病诊断，不是靠听触叩望，而是靠化验，靠实验室检查，当时有这种化验室的医院不多，中医学院正好有这种设备，这就给卢芳创造了得天独厚的机会。使他能够从 70 年代末对这种疾病就可以进行十分系统的观察、研究，使其逐步积累了丰富的经验，掌握了高超的技艺，治愈率非常高。

他用"药到病所"的理论，研制的前列闭尔通栓治疗难治性前列腺炎、前列腺增生疗效独特，已畅销国内外医药市场，被称为射向前列腺病的一颗神奇子弹。他首倡的脾胰同治法治疗糖尿病的观点，使中医治疗糖尿病的理论有了飞跃，他研制的双解降糖精胶囊治疗糖尿病不仅能降低血糖，而且对糖尿病引起的并发症有特效。他在国内首先提出三叉神经与循行在面部的某些经络相吻合，并研制出有高效率、无任何不良反应的纯中药制剂——颅痛宁，填补了祖国医学宝库的空白。甲状腺功能亢进症是难根治、易复发的疾病。数千年来，中医一直采用高含碘类药物治疗，但疗效很不理想，卢芳根据其广博的医学知识和丰富的临床经验，摒弃常规，采用化痰软坚法治疗，并研制出消瘿平亢胶囊，不仅能快速医治甲状腺功能亢进症，而且对甲状腺瘤和其产生的突眼症有快速疗效。卢芳还运用中医阴阳互补、气化生精的原理进行组方，并用绿茶配伍研制出"还春袋泡茶"，对恢复男女性功能有显著疗效。卢芳研制的上述药品，堪称中医药领域中的精品，不但为广大患者解除了疾病，也拓宽了中医诊治的新路。

卢芳常说，"学无捷径可循，贵在于勤"。这是他40余年入中医殿堂的肺腑之言。他为自己总结出了治学的经验，这就是勤读、勤问、勤思、勤记，这四勤使他受益终生，也造就了一代名医。

1987年，在黑龙江省中医药管理局科研招标时，哈尔滨市中医系统共有8个科研项目，哈尔滨市中医院就中了其中的7项，突破了市中医院科研工作为零的纪录。在卢芳的带领下，哈尔滨市中医院的科研工作步入了正轨。如"按揉牵三法治疗小儿肌性斜颈"科研项目获得黑龙江省政府科技进步三等奖。

1988年黑龙江省中医药管理局开展了一次全省性的中医院联评，由局长亲自带队，召集了全省的专家联合评比。用科学的打分方法，经过大家投票，哈尔滨市中医院被评为总分第一，同时被评为省文明中医院标兵单位。1989年哈尔滨市中医院被选为全国中医院7家交流改革先进经验单位之一。1990年，在中国医药文化博览会上，哈尔滨市中医院一举夺得3块奖牌，就连日本、丹麦、韩国等地的患者，也闻名赶来就医。1991年国家中医药管理局为了加强全国中医院的示范建设，进行了一次全国性的中医院评比活动，评比对象有国家级、省级和县级医院，在全国共评出100家。哈尔滨市中医院被确定为全国百家示范中医院之一。

1993年12月30日，省委组织部55号文件，把卢芳从哈尔滨市中医院调到了黑龙江省中医药管理局任副局长，分管医政、学会。

卢芳一生，作为学生，他品学兼优；作为老师，他学识渊博；作为医生，他医术精湛；作为领导，他德高望重。正是他的人格魅力和不懈的努力，使他从盐碱地的农村，历经数十年的沧桑，一步一个脚印地走向他事业的巅峰，走向辉煌。对此，卢芳有深深的人生感悟，作诗曰：

人生感悟——三爱五字诀

古稀初度年，往事如云烟。

生如远行客，走在天地间。

吾生有三爱，事业是青山。

路上多坎坷，人意有冷暖。

失败不气馁，逆境长才干。

技术握在手，胜过家万贯。

学海无止境，山外还有山。

信念不可摇，目标宜高远。

勤奋加机遇，撑好人生船。

二要爱家庭，百顺孝为先。

乌鸦能反哺，父母生命源。

夫妻和睦好，男人是把伞。

教子读好书，要端金饭碗。

子孙品行正，身教加言传。

一生在家庭，角色多转换。

儿夫父爷辈，要有责任感。

只有无私爱，酿蜜才有甜。

三要爱自己，生命与尊严。

人皆求长寿，健康是关键。

少壮多运动，老大无病缠。

交友言必信，助人多施善。

人品无字碑，声誉重泰山。

不能照千秋，也要留光环。

人生路虽短，经历却纷繁。

走好每一步，凡人变神仙。

崔振儒

崔振儒（1940～），黑龙江省宁安人，主任医师、教授，黑龙江中医药大学附属第二医院特需门诊内科专家、黑龙江省委干部医疗保健专家。崔振儒教授治学严谨，学识渊博，造诣颇深，医德高尚。他投身医林已近60年，通过多年学习深造和医疗实践的不断总结提高，积累了丰富的临床经验，对中医内科、外科、妇科、儿科等各科均有较多建树，其中尤以中医内科称著，在内科中又对消化系统疾病和心脑血管疾病最为擅长。曾参加编写教材两部，发表《人参在中医临床中的应用》《伤寒论有关饮食失常的病机探讨》《宁心汤治疗冠心病心绞痛55例临床观察》等论文已近40余篇，为龙江医派的优秀代表。

一、发奋学医，广投明师

1954年7月，14岁的崔振儒在党的中医政策指引下，步入岐黄之门。崔振儒和他的5位同学集中在宁安中医联合第三诊所学习中医，由王魁俊等老中医授课，学习了《药性赋》《药性歌括四百味》《汤头歌诀》《医宗金鉴》等医籍。1955年5月被县卫生科正式批准为兼职学徒。1956年4月成立宁安县中医院，其在中医院里仍为兼职学徒。集体授课的老师都是县里知名老中医，先后学习了《内经知要》《伤寒论》《金匮要略》《难经》《温病条辨》《医宗必读》等经典和各家著作。1956～1960年，崔振儒在一些老师指导下，学习了古汉语，尤其是秦汉时期文学，还有逻辑学、哲学，特别是中国古代哲学。这使他以后在深入钻研医学典籍、总结提高临床经验时受益匪浅。因宁安中医学校需要中药教员，1960年10月，崔振儒被推荐到黑龙江中医学院进修班学习，于1961年4月结业。当时黑龙江中医学院师资不足，而他的学习成绩突出，因此被黑龙江中医学院留校，任教员。当时黑龙江中医学院原打算派他去关内进修，但因3年自然灾害而未能实现。然而，留校使他眼界大开，有充分的时间广览群书，聆听各位老师训导，崔振儒的医学知识更加充实和提高，这3年是他长知识的黄金时期。此外，崔振儒自1975年开始学习英语，1977年7月至1978年8月参加教师业余英语学习班并获结业证书，英语水平可达中级。在这期间，他在黑龙江中医学院"师资提高班"中又学习了日语，日语水平可达初级。英语、日语结业后，他曾反复阅读了《临床诊断》第十一版及部分《希氏内科学》第八版英文原版教材，阅读了"内科疾患诊断基准，病型分类，重症度"和《内科临床杂志》（1985年6月）日文原版文献资料，这些为崔振儒以后从事临床、科研、教学及掌握医学动态奠定了基础。崔振儒在长期临床实践中，虽然积累了丰富的经验，但仍虚心好学，精益求精。1974年被派到湖北中医学院参加由卫生部主办的全国伤寒师资进修班学习深造，并在那里参编全国高校《伤寒论讲义》，他负责编写麻黄汤部分。1978～1979年又在黑龙江中医学院"师资提高班"学习。在1991年，崔振儒被批准成为全国首批老中医药专家学术经验继承人，拜我国著名中医钟育衡教授为师，之后又投在全国著名中医王德光老师门下。

1994 年崔振儒继承期满，在这首尾三载，他在中医的理论和实践等方面均有很大提升，仅其所做的各种学习记录及心得就有 200 万字之多。通过 3 年亲受名家指点，使他的中医理性认识和技能又有了进一步升华，经考评合格，被准予出师。他在后来的临床诊治上能够学有所进，也与坚守钟、王师门家法密不可分。

二、学以致用，勇于实践

1963 年黑龙江中医学院附属医院成立，崔振儒被派到药局工作，在工作繁忙的艰苦环境中并没有放弃学业，反使所学知识得到了牢固和深化。1967 年初崔振儒从事妇科临床工作，1969 年从事肿瘤中医药治疗工作，1972 年在内科消化病房任住院医师，1975 年又到黑龙江中医学院附属医院内科血液病房工作，1979 年在黑龙江中医学院附属医院中医病房行使代理主治医师工作。由于长期在病房工作，在各位老师指导下，崔振儒的中西医医疗技术水平有了长足的进步。他经常参加急危重病抢救，并且也积累了许多经验。1983 年 4 月，他被正式晋升为主治医师，1985 年在黑龙江中医学院附属医院门诊内科出诊。1994 年晋升为副主任医师，2000 年被提升为主任医师。

崔振儒教授广览群书，开阔视野，边实践、边学习、边研究、边总结，业务水平稳步上升，专业技术日渐成熟。他在黑龙江中医学院附属医院内科门诊出诊时，日门诊量在全院每每领先。即使最淡季节，平均量亦能超额完成，最多门诊量日达百人以上。可见他的医术已得到了广大患者信任，为众多患者解除了疾苦。崔振儒教授的患者不仅有本市人，还经常有来自内蒙古、辽宁、香港、台湾的患者，还有不少患者来自世界各地，如美国、加拿大、日本、韩国、新西兰等地。1999 年暑期，一位来自莫斯科教师旅行团的患者前来诊治，是位五旬女教师，过去每年均有多次胃痉挛发作，用西药治疗最快 3～4 天痊愈。这次来哈尔滨后又有复发，于是便想找中医治疗，听说崔振儒是中医脾胃病专家，便慕名而来。诊查后，崔教授开了 2 剂中药，服了 1 剂痛就止了，服 1 剂半即病愈，她便又随团旅游去了。该患者返回莫斯科后 1 年未发作。后来她的女儿也有胃病，便又让她女儿来求崔振儒诊治。

崔振儒教授根据平素积累，不断总结，对许多病证提出了自己的独特见解。如对冠心病心绞痛的中医认识和治疗，在继承前辈治疗冠心病和病毒性心肌炎方剂的基础上，结合自己的临床实践，总结并创制出了以活血行气、安神止痛为治疗大法的师传宁心汤。该方由丹参、川芎、葛根、桑寄生、枳实、青皮、郁金、石菖蒲、酸枣仁、珍珠母等药物组成。若气虚重，周身无力，劳则发作者，加生晒参、黄芪等，去青皮；若浊阴上逆，痰邪阻络而痛者，加瓜蒌、半夏、薤白等；若气滞，胸脘痞闷者，加厚朴、檀香、沉香等；若寒邪凝滞作痛者，加川乌、细辛、桂枝等；若血瘀刺痛者，加桃仁、赤芍、红花等。该方的拟定还结合了现代药理研究结果，如其中的丹参、川芎、葛根均能扩张冠状动脉，增加冠脉血流量，改善心肌缺血；枳实、青皮、郁金，有行气止痛之功，达到祛除胸中滞气之功，以促进血脉通畅，其中枳实、青皮经现代药理研究证实也有改善冠脉循环的作用。若治疗有瘀血，又心血不足的冠心病，崔振儒喜用桑寄生，他认为该药既滋养阴血，又通络止痛，正如清代徐大椿《神农本草经百种录》中说："能滋养血脉于空虚之地，而取效更神也"。该方在改善临床症状和纠正心肌缺血等方面均取得了良好效果，在他多年临床工作中治愈了许多冠心病心绞痛患者。每次临证，他先以汤剂减其疾苦，其中部分患者甚至可以只服用中药汤剂，而停服治疗冠心病的西药，当患者病情稳定时，则以制成丸剂缓去其疾或坚固其本，直至康复。由于崔振儒出诊的医院距离原哈尔滨铁路医院（现哈尔滨医科大学附属四院）和哈尔滨医科大学附属一院很近，一些在这些医院中治疗心血管病的患者，甚至是心血管病房的医务工作者或家属患有冠心病心绞痛而经现代医学治疗效果不显著时，会专程找崔振儒教授诊治，并大多满意而归。

三、发掘提高，精勤不倦

作为一名临床医疗工作者，搞科研是要立足于本职工作的。为挖掘祖国医药遗产，掌握世界医学先进水平，崔振儒教授读书不止破万卷，还积累了数以百万字书籍文献的摘要和心得笔记，为科研工作打下了坚实的基础。崔教授对全国、乃至世界的医学动态都很关心，在休息之余，经常到黑龙江中医药大学图书馆、哈尔滨市图书馆、黑龙江省图书馆及省科技情报所查阅医学文献，甚至是英、日文的医学文献。他根据平素临床经验的积累，不断总结，对不同疾病的治疗预期了如指掌，对自己的医学努力方向清晰明确，对发病率较高的心血管疾病、消化系统疾病尤为关注。崔振儒教授总结了 1984 年 4 月至 1985 年 4 月期间近 12 000 人次门诊的中医内科诊断，在一定范围内掌握了门诊就诊的情况和规律，为临床研究提供了可靠依据。1986 年他又根据自己临床实践，回顾了中医内科疾病治疗情况，分析了治疗各种疾病的难易程度。总结出容易治愈的如淋证、胃脘痛等病，较易治愈的如消渴、喘证等病，不易治愈的肺痨、阳痿等病，为提高中医药治疗效果奠定了基础、明确了方向。

崔振儒教授在临床实践中积累了数以万计的门诊病例，经不断总结，对内科杂病提出了自己的看法。他认为内科杂病诊治程序有三：一是先定病位，再定病性，仔细辨证，抓住病机；二是参考前医所用之药与疾病转化过程；三是定诊，拟治则，选方药。内科杂病与脏腑经络、八纲、气血相关，这些是辨证施治的关键所在，临证务必辨别清楚。崔教授根据其在门诊中的临床观察，初步统计出七情致病是内科杂病之常见病因，肝气不疏是常见病机。正如朱丹溪说："气血冲和，百病不生，一有怫郁，诸病生焉。"气郁是内科杂病的主要病理基础。气郁初起当以理气顺气为其治，久则理气顺气又当慎用，应辨明病之孰实、孰虚，观其是累及于血，还是累及他脏，不可一概而论。

崔教授经验丰富，建树颇多，这与他勤于积累，勇于探索，富于创新的学术思想是分不开的。他通过大量临床观察，不断探索出新的治疗途径，筛选出新的有效药物。如他对脑血管疾病的选方用药做了大量工作，其中对心肌缺血、心律失常临床疗效观察的文章已经发表，如《宁心汤治疗冠心病心绞痛 55 例临床观察》《止悸稳心丸治疗心律失常 60 例疗效观察》两篇论文发表于《中国实用心电杂志》。此外，对尿毒症、糖尿病、过敏性紫癜、过敏性哮喘等都提出了自己新的诊治观点。

崔教授勤于著书立说，每有心得，即著文发表。1969 年他开始从事中医药治疗肿瘤的临床工作。1970 年，他编辑并出版了《治癌疗法介绍》。此书于同年 12 月在黑龙江省肿瘤工作会议上被作为会议资料散发，并在此次会议上，宣读了他所作《祖国医学对肿瘤的认识和治疗初探》的论文，受到会议和同行的好评；次年，又编辑出版《三省九市中药治疗癌症情况介绍》，总结了当时东北三省及天津市中医中药治疗癌病情况；1975 年崔教授在医院内科血液病房工作期间，在"黑龙江中医学院建院二十周年学术论文摘要汇编（1979 年）"中发表了《溃疡散治疗白血病口腔溃疡总结》论文；他先后参加《全国高校伤寒论讲义》第三版和黑龙江中医学院附属医院为研究生补充教材《中医内科学》等书的编写工作。他发表论文已近 40 余篇，其中国际论文《人参在中医临床中的应用》（"1995 年国际人参类植物学术讨论会"会议论文交流资料，360 页）和《饮食与中医内科疾病》（《世界优秀医学论文选要大全》第二卷，826 页）两篇；除此之外，还有总结钟育衡及王德光教授经验的文稿数篇。值得一提的是，1974 年崔振儒教授与丁春荣同志合编并出版了黑龙江中医学院附属医院《协定处方集》，并总结了医院各科中成药处方，直至现在不少人仍对《协定处方集》进行复印或抄写，可见其作用之大、影响之久。

四、恪守医德，业医之本

为医，不仅要具有精良的技术，而且要具备高尚的医德。为患者服务要全心全意，崔振儒教授常常这样告诫自己和学生。这非粉饰之词，更非政治口号，而是作为一名医生必须毕生身体力行的医德。在应诊中，应该要自己做到：耐心地倾听主诉，详细地询问病史，专心地进行四诊，精心地做出诊断，细心地组方用药，详尽地交代服药宜忌。更重要的是，无论患者地位之高下，性别之男女，年岁之长幼，外貌之妍媸，家境之寒裕，关系之亲疏等，均应一视同仁。否则，虽不败于医之技，亦将败于医之德。崔振儒教授行医 60 余年，从不为个人向患者索取好处。由于拒绝收患者赠金，在 1988 年 9 月 4 日《老年报》及 1988 年 9 月 12 日《黑龙江日报》登载了患者家属对他的赞扬；1989 年 5 月黑龙江中医学院的报纸上也对他的医德医风给予很高的评价和表扬。崔振儒的日门诊量在黑龙江中医学院附属医院一直领先，而且据药局统计人员讲，他的 10 张中药处方还没有某些医生 1 张处方的药价高，他在附属医院是开便宜药方出名的。崔振儒紧紧依靠中医辨证施治的原则对待每一个患者，不断提高诊疗效果，设身处地为患者着想，增强患者对医生的信任感。虽然单张处方的药价相对少一些，可是疗效好，他从不开大方、花方，从不滥开检查项目，赢得了广大患者的信赖。多年来，崔振儒曾经有十余次当选为先进工作者，3 次当选为模范教师。

崔振儒教授不仅是名医，还是一名合格的老师。从 1973 年起，他在中医内科教学上曾为西学中班、本科班、进修班等多次讲课，在伤寒论教学上曾多次为工农兵学员讲课，讲课学时总时数近300 学时。黑龙江中医学院附属医院是教学医院，各类学生实习不断。1990 年以后，尽管崔振儒教授已经没有授课任务，但是在临床带教总是以热忱态度对待学生。他带教各类学生达千余人，包括博士研究生、硕士研究生、留学生、本科生、专科生、夜大学生等，甚至是本院的医生也来跟崔振儒实习请教。崔振儒对他们有教无类，一视同仁、不歧视、不鄙视，鼓励他们积极向上。对他们提出的问题，做到有问必答，一有时间就向他们教授自己的临床经验和体会。学生们愿意蜂拥在崔振儒那里，对崔振儒分外感激和尊重。这正是培桃育李，甘苦寸心知。

2000 年崔振儒教授退休，但人退心不退，他的心永远留在中医事业上，留在工作岗位上，退休后又被聘为黑龙江中医药大学附属第二医院特需门诊内科专家、黑龙江省委干部医疗保健专家，一直坚持每天出诊。尽管每天诊务繁忙，但崔振儒几十年来一直坚持凌晨起床读书，并随时记录诊疗所得。于 2000 年开始，崔振儒动手编写一部中医理论与临床相结合并主要阐述自己经验的书。"活到老、学到老、干到老"，崔振儒教授常以此自勉。耄耋之年的崔教授，仍不断进取，继续为广大患者解除疾苦，继续为发展中医药事业而奋力拼搏，"老牛自知夕阳晚，不用扬鞭自奋蹄"，崔教授是我们后学者的楷模。

张金良

张金良教授师从著名国医大师张琪教授、老中医刘晓汉。他勤求古训，熟至能诵，随师待诊，博采众长，在临床中坚持中医辨证论治精髓的同时，积极汲取现代医学知识，为己所用。他在数十年的临床实践中不断筛选治肝常用方剂，总结其中疗效最佳的药物组合，从而形成"组药"治疗肝病的独特理论及临床治疗法则，解肝胆病痛无数，获社会广泛认同。他的学术思想和高尚的医德医风被世人称誉。

一、志存高远，身体力行

张金良祖籍山东，父母家贫，闯关东来到关外，父亲以木工为业，母亲操持家务，生活入不敷出。1940 年 6 月 13 日张金良出生于吉林省扶余县的三岔河镇，为家中第 4 个孩子。长期的贫穷及劳累使张金良的父亲身体每况愈下，在张金良年幼时就因病早逝，给儿女留下的是家徒四壁和闯关东人民坚韧不拔的意志品质，父亲的早亡使得几个孩子均立志从医。长兄考入兴山中国医科大学，后于 1934 年参加革命，中华人民共和国成立后就职于中国医科大学附属医院；二姐毕业于哈尔滨医科大学，毕业后致力于耳鼻喉科医疗事业。母亲虽受教育程度不高，但却用最淳朴的人性光辉沐浴着孩子们。张金良至今仍清楚地记得母亲常挂在嘴边的话："房子要小小的，钱要少少的，人要好好的。"就是这样一位既淳朴又睿智的母亲，让张金良从小便有一个作为医者的优秀素质和品质。母亲教育孩子们要刻苦求医，勤奋探索，未来不求大富大贵，只求能好好给老百姓看病，解除疾苦。这也成为张金良受益终身的宝贵财富。

张金良自幼好学，才思敏捷，虽家境贫寒但却品学兼优，为了实现儿时理想，弱冠之年进入道里中医学校学习中医学，经过 3 年焚膏继晷式的苦修，张金良于 1963 年以优异的成绩完成学业，后被分配至跃进卫生院，从事中医内科工作。他在此期间将理论与临床实践加以结合，对中医经典著作不断深入研习，渐渐有了心得和自己的独到见解，后于 1969 年 8 月调至哈尔滨市轻工局医院工作。1982 年早已是主治医师的张金良正是意气风发之时，十余载的临床探索使其积累了大量的经验，出色的医疗技术和高尚的医德医风早已有口皆碑。同年 8 月，他被调入黑龙江中医药大学附属医院工作。当时医院对肝胆病的治疗和研究还处于摸索阶段，张金良受托肩负起了这项重任。经过不懈钻研，张金良在肝胆病的科研及临床上取得了累累硕果。因其医术高超，人格高尚，于 1986 年被推为内科门诊副主任。1992 年黑龙江中医药大学附属第二医院成立，为加强内科医疗实力，张金良被调入该院，1995 年任大内科病房主任。担任病房主任期间，张金良带领全体医护人员尽心抓临床，潜心搞科研，取得了一项又一项令人瞩目的成就。退休后仍活跃于临床医疗一线，并担任肝脾胃科名誉主任，每周进行一次教学查房，为中医药人才梯队的培养呕心沥血。

张金良在救死扶伤之余也积极投身于社会工作，自 1984 年始任全国中医肝胆病专业委员会委员；1989 当选黑龙江省政协委员；1992 年始任黑龙江省中西医结合学会肝胆病专业委员会副主任委员，黑龙江省中医肝胆病专业委员会副主任委员；1997 年任民盟黑龙江中医药大学委员会主任委员，中国民主同盟黑龙江省委员会常委。他在任职期间，每年均携本院盟员义诊，足迹遍及黑龙江全省，受益群众达上万人。

二、疗效显著，药到病除

张金良主任医师从事肝胆病治疗近半个世纪，采用辨病辨证相结合，独创"组药治肝"的理论，在不影响肝病治疗效果的同时，使中医辨证简单化、程序化，丰富和发展了传统中医的内涵。张金良的患者遍布全国各地，日诊患者最高达到上百，患者累计量达数十万，疗效受到广泛好评。

肝硬化患者的肝纤维化在西医理论中是一种不可逆的肝细胞的纤维性变，张金良用自拟方剂软肝散加减，治疗肝硬化患者有着神奇的疗效。家住哈尔滨道里区的陈某，男，55 岁，初次就诊，彩超提示肝纤维化。患者在找到张金良之前，已经在很多专科医院诊治过，但疗效均不明显，后来经患者介绍也只是抱着试一试的态度找到张金良，张金良仔细看了患者的各项报告并采集完舌脉后并没有多说，用自拟方软肝散加减后嘱患者按时吃药。3 个月的疗程一过，张金良在问诊中采集完舌脉后嘱患者去复查彩超，彩超报告令所有人包括彩超专家刘爱武先生都不敢相信，原本大面积纤维性变的肝组织竟然只显示有弥漫性改变。像这样的疗效在张金良的患者群里并不是个例，多少肝硬化患者、肝炎患者在治疗后都取得了奇效，就这样，张金良出神入化的医术在业界得到了更广泛的认可。

张金良常自嘲的一句话是"西医让患者明明白白死了，中医让患者糊里糊涂活着"，话虽这样玩笑般地随口说出，可张金良心中明白，要不是他几十年的临床探索、扎实的中医理论基础与经典的训练、科学的辨病辨证，哪会有如此神奇的疗效。患者韩某，男，68 岁，肝癌，腹水严重，各项指标均达到高危值，西医院的结论是患者最多剩下 1 个月的生命。患者家属不想就这样放弃，找到张金良，寻求最后的希望。张金良虽未对患者做任何承诺，但他精心地用了自拟的消癥汤合五苓汤加减。2 周之后患者家属含着热泪来向张教授汇报病情，不但腹水全消了，而且患者恢复了食欲，各项指标也有了好转的趋势。后期经过张教授的精心治疗，这样一个被西医院判了死刑的患者又多活了 5 年。

乙型肝炎长期以来都是令中西医都头疼的一种传染病，近年来随着医疗技术水平的发展研发出了多代抗病毒药物，临床证实这些药物对病毒的控制有效，但也因其不良反应较多、停药后病毒量易反弹、可能需要终身服药等原因不被相当一部分患者接受，而中医在治疗乙肝方面的研究少之又少。患者刘某，乙肝大三阳，肝功能正常。口服抗病毒药物 3 年，停药后病毒量反弹，找到张金良时已经对治疗产生了消极情绪，张金良一边安抚患者情绪一边根据采集到的患者疾病信息辨病辨证，给予自拟方解毒散加减。在张金良的疏导下，患者坚持服药半年余，复查核心抗体已经转阴，病毒量也已经下降到安全范围。此治疗案例在张金良庞大的患者群里只是一个很普通的案例，但正是这样对患者全方位的关怀才成就了张金良如今在业内的好口碑。

三、德行并重，大医精诚

为患者解除病痛是身为医者的天职，张金良在患者群里有口皆碑。他每次出诊，诊室时常传来阵阵欢快的笑声。张金良日诊患者最多时可达百位，诊室门口常排起长长的队伍，没有专人维持秩序，也没有提示警告标语，患者们就是如此自觉地用这种方式表达对张金良的尊敬。张金良年轻的时候身体体质极好，爱好各类体育运动，年过花甲时在出诊一整天后还是神采奕奕。

张金良常说的一个词就是"相互理解"，在心理学上这种换位思考的方式可以说是和谐医患关系的一把金钥匙。他在全神贯注的诊病间歇总能对诊室的环境做出细致的观察，对重病重患总是能及时地发现，并针对性地做出特殊照顾。这样的情况张金良往往亲力亲为，年过花甲的老先生起身搀扶患者的场景，每每都让全诊室的患者动容，也对张金良更加尊敬。

张金良是一个性格特别开朗的人，在接诊患者时常常会与患者聊几句家常、开几个玩笑，拉近与患者心理上的距离，解除患者心理上的顾虑和情绪上的紧张，接下来的问诊就在轻松自然的状态下进行。俗语有云"清官难断家务事"，可张金良却常常做患者的"家长"，断患者的"家务事"。有些患者看病带着一种急躁的情绪，常常对自己的家属横眉冷对，张金良观其病容，脉弦数，舌尖红，常会开玩笑："不要做家中的独裁者，少生气，多放权。"患者这时都会笑着答应张金良，也会明白自己的病情需要安心休养，用一个好的心态去应对自己的病情，积极配合治疗。就是这样，诊室里的气氛常常是其乐融融，患者之间也会相互理解、互相关怀。患者自己也组建了一个网上社交群来交流病情,这样和睦温馨的医患关系也只因为张金良的大行广德才得以维系。

四、为人师表,诲人不倦

从医半个世纪,跟随张金良学习的学生数不胜数,他的很多学生现在也已经成为国家级名中医。张金良曾任黑龙江中医药大学中医内科学讲师,因其幽默风趣的讲课方式、丰富生动的授课内容及英俊潇洒的讲师风采备受学生追捧,他的课堂上从来都是座无虚席。但比起在课堂上听张金良讲授,学生们更愿意跟随张金良在临床上学习。他的诊室里从来都坐满了来学习的学生,而他对待学生的态度更是让前来的学生每每都觉得不虚此行。

由于张金良的患者往往病情复杂,需要全方位综合地辨病辨证,学生们往往不能将课堂上所学到的知识有效地运用到临床上,所以张金良有一套自己的临床授课方式来帮助学生们更快更扎实地将临床所需要的理论知识迅速掌握。而被张金良用于临床教学的这种教学方式,正是当下教育学中被广泛认可的提问式授课方式。张金良遇到学生们未接触过的疾病或疾病证型,就会将此病或证型的临床表现全部归纳出来向学生们提问,让学生们自己通过查阅相关资料书籍去找到正确答案,就在学生们带着张金良提出的问题去思考查阅的这个过程里,也就正是临床辨证思维的一个过程。在下一次出诊的时候,在学生回答问题后,张金良又会针对疾病的重点难点进行讲解。这样的教学方式不仅激发了学生的学习热情,更让学生对疾病进行了扎实的全方位的理解性记忆,受到学生们的一致好评。

2014 年,年过古稀的张金良被评为第五批师承博士生导师。2016 年 6 月,作为张金良首批师承博士毕业的黑龙江中医药大学附属第二医院肝脾胃科主任杨沈秋、副主任潘祥宾给张金良和社会交出了一份满意的答卷。3 年师承授业,上百个疑难病例的指导,上千页病案记录的批改,学生的每一点进步都凝聚着张金良的汗水。可正当黑龙江中医药大学孙忠人校长授予两位学生博士学位时,张金良却因工作过度劳累而身体抱恙住进了医院。当学生们带着学位证书来病床前看望老师的时候,张金良眼眶里的泪花却泛溢着满满的欣慰。

五、勤以治学,博采众长

张金良自幼喜欢读书,学医后出于对医学的爱好,更是达到了废寝忘食的境界。他曾提及自己学医时的经历,那时家境贫困,母亲为了送孩子们上学省吃俭用,他只能穿二姐穿过的旧棉衣,为了省钱买书,张金良穿着姐姐的这件棉衣熬过了 3 个寒冬。提到这段往事张金良却笑得像个孩子,他说那时并不觉得自己苦,每天清晨披着那件旧棉衣,在还空无一人的教室里徜徉在医学的海洋里是幸福的,"那件棉衣最后补满了补丁,大大小小 27 个"。

张金良曾教导学生说:"每一位医者都该是勤奋好学的,都该是饱读医书对医学孜孜不倦的,选择了做一名医生,就是选择了一条活到老学到老的路,而这条路上的每一步都该是坚定不移的。"张金良从不提自己背过多少本医书,他常说那是基本功,在诊病时脱口而出的经典原文,四诊合参后迅速地辨病辨证,君臣佐使思路清晰地开方用药,那些经典,那些理法方药,在张金良的大脑里,早已经融会贯通了。

张金良一生饱览群书,而对其影响最深的著作当属仲景的《伤寒论》。每当有学生问张金良为何辨证如此准确,张金良都会将其归功于他对《伤寒论》的深入钻研。配合脏腑辨证、八纲辨证、卫气营血辨证,伤寒中六经辨证可迅速准确地切入病位,并直接给予对症经方,再根据张金良在现代医学领域研究的对症组药综合组方，效果势必药到病除。张金良用药常一剂中病，加以休养，病即痊愈，正所谓妙手回春。他成名后又师从黑龙江省四大名医张琪、老中医刘晓汉主任医师学习肝病治疗。

张金良一生诊病足迹遍布大江南北，除了领略祖国的大好山河外，张金良每到一处都会与当地的名医交流。每日出诊后常与地方医生促膝长谈，交流学术思想，临床心得。张金良为人豪爽仗义，自然得人心，同行也对其十分敬佩，而他在与同行甚至学生交流临床经验时永远都是那样的诚恳和谦虚，遇到有争议的问题常常会做笔记，甚至通过书信的方式继续交流。张金良这种行业内公认的大家，在对待学术上却是如此的谦逊和一丝不苟，更是让业内所有晚辈们敬佩不已。而每每学生想为之著书立说时，他却常说："不要为我著书立说，要为这个行业著书立说，我们这个行业从不缺少名家，我毕生的志愿就是让中医事业甚至整个医疗事业整体脚踏实地地进步。"

一生不慕名利，永远默默耕耘的隐士，永远孜孜不倦的学者，永远平易近人的老师，永远燃烧自己去发光发热、去照亮前路的勇士。这就是张金良，他还在那条路上走着，留给我们的是背影，而那背影就是我们一生追寻的方向。

柯利民

柯利民，曾任黑龙江省中医学会副会长、黑龙江省中医学院主任医师，从事中医工作数十年，有较深的理论基础和丰富的临床经验。对热性病、肾病、肝病、郁证等均有深入和较好的疗效，著有《老中医医案》，并发表论文16篇，对继承和发扬祖国医学遗产做出了较大的贡献。

柯利民祖居黑龙江省庆安县，父亲是一位乡村医生，在父亲的影响下，他从小就对医学产生了兴趣。6岁时，就能背诵中药"四百味""药性赋"等歌诀；稍长，就在满清秀才高树德办的私塾中读书，5年读完了"四书"和一部分中医书籍；后来在家从习医，又自修了许多中医著作。他虽从小随父学医，但他父亲是一个乡村医生，虽临床经验较丰富，但基础理论较差，对一些常见病、多发病、时令小疾，投之以方，每每取效，但静而思之，其道理何在？则不知其然。他深感理论之不足，遂拜师学习，先后拜师3人，同时，凡耳闻目睹理论水平较高的人，或有一技之长者，均不辞劳苦，有时还徒步百里，登门求教。

柯利民初拜庆安县内积盛祥坐堂老中医韩子庚为师。韩师诊务繁忙，尤其擅长妇科，在跟随老师读书、抄方、看病的20多年中，他基本掌握了韩老师的诊病规律和处方、用药的特点。他的妇科用药，主要是根据《傅青主女科》。他废寝忘食，日夜攻读，从而获得了真才实学。在随韩师学习期间，他还学习了积盛堂坐堂中医冯鸣岗先生的儿科和李凤林先生治疗肠胃病的经验，总之，2年的从师学习，他受益匪浅。韩子庚老师病故后，柯利民即随父亲开设诊所，虽能独立处理一般的常见病，但仍深感理论的不足，后又在柴燕山任保公署的保公医指点下，攻读《医宗金鉴》的各门心法要诀，使理论更加深化。他又在别人指点下学习《内经知要》《伤寒论》《金匮要略》《温病条辨》等经典著作。从此，才找到了医学的源流，把中医理论升华到一个新的高度。1958年，他又在北京中医学院教学研究班学习2年，深入系统钻研了经典著作，名老中医任应秋、陈慎君、董建华等亲临讲授经典著作，收获甚大。中华人民共和国成立后，在党的培养下，他曾两次在省内和北京进修，到黑龙江省中医学院任教后，培养了大批中医事业的接班人。

几十年的经历使他体会到，拜师只能学一人之所长，访友会能学到更多的技术，吸收大家的经验，来武装自己，才能提高业务水平。学习别人，更主要的是从典籍中学习，背诵原文，要有坚强的意志和持之以恒的决心。他一年四季都是鸡鸣即起，认真苦读，白天手不释卷，往诊走路、骑车都是背诵的好机会。他一直坚持每天晨读 2 小时的读书习惯，每天忙完业务，晚间就在煤油灯下读书至深夜。

柯利民读书，善于思考，且有深刻的体会；博览群书，取各家之长，进行综合，而为己用，尊古而不泥于古；诊断方面，重视四诊，尤其重视舌脉在辨证上的重大意义，如问、闻、切有时确定不了诊断，可察舌验齿，解决问题，如舌苔白腻，舌红有斑点，虽然自觉症状不明显，前者可以定因湿为病，后者为血瘀所致。这样制方用药效果卓著；在辨证方面，注意因地因时因人和前医的治疗状况，综合分析，进行论治，疗效才能提高。

柯利民对热性病的医治有较好的经验，尤其对低热的辨证施治有丰富的经验。他根据临床实践，将低热病分为营卫不和、气虚、血虚、阴虚、阳虚、血瘀、食积、湿遏热伏、脾阴阳两虚等十大类型，临床应用效果很好。

例一

患儿，男，8 岁。家长代诉，患儿低热已 4 个多月，精神不振，纳呆便溏，腹痛，喜伏卧，曾去几个医院检查，原因不明，用过 1 个多月链霉素，不见效果。询其缘由，患儿几个月前曾患重感冒，吃 2 丸安宫丸，遂高热不退，低热总不愈。平素喜冷饮，查患儿面黄体瘦，精神萎靡，舌质淡，苔薄白，脉滑无力。小儿属稚阳之体，素嗜生冷，脾阳已虚，又服苦寒之药，伤及脾阳，此乃脾阴阳俱虚低热证，拟以健脾益气退热法：党参 100 克，焦术 100 克，茯苓 75 克，山药 100 克，扁豆 75 克，陈皮 75 克，砂仁 50 克，炙甘草 50 克。共为细末，每次 25 克。大枣 1 枚，生姜 1 片，水煎 2 遍，拧之服之，连服 1 个月诸症痊愈。

对于浮肿的治疗，他亦有丰富的经验。他认为浮肿的治疗，重在辨证施治，不同于现代的化验，如他治疗一例慢性肾炎尿毒症患者，其因乏力，恶心，呕吐，腹痛，浮肿于 1976 年 12 月就诊。既往患慢性肾炎、尿毒症，多次入院，经中西医结合治疗得到一定缓解。本次因入冬前劳累后病情加重，丧失了治疗信心，已准备后事。经其友人介绍，求他会诊。来诊时，患者血压 140/90mmHg，尿蛋白（+++），尿红细胞 1～3 个/高视野，尿白细胞 3～5 个/高视野，颗粒管型（-），二氧化碳结合力 53.7%，查患者面色苍白，舌苔白腻，脉沉缓，加之恶心、呕吐、腰痛、浮肿等，可知病证以肾阳虚为主。其恶心呕吐乃属肾阳虚浊气上逆，治宜补肾固本，降浊以治其标。方用济生肾气丸合半夏陈皮加减治疗。处方：熟地黄 15 克，茯苓 20 克，泽泻 15 克，山萸肉 15 克，白术 15 克，白茅根 50 克，车前子 15 克，肉桂 5 克，半夏 15 克，陈皮 15 克。1 剂 2 煎，早晚温服。

连服 3 剂，恶心呕吐症状消除，水肿仍重，遂以防己茯苓汤合肾气丸加减。处方：黄芪 25 克，熟地黄 15 克，茯苓 15 克，泽泻 15 克，山药 20 克，益母草 15 克，补骨脂 15 克，白茅根 25 克，桂枝 15 克，川附 15 克，白鲜皮 15 克。服法同前。

又服 10 剂后，水肿见消，腰痛减轻，血压 130/90mmHg，但觉咽干口燥，心烦，舌稍涩，脉转弦细，这是因温热之品并利水伤阴所致。故去桂附之类，加入枸杞子、女贞子、菟丝子等补阴之品，经 1 月余患者头晕、水肿、腰痛等症状均消失，可以上班工作，随访 2 年未见复发。

本例初时标本兼治，但以降逆利水为主，继而温补同用，注意阴阳两者之相互影响变化，待症状基本消除后，以健脾补肾巩固疗效，收到缓解症状的满意效果。

柯利民对于内科疾病的治疗，重视先天与后天的虚损。先天方面，"肾为先天之本"，肾病则见眩晕、少寐、腰膝酸软、咳嗽气短、心悸喘息等症；同时恣欲恶劳、久病伤阴之证亦多见之。如治疗中风（脑血栓形成），多数在初用活血化瘀药后，出现伤阴现象，必须以固本为主，兼治标痰，常用地黄饮子合桑椹等补肾药加活血药，均收到满意效果。治疗心悸（病毒性心肌炎）在用生脉散和炙甘草汤的同时也重用滋阴补肾之品。

例二

曹某，男，59 岁。1976 年 5 月突然头晕目眩，继则双目失明，语謇，流涎，右下肢不用，即去某医院就医，诊断为"脑血栓形成"，经用西药及中药活血化瘀法治疗，住院 40 天，好转而出院，请柯利民诊治。初诊：患者眩晕、目花不视人，语言謇涩，口干舌燥，下肢轻度不灵，拄拐棍可在室内活动，小便正常，大便干燥，面色红，舌质绛，苔微黄，脉象沉弦而数，此属于阴虚火旺之中风后遗症。宜"壮水之主，以制阳光"之法，方用地黄饮子再加滋阴补肾之品，加少许活血药物，共用 10 剂。

上方用 10 剂后，症状大有好转，拄拐棍可在户外散步，继用此法配制丸药，连服用 3 个月。至 1977 年，已能上班工作，1978 年又以前法配制丸药服之，可以骑车去郊外（35～40 公里）打猎。

柯利民认为，脾为后天之本，主纳谷味，化精微，输布全身，脾胃健运，则外邪方不能侵入，他多遵李杲《脾胃论》治疗内科病的方剂，如补中益气汤、升阳益胃汤、清暑益气汤合香砂六君子汤等。

例三

张某，60 岁。1976 年 4 月来哈尔滨市治疗，曾在几个大医院检查，被诊断为"肠结核"或"结肠炎"。后来找柯利民会诊，问其证为低热，尤以后半夜和上午较重，恶风怕冷，自汗出，头晕，消瘦，少气懒言，察其面色灰滞，舌质淡而无华，舌体胖有齿痕，苔白而滑，脉象沉弱。查腹部柔软，无明显压痛，综合以上脉证，辨为脾肾阳虚低热证，治宜益气温中退热，投以补中益气汤合附子理中汤治之。处方：生芪 25 克，焦术 20 克，陈皮 15 克，升麻 8 克，柴胡 10 克，人参 15 克，川附子 10 克，炮姜 10 克，炙甘草 15 克，生姜 3 片、大枣 3 枚。水煎每天服 2 次，连服 10 剂。

服药 3 剂后，低热已退，10 剂服完后，食欲稍增，大便转正常，唯感两腿无力，舌质红，苔薄白，脉沉滑，此乃脾阴渐复，表阴已固，肾阳仍虚，投以附子理中汤加助肾阳药治之。处方：人参 15 克，焦术 20 克，炮姜 15 克，川附子 5 克，补骨脂 5 克，金樱子 20 克，淫羊藿 15 克，枸杞子 15 克。水煎服，每天 2 次，连服 10 剂。

5 月 20 日来信告知，服完药后，诸症已消，病愈，体力有所恢复，能从事一般体力劳动。

杨书章

杨书章，早年跟随吉林省擅治杂病的洮南名医赵名坤学医。1936 年出师，入洮南医学研究所深造 1 年，1938 年毕业，开始行医。夙志以发扬祖国医学为己任，曾两次创办龙江中医医院，在医疗实践中，不断考证，努力钻研，不仅深窥经典奥旨，而且善撷各家精华，曾任黑龙江省中医理论整理研究所委员会委员，1983 年被聘为嫩江地区中西医结合学会顾问。生平治学严谨，积累 40 余年的临床经验，对内科杂症和妇、儿科疾病，积累了丰富的经验和自己独特的学术思想。

他重视理论指导实践，认为中医学基本理论是对人体结构、人与自然关系及生理病理规律的重要解释，而辨证施治又是中医理论在临床上的具体运用，理论必须与临床实践相结合。仅以三焦理论而言，在实践中有其重要指导意义。三焦是人体输布营养的补给线，它是一个整体，之所以有上、中、下之分，是由于三焦分布于整个胸腹腔内，在生理上又能与各脏器有密切的联系，在不同部位上有三种不同形式的功能。上焦，协同心肺，开发输布气血精微，如雾如露，灌溉脏腑，充养全身；中焦，协同脾胃，腐熟水谷，状如渍沤，泌糟粕，蒸津液，化其精微；下焦，协同大肠、肾与膀胱，将糟粕和代谢后的水液排泄于外，状如沟渎，水浊下流，此即概括了三焦的消化、吸收、排泄功能。其病理变化，主要表现在决渎失职，水液代谢障碍的水肿一类疾病，其次温病邪留三焦，温邪灼伤津液，致使三焦输布津液、通调水道功能失调，而使三焦的水液代谢失去平衡。杨书章用三焦理论指导临床，在温病方面，其是以卫、气、营、血与三焦在生理上有机联系为基础，临床以其发病时病理变化所产生的证候为依据，要随时保护津液，以保持三焦的输布和通调功能，纠正三焦的水液平衡，有利于"津血"互济的调整，提高抗病能力。三焦也是辨别温病病变部位的纲领，上焦病主要是病在手太阴肺、手厥阴心包；中焦病在足阳明胃和足太阴脾；下焦病在足厥阴肝和足少阴肾。治上不犯中下，倘病邪深入中下焦，又不可以浅药治深病，总以药到病所，不攻伐太过为原则。运用在杂病的治疗上，则是以疏决三焦为理论指导，如对风水病的治疗，立以发汗利尿之法，实质上是开发上焦，疏利下焦；对悬饮病的治疗，水饮壅阻于上焦，上焦气化失宣，积液留蓄于胸胁，取攻逐水饮之法，引上焦之水出于水道。他认为，诸如癃闭、支饮、溢饮等，均宜根据三焦理论辨证，立法选方，无不切中病情，不谈理论而求实效当属空谈。

　　他重视扶正的学术思想，特别体现在治疗外感热病上。扶正既要重视保养神志，维护真气，又要重视整体的生理活动，既重视各项生理功能的活动，又重视相互间的协调和谐，将阳气与阴精间的协调，脏腑之间的联系和制约，以及营卫的通利、气血的和畅，都作为扶正的重要内容。在已病之后，则应注重于维护正常的生理，以保持生命活动的能力，同时还应注重提高抗病能力，以战胜疾病。张介宾《类经》云："世未有正气复而邪不退者，亦未有正气竭而命不倾者。"这就说明了正气在疾病过程中的重要意义。在临床实践中，除了明辨致病之邪外，立法遣药着重于扶正祛邪，方能奏效。

　　杨书章极为重视疾病的预防，主要体现在养生方面。养生学在我国有悠久的历史，古人在认识了人与自然的有机联系，掌握了人体生理活动和疾病发生的变化规律以后，作为进一步增进人的身体健康、预防疾病的发生、抗衰老的积极手段而发展起来的一门科学，祖国医学称之为养生学。它包括防病、保健、生理、病理及药物学等内容，具有防病、治病、强身、延年四个方面统一起来的特点。健康长寿与早衰夭亡取决于先天禀赋形体之强弱。但虽有优越的先天禀赋条件，如果在后天数十年的漫长岁月里，不善于养生、防病，也难免会早衰或夭亡；而先天禀赋条件差的人，只要后天善于调养，注意精神生活的养生，饮食营养的调补，不良嗜好的节制和形体机能的锻炼，依然可以强身健体。养生主要是预防疾病的发生，较已病治病更为重要。防病主要是从内在方面着手，提高抗病能力。自古以来就有"不治已病治未病，不治已乱治未乱"的指导思想。这种防重于治的理论，在医疗实践中，收到了显著成效。古人创造出一套具有我国特点的养生方法，其中有不少方法已进一步成为后世治疗疾病的措施。这里治未病，就是在未衰老之前，适当服用一些补元阳、活气血、健脏腑药物，以防止早衰而延长寿命。如杨书章自拟方"五中颜止丹"，可在 40 岁左右每年春季服用，连服 3 年。方名是因其药效而命名，五中，是滋补五脏中的精气；颜止，是使颜面气色保持在较长一段岁月的壮年面容，而不致过早苍老。方中取丹参入心经，通脉络可防心脏疾患；云苓入肺经，补益肺气，肃化津液，增强气化功能，可防气阴损伤，而使气机宣畅；茵陈入肝经，清肝利胆，加强肝的疏泄功能，可防肝阳偏亢，使阴阳平衡；黄精入脾经，补益脾胃，增强吸收转输功能，可防慢性消化不良而补中益气；首乌入肾经，滋肾益髓，填精补脑，可防肾的虚衰而精充神全。总之，本方有补益五脏精气、防止因五脏慢性疾病所致的早期衰老，从而达到抗老强力、延年的效果。

几十年的临床实践，他积累了丰富的经验，治愈了许多重病、难症。

一、臌 胀 治 验

李某，男，39 岁，工人。患者本体素弱，嗜好饮酒，黄疸病史近 4 个月，初病食少腹胀满，身微热，面目身黄，小便浑黄，右胁下隐痛。经用中西药治疗，延至 3 周黄退。近 2 个月症状明显，不思纳谷，食后胸腹胀闷，右胁痛加剧，腹部逐渐增大，腿脚浮肿，经某市医院检查，诊断为"肝硬化腹水"，屡经治疗，效果不佳。望其形体消瘦，腹大而满，腹部脉络怒张，颈胸部微见血痣，呈丝纹状，下肢浮肿，面色淡黄无华，眼神正常，神志不乱，舌质似苍老象，舌色微紫，苔燥中黄；闻其语言低微，呼吸气短促，时有太息，口气无臭秽味；触其肝脾质地增大，肝大而硬，按其腹部，腹大而满，如囊裹水；切其脉象，两寸弦细，关迟微涩。根据四诊所见，病位在肝，肝虚传脾，脾虚传肾，血瘀阻于肝脾脉络，隧道不通，水气内聚，而臌胀之证作矣，当以柔肝运脾，温肾化水为治。处方：党参 25 克，白术 15 克，延胡索 15 克，郁金 10 克，当归 15 克，白芍 15 克，香附 15 克，丹参 20 克，鳖甲 20 克，赤苓 20 克，薏苡仁 15 克，大毛 10 克。

服上方 6 剂后，脘腹胀满渐减，脉证如前，守法再进，原方增损图治。处方：党参 20 克，郁金 15 克，当归 15 克，白芍 15 克，香附 15 克，鳖甲 40 克，赤苓 20 克，薏苡仁 20 克，败酱草 15 克，茵陈 20 克，榔片 15 克，山药 15 克，车前子 15 克，大枣 6 枚。6 剂水煎服。

服药 1 周后正气渐复，浮肿渐消，脉转弦细而涩。依二诊方连服 2 周。服药 2 周后，便软日二行，小便颇多，腹大渐小，右胁痛减轻，肾阳虚不能温运脾土，而腹部仍为之胀闷，再进温肾运脾之药，前方加官桂，倍加山药连服 3 周。服药 3 周后，腹水消退，腹胀消失，食纳渐佳，舌润苔净，脉来沉缓，基本上病愈体复，依前方继进 2 周善后。

本例臌胀，乃系肝、脾、肾三脏俱病，肝病延久，肝气失调，脾运失职，清阳不升，水谷精微不能正常输布以奉养其他脏腑，浊阴不降，水湿不能正常转输以排泄于体外，以致清浊相混；加之肝气郁滞，血瘀凝聚，隧道壅塞，进而累及肾脏，肾阳虚无以温养脾土，肾阴亏肝木亦少滋荣，而使肝脾亦虚。肾气虚则膀胱气化不利，水浊壅结更甚，致水气内聚。重度腹水，腹大坚满，是为臌胀。案中所取治法，始终用以柔肝运脾、温肾化水之法以收全功。经过 2 个月的治疗，肝、脾、肾各安其职，气血生化有资，水精四布，肝体得营血阴津濡养，其用顺耳。

二、虚劳亡血治验

李某，男，35 岁。患者半年前自觉头晕微热，形寒怕冷，心悸气短，倦怠乏力，经各医院检查，诊断为"再生障碍性贫血"。曾不断治疗，均无效果。近 2 个月加重，食纳不佳，活动喘促，面色苍白，牙龈出血，唇淡舌白，脉象沉涩。本病乃命火虚衰，脾胃失去温煦；心乏命火之助，不能有效地发挥其主血脉以营养全身的作用。肾藏精，主骨生髓，骨髓造血，肾阳虚损，精髓空虚，血液失其生化之源，而虚劳亡血之证作矣。治宜补肾阳，安脏腑，益气养血。处方：何首乌 25 克，黄芪 50 克，党参 20 克，白术 15 克，当归 15 克，白茅根 20 克，藕节 15 克，鹿角胶 15 克，淫羊藿 10 克，生地黄 15 克，枸杞 20 克，元肉 30 克。水煎温服，每天 1 剂。

服药 4 周后，病情大为好转，头晕心悸渐消，牙龈血止，活动喘平，胃纳渐佳，舌转淡红，脉转沉细，守原方隔日1剂。2个月后，心得命火资助，脾得命火温煦，肾精骨髓功能恢复，血液得以再生，从而脏腑得安，行动自如，面色红润，舌正脉缓，改用三才封髓丹加味，以缓补之。处方：天冬50克，地黄（酒制）50克，人参50克，盐柏20克，砂仁20克，甘草20克，鹿茸30克。共为细面，蜜丸15克重，每天服2次，每次服1丸。服3月余而愈。

本例属虚劳亡血，乃系肾精亏损，命火虚衰，心失所养，脾失温煦，血无以生，虚损成劳。其偏于肾阳虚型，而影响骨髓功能，故取法着重补肾阳，加强生血功能，使脏腑各安其职。经半年治疗痊愈。

三、消渴治验

冯某，男，46岁。患者病程近3个月，渴欲多饮，饮而无度，尿多混浊，消谷善饥。经多个医院检查，诊断为"糖尿病"。曾用过胰岛素治疗，停用复犯。患者口渴，喜饮，多食，多尿，咽干心烦，时有失眠，形体消瘦，面色㿠白，舌质红，苔白腻，脉象浮数。该患者平素嗜酒，胃热蕴结，肺胃津伤，燥热伤阴，损及肾关而成消渴。当以清热润燥，存津止渴为治。拟玉女煎加减。处方：生石膏25克，知母20克，玄参15克，生地黄20克，寸冬20克，枸杞20克，巴戟天15克，石斛15克，玉竹15克，芦根10克。6剂，水煎服。

服药1周后，咽干心烦消失，睡眠安适。渴饮，多尿，善饥依然，舌脉同前，守法守方继进6剂。又服药1周后，三多症状减轻，舌转正常，脉浮微数。拟以每早服以上汤方1次，每晚改服葛花散1次。葛花散方：粉葛根15克，花粉20克。共为极细面，每次服5克，用猪胰脏25克，煎汤送服。此法连服1个月。

服药月余后，诸症好转，体力日壮，脉缓有力，血糖转正常，尿糖阴性，再给益肾之金匮肾气丸，服3周善后。

消渴症之因，多由醇酒肥甘，损伤脾胃，使其转输生化机能受阻，酿成燥热，内耗阴液，燥热弥漫三焦，上中下相传：传于上则肺燥津干，故口渴多饮，饮而无度；传于中则胃燥津伤，故消谷善饥，日益消瘦；传于下则肾精干涸，封藏失职，故尿多而浊。其病理主要是阴虚、燥热两个方面。本案治法为清热润燥、存津止渴，善后补肾阳、滋肾阴，使其阴阳相济，封藏职守而获痊愈。

王治安

王治安，1937年毕业于北平国医学院（原北京国学医学院），1938年毕业于北平华北医学院中医专科。行医50余年，平生谦虚谨慎，好学不倦，精研理论，更重视实践。他一生主张从实践中认识理论，再用理论去指导实践，在继承的基础上吸取新的知识，在学术上以经典为宗，但不泥古，亦不废今，从而进一步发展了祖国医学。

毕业后，王治安回到齐齐哈尔行医，诊务虽忙，但仍手不释卷，勤学苦研，至晚年不懈。他对《内经》《难经》《伤寒论》《备急千金要方》《温病条辨》等诸家学说都能悉心钻研并能结合自己的心得灵活运用；对当代同道先辈，能虚心请教以资取长补短，故能融汇古今，有所成就。

他在行医初期，曾在齐齐哈尔市卫生局和黑龙江省中医进修班系统地学习了中医和西医理论基础及中西医临床课，后在家行医2年，又在齐齐哈尔市公署卫生科做了5年医务行政工作。1945年在齐齐哈尔市锦和昌中药点坐堂行医，当时为中医师。1950年，又在黑龙江省卫生厅医政科做了 4 年医务行政工作。在这一期间，巩固了在学校学习的基础，系统学习了西医基础理论和临床课。

1954～1969 年，他分别在省建工局医院、离职医院和中国人民解放军医学院祖国医学教研室担任主任和讲师职务。通过长期的临床教学、医疗实践和刻苦钻研及去兄弟医院参观取经，积累了丰富的中医临床经验，在治疗疾病方法上犹以养阴活血化瘀为主，虽见证具多，但对各种不同症状，恰当用药，务求切病，收到满意效果。同时，他更加全面掌握了中医基础和临床理论知识，通晓各家学说和四大经典著作，熟练地将《医宗金鉴》《医林改错》《傅青主女科》《医学衷中参西录》《备急千金要方》等著作中的学说运用于临床，熟悉国内外医学的新动态。1981 年晋升为中医副主任医师，1986 年晋升为中医主任医师。他在多年的临床实践中，对内、儿、妇各科均有一定体会，现简述数例医案如下：

一、慢 脾 风

例一

陈某，女，2.5 岁。因咳喘半个月，病重 3 天入儿科治疗，入院前曾服土霉素，注射青、链霉素等治疗，但病不减，患儿呈危重病容，呼吸急迫，鼻翼煽动，点头样呼吸，咽部红肿，心率 176 次/分，两肺有密集水泡音，诊断为"支气管肺炎"，入院后经采用多种方法抢救无效，乃邀其会诊。症见患儿呈昏睡状态，精神萎靡，表情痛苦，不愿睁眼，面色苍白浮肿，口唇略青，舌淡无苔，指纹青紫，脉数无力。考虑其属肺胃大热所致，急投安宫牛黄丸加清肺散交替服用，但仍无效，更加烦躁不安。诸医及家属皆感已无希望，查患儿面色苍白，四肢尚温，不哭不饮不食，精神萎靡，两目天吊，欲作抽搐，小便清长，苔白且润，脉浮数无力，指纹青紫，此系脾肾阳微之阴证——慢脾风。急投处方：山萸肉 15 克，牡丹皮 5 克，熟地黄 15 克，干姜 3 克，肉桂 3 克，玄参 5 克，钩藤 10 克，薄荷 5 克，甘草 5 克。2 剂，水煎服。

服上方后病虽无大好，但较稳定，为增加益气壮阳之力，3 日后又在处方中去玄参加黄芪 25 克，附子 2.5 克，药后精神显见好转，体温复常。继服上方 4 剂，呼吸渐平稳，能玩耍，只咳嗽有痰。处方：红参 5 克，白术 10 克，云苓 15 克，川贝 5 克，杏仁 5 克，麦冬 5 克，阿胶 5 克，玄参 5 克，桑叶 10 克。连服上方 4 剂，咳嗽消失，一切正常，痊愈而出院。

治疗小儿肺炎，一般采用清肺胃之热，止嗽定喘之剂，这是常法，但该患儿病程较长，屡治未效，正气大虚，体温虽高亦有欲抽之象，说明其阳气已衰。实为慢脾风之证，虽似热似惊，但又无热可清，无惊可镇，非补其阳、敛其正，则不可消其热、定其惊，故服安宫牛黄丸及清肺散之类不但症状不减，反增烦躁不安，此理明矣。诊治此等危重之患，务须审察病机，切勿被其假象蒙蔽，不然真是"失之毫厘谬以千里"。故残阳再伐，生机必败，回阳救逆乃能转危为安。

例二

郭某，女，1 岁。因腹泻 1 月余，发热 6 天，呼吸困难 2 天，于 1963 年 8 月 11 日入院。1 个月来经常腹泻，服过金霉素、黄连素等，无效。6 天前开始发热，日渐加重，且有喘咳，又服中药（不详）及呋喃西林，注射青、链霉素等无效。2 天来呼吸困难，喘促，烦躁不安。西医检查：营养欠佳，面唇发青，鼻扇，痰鸣，两肺布满中小水泡音，诊断为"支气管肺炎"。入院后经用抗生素尼可刹米、腺苷 ACTH 及吸氧、输血浆等治疗 3 天效果不佳，乃邀其会诊。症状如前，查患儿体温 38.9℃，指纹已过命关，脉浮数有力，此属正气已衰，但肺胃有热，拟补正祛邪，以麻杏石甘汤加补益熄风之品。处方：炙麻黄 5 克，石膏 25 克，杏仁 7.5 克，甘草 6 克，白参 10 克，麦冬 5 克，半夏 5 克，羚羊 1.5 克，钩藤 15 克，陈皮 5 克，薄荷 5 克，1 剂，水煎服。

服上方 1 剂，呼吸稍微平稳，但出现面色苍白，手足厥冷，项强，表情淡漠，昏睡状态。查指纹淡红，脉象浮而无力。此证系阳气衰微，此病已转为阴证——慢脾风，急以温补脾肾之阳为法施治。处方：附子 2.5 克，干姜 5 克，肉桂 2.5 克，红参 10 克，川贝 5 克，山萸 15 克，山药 15 克，黄芪 25 克，白术 5 克，云苓 5 克，生姜 3 片，大枣 3 枚。1 剂，水煎服。

服上药 1 剂呼吸较前平稳，精神好转，亦能哭笑，手足转温，即用上方加重附子、干姜药量，药后体温复常，停止吸氧，呼吸平稳。次日开始服用补益气血、清金祛痰之剂。处方：白参 10 克，川贝 10 克，山萸 10 克，山药 15 克，云苓 10 克，半夏 10 克，陈皮 5 克，麦冬 5 克，远志 5 克。水煎服。

用上方加减连服 6 剂，该患儿一切正常，未见反复，于 8 月 30 日痊愈出院。

凡小儿之病易虚易实，尤其在病危之际变化更快，该患儿因久泻而脾阳虚衰，渐至肾阳衰竭而致慢脾风。初诊该患儿虽有正衰，但脉仍浮数有力，指纹过命关，有时烦躁，系脾胃之热尚盛，故服麻杏石甘汤。次日呈现一派阳衰之象，故急以温补脾肾之阳为法，回阳救逆，使之转危为安。

总之，对"慢脾风"之治疗是比较困难的，《幼科释谜》中记载"十不救一"。但在今天，中西医结合已收显效，附子、干姜、肉桂之类为慢惊风圣药，且不可拘泥于此病，更不可顾忌小儿体属纯阳，但见阳虚阴盛，或纯阴无阳病，均可亟投。

二、胃脘痛

例一

郑某，男，50 岁，1964 年 11 月 10 日入院。自述今年 7 月因郁怒后饮食生冷致胃脘痛，时轻时重，嗳气吞酸未加医治，半个月后又因劳累饥饿，其痛增剧，平时隐痛，食后时许或在夜间刺痛，其痛得按则减，饥饿则甚，食后则缓。病情缠绵不愈，常嗳气吞酸，便秘二三日一行，曾去过某医院医治无效。查体：身体消瘦，面色淡黄无华，苔薄白而滑，舌质淡白夹紫，语声低，嗳气无臭味，呼吸体温正常。血压 122/78mmHg，脉弦细，心肺正常，腹软，左上腹按之有压痛感，肝脾未及，余无异。钡透：胃大弯处呈持续痉挛，变细变窄，小弯处可见一龛影如黄豆大，黏膜粗糙，向龛影处集中，幽门开放时间迟缓。化验：白细胞（WBC）6.3×10⁹/L，血红蛋白 126g/L，便潜血（－）。西医诊断：胃小弯处溃疡；中医诊断：虚寒型胃脘痛。治以温补脾胃、和中缓急为主，佐以活络治标，方予黄芪建中汤加减。处方：黄芪 30 克，当归 15 克，桂枝 10 克，酒芍 20 克，姜炭 5 克，乳香 10 克，没药 10 克，炙草 10 克，水煎服。乌甘合剂（乌贼骨、炙甘草各等份），每次 7.5 克，每天 3 次。蜂蜜每次 4 汤匙，每天 3 次，便通即止。

上述药物连服 3 天，疼痛好转，症状均轻，口壮便通，唯有上腹压痛，继服汤散药剂，至第 12 天，一切症状及体征消失，改服散剂，经 1 个月治疗，再经钡透，龛影消失，无痉挛，幽门开放良好，一切正常。患者共住院 29 天，痊愈出院。

该患者郁怒伤肝，饮食不节又伤中，致脾胃升降失常。又因劳饥，中气更虚，阳虚而寒，虚寒久则血络凝滞又夹瘀，此为其病根本。治虚寒型胃脘痛方剂较多，而他验用黄芪建中汤，重用黄芪加当归益气生血，芍药倍用，桂枝温阳和营，乌甘合剂又能缓中，少加乳没活血散瘀。因此，标本兼治，方证合拍，药到病去。

例二

关某，女，30岁，1943年8月5日初诊。患者已妊娠近3个月，被当时流行温病（现伤寒病）所传染，发热数日以致小产，产后身热不退，先后求治于两位医家，用白虎汤或人参白虎汤加黄芩、黄连、知母、黄柏而不奏效，其苦莫提。诊其脉浮大无力，恶露不多，此属湿温致小产，气血双虚，治以益气生血为主，佐以养阴化瘀，用生化汤、生脉散及回阳救急汤三方合用治之。处方：红参20克，白术10克，云苓15克，甘草10克，五味子5克，当归35克，桃仁5克，姜炭5克，川芎10克，寸冬25克。

服上方水煎1剂则脉静身凉，安然入睡。服后便通，身无所苦，继用生化汤加石斛25克，寸冬25克，连服3剂，其病痊愈。

温湿一病，相当于现在西医所说的伤寒病，俗称"窝子病"，其传染性强，病死率高。该患又合小产，其乃因气血虚，邪厥正，虽似有白虎汤证，唯舌质淡赤，微汗出，声音低，产后乏力，数日不便，恶露不停，并非白虎所治，以益气生血、养阴化瘀、扶正祛邪为治，1剂见效，酌加少量养阴之品而收全功。

第三节 外科医家

石东明

石东明（1917～1981），河北省抚宁人。1931年在福生堂学医。1935年在科右中旗高力板德端堂坐堂，1938年在洮南大通村井琼景坐堂。同年，毕业于天津国医学校。

1951年，石东明在齐齐哈尔市开诊所，在外科专治淋巴结核，有独家的外用药配方和治疗方法。1956年，该诊所与医院合并。他运用"截根"方法治疗淋巴结结核与骨结核患者320例，有效率为82%。他在内科上也颇精通，特别是在温病上有独创之举。他手不释卷，潜心钻研诸家之说，饱学多识。他遵古训，重实践，四大经典古为今用，辨证施治博采众长。常与韩星楼、朱慎斋等探讨切磋。1956～1962年带徒弟葛洪亮，葛洪亮日后在省市肛肠病治疗上颇负盛名。著有《温病之探讨》《活血化瘀在临床上应用》等论文。石东明于1969年被调到市传染病防治院。1981年去世。

白郡符

白郡符生于1921年7月，回族，吉林省扶余县人，中国农工民主党党员，逝于1998年3月6日，享年77岁。白郡符作为黑龙江著名的中医外科专家，一生几经辗转，为人淡泊名利，以悬壶济世、救死扶伤为自己的毕生信仰。

一、生于战乱，迁居东极

1921 年 7 月，白郡符出生在吉林省扶余县一个普通家庭中，父亲白连国是当地的一名中医外科医生，母亲则是父亲的助手。家里有前后两间房，前面用于父亲看病，后面为生活所用。由于父亲是当地有名的中医外科医生，治病救人，妙手回春，经常对经济条件不好的患者舍药治疗，所以来看病的人络绎不绝，家里经常很忙。尤其家里的一些成药经常售罄，治疗器具也经常来不及清洗就已用尽。幼年时期的白郡符十分聪明懂事，他对前房的事特别感兴趣，5 岁开始便到前房帮助父亲做一些力所能及的工作，以减轻父母负担，是父亲的得力小助手。虽然生活比较清贫，但是他们家庭和睦，乐在其中，他就是在这样良好的家庭氛围中成长的。但是父亲并不想让儿子从医，他想让儿子多读圣贤书，以后到中原发展，成为一个为国家、为社会做更多贡献的人，于是省吃俭用让他去私塾读书。白郡符不但在私塾成绩优异，而且一回到家就帮助父亲做事，父亲对此十分欣慰。

但是好景不长，为了躲避战乱，1933 年秋，白郡符的父母放弃了扶余的家业，决定将家搬到远在华夏东极的佳木斯。当时黑龙江佳木斯地区虽然也被日军占领，但是军队较少，人民的正常生活秩序还能得以维持。在这里，他的父亲继续从事其中医外科职业，不久便闻名乡里。自此，便拉开了一代中医外科名医白郡符传奇人生的帷幕。

二、家庭熏陶，随父从医

迁居之后，在亲戚的帮助下父亲又开始了他的中医外科事业，这里虽然不比从前，但总算是生活井然有序，没有了外界的是非纷争，相对稳定了下来。此时的白郡符已经 13 岁了，得益于在父亲身边的多年熏陶，他认识了很多中药，懂得了一些中药的炮制方法，知道了家里成药的制法，而且还能背诵常用的一些方剂，父亲感到十分惊讶，觉得儿子有学习中医的天赋。一日，父亲便问他以后想干什么，白郡符回答说如今东北被日本人所统治，政府也比较腐朽，多少爱国志士遭受陷害，空有一颗爱国心但却报国无门，虽为好马但难遇伯乐，他愿意跟从父亲继承中医事业，治病救人，虽不能把国家从"疾病"中治愈，但能解除国民身体上的痛苦，也是在另一方面报效了国家。于是父亲决定将他正式领上中医之路，帮助他开启中医辨证论治这扇大门。

父亲告诉他，学医一定要夯实基础，根基打得好，楼才建得稳，所以叮嘱白郡符从经典开始学起。父亲非常严格，要求他学习经典不可望文生义，更不要死记硬背，要细细品味古人在治疗疾病过程中的思想，一定要学透，否则永远是一个半成品，做不了一名好医生。白郡符深知父亲的用意，潜心研读家中收藏的《内经》《神农本草经》《伤寒杂病论》《温病条辨》，这些中医经典是中医的入门课程，他在学习中逐字逐句进行理解，由于读过一段时间的私塾，学习这些经典著作并不吃力，遇到捉摸不透的字句便在晚上与结束一天工作的父亲交流，有争议的部分还会展开辩论，直到一方被说服为止，有时父亲都为他对经典字句的理解所折服。在《神农本草经》的学习过程中，每学一味药，他必到药房中去找，对该味药观察其外形特点，闻其气味，尝其味道，无论何类药均如此，这样就使他更加深刻地理解药物的性味归经和功效，用药时能更加准确。有时由于品尝的药物过多，且性味混杂，经常会使他饮食无味，茶不思、饭不想，一直到后来需要学习的药越来越少，白郡符的饮食才逐渐恢复正常。

白郡符每天鸡鸣即起，洗漱后便开始晨读，把经典里面的条文大声朗读，背诵多遍。开始的时候，会经常吵到邻居，于是后来他就走几里路到没有人的耕地里面去读，将经典条文熟读于心。白天他跟随父亲一起出诊，偶尔闲的时候除了看书便与父亲讨论病例，或者到药房帮忙，晚饭之后继续挑灯夜读。由于第二天还要跟父亲出诊，白郡符怕被父亲发现责罚，就仿效古人悬梁刺股的故事，偷偷把母亲纳鞋底的锥子装在了裤子里，每犯困之时就扎一下自己的腿。就这样，他进步很快，几本经典很快便烂熟于心，并掌握了中医的理论体系和理法方药，父亲甚是欣慰。

白郡符又将《外科正宗》《外科全生集》《疡科心得集》《医宗金鉴·外科心法要诀》这几本书一一拜读，加上之前学习经典的基础，很快便掌握了各大医家的学术思想，再结合跟随父亲这些年来的临床经验，很快便有了自己独立的一套外科疾病的诊疗方法。在这之后，父亲还向他悉心传授了中药饮片的炮制方法和中医外科外用药丸、散、膏、丹的制作方法，又传授给他家传成药如蜈蚣托毒丸、保灵丹等药的制法。

伴随着知识的积累和父亲的教诲，白郡符成长为一名中医外科医生。18 岁时，他开始尝试独立出诊，在所学的知识中开拓创新，尊古人之经验而绝不照搬，医好了很多患者，很快便在乡里小有名气，人称"小白郎中"。随后的两年，父子共同研制了一种白回回膏药，在佳木斯一带闻名百里至今不衰，被称为救命的神膏药。而白郡符并未停止他前进的脚步，不断丰富自己的学识宽度，不断地完善自己，为成为一名至精至诚的中医外科人不断奋斗着。

三、学入正统，初有声望

随着当时局势的稳定，东北各地居民开始了比较有序的生活，中日互通往来，有些商人还与日本人做起了生意。1942 年，伪满三江省汉医学会举办汉医讲习所，所聘请的也是当时三江省比较有威望的医家，还有西方医学的讲授。敏而好学的白郡符没放过这个开拓眼界的好机会，闻讯后他主动报名，开始了正规化学习。该讲习班为期 1 年，为封闭化管理，在这 1 年的学习中，白郡符学习刻苦，不但学到了当地中医大家宝贵的学术经验，还接触了现代医学的知识，对西药也有了初步的认识，还学会了诸如阑尾炎、疝气等疾病的手术方法及换药方法。学毕之时，由于白郡符品学兼优，还获得了优秀学员的称号。这一次学习的经历让他受益匪浅，对他之后的临证治疗有着至关重要的影响。

1945 年末，随着抗日战争的胜利，人们在欢庆解放的时候，各地的工厂、学校、医院开始有条不紊地建设。当时正组建佳木斯市第三医院，院长为组建外科诊室，到处寻找能挺起外科的人才。由于白郡符接受过伪满的医学系统教育，还有家传中医外科特色，院长决定亲自请他出山，受院长的再三邀请，他决定出任佳木斯市第三医院外科医师。

万事开头难，新的行医环境虽然优于独立行医的环境，但是医院的设备还不是很完善，医疗器械供应不足，病房刚刚建立，缺乏经验，而且没有独立的中药房。然而白郡符并没有退缩，他几乎把家里的药房搬到了医院里面，发挥了自己擅长炮制的优势，从购药到炮制，他都亲力亲为，药房很快就建了起来。并且，他无私地把蜈蚣托毒丸、保灵丹、白氏解毒膏等家传秘方献于医院，由医院制剂室大量生产销售，创造了一定的利润。同时他还和其他西医外科同道共同建立了手术室，完善了外科建设。

随着诊疗设施的基本完善，白郡符在医院的工作也逐渐步入了正轨。有了医院这个平台，他在工作方面更加游刃有余，他治疗的疾病很多，包括疮疡病、乳腺病、皮肤病、性病、周围血管、甲状腺病等，尤以疮疡病和皮肤性病见长。日复一日，看到患者不断痊愈，他的心里也十分欣慰。

白郡符治愈的患者越来越多，大家一传十，十传百，很快整个地区都流传开来，"看外科病到佳木斯三院找小白医生"。白郡符的名字几乎家喻户晓，很多周边县市如鹤岗、双鸭山、七台河的患者也慕名而来，有的甚至驱车几日来找他看病。患者络绎不绝，有时他忙得顾不上吃中午饭，但是从来不因为工作量大而推脱患者，对来就诊的每一位患者都悉心诊疗，绝不追求速度草草了事。1950年白郡符被聘请担任佳木斯医药联合会副会长，1953年他又组建了佳木斯市第十四联合诊所，担任所长。就这样，凭借着他精湛的医技和热心助人的医风，他的名字很快就享誉整个三江平原地区，成为当地首屈一指的外科医生。

四、调任冰城，享誉北方

1963年，黑龙江中医学院高仲山院长在筹划增强学院中医外科的教学实力时，在同道介绍下找到了当时在佳木斯出诊的白郡符，在数次交谈中向他讲述了中医学院创办的目的，他听后触动很深，毅然决定跟随高院长远赴冰城哈尔滨。

来到中医学院后，白郡符被任命为黑龙江中医学院附属医院外科副主任，同时负责学院中医外科学的教学工作。他采取授课与实习同时进行的教学方式，以达到理论与实践结合的效果，而不是单纯拘泥于书本上的知识。他对学生要求严格，经常与学生进行学术交流，还传授中医外科常用丸、散、膏、丹的制作方法，这样学生就对中医外科的理、法、方、药有了系统的认知，从而喜欢上了这个学科，毕业后有很多学生从事了中医外科工作。

在临床的工作中，白郡符主要开展中医外科疾病的治疗，采用以中医中药为主的疗法治疗疮疡、皮肤、乳腺等疾病，尤以皮肤疾病见长。通过多年的临床经验，他认为，中医中药对中医外科疾病尤其是皮肤疾病有着见效快、疗效稳定、价格便宜、愈后不易复发的优势，尤其是对于经年累月、缠绵顽固、久治不愈、反复发作的患者，中医药的治疗效果更加明显。白郡符将这些优势发挥得淋漓尽致，对中医外科各种疾病采用一系列不同的内治、外治疗法。同时也将家传方蜈蚣托毒丸、白氏解毒膏、百令丹等和经验方柏滑散、四灵散、加味解毒散等药带到了制剂室生产以应用于临床，至今蜈蚣托毒丸在黑龙江中医药大学附属第一医院仍广为应用。

在调任中医学院之后，白郡符没有了采购、炮制中药的任务，而是更加全身心地投入到临床和教学工作中。疗效才是硬道理，随着经验的不断丰富，他对这里的工作更加得心应手，治愈的患者更是不计其数。当时有一位40多岁的中年女性患者，患银屑病十余年，多处求医问药不见好转，瘙痒的痛苦让她甚至有了轻生的念头，经人介绍她抱着试试看的想法来到中医学院治疗。白郡符通过四诊辨证，判定她为气滞血瘀型且为静止期的银屑病，并伴有情志不畅，治以自拟方通络活血汤加减，外用牛皮癣洗方，并加以情志疏导，2周后患者皮疹开始消退，瘙痒减轻，又经2个月左右的治疗基本痊愈。当时没有电视和网络媒体的宣传，也没有报刊广播的广告效应，更没有在公众媒体上的视频讲座，就是通过实打实的疗效，凭借患者的口碑而名动一方。后来他又兼任了黑龙江省皮肤科学会副主任委员、黑龙江省中医外科学会主任委员、全国中医外科学会委员。在皮肤外科界，白郡符与当时北京的著名皮肤外科专家朱仁康、赵炳南和上海的著名皮肤外科专家顾伯华、顾伯康共称"南二顾，北赵朱，龙江白"。

五、大医大爱，仁心仁术

白郡符恪守着"大医大爱，仁心仁术"的信念，他用毕生的行动诠释了大医精诚。他自幼跟随父亲从医，他一直记着父亲说过的一句话："医者近佛心"。父亲淡泊名利，其对患者的仁心大爱让他从小耳濡目染。无论是医术还是医德，父亲一直都是他的榜样，引领他成长为一代大医。

　　白郡符诊病不图名利，对患者无论身份高低、贫富贵贱都一视同仁。早期在佳木斯行医时，很多病情危重，甚至奄奄一息的患者来找他治病，身上几乎没有什么财物，他都精心治疗，施医舍药救治患者，患者痊愈后无以为报，就想出各种方式想要感谢他，白郡符都一一拒绝。调任中医学院不久，有一位陈姓男患者前来求医，该患者为伊春市南岔区人，37岁，患有银屑病6年余，曾在当地治疗，未能痊愈。10余日前因感冒在家输液治疗，具体药物不详，3日前出现高热、恶心、呕吐，周身泛红，皮疹加重，脱屑增多，并有水泡渗液，伴有乏力，纳差，意识模糊，舌红少苔，脉微细。当地建议转入哈尔滨市医院治疗，患者与其妻驱车2日来到黑龙江中医学院附属医院治疗，来时身无长物。白郡符见此患者后断定该患者为药物引发的药疹，而且为红皮病型，病情十分危重，再不及时治疗很可能有生命危险。遂先为其垫付了住院押金，他四诊合参后判定该患者为热毒入营，津液大伤，拟方清营汤合白虎加参汤加减，方取清营汤清营解毒、透热养阴，白虎加参汤清其大热，有益气生津之功。后经询问其身上的盘缠只够这几日的吃用，于是白郡符为其支付了后续治疗的费用。半个月后患者皮疹基本消退，身体恢复基本如前，可做些轻体力劳动，遂办理了出院手续准备回家，但是回家的路费仍然没有着落，他为该患者买了回家的车票，还开了药方并带了一些药给他，嘱咐他回去照方抓药按时服药，一定会彻底痊愈。半年后该患者来信告知已经痊愈，可以正常生活，家里条件也有所好转，还寄了一些山货给他。类似这样的例子还有很多，白郡符就是这样一个拥有着大医大爱的人，一个淡泊名利，一心只为患者着想的好医生。

　　白郡符还经常教导学生，作为一个医生，要想给患者看好病，不仅医术要过硬，还要有一颗大爱之心，要把患者当作是朋友、家人，设身处地地为他们着想，急人之所急，想人之所想。他每次出诊患者都很多，但是他从来不会因患者数量多而求看病速度。他对每一位患者都耐心倾听，仔细诊查，望闻问切一样都不会忽略。有些心态异常的患者他还要加以疏导，并且亲自告诉患者忌口、药的用法及注意事项，不会因为追求看病数量而降低服务质量。他认为诊疗过程中最重要的不是看病，而是交心，从患者的角度出发去理解他们，帮助他们解开心锁打开心结，情志舒畅则疾病更加容易治愈，也就是白郡符后来总结的："治病先治心，心畅病自通，若无知心故，百药皆无功"。

　　白郡符一生行医近60载，从未由于个人原因或患者贫穷而放弃对患者的治疗，他以治愈患者为荣耀，以打败疾病为乐趣，彰显了一代大医救死扶伤、仁心仁术的高尚品格。壮年时期的白郡符还经常在休息时间带领学生到下级乡镇医疗机构去义诊。无论是在学术方面还是医德方面，他都为后世医家树立了一个好榜样，是我们中医人的楷模。

六、传世之作，万古流芳

　　晚年的白郡符虽然已经从医疗一线退了下来，但是仍然坚持出门诊，为中医外科事业尽自己微薄的力量。他一生刻苦钻研中医外科疾病，对一些中医外科疾病有着自己的想法和诊疗特色，医好的患者数量如云。他曾讲过疾病就像侵略者，可能不能在第一时间战胜它，但是只要把它们研究透了就一定能打败它，医生只要肯研究，治好它也只是时间的问题。没有打不败的侵略者，只有贪生怕死的将军；没有医不好的疾病，只有不刻苦钻研的医生。在白郡符的带教生涯中虽然没有正式带过研究生，但是跟随他学习过的研究生、本科生、专科生、乡村医生不计其数，包括他自己的女儿也像他当年一样随他从医，正可谓桃李满天下。

　　但是白郡符觉得应该把典型的病例、实用方、经验方、家传方编纂成册，让后世医家有机会看到自己当年治疗中医外科疾病时的经验方法，以对后学有所启发。于是白郡符找到他的高徒王术平和女儿白恩贤，三人一起筹划写一本关于他中医外科临证经验的学术经验集。首先，他们翻阅大量从医以来的病例，从中选出每种疾病的典型案例，原封不动地记载到书里面，并附上诊疗原理和方解；其次，他们总结出多年以来白郡符在临床工作中常用的方剂，包括内服汤剂、丸剂，外用硬膏、软膏、洗剂、散剂等实用方、经验方、家传方，虽然不能把中医外科完全涵盖当中，但是这本书针对从事中医外科的医生有着很好的启发和提高作用。

1993年初这本书基本定稿，书名定为《白郡符临床经验选》，同年3月由黑龙江教育出版社出版发行。该书简洁明了，只对病例方药作了陈述和分析，皆为白郡符毕生的经验，给后世医家带来了临证诊疗的新思路和新方法，至今广为流传。王远红教授随白郡符侍诊学习多年，得他真传和信任。他将其相关著述手稿托付于王远红教授，并口传心授，委托将其毕生经验整理付梓，公传于世，以益后学，以慰平生夙愿。王远红教授不负恩师嘱托，业医之余，反复斟酌，细加整理、升华，历经数载，数易其稿，于今审定终可告慰恩师。

周锡铭

周锡铭（1925～1973），中医肛肠科专家，河北省任丘县人。他自幼继承世传探针刀治疗痔瘘技术，于任丘县悬壶开业。他在1954年进入海伦县中医院任肛肠科中医师、海伦县第二人民医院副院长。从事肛肠科临床几十年，积累了丰富的实践经验，技术精益求精，为患者热心服务。他以"探针刀"专长，每年治疗肛瘘、痔核、肛门裂、直肠脱垂患者达千余例，治愈率达97%以上，受到省内外患者好评，被誉为"周一刀"。1958年，他出席全国医药卫生技术革命大会，被授予"破除迷信、解放思想、医药卫生技术革命先锋"的称号，获卫生部奖状奖章。1964年《人民日报》《光明日报》《健康报》发表了《周一刀与痔瘘患者》的报道。他为北京市中医院、哈尔滨市肛肠医院，以及齐齐哈尔市、佳木斯市、呼兰县、绥化县等27个市、县医院培养了一批批专业人才，并用书面回答来自上海、广东、新疆、山东、内蒙古等地提出的关于肛肠科技术的问题。他在1971年全国中草药新医疗法展览会上，展出了"探针刀"治疗肛瘘经验和事迹，使此疗法得到推广应用。他在1960年、1973年两次获黑龙江省劳动模范称号；他著有《探针刀治疗肛裂临床观察》（1958年收编在人民卫生出版社出版的《痔瘘》），撰写《中医治疗痔瘘的简易疗法》（1959年于《中华外科杂志》发表）；曾任政协黑龙江省第三届委员会委员。周锡铭于1973年5月逝世。

葛洪亮

葛洪亮（1936～1999），黑龙江省泰来县人。主任中医师。1982年加入市九三学社，1986年加入中国共产党。

1952年春，他只身来到齐齐哈尔市，在石东明诊所学徒，专攻骨科。1955年进入医院。1956年，参加市卫生局举办的首期中医班学习，1961年毕业后他服从医院决定，毅然放弃骨科专业，去肛肠科工作。他在肛肠病治疗中，博采众长，突出中医特色。运用中医活血化瘀、祛腐生肌、消肿排脓等原理，研制了疗效独特的中药制剂10余种。1978年，他用梭形手术治疗外痔，术后不用缝合，3～5天痊愈。他在"枯痔注射液"治疗内痔与直肠息肉、中西医结合治疗慢性非特异性溃疡性结肠炎、中医药治疗淋巴结核等研究中，取得了显著成效。他先后发表论文40余篇主持研究的"中西医结合治疗非特异性溃疡性结肠炎"和"按摩扩肛治疗肛裂的研究"分别获市、省厅科技成果奖。1991年，在国际大肠肛门疾病研讨会（大连）上宣读《中医治疗肛门直肠周围脓肿》论文。《保留肛门上皮外剥内注射治疗混合痔 60 例》《肛门直肠非手术性损伤 60 例》《中医治疗排便困难 30 例》等 14 篇论文，分别刊于《中国肛门杂志》或在全国学术会上宣读。在他的领导下，科室在 1985 年被市总工会授予先进集体（红旗班组）称号，肛肠科成了省西部地区肛肠病临床医疗、科研、教学中心，络绎不绝的患者从浙江、广东、辽宁、吉林、内蒙古等地和省内各地慕名而来。他还谢绝了香港、广州等地几家大医院的高薪聘请。

葛洪亮技术精湛，始终工作在第一线，亲自参加每次手术，节假日也来医院为患者换药。只要有急诊或危重患者，无论白天黑夜，他总是随叫随到。他还多次腾出自己的办公室做病房。一次，电梯发生故障，他与同事一起往楼上抬患者。还有一次，他不慎摔倒造成肋骨骨折。在进行了简单固定后，他又照样接待患者。

葛洪亮是享誉齐齐哈尔市的"肛肠卫士""痔瘘克星"。患者送的许多锦旗，他一面都没挂在墙上。他认为，荣誉是身外之物，在行动上不做矮子，就是生活中的强者。他的座右铭是"医生的幸福是治愈患者，医生的耻辱是误人性命"，"医生的天职就是治病救人，谁要是凭借自己的一点本事用听诊器勒患者的脖子，他就不配做医生"。

葛洪亮 1985 年入选《黑龙江当代名人辞典》。1986 年他被授予"市自学成才标兵"称号，工人出版社出版的报告文学专辑《光明之路》刊载了葛洪亮的事迹。1987 年市人事局给予葛洪亮晋升一级工资的奖励。他于 1984～1991 年连续 8 年获市"十大窗口优秀服务员"称号；于 1987～1991 年连获市九三学社先进社员称号；1992 年享受市政府特殊津贴；1994 年被评为全省第一批名中医；1996 年享受国务院政府特殊津贴；多次获市劳动模范，优秀共产党员、省卫生系统先进工作者称号；曾担任市政协委员、铁峰区人大副主任等职。他还是全国中医药高等教育委员会理事、省肛肠协会副理事长、市肛肠学会主任委员。于 1999 年病故。

第四节 妇 科 医 家

于盈科

于盈科，中医妇科专家，男，汉族，生于 1890 年，山东省文登人。他自幼师从名医张寿甫先生，精学中医典籍。1915 年，他于吉林榆树县开业行医，曾任榆树县医学会会长；1936 年于黑龙江双城县中医诊所行医，期间积极兴办中医讲习班，为培养中医人才做了很大的努力；1958 年被调入黑龙江中医学院附属医院任妇科中医师。1960 年，于盈科在国内率先开展保守治疗宫外孕，善用活血化瘀法治疗妇科顽疾，使用虫类活血化瘀制剂颇有建树，配制"消癥丸""保胎方"等院内制剂，沿用至今。

于盈科从事临床医疗工作 50 余年，教学工作 10 余年。他治学严谨，学识渊博，循循善诱，讲授中医方剂学、中医妇科学等课程，深得学生拥护与敬佩；他对妇科诸症临床辨证精确，投药丝丝入扣。善于变通古方治疗急症、热症及妇科诸症，效果极佳。对宫外孕、宫颈癌、血瘀不孕、血瘀性癫狂等疑难病证的治疗，尤有独到之处，疗效显著。

张揆一

张揆一（1896～1957），辽宁省黑山县人，原名张朝喜，字揆一，以字行。他年幼读私塾4年，后投奔远房叔叔，叔叔介绍他到一家药店先后做杂工、抓药。药店有化名王锡九的清朝同治年间逃离京城的御医坐堂。王锡九应请收药店老板之子为徒。授业期间，见张揆一聪明好学，便对他青睐有加，私授以医道。4～5年后，颇得真传。21岁时，张揆一出徒坐堂。20世纪30年代，张揆一来到黑龙江省甘南县投亲并行医，1934年迁至齐齐哈尔市，先后在天德堂药店、天成东药店悬挂"汉医张揆一"铜牌坐堂应诊。他在坐堂前先与店家约定：穷人看病不收开方费。因得王锡九真传，医术精到，致使药店生意红火，张揆一都是乘坐自备的俄式马车上下班。中华人民共和国成立初期，张揆一与张尔多、于志敏、张济仁、杨德库等合办第五中医诊所，后第五诊所又与第一诊所合并成立市联合中医院，与陈景河等老中医共事，坐诊妇科兼看杂症。此间，张揆一倡导中药剂型改革，将传统的中药煎剂制成水剂。在联合中医院期间，每日应诊人数多达70～80人，医院专门安排陈淑贤等为他抄方。

张揆一主张内病外治，内外同治，并在临证时机敏灵动。一次，一位在浏园垂钓者不慎将鱼钩甩入食管，慕名来到张揆一处求治，张揆一将做防蝇门帘用的草珠摘下串到钓鱼线上，为患者巧法顺利取出吞挂的鱼钩。还有一次，邻家高某之妻身亡，张揆一前去看望并仔细检查后，认为"死者"还有救。经过一番救治，果然"复生"。邻家大为感激，之后每逢年节都举家来看望张揆一。

张揆一患肝病多年。1957年，他被选调到筹备成立的北京中医研究院，临行前在为西医学中医高级讲习班讲课后，不慎从楼梯滚落，造成门静脉出血，经住院救治不效，21天后病故于齐齐哈尔市第一医院。张揆一病故后，齐齐哈尔市医界歇业3日以致哀悼。

20世纪50年代，他与朱慎斋、胡国相、范梦泉一并被齐齐哈尔市群众口碑誉为"齐齐哈尔四大名医"。张揆一曾收徒杨德库、陈淑贤、赵玉珍。

张揆一曾当选省政协委员、市九三学社社员。

张泽普

张泽普（1896～1956），字庶圃，辽宁省营口人。他17岁师从县中医李先生3年；22岁去沈阳万育堂药店坐堂；1924年在黑龙江省庆安县行医；1935年来齐齐哈尔市，先后在万育堂、长发祥药店坐堂；1938年后，连续被推选为齐齐哈尔市中医会副会长。他聪颖好学，对中医经典研修至深，几近倒背如流。青年时代，张泽普在万育堂应诊时即开始从事中医教学工作。他讲课深入浅出，很受学员欢迎。在任齐齐哈尔市汉医公会暨汉医讲习会讲师期间，为齐齐哈尔市培养了大批中医骨干。医院的陈景河、杨乃儒等都曾受教于他。

他以擅治妇科病闻名于市。他常将明代中医傅山（傅青主）的《傅青主女科》置于案头精读；他还精研清代名医王清任《医林改错》，将"血府逐瘀汤"增删调整，用于妇科临床；在儿科方面，私淑宋代名医钱乙，将其《小儿药证直诀》中的"清宁丸"化裁为"消火清宁丸"，深受病家欢迎。

1951年，张泽普任齐齐哈尔市卫生协会组织委员。1952年，他在齐齐哈尔市政府和齐齐哈尔市卫生局支持下联络市内中医界名老中医共同筹建黑龙江省联合中医院，并被任命为副院长兼儿科主任。在任期间，他团结同行，积极贯彻党的中医药政策，不断探索中医个体业医走集体化道路的经验，在从事医疗和管理的实践中，逐步制定了医院管理新的规章制度，为办好联合中医院做出了很大贡献。

张泽普秉性耿直，不慕荣利，常以"不为良相为良医"自勉。他在文学方面也颇见功底。从医之余，尤爱诗词书法，有"儒医"之誉。当时《黑龙江日报》副刊"黑水艺舟"上屡刊其稿。曾自题"自问文章无大奇，漫谈良相与良医。胸中余墨无多少，愧向人前做讲师"以抒情怀。1955 年，他被调入黑龙江省中医学校任讲师。著有《儿科刍缀》《妇科心粹》和旧体诗集《黑水诗钞》等。1956 年病逝于哈尔滨市。

于瀛涛

于瀛涛，1909 年生人，1923～1928 年从师学医。1928～1929 年在巴彦县兴隆镇医学传习所学习，毕业后在兴隆镇"万发和"药店坐堂行医；1948 年在绥化开设"瀛涛诊所"；1952 年在绥化联合诊所出诊；1 年后转到绥化城区卫生所，获中央人民政府卫生部颁发的中医师证书；1956 年转入绥化县中医院任内科主任。1956 年 6 月到黑龙江中医进修班学习半年；1958 年经过考试，录取到北京中医学院师资教研班学习 2 年；毕业后留校参加文献编研组"经典汇编"工作半年；1960 年 6 月转入黑龙江中医学院教学，任妇科教研组第一副主任；1963 年被调入附属医院任妇科副主任。

他在 50 多年的临床经验中，尤其擅长中医妇科。曾在《中医药学报》上发表过《归脾汤治疗崩漏症的点滴体会》《肝郁对妇女月经病的影响及其治法》《产后发热》《二阳之病发心脾有不得隐曲的分析》《在临床实践中咳与各脏的关系探讨》等论文。

一、经行前期治验

刘玉敏，女，1964 年 6 月 12 日初诊。每次月经来潮总要提前 1 周以上，这种现象已有 2 年，有时经前就有少量血液流出，每次经行量多，色紫黑有块、伴臭味、少腹痛、腰酸疼痛，经后有少量白带，末次月经 5 月 21 日来潮，伴有耳鸣、头痛、手足心热，心烦心悸，全身无力，时常便秘，3～4 日便 1 次，尿色黄，颧红苔白，脉弦微数，左尺软弱。证属肝郁肾虚，治以调肝补肾。处方：当归 15 克，白芍 20 克，白术 15 克，川芎 15 克，熟地黄 15 克，焦栀 15 克，寄生 15 克，牛膝 15 克，云苓 15 克，川断 15 克，山药 25 克，黄柏 15 克，炙草 10 克。2 剂，水煎服。

药后腿疼已减、余证均在，继用前法。处方：桑寄生 15 克，杜仲 25 克，川断 20 克，山药 20 克，云苓 25 克，白术 15 克，泽泻 15 克，柴胡 15 克，白芍 15 克，丹皮 15 克，熟地 15 克，当归 20 克，甘草 10 克。2 剂，水煎服。

月经已来潮，比上月提前 2 天，色紫，经量多，少腹胀痛，喜按，按则痛减，腰酸痛，手足心热，头痛，尿赤，尿频，睡眠欠佳，余证皆减，精神好转，饮食正常，苔薄白，脉弦，仍宗前法。处方：当归 15 克，白芍 15 克，白术 15 克，生地黄 15 克，熟地黄 15 克，桑寄生 15 克，杜仲 15 克，川断 15 克，砂仁 7.5 克，山栀 15 克，地骨皮 15 克，黄柏 15 克，甘草 7.5 克。3 剂，水煎服。

后前方继服，以巩固疗效，肃清未去之余证。

患者通过 3 次治疗，缠绵 2 年余的经行前期证好转，说明药证相符。一般认为，经期赶前，多属热，但必须分辨寒热、虚实，同时也要从整体出发，本例病证无实热可察，脉亦不数，虽患者自觉手足心热，心烦头痛，小便色黄，并时常便秘，两颧发赤，这些症状均为阴虚发热，所以他在处方用药时仅用些清理内部虚热之药物，也能取得效果。由此说明，在临床上因虚热引起月经前期病例也较多。

患者经常耳鸣、腰痛腿酸、左尺脉较弱等均为肾虚之象；经血量多，色紫黑有块、有臭味及少腹痛，脉弦等均为肝气不舒，属气与血病的现象；至于白带时下，自觉全身无力属脾阳不振。

综合上述病证，参照脉证、病机，属肝、肾、脾三经为病，由于肾虚水亏、水不涵木，则木郁火旺以致月经前期；水郁侮土可致脾虚，故在治疗时以补肾为主，疏肝健脾为辅。所以药投病除，收效良好。

二、完带汤治疗带下病的体会

带下病是妇女阴道分泌物过多，或色味异常，引起全身症状者。带下有生理和病理之分，所谓生理性白带，带下甚少，其量能保持外阴部的潮润，至月经前后白带量稍多，周身没有其他病态者为正常之生理现象，如王士雄说"带下女人生而即有，津津常润非本病也"；若白带量多，绵绵不断，甚或有阴部瘙痒，肿痛，全身不适者乃为病态，现在谓之阴道炎、子宫颈炎等病都可以包括在其中，此病虽无疼痛之苦，但有暗耗之害。

所谓带下，"带"字有双重含义，既有如带之形态，又属带脉为病，因带脉失其约束而带下。带下病的形成与带脉、任脉关系密切，带脉失约，任脉不固，水湿浊液下流，遂成带下。引起任带二脉疾病的原因，主要是因脾、肝、肾三脏功能失调，其中尤以脾为主。常见原因如下。

（1）饮食不节，损伤脾气，脾虚转输不利，蕴湿停饮，注入下焦，损伤冲任，带下增多。

（2）肝郁化热，湿热下注；或（肝）木郁克脾。

（3）肾虚不固，封藏失司，阴精滑脱而下。

（4）湿毒秽浊之气内侵，损伤冲任也可致带下。

临床常以肝郁脾湿而带下者多见。

带脉通于任督，女子以肝为先天，冲为血海，故肝病则冲任失其所养。带脉失调，带下往往涉及脾湿，因为脾阳不足，湿盛火衰，脾不能化荣血而为经水，故有白滑之物产生。脾阳不足，阳气不得上升，故而头晕口黏。脾阳虚，水谷不得运化，停滞于中，故纳谷不佳，食入即饱；脾阳虚则中气不足，不能固摄而致湿土之气下陷，故白带绵绵，《内经》曰："饮入于胃，游溢精气，上输于脾，脾气散精，上归于肺，通调水道，下输膀胱……"脾主四肢、肌肉，如脾阳不足则四肢失其所养而见肢重身倦，《素问·太阴阳明论》曰："四肢皆禀气于胃，而不得至经，必因于脾，乃得禀气也，今脾病不能为胃行其津液，四肢不得禀水谷气。"眼睑属脾，故脾湿常见上下眼睑浮肿，有的呈黄褐色。

肝为血海，肝在志为怒，郁怒伤肝，木旺则血燥，冲任失养，带脉受伤故带下；肝木克土，肝病累肾，木旺则克脾土，脾阳本被湿困，再加肝木克之则脾更弱，出现肝胃不和之征；肝主木，肾主水，木为水子，换言之带下即为肝郁脾湿伤于带脉之源，清代《傅青主女科》曰："带下之病，皆属于湿，谓之带者以带脉为名也，带脉者所以约束者。"

带脉通于任督，任督病则带脉无力，难以提繁，故胞中不固，带弱者胎易坠。甚至于气不化精，而成带病，故凡脾气之虚，肝气之郁，湿热之侵，皆能致之。故有终年累月下流白物，如涕如唾甚则气秽者，所谓白带也。

故其见症与肝脾有关之外也涉及心，此乃肝主木而脾主土，心主火，按五行生克之规律，木克土而生火，因此肝有病则所克者脾，所生者心，病即肝郁则邪有余而正不足，邪有余则侮肺而不乘脾，正不足则所生者不生而袭心之虚，一脏有病则与他脏互相影响，且其症状亦最易相继出现。

在临床上，患带证者言心慌气短，胁胀身倦，必慎诊之，若发现是白带所致，症状似乎复杂，其根应责之于脾。脾主运化水谷精微和运化水湿，脾阳虚则水湿不运，久则伤肾，腰乃肾之府，肾病则腰酸，肾阴不足则见口干不欲饮及手足心热，此即为"子病累母"。此可由房事过多所致，肾气亏损，下元虚弱，肾气受伤，肾虚不固致白带增多；或因肾阳不足而致阴虚内寒，带脉失约，任脉不固，水不化气故而带下清冷。肝脉走两胁，络阴器，肝郁气结故见两胁胀满，气郁血行不畅而见少腹重坠或小腹抽痛。临床常见气短心悸，夜寐不安等与心有关诸证。这是因为，心主火，肝主木，火为木之子，肝郁致正气不足，必袭于心，心虚，更因肾虚而见心肾不交之证。观其面色常见色黄，舌诊为舌红白不定，舌苔黏腻，脉象常以右关濡，左关弦或无力作为诊断参考。

带下治法以祛邪为主，扶正次之，他证更次之。

所以药物运用以健脾利湿、舒肝解郁当先，佐以补养冲任之品或用安心宁神之品。其具体运用如下：

处方：白术、陈皮、太子参、甘草、柴胡、杭芍、山药、车前、芥穗、苍术。

在临床常见有其他兼症，其药物加减如下：①若腰酸腿缩，加杜仲、续断、怀牛膝；②若夜间失眠心慌惊悸，加朱砂、茯神、焦远志、柏子仁、酸枣仁；③若大便稀溏，加白扁豆、炒薏苡仁；④若带下如来经，加龙骨、牡蛎、柴胡、天麻；⑤若阴部瘙痒或灼痛，加蛇床子、苦参、百部（此3味煮水外洗）；⑥若体虚，加黄芪、当归兼补气血；⑦若少腹冷痛，加吴茱萸、延胡索、川楝子；⑧若阴虚发热，加地骨皮、银柴胡、粉丹皮或肉桂；⑨若口黏，加佩兰叶。

小结：

（1）带下以肝郁脾湿者多见，而完带汤以治肝郁脾湿之带下为最恰当，重者8剂，轻者1剂可愈。

（2）阴阳五行学说为临床辨证施治之指南，灵活掌握这一理论是提高医疗质量的重要环节。

例一

辛某，女，28岁，3月10日初诊。素日白带绵绵，状如米汤、味臭，下腹部两侧及胁下痛，心悸气短，头晕口黏，腰酸腿沉，四肢无力，舌苔白，脉沉而无力。辨证分析：由于情志为病，肝气郁滞，脾受克制则脾气弱，故中气下陷，因而脾失运化之职；任脉失其所养故白带绵绵，下腹及两胁痛而重坠。此皆由肝郁克制脾土，脾虚不得化湿所致。湿盛则困脾阳，清阳不得上升则头晕、口黏，阳气不得外达则四肢无力、腿酸沉。处方：拟以完带汤加减。苍术10克，白术10克，陈皮15克，甘草5克，炒柴胡5克，杭白芍10克，怀山药15克，车前子15克，炒芥穗10克，薏苡仁10克，杜仲炭10克。2剂，水煎服。

服前药2剂后白带大减，头晕、腰酸、少腹痛诸证均减，唯有口渴，夜半发热，尤以手心热为甚，治疗仍余前法，佐以甘寒养阴之品。处方：薏苡仁10克，当归15克，杭芍15克，熟地黄15克，怀山药15克，花粉10克，车前子15克，荆芥穗（炒）10克，天冬15克，麦冬15克，甘草5克，川楝子10克。2剂，水煎服。

白带已尽，诸证均除，再以玉液丹1盒，每晚睡前服20粒，以收全效。

例二

郑某，女，31岁。婚后共3次流产（其中1次双胎），曾经过中西医治疗无效。于1973年9

月 13 日来本院治疗，当时主症是腰痛，小便频数，前 3 次流产皆在妊娠 3～4 月时即出现腰及小腹痛，小便频数，继而下红而流产。查体：体胖苔薄，面色正常，脉沉细，舌质淡。病因系努力持重伤及腰肾，肾虚冲任不足、胎气不固所致，故治以补肾养血固冲任为主。处方：当归 20 克，白芍 15 克，熟地 15 克，山药 25 克，山萸 15 克，云苓 15 克，党参 15 克，白术 15 克，杜仲 15 克，川断 15 克，桑寄生 15 克，甘草 7.5 克。连服 10 余剂，疗效显著，回家后生 1 男孩 1 女孩。

例三

周某，女，30 岁，1974 年 9 月初诊。婚后曾小产 3 胎，均在 6 个月后腰痛，尿频，继而腰及小腹疼痛，下血数日而小产，产时胎儿已死，也曾多方求医诊治而无效。查体：面色晦暗，下肢微肿，舌淡无苔，脉沉迟弱。四诊合参病机为肾虚，冲任不固，胎失所养以致数次小产和死胎，治以补肾养血安胎。处方：熟地黄 25 克，山药 25 克，泽泻 15 克，云苓 15 克，萸肉 15 克，杞果 25 克，杜仲 15 克，川断 15 克，桑寄生 15 克，菟丝子 15 克，当归 20 克，酒芍 15 克，阿胶 15 克，艾炭 20 克，甘草 7.5 克。连服 1 周后，浮肿、尿频好转，再以前方加白术 25 克，党参 25 克，以增其化源，又连服 1 周出院。后走访生 1 男孩，母子健康。

前 2 例早产患者症状相同，皆属肾虚冲任不固所致，其病因多由努力持重或先天不足或房事过度而伤肾，肾为先天之本、元气之根，主藏精（生长发育和生殖的根本），女子成熟后肾气旺盛，肾中真阴成熟而天癸至，任通冲盛月事以时而下，故有子。如肾虚则经血不足，肾不藏精，肝不藏血，肝肾为冲任之本，冲任不足，源断而流竭，胎失所养而滑胎小产，治以补肾养肝即是益冲任之源，源盛则流自畅、二病自愈。后 2 例经治疗皆安然足月而生子。

赵掖生

赵掖生（1913～1988），河北抚宁县人，8 岁随父赵慎修来齐齐哈尔市。1931～1932 年、1936 年、1950～1952 年间断性随父亲学习中医，熟读了《医宗金鉴》《汤头歌诀》《药性歌括四百味》《濒湖脉诀》《寿世保元》《中西汇通医经精义》《医林改错》等中医典籍。1952～1953 年先在德泰盛药店随父佐诊，后进入市中医联合医院。1953 年由市中医联合医院转入黑龙江省联合中医院任教。1962 年市中医专科学校停办后，又回到医院。曾拜名老中医朱慎斋为师。1965 年，他在省中医学术年会上宣读了论文《95 例崩漏症临床分析》；1966 年，在《黑龙江中医药》杂志发表题为《中药治愈葡萄胎一例》的论文；1977～1978 年李凤智整理赵掖生医案，包括"末梢神经炎验案五则""运用活血化瘀法的经验""百合汤治疗子宫功能性出血初步观察"和眩晕、痹证、胃脘痛、臌胀、呃逆、水肿等医案。1980 年，任医院妇产科中医副主任，晋升为主治中医师。他先后带徒弟有李佳华、李凤智。

赵掖生 1953 年即加入了医院工会，任财经委员与业务委员。曾于 1956～1964 年、1974～1975 年获先进工作者称号。1979 年退休。1988 年病故。

王维昌

王维昌，黑龙江省著名中医临床家，尤其在妇科学方面有独到建树，辛勤耕耘，取得了令人瞩目的成就。王维昌教授曾任黑龙江中医药大学附属医院妇科主任、妇科教研室主任，黑龙江省卫生厅中药评审委员会委员，是省名中医。他头上并无名目繁多令人眩目的光环，但几十年对中医事业的酷爱，扎扎实实的工作精神直接影响着周围的人，堪称北疆一代名医。

一、幼承庭训，投身杏林

王维昌生于吉林省德惠县，祖上四代业医，其父及岳父均为当地一代儒医，可谓医学世家。王维昌从小在浓重的中医氛围中耳濡目染，弱冠即钟爱岐黄，至此矢志不渝。他自幼天资聪颖，具有过目不忘的本领，年少即已能背诵《汤头歌诀》《医学三字经》及大段的《医宗金鉴》。直到晚年时，对许多古文章句亦能信手拈来，倒背如流，足见幼时功底之深。

王维昌的父亲在当地是有名的中医，他幼承庭训，随父应诊，经过长年的潜心学习，奠定了深厚的中医根基。结合临床经验，他年少时便已对很多疾病有独到的见解，开始看病开方，技艺日臻成熟，逐渐变得小有名气，因此当地百姓更是称赞其"老王家的小王大夫"。1956年王维昌如愿以偿地以全校第一的成绩考入了黑龙江中医学院，成为该校建校以来首届学生。一个人的光环总是离不开其背后付出的汗水，王维昌的成就不仅仅依赖于他的天资过人，更离不开他的刻苦钻研，善于思考。他在校期间学习非常认真，可以说是书不释手，无时无刻不在思考着。也正是因为如此，他对于中医经典条文的背诵不但能够张口就来，还总是能够有独到见地，成为该届学生中的佼佼者。其后跟随高仲山等多名龙江名医临床实习，为他日后的临床奠定了良好的基础。1961年毕业后因优异成绩而留校，在当时的"时病教研室"从事教学、临床、科研工作。多年的教学，让他奠定了坚实的理论基础。

近半个世纪的磨砺，王维昌在医、教、研等方面都取得了令人叹服的业绩。王维昌常言："心里有底儿，手下有准儿"，所以作为医者，定要心中有数，有扎实的基础，才能做好临床。不单为医如此，任何职业都应这样。王维昌一直告诫学生：中医不仅仅只是一种文化，同时还是一门艺术活儿，学中医没有任何捷径，就是多背、多看、多想，临诊之时自然会得心应手。对于中医的发展，他则认为在继承和发扬祖国医药学遗产的过程中，应既不墨守成规，也不抱残守缺，更反对和西医贴、靠、套，而要古为今用，洋为中用，发扬中医特色，发挥中药优势，发展中医的专长，为全人类的健康服务！

二、悬壶济世，医德昭著

中医的生命和前途在于疗效，王维昌几十年来始终将临床疗效作为追求的唯一目标。他常言："如果仅有理论无临床疗效也只能是空头理论，使后来者无以信服，很难增强专业兴趣，中医也就后继乏人了。"因此，他将疗效视为立命之本，以此启迪后人。疗效取决于辨证，片面的一方一药只能是"废医存药"，辨证施治才是中医之灵魂。王维昌无论是教学还是临床都在体现他的辨证施治观，他善于透过纷繁复杂的临床症状，审明主证，找到疾病的症结，立法用药，切中肯綮。他治疗的许多疑难杂症，药中病所，每起沉疴。每日患者盈门，声名鹊起，曾被誉为"四小名医"之一，名噪省内外。

王维昌是仲景先师所倡导的"勤求古训，博采众方"的忠实实践者。上自《内经》《难经》，下及清代诸家及近代名家之著述，无不博览，均做深入研究，细心体悟，用之临床。尤其对《景岳全书》及《医宗金鉴》推崇备至，一证一方临床用之，方便效验，但他师古不泥古，临床多有发挥。

他很留心前人医案，以资今日之借鉴。

王维昌胸襟博大，视野开阔，治学兼收并蓄。他的处方用药不拘一格，出奇制胜，尤其在急重症的诊治上足见其临证功力。仅举一例便可窥一斑。一中年女性因恼怒而致呕吐频作，初起诸医家多用疏肝降逆和胃之品，而患者呕吐月余不停，每日不能进食，胃脘坚如磐石，无大便，呕吐黑褐色痰涎，身体羸瘦。王维昌诊毕认为该患由气怒伤肝，横逆犯胃，胃气上逆而致病，病久则中焦衰败，胃脘硬如磐石，上下不通而格拒。以往采用降逆之法，则金石之品更伤其胃，所以也是月余不效的原因。他则采用反治法，顺其病势，以升清阳之法。他认为，清阳不升则生膜胀，浊阴不降则生恶逆，若清阳升则浊阴降，胃气和顺则诸证尽释。方用东垣升阳益胃汤，1剂即效，大便通，呕吐止，其效如桴鼓。中医典籍浩如烟海，往往穷其毕生难寻究竟。王维昌治学的座右铭是"每日一药，三天一方，每周一病，必有一得"。在诊务繁忙的情况下常读书至深夜，几十年来从未敢怠惰。可见其对中医事业之至诚。

王维昌几十年学无止境，其临床建树颇多，他在斟酌古今、融会贯通的基础上，从实践出发，敢于提出自己的独到见解。他从不轻信，也不妄断，必经实践来检验，务求脚踏实地，一经证实，必然发扬光大。多年来，在中医妇科临证中，其用药打破了许多陈旧的框框，提出了自己新颖的用药特点，而这些均源于平素的临床实践，决非居兰室臆想出来，这大大提高了妇科病的临床治疗效果。近年来，他在妇科疑难病的临床治疗方面有所突破，对于妇科常见病每用必验，其疗效明显提高了。如子宫肌瘤、卵巢囊肿、乳腺小叶增生、子宫内膜异位症等，其用药特点是药味少，用量大，效专力宏，每每收效明显。其遣方用药，必遵理法，丝丝入扣，真正做到理论与实践相结合。如近几年来，子宫内膜异位症的发病率逐渐增多，王维昌认为虽然西医对此病的发病病因并未明确，但从临床症状来看，其发病主要辨证是由于沉疴痼冷而致寒凝血瘀。故患者多以痛经，畏寒肢冷，少气懒言，甚则经行吐泻为主要表现。发病病因多是由于经行感受风寒，或流产，或房事不节等因素造成。寒凝于下焦，局部气血不畅而致痛经，阳气不布而致手足不温，故治当以温经散寒，活血化瘀为主。又根据妇人不同时期胞宫的生理状态不同，故治法偏重自然不同。若在经前期，则以温经散寒，理气止痛为主，血得温则行，故脉道畅通，血行则瘀散，诸证皆消；若在经间期，则在温经散寒的同时兼以活血化瘀，软坚散结。这种治疗方法在临床上已取得了很好的疗效。对于月经病的治疗，王维昌曾用几句话做了一个很好的概括：老年妇女重在脾，中年妇女重在肝，青少年重在肾，同时联系月经期不同时期所属脏腑不同，经期为肺所主，经后期为肾所主，经间期为肝所主，月经前期则为心所主，而脾则贯穿着整个周期始末。

王维昌在中医教学、临床之余非常重视中医科研，对好的验方必加以总结提高。早在1984年，他研制成功治疗妇女盆腔炎的"康妇消炎栓"，是国内首家治疗妇科疾病的直肠给药栓剂，对治疗附件炎、盆腔炎有显著疗效，该药在1992年获优质产品奖，产生了巨大的经济和社会效益；另有治疗宫颈糜烂的"宫颈消炎栓"，为国内首创，其剂型新颖，直接贴敷在宫颈上，带有载体，大大地缩短了疗程，提高了疗效。他对中药熟稔，已被多家中药厂聘为终身顾问。如今，他虽已退职，却并未退休，仍在发挥他的余热。近年来，他又筛选研制出疗效稳定的各种制剂20余种。其中3种制剂很有市场潜力，并已作为博士后研究课题进行开发研究。

三、言传身教，恪尽职守

教师，传道授业解惑者也。古之学医，乃师承师授，家庭沿袭，门第观念较重，为师之道也仅是让徒弟背熟经文、汤头歌之后，点拨一二而已。而今建立学院是在课堂上系统地讲授中医的理论知识，无满溢的学识很难胜任为师之道。仅此尚有不足，中医之学古奥难懂，需有能言善辩的表达能力才能真正成为优秀的中医传道人。

敏捷的思维、雄辩的口才为王维昌为师奠定了基础。他几十年间曾先后为本科生班、西学中班、师资进修班、中医进修班、提高班及各类学习班讲授《中医妇科学》，累计达120余班次。曾为西学中班第四期编写《妇科学》讲义。他几十年来给各类性质的学习班讲课从不拿讲稿，一支粉笔、一张嘴就能做到游刃有余，足见其记忆力惊人，令人称奇。其授课之道条理清晰，系统而不紊乱，课堂上坚持以论名理，以案实论，力求论实而理透，加之言辞婉雅清新，内容妙趣横生，听者无不叹为"月下清泉，流于石上"，足见其对中医理论理解之透彻。大凡深奥的理论经他讲述后变得简练易懂，他能将枯燥的学问讲述得妙笔生花，讲到关键处百余人的课堂鸦雀无声，讲到绝妙处则满堂喝彩，课堂上下融为一体，听课之人无不为其讲课艺术所折服。他为人直爽，谈吐幽默，驾驭语言能力强，学生们很轻松地就掌握了所学的内容，这一切来源于他平日的厚积薄发，时人送一雅号——"铁嘴"。学生中流传着这样一句话："入中医学院不听王维昌的课，不随其临证是从医一大憾事。"

耄耋之年的王维昌，仍然不忘教导后人。其出诊之时跟随学习者众多，在看病的同时不忘给大家实例教学，每每在诊后与学生交流，给大家讲授自己的思想经验，兴起之时时常回忆起过往出诊时的很多经历，感慨良深，告诫大家为医者，医术固然非常重要，医德同样不能丢弃。中医之生命在学术，学术之根源本于临床，临床水平之检验在于疗效，而疗效之关键在于人才。王维昌在几十年的行医生涯中，非常关心青年一代的成长，乐于培养中医后继人才，对他的学生总是循循善诱，不厌其烦，悉心指点，毫无保留。即使卧病在床，每每学生探望之时，王维昌不忘传授经验，谈古论今，解答大家的困惑，让大家备受感动。严师方能出高徒，他经常教导学生临床一定要从最基本抓起，除了四诊和基本的病因病机要掌握之外，中药的药性药味也不容忽视。他给随诊学生立下学习目录，《内经》《濒湖脉学》《汤头歌诀》《药性赋》《医宗金鉴》等，这些书中的一些条文也成为老师每每临床遇到相关知识时，检测学生的"题库"，让学生可以从基础到临床逐步提升。他治学严谨，经常会为纠正一个问题，花上大量时间。他在应诊之时经常会让学生进行问诊，学生问完之后，便会帮助其分析问诊情况，指出其不足并加以指点。就算是一个诊脉的手法，他也会不厌其烦地纠正学生的不足，总能一语说到要处，令人叹服。每天随其出诊的有实习生、见习生、进修生、研究生，他都一视同仁，从无贵贱之分。临床就根据患者病情进行现场讲解，触类旁通，深入浅出，谈笑风生而令人受益、折服。或许给学生讲课已经不仅仅是王维昌的工作，而是他的习惯、爱好，并且他独到的见地，总是让学生豁然开朗。王维昌教学从不刻板，总是幽默而不失严厉，引经据典，把抽象的原理描述得很形象化。多年来，他培养教导的各类学生数以千计，其中卓有建树的不乏其人，如王树林、秦海涛、吴永刚、王国才、姜德友、李红梅等，真正是桃李满天下。

王维昌为人幽默风趣，处事低调。但学术严谨、认真，才学过人，出言诙谐辛辣，孤傲不驯，见识超群，不与同道合。他出口成章，文笔极好，随诊学生时常感叹：王老大学毕业几年就有著作付梓，因偶然一事而未出版，至今再不写作。他常感叹中医后继乏人，教材误人，学术造假。所以，王维昌从不尚空谈，注重疗效。

"夕阳无限好，只是近黄昏"，王维昌并未因年老而停止过追求，他有着年轻人的心态，豁达的胸襟，支撑着他对中医事业的追求永无止境。王维昌的一生并无太多传奇经历，但他恪尽职守，对中医的严谨态度及桀骜不驯的个性已让人们钦佩不已。几十年来，他对中医的认识颇有见地，临床经验又很丰富，想著书立说，每日临证之心得所记已盈尺，但恐稍有谬误而贻误别人，因此从未示人。他最大的愿望，那就是在有生之年准备将自己毕生经验字斟句酌，流于笔端，落于纸上，以昭示后人。

王秀霞

王秀霞，女，出生于1939年。黑龙江中医药大学附属第一医院教授，博士生导师，省名中医，全国第二批、第四批老中医药专家学术经验继承工作指导老师。她从事中医妇科医疗、教学、科研工作50余载，擅长诊治更年期综合征、闭经、崩漏、不孕等妇科疑难杂症，对中西医结合治疗外阴白斑见解独特。先后主持研发院内制剂逐秽丸、痛经丸、保胎丸、消癥丸、调经助孕冲剂、宫颈粉、坤宁安、痛舒冲剂等，疗效确切、服用方便。其所主持完成之课题分别获黑龙江省政府科技进步三等奖1项、黑龙江省中医药科技进步一等奖1项、哈尔滨市科技局科研成果三等奖1项及其他奖项5项；发表论文百余篇，主持编审《中医妇科家珍》，参编《中医妇科学》《中医妇产科学》《针灸妇产科学》《叶天士临证指南医案发挥·妇科病证》等多部专著。

第五节 儿科医家

汪秀峰

汪秀峰，生于1903年，原籍辽宁省沈阳市。曾任齐齐哈尔市中医院儿科副主任中医师，市科协技术委员、市中医学会理事、市政协委员。他心地善良，平易近人，勤勤恳恳为人民服务，以其高明的医疗技术和良好的医疗作风赢得了广大人民群众的信赖和爱戴，被人们称呼为"汪老"，是一位在齐齐哈尔市城乡、嫩江地区及外埠一些地方颇有名望的中医老前辈，被誉为"治儿科病的权威""神医"。

汪秀峰待人谦逊、热心，不论地位高低、生熟与亲远；治病不拘时间、地点，有求必应，可谓走到哪里，就看到哪里。并且治病就地取材，方便用药，尽量让患者少花钱治好病。从不开奇、缺、怪药，非极需者，贵重药也极少用。地方报纸曾多次报道他送医送药上门，热心为患者治病的先进事迹，他多次被评为医院、局系统、区及市的先进工作者，出席过省劳模群英大会，还先后被选为区和市的人民代表、市政协委员等。

汪秀峰自幼胸怀业医济世之志，但家境贫寒，没能上大学。他18岁开始在黑龙江省特别区满沟站永顺堂药店跟当时的地方名医孙向阳老中医学医。27岁，经黑龙江省特别区行政管理处主管部门考核合格，获"内科医学资格证明书"。1936年，于齐齐哈尔市南大街永顺堂药店分号独立行医。同年，参加伪政府汉医学会主办的半年期"汉医讲习班"两次，又取得"内科医生资格证书""行医开业证书"，曾任汉医学会理事等职。1943年，他在齐齐哈尔市永定街独立开业行医；1953年，参加"齐齐哈尔市中医联合诊所"；1956年到齐齐哈尔市中医院工作。

从医后，虽几经坎坷，但汪秀峰立志不移，坚持发奋学习，勤于实践，遍读《内经》《难经》《伤寒杂病论》《神农本草经》《景岳全书》《医宗金鉴》等典籍，以及金、元、明、清各家学说。他广求医理、精研医术，继承寒热，挖掘祖国医药学宝贵财富。他集前贤之经验，采众家之所长；寄深情于事业之中，救危笃于疾苦之时。在50余年的医疗实践中积累了丰富的临床经验。特别是自 1959 年担任儿科副主任，专门从事儿病诊疗，在急、危、重症及疑难病证的抢救和治疗过程中，更见其医术高超、功底精深、独具特色。

他的成就恰到好处地突出了中医中药的长处，显示了祖国医药学"救死扶伤""起死回生"的回春妙力，他在医疗实践中逐步形成了一套行之有效、简便实用、独特的诊疗规律和用药规律，并以此抢救和治愈了无可计数濒临死亡的急、危、重笃患儿，受到医学界的重视和广大人民群众的敬佩，为中医事业的发展，为人民的健康事业做出了突出的成绩和贡献。对于如小儿惊风、抽搐、腹泻、水肿、紫斑症、哮喘及高热昏迷等疑难病证，许多患儿在他的治疗下获得转机并短期治愈，大大地提高了治愈率，同时也缩短了疗程、减少了后遗症。

汪秀峰耄耋之年时，仍不忘党的关怀和人民的信赖，依然致力于祖国医学事业的继承和发展工作，兢兢业业，千方百计为患者服务，并常年坚持每天出门诊。他说："要说经验，确实有，但不是我的，是老祖宗、老前辈留下来的，关键在于如何掌握运用，如何去发扬；要说成绩，也确实不小，但这应归功于党的领导和人民的支持，特别是当前，大多数家庭都是独生子女，要让这些宝贝儿健康成长，关系重大，我们应该为他们拿出最好的技术来！"他还说："我虽已年近暮时，可是我还能动，我得趁这点有限的时间，尽量多为大伙做点事，多治病、带好徒弟、传授经验，让中医事业后继有人，发扬光大，为振兴中华出力！"

在省、市、院等各级党组织和领导的关怀下，给汪秀峰配备了两名徒弟，听其言传身教，传授经验，并帮助他总结经验，以便于推广。在此期间，汪秀峰撰写了大量论文，如《小儿临证诊察法》《小儿惊风的辨证与治疗》《紫斑症的辨证与治疗》《小儿高热不退的辨证与施治》《对小儿抽搐一症的认识》《小儿尿闭治验一法》《三棱针点刺放血及运用》《民间"皂栓"导结的临床应用》《论小儿伤食》《论小儿腹泻的辨证与施治》等。

另外，对不同性质的疾病，汪秀峰善于选择针对性比较强的"药对"，再根据不同的证候适当加以灵活运用。例如，治疗温热病善用金银花、连翘、石膏、麦冬、生地黄、牡丹皮、菊花；治疗惊风善用全虫、蜈蚣、天麻、僵蚕、钩藤、天竺黄；治疗紫斑症善用金银花、连翘、生地黄、龙胆草、白茅根、麦冬、防风、当归等；治疗腹泻用白术、山药、扁豆、党参、泽泻、云苓、竹叶、灯心草；久泻加大枣、粟壳等；治疗心肌炎，在对证用药的同时，再适当应用珍珠、龙齿、朱砂、琥珀、当归、川连等。

汪秀峰提倡应用儿科散剂，如朱黄散、羚珠散、全麻散、化痰散等，都是他集几十年之经验，在治疗小儿常见病、多发病过程中总结的经验方。当时医院里被广泛应用于临床的 40 余种儿科散剂中，就有十余种是汪秀峰的经验方。散剂加工精细、易于携带，既可单独使用，亦可合而用之，而且花钱少、效果好、副作用小、易于口服，应用时得心应手，深受广大患儿及家长的欢迎和好评。

在学术思想上，汪秀峰认为祖国医学的理论体系具有较强的科学性。无论是医经学派、伤寒学派、河间学派、易水学派、温热学派，还是经方学派、汇通学派，都各有千秋。它们的形成和相互启发，能经受长时期的实践检验而独特存在，不仅对中医临床实践起着巨大的指导作用，同时也给后人的继承和发扬提出了艰巨的任务。就目的而言，我们应该采众家之所长，集前贤之所用，结合临床，灵活运用。同时，汪秀峰强调，祖国医学应用于临床，最首要突出的问题就是"认证"和"用药"。他指出，"认证"是否及时、准确，标志着医者对患者的疾病是否能够"看透"；"用药"是否恰当，标志着医者对患者的疾病是否能够"看好"。认证与用药的好与坏，不只是医者临床经验丰富与贫乏的差别，更主要是衡量其对祖国医学基本理论、临床基本知识、药物的性能与应用掌握程度的考核，是一个业医者技术水平高低的体现。要做到"见面知病，用药如神"，必须下苦功夫学习，勤于实践。临证时，要能及时认准证情，"求本达原"，掌握病机，抓住转机；治疗时，该吐之证则吐之，该消之证则消之，该汗则汗之，该和则和之，对攻下、清火、滋阴、补土要各适所需，邪盛者祛邪，正虚者扶正，或两者兼顾，不可偏执。要本着"因时、因证、因人制宜"的原则，做到辨证准确，治疗彻底。要据证定法，以法制方，方证结合；处方灵活，用药精当。要随时掌握患者病证的变化，相应施治。力求做到证变、法变，方药也随之而变。汪秀峰指出，用药不在多而在精，用一分药就得起一分药的作用。无论是经方、局方，还是验方，都要应用得法，切中病情，务必避免过伐或不及之过。

汪秀峰十分重视治病的效果。指出，必须对自己所辨之证、所施之法和所用之药，随时予以推敲、验证。一一析其利弊成败，不可迁就或拘泥。尤其是小儿病证，有急、慢、险、逆诸证，切不可一见是慢性病，就掉以轻心，不以为然；或一见是急、险、逆证又束手无策，推而了之。更不能自己不加详察而轻信他人的论断。汪秀峰强调，无论何证都要分清表里、阴阳、寒热、虚实，都应详加辨证，"求本达原"，细心诊治，有证就有法，有法就有方，有方就有药。只要心中有数，积极主动，力争图治，定能使患儿转危为安、祛邪复正。

对诊察小儿的临床手段，汪秀峰认为"四诊缺一不可"，"但要突出望面色、体态、舌象、指纹、呼吸及询问饮食和二便"，因小儿"气血未充难据脉，神识未发不知言"。所以，诊察小儿病必须细心谨慎，四诊合参，全面诊察，还必须突出望诊和问诊。但患儿临诊时大多易惊、易哭闹，其情绪变化影响气血循环而干扰证候的体现。所以，他强调临诊时要突出一个"快"字，即望诊应迅速而准确。这就要求医者必须抢在小儿情绪变化之前，尽快地查清望诊所要求的各个证候，并且力求准确无误。

对小儿病，汪秀峰认为，小儿之病，古今无大差异，但今又非同古时。故今之儿病多为伤食、外感，惊吓亦有之，斑疹之类亦间有之，而疫疠之毒所见即少。由此可见，社会条件的变化，对小儿的影响是不可忽视的。观今之病，每与家庭护理不当有关。一则对小儿珍爱过惜，缺乏对客观环境的适应力；另则对小儿的饥饱冷暖照顾失宜而人为致病者也不乏其例。因此，临床见证则虚中夹实，实证兼虚者多于他证。所以，要提倡合理育儿，适当锻炼，尽量给小儿提高健康体质的机会，合理利用社会为人们创造的优越生活条件，在医治儿病时，医者要恰如其分地掌握"祛邪与扶正"的分寸，诊病力求简洁、明确，治疗定要灵活、及时、得力。

汪秀峰指出："小儿形体娇嫩，脏气清灵，易虚易实"，为人所共知。但其为"稚阴稚阳"之体，"不任克伐"又往往在临诊时被人忽视。尤其在急危、重笃抢救之际，医者以大量抗病之物施于已被病邪折磨之体，这无异于火上浇油，凉水加冰。虽出于"治病之衷"，却往往很难奏效。其因则在于：影响小儿机体的生机，使之不得"喘息"，何以能效？为医者，祛邪以治病，然祛邪之旨乃为扶正，所谓祛邪兼扶正者，以防因祛邪而伤正也。故临床用药定要照顾小儿机体的生机，切不可一味攻邪而致伐正，要做到既要克邪，又要维护机体正气，使病邪得除，正气得复，而病体得愈。

综上所述，汪秀峰学术特点可归纳为：四诊合参"望"要快，辨证八纲莫离开，用药灵活少而精，"求本达原"转机来。

对小儿为"纯阳"之体和小儿阳常有余，阴常不足，汪秀峰指出：这乃是"脏气清灵"的表现，是机体无邪的象征。所谓"纯阳"，非指只有阴而无阳，或只有阳而无阴。而是指小儿天真纯洁，积极向上的生长发育之机。于此，古往今来多有阐释，为医者不可不知。尤其是"阳常有余"，绝非"火"之有余。"阳常有余"正是小儿生机蓬勃的体现。只有"阳常有余"，小儿才能迅速发育，这好比旭日东升，春草萌发一样，岂能与致病之邪"火"相提并论！在正常情况下，由于小儿迅速生长的需要，属于营养物质的"阴"往往不足。对此，古人谓之"阴常不足"，这是生理上的自然现象。只要加强营养，护理适宜，机体生机自会保持阴阳的相对协调，促进发育。当小儿阴津不足时，若复被邪侵，无论是外侵之邪，还是内生之邪，均易化燥生火而伤阴，致使本已不足之阴更加匮乏。故祛邪时，要对阳盛阴亏之证予以护阴、存阴。必要时，还要适当予以滋阴，以助机体阴阳相互协调。

另外，汪秀峰在临床中善用"三棱针"和"皂栓"治疗疾病。他认为三棱针点刺放血，具有开窍泄热、通经气、活血脉的作用，对于高热惊厥、中风昏迷及其他一些急危重笃患儿有缓解证情、争取转机的作用，用之适宜，立竿见影。不计其数的临床病例证明，此法易于掌握，安全可靠，且效果明显，无副作用。用"皂栓"进行肛门导结，针对高热昏迷、抽搐甚或腹大如鼓而多日不便患儿的治疗，有通腑气、下结便、行气血而缓证情的功效。其力之专，非开塞露或肥皂水灌肠可比。且皂栓一物，随手可得，随时可为，实用而价廉，临床每用必效，勿轻视之。

例一 脑痧症

袁某，女，12岁，1974年6月12日初诊。患者得病4～5日，高热不退，头痛欲裂，哭叫撞墙，心烦不安。经常打针服药未效。后经齐齐哈尔市某医院诊断为"急性脑膜炎"，欲行穿刺，家长不同意而来我院就诊。查体：身热，目赤，面微红，唇赤而干，舌尖红，苔薄白，精神抑郁，大便干少，溲黄，腹平软，心肺正常，脉弦数有力，项强（＋），凯尔尼格征（＋），膝腱反射亢进、巴宾斯基征（＋）。此为实热证，乃心肝火盛，实热内蕴，灼津伤气，上扰于头，而热郁头府，扰乱清窍，热与血搏，瘀阻血络之急证。诊断为"头痛（脑痧症）"。以三棱针于两太阳穴点刺放血（1次共约50毫升），针后患儿顿觉头痛停止，头清眼亮，病势锐减。随之继投儿科散剂：泻肝散、清热散、羚翘散合服3日量。当晚随访，患者曰针后头痛停止，无再复发。3日后，药尽，患儿病愈上学。

汪秀峰指出：此证发作甚急，务须及时处置。之所以称其为"脑痧"，以"痧"者，为温热毒邪扰及血分，发于头部，斑斑点点似痧一样，瘀于头府脉络。其轻者瘀阻作痛，清窍被扰，其重者变化多端危及性命。故以三棱针放血，速祛其瘀，以泻其温热之毒邪，临床屡用屡效。

例二 肠虫症

张某，女，12岁，1973年11月12日初诊。症见发热、呕吐，不能进食，吐蛔虫8条，腹痛剧烈，发作时汗出肢冷，经县医院诊断为"胆道蛔虫症"。查体：患儿消瘦，表情痛苦，呈急性面容。面色萎黄有白斑，眼窝凹陷，口唇皲裂，唇内有粟粒大之白点，心肺正常，全腹压痛，右上腹较甚。便常规有蛔虫卵（＋）。蛔虫居肠中，窃取营养，伤及脾胃，耗损气血，使气血不能上华于面，外荣肌肤。蛔因寒热不适而钻窜，扰动肠道则腹痛，钻入胆道则成胆道蛔虫症，并发剧烈之腹痛，甚则汗出而至厥，此为寒热互杂之证，诊断为"蛔厥"。处方：乌梅汤加减。乌梅25克，使君子15克，川连7.5克，黄柏5克，当归5克，川椒5克，榔片5克，附子5克，细辛2克，桂枝5克，干姜5克，红参5克，大枣7枚。水煎服，红糖为引。

服药1剂后，患儿腹痛缓解，共6剂而愈。

汪秀峰介绍本方有"调解寒热，补虚安蛔"之效。临床体会，凡寒热互杂之腹痛，尤以气血虚者，发为肠虫症时，皆可用之取效。

杨乃儒

杨乃儒（1915～1998），河北省武安县人。1931～1936年随中医师范梦泉学中医3年。1933～1935年，在奉天共荣学院汉医专修科毕业；1936年起，在自开恒升庆医师铺行医；1946～1948年，在市三区十二街政府任街政（即副街长）兼卫生委员；1949～1951年，任市中医师公会第二副会长；1953～1956年，成立市中医第九联合诊所，任所长；1956年，该诊所并入医院，杨乃儒任儿科副主任；1980年晋升主治中医师。1982年晋升副主任中医师。他熟读《医宗金鉴》《脉诀》《难经》《雷公炮制药性解》《本草备要》《汤头歌诀》等中医典籍。

刘　清

刘清（1915～1995），生于中医世家，1936年入庆安县立医生讲习会学习，结业后在庆安县五区行医。1947年，任庆安县中西医药联合会五区分会会长；1950年任东北卫生工作协会庆安分会副主任，并先后任庆安县五区卫生所所长、院长；1960～1983年在黑龙江中医学院任儿科教研室主任、附属医院儿科主任，获黑龙江省人民政府颁发的"教育荣誉证书"。他是黑龙江中医学院附属医院儿科奠基人，擅治顽固过敏性紫癜、血小板减少性紫癜、小儿癫痫、小儿百日咳等疾病。

孙文廷

孙文廷，男，汉族，辽宁岫岩县人，九三学社社员。他于1944年经长春伪满洲国民生部汉医考试第二部及格，在五常县开始行医；1947年在哈尔滨市太平区自设中医诊所；1956年被调入黑龙江省医院中医科工作；1963年4月转入黑龙江中医学院附属医院儿科工作；1982年被聘为副主任医师。他先后任儿科副主任、儿科主任、儿科教研室主任，黑龙江省中医学会儿科分会副主任委员。

他从医40余载，精通伤寒、温病学说，有着丰富的临床经验，善于变通古方治疗儿科疑难病证，如初生儿胆道梗阻、丹毒、病毒性肺炎、迁延性肺炎、急性脑炎、肝炎、无名热等运用中医中药治疗疗效显著，深受患者好评。

他热爱教学工作，担任中医学院中医本科、中医提高班及西学中大部分中医儿科课程。他在教学中备课认真，理论联系实际，教学效果良好。

此外，他积极参加科研活动，著有《儿病中医诊治》一书，发表论文《小儿肺炎辨证分型临床探讨》《中药治愈变应性亚败血症一例》等多篇。1977年曾荣获黑龙江中医学院科研大会表彰奖励。

邹德琛

邹德琛，黑龙江省青冈县人，出身于中医世家，幼承庭训，弱冠行医，其后以优异成绩考入了黑龙江省卫生干部进修学院,并参加了在成都举办的全国第一届伤寒师资培训班。其理论功底深厚,临床经验丰富,用药方小价廉,善治疑难杂症。在儿科疾病诊疗方面建树颇丰,提出了许多新的学术思想、治疗法则,同时创立了大量行之有效的儿科方剂,是龙江医派儿科名家之一。

一、哀民疾苦,立轩岐志

邹德琛 1930 年出生,祖父邹本新,有医名,父亲邹积铭继岐黄之业,青年时即独立行医。邹家尽管世代业医,家境并不是很富裕,但邹积铭的医德医术之盛在当地已广为流传。人之大患在于罹六淫之邪,遭不测之疾。邹家求治者常络绎不绝,邹德琛自幼目睹病患之痛,心中常为之悲悯。而其父常能使沉疴顿起,且对患者不分贫富贵贱、长幼妍媸,一视同仁,对贫苦百姓尤其照顾,在其幼小心灵里留下深深烙印,暗自立下"不为良相,便为良医"之志。

邹德琛有兄弟姐妹 11 人,他自幼聪慧静敏,勤奋好学,深得父母喜爱。幼时父亲即令其学医,尤重传统文化修养,儒家之四书五经、杂学之天文地理,无所不读。稍长,邹德琛不仅能熟练背诵《药性赋》《药性歌括四百味》《濒湖脉学》《医宗金鉴》,而且对《伤寒论》《金匮要略》《内经》《温病条辨》等反复研读,很多内容都能随口诵来,此外还自学了《神农本草经》《备急千金要方》《小儿药证直诀》《脾胃论》《景岳全书》等上百种中医古典名著,且圈点注释,随学随记,记载了大量学习笔记。在多年读诵思悟,学有所成之后,15 岁时,邹德琛正式开始随父出诊。昼则侍诊抄方,体悟脉证方药;夜则挑灯读书,反思一日所接触的病患及其证治。有疑难之处,就多方查阅书籍,若有仍不能解决的,就与其父交流,或求教于同里其他名医,一直到弄懂弄通为止。他理论联系实际,且精思研几,其医术日渐精进,20 岁时即经常独立诊治疾病。

邹德琛的读书经验是对重点书籍、重点内容必须反复背诵,直到熟记于脑中,此为第一步工夫。虽然很多内容开始不理解,但随着反复背诵往往能豁然贯通,积疑尽释。同时读书不能死于句下,应前后联系贯通。还要书读万卷,学贯百家。四圣之书为本为源,而诸家如枝如流。本固之后,仍有融变工夫。各家之说往往有抵牾之处,如果能够辨析异同,证之实践,去伪存真,则于百尺竿头,又进一步。中医学是一种实践性很强的科学,必须理论联系实际,结合临床病例,才能融会贯通,所以明理之后的第三步工夫,即是施于临证而圆融无碍。读书明理,临证才不会手足无措、以病试方;敏于临证,理论才不会变成空想玄虚、脱离实际。这样,二者相互促进,方能达到较高的境界。

二、弱冠行医,初有医名

功夫不负有心人,在自己的刻苦努力和父亲的精心指导下,邹德琛不仅掌握了较扎实的中医基础理论知识,而且临床诊治经验也不断丰富。1950 年以后,年仅 20 余岁的邹德琛已经常独立诊治患者,并且疗效不断提高,2 年后在县里已经小有名气。1953 年 5 月,县里著名老中医吕鸿勋和时任县卫协主席的李树人商议,共同发起成立青冈县第一中医联合诊所。因为二人均为当地中医界翘楚,这一倡议得到了县里多位名医的积极响应。他们推选了李凤岐、刘云贵两位老中医和邹德琛、董玉(吕鸿勋的高徒)两位少壮派,每晚聚集在吕鸿勋家,商议和筹划组建联合诊所大计。改建药铺,装修诊所,3 个月后第一中医联合诊所开业。于是邹德琛离开自家诊所,开始在青冈县第一中医联合诊所行医。中医联合诊所成为当时青冈县最著名的中医诊疗机构。直到 1958 年邹德琛以优异成绩考入黑龙江省卫生干部学院之前,都在第一中医联合诊所工作。在联合诊所工作期间,邹德琛牛刀小试,求诊者也逐渐增多。虽然名气越来越大,但他始终谨慎谦虚,诊病之余,有机会就向吕鸿勋、李树人两位著名老中医学习，遇到疑难病例也与二人讨论，因此诊疗水平更加提高。

20 世纪 50 年代初期，全国刚刚解放，人民生活水平较低，温饱问题尚未解决。因体质虚弱，各种疾病的发病率较高，但由于无钱医治，多数患者得不到及时救治，待到治疗时大都病情较重、病程较长，治疗起来也颇为棘手。但也正因为如此，邹德琛在青年时代就不断摸索总结了一些治疗疑难杂病的经验。特别是在治疗传染病、慢性咳喘、脾胃病、儿科疾病方面已有较大名气，远近慕名而来求诊者络绎不绝。邹德琛在这一阶段摸索出来的经验甚至影响了他的一生。如治病重视脾胃，最善用四君子汤和香砂六君汤，就是因为当时来看病者多数病情迁延已久，中气已伤，而脾胃为后天之本，根本一伤，诸证蜂起，病情也更加难愈，故治疗这类疾病，要先以健脾为先，以四君子汤为主方，若伴食少腹胀则用香砂六君汤加减，多能获得显著疗效。邹德琛重视脾胃的思想，由最初的理论思悟变成在实践中的一次次验证。他一生治病都以此为经验，观其保存下来的病例，很多都是以党参（人参）、茯苓、白术、陈皮、半夏开头，这是因为来找他看病的，也大都是疑难杂症，病程较久，损伤正气之故。

邹德琛的家乡青冈县位于哈尔滨之北，一年中寒冷气候居多。在 20 世纪 50 年代，肺系疾病多见，慢性咳喘病亦多发，他经多年摸索，灵活运用小青龙汤或射干麻黄汤加杏仁、陈皮、桑皮、僵蚕等，获效显著。之后随证化裁，守常达变，多能随手取效，从而在治疗这些疾病方面获得了比较成熟的经验。

青年时期这段行医经历是邹德琛成名之路的基础，此后，在教学过程中，他经常将临证中的典型医案信手拈来，以加深学生印象，从而获得了很好的教学效果，深受学生欢迎。在临床实践中，也经常使用青年时期总结的经验方，并提炼升华，不断发展创新，使疗效进一步提高。

三、道明术精，尤擅儿科

1958 年，在严父和亲友的鼓励下，邹德琛以优异成绩考入了黑龙江省卫生干部进修学院。在学校，他寸阴必争，废寝忘食地完成了多学科的理论学习，很快成为班级里的佼佼者。邹德琛在卫生干部进修学院结业后，即奉命调入黑龙江中医学院。到学校不久，四川成都举办了全国第一届伤寒师资培训班，他受学校委派赴川参加了 1 年培训，重新系统地学习了中医理论，特别是《伤寒杂病论》，为其之后的经方理论研究及临证实践打下了坚实的基础。

邹德琛在完成系统学习之后，即被安排在黑龙江中医学院附属医院儿科工作，其后调入伤寒教研室。1966 年他又回到儿科工作。在此期间，他深厚的经方造诣和对诸家特别是东垣学说的融通，使其在儿科的工作如鱼得水，所谓"根本固，则枝叶茂"，很快就取得了骄人的成绩，受到患儿及家长的信赖，患者量逐渐增多，其名声不胫而走。后又被调回伤寒教研室任主任，但仍利用业余时间诊治大量儿科患者。在儿科工作期间及此后的几十年的临床实践中，他治疗儿科疾病取得了丰富经验，提出了许多新的学术思想、治疗法则，同时创立了大量行之有效的儿科方剂。他主张治疗儿科疾病宜用清灵之剂，小儿脏腑娇嫩，形气未充，用药必须细、审、慎，稍有不当，即可使脏腑受损。小儿患病易虚易实，易寒易热，故治疗必须及时，用药必须果断，做到胆大心细，力求轻巧灵通，最忌以重剂毒烈之品图其速效。常言阴阳不可偏伤、泻实谨防伤正，补虚免滞余邪，对急重患儿要谨守病机，各司其属，若投大苦、大寒、大辛、大热攻伐有毒之品时，做到有是证用是药，中病即止，不可过剂。小儿脏气清灵，随拨随应，对药物的反应迅速灵敏，对药物的剂量掌握更宜慎施。病重药轻，则杯水车薪，不能取效，甚则贻误治疗；若证轻药重，药过病所，不但可损及脏腑，更伤正气。素禀脾气虚弱之体，尤宜固摄胃气，如惯用寒凉药则损伤脾胃，久施补益造成里热火炽，屡用克伐易耗正气，更为不宜。故邹德琛治疗小儿疾病提倡清灵即效显，慎用大辛大热、大苦大寒之品，药味亦不宜过多过杂。其常用平和之药，如小儿外感发热，喜用紫苏、桑叶、荆芥、前胡、金银花、薄荷、菊花等；喘咳疾患用紫苏、麻黄、杏仁、桔梗、款冬花、紫菀、贝母等；脾胃疾病常用白参、党参、茯苓、白术、山药、炮姜、胡黄连、砂仁、炙甘草等；在治疗便秘时，多用润肠药，少用攻下药，常说攻下便通，虽畅于一时，但最易耗伤阴液，须缓图之，因此在健运脾胃方药中加入生白术、麦冬、黄精等，用增水行舟法，起到润肠通便作用。

由于小儿的生理和病理特点，出现的主症和兼症是有区别的。如小儿外感，邪多犯肺，每兼有咳嗽痰多等症，因此小儿疏风解表方中要加入宣肺化痰之品；小儿外感，易见壮热，热盛生风，肝风妄动则出现高热、抽搐、惊风，所谓"肝常有余"，应在解表透邪方中加入平肝熄风之品；由于小儿脾常不足，又加乳食不能自节，"饮食自倍，脾胃乃伤"，乳食积滞，消化不良，治宜消食导滞，方中应多用健脾和胃药，以助运化功能。脾胃为后天之本、气血生化之源，人之五脏六腑、筋骨肌肉无不需要脾胃消化水谷精微濡养才能发挥其正常的生理功能。而疑难杂症，多是久病难愈，病久必损伤人体正气，由于正气来源于胃气，《内经》曰"有胃气则生"，因此在临证中当先顾护脾胃，保留存津，多用健脾药，少用克伐药。另如久患肺系之疾，常累及于脾，即子病累母之证，如肺胀之喘咳，常治以补土生金而得愈，药用六君子汤加味。可见病程日久，邪气已衰，正气待复之时，重在调理脾胃，可使正盛邪祛，病即得愈。曾治一外感发热咳嗽，喉有痰鸣患儿，只嘱其用橘皮、生姜适量，煎水服之，翌日即愈，可见小儿极易发病，治之得当，收效亦速。另如治疗小儿脾胃方面疾病如厌食证、泄泻、腹痛等，应当注重饮食调护。当今家庭都是独生子女，往往任其所好，恣食生冷，过食水果等，不知寒凉过度，必伤脾胃，使脾胃中阻受损，果酸过多影响胃酸分泌亦会导致消化不良，因此小儿疾病，特别是脾胃方面的疾病，治疗用药当得效即止。平时应注意饮食的调理，提倡儿童不得偏食，谷菜等兼食之，在此基础上邹德琛根据多年临床经验研制出的"小儿厌食口服液"，改变了古老的煎服方法，使患儿更宜服用，取得了更好的效果，因此获黑龙江省医药行业科技进步三等奖。

四、竭毕生力，宏仲景学

《伤寒论》是四大经典之一，自古以来是学习中医的必读课程，特别是在古代中医多为私塾教育，《伤寒论》更是必学之书。邹德琛在少年随父出诊时，已能将《伤寒论》倒背如流，特别是通过一年的《伤寒论》系统学习，聆听了全国许多伤寒大家讲课，更是获益匪浅，在理论和临床上有了很大提高。回校任职于伤寒教研室后，其生活、工作环境均有巨大变化，但他舍小家顾大家，很快适应了新的环境。当时学校刚刚成立不久，百废待兴，没有教材，没有教案，更没有成功经验可以借鉴，一切都是从零开始。于是邹德琛协助时任教研室主任的华廷芳老师焚膏继晷地自编教材，同时撰写教学笔记和教案，而且是一边编一边讲，其难度可想而知。

邹德琛始终认为作为一名大学教师是不容易的，肩负着培养建设国家栋梁之材的重任，特别是医学院校，更是事关性命，不能有一丝马虎。并且，"师者，所以传道、授业、解惑"，对于医学院校来说，如果老师疑虑满腹，怎能给学生答疑解惑？如果没有深邃的思想、广博的知识，如何启迪、吸引学生？如果老师医道不明、医术不精，不能愈疾病、起沉疴，何以博得学生对中医的信任？因此为了上好每一节课，他常常秉烛达旦地去查看书籍，极力思索，再不明白就虚心请教于别的教师，因此，几十年来积攒了几十万字的教学笔记和教学卡片。

邹德琛在讲授《伤寒论》这门课程时，非常重视培养学生的学习兴趣。不仅介绍众多中医大家成名之路都是在苦读经书,特别是《伤寒论》基础之上而成的,且大都有《伤寒论》方面的专著或者是研究论文,而且结合自己的成长之路教育学生,从而使学生充分认识学习《伤寒论》的重要性。他在教学过程中结合自己多年来应用经方治疗各种疑难杂病的经验体会,使学生切身感受到经方治病的疗效,从而树立学习中医尤其是经典的信心。

邹德琛讲课生动、幽默、妙趣横生,理论联系实际,深入浅出。且因材施教,根据学生层次的不同,讲课形式和内容也有所变化,因此深受各种不同层次和专业学生的喜爱。邹德琛讲课时常常座无虚席,甚至常有站着听课的。若有学生求诊,他就结合其病况,分析病机,确定治则、治法,判处汤药,进一步讲解经方的使用方法,既给学生看了病,又使他们学到了知识。

1979 年恢复研究生招生制度以后,邹德琛成为第一批硕士研究生导师,直到退休,他亲自指导了近 20 名研究生,不仅为其授课答疑,还亲自带他们临床诊病,使他们在理论和临床实践方面都获得了巨大进步,这些毕业的研究生目前在全国各地都成为中医栋梁之才,为中医药事业的发展发挥着重要作用。

五、德善术仁,无偿诊病

邹德琛自从调任伤寒教研室任教以后,就全身心地投入到教学之中,为培养中医药后继人才呕心沥血,故无暇到附属医院出诊。但其处方之精、用药之准、疗效之高已广泛传播于省内外,故慕名前来求医者仍络绎不绝,于是邹德琛就利用教学之余,无偿为患者诊脉处方,坚持了几十年之久。起初他在办公室为这些患者诊病,后来也常常在家中应诊。为了让患者出入方便,他住在一楼且不铺地板,以便让患者穿鞋直接进出。要是熟悉的远道赶来的患者,在为其免费诊治疾病后,邹德琛还常挽留他们在家吃饭。前人有言,"既已为人己愈多",助人多而不求报,为数万患者解除了痛苦,却不收一分钱,可谓大医精诚,为百姓所敬仰。

邹德琛医德高尚,"寡于言利,唯有仁义",并能充分地理解患者之苦衷。处方药廉味寡,一般在 12 味药以内。在门诊其患者量虽然最多,但是药物收入却排名靠后。邹德琛始终坚持在保证疗效的前提下,可用可不用的药尽量不用,能用少量者则不用大量,能用廉价药则不用高价药,尽量为患者减轻药费负担,为后人节省药源。比如,他用药注重脾胃,素喜用砂仁,然因其价格上扬而改用药性相似、但相对便宜的白蔻。后来白蔻价格亦上涨,没有恰当的药可替换,他常有无奈之憾。又如,龙骨、龙齿乃古代大型哺乳动物骨骼之化石,药源有限,虽现今仍价格低廉,但决不多用。此类事例"偶尔为之尚易",能"持之一生"则难之又难。受邹德琛影响,有的学生们也习用经方,每每用及龙骨,然多不超过 20 克,身体力行之是尊敬邹德琛的最好方式。20 世纪 70 年代,1 剂药大多一两元钱,到 90 年代每剂药也大都在几元钱,虽是方小药贱,却能治大病。对于外地患者,邹德琛每虑其旅途不便,常另抄方,嘱于当地购药。处方也始终坚持不用代号、别名,不设"协定处方"。

正是由于其高尚的医德、精湛的医术、精益求精的学风、不求名利的精神、踏实肯干的工作作风,使他受到学生、老师、患者、领导的肯定和尊敬,多次被评为各级先进教师、省劳动模范,并当选两届黑龙江省人大常委。

六、言传身教,吾道不隐

邹德琛于黑龙江中医药大学建院之初奉调来校任教,始终工作在教学第一线,积累了丰富的教学经验，培养了大量的学士、硕士、中医人才。他言传身教，培养后学从不保守，毫无保留地将自己的学问和临床经验传授给学生，他甘为人梯，无私传授的风范使很多人受益终生，正所谓"学为人师，行为世范"。

邹德琛在任校伤寒教研室主任期间，率先对本科生和研究生进行了中医伤寒学的强化教学。坚持从严治学，从严执教。要求教师除严格课堂教学、考试考核纪律，强化毕业实习外，还采取临床带教、青年教师试讲与讲评、临床见习等手段，使青年教师和学生既有扎实的理论知识，又有丰富的实践经验，努力培养青年教师和学生独立诊治疾病的实际工作能力。为树立良好的校风、浓郁的学风，全面提高教学质量，奠定了坚实的基础。

邹德琛指出，身为中医人，要有民族自尊心。中医药是中华民族文化的瑰宝，只有热爱中医药学才能学好中医药学。中医人的自信来自临床疗效，中医药学流传千百年而不衰，靠的就是临床疗效，它是中医药学安身立命之本，所以我们应该在提高疗效上下功夫。要自强就要刻苦学习，要勤于临床，勇于实践，不断提高，在继承中求发展，在吸收中求创新。他要求学生为医要做到理论要深、临床要精、医德要高，并指出基础要坚实、收获勤与思、业精于实践。此三方面是治学之道不可或缺的。只有熟读和精思，奠定扎实的基础，才能融会贯通，推陈出新，达到学术上炉火纯青的境界。

邹德琛治学严谨，精益求精，传授医术不厌其烦。理论课堂上，他语言生动，启发教学，板书清晰，深受学生们欢迎。学生们每听一次课或学术讲座既窥见了中医之美，还领悟了他严谨的教风、宽阔的思路和宏富的学识，无不受益匪浅，印象深刻。他在临床传承教学中，常从古典医籍中总结用药知识以示后人。认为临床上从来没有相同的患者，好中医应该独自到临床去实践摸索。他重视病例书写，严于辨证，要求理、法、方、药有机统一。应诊时，常有数十个学生围在邹德琛左右，但他从不问学生来处，也从不限制学生数量，对于热爱中医、学有体会者，更是喜爱有加，只要侍诊时能保持安静即可，管理人员有时干预，反倒是需要他替学生们讲情。有些学生刚刚开始给邹德琛抄方的时候甚至觉得，他的辨证用药也并无甚奇处，常用药不过参、术、芪等数十味；底方不过四君、补中、六味等几十个，从未见过什么秘方之类的，而疗效却很好。日久方悟得，此正所谓"至言惟常，至味仅淡"也。门诊结束，学生们随从邹德琛缓步回家，他则为学生答疑解惑，剖析病例，将其临床经验体会和盘托出，毫不吝啬，唯恐中医后继乏人。邹德琛常谓："都是古人的东西，没有什么好保密的。"古人之论浩如烟海，他能将一生研究所得告于学生，实属难能可贵。

邹德琛热爱中医教育事业，他爱才育才，一贯重视人才的培养，潜心教学，诲人不倦。作为硕士生导师，他严格要求，言传身教。他要求自己的学生务必求实、沉潜，不务浮华；言谈须审慎，不可道听途说，写文章更要言之有理，强调文以载道，不可空洞堆砌。他教育学生理论要深，临床要精，医德要高。只有熟读和精思，奠定扎实的基础，才能融会贯通，推陈出新，达到学术上炉火纯青的境界。他强调学生不仅要深研中医经典著作，而且要博览文史哲学诸书，还要研习古今名家著述、医案和现代科技知识，借以开阔眼界，启迪思维，提高医技水平。平时除注重培养学生的理论知识、思维方式和临床实践能力外，更注重学生的医德医风教育，使其树立正确的人生观和道德观。多年来他为学校培养出了大量的中医本科生和硕士生，真可谓桃李芬芳，遍及全国。其研究生有李敬孝、朱永志、刘华生、王历、杨秉晨、张友堂、金东明、吴文刚、刘艳芳、于永杰、高雪、孟宪忠、艾景录、王敏、文贤军、宋立群、班艳红，私塾者尚有姜德友等。这些学生如今遍布海内外，都已成为中医医疗、教学、科研、管理骨干和中医药事业的栋梁，成为推动中医药事业发展的生力军。

邹德琛虽已仙逝，但其高尚人格、精湛医术常被人道及。他以身作则，纠正仲景所痛斥的世人"不留心医药，精究方术""孜孜汲汲，唯名利是务"之风。他虽非博士研究生导师，而众多博士研究生导师皆曾受教，著述不多，却不乏真知灼见，他的教育理念及人格魅力影响着黑龙江中医人。

邹德琛为党的教育事业奉献了毕生精力，他师德高尚，谦虚谨慎，艰苦朴素，为人师表，体现了中医优秀教师的崇高品格。他永远保持着自己的谦逊，视功名淡如水，视事业重如山，通过兢兢业业做良医、做良师，实现了其人生的最大价值，堪称后学楷模！

七、参政议政，心系苍生

邹德琛从1985年起就先后任黑龙江中医学院伤寒教研室主任、院工会副主席，中医基础理论研究所所长，中华中医药学会理事，省新药评审委员会委员，黑龙江省第七届、第八届人大常委。他虽身兼数职，工作繁忙，还是坚持每周坐诊，为群众看病。邹德琛说，坐诊既是自己的职责，也是作为人大代表接触群众、了解社情民意的一个很好的机会。他把在从医过程中收集到的群众的意见建议反映到人代会上，为群众排忧解难。他关心民生，积极围绕中医药卫生工作参政议政。他就医疗卫生改革、减轻患者负担、发展中医药事业提出了许多有价值的意见、建议。

作为一名人大代表，邹德琛为改变中医发展缓慢的局面，多年来，多方奔走呼吁，争取社会各界对中医事业的支持。他在任省人大代表、政协委员期间，以饱满的热情，认真履行参政议政、民主监督、建言献策、政治协商的职责与使命。邹德琛在省人大会议上，认真审议省政府工作报告、省人大常委会工作报告、省政协常委会工作报告，省国民经济和社会发展计划执行情况及发展计划等工作报告，并围绕富民强省和科学发展积极建言献策。在一次小组审议省长工作报告时，他在会上发言，介绍中医药大学的历史、规模和近年来的快速发展情况，提出近年来大学一直承担培养黑龙江省临床中医师的主要任务，希望省政府对大学中医的发展能统筹考虑，进一步加大力度给予支持。同时提出建议：一是建议省政府应高度重视培养合格的，适合于城市、基层与农村的五年制和七年制全科中医药师工作，七年制是黑龙江省目前合格高级中医师的学制教育，应一步到位培养；二是建议省政府高度重视黑龙江省医疗的均衡化发展，加大对地方骨干中医院的支持；三是鉴于中医药大学悠久的办学历史和目前在我国高等教育中的地位和名次，建议省政府能给中医药大学以更大的支持；四是中医有许多有简、便、廉、验的方法，希望在城镇、农村的医疗卫生保障体系中，给中医药以更多的关注和支持。邹德琛的发言得到了省长的高度重视和赞同。

邹德琛在省政协会议期间提出的"加强我省社区中医师培训，提升社区中医院服务能力"等高质量的提案和建议，凝聚了他的心血和对社会经济发展长期深入的思考，更体现了他参政议政的能力和水平。

平时邹德琛怀着高度的社会责任感，在繁忙的工作之余，注重深入了解民意，仔细调研，认真履职尽责，提交了大量有分量的提案和建议，为黑龙江省的科学发展积极地建睿智之言、献务实之策。

八、德艺双馨，流芳百世

大医精诚体现在一个人的学识、医术和品格上。只有具备高尚医德的人才可以业医。古往今来，荣及当代、名炳医林、光照后世的名医无一不是医德高尚之人。"见彼苦恼，若己有之""先发大慈恻隐之心，誓愿普救含灵之苦"。所谓仁者，由己及人也。由悲悯患者之苦，进而精究病因，详审病机，慎处方药，术何能不精？邹德琛正是这样一位大医精诚的人，不仅医术精湛，而且医德高尚。对患者不论尊卑贫富，皆为至亲之想。解除患者痛苦是他最大的幸福，患者的需要是他工作中最大的动力。在他几十年的医疗工作中，对所有病员均一视同仁，无论每天有多少求诊患者，他都认真负责地接诊。退休后对上门求治者，也从不推诿。虽已高龄，医名显赫，仍一如既往，乐此不疲。

每一位曾经跟随邹德琛学习过的人对他的医术理解都会略有不同，但对于他的人格由衷钦佩却肯定是相同的。他给后辈最直接的言传身教便是医德高尚。这是一种无私奉献的精神，无私奉献无疑是做好医生的第一要素，也正是这样一种无私奉献的精神支持他终生服务于人民群众，饱经沧桑却始终甘之如饴。

邹德琛行医一生验案无数、经验良多，在学术上有很多独到见解，尤其是对《伤寒论》研究颇深，只是他很少发表论述，很多人请求他总结出版"经验集"或"医案集"之类的著作，他总是以"全是古人的东西"而婉拒。在整体浮躁的学术气氛中，与其他许多涉学未深便著作等身的人相比，邹德琛始终慎言笃行，甚为可贵。

邹德琛年轻时幽默开朗，比如他名德琛，校中另有一位与他同姓而名德才者，他曾开玩笑地说，"我不及他，因为他德才兼备"。邹德琛虽已逝世多年，既没有头顶诸多"光环"，也没有出版个人经验集，但他的高尚人格、精湛医术至今为世人称道。

邹德琛倾其毕生精力奉献给了患者、学生，以及他所钟爱的中医药事业。他医德高尚，医技精湛，广惠芸芸众生；师德严明，满腹才气普洒莘莘学子。邹德琛学贯古今、德艺双馨，毕生用平凡累积伟大，用勤奋矗立丰碑，用赤诚创造感动，用智慧成就奇迹。在邹德琛身上，体现了中国优秀知识分子甘于清贫、淡泊名利的人格特质，反映了老一代中医学者至精至诚、至仁至善的大家风范，值得后学永远铭记学习。

第六节 骨科医家

樊春洲

樊春洲，祖籍辽宁省辽阳县城东北樊家屯，世代以农为生，克勤克俭，孝悌传家，幼时家道小康，祖仅生父一人，父自幼多病，喜读医书拟治活人，善针术，外科亦有所长，不料于26岁时因目疾失明而夙愿未遂。其父有二子二女，他居次，素慕父志，"不为良相，可为良医"，救死扶伤慰藉生平。他9岁入私塾读书5年，父常谓曰："汝兄读书5年。尔不能超之，如愿学医，可拜梁叔（二姐丈的父亲）为师"。他欣然而从，时年14岁，此时因家中无劳动力而门庭日趋衰落。

梁叔子厚，毕业于奉天省汉医学校，长于内科，善于伤科，自设诊室于沈阳南三道岗子，行医30余年，颇有名气，就医者车马盈门，当时由其长子为助手，仍感乏人，樊春洲即投其为师，梁老甚喜。梁老医德高尚，技术精湛，学而不厌，诲人不倦。初时教他读《陈修园医学四十八种》，1年后学习《神农本草经》《内经》《伤寒论》。夜则读书，日则认药、投方、助诊，5年的教诲，所得甚多，对伤科兴趣尤深，不幸他二姐因病而去世，他情悲意冷中辍。时年19岁，为谋生计，于1931年9月投哈尔滨族叔处求助，一为谋取职业，二为考取行医执照。不料事与愿违，适值"九一八"事变，日寇于除夕侵入哈尔滨。从此在侵略者的铁蹄下万业俱废，终无宁日，只好重返故里。因村内学校解散，受乡亲之托，临时当了教员，济以薪米，也只能勉强糊口。1933 年全家迁往哈尔滨谋生，虽设厂为工，但是亲朋、邻里常有就医者，因此当时就小有名气，但又忌人传播，继则父避兄殁，家境亦窘，只有明工暗医，救人济己，20 年的时光，即是在这凄风苦雨中度过的。

　　哈尔滨光复后，他参加了人民政府工作，同时常以方药济人，由于收支差额太大，入不抵出只好退职。1954 年中医政策颁布，中医事业重新振兴，在党和人民政府的支持下他实现了多年的愿望，经哈尔滨市卫生局鉴定后，开始自设诊所于南岗义州街。因为多年来临床经验的积累，求医者甚多，名声渐噪。1957 年，樊春洲被哈尔滨市卫生局特邀到哈尔滨中医院工作，由于工作条件的改善，素日的积累得到了发挥，他先后在四肢骨折及伤筋方面进行了研究、总结，并撰写了论文。在此 8 年间，曾去沈阳、山东、上海、天津、河南等地学习、参观，吸取各家之所长，在伤科诊治方面得到了进一步发展，并逐渐形成了自己的治疗特色。

　　人生的道路崎岖坎坷，科学上的道路更是艰难，他于 20 世纪 50 年代就开始研究关节脱位（骨错缝），工作艰苦，进展缓慢。不仅如此，他还曾为了骶髂关节半脱位的治疗和研究遭受了意想不到的打击，但他百折不回。

　　1965 年 6 月，他被黑龙江中医学院邀请去任教，由于工作条件的改善和领导的支持，使他对于骨折的研究又前进了一步，比较系统地总结了对骨折迟缓愈合的治疗，其所发明的骨折畸形愈合的人工折骨法，不用骨牵引治疗股骨横断骨折，缩短了骨折临床愈合时间。1965 年 12 月，他被晋升为科副主任。后抛开了烦琐的行政事务，有了充分的时间来研究手法治疗，因此对手法治伤的优越性体会较深。如 1974 年夏，一位肇东县患者，曾因腰扭伤而卧床不起，经多次多法治疗而未愈，来院求治时已是伤后 1 月有余，患者形瘦容苦，被抬入诊室，稍加转动即叫苦不迭，查后诊为"陈旧性腰扭伤"。樊春洲施用手法施治，当即痊愈，患者笑着走出病室。

　　他先后提出骶髂关节脱位、肱尺关节脱位、半月板脱位、胸椎小关节脱位等病的机制探讨，被评为省级科研成果。他于 1972 年担任科室主任，1978 年被评为副教授。在此期间曾多次主办骨科医师进修班、提高班，培养了大量的骨科医生。他先后任黑龙江省第五、六届人大代表，省中医学会理事，省中医外科分会主任委员，省骨伤科学组主任等。他参加了三版、四版中医教材的编写，以及五版教材的审定工作，还参加了医学百科全书编写，并把比较成熟的关节半脱位部分编入进去，这几乎倾注了他半生的心血；后又参与编写《中医伤科学》，为中医事业的兴旺发达奉献余生。

　　樊春洲的一生，矢志为中医骨伤科而奋斗，古稀之年，仍奋战在工作岗位上，为后代总结临床经验，发表科研论文近 30 篇。

陈占奎

　　陈占奎（1914~1997），河北省清苑县张登镇人，出生于五世祖传整骨之家，少年时就读于县立高小，毕业后，依照他父亲的愿望，回家习医。在父亲的指导下，他每天鸡鸣而起，背诵祖传理法方药，白天跟随父亲诊视患者，晚上则秉烛而读，学习古代医家著作，在父亲的严格要求下，凭着他的聪明和勤奋，终于继承了祖传的整骨技术。日复一日的治病行医，使他的临床经验愈加丰富，手法日臻成熟。

　　1936 年，陈占奎只身一人，几经周折来到了北方名城哈尔滨。当时他年仅 22 岁，经过一段时间的准备，同年 10 月他在哈尔滨市道外区纯化街（傅家甸）创立了当时哈尔滨第一家整骨专科医院——陈氏整骨院。由于他整骨技术高超，而且待人诚恳，认真负责，为人正直，所以开业不久，就患者盈门。在治病过程中，他对患者不分贵贱、一视同仁，对贫穷困苦者免费医治。有的患者远道慕名求诊，因钱物丢失，难返乡里，他就解囊相助。在中华人民共和国成立前20余年的行医过程中，他以精湛的手法、高超的医技、良好的医德，解除了众多患者的痛苦，赢得了人们的赞誉。

中华人民共和国成立后，党和政府十分重视中医事业的发展，扩大了"陈氏整骨院"，陈占奎被任命为院长。在党和政府的关怀下，他更加焕发了工作热情，以革命的人道主义精神，救死扶伤，为患者解除病痛。他在治疗上师承家技，对医术精益求精，虚心好学。他博采众家之长，旁及针灸、外科、皮肤等科，努力丰富自己的知识，在临床上勇于实践，从而继承和发扬了陈氏祖传整骨技术。陈氏整骨之名不胫而走。

1957年，陈占奎被邀请至哈尔滨市中医院，任骨科医师。在这期间，他除了主持骨科日常工作外，还在道里区中医学校担任骨科教学工作，并应邀定期到省中医学院等教学单位讲学。他治学严谨，骨科造诣颇深，讲究实事求是。他主张中西医结合，认为前人的医学遗产要继承和借鉴，现代医学的知识也要掌握。

在临床上，陈占奎注重骨折、脱位的治疗手法。例如，对肱骨上髁陈旧性伸直型骨折，他采用足踏牵引复位法，由医生一人整复。这样既可协调操作技巧，又能减轻患者痛苦。又如治疗肩关节脱位，他采用上举复位法，以减少患者的紧张，同时避免了强力牵拉，安全可靠。对骨折复位后的处置问题，他讲究灵活，准确地应用压垫，稳妥的副木固定，重视伤肢的放置方法。他认为，压垫、固定、放置，绝不是整复的结果，而是整复的继续，是复位的重要环节，稍有疏忽，则前功尽弃，劳而无功。而应用得法，则有事半功倍之效。他特别强调骨折三期治疗中"动静结合"的指导思想。提倡对伤肢进行早期合理的功能锻炼。他要求学生掌握基本功，要有过硬的医疗技术，要在临床工作中树立信心，只有这样，才能成为一名合格的医生。

他执教多年，带出了一大批骨科医生，他在哈尔滨的医学界声望很高。1962年初，为了更好地继承和发扬祖国医学遗产，为人民的健康服务，在中医院党委的热情关怀下，陈占奎摒除旧的传统观点，将祖传五世的整骨秘法，并结合自己50余年的临床经验，整理编写了《陈氏祖传整骨手法》一书，由黑龙江人民出版社出版，该书详尽地论述了陈氏的祖传四诊、三法、三期的治疗和理法方药，通俗易懂，内容丰富，一般临床医生均能学习掌握，深受骨科界的欢迎。该书1973年1月荣获黑龙江省科学大会颁发的"黑龙江省科技成果奖"，并于1980年经陈占奎补充修改，以《陈氏整骨学》为名再次印刷出版，他所领导的骨科集体撰写的论文《中西医结合治疗股骨干骨折临床观察》在1978年全国医学会议上被评选为优秀论文，荣获二等奖。

他兢兢业业，全心全意为患者服务，党和人民给予了他很高的评价，1977年他当选为哈尔滨市政协委员，1979年被选为哈尔滨市中医学会骨科理事。

1980年，陈占奎因身体的原因，在70岁高龄之际退休了。他目睹了祖国的空前繁荣和安定，目睹了中医事业的发展，心情格外舒畅，精神分外振奋。他每天伏案研究祖国医学理论，整理自己近60年的临床案例，总结多年的临床经验，以传给后人，他决心在自己的有生之年，为祖国骨伤科事业的发展做出新的贡献。

陈氏整骨经历代传承、发扬和完善，在实践中形成独特的风格。陈氏极为重视诊法，认为"诊法不明，如人无目"，故在临证时，要求务必做到"手摸心会，机能于外，巧生于内，手随心转，法从手出"，从而指导骨折的临床治疗，在骨折的治疗手法上总结出"陈氏整骨八法"，如对陈旧性骨折治疗的"折骨术"、对单纯性脊椎压缩性骨折，以及股骨颈骨折、粗隆间骨折的脚踏整复法等治疗大法。陈氏重视药治，家传多种秘方药，专治颈肩疾患、腰腿痛、风湿、骨不愈合等症，治愈了大量的骨科疑难患者，广受赞誉。

夏静华

在省城哈尔滨及相邻各县，人们遇到跌打损伤、骨折脱位，往往会说："到西大桥夏大夫那去吧！准治好"。群众的信任，是对夏大夫医术的最好评价。

夏大夫，就是黑龙江省退迩闻名的整骨大夫——夏静华医生。他是一位医术高明的骨科先辈，整骨之术，炉火纯青；他是一位虚心好学的"学生"，活到老，学到老，从不满足；他是一位为人正直，光明磊落，虚怀大度的老师；他是一位和蔼可亲，慈祥可敬的长者。"治病为民，不分贵贱。"这是夏静华一生行医的宗旨，为人立世之本。因而他能在同行中，在人民中间享有盛誉，成为黑龙江省整骨名医。

夏静华 1924 年出生于黑龙江省双城县一个农民家庭。因家境贫困，从小就参加田间劳动，13 岁始随同伯父习武学医，其整骨技艺主要源于民间少林整骨一脉。远在其祖父一代，因家中极度贫困，无法维持生计。其二祖父从 8 岁始，即削发为僧，出家于河南嵩山少林寺中，一度 60 余年，练就了一身武术和高超的整骨技艺，后听说家境贫困已极，才下决心回到家乡，行医于民间，并将整骨之术亲授予夏静华之伯父，夏静华又继承其伯父的医技并发扬光大。

夏静华 16 岁时学医出徒，开始在双城独立行医，青年时代的他，就扬名于双城县各村镇。

1954 年，夏静华来到哈尔滨市，创办了"夏静华整骨诊所"。由于他虚心好学，精研整骨之道，对患者负责心强，继承和发展了我国民间传统的少林整骨技艺和方药，因此对于伤科疾病，如脱臼、闪筋、腱鞘囊肿、腘窝囊肿等软组织损伤，往往手到病除，立竿见影。从此，"西大桥夏大夫"的名字不胫而走，远近闻名。甚至省外香港同胞也有慕名而来就医的。1958 年，"夏静华整骨诊所"扩大为"通达卫生院"。他不分昼夜的工作，医院是他的岗位，解除患者的伤痛是他的职责，人民感谢他，党关怀着他，连年被评为省市区的劳动模范。1979 年，"通达卫生院"扩大为"南岗区中医院"，骨科更发展起来。这一年，夏静华光荣地加入了中国共产党。

夏静华中医的整骨手法名不虚传。他常说："要说整骨秘诀，古书中早有记载：一旦临证，机能于外，巧生于内，手随心转，法从手出。以手摸之，自患其情，法之所施，使患者不知其苦，方称手法也。"夏日的一个晚上，有一位下颌关节脱位的患者走进门诊，夏静华笑着把患者让到墙边一凳上坐下，只见他双手触到患者颞颌关节处，问了一声："你是什么时候下巴掉的？"治疗就在这句话中开始了，也结束了，只见随着问话声，他有力的双手沿着患者的面颊一捋而下，患者痛苦的脸上立刻露出笑容。真所谓："法之所施，使患者不知其苦，方称谓手法也。"

还有一位肩关节脱臼的患者，她在北京学习期间，不慎肩关节脱臼，曾先后在北京几次试复，都未能复位，后又回到哈尔滨几家大医院试行复位，也未能成功，只好准备手术治疗了。当她到夏大夫处，已是抱着最后希望了。因患者多次复位未成，故精神紧张，同时引起肩部肌肉亦紧张，给手法复位带来了困难，患者要求先麻醉后再复位。夏静华非常亲切地对她说："好吧，先不复位，麻醉后再复位吧！"患者点了点头，稍事休息之后，患者的紧张情绪缓和了，他同她拉起了家常："你看窗外是不是麻醉师的小车来了？"患者刚向外看，说时迟那时快，夏大夫已经把她的病治好了。"我的胳膊好了，太谢谢您了！"患者激动地流出了眼泪。他手法轻准快，给患者在治疗中减少了许多痛苦。

在伤科治疗方面，他主张动静相结合，内治与外治并重，局部与整体兼顾。动与静相结合，就是骨折在一定时间、空间上的相对的静，同时要在夹缚固定后，进行早期功能锻炼，也就是动，这样才有利于肢体功能的早日恢复。内治与外治并重，就是根据骨折后不同时期的特点，进行内外同时用药，骨损伤初期以活血化瘀、消肿止痛为主，到了中期以接骨续筋、调养脾胃为主，后期则以强筋壮骨、培肝补肾为主。局部与整体兼顾，是中医治疗的特点，骨伤科也同样如此。夏静华认为，骨损伤后，会影响到整个躯体，如骨折后，大多数人会出现大便秘结，也有人会出现遗精，出血多者可出现贫血等；反之，整体对局部也会产生影响，如一个气血虚弱的人或老年人气血衰败，骨折后除照顾到骨折局部外，应兼补气血，培补肝肾，因肝主藏血，肾主骨。

夏静华一生为骨伤科的发展起到很大促进作用，他在花甲之年仍发奋图强，忘我地工作着，每日门诊量竟高达200多人次。在繁忙的工作之余，他总结整理40余年的整骨经验，以留给下一代，贡献于人民，为中医事业默默无声地贡献自己的余热。

夏静华用药要歌

归尾兼生地，槟榔赤芍宜。

四味堪为主，加减任迁移。

乳香并没药，骨碎以补之。

头上加羌活，防风白芷随。

胸中加枳壳，枳实又云皮。

腕下用桔梗，菖蒲厚朴治。

背上用乌药，灵仙妙可施。

两手要续断，五加连桂枝。

两胁柴胡进，胆草紫荆医。

大茴与故纸，杜仲入腰肢。

小茴与木香，脏痛不需疑。

大便若阻隔，大黄枳实推。

小便如闭塞，车前木通提。

假使实见肿，泽兰效最奇。

倘然伤一腿，牛膝木瓜知。

全身有丹方，饮酒贵满栀。

芋麻烧存性，桃仁可累累。

红花少不得，血竭也难离。

此方真是好，编成一首诗。

庸流不肯传，无乃心有私。

邓福树

邓福树教授是我国现代著名中医骨伤科专家，黑龙江省第一批名中医，中医骨科学术带头人，享受国务院政府特殊津贴。他从启蒙到立志，从立志到践行，从践行到启悟，到理想中传道授业的终点，生命中的每个阶段，都折射了他一生勤奋、谦逊、仁厚、超然的人生观念。邓福树命途多舛，但勤学笃志，终成宏富之学，在全国中医院校中率先主持成立中医骨伤系，开创了中西医结合骨科教学的先河，轰动全国中医界，由此为我国中医骨伤科事业培养了众多骨伤科人才，功在当代，利在千秋。他为学精勤，著书立说百万余言，皆真知灼见。其学术思想、诸多研究成果及研制发明为国内外医学界所瞩目，堪称龙江医派骨伤科一代大家。

一、出身寒微，不坠青云之志

邓福树，汉族，1936年8月5日生于黑龙江省绥棱县上集镇一个穷苦家庭。父亲邓文治、母亲邓王氏早年与叔父在辽宁省锦县（现名凌海市）以务农为主，具有典型中国农民淳朴忠厚的性格。因生存环境恶劣，父亲后来到黑龙江省绥棱县当员工。邓福树从小调皮可爱，凡事总爱打破砂锅问到底，经常将前辈问得无以为答。他的父亲一直认为，农村孩子读书才是唯一的出路，坚持在严密的封锁中教育他学习祖国文化，家中常藏有古典志异小说、诗词文赋。邓福树身受父母熏陶，接受传统的中文教育，学文识字，立志不做亡国奴。

抗日战争结束后，国家教育步入正轨，此时邓福树始念小学，接受正规的学校式教育。他因前几年家庭教育的成效，在同龄学生中，乍一看，倒像是稚气稍存的先生，谈吐颇具风度，而且很有自信，知识贮备也略胜一筹，并有很强的求知欲望，教课老师经常赞誉"此子将来定有作为"。此时学校教育延续了新文化运动的教育风格，对古典思想的继承多于批判，应当说邓福树思想上的飞跃全在于此。譬如，他喜爱读鲁迅的文章，书包里常装有鲁迅先生的杂文散文集，但对鲁迅批判中医的观点又持否定态度，他对古人习儒问道的崇高理想神往久矣。这些观念在他后来的教学生涯中回忆童年求学经历时经常提及。

此时，父母因长年的积劳成疾最终过世，年少的他痛失双亲，长姐也相继患病，因医疗条件差无力延医而病故，一个又一个噩耗在其人生中烙下的刻骨伤痛，将他拖入万丈深渊，也让他担负起了沉甸甸的精神枷锁。自己无力挽救亲人生命的现实，痛心与愧疚久久折磨着他。最终，一股愈发强烈奔腾向上的信念渐趋明晰，立志学医，救济世人，摧枯拉朽般地颤动着他的心灵，用一个汉子的肩膀扛起芸芸众生的希望，学得一身本领，去报答家人，服务家乡，对于年少的邓福树是一种怎样的感恩情怀。生活中，他平日除了学习课堂知识外，还开始识药记方，痴迷忘我，即使是在吃饭、做家务时仍手执药学方剂阅读诵记。医治疾楚，拔除百病的念头扎根在他心底深处，渐渐成了其心中最为坚定的信念。此后数年，邓福树一直在痛失亲人的哀伤中，独自坚持着自学医理的道路。少年时期心灵的触动和创伤，后来成为影响他一生价值取向的契机。

中国人自古以来的意识形态崇尚修儒问道。修儒的核心思想是礼智信义仁，问道有上古三书，三书中两本关乎医学。邓福树曾说：学医之始，始于道。所以极其重视三书所阐述的理论思想，并精研细读，相伴终生。

上述观点，始于他中学时对《内经》产生的浓厚兴趣。开始接触此书时因文义深奥，难以理解，只能靠翻译的白话文来标注每个句段的含义。但是翻译的文字始终不能取代原文意境，他后来将两者融合反复消化，直至娴熟，默然心中。以后每读此书，都能欣然念出数句颇具深意的语句。就这样，一本崭新的《内经》被翻得破旧不堪，页面黄黑，粘粘贴贴到处可见，即使购买了新的，也不忍舍弃。后来又阅读《难经》《伤寒杂病论》等书，经论方药，各家学说日渐爱好成习，随着时间推移而成竹在胸。为尝试所学，他平时经常为周围邻居诊治伤风感冒等小疾病，每投皆能取效。这些点滴之事，不但培养了邓福树的学习兴趣，而且坚定了前行的信心。因此，他日夜勤奋阅读医书，吸取诸多医家核心思想，同时着重关注和提炼了伤科理论的成就，反复揣摩，认为这部理论尚待完善，骨伤科的发展，应于此处转捩，做好这科课程势在必行。于是专门研读《刘涓子鬼遗方》《仙授理伤续断秘方》《理瀹骈文》《医宗金鉴》等外科名著，在进入中医药学府前，便扎实掌握了疮疡外科的理论要领。

1956 年，邓福树以优异的成绩考入黑龙江中医学院中医专业。留下家中妻儿，背上几件满是补丁的衣裳，只身一人来到哈尔滨学医。因所学与志向契合，加之前有所学，基底雄厚；更因他勤奋好学，善思笃问，因而进步迅速。他品学兼优，成绩一直名列前茅，在校期间获得勤工俭学奖、优秀学生奖等多项荣誉。此时，全国中医院校盛行现代医学教育，中西医理论碰触的火花日渐鲜明，冲突与融合的激烈辩论程度无异于一场学术复兴革命。在学术启蒙争鸣的象牙塔中，邓福树执志自守，信念所至，无所不取，大部分时间沉浸在图书馆，宿舍床铺及书桌上的书籍堆砌宛如一个个小山丘，稍不小心触碰就零落一地，境中之人，徜徉在书海中俨然不知其态。后来他回忆往事曾对学生说过，学习秉承的原则应遵守学不可以朝毁，理不可以偏执，取长补短，互为实用。所以自这时起他就坚持中医为主，中西并重的学术观念，临证尽取其法，驭繁就简，各取所用。因为知识宏富，信心充足，践行真理的过程又刻不容缓，他利用极其短暂的时间，将中西医骨伤科理论融会贯通，学术思想体系形成雏形。因他学习成绩优异，1960 年学校准予提前本科毕业、留校工作，并于同年被派往辽宁省理疗医院进修筋伤应用理论。这为他日后对中医骨伤学的理论发挥，"消瘀膏""硃红膏""骨筋贴"等外用药物的问世，奠定了基础。

邓福树少年时代便切入了《内经》的意境，又因秉受自然的熏陶，天资聪颖，秉性灵睿，人情世态，功名利禄，早已超然物外，一心潜悟真谛。常感叹：工作与生活，不论顿悟还是渐悟，只有依靠内心的理解、体验，才能切身感受。机智易获，大道难得，他总如此激励学生，也是这样作为，想达到真理的彼岸，必须执守真挚，不舍不弃。

阅读邓福树书籍论文，其真、其简、其质朴与严谨，有口皆碑。如此呕心沥血结聚的精华，传承了古往今来的理想和需求，他将数十年启悟注入此卷，随着韶华流逝，传道授业，问卷释疑已然成为昭示此心的唯一方式。医理与天地之道同出一辙，万物机理在蒙昧的思维意识中潜行，洞察真谛，唯有用心参悟。心灵是未曾开辟的荒原，启蒙的奥秘却是惟妙惟肖的，要探究渊源，识别大道，辨明至理，根本行为在于立志践行，持之以恒。

二、精诚大医，疗效卓著

邓福树在学术上遵行古训，言必有据又不为古人所囿。博采众长，经长期潜心思索，结合自身经验，不仅发掘了潜在的理论知识，也参悟其中道理，发挥出了独特的医学思想。

1961 年，邓福树进入黑龙江中医学院附属医院骨伤科工作，白天诊疗疾患，临证研习，夜晚阅读医书。工作期间因学识积厚，所见所闻皆能触类旁通。时任科室主任的著名骨伤科大师樊春洲教授非常器重他，常对其言传身教，与此同时，他结合自身领悟，融会各家学说所长，其学术思想在中医骨伤科领域很快就自成一格。其在手法方面，有效运用现代医学解剖学基础、生物力学原理和病理生理学原理于中医骨伤科理论系统中，创制出了一系列完整的理伤、理筋和复位手法，将中西医结合的手法应用推进到了一个新高度。他后来集大成之中西医结合理筋手法，大部分因素源于此阶段的学习。

1963 年 3 月，邓福树在医院开设骨伤门诊，初始来看病的患者都是跌打损伤的小患，而且病种单一，关节脱位、软组织创伤和劳损等占据大部分。因此他勇敢尝试自制膏药、洗剂。他认为此类疾病，多为气血壅滞，不通则痛所致，治则活血化瘀，理气止痛。配方研制"消瘀膏""硃红膏""骨筋贴"。"消瘀膏"用于外伤性肿胀、手术后类丹毒等；"硃红膏"则用于筋劳损、肱骨外髁炎、腱鞘炎等；"骨筋贴"用于治疗颈椎病、腰椎间盘突出症、股骨头坏死、骨性关节炎、强直性脊柱炎、骨痨等疗效显著，备受患者青睐和好评。时至今日，这些药物仍在临床使用。

1972 年，邓福树开始研究中西医结合的骨科理论与临床应用模式。掌握了骨病、腰腿痛、软组织劳损、腰椎间盘突出症、腰椎椎管狭窄症、脊柱结核、先天性髋关节脱位、小儿麻痹后遗症等的诊治要领，采用中西医结合保守治疗，效果极佳；他对黄殿栋教授创制的外固定器械进行了大胆改革，如双夹板穿针外固定治疗复杂性胫腓骨骨折，石膏与木板配合固定治疗踝部骨折，胶条牵引治疗尺骨鹰嘴骨折，石膏与木板配合固定治疗桡骨远端骨折等，效果显著。同时，他的研究方向又侧重于腰腿痛方面，率先在省内开展了腰椎间盘突出症的手术治疗，并参与该术式创新的研制工作。

1979 年邓福树又被医院派往上海市第六人民医院进修，学习显微外科、手外科技术，回来后开展显微外科手术，用研究自制的简易显微镜，成功实行了神经、血管吻合术，后相继进行了皮瓣移植治疗手背部大面积皮肤瘢痕挛缩及中指伸肌腱缺损、带血管蒂肌皮瓣转移术治疗骨髓炎创面不愈合等复杂病例。

随着时间的沉淀，邓福树治疗的病种名目亦越来越多。面对类风湿关节炎、强直性脊柱炎、股骨头坏死等疑难症，他每每参古阅今，中西合璧，大胆创新，革新治则。由于北方特有的气候，该地区的风湿病发病明显高于其他地区，此地人体腠理致密，病邪抗争剧烈，他根据《内经》所言："痹者，风寒湿三气杂至，合而成痹"，给予驱邪扶正的治疗大法，提出急性期给予乌头汤、大活络丹等以温经散寒，化瘀通络止痛，以驱邪为主，主张应用附子、乌头、鹿茸、人参等纯烈之品以收速效；慢性期则以补气养血熄风、扶正为主，用药多选当归、川芎、枸杞、黄精、芍药、白术、黄芪、党参等。

邓福树认为，由于地域特点，本地区骨病方面的患者多数表现为疼痛，夜间加重，局部喜暖，功能受限等，病因偏于寒痰瘀，每种疾病都有各自的发病特点和传变规律，因此在治疗时他常以病为纲，细忖病机，辨证施治，分期治疗。如痹病，发于初，邪在皮毛、肺卫，他根据"善治者，治其皮"，"其在皮者，汗而发之"，多取宣肺发汗散寒、蠲痹除饮止痛之法。方选越婢汤、葛根汤、麻杏薏甘汤等加减；亦选用中频理疗、中药导入等方法；如果病情反复，邪渐入里，伤及血分，出现局部肌肉僵硬，麻木疼痛，病位则转入肝、脾，治则舒筋通脉，理气和血；后期出现肌肉萎缩，肌力下降、关节僵硬、活动受限，病位归于肝肾，治以补益肝肾、强筋健骨。颈椎病、腰椎间盘突出症、风湿性关节炎、类风湿关节炎、强直性脊柱炎、痛风、骨结核、骨肿瘤等，邓福树认为，如果仔细分析，会发现每种疾病都有它自己的好发部位，风湿性关节炎主要病位在肺卫，兼伤及血分而疼痛；痛风主要责之于脾肾亏虚，痰瘀阻络；强直性脊柱炎、骨结核则直接伤及肝肾。由于治则上的更新改进，缓解了许多患者的痛苦。

1981 年，邓福树被任命为骨科副主任，协助主任樊春洲教授承担骨科的行政管理及医疗、教学、科研工作。此时，他开展了旋股外动脉移植治疗股骨头缺血坏死，闭合创口用"骨炎灵"注射液持续冲洗治疗急慢性骨髓炎，用椎板减压后路椎间植骨融合治疗腰椎滑脱，用椎管侧方向减压治疗胸腰段骨折合并不全截瘫或胸结核合并截瘫，均取得较理想的效果。其新发明的"骨炎灵"注射液至今临床还在使用，效果神奇。

1985 年 7 月，邓福树晋升副主任医师，聘为副教授；8 月，受聘为中医函授大学骨伤科学院顾问、哈尔滨分院副院长；9 月，获得黑龙江省人民政府颁发的教师光荣证，并在黑龙江省中医学会第二次会员代表大会上当选为理事；11 月，受聘为中华全国中医学会黑龙江分会骨科学术委员会主任；1986 年 11 月，受聘为中华全国中医学会骨伤科学会第一届委员会委员并被学会推荐为中医骨伤科杂志编辑委员会委员。

1987 年，黑龙江中医药大学附属第一医院骨科成为国家中医药管理局重点专科，邓福树时任骨科主任，作为学科带头人负责组织协调专科建设工作。在全面、优质地完成医疗、教学任务的基础上，他在中医、中西医结合骨伤科实践中积极探索，不断开拓新疗法、新药物，解决患者疾苦。针对股骨头无菌性坏死，尽管当时医学界并没有承认该病的发生与组织缺血有关，但是邓福树通过手术所见，参考中医古典医籍，提出该病的发病病机为气血紊乱，瘀血内停，筋骨失养所致，病变部位涉及皮肤、肌肉、筋骨等不同层次，对不同类型、不同时期的股骨头坏死分别研制出"骨宝Ⅰ、Ⅱ、Ⅲ号""骨蚀灵"等中成药胶囊以辨证治疗，明显减轻了患者病痛，在一定程度上延缓了疾病的发展，提高了患者的生活质量。邓福树针对颈腰部疼痛，揣摩疼痛病机，深思熟虑后得出结论，认为疼痛的原因与气血水密切相关，于是研制出集益气活血、化瘀利水、补益肝肾、行气止痛等诸法于一体的脊痛消系列，用于治疗腰椎间盘突出症、颈椎病等颈腰椎疼痛性疾病，其中尤以补阳还五汤加减的脊痛消Ⅱ号最具盛名。时过十余载，目前仍有全国各地的患者络绎不绝慕名前来购买，对其疗效赞誉有加。

对于增生性疾病、退行性疾病，邓福树认识到此实为机体代偿性机制紊乱，当增生物挤压，压缩神经、血管就会出现腿痛，酸麻不适，口服、外用治疗均有很大限制，他师古不泥，勇敢创新，将中药制成针剂，提出在病变处直接给药的治疗方法，这在当时国内骨伤科给药方法上是首屈一指的。该系列有"脊痛舒"注射液，用于硬膜外腔注入治疗脊柱疾病，如颈椎病、腰椎间盘突出症、腰椎椎管狭窄症，不仅药效迅速，而且副作用小，复发概率低；用"骨筋宝"注射液治疗股骨头缺血性坏死；用"骨增灵"注射液在关节腔或痛点处注入治疗膝关节骨性关节炎、早期股骨头坏死。

另外，邓福树使用电脑中频理疗仪，利用离子透入原理，与中医熏洗方法相结合，使药效直达病所。这在当时也是一项独特的治疗颈背筋膜炎、腰肌劳损、骨关节炎等的有效方法。其中骨科洗药临床应用最多，效果最显著。

"春蚕到死丝方尽，蜡炬成灰泪始干。"邓福树临终之前，无私地将脊痛消系列、骨蚀灵胶囊等组方精要全部贡献给大学，不为儿女谋私。他这种无私奉献的精神值得我们敬仰。

邓福树医术精湛，致力于中医骨伤科工作40余载，把毕生积累无偿地奉献给了人类的健康事业，为后学者留下了清晰的坐标和方向。他正式发表有影响的学术论文近20篇，其中半数以上发表在国家级杂志上，并有1篇参加了1990年国际骨伤科学术讨论会，另有1篇获得1988年黑龙江省科学技术协会优秀论文三等奖；1986年、1989年、1990年分别获得黑龙江省级科技成果奖一项；主持编写校内专用骨伤科专业教学教材10部，并在其中的3本书中担任主编，该系列教材被国内多家兄弟院校骨伤科专业使用，并于1992年由黑龙江科学技术出版社出版，畅销全国。邓福树经常被各大医院邀请会诊，做学术报告，常赴北京等地进行学术交流。1990年，他的名字分别被收录到《中国中医骨伤科百家方技精华》和《当代中国骨伤人才》两本书中。1991年，他受聘为哈尔滨市动力区人民法院执法监督员。1992年10月，他晋升为主任医师、教授，并被评为硕士研究生导师，享受中华人民共和国国务院颁发的政府特殊津贴，并被收录到《黑龙江名医录》一书。1993年10月，被选入由新华社出版的《中国名医名药台历》。1995年，被收录到《黑龙江名中医》一书，并入选1997年出版的《中国百科专家人物传集》。他作为第一完成人，《闭合性矫治骨折畸形愈合的基础与临床研究》1993年获黑龙江省中医药管理局科技进步一等奖、1994年获国家中医药管理局科技进步三等奖；1996年被中国中医研究院骨伤科研究所聘为博士研究生指导教师；1998年，聘为《中国中医骨伤科》杂志编委，获得黑龙江省中医药学会颁发的第二届理事会理事突出贡献奖。

老当益壮，宁移白首之心。邓福树退休后接受医院返聘，在门诊继续出诊，并临床带教，为祖国医药事业奉献到最后，直至2002年因劳累过度致心脏病突发，拟编辑的《邓氏治验——股骨头缺血性坏死》还未成型就溘然长逝，令人深感惋惜。时至今日，经邓福树生前同道及后辈、弟子的努力，《龙江医派丛书·邓福树骨伤科学术经验集》汇编成册，该书汇聚了邓福树教授临证诊治经验，集教学科研心得，铢积寸累。该书注重理论联系实际，极具中西医结合特色，继承了中外骨科的理论成就，集成了骨科理论创新和经验发挥，他所有医学核心思想，集中显于此卷。他泉下有知，亦可以告慰。

三、仁善为本，济世成德

邓福树常以"仁善为本，济世成德"的思想作为行医准则，言："行医首要立品做人，做一个正直的人，一个真才实学的人，医学是仁心之术，要有仁人之心，以仁为本，只有仁善待人，才能济世活人。作为医务工作者，首先就是医德问题，医务工作是一个特殊的职业，关系到人类的生命和健康，人的生死和存亡，医生的职业道德比其他行业更具特殊的性质。"这些都道出了邓福树重视医德，仁善为本，济世活人的医学思想。

1976 年 7 月，唐山发生 7.8 级地震，共造成 24.2 万多人死亡。医院派出经验丰富的医疗队支援灾区，邓福树名列其中。医疗队抵达后，整座城市已不复存在，现场极其惨烈。他曾感叹：目睹那样的灾难，更胜于年少所遇瘟疫横行的场面。初期，患者以创伤为主，数量之多，举目皆是。因设施简陋，手术不得已要在临时搭建的帐篷里施行。低级别手术，简单麻醉尚可取效；手术大则效果不佳，为保全性命，许多患者只能忍痛进行，凄惨的场面，令人动容，邓福树也曾落下许多清泪。条件不足以施行手术的患者，初期处理后皆转往附近城市。在急救资源和救助力量有限的恶劣环境中，短时间面对如此大批伤员治疗周转，志愿者们用医术、意志和仁爱挽救了一批又一批生命，精湛的医术避免了诸多患者高位截瘫和残留后遗症的风险。后期患者，以感染、破伤风和气性坏疽等为主。后两种疾病，在和平时期很难遇见。特别是坏疽创面内散发出的恶臭气味，弥漫整座城市，以当时条件，对医务人员是极大的考验和挑战。坏疽需要先切开残肢，清除坏死组织。但那时，敞开筋膜肌肉，清除坏死组织后，单纯静脉滴注青霉素很难控制大面积残留物引起的感染。为此邓福树使用自配的药粉对患处进行擦抹，如果病员多，药粉欠缺就用中药配方，熬成汤液，施行湿敷。这样明显改善了创口的感染情况。联合抗生素静脉滴注，效果神奇，避免了大量患者截肢的风险。邓福树对于急性骨髓炎，也采用了类似方法，于创口内灌注冲洗，效果满意，后来研制的"骨炎灵"闭合创口冲洗法的灵感正源于此。救灾功成后，医院为医疗队在香坊区电影院举行表彰大会，赞扬其高尚的医德、精湛的医疗技术、英勇无畏的奉献精神。数月后，许多患者专程赶往哈尔滨答谢，赠予牌匾礼物，他皆推辞不受并语重心长地说："治病救人，是职责所在，能实现平日所愿，已足够了，虚名利禄不必在意，那是集体的功劳，非我个人。"

邓福树心系民生，公而忘私。1977 年，幸福火车道口的一辆大客车与列车相撞，客车中乘客伤亡十余人，全被送入附属医院救治。教授亲力救助 3 名，同日为其急诊手术，由于其中 2 名病情严重，术毕时已是深夜。他简进晚餐后，仍留在科室，不舍离开，整夜观察患者的病情。第二日继续工作，连续 3 天，直至患者病情稳定，才安心休息，此时的他已是身心俱惫。伤者家属赶到时皆感激涕零，后来，3 位患者顺利康复。可见邓福树之仁心，非但见于日常工作，事关性命时更是临危不乱，仁爱相待。

邓福树生活拮据，但一直保持廉洁奉公的崇高品质。1987 年，阿城农民王某，因患腰椎间盘突出症，腰痛不能直立，多处求医疗效不佳，经他用亲手改良的术式和自己配制的中药口服治疗后痊愈。患者感激涕零，送来许多礼物表示感激，教授坚辞不受，他说："我们都是农民出身，知道生活艰辛，我只是尽医生之职，何足挂齿。"不仅如此，每当该患者前来复诊，邓教授都按病情予以医嘱，尽量节省，指导他功能锻炼，并传授一系列练功方法，令其迅速康复。此后，王某每在亲朋好友中传播邓福树美名，亲人邻居患病，皆推荐他为其诊治。

王某，43 岁，双髋关节疼痛，行路困难，拄双拐，被确诊为股骨头缺血性坏死，多方求医，病证不见减轻，反而加重，X 线片显示已经进入Ⅲ期。教授用专配方药口服并结合病变关节囊内注射给药为她治疗，4 个月后，症状明显减轻，12 个月后已能离拐走路，19 个月后，X 线片反映空洞消失，骨质新生，完全康复，患者说："这简直是个奇迹！"邓福树见此疗效亦感惊讶，每有谈论，欣慰之情溢于言表。后来王某向医院办公室里写了一封表扬信，感谢他的再造之恩。此信后由医院转交，邓福树见信后，置之一笑，全然不在意信中赞美之辞。

此类事例举不胜举，随着时间流逝，往事渐趋平淡稀疏，朦胧中所能感受到的，只有他"仁善为本，济世成德"的仁爱之情。

四、授业传道，笔耕不辍

师者，传道授业解惑者也。自从邓福树步入中医学殿堂始，注定被命运赋予健康缔造者和灵魂工程师的使命。他性情温文尔雅，泰然自若。传道授业是他毕生的梦想，他认为技能可轻易学会，而很多道理却难以参透。授人以鱼，不如授人以渔。特别是对中医医师、中医教师、中医学子来说，上工治未病，而欲成为上工，除却需要依靠勤奋和性灵外，更多的在于启蒙和指导的作用，因此，教师便是开启智慧之门的引导者。

黑龙江中医学院创建伊始，正值邓福树毕业，因其成绩名列前茅，品行优良，被校方选中，考核通过后录为备用。此时，又因组织对人才需求紧迫，他尚未毕业即荣获提前上岗的资格。毕业后随即被分配到医院骨伤科，一方面从事临床工作，一方面作为科室助教，协助完成日常教学任务。3 年后，在科内带教本科生和进修生。

邓福树任职期间，对学生要求严谨又和蔼可亲，毫不吝惜地传授毕生所学。每日清晨带教查房，他身边都会站满身穿白大褂前来聆听的学生，挤满病房。患者时常笑说："邓教授的学生比患者更火。"他在住院部带教，让学生先审视患者，获取病情资料和诊治思路后向他汇报，他综合分析后，指出缺漏，然后系统地将疾病的来龙去脉重新讲解。如此讲解，学生们对疾病的认识更是脉络清晰，细致入微。他认为，手术是骨伤科治疗的常规手段，为了获取更高层次的深造机会，必须花费一定的时间攻克它。他鼓励学生动手，勤动手、善动手；在手术中常手把手教实习生缝合打结；每到关键步骤先提问，然后详解，直至学生心领神会。邓福树极少责备学生，对他们犯的错总会悉心指出，不论在病房还是手术室，常笑对实习的学生们说：放松身心才能全神贯注嘛。随他出诊，是一件赏心乐道的事。

骨伤科涉及影像学知识，阅片是项重要的技能。在邓福树的办公室，曾累积了很高一叠放射片，那些片子都是患者丢弃的，他按疾病分类管理，收集了起来。对他而言，这些是最好不过的教学资料。所以每每面对学生分析讲解，他都会随手从旁边抽出相应的片子，绘声绘色地描述起来。

邓福树对待学问的严谨态度，令人敬仰。那时的纸质病历，初学书写是一件非常棘手的事情，稍出差错，整页都要作废。对于初学者，他总令其先翻阅教材，把采集的病情资料按标准在病历纸上填好，然后送去给他审阅，用红笔批注后再让学生修改，改后再批注，如此反复，直至满意才记入原病历。有时候整页纸张都被红字掩盖，邓福树病故后，许多学生将曾经的红色批注留作纪念，倍加珍惜。对于需要提高的学生，他建议他们从经典书籍中入手，寻找经典措辞，特别是疾病的辨证分析，时常陪学生在图书馆查询疾病源流，废寝忘食。用查阅的语言完善病历，令其更加缜密。

骨伤科的门诊患者，多数要求保守治疗。邓福树非常重视诊病思路，上午患者量多，周转速度虽快，但依然诊断精准。如此时学生的思路衔接不上，就边讲解边示范。特别是在开具中药处方的时候，出方的功力非一朝一夕能够达到，对学生的疑问，他总先说明方剂的出处，令其过后自行查询然后提问探讨。这样的启蒙教育，学生们回忆起往事，感染力至今未曾消减。下午患者少，许多居住学院附近被邓福树诊治过的患者喜欢这时前来探望，与其谈笑风生，其乐融融。

1970 年邓福树登上大学讲堂，开始讲授中医骨伤科学。他博学多识，善于厚积薄发，授课思路清晰，言语亲切，学生极易接受。由于黑龙江省地处关外，位置偏远，信息流通闭塞，医院极少有机会接受国内外先进的医疗理念，致使本地区医学知识储备和技术更新明显不足。为此，邓福树向学校领导提出建设性的意见，倡导一系列快速培养骨科医生的方式。如设立骨科专业定向班，针对性地培养；开展短期速成学期班，重视临床实践能力；定向分配，派年轻医生外出进修等。同时，分批指导学生参加各类技术操作。同时，引进新技术、新理念，在国内中医高校骨伤科教学中，率先录制、放映骨伤科经典手法及典型病例的电影、录像资料，用电视直播手术过程，为本院中医骨伤系如火如荼的发展奠定了前调。1985 年，邓福树受聘任副教授、副主任医师，着手负责中医学院骨伤系的筹备工作，领导设计教学规划，组建教研室 6 个，组织编写了骨伤专业教材 10 部，这在当时是全国性高瞻远瞩的举措。此时，他已参加研究生指导组，指导硕士课题研究。骨伤科的课题理论离不开其他科室，正如他所说，骨伤科虽属于外科，但外治大法与内科治则基本相同。只要领会了内科精髓，外用药物的应用自然不在话下。邓福树经常教育学生：当好一名合格的外科医师，首先应是一位优良的内科医师。他习古学今，经验独到，基础理论根基深邃。他对中医理论的理解，从其研制的诸系列内、外中药方剂中可窥见一斑，其中精髓非骨伤科的理论所能承载。邓福树常手捧专著阅读，涉及内外妇儿各科，所作笔记也累及成册。至今他的学生仍历历在目。邓福树在整个带教生涯中，用实际行动引导和感染着热爱医学的莘莘学子。

1987 年成为硕士研究生导师后，邓教授开始精心培养中高层人才。邓福树带教不拘一格，善于按学生的接受能力施教，经常单独约谈，对每位学生的知识初步评估，然后因材而施。邓教授在学业诸方面均要求严谨，在指导手术操作及疑难重症处理的时候，不忘培养他们的兴趣爱好；生活上又倍加关心，常赠送他们被褥御寒，忙碌的时候和学生同吃同住。学生们来自全国各地，他爱听他们讲述当地的风俗习惯和民间故事，兴致高涨时，常能听得开怀大笑。邓教授在指导手术时，会让学生亲自动手，自己在旁指导，告诫他们不仅要关注手术本身，而且术中和术后并发症的处理及围手术期管理也不能忽略。平日里要求学生常读书，多读书，从医籍经典入手，寻找灵感，只有如此才能在所在领域拓展新境界。一旦闲暇时他就带着学生去图书馆，推荐有价值的书籍给学生，摘录资料，自己在旁忘情阅览。

在有限的时间里，邓福树投入了大量精力指导硕士研究生，悉数将自己所学全力传授，并对他们怀有很高的期望，希望他们能在所属领域发挥出更高水平的理论思想和研究成果以造福社会。他自成为硕士研究生导师后，一共培养 12 名硕士研究生。名师出高徒，这些学生不负老师厚望，现今都已成为国家中医药领域的栋梁之材，分布在黑龙江、上海、北京、南京、深圳、香港等地的大型医院。后来邓福树被国务院聘为全国名老中医，承担名老中医师带徒任务。1996 年邓福树被中国中医科学院骨伤研究院聘为博士研究生导师。他没有以此自满，常常自责愧对于亲人、人民和国家，其有生之年经常利用放假时光，带领门生，回家乡免费义诊。生命不息，奋斗不止。

第七节 针灸医家

张尔多

张尔多（1893～？），其父张财为张作霖的军医官，1913 年来齐齐哈尔市从事针灸活动，颇有名气，曾被授予"针法国手""针灸之家"牌匾。张尔多自幼随父学习中医，1934 年在齐齐哈尔市开针灸诊所，1950 年并入齐齐哈尔市第五中医诊所。1956 年到医院工作。在东市场设立门诊，坐堂针灸。张尔多熟读《针灸甲乙经》《针灸大成》等经典著作。对针灸手法体会独到，擅长"毛刺方法"，属"峨眉派"快速浅刺法。在临床上应用"烧火山""透天凉""苍龟探穴""阴中阳""提补助阳"等 15 种手法，治愈很多疑难病和常见病。他治疗面瘫、风疹、妇女乳汁缺少症有独到之处，并专门用针灸治疗疝气、聋哑和月经不调等病。他独创用垫板或手击打治疗"筋包"之法，百分百有效。1962～1974 年，他所带徒弟有杨德库、王春杰、张名双、靳桂枝。

刘瑞丰

刘瑞丰（1896～1986），河北省昌黎县人。1915～1918 年在东北北镇县广源庆药铺学徒，熟读了《针灸大成》《医学三字经》《温病条辨》《药性赋》《验方新编》等医书。1922～1926 年在哈尔滨永德堂随师行医，1930～1932 年在黑龙江省北安县行医，1941～1951 年在齐齐哈尔市先后挂"济民针灸社""瑞丰诊所"牌匾行医（其间，1941～1946 年随赵锦堂学习针灸；1949 年，加入中医公会）。1952 年 8 月 7 日，经东北卫协黑龙江省齐齐哈尔市分会审核，他获得了由齐齐哈尔市卫生局颁发的开业执照。10 月 11 日，黑龙江省联合中医院建立后，因没有针灸医师，医院领导范英田、张文波、张泽普动员刘瑞丰加入医院工作。10 月 24 日，刘瑞丰加入黑龙江省联合中医院做针灸医生。加入医院后，在院长张泽普要求下，他开始为患者做针灸部位消毒。1955 年，他参加了黑龙江省呼兰卫生干部训练班学习针灸 48 天，在两次理论考试、实际操作和点穴中，成绩均为 5 分。1959 年，一位 5 岁时病后耳聋、不语的 18 岁女性患者，经刘瑞丰采用疏导经气、止聋复聪的针法后，居然能听能说了。1962 年医院成立针灸所，他与张尔多、李子清等出诊。1965 年，刘瑞丰主动报名参加了齐齐哈尔市第二批农村巡回医疗队，诊治患者一万六千余人，治愈 1 名耳聋 13 年的依安县农民，还治愈 1 名上肢半残、下肢瘫痪的患者，被当地群众赞为"老神针"。他用针灸治疗小儿麻痹后遗症、肠痈等疾病疗效显著。他先后培养出徒弟刘英敏、刘化民。

刘瑞丰于 1959 年当选为齐齐哈尔市政协委员。1961 年任医院针灸科副主任，1972 年任内科副主任。1950 年在大赉县防治鼠疫工作中，他所在集体获县长颁发奖旗一面。1957～1959 年、1960～1963 年、1972 年，先后获医院和市先进工作者称号；1958 年、1959 年、1965 年先后获省先进工作者称号。刘瑞丰 1979 年退休，1986 年去世。

张玉璞

张玉璞，生于 1921 年，河北交河县人，三代业医，17 岁继承家训，随叔父学医，在叔父教导下，刻苦勤奋，攻读《内经》《伤寒论》《金匮要略》《医宗金鉴》《济阳纲目》《傅青主女科》《针灸大成》等书。叔父是当代名医，每日患者盈门，张玉璞随叔父每日见诊。1947 年自己行医，擅长内科、妇科、针灸，每日求治者络绎。

1950 年，他在沧州联合诊所担任所长并兼任中医学习班讲师。1953 年迁至牡丹江市中医院工作，1958 年担任牡丹江市中医院讲师、卫协会委员、针灸学会副主任。1982 年在西学中医班担任教导主任，1984 年荣任牡丹江市先锋区人民代表。他多年来发奋研究针灸，发明膝四穴治疗急性单纯性阑尾炎。

学术上他主张勤求古训，博采众方，在前人的基础上要有所发明，有所前进。现将他学术体会简述如下。

一、浅谈产后头肿与大头瘟的区别

产后恶露不下，上冲于头导致头肿，在临床少见，也属难治之症。张玉璞查阅方书甚多，未见有冲头一症，诸书皆曰：妇人产后有三冲：三冲者，冲心、冲肺、冲胃也。而不知恶露冲头。然常人未产之前，血荣养于胎儿，产后血上蓄为乳，为正常也。妇人产后，恶露不下导致血瘀，瘀久化热上冲于头。头为诸阳之会，阳热相搏变化为毒，毒邪相搏于血脉，循经上冲于头，头肿大如斗，起泡破溃后流水（状如大头瘟），实际上却各不相同。大头瘟属于"温病"的范畴，头为诸阳之会，感受风温之毒，蕴结于上，头面焮红皆肿，初起有憎寒壮热的表现，此症火化迅速，出现不恶寒但壮火，咽喉肿痛，口渴，舌燥等症状；而产后头肿的机理是产后恶露不下，瘀于胞宫伤于冲任，上冲于头，头为诸阳之会，阳热和血相搏变化为毒，毒邪侵于血脉而头肿，临床见发热，神昏，烦躁不安。产后头肿治以活血化瘀、清热解毒，方以消肿醒神汤主之，而大头瘟用普济消毒饮治之，临症应加以区别。

刘某，女，37 岁。患者产后 3 天，恶露不下，发热，头肿，神昏。观其头肿如斗，两眼相合，起泡流水，小腹胀痛，恶露不下，发热，甚至昏迷，烦躁不安，循衣摸床，舌苔薄黄，舌质略紫，脉滑而数。急以当归、川芎、血余炭、川牛膝、瞿麦、银花、黄芩、扁蓄、牡丹皮、甘草。1 剂，水煎服，药后肠鸣减轻，神智安宁，脉象和平。追进 1 剂，恶露即通，头肿见消，神清渐醒，又照上方连服 3 剂，诸症痊愈。

方用血余炭散瘀血；瞿麦、扁蓄清热破血；牡丹皮清热凉血，活血行瘀；银花清热解毒；黄芩苦寒清热；川芎畅气血，散瘀血；当归活血止痛；川牛膝破血通经，引诸药下行；甘草调和诸药。诸药合用共奏活血化瘀、清热解毒之功。

二、漫谈针刺治消渴

消渴一症，含义甚广，凡有口渴、消水的症状都叫消渴。祖国医学对消渴之记载历史悠久，《内经》曰："五脏皆柔弱者，善病消瘅"；又曰："数食甘美而多肥也，肥者令人内热，甘者令人中满，故其气上溢，转为消渴"，故从其病因和发病机制来看，消渴一症主要涉及脾、肾二经，脾为生化之源，肾为元气之本。凡平素多食甘味，益气在脾，首先令人中满，口内泛生甜味，继则产生内热，食则消谷善饥，烦渴引饮，多尿羸瘦，故治疗主要抓住脾肾。张玉璞从长期临床实践体会到用针灸治疗消渴确有良好的效果，通过针刺来调整脾肾的消长功能，达到促使谷气归入脾，真元纳入肾的目的。常取脾肾之脏俞（脾俞、肾俞），下肢脾肾之荣俞（太溪、然谷）。

曾治一女患，45 岁，自述患糖尿病 3 年余，反复发作。近日口干欲饮，腰腿酸软，四肢无力，精神萎靡不振，在北京多方求治，病情未减。化验血糖 11.11mmol/L 以上，尿糖（+++），非常痛苦，口渴引饮，曾服用苯乙双胍、注射胰岛素，血糖下降，停药后病情加剧，所以现在只口服苯乙双胍维持。

此属于下消，为肾阴虚，口干少津，喝水略多，小便频，数量多，尿如油脂，淡甜味，形体消瘦，面色灰暗，少气懒言，语声低微，舌质灰，脉象沉数。此为阴虚生内热，内热耗伤阴液所致。

治疗以滋肾阴、固肾气、清虚热为法。取穴用肾俞、太溪。用肾俞刺五分深，太溪穴直刺五六分深，以上二穴针刺得气后，留针 30 分钟，用平补平泻手法。起针后，口内津液增多。针刺 7 天，血糖 8.22mmol/L，尿糖（-）。

肾俞是足太阳膀胱经的穴位，肾和膀胱互为表里，二经主管体内的水液代谢。太溪是足少阴肾经的穴位，能滋补肾阴、生津止渴。

体会：针刺治疗消渴病收到满意的效果，是因针刺能通过经络调整机体内的阴阳，使气血达到平衡。

三、暑夏漫话湿热痢

痢疾是季节多发病，一年四季散在发生，夏季尤为多见，症见痢下赤白，腹痛，里急后重。

痢疾的发生主要是在夏秋之间，湿热郁蒸，毒热之邪侵犯于肠，暑湿之毒相互搏结，化为脓血；或者饮食不洁，食入腐败之物，使毒邪侵入肠内，热腐成脓血。该病下痢赤白，腹痛，里急后重，小便短赤，肛门灼热，肠内有湿，胃气不降，气血凝滞，欲便不出而里急后重。病间尤宜注意饮食，避免生冷、油腻，以免影响胃肠传导功能而使病情加剧。

治疗以清热利湿、凉血解毒为主。取穴：中脘、天枢、气海、大肠俞。

曾治一男性患者，25 岁，农民。夏暑炎热，饮食不洁，伤于胃肠，腹痛，里急后重，脓血黏稠，日泻数次，面红，苔黄厚而腻，脉濡数。证属暑湿之邪外侵，饮食不洁内伤肠胃，化热蒸腐，伤于肠络所致。急取上穴，针后脓血减少，腹痛减轻，苔黄，口较黏滞，小便黄赤，六脉沉数，连针 4 次，诸症消失。

临床取天枢有通调大肠气机，化湿降浊之功；气海通调气机以行滞；大肠俞能清热解毒；中脘理三焦之气，健胃止痛。诸穴合用，气道、气血得以调整，增强了人体抵抗力；针大肠俞获清热解毒之功，使和血不伤血，调气不伤气。和血使脓自消，调气则后重自除，从而达到恢复正常之目的。

四、浅谈寒邪伤中

张某，女，41 岁。晨起自觉不舒，腹部胀满，恶心，中午突然肠鸣腹痛，吐泻加剧，经医治无效而来就诊。患者面色㿠白，神志不清，筋脉拘急，腹痛，肠鸣吐泻，手足发凉，六脉皆无，苔白，质淡。证属寒邪伤中，阴阳失常所致。治宜温中散寒，回阳救逆。

取穴：上脘、中脘、气海、天枢、百会、人中。均用补法，针后艾灸20分钟，患者长叹一声，神志渐清，四肢逐渐回暖，穴脉皆续，转筋消失，吐泻即止，肠鸣减轻，下午又针灸1次，即恢复健康。

用针灸刺激穴位，以激发经气，气达病所，即达到治疗的目的。中脘穴是胃之募穴，能调达胃肠之气机，升降阴阳，回阳救逆；上脘、中脘位于中焦，能温中散寒；气海能调理气机，使阳升阴降，温散寒邪；取穴内关，此为手厥阴之络，阴维交会，能宣通三焦之气机，升清降浊，气机通畅，吐泻即止；百会是诸阳之会，属于督脉，统治诸阳，使阳气来复，阴寒自灭；针人中开窍醒神，复于常态。

姜淑明

姜淑明，原籍河北，天津市人，1927年生于黑龙江省哈尔滨市。他幼年丧父，家贫无力读书，13岁时即随师学习针灸医术。时值1940年，哈尔滨大成祥针灸诊所组织针灸学习班，由先师王家骧授课。始背经穴，逐经点示，并读经文、习医理，兼习诊断、临证治疗等。课余之暇，姜淑明熟记针灸之择要，以识针灸之纲领；次习针灸之问答，以释针灸之疑难；并考针灸之医案，以广针灸之实践。其虽年幼，师问必答，亲传口授，历时三载，于1942年随师应诊于大成祥针灸诊所。

盖师天性慈祥，乐善好施，时存活人之心，视他病如己病，无间亲疏，莫不皆然，以济人之心，研活人之术，而复得真传，故宜其术之精，而挟其术以活人。果因师术之高超而多所救治，师乃大为喜悦。尤以鳏寡孤独，不胜其爱惜之情，而关怀备至，精益求精，而活人愈众，故日夕见其治愈群医束手之病甚多。终日来诊求治者，肩摩而踵接，来往不绝。师积30年之实践，萃生平之心血，授徒济世，驰名于东北有年，并嘱其弟子门生云：医学一道，当不厌求详，理术之演，宜精进无己。师意在普传，法不自密，故东北省内皆有其门生与针法之流传。

姜淑明自此临症，常念师训："必临诊而惧，知难则谨，信而有征，游刃有余。"为医者，首在术精而行正，体经而有权，度其性而治理，因其人而施为。夫病也者，人之大事也，生死之地，存亡之道，可不慎软，慎且不足，尚须求精。否则，医者仅知吾术足以治其病，而不知其病有不可治之理在，是知之不明也；若能知其病之可治，而不知吾术有不能治之理在，是艺之不精也；又能知其可治，且知吾术之足以治，而不知隐情者，是慧而不足也，昧此原理率多劳而鲜功。有云：知己知彼，百战百利；知地知天，始可万全。念及此，为提高医疗技术，姜淑明于1948年进入哈尔滨市中医讲习所学习，1949年考取中央卫生部中医师资格证书，1951年参加哈尔滨市中医进修学校学习，1952年被委任为哈尔滨大成祥针灸诊所所长，任职后，恐负众望勉力而为之，故于进修学习期间，奋勉勤求，孜孜不已；毕业后，与所内同道互教互学，共同提高，颇受拥护。1954年因家庭环境变迁，自设姜淑明诊所，临证应诊。对于病者，喜针者针之，喜药者药之，针药两可则兼而施之，收效显著，深受患者信赖。每日日诊者甚多，可谓车水马龙，较有声誉。历两载后，哈尔滨市各综合医院成立中医科和针灸科，他遂于1956年进入哈尔滨市第一工人医院中医科工作。至1957年，哈尔滨市中医二院建院时，姜淑明转至中医二院针灸科，于中医二院工作27年。除临床治疗外，兼事教学。多年来，他先后为针灸带徒班、针灸师资班、针灸研究班及针灸研究生班等讲授针灸专业课。其于讲课时，认真负责从不保守；于实习时，常嘱医德医风至关重要：医生对于患者，首当注意应如何存心，当持何种态度。

夫人生最苦，莫过于病，患者之望医求治，若大旱之望云霓，溺海之盼救航，故医者对于患者，必须具有亲密之意、诚恳之心，犹若家人父子兄弟姐妹然，所当随时而获惜之；至于态度，要须目无妄视，耳勿妄听，动勿妄为，言勿轻狂，使患者精神先得安慰，然后聚精会神，仔细诊断，殷勤治疗；行针之际，更须凝神意志，全神贯注，抑更有言。医者天职，不仅查病而已也，尤在化其性，纠其偏而复其正，拔其苦而予以针。纵有高超之术在焉，更必观其形，察其情，详诸行，征诸象，可医不可医，如何医治方能有效，定于治病之先，是为至要。医者心法有四：心术要正，操行要真，诊治要详，法术要精，当好自为之。

学生有问："针灸疗疾，何以收效，其理安在？"

人之生存于世，天然具有抵御外邪之本能，以获其天赋本来之生命。一旦此本能减弱，外感六淫之邪，内受七情所伤，或内外交感，日深一日，不有以恢复之力，致疾病丛生。而针灸之功，祛病之理，就针而论，针刺入腧穴后，运用手法，通过经络作用，可通经活络，调和气血，推陈纳新，诱导疏通。病虚之证，可滋养而补益之；病实之证，可宣导而泄损之；肿痛之疾，可以疏而消之；郁痹之疾，可以通而解之；可调五脏之虚实，能除六腑之积滞，据证按经，斟酌治之；调其偏盛或偏衰，每能立即和缓，或顷刻而愈，功效敏捷。灸之功用，其效亦巨，温通经脉，裨益血气，化诸瘀结，祛风散寒，助正气以驱邪，病渐消于无形，沉疴久痹，又非此莫愈。惜当今之医者，多因其繁，而弃之少用耳。夫新感猝然急暴之证，抑或疑难实热诸疾，则宜针刺；若陈证宿积，虚寒久瘀，则宜灸熨；若旧疾新病，兼而有之，则应针灸并用，此又学者所当明其理，酌夺而施为之可矣。

又问："患者就诊，惧怕针灸，当如何使之信仰？"

患者怕针，乃是常情，医者应于下针之先和颜悦色，婉言不痛之理，进针之时，要须手法迅速，穴道准确，未持有疼痛之感，针已刺入，患者有识针之无痛，有识则自然有胆，再针他穴，自无惧怕之意。然此要在手法熟练，非心眼手三者合一不可，不克有济，针之灸之，其效彰著，切勿鲁莽从事。不学无术，未穷经穴之要害，不识穴道之主次，未明应刺之浅深，盲从妄为，若此，既无以疗人之疾，徒令患者受莫大之痛苦，针道之不彰，皆由此以召之、戒之。医在愈疾，理必求详，心要细而胆要大，知要圆而行要方，要诚心以待人，虚心而受教，切忌疑与骄心，邪妄及贪念。对于沉疴疾苦，适当怜悯。若遇疑难奇证，要须详求，果能轻病立效，宿疾渐愈，人之信仰，有不期然而然者矣。唯是行针者，手法火候，是最要义，经验治求，更当详研手法由经验得来，治求由教化成就，故为人师者，不得不善巧以开示，而学之者，不可不奋勉以诚求，此乃第一要领，不可忽诸。

针灸一道，功效速而且捷，将如何使其发扬，而尽其能事耶？

言针灸有法有术，但必穷极而精深，明体达用，功效方能彰明昭著，非若汤药，处方投药而已矣，此必针之灸之。证候之轻者，固可短时治疗完毕，其症沉重者，非数十分钟，莫由完事，非然者，治不如法，敷衍了事，始而未已，终于误人，久之群疑众谤，何以发扬。盖针灸之术，以言其易，众多疏忽，若究其精微，用以起沉疴，挽生命，其神其妙，法不简单，实非短期所能了彻，要须艰苦卓绝，念兹有兹，埋头深研，熟背经穴，寻经点穴，针刺手法，一一参悟，其要更在于本四诊、辨八纲、按时节、明虚实、善调剂，斯可耳。

问同病同法同方，有愈与不愈者何也？

观治法，有适于古，而不适于今者；有宜于甲而不宜于乙者；有其证诊之认为易治，而治之不效者；有其证诊之认为难治，而收效甚速者，皆有之。所以然者，时代变迁，习俗不同，故宜于古而不适于今者，可尊古不可泥于古；适甲不宜乙者，故不尽同也，且禀赋环境，各有所易者，皆驯顺守规，潜心于医术者也，学者不可不知。

针刺手法，当如何而施？

行针手法，提插捻转、补泻迎随皆是。或重插疾入，轻插徐入，或不疾不徐，对症而施，唯不使患者感受痛苦，而令病证速愈，为唯一目的。是又在手法熟练，心手合一，则自了然。若粗壮体质，非疾入莫能收效，轻柔之质，唯徐入始能无痛，入针之后，徐徐催动捻转，以感其轻，推纳逆顺，用导其气，火候恰当，适可而止，则能立感轻快，如释重负，是手法之技巧耳。故行针之际，当详察明辨症结之所在，当深则深，宜浅则浅。若轻微之症，或病在皮肤，而用粗针，刺至筋骨，无论痛不可耐，又如割鸡而用牛刀；于沉中之病，病在筋骨，而用毫针，刺在肤表，无论病莫能去，是不啻隔靴而瘙痒也。望医者，所当精益求精，切实研讨，于诊断当如何认证，于治疗当如何循经，于取穴当如何配穴，于针刺当用何手法，果能深究，自易研到精处。

姜淑明被省祖国医药研究所领导重视，而参加所内工作，愿将末年，余热发光，用"老牛自知夕阳短，不用扬鞭自奋蹄"一语，以喻心愿，为祖国四化贡献微薄力量。于1983年退休。

他自行医以来，已40余载，治效疾病甚多，今仅举验案三则如下：

例一　经血过多4月余，针灸5次治效

王某，女，18岁，哈尔滨市十八中学学生。于1980年7月闭经，至11月来潮，量多，持续4个多月，曾诊为子宫不正出血症（青春期），经多方中西药治疗未效，现已辍学，经介绍于1981年3月入哈尔滨市中医院针灸病房治疗。

初诊自诉：行经4个多月不止，量多，始则色暗有块，渐而色淡质稀，但量始终不减少，至今每日仍需用1包卫生纸，无臭味，头晕目眩，气短懒言，腹不痛，唯腰痛酸楚，四肢倦怠不温，胸闷纳少。望其神色，形疲神倦，面色㿠白虚浮，舌质淡体胖嫩；诊其脉象沉弱无力，当即针刺脾俞、肾俞，留针15分钟加艾卷灸，出针后，针气海、关元、三阴交，亦留针15分钟加灸。经针灸2次后血量减少，如法共针5次血止，尚遗有腰痛，又继针肾俞、志室二穴，针3次腰痛亦去。

本病乃脾肾阳虚，盖脾统血，脾虚则统摄无权，清阳下陷，冲任不固，故出血量多；肾阳虚，不能温煦脾阳，脾阳不运则胸闷纳少，四肢怠惰不温；出血日久，量多则血虚少不能上荣，故头目虚眩，面色㿠白而虚浮；中气不足则气短懒言，舌质淡体胖嫩，脉沉弱无力，腰痛酸楚，均为脾肾两虚之症。故取脾俞、肾俞与三阴交以健脾益肾；取气海以补中气；取关元以固冲任，加灸法治之者，意在温补冲任与温脾阳更壮肾之元阳。亦遵《标幽赋》中"崩漏带下，温补使气血依归"之旨而行之。

例二　声音嘶哑历年不愈，疾针3次而复

谭某，女，21岁。患失音，于1980年9月6日以急性喉炎收五官科住院，检查咽黏膜及前后壁轻度充血，声带前联合处水肿，闭合不全，并见喉内黏膜轻度水肿，经用抗生素及激素类药物静脉滴注及口服药物3周，症状未见改善，而约针灸科会诊。

由问诊得知，本症起于1年前，因与同志发生口角，暴怒之后，突然声音嘶哑，经治好转但未痊愈，近于20余日前复因动怒而音哑咽痛，病胸闷胁胀，究其病原系因暴怒伤肝，肝气郁滞，郁久化火，兼之肾阴亏耗，肝火旺于上，肾水亏于下，郁热上壅所致。

肝经经脉分布胁肋，循喉咙之后，上入颃颡；肾经经脉循喉咙挟舌本，故为之针刺肝俞以平肝疏瘀滞；取照海滋肾水以制火炎；开四关穴（两合谷、两太冲），以利气机之升降；点刺鱼际、少商出血以清肺泻火；刺双耳尖出血以清利咽喉；依实则泄之、热则疾之之法予治。1针后取效，能发出声音，3针而愈。

例三 足趾蜷屈与跛行，针灸穴疗效高

张某，27 岁，未婚，哈尔滨市建筑五金厂工人。因足趾向下蜷屈型抽搐，腓肠肌痉挛而致右下肢疼痛，不能履地，走路跛行，表情十分痛苦，经介绍 1980 年 1 月 10 日来针灸科门诊治疗。

初诊自诉：6 年前右踝关节挫伤，当时疼痛，以后无明显症状，只于阴雨天或遇寒时右踝关节不适。近 1 年来发现患肢足趾抽搐引右下肢拘紧作痛，每当足趾抽搐时，腓肠肌亦痉挛，并逐渐加重，入冬后症状尤甚。轻时尚可跛行，重时不敢行动，只好扶拐行走，曾到处求医，经服中医药物治疗，均未收效，并谓已无法治疗，痛苦万分。检查：右足趾挛缩畸形，呈弓形足，右下肢小腿较健侧细 1.5 厘米。

选取右阳陵泉、承山、足三里、阴陵泉、飞扬、绝骨、地机、三阴交、跗阳、昆仑、太溪、太冲等穴，轮换针刺，留针时加灸。每次针治时，当针刺入留针时，抽搐即可稍事缓解。经针 1 周后症状减轻，复采用维生素 B_{12} 500 微克，用蒸馏水稀释共 3 毫升，取上穴 3～4 个，每穴注射 0.5～1 毫升，隔日 1 次，10 次为 1 个疗程，共治疗 2 个疗程，足趾即可伸直，不抽搐，腓肠肌及下肢痉挛、疼痛亦止。又继续巩固治疗 1 个疗程，上班工作，用右足踩压力，亦无不良反应，后经随访未见复发。

本证系因挫伤后日久，气血运行不畅；经脉受阻，经脉失养，遂致筋骨、肌肉、关节屈伸不利，进而挛急作痛；遇冷尤甚者，是因寒为阴邪，其性收引，故风寒之邪闭阻经络，经脉拘急而发抽搐。选取上穴之意在：足心与腓肠肌为足少阴、足太阳经脉所过之处，故以肾与膀胱经穴为主，如承山、飞扬、跗阳、昆仑、太溪，以疏通其经气而缓解疼痛；佐以足厥阴肝经与足少阳胆经之腧穴，如阳陵泉、绝骨、太冲，以肝主筋，取其有舒筋缓急、通经络之效；兼取足阳明、足太阴二经之腧穴，以足三里为胃经之合穴，阳明为多气多血之经，胃为水谷之海、气血生化之源，取之能健胃增进饮食，并取脾经之阴陵泉、地机、三阴交使脾胃健。如此则气血生化有源，血气旺盛，经脉畅通，筋脉得以濡养，关节通利，其症自愈矣。

于耀才

于耀才，1938 年生人。针灸专家，黑龙江省庆安县人。1961 年毕业于黑龙江中医学院医疗系并留校，后历任附属医院针灸教研室主任、副院长、院长。

于耀才从事临床医疗 20 多年，博览中医理论和针灸古典医籍，善于攻克疑难顽症。对针灸治疗脑中风、腰骶神经根炎、面神经麻痹、运动损伤、性神经衰弱，预防中风、流行性感冒等有独到之处。他与同行共同研究完成了"百会透曲鬓穴治疗脑血管性偏瘫的临床与实践"的研究，1984年获省政府科技成果三等奖。他所做的"针刺治疗脑血管疾病特异性研究""针刺补泻手法的动物实验研究"，分别获省卫生厅、省高教局奖励。1982 年赴圣多美医疗队，他以精湛的针灸医术赢得了当地人民的信赖和赞许，并获得荣誉证书和奖品。他撰写论文 15 篇，发表于省内外医学杂志，著有《针灸学》《运动与健美》《刺灸学》（1984 年）。他 1973 年加入中国共产党，是全国针灸临床研究会理事、黑龙江针灸学会常务理事。

孙申田

孙申田是全国名老中医专家、著名针灸教授，是针灸学专业最早的博士生导师之一，全国老中医药专家学术经验继承工作指导老师，全国首批名中医，全国优秀教师，国务院政府特殊津贴享受者。他"精辨证、重手法"，提出腹针疗法，并提倡分期治疗，在许多疾病治疗方面独具匠心，尤其擅长治疗神经系统疾病。他从事针灸临床、教学、科研工作40余载，以其知识渊博、治学严谨、习古创新、医德高尚、医技精湛享誉杏林。

早在20世纪六七十年代，孙申田就以常人难以想象的意志，排除来自各方面的干扰，锲而不舍地钻研针灸业务。他深知，针灸疗法是祖国医学的瑰宝，是祖国医学遗产的重要组成部分，更是中华民族特有的医疗手段，千百年来，对民族的壮大繁衍有着卓越的贡献。从步入这一行起，半个世纪过去了，在针灸医学的临床中，他积累了丰富的经验，手到病除，被世人称作"神针""孙一针"。不仅如此，他还大胆地将西医神经病学理论"洋为中用"。1972年，他在我国最早创建了中西结合的针灸病房，为针灸学科的发展创造了病房建设的新模式，并一直沿用至今，孙申田可谓是名副其实的"名医"。

由于他的突出贡献，1983年便被聘为硕士生指导教师及黑龙江中医药大学针灸系副主任；1986年被聘为博士生导师并任针灸系主任；1987年被确定为黑龙江省重点学科——针灸推拿学学科带头人；1989年任黑龙江中医药大学附属第二医院暨针灸推拿学院院长，首次倡导"院系合一"的办院体制，历任院长、名誉院长等；1994年被评为"黑龙江省名中医"，并成为"国务院特殊津贴专家"获得者。其成就被《中华兴国人物大词典》《世界名人录》《中国专家大词典》等书籍收载。几十年来，《健康报》《黑龙江日报》《哈尔滨日报》《生活报》《新晚报》等多家报社和省市电视台对其针灸治疗疑难杂症的特色进行了大量的宣传报道，可谓是不折不扣的"名人"。由于他在针灸医学的临床、教学和科研中，勇于探索，勤于总结，始终站在医学发展的前沿，善于捕捉和发现针灸学科和现代医学的交叉点，逐渐形成了独到完整的学术思想体系，并通过长期的临床教学实践，成功地探索出一条培养高层次优秀针灸人才的新路子，至今桃李满天下，被誉为当之无愧的"名师"。

一、天行健，君子以自强不息

史料记载，先有呼兰，后有哈尔滨。呼兰府城，物华天宝，人杰地灵，名人辈出，享誉世界的著名女作家萧红就是呼兰人。1939年，孙申田出生在呼兰县宋家窝棚工农屯，父亲是一个铁路工人。他4～5岁的时候，全家搬到离车站较近的工房里住。他是在澄澈灵秀的呼兰河水的养育下，在轰响的车轮声中度过童年的。14年后，孙申田在同年龄的孩子中脱颖而出，以优异的成绩考入哈尔滨铁路中学。不料想，1年后，正踌躇满志，发奋读书的孙申田得了一种怪病：左腿膝盖红肿，疼痛难忍，终日在卧榻上呻吟。父亲连夜赶到学校将他接回，爷俩从此踏上了坎坷的求医问药之路。最后，他们住进了绥化的铁路医院。转眼3个月过去了，各种西药吃了无数，虽红肿疼痛有所缓解，但病因蹊跷，病患处余痛缭绕，终是有学难上，令他和家人都十分焦急。这时，有热心的邻人前来告知，县城内有一个李姓中医，妙手回春，医术高明，远近皆知，既然西医束手无策，何不去看看中医。一席话说得孙家父子犹如看到柳暗花明，第二天一早就赶往县城。李医生诊所果然门庭若市，车水马龙。上至达官显贵，下至黎民百姓，不顾舟车劳顿，百里之外赶来就医，在诊所外从早到晚排着长长的队伍。这情景让少年孙申田感到震撼，对即将面对的医生产生几分敬畏。进得李姓医生诊所，但见室内装饰古色古香，家一样的整洁温馨，墙上挂满了痊愈患者送的大红金字的锦旗。李姓医生50多岁，个头不高，四方脸，红光满面，未言先笑，人极和善。诊案的两旁坐着两个李医生的徒弟。李医生示意孙申田坐下，详细询问了病情，查看了他的左腿，然后让他把手放在一个小枕头上，闭上眼睛把脉，边把脉边给两位徒弟讲解。然后让他伸舌。看了看舌之后，李医生对孙父说："你儿子患了痹证，是因为受潮湿而得。"李医生当即给开了15剂药，并很有把握地说半个月后即可痊愈。回到家后，家人按李大夫的要求把药煎煮两遍，澄出的药液分早晚两次口服，剩余药渣用布包上放在膝部热敷。果然，药后腿有发热感觉，疼痛减轻，2周后关节肿胀消退，活动灵活，这疗效和李医生预测得无异，让人不由得暗暗称奇。复诊后李医生说病已痊愈不用再吃药，注意保暖，不要受凉、受潮湿。很快，孙申田便重返校园，继续正常的学习和生活。老子说：祸兮福所倚，福兮祸所伏。突如其来的一场怪病却使孙申田亲眼见证了中医的神奇。李医生的精湛医术，中医的神奇疗效固然让人折服，更重要的是，李医生以高尚的医德受到患者的尊重与爱戴，这一切使孙申田奠定了将来要学中医，做一名为患者解除病苦、受人尊重的医生的意愿，这也成为他一生的宿命，更成为他发奋读书的动力。

机会总会眷顾那些有准备的人，特别是有思想准备的人。在孙申田中学毕业那年，正值牡丹江卫生学校招收中医专业学生。孙申田毫不犹豫地将3个志愿都报了这所学校，志在必得。牡丹江卫生学校也欣然接受了这位品学兼优的青年。这个学校首次招生只设中医专业，开创了全国正规中医教育的先河，是时任卫生厅副厅长全国名医高仲山等老一辈为发展中医教育事业培养中医人才，经过多年不懈的努力创建的。半个世纪后，已经誉满杏林，成为一代中医大师的孙申田回忆说，学校的教师都是从省内各市县抽调的名医，他们高深的学识、丰富的临床经验、理论与实践紧密结合的讲课方式，把较多抽象的中医理论讲得活灵活现、深入浅出、通俗易懂。他们不仅具有丰富的临床实践经验，并有着踏实的中医理论功底，出口成章，倒背如流。教材大部分是老师自编的。老师的学习经历很多是学徒，出徒后又进入各类中医进修学校学习，堪称中医大家。老师中只有少部分是跨专业的，如学法律、学文学，后改行学中医。老师讲课的方法是先读原文，然后解释，并要求学生背诵下来。很多学生感到枯燥难懂，但孙申田却对中医格外痴迷，他不仅按老师要求的去背诵，还把老师没讲的内容提前背诵下来，还兼背诵了很多课外书籍，如《医宗金鉴·内科心法要诀》《医宗金鉴·妇科心法要诀》《医林改错》《伤寒论》等，还另外背诵了《针灸大成》中百症赋、标幽赋等治疗歌赋……老师们坚实的基本功和严厉的要求给孙申田后来从事中医教学和临床工作打下坚实的基础。背书是个很艰苦的事情，他走路背，排队打饭背，坐公交车背，入睡前背，一直到梦乡。假期回家也不怠慢，挑灯夜读直至深夜，每天衣兜里揣了一大堆卡片，忘了再看，重复多次，被人称为"书呆子"。老师的多年临床经验，孙申田记了厚厚几本，至今还保留着，成为他一生的财富。

5年的学习生活，孙申田日夜和名师吃住在一起。白天听老师讲课，课余时间接受老师的辅导。他看到，晚上老师们都睡得很晚，哪个学生身体不舒服了，老师便会到床前问寒问暖，端水递药，对出身贫寒的学生从不歧视，富贵贫贱一视同仁，这一切都深深地感染着他。

二、水不激不跃，人不激不奋

1960 年，孙申田作为黑龙江中医学院第一批学员，到佳木斯中医院进行生产实习。佳木斯中医院是黑龙江省一所著名的中医院，设有内科、妇科、骨科。孙申田被分配到内科实习，当时 72 岁高龄的知名中医高明先生成为他的带教老师，也是他临床实践的启蒙老师。高老师人瘦瘦的，留一缕白色胡须，从医之余习武并写得一手好字，治病开方全用毛笔。高老师为人善良、坦诚，中医功底深而踏实，通今博古，听高老师讲课是一种享受，堪称中医大家。孙申田看到老师治病认真，望闻问切一丝不苟，然后再给他和患者一一讲解，这使他回忆起少年时呼兰县的李医生为他治病时给徒弟讲解的情景，没想到若干年后自己真的穿上了白大褂，站在老师身边一起给患者治病了。暗暗感慨后，他仿效老师给患者摸脉，体会老师讲的指下感觉，慢慢对指下各种脉型有了体会，明确各脉的分别，然后听老师讲脉的主病，记住了老师重点强调的四诊合参，望闻问切不能偏废。孙申田说："我现在诊脉的功底还是当时打下的。那时我老师常说：'熟读王叔和，不如临症多，你一定要多摸，长时间慢慢体会指下之感觉，熟能生巧。'高明老师的特点是四大经典精通，他的习惯是病诊断完了，说用什么方，在一旁实习的学生就得把方开出来，然后老师再一一说出每味药用量。"至今 50 多年，孙申田还对某些病例记忆犹新。那天，诊所来了一位女患者，她主诉口腔溃疡多年不愈，进食疼痛，夜寐不安。经查，她脉微细数，苔薄黄舌质红。高明老师当下诊断是狐惑病，遂用甘草泻心汤治之，外用冰硼散，2 周后患者复诊病愈。后来孙申田在临床工作中用该方治疗多例以口咽部溃疡患者，疗效卓著。还有一个患者得了睑废症（重症肌无力），高明老师用补中益气汤加炙马钱子治疗而获效验。此法孙申田应用至今，已治疗上百例，屡治屡验。后来高明老师就放心大胆地让他独立诊治患者，使他的诊法用药都得到全面提高。

1961 年，作为黑龙江中医学院第一批优秀的毕业生，孙申田留校任教，被分配到针灸教研室，从事教学与临床带教工作。1963 年，他被派往天津中医学院针灸科研修针灸临床。当时天津中医学院针灸科是全国最早、规模最大的针灸医院。在这里，他从师于伯泉、曹一鸣等老一辈针灸专家，老师们对人的诚挚，对针灸事业的执着，严格认真、实事求是的科学态度，对患者高度负责的精神，对学生负责的热情，高尚的医德，精湛的医术，使他终生难忘。孙申田说："刚到医院老师就指导我诊治患者，几乎是手把手地教我各种针灸手法，至今我还应用于伯泉老师教我的单手进针法。老师们大公无私、毫无保留地传授他们当年积累的临床秘方。用经络辨证治疗痛证，我至今应用屡治屡效，我也毫无保留地传授给我的学生。一年多的临床研修，在针灸临床上有了很大进步，为我后来从事针灸教学、临床工作打下坚实的基础。"

1971 年，孙申田到哈尔滨医科大学神经内科进修，从师于著名的神经内科专家葛茂振教授和其他有名望的老师。他们学风良正，管理模式系统规范，为后来他从事病房管理工作起到了典范的作用。他们查房讲解，带教认真，讲课一丝不苟，使他在一年多时间里就系统掌握了神经内科的诊断与治疗。后来，孙申田将这一年多听老师讲课与查房记录的笔记，整理出完整的一本教材，交由出版社正式出版，现至今还在应用。葛茂振教授是全省第一批西学中专家，他热爱中医，谦虚好学，查房会诊常同孙申田讨论中医、针灸或中西医结合治疗一些疑难神经内科病，主张大胆用中医疗法、针灸治疗脑血管病、脑性瘫痪、延髓麻痹和某些神经病，用中药治疗脊髓空洞症都得到很好的疗效，为孙申田后来成立针灸神经内科病房，把神经内科引入针灸和中医领域，为针灸临床建立新的模式奠定了基础。

无论是高明老师放心大胆让学生独立操作的教学方法，还是于伯泉、曹一鸣老师手把手地传授，或是葛茂振教授对中西医结合的鼓励运用，对孙申田的成才之路无不起着激励奋进作用。古人说：

"水不激不跃，人不激不奋。"孙申田的"名医"生涯，就是这样开始的。

三、悬针济世，名扬天下

20世纪60年代，孙申田加入了医疗队，到农村巡回医疗。在黑龙江省海伦、绥化等地给农民看病。当时的生活非常艰苦，粮食不够吃，他们就闲暇时到收割过的大地捡粮食、黄豆，春天时到野外挖野菜。当地的老百姓很敬重和爱护他们，经常把自己家省下来的一点点细粮、鸡蛋等给他们送来，使他们深受感动，也更增强了给老百姓解除病痛的决心。一天半夜，劳累了一天的医生们刚刚睡着，就被一阵猛烈的敲门声惊醒。医生的本能和直觉告诉他们，有急患来了。打开门，一辆马车停在门前，马急促地喘着粗气，车上躺着一个已经休克的女孩子。马车夫告诉医生，这个女孩儿是师范学校的学生，放学后说肚子疼，而且越疼越厉害。学校只有离他们这儿最近，就送到这儿来了。有的医生看到情况紧急，半夜三更的，担心耽误了孩子的病，提出马上转院。孙申田看到这种情况，心想，除了他们这儿以外，上最近的医院至少还得几个小时，后果不堪设想。他仔细查看了孩子的病情，考虑是胃痉挛，找到了相应的穴位，他一针下去，女孩儿的病立刻就缓解了。这种神奇的效果不仅让在场的人惊讶、进而崇拜，并且很快传遍了周边的乡村。

2006年正值高考的前一天，某高中学生因连续多天的紧张复习，劳累过度，突发剧烈头痛，且反复发作，无法集中精力。如果以这种状态去考试，其结果可想而知。于是父亲带她来到孙申田的诊室。孙申田仔细查看病情后，仅1针，孩子的疼痛感转眼就奇迹般地消失了。孩子顺利地参加了高考，并如愿考上了理想的大学。她在学校里念念不忘孙爷爷，特意定制了一面锦旗，上写"妙手回春，助我考学"。嘱咐爸爸一定要把锦旗给孙爷爷送过来，挂在医院最显眼的地方。

一位张姓患者原为蛛网膜下腔出血，经治疗后出院，仍进食饮水呛咳，肢体活动不利，口齿不清，且有精神障碍，不配合治疗，还经常打骂家人。万般无奈，家人听说了孙申田的神奇医术后，将他送来。孙申田用头穴针法治疗后，一次症状即减轻，二次症状大减，患者的家人都松了一口气。在诊治的过程中，孙申田看到他家里经济困难，还减免了他的医疗费。"医中华佗，人中楷模"这是张姓患者痊愈后送来锦旗上的字，可说是患者的肺腑之言。

从医多年，孙申田擅长应用针灸与中医、中药疗法治疗各种神经内科疾病和内科、外科、妇科、儿科、五官科疾病，如中风偏瘫、失语、痴呆、延髓麻痹、脊髓空洞症、周围神经损伤、肌病肌萎缩、癫痫、面神经麻痹及颅神经病、胃脘痛、失嗅、耳聋等；对帕金森病、小脑共济失调、运动神经元病、原发性震颤等疑难病的治疗也都有良好的疗效。"孙一针""神针"就这样通过痊愈的患者口口相传，直到他成为当代杏林的又一传奇。

由孙申田亲手研究治愈的典型病例有上百种，这些目前都收录在由中国中医药出版社出版的《孙申田针灸医案精选》一书中，供杏林后来人研究、效法。

孙申田对中医针灸的突出贡献有：

（一）精辨证，循经远取，动静结合

经络辨证是中医学传统的辨证方法之一，是以经络学说为指导，对症状进行综合分析，以判断病位、病性等的辨证方法。孙申田在临床中擅长应用经络辨证的方法治疗经络病和各种疼痛性疾病。他根据病痛部位，先查明其属何经，再运用《灵枢·终始》所说的"病在上者下取之，病在下者高取之，病在头者取之足，病在腰者取之腘"的原则循经远道取穴，对痛证的治疗屡用屡验。

例如，孙申田按经络辨证方法，运用循经远道取穴治疗肩痹证，根据肩痹证的不同表现，将其

分为手太阴型、手阳明型、手少阳型、手太阳型及混合型 5 种证型，分别循经选取鱼际、合谷、迎香、中渚、丝竹空、后溪等穴。在针刺留针的同时嘱患者主动活动肩部，每每获得立竿见影的临床疗效。

（二）重手法，一针为率，气至有效

孙申田重视单穴的功用，常以"一针为率"的原则来指导临床针灸治疗。他主张：针灸治病可在理、法、方、穴组合严谨的基础上，遵从古人宝贵经验，尽量取穴精且少。他认为只要辨证得当，单穴治病就能起到立竿见影、釜底抽薪的效果。

其次是重手法。孙申田在临证治疗的过程中，强调手法操作。常采用速刺法进针，得气后，根据"虚补实泻"的治疗原则，对实证患者采用大幅度提插捻转手法，对虚证患者采用只提插不捻转的手法治疗。在治疗痛证时，应用《灵枢·官针》五刺法中的"合谷刺"进行治疗，具体方法是根据不同部位选用长度适宜且稍粗一些的针灸针，先以痛处为穴，直刺一定深度，待得气后，稍加挑刺法，再把针提至天部（即皮下），再分别斜向前后左右各个方向刺达一定深度，待得气后再用挑刺法治疗。他要求医生在施术时应态度和蔼、聚精会神，用心体会针下的感觉和患者的反应。

再次是孙申田主张"气至而有效"。他指出：针之奥妙恰恰就在于其选穴与操作手法的灵活运用，得气与"气至病所"是针刺治疗取得疗效的关键。他认为"气至"应包括针下得气与气至病所两方面的含义。针下得气或针下感应，亦称针感，是针刺入机体后所引起的一种即时性反应，它不但是施行补泻手法、发生治疗作用的关键，而且是帮助医生判定患者身体强弱、正邪盛衰、疾病预后、正确定穴、提高疗效的依据。"气至病所"一词出于《针经指南》。下针得气后，医者通过一定手法可使得气感应达到病变部位，这被称作气至病所。气至病所有各种不同形式，有循经感传的，如针刺足三里针感可下传至足、上传至腹，针刺风池可传导至前额；有沿神经分布传导的，如针刺环跳传至足底。

由于人体的机能状态及反应敏感程度不同，在针刺时得气反应亦不相同，下针后有得气快慢、不得气之分。为了提高临床疗效，医者需要施行一定的方法，促使得气。孙申田常用的方法有行针催气法和留针候气法。"行针催气法"是在针下得气迟慢时，运用各种手法以激发经气的运行，促使得气的一种针刺手法，可单用右手，亦可双手同用。通常，在催气气不至的情况下，才运用留针候气之法。《素问·离合真邪论》云："静以久留，以气至为故。"临床上遇到下针之后患者自述没感觉，而医者感觉针下空虚、松滑，如插豆腐状，经过运针催气，而气仍不至者，即当留针以候气，以待气至，气至方可补泻，久候不至者，其疗效和疾病预后多属不良。

（三）针药结合，妙手起沉疴

孙申田擅长将针灸与药物治疗相结合，治疗中风、面瘫、神经痛、失眠等神经系统常见病和疑难病。他常说，只有以正确辨证施治为前提，将选穴配方与手法操作有机结合在一起，针药并施，才能更充分地发挥针刺独特的治疗作用。

在临床诊治过程中，孙申田指出，一名合格的针灸医师不应仅仅通晓针刺疗法，还必须熟方药，他常常在临症中列举古代名医华佗、张仲景等用针药治病的范例，用实例说明了要做一名名医不仅要精通针术，还要通晓中医药。他重点强调了针灸选穴与配穴同中药处方的共同之处，都是建立在中医辨证的基础上，只是在针灸中分主穴与配穴，而在中药处方中则分为君、臣、佐、使，其理是相通的。所以，做一名合格的针灸医师应该通晓药性，并能熟练应用方药治疗各种疾病，针药结合，

只针不药或只药不针，则要根据每个人的病情适时应用，灵活掌握，最终达到百治百验的效果。如孙申田临床应用补中益气汤为主方重用黄芪和党参，同时加用炙马钱治疗重症肌无力，大都见效显著；同时还可根据病情需要适时配合针刺，取百会、膻中、气海、足三里等穴治疗。

（四）师古不泥，创"孙氏针法"

一是循经远取动法治疗痛证。孙申田提出用"循经远取动法"针刺治疗痛证，取得非常显著的临床疗效。也就是在循经远取基础上，嘱患者在针刺过程中做主动运动，患者可根据疼痛程度主动调整疼痛部位的活动范围，其不仅可减少及避免患者因被动牵拉而造成的痛苦，还能观察到针刺的即刻效果。

二是用"提拉滞针法"治疗面瘫。治疗主要采用四白穴滞针提拉法。方法是取 2.5 寸毫针于四白穴向下透刺地仓，进针 2 寸左右，然后单向逆时针捻转，使针体与肌纤维缠绕，捏紧针柄向上外提拉，使面肌随着针的提拉被动向上牵引，然后松手使面肌恢复原状，如此反复提拉 30 余次，最后在向上外提拉的状态下用另一根针穿过该针尾部的小孔，并且将另一根针刺入瞳子髎并透刺太阳穴以固定提拉针，这时瘫痪的面肌由于牵拉而被基本矫正。

另外，"滞针提拉法"还可以应用于脏器脱垂性疾病的治疗。具体方法是选用 1.5～2.0 寸针灸针，在脱垂脏器体表投影区域将针灸针对称平刺入皮下，左手按单一顺时针方向捻动针身，右手按单一逆时针方向捻动针身，左右手同时施以手法"滞针提拉"，后通以断续波治疗。

三是"经颅重复针刺"治疗中风。孙申田提出应用经颅重复针刺治疗中风等病。操作时，首先根据病情，准确选取头部腧穴，如偏瘫取对侧运动区，失语取语言区。进针后，先以小幅度、快速捻转针柄，待患者适应刺激量以后，再由徐到急，采用大幅度快速捻转，捻针速度要在 200 转/分钟以上，可稍加提插，一般捻转 3～5 分钟，休息 5 分钟后再重复刺激，一般进行 3 次。这样在应用头针时通过上述手法达到一定的刺激量，积累的刺激量转化为电信号，足以穿过高阻抗的颅骨而作用于大脑内部，从而激活脑内的神经细胞，发挥其治疗作用。同时，孙申田根据其所研究的头针作用时效关系得出：头针要采用长留针多刺激的手法，留针可达 8～12 小时。

四是创腹针疗法，"调气血、和阴阳"。近年来，孙申田对腹针疗法的取穴方案和穴区的功能主治做了大量的临床研究，最后总结出了自己的一套独特的治疗方法。他提出的腹针疗法是一种通过针灸刺激腹部，治疗全身疾病的微针方法。他以肚脐（即神阙穴）为中心，用腹正中线和脐中线将腹部分为 4 个部分、10 个特定穴区。即感觉区、腹足运感区、运动区、运用区、视区、平衡区、情感一区、情感二区、锥体外系区及自主神经调节区。腹针理论依据腹脑学说和脑肠肽理论，他认为腹部是人体的第二大脑，存在着一套完整的神经系统，腹部的特定穴区与大脑相应部位具有投影的关系，比如腹九区，即腹足运感区，定位在肚脐上 0.5 寸并旁开 1.0 寸，向下引 2.0 厘米，且平行于腹正中线，此穴区相当于大脑运动区中支配下肢活动的投影区。再如腹五区，在腹正中线上，肚脐与耻骨联合间区域分成四等份，在第一等份的中间位置，距腹正中线旁开 1.5 寸，左右各一。此区为大脑投影的感觉区，具有改善肢体感觉功能障碍的作用。针刺这些特定穴区，能够对应性地调节大脑相应区域的功能状态，促进和改善大脑的功能，达到治病的目的。

从中医角度来说，孙申田认为腹部在人体属阴，内藏脾、胃、肾、膀胱、大肠、小肠、女子胞等脏腑，为人体阴经和阳经分布最集中的部位，如任脉、足太阳经、足阳明经、足太阴经等皆循行于腹部正中，手太阴经、手阳明经等经络皆与腹中相应脏腑相联系。同时各脏腑之气都聚于腹，并通过经络沟通、气血运行充养腹部内外，即所谓的募穴，"腹者有生之本，百病皆根于此。"因此脏腑经络发生病变，针刺腹部特定区域，具有畅通气血、调和阴阳的作用。

孙申田将他的这些成果整理出来，发表了学术论文99篇，出版了学术专著10部。先后获得国家科技进步二等奖，全国高校科技进步二等奖，黑龙江中医药大学科技进步一等奖，黑龙江省科技进步二、三等奖，黑龙江省厅局级以上科学技术奖22项之多。孙申田现任中国针灸协会理事、黑龙江省针灸学会顾问、临床专业委员会主任委员、东北针灸经络研究会常务理事、黑龙江省中西医结合神经病学副主任委员、黑龙江中医药大学学术委员会委员等职。"假金方用真金镀，若是真金不镀金"。"名医"的称谓，是国家和人们赋予的，是凭自己的努力一针一针搏来的，他当之无愧。

四、他山有砺石，良璧逾晶莹

辨证施治是中医学临床的总则。孙申田教授坚持辨证是针灸选穴与配方的基础，将选穴配方与手法操作有机地结合在一起，才能充分发挥针刺的独特治疗作用。他指出：若想成为一名合格的针灸医师，应全面掌握各种辨证方法，为我所用，才能正确应对临床中所见的各科疾病，取得预想的疗效。这须在长期实践中悟出其真谛。

孙申田提倡中西汇通，在临床诊治过程中灵活运用传统中医及现代医学两种诊断方法。强调对每位患者既要有中医的辨证，又要有明确的西医诊断，两者缺一不可。但同时强调要发挥中医特色，保持中医优势，治疗时坚持"先中后西，能中不西"策略。要学习掌握现代医学知识和技术，来更好地研究中医、弘扬中医，使祖国医学能够昂首屹立在世界医学之林。

20世纪70年代，孙申田调入内科病房。当时内科分四个病房：循环、呼吸、消化、血液，其中急症是分散各科的，病房的主任都是由著名西学中人员负责。他们大都是全省各大医院著名的主任级西医，后学习中医而留校或调来的。有的不仅在省内，甚至在全国也很有名气。他们扎实的基本功和前沿的新知识，以及严格的管理制度，使孙申田的西医基础知识与临床能力得到质的提高。孙申田说："4年多的内科病房工作，使我基本掌握了常见病的西医诊断治疗，对疑难病的诊断治疗及急症的处理都有了显著提高，为（我）后来成立针灸神经内科病房奠定了扎实的理论与实践基础。"

在孙申田的眼中，现代医学和传统中医就像两条平行的轨道，一同承载着人世间救死扶伤的重任。他感慨地说："要想更多地领略现代医学的魅力，尤其是现代医学的前沿信息，不会外语基本上就等于是瞎子、聋子。"孙申田到了内科病房后，看到主任们经常看外文杂志并在查房时总是引用先进的知识，有时候主任们使用的词汇他都听不明白，他便下决心开始学习外语。由于需要和努力，短时间他就可以借助辞典读些外文杂志了，就像打开了一扇通往世界的窗户一样，外文杂志和外文书中的新知识，使他对外语学习更加感兴趣，很快就达到能顺利阅读外文刊物的能力，并翻译了多篇文章发表在相关杂志上。孙申田常对学生们说："中医应不应该学外语，掌握到什么程度，近年来有争议。我个人的体会是，不但要学，而且一定要学得好，学得精。借助外文这个工具能使你掌握医学的前沿知识，对中医的临床与研究有重大帮助。简单地说，你的知识结构必须是精通中医的同时精通西医。我们学了现代医学不是为去从事西医工作，而是让现代医学为中医服务。"

现代医学的学习，外语的掌握，使孙申田如虎添翼。那一年，有一个9岁的女孩儿来求医。女孩儿已经患病4年，来到他面前时，四肢僵硬，脸色苍白，丧失了自主活动的能力，无法坐立，只能直挺挺地躺在姥姥的怀里，只有两个眼珠在转动，谁看见都想掉泪。姥姥说，全国很多大医院都诊断为脑瘫，还因此在北京某医院做了矫形手术。孩子的妈妈是医生，在北京工作，已经束手无策，听说黑龙江省有个脑病专科，特意把孩子从北京送到黑龙江。孙申田详细询问了孩子的病史。他从孩子姥姥的哭诉中获得了一个重要的信息：孩子每天早晨起床后，尚能在家人的搀扶下慢慢散步，一到晚上便病情加重连坐都不能，更不能走路了。晨轻暮重！孙申田立刻想到他从一本新出版的外文杂志看到过介绍此类病例的文章："多巴胺反应性肌张力障碍"。他果断地给女孩儿服用多巴丝肼片，2天后女孩儿病情显著缓解。又根据病情调整了药的用量，奇迹出现了，女孩儿基本恢复正常。现在这个女孩儿已和正常孩子一样上了中学，并能参加各项运动。康复的孩子特意拍了一张美丽的照片给孙爷爷寄来，她说永远都不会忘记孙爷爷。孙申田说："治病是医生的天职，作为一名医生，首先要先会看病，就是说要会诊断疾病，中医是什么病，西医是什么病，然后再会治病。不管是中医、西医，治好病是目的，所谓黑猫白猫抓住耗子就是好猫。所以我们要掌握两套本领，人家会的我们会，人家不会的我们一样会，对来诊的每一位患者你才能提供最佳的治疗。"

用针灸治疗痛证，其疗效是公认的，但其作用机制是长期以来的一个研究热点。孙申田在英国《柳叶刀》杂志上看到一篇报道，介绍针刺镇痛与吗啡肽的关系，对他很有启发。他翻译了这篇文章并发表在国内相关杂志上，为后来针刺镇痛的机制研究提供了新的信息。还有该杂志刊登的《经颅磁刺激诱发电位的研究》对他后来从事针刺运动诱发电位的研究给予了启迪，从而为揭示头针作用机理提供了可靠依据。

正是基于在内科病房的西医积累，并在实践中尝到了中西医结合的甜头。1972年6月，经黑龙江中医学院附属医院领导同意，孙申田和其他中医专家们组建了第一所针灸神经科病房，这在全国医学界是首次把针灸学科同现代神经病学相结合，从而创建了针灸学新的临床、教学及科研模式，成为"第一个敢吃螃蟹的人"。

原本的针灸科都是以门诊形式为主，在全国基本上没有成立病房的。而且单独成立针灸病房，如果各科的患者都收治，确实也不适合，患者也没那么多，很难发展起来。所以，寻找一个中西医结合的切入点很主要。孙申田告诉我们说："当时我是这么考虑的，把针灸和神经内科结合起来有两个优势：一方面，神经内科病是常见病、多发病，尤其在我们北方地区，脑血管病发病率常年居高不下，在全国甚至全世界都是发病率第一。另一方面，针对神经内科病，西医诊断是可以做到非常清楚的，但治疗手段相对贫乏，而弥补西医治疗上的不足，中医针灸便成为最佳的选择。所以，把中医针灸和西医神经内科结合起来，取长补短，确实能取得最好的疗效。这些年，我们在临床中遇到并总结了不少典型病例，如用针灸治疗脑血管病偏瘫，常常可以取得立竿见影的效果，再如西医无法解决的脊髓空洞症的治疗，我们用中药来治疗也取得了很好的效果。"

由于诊断清楚，治疗效果好，深受患者的欢迎。看到了疗效，西医同行们也接受。后来，西医同仁不但同意用中医的方法，还主动把患者介绍过来。这样不断地发展，在原来仅有40张床位的病房基础上，已发展成为今天500张床位的专科医院了。而且不但浙江省省中医药大学附属第二医院，就连哈尔滨其他的中医院也都按此模式陆续成立了很多病房，却仍"供不应求"。可见，这种模式的建立，不仅是本院的特色，也得到了外院更多同行的认可、患者的认可和各个管理层的认可。他的很多学生毕业之后，又把这种模式带到了全国很多地方，在当地也都很受欢迎。所以，这种针灸和神经内科结合的模式逐渐推广到全国，受到越来越多的关注和重视。他总结说："实践证明，中西医结合的切入点很重要，找对了，就有无限的发展空间。"

五、经师易求，人师难得

用"桃李满天下"来形容孙申田真是再恰当不过了。他常说："如果说我现在成为名医，那原是我起飞在名医的臂膀上，没有这些杏林巨人的托举，就没有我的今天。我无以回报，只有把自己的点滴积累传于后人，才不辜负先人的栽培。"

常言道：致天下之治者在人才，成天下之才者在教化，教化之所本者在学校。多年来，通过他和同仁们的不断努力，针灸门诊已经发展到针灸神经内科病房，从病房又发展到针灸系，从针灸系又成立了针灸推拿学院。在这个过程中，培养了一大批针灸专业人才。1984年8月，孙申田首次提出在黑龙江中医学院针灸系开设神经科课程，讲授神经病学和神经疾病定位诊断学，教材也是老师们自己编写。这在我国中医学院中还是第一家。现在，很多大学针灸系都采纳了同类的课程，国家还统编了神经定位诊断教材，这说明全国各中医药大学同仁们基本都接受了这个模式。

在培养针灸人才方面，孙申田如数家珍。他说："从1983年成立针灸系开始，我们在七八级学生中成立了20人的针灸专业班，培养了一批专业人才。他们毕业后大部分被充实到学校针灸教学和临床等工作中。从1983年以后，我们开始招收研究生。教学上，都是采取针灸学和神经内科学结合的培养模式，现在他们中的很多人在黑龙江省和全国医学工作岗位上都有卓越的表现，显示出这一培养模式的优势。他们中的很多人都已成为硕导、博导或学科带头人，也把这种思想传授给一批又一批的研究生。所以，这是一种可以造就大批人才的模式。"这些年来，他一共培养了66名博士、68名硕士和7名学术传承人，正是在这一教学模式下努力实践的结晶。其中包括现任黑龙江中医药大学校长孙忠人教授，以及梁立武、邹伟、吴永刚等。

2008年，孙申田70大寿，兴之所至，欣然命笔：

悬壶未觉古稀临，济世活人是初衷。
仁爱无私天地阔，挚诚有义道方明。
喜逢盛世精神爽，笑看桃李放春红。
扬鞭更出夕照外，愿做识途马蹄轻。

有人说，经济只能保证我们的今天，科技可以保证我们的明天，只有教育才能保证我们的未来。孙申田将大半辈子的心血用在教书育人上，因而才能在70寿诞时"笑看桃李放春红"。他的众多弟子中，有的已接替他成为黑龙江省针灸学会的会长、黑龙江中医药大学的校长、针灸研究所所长、国家局级暨省级重点学科针灸推拿学科带头人；有的成为省针灸学会临床专业委员会委员、获"黑龙江省名中医"的称号；有的担任了武警总医院的副院长兼任全军中医药学会副会长、中国灾害防御协会救援医学会常务理事；有的成为博士生导师、担任北京中医药大学第三附属医院副院长；有的现任美国国家健康中心主任、美国新墨西哥州立大学中西医结合治疗癌症研究中心首席研究专家，被誉为州立"十大女杰出人才"……

前来向他求教的学生有来自日本的、朝鲜的、新西兰的、美国的、苏联的、西班牙的、韩国的……

孙申田在博客里对他的学生们说："同学们，学好中医不容易，这是我经历的寄语。他要在先人们几千年留下的古籍中探索，在字里行间寻找宝贵的经验，还要学好现代医学的理论与实践，还要涉猎到一些哲学、天文、地理及其他领域。所谓'博古通今'。我的要求不过分，就是与时俱进，要把握好时代的脉搏，你才能永远站在时代的前列。生活得快乐，读书读得着魔，事业的辉煌，这才是你能力的象征。你们经历了儿时的快乐，现在正在青年的战场上拼搏。老师希望你们都能取得事业的成功，过上富足幸福的生活。"

高山仰止，景行行止，读着孙申田的这些文字，谁能不为他的境界和品格所折服！

名人、名医、名师——孙申田先生，人之楷模，大医风范，永远值得后来人效法。

第八节 推拿医家

毛林高

毛林高，男，汉族，副主任医师，1914年7月出生于山东掖县。1926年他跟随父亲在黑龙江省阿城县开始学习中医；1930年入阿城县中医学校，跟随王子余老师学习中医；1931年1月他被黑龙江省阿城县红十字会聘任为医官。因阿城县红十字会解散，于1932年3月到1944年4月先后在五常县国际运输公司、车站和林口车站任售票员、站员、车长。1944年5月开始，毛林高在牡丹江红十字学会任中医师。1949年5月入牡丹江卫生协会学习班进修中医4年。1953年5月在牡丹江中医联合第二十一诊所参加工作。1956年2月，牡丹江中医联合第二十一诊所改组为牡丹江中西医院，他先后任照庆街门诊部中医师兼主任，小儿科主任、中医科主任。期间，曾在黑龙江卫生干部进修学院中医进修班学习9个月。1960年2月调入黑龙江中医学院任中医教师，同年，在哈尔滨市中医院门诊学习按摩3个月。1962年9月，他到黑龙江中医药大学附属医院按摩科出诊，同年到天津中医学院学习按摩正骨技术9个月。1981年1月，毛林高任黑龙江中医药大学附属医院按摩科主任。

毛林高自幼学医，从事医疗实践50余年。他的诊治生涯历经中医内科、外科、伤科，1958年开始从事按摩研究。他针对运动创伤进行中医方面的探讨，有着丰富的实践经验，具有一定的专科学术水平。他曾带徒多人，对徒弟言传身教，使他们很快系统地掌握中医按摩技术，对推动中医按摩治疗跌打损伤技术的进展起到了很大作用。他对患者热忱，技术精湛，门诊患者量很高，治疗效果显著，因此在群众中有较高的威望。曾在《黑龙江中医》发表论文《按摩治愈癞疾1例介绍》。

栾汝爵

栾汝爵系山东黄县人，生于1917年，从事推拿按摩工作40余年，曾任黑龙江省按摩学会理事和道里区政协委员。

栾汝爵曾祖父皆善于推拿按摩技术，他本人自幼立志继承祖业，刻苦学习，深得其要旨。青年时即行医于乡里，在群众中颇享盛名。1958年，他应聘到哈尔滨市中医医院开展推拿按摩工作。他一生孜孜不倦地钻研学术，勤求古训，不断创新。他对推拿按摩技术的掌握比较全面。内、外、妇、儿，凡推拿之适应证，不但治疗有方，且有一定建树，如推拿按摩治胃下垂、坐骨神经痛、月经不调、颈椎综合征、腰椎间盘突出症、婴幼儿腹泻等，都有独特的手法，并取得满意的疗效。

多年来，他善于总结经验，撰9篇论文，编著十多万字左右的《栾氏按摩法》手稿。

他集众家之长，依据中医理论总结出50字秘诀：

按而充弱气，循摩活血瘀。

拿善止剧痛，推将积聚除。

牵治挛缩病，矫治畸形正。

捏愈痛关节，掐活尸厥疾。

震颤排浊气，击悟脑昏迷。

在推拿手法上，他强调心手如一，力法适中。轻而不浮，重而不滞，指贯如神机，以心则得手，操作在表，实透病区。

他尤擅长于小儿推拿。他认为，小儿手汇百脉，手的五个部位充五脏、六腑，按病情之虚实、寒热，而施以补、泄、散、清等推拿方法，改进了按人体部位进行推拿的方法，缩短了疗程，提高了疗效。如小儿消化不良而致腹内积食，呈现腹胀，采用结肠顺续法，往往当日或当时排便，收到立竿见影之效。又如婴幼儿腹泻，以往采用推食指以补大肠，而改革为结肠三段逆缩法和活络推拿手法，直接按拿结肠，如针对重症中西药疗效不佳的婴幼儿腹泻，经三五次推拿即愈。

自 1981 年起，小儿肌性斜颈在临床屡见不鲜，并有与日俱增的趋势。他博览古今中外医籍，结合临床实践，创造出矫牵按摩法，而使挛缩之胸锁乳突肌软化延伸。10 岁以内均有效；若周岁左右进行治疗，其疗效更佳；满月就医，则效果最好，可免除手法之苦。3 年来，他共治疗 300 余例，其疗效高达 100%。

他在推拿按摩治疗中，反对头痛医头，脚痛医脚，深求古训，标本兼治。认为小儿乃纯阳之体，正如钱乙《小儿药证直诀》所述："五脏六腑成而未全，全而未壮"。在治疗小儿时，不仅手法要适中，不可暴力，还注意扶正，"正气存内，邪不可干"。肾为先天之本，脾为后天之本，故在治疗中补肾健脾之法不可忽视，依据病情和年龄体质选择相应穴位按摩。

他还根据《内经》中"心者，君主之官，神明出焉"的理论来治疗小儿脑炎后遗症所致瘫痪，其症起源于心经，遗害于肝经。是因为心藏神，心主神明，心经为病则君主失职，十二官无所主，故智能低下，或失语，或语言謇涩为本。肝主筋、主疏泄，肝失条达，则筋失濡养，或拘挛或不仁不用为标。因而采用镇静安神为主，疏肝理筋为辅，往往收到理想之疗效。病案举例如下。

赵昕，男，3 岁，1964 年 9 月 10 日初诊。患儿在生后 3 个月时，高热惊厥，经某医院诊断为"病毒性脑炎"，治愈后则痴呆，从未言语，涎水淋漓，不时抽搐。查体：头顶呈尖形，头低项垂软，双目直视，神情呆痴，溲便不知，口唇紧缩，四肢肌肉萎缩，功能丧失，两臂常张，两手握固，两腿紧并，不能站立，四肢肌力增强，腱反射亢进，感觉迟钝，克尼格征阳性，肌力"0"级。诊断为脑炎后遗症（中医诊断：风痹）。患儿神情呆痴，语言不出，乃心经为病，两手握固不能站立，四肢功能丧失，属肝经为病，肌肉萎缩，脾经为害。治拟养心安神，补肾健脾，疏肝理筋。取穴：心俞、肝俞、肾俞、脾俞、攒竹、百会、风池、风府、合谷、后承山、环跳。手法：点、按、推拿、牵矫。

2 周后两目略有神，口唇不抽，尚可发音，四肢挛缩停止，可扶持站立，月余则知排便，口唇复原，并能吐单字，能自坐稳，持物移数步，效不更法。经 2 个月治疗，神志如常，可呼妈妈、爸爸等，肢体功能略有恢复，手可持食品自食。

2 个月后继续治疗，并嘱家长协助功能锻炼，其神态转清、智力大增，能数 10 个数，因故停诊 2 个月。

第三阶段治疗 2 个月，诸症皆除，双目较有神，语言较完整，可数 100 个数，口流涎止，可独立行走，两手恢复功能，惊厥未再发。

按摩治疗脑炎后遗症，有一定疗效，但不能单纯矫牵肢体。"治病必求于本"，应辨证论治和辨病论治相结合，方能收良效。本病是慢性病，一旦因故间断，不要丧失信心，再继续治疗，对疗效不至于有太大的影响。

王选章

王选章，男，黑龙江省齐齐哈尔市讷河县人，黑龙江省推拿名医，龙江医派著名医家。曾任黑龙江中医学院附属医院南岗门诊部推拿科主任，黑龙江中医学院附属第二医院副院长，黑龙江中医学院针灸推拿系副主任。曾兼任中华中医药学会推拿分会理事、中华全国推拿手法研究会常务理事、黑龙江中医药学会推拿专业委员会主任委员，哈尔滨市南岗区科协副主席等职务。20世纪90年代后，先后公派去俄罗斯、日本、美国从事医疗和学术活动。

一、幼承家学，杏苑泛舟

王氏一家系中医世家，祖籍山东省五定府惠民县，后迁居黑龙江省齐齐哈尔市讷河县。王选章生于1937年11月21日，自幼便随家人学习中医，背诵诸如《药性歌诀》《汤头歌诀》《药性赋》《濒湖脉学》《医宗金鉴》等医学书籍的内容，为其在之后的学医经历奠定了坚实的基础。因循家传的中医学习模式，他刚入学便知道"学中医就得背书"的道理和学习方式。

王选章于1956年9月入学，入学当年的寒假回乡，就迎来了他从医生涯的第一位患者——吕某。据王选章教授回忆，吕某患泪囊炎3个月治疗不愈，左侧面部皮肤因流泪发生大面积溃疡，曾用泪囊冲洗消炎等治疗均无效。当时王选章已学过中医辨证学——《中医基础理论》，同时背过《濒湖脉学》和《汤头歌诀》。经仔细询问后，知其原因系与人争吵、眼睑内有异物摩擦致流泪不止。问过病史，知病由生气而发，脉象弦数，诊其为肝郁化火，令服丹栀逍遥汤3剂便愈。这次治疗的成功，极大地鼓舞了他对中医的信心，对其日后的学习和行医产生强烈的影响。

任何人的人生经历都免不了受社会生活的影响，王选章在校学习期间，学校历经三次合并，校址两次搬迁。处在新生发展阶段的学校，一切都是从零开始。学校成立时的目标是培养合格的中医医生，在其教学模式和课程设置上就能充分体现其重视中医专业特色和重视临床技能的培养。学校开设有"脉学""中医诊断学""中药学""方剂学"等基本课程，也有"内经""伤寒论""金匮要略""温病学"等经典课程，还有中医内、外、妇、儿等科的临床课程。此外，还开设了西医"解剖学""生理学""微生物学""寄生虫学""传染病与流行病学"和临床课程。通过系统全面的学习，王选章具备了扎实的基本功和深厚的理论修养。

当时没有现成的中医教材，大多数教材都是教师自己编写，油印成册，分发给学生。虽然这些教材内容较少，但却很精练，一般都能体现任课老师的学术思想。老师的讲课方法和现在也不一样，每门课程讲得都很细，讲方剂每堂课就讲一个方，讲脉学的时候每堂课就讲一部脉，讲中药的时候每堂课就讲一味药。在教学过程中老师能够将中医理论知识与临床实践结合起来，以激发学生的学习兴趣，培养了学生们对于中医的热情，巩固了专业思想，并要求学生当堂消化，下一堂课上课之前还要提问。背诵是学生自学的主要方式之一。中医教育自古以来就特别强调背诵。学生对专业知识的深入理解和掌握并不是仅仅通过课堂教学即能完成的，需要一个反复思考的过程，熟悉思考对象，可缩短这个过程，而背诵是最好的形式。当时的学习风气很浓，学生的学习态度都很端正。除了上课之外，学校在每天晚上和周日都统一安排自习。学生的业余生活很单调，也没有什么娱乐活动，更不比吃穿，思想也都很单纯，头脑里只有"学习"二字，天天就是上课，上自习，然后背书。

在家学和老师的影响下，王选章除了学习课堂知识外，还注重自学课外知识，对医学经典颇有研习，对《内经》和《医宗金鉴》情有独钟，这两部著作尤其是《医宗金鉴》对其临床产生了深远的影响。

中医是实践先于理论的医学，只有理论学习是远远不够的，王选章在注重医学理论学习的同时，还格外重视参加临床实践和实习。曾跟随齐齐哈尔市中医院的刘化一、张尔多等老师学习临床经验，对其临床思路、诊治模式乃至医德医风都有较大的影响。1960年9月，王选章由学院抽调赴辽宁省汤岗子矿泉理疗医院进修理疗推拿，并于1961年赴上海中医学院进修推拿6个月，还曾到黑龙江省医院进修外科。正是这样的学习经历，才使得王选章从黑龙江中医学院首批毕业生中脱颖而出，于1960年提前毕业并留校工作。

二、栉风沐雨，悬壶业医

1962年，黑龙江中医学院附属医院建立，王选章先后在内科、针灸科开始建科出诊，并于1963年牵头建立推拿科，开始了正式从事推拿专业诊疗疾病的道路。他于1964～1966年担任黑龙江省政府领导的保健医生。

王选章于1975年赴京参加了由周恩来总理提议、当时卫生部部长刘香屏主持的全国中西医结合治疗骨关节损伤第一期学习班，为期3个月。在北京中医研究院学习的这段时间，对王选章各方面的影响都很大，也为其之后在推拿领域的发展奠定了良好的基础。

三、枯木逢春，成就大医

改革开放以后，我国的经济飞速发展，社会环境得到了明显改善，中医事业也有了长足的发展。王选章在临床工作中，坚持中医特色，注重中西医结合，临床诊疗重视辨证与辨病相结合，随着患者的日益增多，其临床经验也不断丰富，逐步成为推拿领域的专家，在国内推拿界的影响也日益扩大。

王选章于1980年后开始介入盲人按摩培训工作。他回忆说："当时属自发的。我出自责任心，想把按摩队伍整顿一下，避免出事故。免费讲课、培训，连买汽车票也是自己掏钱，主要在南岗办班，晚间工作之余上课。现存年龄较大的盲人按摩师，多数都听过课。"1982年，哈尔滨市组织的第一批按摩班，王选章也讲过课。1983年经黑龙江省劳动局、民政局、卫生厅、中医学院等单位开会，为安排盲人工作问题始办按摩班，每期3年，地点设在盲聋哑学校，校长为孟君，至今该校仍保存着当时的相关文件。王选章一直坚持业余工作，到1995年去美国才暂停这项工作，之后由其学生梅荣军等接管。经王选章培训的几批学生，现在已遍布黑龙江省，有的在北京等地工作，还有部分学生出国工作。

1985年7月，王选章被聘为黑龙江中医学院副教授，1986年1月20日加入中国共产党，并先后4次带领学生到哈尔滨市各县区参加社会实践和义诊；1989年担任针灸推拿系副主任，于1990年分别获苏联阿穆尔州中国医疗队荣誉奖、中国百名专家特邀门诊荣誉奖；1992年起担任黑龙江中医药大学附属第二医院副院长。

作为推拿领域的资深专家，王选章在医疗、科研和教学等方面的成就颇多，在国内外均有一定的影响力，至今仍奋战在医疗教学的道路上。

四、献身临床，厚德济世

在临床医疗方面，王选章曾任黑龙江中医药大学附属第二医院副院长，除负责管理医院各项事务之余，还坚持日常临床诊疗工作。其在临床擅长用推拿手法治疗伤科、皮肤科及内科疾病，尤其在治疗银屑病、过敏性紫癜、荨麻疹、药疹、截瘫、急症等方面疗效独到，在国内外均有一定的影响力。他首创"点穴调脉法"和"形气辨证法"，并将推拿手法按照阴阳五行进行分类，在治疗中常推拿、针灸、中药并用，独具特色。王选章于1990年应邀参加全国百名专家特邀门诊，赴北京出诊。为表彰其在医疗方面的诸多贡献，于1994年被授予"黑龙江省首届名中医"称号。随着祖国传统医学的国际影响力越来越大，王选章在学校组织派遣下，自1990～1997年先后去苏联、俄罗斯（3次）、日本、美国等国家开展医疗交流、讲学及诊疗工作，期间还曾在美旅居3年，传播中医疗法，并把中医推拿、针灸等特色疗法运用到医疗活动中，深受当地国际友人和患者的青睐。为此，王选章还在美国南加州开设中医、针灸、推拿诊所，并为南加州中医师公会作学术讲座，进一步加大了国外人士对祖国医学的认识和认可，推动了中医学在国际上的传播。王选章回国后至今仍坚持出诊，虽年逾古稀仍不忘为家乡百姓解决病痛之苦。在其临床诊疗过程中，既展示出了精湛的医技，也展现了一代大医的品格风范，凡是经过王教授诊治过的患者均称赞其妙手回春、医德高尚、待患若亲、无问贵贱。祖国医学也正是因为有着像王选章这样的一代代良医的坚守和努力，才赢得了人们的日渐喜爱和发自内心的赞誉，进而得以发扬光大。

五、投身教学，呕心育人

在教学方面，王选章治学严谨，学识渊博，推拿专业理论技术精湛，师德高尚，于1988年被评为"哈尔滨市教书育人先进教师"。王选章于1989年在黑龙江中医学院创建了推拿学专业，担任学科带头人，建立推拿学教研室，担任推拿教研室主任，并担任针灸推拿系副主任，在大学讲授《推拿学》《推拿手法学》《推拿治疗学》《推拿学及护理》《推拿气功》《练功学》等课程，并负责学生的临床带教工作，先后撰写了《一点两面的中医教学理论初探》《初谈我院推拿专业教学计划的制定》《坚持走社会主义实践的道路》3篇阐述教学法的文章，均发表于《中医高教理论研究》杂志；他组织全国9所中医院校推拿专业的教师编写推拿系列教学丛书《中国推拿练功学》《中国推拿手法学》等；编写本、专科及留学生推拿教科书，书中内容被全国多家推拿教材引用；他还为学生编写中医推拿辅导教材——《推拿三字经》，帮助学生尽快掌握推拿学的学习内容。经过不懈努力和多年的苦心经营，王选章为黑龙江省的推拿学科培养了推拿学科带头人及推拿教师，为黑龙江省推拿学科建设做出了重大贡献。1993年，他被黑龙江中医学院聘为教授，并于1995年被聘为硕士研究生导师，共培养推拿学专业硕士研究生3名，还为黑龙江中医药大学培养了首批推拿方面的中坚力量，其中吴文刚、王军、梅荣军、王先滨等一直奋战在黑龙江省推拿战线上，均在国内外具有较高的影响力。1997年王选章在黑龙江中医药大学退休，但他对医学的奉献并未因此而中止，退休至今仍坚持从事中医教育和医疗等工作，开展推拿学术讲座，创办针灸推拿学习班、骨关节损伤学习班、软组织损伤学习班等，为社会培养了大批中医推拿人才。

六、注重科研，钻研学术

在学术研究方面，王选章也取得了可喜的成就。他十分注重中医经典著作和理论对中医的指导作用，强调沿袭经典，发掘古籍，并用《内经》的经典理论来阐发推拿学术理论，指导推拿临床实践，提出以"八纲""脏腑""皮、脉、肌、筋、骨"为辨证基础，以经络、气血为治疗要路，形成一套指导推拿教学和临床实践的理论体系。推拿需按照阴阳五行理论来划分手法，以阴阳动静为纲，根据临床手法实践，以五行分立拿、推、摩、动、按五法，应用于皮、脉、肌、筋、骨五部。分辨病因，病分表里，伤分形气，法分刚柔，力分五向（即直行推、环行摩、向上拿、向下按、关节沿轴线活动）。

王选章认为："医疗分中西，中医医疗必本于道。道在于一。'一其因'，因分疾病，人分形气。作为推拿，法分动静，力分刚柔。按摩之法必用力，动静刚柔同时体现于手法用力中，动静刚柔之法又有五，故用力之法分五向六法，五向为上、下、直、环与不定向的关节活动，即转动；六法有振动者拍打叩颤也，转动者关节活动之谓，向上者拿，向下者按，上下者振动，直行者推，环行者摩，环转者关节活动，这就是推拿手法分类的纲目。"王选章强调："手法何以用五行分？行者动也。物法运动，一动一静，故分阴阳，其动有向，向五六量，以计动态，以与人体结构相应为用。向上者拿，用于皮表，以解表邪以通卫气，皮在五行属金，若天之星，若人之肺，通天气，主杀伐。可通可止；直行通血，在五行属君火，推擦可发热，可通血脉，可制拿法之静，故拿后当推。"

此外，王选章还强调临床诊疗时需推拿、针灸、中药等多种疗法相结合，在中药处方方面，推崇《医宗金鉴》，临床时擅长化裁运用《医宗金鉴》的方剂治疗各科疾病。对于其他如《伤寒杂病论》《难经》《温病条辨》《诸病源候论》等中医书籍亦多有涉猎，每遇好书无不潜心研读。

在科研方面，王选章曾主持国家中医药管理局课题"推拿治疗银屑病手法、选穴及作用机制研究"等多项科研课题，并获黑龙江省中医药科技进步二等奖，黑龙江省政府科技进步三等奖。共发表学术论文《银屑病针刺治疗出现同型反应的处理方法》《按摩手法之我见》《皮脉肌筋骨辨证在推拿中的应用》《点穴调脉法介绍》《老年保健推拿》《哈尔滨市推拿学派初考》等10余篇，并编审《中华推拿医学志——手法源流》一书。

王选章还特别重视学术交流，除早年赴京参加全国中西医结合治疗骨关节损伤学习班和多次出国交流外，1992年参加国际抗衰老学术研讨会，大会宣读论文《〈养生方〉与摄生之道》；参加中国骨伤科人才学术研讨会，宣读论文《论中医伤科辨证法——形气辨证法》；还多次参加全国推拿学术会议，学习交流学术经验，博采众长，丰富完善中医推拿理论，提高中医推拿教学、医疗水平，发展中医推拿事业。

现在，王选章已年逾古稀，但他对医学和推拿的追求仍未止步，虽然70多年的人生给予他太多的沧桑，50多年的从医经历赋予他无数的成就，但在他的内心里仍然有着矢志不泯的愿望，他仍不甘驻足前行的脚步，黑龙江省乃至全国的推拿事业还有很多事情需要他去探索。

在王选章的带领和影响下，黑龙江中医药大学推拿学科形成了独特的学术特点和推拿派系——龙江推拿学派。该学派是建立在祖国医学的辨证施治基础上，以《内经》的理论作为推拿教学和临床诊疗的指导思想，博采众家之长，汲取全国各地名家经验，注重与现代医学和北方特色相结合，加以阐发凝练，形成统一的北方龙江推拿学派。

第九节 五官科医家

王圣云

王圣云，汉族，1935年5月生，教授，主任医师，国家、省名中医，受聘于福州生物医学研究所研究员。黑龙江省鸡西市人。1961年毕业于黑龙江中医学院医疗系，承袭六世祖传中医世家，行医40多年。历任中国中医药学会耳鼻喉科学术委员会委员、中国中西医结合学会耳鼻喉科专业委员会委员、省中西医结合耳鼻喉科学会主任委员、黑龙江中医药大学附属第二医院五官科主任；现任中华临床医学会常务理事、中国残疾人康复协会中医外科分会委员、省中西医结合耳鼻喉科学会名誉主任委员。他先后考察深造于南京中医药大学、广州中医药大学、上海中医药大学、成都中医药大学及天津中医学院等院校，并巡诊于浙江绍兴、宁波、天津等医院，深受广大患者好评；创名医良药"增效牛黄利咽片"等纯中医制剂。王圣云主要从事中医耳鼻喉科、眼科及皮肤科临床工作，主治各类鼻炎、鼻窦炎、咽喉炎、扁桃体炎、耳病、眼病、眩晕、湿疹、皮炎、皮癣、荨麻疹、痤疮、酒糟鼻等疑难病证，主持设计科研项目"中药三花喷雾剂治疗急性咽喉疾病的临床与实验研究"课题，被评为黑龙江省科技进步成果三等奖，并获得黑龙江省中西医结合科技工作者成就奖。主编《中医五官科学》等著作，参编《中医耳鼻喉科学》《中国医学百科全书》《全国中医学院及试题解》《中国中医秘方大全》《中国验方集成》等书，担任《中国中西医结合耳鼻咽喉科杂志》常务编委。撰写"鼻宁雾化剂治疗急慢性鼻窦炎疗效观察"等论文，先后发表于《江苏中医》《山西中医》《国医论坛》《黑龙江中医药》《中国针灸》《中医教学报》等刊物。

刘吉年

刘吉年，男，1937年出生，辽宁省昌图县人。曾执教于黑龙江中医药大学，1963年受黑龙江中医药大学附属第一医院之聘，任眼科主任，全国中医眼科学会委员，省中西医结合研究会眼科专业委员会委员等职，他将内、妇、儿各科理论与方药知识融会于眼科临床中，拟定数种眼科专用丸剂，获得良效。参编第四版高等院校《中医眼科学》教材。他早在20世纪60年代就已是黑龙江省著名的中医眼科医师，被评为中国民主同盟优秀盟员。

因抗日战争期间，民不聊生，家境贫困，刘吉年的父亲务农为生，无力供其读书，遂于家中放养家畜贴补家用，空闲时间他就跑到离家附近的学校，趴在窗户上听着教室里的阵阵读书声，每当这时他年幼的心里就涌现出对读书的渴望。时间长了，老师就发现了这个趴在教室窗户外面的孩子，经过老师到家中进行劝说，父亲答应送其去学校读书。去学校前，父亲和他进行了一次谈话，父亲说："不得苦中苦，难得甜中甜，几年的务农生活也是对你意志的锻炼，是让你明白读书的重要性，珍惜能够读书的机会。正如孟子所说：天将降大任于斯人也，必先苦其心志，劳其筋骨，饿其体肤，空乏其身，行拂乱其所为，所以动心忍性，曾益其所不能。"当时11岁的刘吉年开始了读书之路，他十分珍惜这来之不易的学习机会，学习十分努力，终日专心致志，勤学苦读，手不释卷，锲而不舍，不甘落后，常常不舍昼夜，一步一个脚印地向前迈进，学习成绩名列前茅。1956年，刘吉年以优异的成绩考入黑龙江中医学院（现黑龙江中医药大学）。那么，刘老为什么选择医学院校呢？

原来，他的祖父刘瑞年是当地有名的老中医，并编著了手抄本的《眼科验方》，记载了拨云汤、蕤仁膏等方药，该书配有简易的眼科图解，父亲把这些珍贵的资料交给他，希望他能继承这些宝贵的知识和经验，行使他的使命和责任，将其发扬光大。他带着父亲的期许和自己心中的理想踏上了学医之路。正如毛泽东主席写给父亲的《赠父诗》："孩儿立志出乡关，不学成名誓不还。埋骨何须桑梓地，人生何处不青山。"这首诗，成为千古佳话，也是当时刘吉年的内心写照。

大学期间，刘吉年的学习成绩十分优异，但他在成绩面前永不满足，不断追求，扩展更广泛的课外积累，不断对自己提出更高的学习目标。学习中遇到的困难，能积极找出困难的原因，勇于克服，不解决困难誓不罢休。因学习期间成绩优秀，毕业前夕，学院领导经商议决定留其在校执教，并派其先后前往南京中医学院、成都中医学院等地进修，进修期间还曾跟随陈达夫学习。也许每个人在成长中的某个阶段都会有一些困惑或者会莫名产生一些想法，一年后，进修归来的刘吉年在校从事科研、教学、临床等工作，慢慢地他感觉到在学院的 5 年学习及在外进修都是围绕着眼科这一专业，他未来的从医之路只是局限在眼科这个领域里吗？他有了想要放弃继续从事中医眼科的工作，改行回家做一名"汉医"的想法。这时发生了一件事情让他彻底改变了想法。一天，上级领导交给他一个任务，让他给军区首长的孩子看眼睛，患者男童，9 岁，小学生，经领路人代述，患儿双眼突然患目疾，出现视物模糊不清，数小时双眼失明，于教室前排视字不清，后因视物不见而休学。四处医治，均未发现眼底病理改变，故不能确诊，治疗无效。患者自述：眼前不能视物，饮食、二便正常。后又于哈尔滨市西医院检查，疑似为视网膜循环障碍，用血管扩张剂，治疗无效。经刘吉年检查所见：患儿精神不爽，抑郁不乐，目珠微有内陷，仅能辨别眼前（10 厘米）指数。按之目珠虚软，言语迟钝，舌上无苔，脉弦细而涩，诊断为"暴盲"。他分析患儿精神不爽，郁滞不乐，系属郁怒伤肝，致肝气横逆，或气逆于上，而使气血郁闭不行，脉络受阻，五脏六腑之精华不能上注于目，而目失所养，故见目珠内陷，呈现无光泽，按之虚软，致目睛失明。所以本着调达肝气、通其脉络及活血养血之法治疗，而使肝气得舒，恢复调达之功能，脉络得通，气血得注，改善了血液循环之障碍，则目重获血养而达复明之理也。遂治以加味逍遥散合当归养荣散，配成散剂，各 2剂，每剂九分，早饭后服加味逍遥散 1 剂，晚饭后临睡前服当归养荣散 1 剂。服药后第 3 天来院复诊，视力由眼前指数增至 0.02，继续服用半个月后，视力恢复至 1.0，取得了显著的疗效，后复学念书，随后再未复发。他因为这件事受到上级领导的好评，并在全院大会上被评为先进工作者，也因此在眼科行业中产生了广泛的影响，他的名声也从此传及整个黑龙江省。他也进一步坚定了信心，他要使眼疾患者重见光明，减少眼疾患者的痛苦，做眼睛的忠实卫士，愿光明的世界永远呈现在人们面前。

一、独 特 思 想

刘吉年根据自己所学并结合祖父的眼科用药宜轻的中医学术思想，注重应用轻宣之剂治疗眼病。他认为中医眼科用药应轻轻上浮，多采用花、果、叶类药物治疗眼病；另外他还认为眼科在治疗时应内外兼用，即内治法与外治法结合应用。从此初步形成了刘氏中医眼科流派。

二、疗内眼疾患，多疏肝理血

刘吉年在诊治疾病时常常说的就是"疏肝理气养血，目得血而能视"，眼能视万物，别黑白，其功能有赖于"五脏六腑之精气上注于目"之说；又"肝开窍于目""肝和则目能辨五色矣"。故五脏六腑之中，肝与眼关系最为密切。气血理论与眼底病变密切相关，气血失和，可以直接造成眼底组织发生病理改变，影响到视功能。气血失调是贯穿眼底病整个过程的基本矛盾，故内眼疾患从疏肝理血着手进行治疗，对眼底疑难病的治疗具有重要意义。内眼病的主要症状是患者自觉视物昏朦、眼前黑花、蛛丝飘浮、飞蝇幻视、视直如曲、夜盲，甚至暴盲等。刘吉年根据内眼病的特征和自己多年的临床实践经验，摸索出从疏肝理血论治内眼疾患的一套方法，因证施治，每多获效，先后发表了《两例"暴盲"病的治疗经过》《眼科急症治验两例》等论文。现以暴盲为例，浅谈刘吉年对内眼疾患的治疗经验。

刘吉年认为：凡视力突然丧失的内眼疾患，都属暴盲范围，包括现代医学的视网膜动脉阻塞、视网膜脱离、急性视神经炎等病。本病发病急，病情复杂，具有"外不伤于轮廓，内不损乎瞳神，倏然盲而不见"的特点。其致病之因，主要是阴阳气血失调，脏腑功能紊乱，邪气阻塞脉络，精气不能上注于目而成。足厥阴肝经连目系，"肝受血而能视"。若"恚怒气逆，上而不下则伤肝"，肝伤则目失所养，眼目不利则视物不明，故从肝论治是原则。具体应用时又灵活化裁，若肝郁则疏肝；气滞则行气；瘀血阻滞脉络致血瘀者，可破血祛瘀、活血化瘀、益气养血，以此法治疗，多能化险为夷，终收良效。

例一

张某，女，14岁。其母带领来院就诊，主诉于某天夜晚，因吵架生气大哭一场，次日早起双眼突然失明，不见物色，不能辨别东南西北，只能辨别眼前明暗，两肋部作闷不畅，常以叹气为舒畅，纳食较少，小便黄。检查所见：患者滞郁不乐，双目瞳神散大至6.5～7毫米，呈现淡蓝色，并在黑珠的表面有薄雾一层，眼前指数不明，只见眼前有阴影飘动。检查眼底未见异常改变，脉见弦涩，按其主诉及检查所见，确诊为"暴盲"。分析患者系怒气过盛，气机受阻，郁结不散（血随气行）。真阴下降，元阳不升，而致阴阳乖乱，气血壅塞，使网膜、视神经出现短暂的缺血，神光忽暗，怒气冲上则瞳神散大，呈现淡蓝色，而黑珠表面出现薄膜，脉弦涩。处方：当归15克，白芍15克，柴胡20克，茯苓15克，白术15克，甘草10克，牡丹皮15克，栀子15克，香附15克。均做成散剂，投之4剂，早晚饭后各1剂。以调达阻塞之气血，使其阴阳得行，气血得注，瞳神散大乃收，神光复明。患者第3日来院复诊，视力复明，可辨眼前指数。

例二

王某，男，26岁。晨起突然左眼失明，眼胀闷不舒。检查：左眼外观无异常，通体透明，眼底动脉细，鼻上支动脉尤细，色淡，静脉血柱有断续现象，鼻上支脉旁及黄斑两侧有点状出血，黄斑区水肿，右眼正常。右眼视力1.5，左眼视力0.01，舌红苔薄，脉弦滑。诊断：暴盲。证型：气郁络阻，血不归经，兼有水湿停聚。患者因情志不遂，肝郁气滞，气郁化火，迫血妄行，而致眼底出血；血不归经，目失所养，故视力骤降；同时因肝郁克脾运化失职，水湿停聚而见视网膜水肿。治以行气通络，凉血止血，兼以健脾利水，清利头目。处方：香附、青皮、牡丹皮、当归行气活血通络，当归还有养血的作用；生地黄、白茅根、侧柏叶、大青叶、黄柏凉血止血；茯苓、车前子健脾利水；荆芥穗、菊花清利头目。服药2剂后，患者视力已恢复到0.1，原方续服，疗效显著，服14剂后视力已恢复到1.2，停药，一直随访中，未见复发。

三、疗外眼疾患，多清利湿热杀虫

外眼疾患同全身诸多疾病一样，致病因素不离外感六淫和内伤七情，眼在五官，居位最高，六淫之中，多为风湿热毒等致病。常表现为眼部红赤、目赤发痛、迎风流泪、羞明怕光、涩痒不适、眵多胶结、视物不清，或出现星点、云翳、胬肉等；症状多发生在胞睑、两眦、白睛、黑睛等部位；病变在黑睛，出现翳膜如繁星密布，呈点状或融合成条状、片状、树枝状，称为"聚星障"。若病势重，病程长，翳膜中间溃陷，即为"花翳白陷"。此属外眼疾患，中医治疗应以清利湿热杀虫，祛风解毒为主，佐以活血之剂。审因论治，祛邪务尽，免致闭门留寇。若误治或治不及时，则可损害视力，影响视功能，甚至导致失明。现举"聚星障"一病，共见疗效。

刘吉年认为，聚星障病位在黑睛，初起翳如秤星，或二点，或三点而致数十点，继而翳如云雾，故《证治准绳》名"聚星障"，《原机启微》名"风热不制之病"。病邪一旦深入，每可波及黄仁，导致神水混浊，黄液上冲等恶候，甚至毁坏黑睛，绽出黄仁、神膏等。变证虽多，究其病因，总由外感风湿热毒邪，或内因肝火炽盛，复感风邪，风湿热相助，上攻于黑睛所致（黑睛属肝，风邪主表，白睛属肺主表），形成金木相克。治疗只要抓住主因，病即迎刃而解。故以清热利湿杀虫，祛风解毒，即抑制病毒，增强机体抗病毒能力；再佐以活血之剂，改善局部血液循环，血行则风自灭，其风自消；同时要兼治其夹杂之证。治疗多用大青叶，其味苦、寒，清热解毒，凉血消斑；百部，润肺下气，杀虫；鹤虱，杀虫，消积；蒲公英，清热解毒，消肿散结，利尿通淋；茺蔚子，清肝明目；荆芥，解表散风，透疹；苦参，清热燥湿，杀虫，利尿；苍术，燥湿健脾，祛风散寒，明目；防风，解表祛风，胜湿，止痉。其中防风、荆芥常为必用之药。"防风味甘微温，虽入足太阳膀胱以治上焦风邪……亦能入脾胃二经，祛风除湿……实为祛风润剂""荆芥辛苦而温，芳香而散，气味轻扬，故能入肝经气分，驱散风邪。"故防风、荆芥为祛风要药。

张某，女，46岁，1978年7月13日初诊。自诉于1971年开始，左眼球胀痛、怕光，眼球红赤，黑睛上出现白点，视物不清等症，曾于多家医院就诊，用多种西药治疗，未见好转。后来改为中药治疗，冲服1周，症状有好转，但仍然复发，遂于我院就诊，检查见：左眼视力0.06，白睛红赤，角膜边缘9点位有数个小疱疹，周围有灰白色浸润，荧光素着色阳性，2~4点位可见片状斑翳，并有怕光流泪，眼球痛痒，头痛，肝区作痛，食欲减少等症。刘吉年经检查后分析，该患者系由肝经湿热上注于目，肝属木，木旺则生风，故出现目痒赤痛，怕光流泪等症状，又因湿热宿于肝，肝失调达，故出现肝区作痛，饮食减少等症。治则：清利湿热解毒，祛风杀虫，佐以活血之剂。处方：百部15克，辛夷15克，苍术15克，防风15克，苦参15克，荆芥15克，大青叶15克，赤芍15克，茺蔚子20克。水煎服，每日早晚饭后各1次。连服7剂后复诊，自觉视力好转，白睛瘀血变淡，角膜疱疹消失，浸润面缩小，荧光素着色阴性，视力增至0.3，改为明目退翳，活血散瘀治疗，其病大见功效。

四、内治法与外治法结合

刘吉年临床虽以治疗眼科病著名，但他对中医内、外、妇、儿科亦精通，认为眼科在治疗时应内外兼用，通过内科辨证论治眼病是他多年临床经验总结，也是他运用祖国医学治疗眼病的独特思想。眼与五脏相连，根据五轮学说，眼睑属脾，白睛属肺，黑睛属肝，两眦属心，各轮病证均与五脏六腑有关，故在治疗眼病时用药应从全身整体出发，进行辨证论治，调理脾胃，平补肝肾。脾胃为气血生化之源泉，亦主气机的升降、水湿的运化。肝在窍为目，目之所以具有视物功能，依赖肝血之濡养和肝气之疏泄，足厥阴肝经上连目系，肝之血气循此经脉上注于目，使其发挥视觉作用。肝主藏血，肾主藏精，肝肾同源，肝血充足，肝气调和，肾精充盛，目才能正常发挥其视物辨色的功能。若湿困脾土，肝失调达，肾气衰败，则不唯气血亏虚，还可产生水湿痰瘀诸疾，且缠绵难愈。若脾胃亏虚，肝肾不足，气血化生无源，脏腑诸窍失却濡养，正气不能抗邪而病证自生。脾胃虚则清阳不升，浊阴不降，在眼目则常表现为睑胞虚浮或下垂，视力易疲劳，黑睛溃腐难愈，眼底病久治不愈及退行性病变等。故临床治疗目疾应从整体出发，内外兼治，由他调治痊愈的眼科疑难杂症病案，亦是历历可证。刘吉年在平补肝肾理论的基础上配制出"内障丸"，方中多为滋补肝肾、明目之品，如海马、人参、蛤蚧、熟地黄、山药、酒萸肉、牡丹皮、枸杞子、鹿茸、肉苁蓉、泽泻、菊花、牛膝等诸药合用，共奏平补肝肾，通窍明目之功。内障丸不仅治疗眼病取得了较好的效果，临床上用此方治疗妇科、内科等疾患，也取得了较好疗效。

五、经　验　方

1. 决明退障丸

老年性白内障是眼科常见眼病，中医学治疗此病有许多传统的方法，为了挖掘中医学宝库，探索白内障早期的中药治疗，筛选有效的药物，从 20 世纪 60 年代起，刘吉年就开始了这方面的临床研究。他根据古人的经验，经过多年的临床实验筛查，制定了"决明退障丸"处方，经过数十年的应用，确有疗效，同时又有服药方便，患者能坚持用药的特点。临床对 100 例患者进行了系统观察，其中显效占 19%，好转占 32%，停止发展占 44%，无效占 5%。处方组成：黑豆、枸杞子、沙苑子、菟丝子、何首乌、煅石决、夏枯草、茺蔚子、决明子、楮实子、墨旱莲共 11 味药。10 丸为 1 个疗程，共服 3 个疗程。

首先，本方治疗老年性白内障初期，收到较好的效果，最明显的效果是能够控制白内障的发展，随访证明疗效是巩固的。部分病例的晶体混浊也得到改善，但却不能达到痊愈的程度。接近成熟期、混浊较重的患者效果不好。其次，此方是根据中医学整体观念辨证施治的原则而立。中医认为眼局部的病变是同全身密切相关的，"五脏六腑之精皆上注于目"，认为肝肾不足，目失所养，肝血不足，肝火偏亢是导致本病的主要原因。虽然有的患者并未出现肾虚诸证，但此病多发生在老年人，已说明本病同人的衰老有关。现代医学认为白内障是人体代谢降低的老化现象，白内障确是老年病范畴之内的，制定本方的法则以补肝肾、平肝明目为主。治疗后患者的肾虚诸证减轻或消失，视力稳定，这正是中医辨证施治整体观念的优越性。同时也不难推测，这一组药物也有抗衰老的作用。

2. 理血还光丸

"理血还光丸"用于临床视网膜静脉阻塞导致眼底出血，多种病因所致玻璃体积血及视物昏花等。究其病因，中医学认为："乃瘀塞关格之病。病于阳伤者，缘忿怒暴悖，恣酒嗜辣好爆腻，及久患热病痰火，人得之则烦躁秘渴。病于阴伤者，多色欲悲伤，思竭哭泣太频之故，患则类中风，中寒之起。"经几十年的临床应用及观察，疗效显著。本方是刘吉年在南京进修时所学，此后在临床工作中根据患者全身症状进行辨证论治，在原方的基础上随证加减，制定了"理血还光丸"一方。本方组成：石决明、当归、赤芍、决明子、白芍、甘草、川芎、茜草炭、地黄、阿胶、夏枯草、墨旱莲、地榆炭、炒六神曲等。诸药合用共达清肝明目、凉血止血之功，改善眼底视网膜血液循环，促进血液吸收，从而达到提高视力，改善视功能的作用。他指出患此眼疾勿激动、勿疲劳、禁食辣物，该方应用至今，未见不良反应。治疗以全身病辨证为主，同时结合眼底所见立法处方。

六、大 医 精 神

年逾古稀的刘吉年，完全可退休在家安度晚年，可工作需要他，患者离不开他，因而他没有歇下来，反而抓紧时间工作。由于他名声远播，临床经验丰富，不少远方地区的眼病患者相继前来或来电求治。他不仅医技精湛，而且医德高尚、视人若己，急人所急，经常废寝忘食地接诊患者，对许多慕名来信求治的患者，他也是有求必应，给他们一一回信。他不但自己努力学习，勤奋工作，要求学生严格，也非常关心青年医师的成长，先后带教学徒、研究生，指导本科青年医师10余名，现多数已成为医疗骨干。除忙于应诊之外，他还孜孜不倦地伏案笔耕，几年来共写出论文多篇，有的刊登在国家和省级中医刊物上。他治疗眼科疾病"暴盲"的经验方，已制成丸药"理血还光丸"，受到患者的好评，为我国中医药事业做出了贡献。

第十节　中药炮制专家

周善元

周善元（1911～1997），河北省武安县人。1922～1952年在齐齐哈尔市南大街德泰盛药店学徒、做店员31年（其间，1949年在齐齐哈尔市中药学习班毕业，取得中药士毕业证）；1952～1953年在齐齐哈尔市中医联合第九诊所任药局主任；1953～1954年在设水德药店，后因资金缺乏，于1954～1956年在龙华路曹文耀诊所学习中医兼作调剂员；1956年3月，进入医院，1980年晋升中药技师，1981年晋升主管中药师；1983年退休。

周善元从事中药工作50余年，全面掌握500多种中药的采集、鉴别、炮制、加工技术，熟悉中药理论知识，有丰富的实践经验，能解决本专业疑难复杂问题。先后发表《地区习惯与药典规定炮制艾炭的比较》等4篇论文。他的徒弟有傅桂丹、陈兴友、王英辉。

成佐卿

成佐卿，1921年出生于河北省武安县，中国民主同盟盟员，中共党员，主任中药师。曾任哈尔滨市西傅家区第一中医诊疗所药局主任，黑龙江省医院药剂科中药局负责人，黑龙江中医学院附属医院药剂科主任。曾兼任中国药学会黑龙江药学分会理事，中国药学会黑龙江中药学分会委员，东北三省中药天然药物杂志编委会委员，黑龙江省医学科学院学术委员会委员、中药专业组成员，省中药开发利用科学技术攻关协调顾问组成员等职。

成佐卿出生于中医世家，13岁开始做中药学徒，系统地学习了中医中药的经典著作。1963年由黑龙江省医院转入新成立的黑龙江中医学院附属医院药剂科工作，负责住院部中药饮片局。1964年任药剂科副主任，1981年任药剂科主任。他在50多年的中药实践和研究中，积累了丰富的经验，对继承发掘祖国医药学遗产做出了一定贡献，对传统药学的发展有新的建树。特别是他对中药传统炮制和易混淆中药的直观鉴别堪称绝技，例如，对番木鳖、马前子的炮制进行了改革，缩短了炮制时间，提高了药效；对中药炮制品种，生与熟功效作了对比研究；对贵重药品直观鉴别有独到之处，在省内享有盛誉。他从事中药工作多年，对中药业务熟练掌握，并开展临床药学研究工作，发表论文《秦艽鳖甲丸治疗肺痨病》《中药炮炙、制与不炙的对比》等多篇。工作期间多次被医院评为先进工作者。

付克治

付克治，1926年生人。中药专家，川万县人。1951年毕业于重庆第七军医大学药学系。曾在第七军医大学、第二军医大学、黑龙江省密山县裴德医院、黑龙江省祖国医药研究所、黑龙江省中医研究院工作。他多年来致力于中药生产技术变革及其质量变化规律的研究，并对中药资源的历史源流、地理分布、真伪鉴别、质量鉴定进行综合系统研究。在开发利用和保护地方药材资源、变革药材生产技术及制定中药质量标准的基础理论研究上都有所贡献和建树。他从1961年起对甘草野生变家植及对东北地区野生甘草质量开展研究，发表数篇论文，引起了国内外学者重视。1975年，他对满山红、刺五加的开发利用，做了原植物分类鉴定、地理分布、生态环境、真伪鉴别、质量分析与质量标准等研究，其结果被国家药典1977年版和1985年版收录，1978年获全国科学大会奖，1985年获中央卫生部、黑龙江省政府科技进步成果奖。主编著作有《中国刺五加研究》《中国刺五加》（被译成英、日、意文在国外交流）。他于1984年加入中国共产党，是九三学社社员、黑龙江省科委野生植物专业组成员、中药研究协作攻关专家组成员、黑龙江省植物学会理事、《中国中药杂志》编委。

杨明贤

杨明贤，最早接触的理论书籍是《药性歌括四百味》和《药性赋》，其父亲是老中医，在父亲的指导下学习了一些重要中药的基础知识，掌握了一些中药技术，如仓库保管、中药材切制，以及药材炮制和丸、散、膏、丹制剂等。

1933年，杨明贤来到东北海伦县锦和盛药店，执掌药店的业务经营和技术操作规程。业务经营是一项复杂的工作，要求对中药知识的全面掌握。就以买药为例，既要求分辨真伪，又要了解需要什么，不需要什么，否则买进来的药就卖不出去了，造成积压浪费。对中药饮片制作的技术操作管理要求很高。药物的性能有生熟之分，有的含有强烈的毒性，需要经过炮制，方可入药。由于产地不同，药物性能有差异，质量也有区别，需严格检查。从药物的挑选、筛选、粉碎或碾碎都有严格要求，以便于进行制剂和炮制。在这一段时间，他系统学习了《本草纲目》《医宗金鉴》《医林改错》等书，丰富、提高了中药理论知识和技术水平，系统地掌握了中药的采集、加工和贮藏、炮制及使用，以及中药的鉴别和调剂等知识。

1941年，杨明贤来到哈尔滨市公泰号批发药店，专营中草药的地道产品，像四川的川黄连、云南的云连（牙连）等川、广、云特产。检查质量的好坏，识别药物的真伪需要较高的技术水平。沈括说："况药之所生，秦越燕楚之相远，而又有山泽膏瘠燥湿之异禀，岂能物物尽其所宜？"这说的是辨药之难。有些同名异物的药材，容易使品种混乱，有些外形相似而实质不同的药材，如苏子与菟丝子、儿茶与芦荟等，还有如天麻、人参、厚朴等，都要认真鉴别，才能确保药物质量。这一时期杨明贤丰富了业务知识，提高了理论和技术水平。

1954 年，杨明贤到哈尔滨医科大学附属第一医院中药局工作，医院让他在业余时间讲药物学，讲方剂知识，因以前没教过书，所以怎样把知识传授出去，又让别人听得懂，成为一个重要的问题。为了适应教学工作，他抓紧时间系统学习了《中药炮制学》《中药学》《中药方剂学》《中药鉴定学》，前后培训西药人员 30 多名，培养专职中药人员 14 名。由于长期专业知识的积累和技术水平的不断提高，在研究治疗常见病、多发病方面取得了一些成果。

他在 1958 年研制出肾水丸，并写出药理分析《研制利尿药物——肾水丸》。这种药物以黄芪为主药，取其益元气、温三焦、壮脾气、补肺气之效；以茯苓为臣药，益脾宁心，渗湿利水；还佐使蝼蛄等行水通便，通利二阴。主治腹胀纳少，小便不利，下肢浮肿，小腹胀满，畏寒等症状。用于临床 20 多年，对治疗肾炎等病有显著疗效。

斑秃是一种常见而又较顽固的病证。为了能解除患者的痛苦，他研制了辣虎膏对斑秃进行治疗，收到较为理想的效果。一个 10 岁的孩子患病 4 个月，用此药后 1 周苏生新发；同时写有《论辣虎膏治疗斑秃》论文。

他在研究专治蛲虫病药物方面也取得了理想的成果。根据祖国医学的理论，考虑到此症多由饮食不洁，湿热郁结于肠道，虫卵孵化为蛲虫所致，研制出由川椒、芒硝等配制而成的椒芒煎。这种煎剂没有毒性，药性同趋于下，配伍一温一寒，互相为用，取得涤荡胃肠宿垢、燥湿泄热杀虫之功效，因此根据药物原理写成《论椒芒煎治疗蛲虫症与方解》。

另外，他还研制了治疗荨麻疹、鹅掌风、脚气病、痤疮等常见疾病的方剂。用防风、桂枝、苍术、金银花、地丁、茵陈、薏苡仁、猪苓、浮萍、地肤子等配制而成的汤剂治疗荨麻疹，共奏发散风邪、燥湿利尿、解毒除烦、立止瘙痒的功效。

他在 1959 年编写出《常用中药手册》，1979 年写出论文《鸡血藤与大血藤的鉴别》，指出鸡血藤和大血藤是两个科属植物，将鸡血藤和大血藤混用是错误的。鸡血藤是密花豆科植物，味苦甘，性温，入肝肾，具有补血、行血、通筋络、强筋骨的功能，产于华南、西南地区，含有苷、鞣质、还原性糖和树脂等成分，主治腰膝酸痛，麻木瘫痪，月经不调等症；大血藤属木通科植物，气味微涩苦，性平，入肝、大肠，具有清热解毒、消瘀散结的功能，产于江西、湖北、河南、江苏、安徽、浙江等地，含有约 7% 的鞣质成分，主治急慢性阑尾炎、经闭腹痛、风湿痹痛等症，因此有必要将二者区别开来，以利于人民的身体健康。

李玉成

李玉成，男，1924 年出生于河北武安县，中共党员，主任药师。他从 1938 年赴银川市益泰中药店学习中药业务后，曾先后在黑龙江省泰康县裕合祥药店、哈尔滨道外太古街大德药店担任店员，哈尔滨市道外第一中医联合诊所负责中药工作，黑龙江省医院药剂科担任中药师。1963 年调入黑龙江中医学院附属医院药剂科，负责第一门诊部（原南岗门诊部）药剂管理工作。1964 年任黑龙江中医学院附属医院药剂科副主任，1985 年任药剂科主任。曾兼任中华全国中医学会中药学会会员，中国科协自然科学委员会会员，黑龙江省中药协会副主任。

李玉成从事中药专业近 50 年。他通晓中药基本理论知识，了解历代主要本草著作，熟练掌握各种中草药的性能，根据中药的气味能辨别药物的真伪。在中药炮炙、制剂剂型改革、药品鉴别、储存、保管等方面有较丰富的实践经验和理论研究。他根据多年经验曾研制出中药定型产品 20 余种，如"脑得生""气管炎丸""骨质增生丸""清热定宫丸""止咳糖浆""参杞补汁""风湿灵口服液""健肝丸""肾炎丸""滋肾丸""壮骨丸""再障丸""特效胃药""癫痫散"等，在临床应用中因疗效高，深受患者的欢迎。尤其"脑得生"列入《中国药典》，经专家鉴定，评价很高，荣获省优质产品称号。1979 年因发明"脑得生"受邀出席学院科技会议并受到物质奖励。

他在中药理论方面总结并写出了《中药的四气五味》《中药知识》等文章在广播、报纸上发表和刊登，无私传授自己的宝贵经验。

第十一节　中西医结合专家

黄殿栋

黄殿栋，男，民盟盟员、教授、主任医师、硕士研究生导师。1921 年出生于辽宁省新民县哈太堡子，1945 年毕业于伪满哈尔滨军医大学，先后在国民党辽阳 28 兵站医院、沈阳 46 后方医院、中国人民解放军东北军区第五后方医院、哈尔滨卫戍医院、哈尔滨医科大学附属医院任外科医师、主治医师、副主任。1972 年调入黑龙江中医药大学附属医院工作直至离休。他是全国第五批西医离职学习中医班毕业学员；黑龙江中医药大学附属第二医院骨科主任、骨伤科教研室副主任；民盟中医学院支部副主委，担任黑龙江省第五届、第六届、第七届政协常委。他是黑龙江省现代骨科事业的奠基人之一，是省内外知名的学者和骨科专家，是国家重点专科学术带头人。曾兼任中华医学会骨伤学会、中国中西医结合研究会委员，中华医学会骨伤学会骨折外固定协会顾问，中华医学会骨伤学会软组织疼痛研究会常务理事，全国中医学院骨科研究会科研组组长，黑龙江省医学会骨科学会副主任委员，黑龙江省科学技术委员会技术顾问，黑龙江省医学科技成果评委会临床学组委员等。

黄殿栋从事骨科教学和医疗工作 40 余年，具有深厚的骨科理论造诣和丰富的临床教学经验。他在学术上精益求精，见解独到，解决了不少疑难骨科问题，总结出半棘突椎板切除髓核摘出术治疗腰椎间盘突出症，对手术治疗无效的病例取得了显著效果。他潜心钻研中西医结合治疗骨折的器具改革工作，治疗骨折首选非手术疗法，领导全科同志自制胶式牵引架治疗肱骨干骨折，双夹板双钢针治疗小腿不稳定骨折，石膏配合夹板治疗踝部骨折，齿状铝板固定牵引架治疗股骨干骨折等，改革骨折外固定器 15 种。其中夹板在治疗骨科疾病方面取得了突出的疗效。他撰写《骨折安全疗法》教材并在黑龙江省和全国办班推广这一疗法，切实提高了骨折患者的治愈率，减少了致残率，推动了黑龙江省骨科事业的发展，获卫生部好评。

黄殿栋教授不仅技术全面、学识渊博，更重视骨科专业人才的培养。他授课注重理论联系实际，以自己的切身体会启发学员，提出不盲目追求国外权威学者的观点，树立独立思考、勇于创新的学风。他精心指导培养了大批骨科事业的骨干力量，并利用业余时间著书立说。1956 年翻译《希尔约卓夫斯基外科各论》（部分），由东北出版社出版；著有《骨科临床检查法》，于 1974 年由黑龙江省人民出版社初次发行，1983 年再版发行；1980 年参编《中医伤科学》（全国高等中医院校四版教材）；1983 年著有《腰痛病》，由黑龙江科学技术出版社出版。

他发表论文 30 余篇，其中发表于《中华医学杂志》和《中华外科杂志》的论文有《四肢关节结核治疗的动向》《奴弗卡因局部静脉麻醉的应用》《应用竹片加固石膏法》《侧路椎间植骨治疗脊柱滑脱症》《皮瓣引流治疗慢性窦道和深部感染》等。黄殿栋能用日、英、俄三国语言译读本专业学术论文，所著《四肢关节结核治疗的动向》一文即用三个国家文字综述而成。

他曾有多项科研成果获奖，如《双夹板穿针外固定器治疗复杂性胫腓骨骨折的临床应用与实验研究》（获 1983 年黑龙江省优秀科技成果二等奖）；《第三腰椎横突症的临床与基础的研究》（获 1986 年黑龙江省优秀科技成果三等奖）；《闭式针锯截骨术治疗膝内外翻畸形》（获 1987 年黑龙江省政府科学技术进步二等奖）；《内翻背伸固定法治疗踝部骨折的临床与实验研究》（1989 年获黑龙江省科技进步成果二等奖，1989 年获国家中医药管理局科技进步三等奖），《肩肘带外固定器治疗锁骨骨折的临床与实验研究》解决了中西医历史遗留的难以复位的问题，并荣获 1989 年黑龙江省中医药管理局科技进步二等奖，黑龙江省政府科学技术进步三等奖；《齿状铝板外固定器治疗股骨头骨折的临床与实验研究》（获 1994 年黑龙江省中医药管理局科技进步二等奖和黑龙江省政府科学技术进步四等奖）。曾荣获黑龙江省政协荣誉奖状、国家教委颁发的"从事高校科技工作四十年"荣誉证书，多次被大学、医院评为优秀教师、先进工作者。曾于 1981 年、1989 年去日本考察访问。

刘恒志

刘恒志，1925 年生人。中西医结合肾病专家，山东省掖县人。1948 年毕业于西北大学法律系，获学士学位；1953 年毕业于哈尔滨医科大学医疗系留校任教，历任哈尔滨医科大学附属第一医院内科医师、主治医师、讲师；1972 年开始专攻中西医结合肾病的医疗科研工作；1982 年任中西医结合科副主任医师，1985 年任主任医师、教授。他对中西医结合治疗肾病成效显著，尤其对尿毒症的治疗成绩优异，首创应用香草治疗尿毒症，临床证实其有疗效、方便、价廉的特点；他根据临床实践总结出大黄治疗尿毒症是"通腑泻浊"，而不应狭义地理解为"泻下"而取效的新见解。他治学严谨、一丝不苟，教书育人，为人师表，1985 年被评为省优秀教师、省教育系统劳动模范。撰论文有《对同病异治的体会》（1978 年发表于《哈尔滨医科大学学报》）《大黄经不同途径治疗尿毒症》《香草（茶毒饮）治疗慢性肾功衰竭》（1982 年发表于《浙江中医》）。

沈霍夫

沈霍夫，生于 1925 年。原名克桓，字振武，中西医结合内科专家，江苏省盱眙县人。沈霍夫 1945 年毕业于江淮大学医学系（并入新四军四师军医学校），1961 年在天津中医学院中医研究班毕业。历任华东野战军第十四医院眼科医师、内科主治军医，哈尔滨医学院讲师，哈尔滨市医学科学研究所副所长，哈尔滨市中医院院长、主任中医师，哈尔滨市卫生局中医处副处长等职。他从事临床与管理工作 40 年，长于中医眼科、内科疑难重症的治疗和研究。在战争年代曾多次立功受奖，1973～1985 年共获 6 次政治学习、科技先进个人奖与优秀论文奖。撰写论文 30 余篇，主要有《祖国医学研究管窥》（1962 年连载于《哈尔滨中医》）、《内经脉学研究》（1980 年发表于《中医药学报》）、《中医未来学初探》获优秀论文奖（1～8 章 1981～1985 年分别发表于《上海中医药》《云南中医》《新华文摘》《中医药信息》等杂志），主编《医学百科全书针灸学·歌赋》、《中国针灸荟萃》分册、《公务员手册》保健部分。他于 1943 年加入中国共产党，是中华医学会黑龙江省哈尔滨分会副秘书长、中国中医学会黑龙江省哈尔滨分会副理事长、针灸学会主任委员、中华医学会黑龙江分会医史专业委员会委员、医院管理学会委员、省针灸学会常务理事、《黑龙江中医药》编委、《光明中医通讯》副主编。

王凤仪

王凤仪，1925 年生人。针灸专家，河北省宁河县人。幼年拜黑龙江名中医姬天枢、赵士今为师。1958 年通过哈尔滨市卫生局中医针灸医师考试合格，1963 年毕业于哈尔滨医科大学业大医疗系，1976 年在北京中医研究院结业。于哈尔滨医科大学附属第一医院针灸科历任医师、主治医师、讲师、副主任医师、主任医师、科主任。他从事中医针灸临床、教学、科研工作几十年，对《内经》刺法、灸法、火罐疗法及子午流注取穴法均有较深的研究。他先后撰写论文 25 篇，著作有《吸玉疗法》（1984 年）、《针灸医案选》、《火罐疗法》（1978 年、1981 年）、《现代针灸医案选》内外妇儿科部分（1985 年）。1981 年加入中国共产党。被《当代中国针灸临证精要》《中国针灸大辞典》收入，介绍其主要成就及代表性论著。

徐启营

徐启营，男，1925 年出生于辽宁抚顺，中共党员，主任医师，硕士研究生导师。1944 年入满洲医科大学（1945 年改为国立沈阳医学院）学习，1948 年 11 月入中国医科大学学习，为中国医科大学第 38 期毕业生。徐启营先后在中国医科大学内科学院、肇东康复医院、黑龙江省医院第二住院部工作，1962 年并入黑龙江中医学院附属医院，历任内科主任、内科教研室主任、二内科主任、副院长，兼任中国中西医结合研究会黑龙江分会副理事长。徐启营从事内科临床与教学工作 30 余年，能解决内科疑难病证的问题，尤其对消化系统疾病有丰富的理论研究和临床实践，曾发表多篇具有较高水平的学术论文。

盖世昌

盖世昌，男，汉族，1927 年生于山东掖县前苏郭村，中共党员、教授、主任医师。1950 年毕业于哈尔滨医科大学，毕业后进入齐齐哈尔市私立医院工作，先后任皮肤科医师、门诊部主任、外科副主任；1956～1959 年参加全国第一批西医离职学习中医班学习，并以优异的成绩毕业，获中央卫生部颁发三等奖证书；1959 年调入黑龙江中医学院工作，曾任中医外科教研室主任、黑龙江中医学院附属医院外科副主任、第一外科副主任、第二外科主任；1966 年于辽宁省中医学院首届西医学中医研究生班毕业。

盖世昌曾兼任中华医学会泌尿学组委员、中国中西医结合研究会会员、中国中西医结合研究会周围血管病专业委员会委员、中华医学会黑龙江分会中医外科学会副主任等职。

他深受祖国医学的熏陶，自己在职学习 2 年中医，离职学习 3 年，又在辽宁中医学院学习 2 年。通过 7 年系统的学习，为中医外科的教学和临床工作奠定了坚实的理论基础。盖世昌从事中医外科临床、教学、科研工作40余年，积累了丰富的经验。临床上突出中医特色，擅长中西医结合诊治中医外科疾病，并取得显著的效果，研制出院内制剂通脉止痛散、马前子油。

盖世昌教授根据自己多年的临床经验撰写论文20余篇。早期的论文有《中药马前子油治疗化脓性骨髓炎瘘孔初步观察》《中医治疗13例血栓闭塞性脉管炎》《中草药新医疗法》《中西医结合治疗血栓闭塞性脉管炎》《农村应用中草药验方》等。

1978年后，盖世昌教授在中医外科疾病方面探讨临床有效代表方剂，并经常参加天津、西安、山东等地举办的全国性交流会议进行学术交流，形成论文多篇。如《回阳三建汤治疗大动脉炎二例》《回阳三建汤治疗大动脉炎64例》《大黄䗪虫丸治疗周围血管病64例分析》《大黄䗪虫丸治疗静脉曲张并发症及后遗症的探讨》《犀黄丸治疗肢端脉管炎探讨》《滋肾通关丸治疗前列腺增生症探讨》《尿石症64例临床分析》《通脉止痛散对三期TAO34例疗效观察》《古方对周围血管病临床小结及展望》《温脾汤治疗肠结腹痛之我见》《癃闭验方二则》等。

其余发表文章有《中药治水疝（睾丸炎、鞘膜积液）》《中药治疗大动脉炎的探索》《知柏地黄丸对急性尿路感染治验》《中药治疗血栓闭塞性脉管炎的探索》《应用"温补肾阳法"治疗几种泌尿外科疾病的临床观察》《关于糖尿病的辨证治疗》。

张述刚

张述刚，男，1927年出生于辽宁沈阳，中共党员，主任医师，硕士研究生导师。他于1952年哈尔滨医科大学外科毕业，先后工作于哈尔滨医科大学附属第一医院、哈尔滨医科大学附属第二医院外科，是黑龙江省第一期西医离职学习中医班学员。1963年调入黑龙江中医学院附属医院外科工作，历任外科副主任、主任，外科教研室副主任、主任。他从事外科临床和教学工作30余年，精通外科基础理论，熟练掌握外科常见病、多发病及普通外科疑难杂症的诊疗。在使用中医中药治疗急腹症、中西医结合治疗血栓闭塞性脉管炎、治疗胆道蛔虫症等方面尤为突出，发表相关学术论文多篇。

王　刚

王刚，男，汉族，1928年6月出生，黑龙江省肇州县人。曾任黑龙江中医学院诊断教研室主任，黑龙江中医学院附属医院呼吸内科主任、物理诊断科主任，黑龙江中医药大学心肺病研究所所长。曾兼任中国中西医结合学会呼吸疾病委员会委员，中国中西医结合学会黑龙江委员会委员，黑龙江省针灸学会临床委员会副主任委员，国家自然科学基金会同行科技评审专家，黑龙江省科学技术委员会同行评审专家，黑龙江省中医药管理局科技评审专家，黑龙江中医药大学学术（学位）委员会委员等。

1948年，王刚毕业于中国医科大学第一分校，先后在中国人民解放军第四十六军野战医院、哈尔滨医科大学内科学院、哈尔滨医科大学附属第一医院内科任住院医师、主治医师、讲师。1974年参加为期3年的第六批西医离职学习中医班学习。1977年调入黑龙江中医学院附属医院工作直至离休。

王刚教授从事内科临床工作51年，中西医结合临床工作20余年，对中西医结合防治呼吸系统疾病和现代诊病新技术有较深研究。他的学术思想是益气活血学说，并依据此理论研制防治慢性支气管炎、肺气肿、肺源性心脏病系列药品，用于临床，取得显著疗效。如咳喘膏穴位贴敷治疗慢性支气管炎，复方抗肺气肿雾剂治疗肺气肿，不仅可治疗慢性支气管炎，而且能控制肺气肿的发生发展，从而降低慢性肺源性心脏病的发病率，为中西医防治这一顽症探索出一条有效的新途径。此外，他在冠心病、脑血管病及内科疑难杂症方面也有独到之处，是黑龙江省著名的中西医结合内科学专家。

王刚教授在医疗、教学、科研工作中刻苦钻研、精益求精，取得了显著的成绩。共培养硕士研究生 10 名，其中有 5 人取得博士学位。王刚教授在黑龙江省科学技术委员会的支持下，历时 6 年的基础、临床研究，终于摸清了越桔的有效成分、药理作用、毒理学特征及对急慢性支气管炎的确切治疗效果，并以此研制院内制剂"越桔冲剂"，这项重要的发现为我国中医药宝库增添了新的品种。

1979～1999 年取得重大科研成果 19 项，黑龙江省厅局级科技进步奖 12 项，其中获一等奖共 3 项；黑龙江省政府（省科委）科技进步奖 7 项，其中二等奖 1 项。《慢性肺心病缓解期"扶正固本，活血化瘀"治疗作用的探讨》荣获黑龙江省卫生厅 1979 年医药科研成果一等奖；《冻干双黄连粉针剂的研究》荣获 1989 年黑龙江省中医药科技进步一等奖；《中药越桔治疗急慢性支气管炎等呼吸道感染性疾病的基础与临床研究》荣获 1993 年度黑龙江省中医药科技进步一等奖、1994 年黑龙江省政府科学技术进步二等奖。

1980～1996 年，他在《中医药学报》《中西医结合杂志》等期刊共发表论文 18 篇。著有《家庭保健知识文库》（上中下三册）、《实用中西医结合呼吸病学》、《内科学基础》（中医院校统一教材）、《常见内科病家庭疗法》（共五册）。

1985 年王刚荣获黑龙江省政府颁发的"为教育事业作出贡献"荣誉证书；1990 年获中华人民共和国国家教育委员会颁发的"从事高校科技工作四十年"荣誉证书；1994 年获黑龙江省科学技术协会、黑龙江省卫生厅、黑龙江省中医药管理局联合颁发的"中西医结合科技工作者成就奖"证书；1994 年 10 月享受国务院政府特殊津贴。

郑玉清

郑玉清，男，汉族，1929 年出生，黑龙江省肇东人。1949 年毕业于中国医科大学医疗系，先后在哈尔滨市外国语专门学校、黑龙江抗美援朝后方医院、黑龙江省结核病防治院任校医、主治医师。1959 年，在全国第一批西医离职学习中医班毕业后调入黑龙江中医学院，先后担任中医内科教研室副主任、主任，黑龙江中医学院附属医院第一内科副主任、肾病内科主任。他是九三学社黑龙江省委第一届、第二届委员，动力区政协委员。曾兼任中华医学会中医基础理论研究会理事，黑龙江中医学会理事，哈尔滨中医学会副秘书长等职。

郑玉清教授在名医张琪教授和马骥教授的指导下研究肝病、肾病、血液病和肺病等，学问基础深厚，治学刻苦有恒。从医近 40 年，对席汉综合征、肾盂积水、结核病、肝病、肺心病、紫癜、再生障碍性贫血等疾病的治疗有独到的见解和经验，在省内外有很高的威望。他治病主张不治已病治未病，在治肝病（慢性肝炎、肝硬化）的遣方用药上，注重调理脾胃，佐以疏肝理气和活血化瘀之品。用苓桂术甘汤加丹参治疗肾盂肾炎；用犀角地黄汤加减治疗紫癜、再生障碍性贫血后，用归脾汤加减扶正固本；用补气养血、活血化瘀之法自拟方治疗结核性腹膜炎粘连等，均取得明显效果。

早在 20 世纪 50 年代，他就遵医圣仲景治悬饮之法，用十枣汤治疗结核性胸膜炎，效如桴鼓。他所撰写的《中医对结核性胸膜炎的治疗经验》一文，1981 年发表于《中医杂志》，当即引起国内外医学界的重视，许多医学刊物转载，同年英文文稿在苏联发表。张孝骞教授将此文收入《全国西医学习中医论文选集》一书。他的《中医中药治疗泌尿系感染》临床治疗经验，被输入电脑并编成程序，贮于国家计算机中心，并被推广应用。郑玉清教授学业精深，博贯中西医术，热衷教学工作，培养了数千名学生，其中有 8 名硕士研究生。在教学中，他注重育人，教育学生溯本求源，精读经典，注重临床实践研究，引导学生全面发展。他的学生分布全国各地，很多成为医疗骨干力量。1980 年获得黑龙江中医学院颁发的 20 年教龄纪念奖，1984 年、1985 年连续两年被评为黑龙江省优秀教师。

郑玉清在诊余之暇，奋笔著书。1981 年著有《伤寒论临床研究》（科技文献出版社）；1986 年参编《中医多选题题库》内科分册（副主编，山西科技教育出版社）；1987 年参编《脾病辨治》（天津科学技术出版社）；1988 年参加全国中医学院合编的《中医医学问答题题库》内科分册编写，任副主编。

郑玉清教授科研成果丰硕，如他是《益肾康冲剂防治反复发作性尿路感染的临床与免疫学研究》课题负责人，研发院内制剂益肾康冲剂 1988 年通过鉴定应用于临床；《中药复方辨治慢性原发性肾小球疾病的临床与实验研究》（第四位）于 1989 年获黑龙江省中医药管理局科技进步三等奖。

贾宝善

贾宝善，男，汉族，1930 年生于辽宁省辽阳市。原黑龙江中医药大学西医内科学教研室副主任，附属医院二内科副主任、循环内科主任、循环二科顾问。

贾宝善于 1948 年考入哈尔滨医科大学医学系学习。1950 年 11 月毕业后，他先后在佳木斯后方医院任医师，黑龙江省第一卫生学校任教师，黑龙江省医院任内科医师，1959 年调入新组建的黑龙江中医学院，1970 年毕业于黑龙江中医学院第三期西医离职学习中医班。1981 年在日本福岛研修心血管内科 3 个月。1982 年晋升为主任医师，1988 年晋升为教授。他曾兼任中国中西医结合学会心血管专业委员会委员，黑龙江省中西医结合心血管专业委员会主任委员、名誉主任委员，黑龙江省老年病学会委员等职。

他学贯中西，中西医结合科研能力较强，主要研究方向是"中西医结合防治冠心病的临床和实验研究"。在冠心病预防方面，他发明了一种令国内外同行颇为注目的检查早期冠心病的新方法——核听诊器配合生理记录仪。应用此项技术，心脏功能稍有改变，便可被准确无误地发现。1987 年 7 月其在中医药国际学术研讨会上宣读了"核听诊器检查冠心病心气虚探讨"的学术论文，受到国内外学者的重视。

贾宝善教授研制益心汤治疗冠心病，经动物实验和临床应用证实，有明显的降血脂作用，相关课题《血载脂蛋白 AB 血脂水平对冠心病诊断意义及益心汤对其影响作用的研究》荣获 1989 年省政府科技进步四等奖。其他科研课题也取得了可喜的成绩，如《冠心病气虚左心功能变化的研究》1987 年获黑龙江省中医药管理局三等奖；《益气温阳法治疗病态窦房结综合征的基础与临床研究》1994 年获黑龙江省中医药管理局三等奖。他在"冠心病心气虚和中药益心汤调整冠心病患者血浆脂蛋白、载脂蛋白代谢紊乱"方面的研究处于国内领先地位，并获得黑龙江省中医药管理局科研成果奖。

贾宝善教授从事临床医疗、教学和科研工作 60 余年，是黑龙江省知名的中西医结合内科心血管专家。他总结了辨证治疗冠心病的方法，并提出中西医结合、中医辨证分型是提高冠心病疗效的有效捷径之一。他研究的院内制剂冠心冲剂在临床应用上都取得了较好的疗效。

他教学经验丰富，治学态度严谨，从 1983 年开始招收中西医结合内科临床硕士研究生，培养硕士研究生 6 人。编写著作有《本科的实用教材》《中西医结合治疗心血管内科疾病专题讲座》《心脏生理与临床》（1991 年黑龙江科学技术出版社出版）。自 1980 年以来，他在国内外学术会议和期刊杂志上宣读和发表论文 20 篇。1955 年荣获黑龙江省优秀教师荣誉称号，连续多年被大学、医院评为先进工作者，还曾荣获最佳教师、优秀共产党员等多项荣誉称号。

贾宝善参加的科研课题有《中药冠心冲剂治疗冠心病 68 例疗效观察》（第三位）1980 年通过鉴定；《缺血性心脏病本虚标实药理研究》（第四位）1988 年获黑龙江省中医药管理局科技进步三等奖。其他论文有《中药冠心冲剂治疗冠心病心绞痛 139 例和西药治疗 107 例疗效对比观察（摘要）》1984 年发表于《中医药信息》；《冠心病患者血小板膜糖蛋白及血小板功能与中医辨证分型关系的研究》1989 年发表于《中西医结合杂志》；《调脂汤对高脂血症患者脂蛋白与载脂蛋白的影响》1990 年发表于《中西医结合杂志》等。

王凤阁

王凤阁，1930 年生人，中西医结合内科专家，辽宁省绥中县人。1955 年毕业于沈阳中国医科大学医疗系，1958～1961 年毕业于天津中医研究班。历任哈尔滨市第一医院内科医师，哈尔滨医学院内科教研组主治医师，哈尔滨市中医院研究室主治医师、主任、副主任医师、主任医师。他从事中西医结合医疗、科研、教学工作数十年，积累了丰富的中西医结合临床经验，长于心脑血管专业。曾撰写《慢性肾盂肾炎》《再障贫血》《冠心病心绞痛及急性心肌梗死中西医结合治疗分析》《肺心病急性发作期中西医结合治疗》《菌痢 130 例中西医结合临床疗效观察》等论文，在全国、省学术会议上交流，并刊登于杂志。曾获得哈尔滨市卫生局科技大会奖励，连续数年被评为市卫生局、文教战线、科学实验、中西医结合先进工作者。他于 1973 年 8 月加入中国共产党。王凤阁曾历任省中西医结合研究会常务理事、中华医学会黑龙江分会内科学会委员、省心血管专业委员会委员、省老年病学会委员、市科学技术委员会卫生专业组成员、市中医学会副理事长、市老年病学会委员，《黑龙江中医》《哈尔滨中医》《北方医学》杂志编委等。

于材声

于材声，男，1930 年出生于辽宁金县。1950 年于大连医学院（原关东医学院）毕业，先后在中国人民解放军东北后方卫生院（北安、绥化、白城县等卫生医院）、黑龙江省医院工作。1958～1962 年在天津中医学院研究班，离职学习中医经典理论，1966 年调入黑龙江中医学院附属医院内科工作，先后任内科副主任、二内科副主任、血液内科主任，西医内科教研室副主任、主任。他从事临床医疗工作 30 余年，在全面掌握内科常见病、多发病及疑难重症诊治的基础上，对血液病专业有较深的研究，尤其以中医为主，但其以中西医结合治疗再生障碍性贫血、白血病等血液病效果尤佳。他主持的《温补肾阳和滋补肾阴为主中西医结合治疗再生障碍性贫血》科研课题荣获 1979

年黑龙江省优秀科技成果三等奖、黑龙江省文教办科技三等奖。

张 缙

张缙，原名张国梁，生于 1930 年，辽宁黑山人。他是著名针灸专家、研究员、博士研究生导师，享受国务院政府特殊津贴，曾兼任黑龙江省祖国医药研究所所长、黑龙江省中医研究院院长，全国针法灸法学科带头人。曾任中国针灸学会第一、二、三届常务理事，第四、五届顾问。中国针灸学会针法灸法分会创会终身名誉主任，中国东北针灸经络研究会会长，国家自然科学基金委员会评审专家。张缙穷其毕生精力致力于针刺手法研究、古典医籍《针灸大成》的研究和经络理论的研究。他从事针灸研究 50 年，从实践到理论，研究了针灸技术的基本功训练、单式手法、复式手法、针刺得气和针刺补泻等专题，并进行了反复验证，在针刺手法研究方面取得丰硕成果。几十年来，共培养 107 名针灸硕士，12 名针灸博士，共撰写论文 103 篇，编著校释针灸专著 7 部，有 12 项科研工作获得了国家、部、省、省医药卫生等各级科研成果奖和科技进步奖。

一、愿将操刀手，奋力舞银针

1951 年，张缙毕业于沈阳中国医科大学，毕业后在东北军区第二十六后方医院做了一名外科大夫。在做西医外科大夫的过程中，一个偶然的机会，他得到了一本针灸家朱琏写的《新针灸学》，每当得闲，张缙便认真阅读、仔细揣摩，他在不知不觉中就走进了中医的世界、针灸的殿堂。回忆起那段时光，张缙掩饰不住激动的心情，正如他在"四七初度"一词中所写"愿将操刀手，奋力舞银针"。

他说："葛春胜，是当年我在尚志后方医院工作的同事，他是药剂科的主任。一天，他突然得了重症胃痉挛，吃了许多药，毫无效果，医生们都束手无策，医务科金恩都科长对我说给他用针灸试一试，我对这样重症胃疼也心里没底，其他大夫们也说用针灸试试。我立刻找来《新针灸学》，按上面写的方法，先针中脘、梁门、足三里，结果不见效，我又改刺脾俞、胃俞二穴，奇迹发生了，他的胃竟然完全不疼了，这件事给了我极大的信心。"

"接下来的一件还是和葛春胜有关的事，他的母亲得了急性结膜炎，老太太特信针灸，所以坚决要求我为她针灸。说实在的，针灸治眼病我想都没想过，我只好又回去看书。这次我在她的睛明、鱼腰、瞳子髎、合谷四个穴位上行针，然后留针一个多小时，出针后，眼睛的羞明流泪就大有好转。第二天，我又用同样的方法给老太太扎了一次针，这次出针后，不适的症状就几乎消失了大半。第三天，再次施针结束后，老太太的急性结膜炎就完全好了。从此以后，老太太成了我的忠实'粉丝'，遇到谁生病，就让他找我针灸。'张缙会针灸'的这个名声就在本院、本系统医管局里传开了。第二年，就是 1954 年，医管局系统在熊岳城疗养院（当时是志愿军伤员疗养院）开办了针灸学习班，省局指名送我去学习"。

1955 年 7 月，卫生部在北京举办了全国高级针灸师资训练班，张缙又被省里指名送去学习。从北京学习归来后，他就在省里办了为期一年的黑龙江省针灸师资训练班，为省里培养出 100 多名针灸人才。

二、虽身膺右冕，仍锐志攻针

张缙出生于黑山县半拉门镇一户生意人家庭，伪满末期生意濒临倒闭，其童年是在日军残酷统治下度过的。他自小聪慧机敏、勤奋好学，在读小学时就喜欢念早书、读夜书，养成手不释卷的习惯。凡先生讲过的古典文学都能熟烂于心，然而在学习上他又从不拘泥呆板，每次探讨学问，他均勇于发表见解，甚而争论得面红目赤，也一定要有个次第才肯罢休。早年他以优异的成绩考入中学，后在颠沛流离之中，就读于国民党时期的大学。由于解放战争时期东北地区部分大中院校迁往北平。他所在的渤海大学也迁去了北平，他住在北新桥国子监。

1949 年全国解放，张缙被分配到沈阳中国医科大学就读。经过考试，他留在本科 40 期学习。1951 年毕业时，正值抗美援朝战争爆发，他被分配到东北军区后勤部卫生部第 26 后方医院工作，负责战伤外科重症病房，先后担任外科医师、代理主治医师。抗美援朝战争结束后，于 1955 年参加全国高等医学院校师资训练班。

1956 年张缙调入黑龙江省祖国医药研究所（黑龙江省中医研究院前身），担任建所筹备组成员兼秘书，并负责针灸经络研究室工作。1957 年，全家迁至黑龙江省林口县刁翎乡。当时环境极其艰苦，但在劳动之余，他仍研究针灸学术，开始学习明代杨继洲所著之《针灸大成》，并逐步过渡到研究《针灸大成》，还完成了控制针感性质和控制针感传导方位的研究。该书首刊于明代 1601 年，被我国针灸工作者奉为圭臬，视作珍宝，一些坊间刻本错讹之处甚多，且无人整理。张缙仍秉前志，不改初衷，含辛茹苦地在煤油灯下探究校释。正如他写的两句诗："一盏油灯几卷书，通宵伴我悟真如"。在刁翎，他发挥救死扶伤的医德，奉献己之所长，凭着一根银针为患者解除病痛之苦。1962 年他被调回黑龙江省祖国医药研究所，继续他的针灸科研工作，他的"《针灸大成》研究"被列入国家计划，又协助当时科室领导，打开了针灸研究的新局面，成为当时全省的针灸研究中心。在 1963~1964 年的 2 年中，他每天用半日的时间在黑龙江省图书馆自修了"校勘学""版本学""目录学""训诂学""辨伪学"等国学基础课，又向哈尔滨师范大学王大安教授和黑龙江大学苏渊雷教授求教。他写出《〈针灸大成〉的编著者究竟是谁》《略论〈针灸大成〉的版本》《〈针灸大成〉目录的研究》《〈针灸大成〉经络部分的研究》等共约 7 万言的论文，为《〈针灸大成〉校释》的研究工作积累了资料，打下了基础。他认为研究工作的本身就是在创新，没有创新成分为主要内容的科研，就不能算是科研。可以说他的这个主张，贯穿了他科研的方方面面。他的上百篇论文、各类科研成果都是以创新内容为主的。这期间除了研究《针灸大成》之外，他还参加了"满山红"止咳新药的研究，并负责临床疗效观察和科研论文的撰写。后来，这味药被纳入了第二版的《中华人民共和国药典》。

1971 年我国在全国范围内开展了针麻研究，他抓住这个机遇，克服了重重困难，在全省组织了大规模的科研协作，开展了针麻原理——循经感传规律性研究，取得了循经感传的第一批成果。

三、为针灸教育操心，为中医徒弟正名

张缙教授多年来致力于针灸教育事业，1960 年他办了国内首次百人以上的为期一年的黑龙江省第一期针灸师资班。1979 年，以他为首的省针灸学会又多次举办了为期一年半和一年的针灸专科班、师资班。为黑龙江省培训了大批的针灸人才，也给那些以师带徒形式学成的针灸从业人员提供了系统学习针灸的机会。由于他的努力，在黑龙江省中医研究院建立了卫生部针灸经络进修教育基地，举办了全国首届两年制的针灸研究班，又与中国中医研究院（现为中国中医科学院）合办了第一、二、三期攻读硕士学位的针灸研究生班。之后，他各方奔走，将黑龙江省中医研究院研究生

招生名额由 3 名扩大到 15 名，由本院自筹资金办教育，连续 3 年共招收针灸、中医、中药三个专业 40 多名硕士研究生，为本院培养后继人才，奠定了本院研究生教育的基础。张缙教授还是黑龙江中医药大学兼职教授和博士生导师，在黑龙江中医药大学培养了 13 名博士研究生，并为其分校加拿大安大略省中医学院培养了 10 名博士研究生。

为了办好卫生部针灸经络进修教育基地，他在 30 年前首次提出新的分科方案，把现在通用的一本《针灸学》分为"中国针灸医学史""经络学""腧穴学""腧穴配方学""刺灸学""针灸治疗学""实验针灸学""针刺麻醉学""各家针灸学说""古典针灸医籍选讲" 10 个分支学科。他还编写了分科大纲，十几位国内著名专家在针灸研究班中成功进行试讲，并编写教材。这一针灸学术分科被日本学者认为是当代针灸学术发展的一个历史里程碑。他多次应邀去亚、欧、美各地讲学，均获得极大成功。每次讲学他都在现场演示各种手法，他的成功演示，赢得了热烈掌声，为我国针灸学术争得了荣誉。

张缙教授认为，针灸学是一门知识型与技术型相结合的学科，从刺灸学这个分支学科来说，其技术部分远大于知识部分，因而实际操作技能就显得格外重要。多年来，针灸学术交流多承袭过去的传统，是清一色的宣读论文。后来加进去一些图像方法，但仍然是间接的。张缙教授一贯主张用现场操作来进行直接交流，以"手谈"为主，多次国内外学术会议全部为现场演示。他的这种有效而直观的教学方法，有力地推动了针法、灸法，尤其是针刺手法的传播。近几年来，在哈尔滨召开的国际和国内大型针灸学术会议，更发展成为以"主持人"形式边做边讲，同时组织会场灵活交流，甚至包括技术指导和总结，这种现场演示的交流形式取得了意想不到的成功。

张缙教授在 30 年前撰写了《为徒弟正名》一文，发表在《光明中医》杂志上，文章发表后，在国内引起了很大反响，收到了几十封读者来信。张缙教授认为师带徒是非常成功的方法，是我国历代教育家用自己的心血凝结而成的有效方法。

他说："从今天的现实来看，当然发展学院教育是主流，是方向。但从我国国情看，从中医学术特点看，也应给'师带徒'一定的地位。如果把真正具有较高水平的徒弟先集中一个时期，学好基础，再分别用较长时间由较高水平的师傅来带，是可以培养出不低于中医学院水平的医生的。如果在院校教育中，还能把师承的有利因素加进去，那就更好了。"于是他就在黑龙江省中医研究院办了徒弟班，5 年后毕业，学生们都成了合格的针灸医师，还有的成了硕士和博士、主任医师和教授，如王顺、尚艳杰等。这才是真正的远见卓识。

四、继承佳圣绝学，弘扬针法妙技

张缙教授是全国针灸灸法的学科带头人，不仅在针灸事业上有重大的建树，更重要的是他在针灸学术上的贡献。他用 50 年精力研究了针刺法及其密切相关的文献理论与经络理论，目的是全面整理，有序研究，最后达到使针刺手法整体推进。

他在针刺手法的研究中涉及七个大的方面：①练手法基本功的研究；②进针法的研究；③二十四式单式手法的研究；④以烧山火、透天凉与龙、虎、龟、凤四法为核心的复式手法的研究；⑤针刺补泻的研究；⑥针刺得气的研究；⑦针感的研究；⑧指导针刺手法之经络理论研究。这些研究覆盖了针刺手法的全部。张氏针法博大精深，自成体系，每个手法概念明确，义界清楚，有规定的术式、可变的范围和运作的分寸。在重要手法上既有定性指标，又有定量指标。上海交通大学博士生导师朱训生教授认为：张缙教授的针刺手法为在生物工程学中建立针刺手法的物理模型奠定了医学基础。

五、创新医学模式，以促进中医药学发展

世界卫生组织（WHO）早于1984年在其宪章中，就给健康下了定义："健康是身体上、精神上和社会上的完美无缺状态，而不仅仅是没有疾病和虚弱。"人们越来越追求生命质量的提高，追求生命质量与生命价值的统一。医史学家彼得罗夫甚至指出："未来医学的主要对象将是健康人。"单靠治疗医学（第二医学）是无法承担这一重任的，同样，预防医学（第一医学）和康复医学（第三医学）也难以承担。只有把"自然"因素加进去，构成生物、社会、心理、自然的四因素医学模式，再用系统工程学的方法将上述四者有机地结合起来，既能充分发挥四者的独自功能，又能产生四者独立存在所不具备的功能，通过相互联系、相互作用而达到的医学根本目的即健康长寿的作用。正是基于此，张缙教授才提出长寿保健医学即第四医学。

张缙教授说："第四医学即长寿保健医学是建筑在新的医学模式基础之上的医学，是医学中的大框架，它反映新时代医学的一个方面的特征"。正如生物、心理、社会三因素医学模式的倡导者恩格尔在提出他的医学模式时所说的那样："在科学中，当一个模式不能适宜解释所有资料时，就要修改或摒弃这个模式。"张缙教授提出四因素的医学模式，就是对三因素医学模式的修改或补充。他认为三因素的医学模式作为整个医学的框架，缺少"自然"这一因素。我们所说的自然因素，泛指自然的非人为的因素，像日月星辰、气候季节、地理环境等，这些因素与人体的生理病理有着密不可分的关系。中医学从产生之日起到发展过程中，始终把人置于宇宙之内的环境中，不仅仅把人当作具有心理活动的生物的人，而且作为社会的人、自然的人，置人于自然、社会环境的变化中，结合环境变化诸因素，考察分析其生理机能、病理变化，探索预防、治疗、康复的办法。尤其是中医学对人与自然关系的认识十分丰富，体现在整个医学体系之中。中医学从诞生之日起，它的理论框架就包含有生物、心理、社会、自然四个因素，较20世纪70年代末期恩格尔的生物、心理、社会医学模式更全面，更符合医学的本来面目。现代医学在新技术革命中所追求的目标，正是中医学所拥有的优势，即中医理论的系统、整体、辨证的思想体系，在它的指导下，医学实践取得了光辉成就，对整个东方文明产生了巨大的影响。

张缙教授说："中医学在几千年的医学实践中积累了大量有效的医疗手段，中药、针灸、按摩、气功、太极拳、导引、食疗、药浴等不胜枚举，而其内涵正逐渐被现代科学技术所揭示。例如，时间药物学的科学性，旦慧、昼安、夕加、夜甚的重症变化规律等，这必将使中医传统的医学手段在人类的健康长寿中发挥更大的作用。"

六、潜心研究针刺手法，为制定国家标准提供可靠的技术支撑

张缙教授早在20世纪50年代中期开始研究针刺手法，他率先提出了有关控制针感性质和传导方位的方法，具有很大的临床指导意义。张缙教授又从古代手法中按韵厘定分类出二十四式单式手法，又予以定性、定序和明确了式式，并拟定了各法之操作标准。举凡针刺补泻、针刺得气、复式手法等均有系统之阐发，他还系统地研究了经络理论和复式手法，与当代各家共肇针刺手法发展之新高峰。张缙教授驾驭手法之功力，已达炉火纯青境界，从针刺手法研究的总体上讲，他已经达到了权威高度，受到国内外针灸界的重视。

中国针灸学会于2000年在中国青岛召开了"新世纪针灸论坛会"，会上张缙教授代表中国针灸学会针法灸法分会正式提出：应当为针刺手法和其他重要的针灸技术制定规范，这规范也就是国家标准。此倡议引起领导部门和针灸学术界的重视，直到2005年，国家质量监督检验检疫总局和

国家标准化管理委员会下达了制定针灸技术操作规范的决定。该针灸技术规范部分由国家中医药管理局提出，由中国针灸学会规定。毫针基本刺法和毫针基本手法负责起草单位是黑龙江省中医研究院，参加起草单位为上海中医药大学附属岳阳中西医结合医院、北京中医药大学针灸学院、黑龙江中医药大学附属第一医院和附属第二医院，主要起草人为张缙、东贵荣、王顺、刘清国等。针灸技术操作规范一共有 21 项，虽然毫针仅占 21 项中的 2 项，一项是毫针基本刺法，一项是毫针基本手法。但毫针的临床使用率在一般针灸门诊中要占 95% 以上，因此在规范中自然占有重要的位置。

张缙教授研究针刺手法，有扎实的中医基础和国学基础，有牢固的经络与文献理论基础，有坚实的针刺手法基本功，又有现代医学科学的基础。张氏以非凡的毅力，得体的运筹，在无序中创造条件进行有序的研究，可以说他的研究成果，是用他的心血铸成的。他从 25 岁青春到 80 岁的耄耋之年几乎用整个人生阶段全身心地投入付出，才使他在针灸领域内获得如此巨大的成功。

于致顺

于致顺，1931 年生人。针灸专家，辽宁省大连市人。1949 年毕业于大连医学院，1959 年于天津中医研究班毕业。历任黑龙江富锦县卫生院、密山县卫生院医师，第二十六后方医院主治军医，1959 年调黑龙江中医学院任教师、附属医院针灸科任副主任。他从事中医针灸临床、教学、科研工作 50 年，经验丰富，在临床实践中应用头穴治疗中风偏瘫，收到了满意效果。对治疗风痱、遗尿、癃闭、崩漏、内眼病、疳积、痿症等均有所长。于致顺对头穴进行了深入研究，提出用头部腧穴治疗中风的独特见解，对其机制做出新的探索。他治学严谨、教书育人，1985 年被评为模范教师。著有《简明时间针法》《针灸配方学讲义》《腧穴学讲义》（均于 1984 年由黑龙江出版社出版）；参编《针灸学》（1975 年由上海人民出版社出版），并参与了《医学百科全书》针灸分册、《全国中医院校考试题解》的撰稿工作。他于 1949 年加入中国共产党，是中国针灸学会理事、中国针灸学会针法研究会理事、黑龙江省针灸学会副主任委员。他曾为本科生、研究生和西医医生讲授《腧穴学》《针灸配方学》《时间针法》《五运六气》等课程，培养出东贵荣、唐强、冯军、石现等优秀学生。

常玉复

常玉复，男，1931 年出生于辽宁省新民县。曾任黑龙江中医药大学附属第一医院第一内科副主任、内科四病房副主任、高干病房科主任、内九科主任（心脑血管病等老年病、血液病方向）、学科带头人。曾兼任全国血症研究会副主任、黑龙江省中西医结合学会委员、黑龙江省青年联合会副主任等职。

常玉复 1950 年毕业于黑龙江卫生干部学校大专班，毕业后曾在东北军区第 38 后方医院、肇东康复医院等单位工作。从 1954 年开始自学《医学心悟》，1959 年参加黑龙江中医学院第一期西医离职学习中医班，毕业后留于黑龙江中医学院伤寒教研室任教师。20 世纪 60 年代起，他就曾跟随中医名家孙继常、华廷芳、胡青山等从事中医内科和中医血液病研究。1962 年被选送到哈尔滨医科大学进修血液病专业 2 年，返院后组建血液病研究组，建立了血液病房和血液实验室，开始从事中西医结合研究血液系统疾病。时隔不久，常玉复受黑龙江省卫生厅委托，专门进行攻克再生障碍性贫血的研究工作，在著名中医专家赵正元的协助下，经过多年临床摸索和实践验证，得出结论：再生障碍性贫血的本质是肾虚，治疗宜补肾，滋补肾阳。据此，他研制成贫血 I 号，经不断完善改进到贫血 II 号，在临床实践中获得了满意的疗效。上述观点很快被省内同行所接受，并多次在省内医学科技成果展览会展出。1979 年，在全国再生障碍性贫血会议上，这一学术观点得到与会专家的认可。从此，他引领了中医界采用补肾法治疗再生障碍性贫血的潮流。此项科研成果荣获黑龙江省文教办科技成果三等奖。同年，常玉复到上海第二医学院附属瑞金医院血液科进修，系统学习了上海血液科医师班的全部课程，对于当时国内外血液学知识有了更加深刻的认识。凭借深厚的理论知识和丰富的临床经验，常玉复教授又针对再生障碍性贫血提出了新的治疗方案，补肾加活血化瘀，经实验研究证实要比单纯的补肾疗法效果好。

常玉复教授从事中西医结合临床工作 30 余年，对中西医结合治疗再生障碍性贫血和血液系统疾病见解独到；提出了以肾为核心进行辨证施治的新的学术思想。他提出补肾助阳说，其演变规律是肾阳虚—肾阴阳两虚—肾阴虚，反之为逆证；提出了肾阴虚、肾阳虚、肾阴阳两虚三个证型，研究出相应的协定处方，临床效果甚佳，受到广大患者和同道的好评。他十分注重人才的培养，曾先后担任伤寒、内科学的教学工作，从 1985 年开始招收并培养硕士研究生 5 名，出色地完成了教学任务，以教学内容新颖、条理清晰、教学方法灵活得到师生们的一致认可。

常玉复教授注重以实验和临床相结合的方法进行研究，科研工作突出，曾发表并宣读专业相关论文 10 余篇，3 次出席全国性血液会议，5 次出席六省一市血液病会议。例如，1976 年呼和浩特血液病会议宣读论文《中医补肾治疗再障》；1979 年全国再生障碍性贫血学术会议宣读《骨髓干细胞体外培养与中药治疗再障对比研究》等。主持的科研课题：《中西医结合治疗再生障碍性贫血规律性的初步探讨》，提出补肾与造血的学说，获 1978 年黑龙江省科学大会奖；《中医补肾治疗再生障碍性贫血疗效观察》于 1979 年分别获得黑龙江省政府科学科技进步三等奖和黑龙江省高等院校科技进步奖；《补肾中药对慢性再障患者和正常人骨髓造血祖细胞作用的实验研究》，获 1988 年黑龙江省政府科学科技进步三等奖。常玉复曾多次荣获医院先进工作者、优秀共产党员称号。

崔永顺

崔永顺，1932 年生，辽宁省庄河县人。1950 年毕业于中国医科大学医疗系，1961 年于黑龙江中医学院西医学习中医班毕业。先后于黑龙江省结核医院、齐齐哈尔市结核医院、嫩江地区中心医院、齐齐哈尔市医学院附属第二医院工作，曾任中医教研室主任。他在临床、教学工作中，致力于中西结合治疗心血管病、肾病、妇科疾病，积累了丰富的临床经验，对水肿、贫血、脾胃病的治疗研究有独到之处。曾获齐齐哈尔市自然科学优秀成果一等奖两次。崔永顺撰写论文 30 余篇，于全国学术会议上发表 5 篇，省级学会上发表 10 余篇，其中，《漫谈中医七情疾病》一文，被《当代中医心理学荟萃》收入。他于 1956 年加入中国共产党，曾任中国中西医结合研究会黑龙江分会理事、老年病专业委员会委员、齐齐哈尔中西医结合研究会副理事长。

梁瑞凤

梁瑞凤，1932年生，江西省南昌市人。1955年毕业于江西医学院医疗系，1961年毕业于黑龙江中医学院西医学中医班，于柴河林业医院、黑龙江省祖国医药研究所任医师、主治医师、副研究员，黑龙江省中医研究院老年病研究室主任、研究员，从事中西医结合临床、科研工作。他在临床中对多发病、疑难病进行逐个类型或同一疾病不同发展阶段的研究，由共性到个性，从不同层次深入探讨其发病机制和治疗规律。1964年对森林脑炎防治研究临床疗效显著，病死率由20%下降到1.5‰。受到中央林业部的重视和黑龙江省政府嘉奖。1981年他与理工科院、校协作采用系统工程、生物流变学理论方法，应用电子计算机技术，建立了缺血性中风先兆预测系统，取得缺血性中风危险信息预测，可靠度达76%～86%，填补了省内疾病预测方面的空白。对缺血性心脑血管疾病的研究，在东北地区首先提出了脾虚、肾虚与动脉粥样化相关的学术观点，创立了益气补肾为主、活血通脉为辅的治疗原则，开辟了抗动脉硬化研究的新途径。1984年成功研究抗动脉硬化新药"益脑宁"，经459例临床观察，有效率达88%。他率先提出老年人动脉粥样硬化微循环改变规律，总结了老年人血液改变一般特性，并提出动态分型方法；对脑动脉硬化症的中途辨证分型及其规范化、标准化、定量化进行新的尝试。

他在1958年获黑龙江省向科学进军积极分子荣誉称号；1961年获中央卫生部一等奖；1964年因《森林脑炎防治研究》获黑龙江省五好职工奖章；1981年，"中风先兆预测系统"获省卫生厅优秀科技成果一等奖；1984年新药"益脑宁"获黑龙江省政府优秀科技成果二等奖，并于第36届布鲁塞尔尤利卡世界发明博览会参展，获国家科委荣誉奖状。他撰写论文20余篇，主要有《谈祖国医学发病学上的整体观念》《阴阳五行学说的矛盾法则》《缺血性中风先兆数理预测方法及其预防治疗》《益脑宁抗动脉硬化作用的研究》等。

他于1953年加入中国共产党，是中华全国中医学会黑龙江分会理事、老年病学会主任委员、中华医学会黑龙江分会暨哈尔滨分会老年病学会主任委员。

王德敏

王德敏，男，汉族，1932年出生，辽宁省锦西市人。曾任黑龙江中医药大学附属第一医院消化内科主任，公卫教研室副主任，西医内科教研室副主任。曾兼任中国医学科学院卫生学组委员，中国中西医结合学会会员，黑龙江省中西医结合研究会消化委员会副主任委员等职。

1950年，王德敏毕业于热河医学院，1963～1969年参加卫生部委托辽宁中医学院举办的西医学习中医班学习中医。曾先后在东北军区第一陆军医院、黑龙江军区医院、黑龙江省医院工作。1963年到黑龙江中医学院附属医院内科工作。1982年晋升副主任医师，1985年晋升主任医师，1988年晋升教授。

王德敏教授从医执教50余年，在临床、教学、科研工作中一直致力于中西医结合，是黑龙江省知名的中西医结合内科专家。他对消化系统疾病辨证施治有独到见解，尤其对溃疡病、溃疡性结肠炎、上消化道出血、肝硬化、胆系感染等消化系统疾病疗效突出。从20世纪70年代初，王德敏教授开始研究用活血化瘀法治疗肝硬化。经研究提示，其"肝硬化的病理基础符合中医血瘀概念""血瘀证候是肝硬化的共有主证"的学术观点，开拓了活血化瘀法治疗肝硬化的临床应用。他还在中医"出血之由，惟气惟火"的理论指导下，开创了采用大黄治疗上消化道出血的中药治疗方法。他倡导以清法治疗胃十二指肠溃疡，经大量系列病例观察有效率为94.5%，改变了传统治疗胃病施以温补的论断。他根据"热淫于内、治以咸寒"的理论，创造了新的中药配方——"溃结栓"，用于治疗溃疡性结肠炎。根据临床、肠镜、病理、X线、免疫功能检测等指标观察，疗效有突破性提高。

他主持研究《电脑模拟诊疗胃脘痛程序研究》，运用系统论、控制论、信息论等科学方法和电子计算机技术，采用多层次、多分析、多判断阈值逻辑的数学模型，将胃脘痛的临床经验纳入电子计算机。此项研究于1985年荣获黑龙江省医药卫生科技成果一等奖。他撰写论文20余篇，主要有《肝性脑病几个问题的探讨》《水飞蓟治疗病毒性肝炎的临床观察》《大黄（复方）治疗上消化道出血98例》《中医对溃疡病辨证分型治疗的探讨》等。他连续多年获得最佳教师和先进工作者等多项荣誉称号。

张亭栋

张亭栋，男，1932年11月出生，河北省吴桥县人，主任医师、教授。1950年毕业于哈尔滨医科大学，为哈尔滨医科大学附属第一医院终身教授，原哈尔滨医科大学附属第一医院中医科主任、中医教研室主任，国家临床重点专科中医专业肿瘤科建设单位学术带头人，曾兼任中国中西医结合学会副会长，黑龙江省中西医结合学会会长等职。

张亭栋教授发明亚砷酸注射液治疗急性早幼粒细胞白血病，总有效率达95%，居世界领先地位。因而荣获国家自然科学二等奖、国家优秀专利奖、美国杜邦科学技术创新奖、第三届韩国首尔国际发明专利金奖、上海市科学技术进步一等奖、黑龙江省科技进步二等奖等奖项。2011年9月，张亭栋获颁葛兰素史克中国研发中心生命科学杰出成就奖；2012年被中国科协评为"全国优秀科技工作者"；2015年83岁的张亭栋教授荣获"杰出科学家奖"。

张亭栋教授从事中西医结合医疗、教学、科研工作50余年，在研究血液病方面造诣较深，是用砒霜治疗白血病的奠基人，他在20世纪90年代发表的相关论文轰动世界，他的医学成就给全球白血病患者带来了福音。

张亭栋教授的中西医结合之路始于1960年黑龙江中医学院中医学习班的学习，结业时他获得卫生部授予的"第一名"奖状。经过2年的中西医结合临床实践，他又参加了辽宁省中医学院中西医结合研究生班学习，历时2年。50多年来，他坚持走中西医结合道路，是我国第一批中西医结合专家与学术带头人。他主张对每位患者每种疾病从诊断到治疗都要从中西医结合角度来考虑，即在辨病的基础上辨证，在提高疗效的前提下结合，取中西医两家之长，互补各自之短，从临床实践中找"结合点"，逐步深入探索其疗效机制，从基础理论上互相渗透，以期达到融会贯通。在用药方面，他有其独特见解，以药味归经治其证，以现代药理治其病；或以西药（中药）去其邪，以中药（西药）扶其正；或以西药治菌，中药制毒，使两者有机结合，科学配伍，达到较单一治疗更为理想的效果。他善用活血化瘀之法与其他诸法相结合治疗疑难重症。他对古方的发掘更为突出，认为古方之效并未完全显露，因为古人之见地并未完全表达穷尽。他用《伤寒论》之抵当丸治疗高黏滞（脂）血症，使冠心病、高脂血症、脑基底动脉供血不全等患者的病情得到了控制。他用民间验方治疗白血病，将口服法变为注射法，用现代医学方法研究其治愈机制，这一过程不仅要中西医结合，还要临床与基础多学科结合。因此，1997 年在美国召开的血液病大会上他以优异的疗效、科学的机制登上讲台，得到了许多国家代表的赞扬，纷纷要求合作开发，走向世界。同时国际权威杂志 Blood 刊登了这一具有世界先进水平的论文，并以其插图作为本刊物封面，该杂志点评"这是一篇创造性的论著，首次发现氧化砷诱导白血病细胞凋亡，是中国学者在血液领域的一次重大突破"。美国《科学》杂志也以"古老的中医又放出新的光彩"为题赞扬祖国医学的伟大。

王春来

王春来，男，1933 年出生，中共党员，主任医师。他于 1954 年 7 月在佳木斯医士学校毕业，被分配到五常山河屯林业局职工医院工作，先后任该院外科主任、副院长、革委会副主任。1960 年进入黑龙江中医学院第二期西学中班学习。1972 年，调入黑龙江中医学院附属医院骨科工作，先后任骨科副主任、骨二科副主任、骨伤临床教研室主任、骨三科主任。曾兼任黑龙江省骨科学会秘书、中医骨伤科函授学院黑龙江省分院副院长、全国骨伤科外固定学会黑龙江分会特邀顾问、中国中西医结合研究会黑龙江分会中西医结合骨伤科专业委员会主任委员，是黑龙江中医药大学骨科最早的硕士研究生导师之一。他能运用中西医两法对骨科领域内多发病和疑难重症患者进行诊断和治疗，尤其对中医药治疗软组织损伤，采用小开窗手术方法治疗腰椎间盘突出症，选择性小开窗减压治疗腰椎椎管狭窄症，将中药汤剂虎杖汤用于颈椎病及腰椎间盘突出症术后恢复期，效果尤佳。

包福助

包福助，男，1933 年出生，辽宁省大连市人，中共党员，主任医师，教授，硕士研究生导师。曾任黑龙江中医学院附属医院副院长、循环内科主任，黑龙江中医学院西医诊断教研室副主任。

1950 年他于大连医学院毕业后进入双城康复医院任住院医师，期间曾赴朝鲜抗美援朝，并荣立三等功 2 次，归国后先后在佳木斯市中心医院、依兰道台桥医院等单位任主治医师，1971 年参加黑龙江中医学院第四期西医离职学习中医班，毕业后留在黑龙江中医学院附属医院内科任主治医师，1978 年晋升为副主任医师，1982 年晋升为主任医师。

他多年来一直从事中西医结合心血管专业的临床、教学和科研工作，在中西医结合防治循环系统疾病和采用现代诊疗新技术方面有专长，尤其对冠心病、心绞痛，通过中西医结合的方法在临床上的研究，建立了系统性、规律性的科研防治方法，取得了令人欣慰的成果。1985 年，他被推选为黑龙江省中西医结合内科学带头人。

他从 1980 年开始，从事中西医结合治疗冠心病、心绞痛的临床和基础理论的研究，根据中医理论和多年来辨证施治冠心病的临床经验，吸收了现代中药药理学的研究成果，自拟了"扩冠冲剂Ⅰ号和Ⅱ号"，并进行临床疗效观察。经观察发现，其可明显降低血胆固醇、三酰甘油和脂蛋白 b 的作用，经黑龙江科委组织专家鉴定认为，"扩冠冲剂治疗冠心病心绞痛临床与基础研究"这一科研成果达到国家先进水平，被评为黑龙江省科技进步成果二等奖，其论文获得黑龙江省科技论文一等奖。因此，他还参加了全国中西医结合防治冠心病心绞痛、心律失常会议，国际微量元素与健康学术会议，国际活血化瘀学术会议，其论文分别发表在《中西医结合杂志》《中华心血管杂志》《中医杂志》《国际活血化瘀学术会议论文汇编》（英文版）。

通过临床和基础医学研究证实，中药扩冠冲剂不但能解除冠心病心绞痛患者的痛苦，而且更重要的是使引起冠心病心绞痛的根本原因动脉粥样硬化的病理病变得到了治疗，使 35 个客观指标恢复正常，因此是一种综合疗法，而且无任何毒副作用，服用方便，适合国情，容易推广。此外，他还有"中药冠心冲剂治疗冠心病 68 例疗效观察"（1980 年通过鉴定）"中药冠心冲剂治疗冠心病 70 例总结""中药冠心冲剂治疗冠心病 68 例和中医辨证施治冠心病 54 例对照观察""中药冠心冲剂治疗冠心病 48 例的超声心动所见""中药冠心冲剂治疗冠心病 139 例和常规西药治疗冠心病 107 例疗效对比观察"（在中华医学会黑龙江分会内科学会上交流）等多项研究，成果喜人。

他严于律己，治学严谨，一直承担《诊断学基础》《内科学》两门课程的教学任务。他从 1983 年开始招收并指导中西医结合内科硕士研究生，共培养 7 名硕士。其主要著作有《中西医结合心血管疾病专题讲座》《研究生基础诊断学教材》。主持科研课题 2 项，在国家和省级医学期刊上共发表论文 10 余篇。

黄炳山

黄炳山，1934 年生人，中西医结合内科专家，山东省泰安市人。1953 年毕业于河北医学院内科系，1971 年于黑龙江中医学院西学中医班毕业。他历任黑龙江牙克石林业局中心医院和黑龙江中医学院讲师、副教授、内科主任教授、副院长等职。他曾担任中华医学会理论研究会委员、黑龙江中西医结合学会副理事长、哈尔滨市科学技术协会常务理事，被聘为《中医康复与疗养》《中医心理学论丛》《仲景学说现代研究》等杂志顾问、特约编辑。黄炳山从事临床、教学、科研工作几十年，对中医药研究较深，主持了脾胃及肝证候实质研究，并参加卫生部组织的中医证候规范、中医疾病规范重点课题研究。指导硕士研究生 10 名。他在 1957 年 12 月加入中国共产党。他撰写论文 30 余篇，其中有《脾虚实质探讨》（1981 年《上海中医药杂志》发表）、《饮食失节所致脾虚动物模型及中药治疗观察》（1983 年《中西医结合杂志》发表），并获黑龙江省优秀论文二等奖；编著有《中医诊断学教材》（1983 年吉林人民出版社出版）、《中医症状鉴别诊断学》（1984 年人民出版社出版）。

聂运升

聂运升，男，1935 年出生于哈尔滨，中共党员，主任医师、硕士研究生导师。1960 年，他在哈尔滨医科大学医疗系本科毕业后，被分配到黑龙江中医学院工作。1970～1971 年进入黑龙江省第三期西医离职学习中医班学习。历任黑龙江省中医学院附属医院呼吸内科副主任、主任，西医诊断教研室主任。曾兼任黑龙江中西医结合呼吸学术委员会主任委员。

聂运升从事医疗、教学、科研工作 40 余年，对中西医结合治疗慢性支气管炎、肺源性心脏病、阻塞性肺气肿、支气管哮喘等呼吸系统疾病进行了深入的研究；采用扶正固本、冬病夏治等方法，在慢性支气管炎等呼吸系统疾病的防治方面探索出一条新路，并研发科研制剂 2 种，均取得良好的临床疗效。他发表相关学术论文多篇，多项科研课题获奖。

刘元章

　　刘元章，男，1935 年出生于黑龙江省肇东县，中共党员，主任医师、硕士研究生导师。1960年，他在哈尔滨医科大学医疗系毕业，被分配到黑龙江中医学院生理教研组担任教师。期间加入黑龙江省第二期西医离职学习中医班学习。1963 年到黑龙江中医学院附属医院内科工作，历任老年病房负责人，老年病科副主任、主任，循环内科主任等职务，曾兼任中华中医药学会延缓衰老专业委员会副主任委员，黑龙江省中西医结合学会老年病专业委员会副主任、主任委员等职务。

　　刘元章从事医疗、教学、科研工作 40 年，擅长老年病、心血管系统疾病治疗，在国内率先提出心肌炎后综合征的概念，发现老年肛门瘙痒这一病证，并提出多项预防措施及治疗方法，尤其在使用中医中药治疗慢性肺源性心脏病、心源性肝硬化、心动过缓、血管扩张性头痛，中西医结合治疗顽固性心力衰竭、顽固性心律失常、心房颤动、尿毒症等方面疗效较好。获国家级科研成果 2 项，黑龙江省科技进步奖 1 项，发表论文 20 余篇，参编中医院校教材《内科学》（1975 年）1 部。

张一民

　　张一民，1935 年生人，针灸学专家，辽宁省辽阳县人。1949 年毕业于中国医科大学医疗系。1957~1960 年于沈阳医学院进修。他历任东北军区政治部、黑龙江省香兰、红星国营农场职工医院、哈尔滨市道外区人民医院、哈尔滨市第一工人医院、黑龙江省祖国医药研究所医师、主治医师、副主任医师、副研究员，黑龙江省中医研究院针灸腧穴及配方学研究室主任、研究员。他从事临床医疗、针灸经络研究，经验丰富。对针灸按时配穴法进行系统研究，首次提出子午流注钠甲法的《子午流注针经》开穴法、元代飞腾八法、按时配穴法的"三八间隔现象"子午流注周期表等新的学术观点，以电脑图、肌电图、脑电阻图、皮肤导电值、皮肤电反射交感神经传导速度、血管容积脉搏波和膀胱压等作为观察指标，并对有关针灸治疗规律进行实验研究。他提出癫痫脑电图检查中的针刺诱发试验和重复针刺干扰效应等学术观点和方法。临床采用旁会阴穴针刺治疗前列肥大，目窗穴针刺治疗癫痫，运用"子午流注针灸配穴法"治疗月经功能性紊乱、功能性子宫出血、血管神经性头痛、面神经麻痹等疾病，均取得满意疗效。他为全国 7 期针灸研究班、3 期国际针灸讲习班和日本留学生讲授针灸学、针灸配方学和子午流注，并多次与来访的外国学者进行学术交流。"子午流注周期表"于 1965 年获黑龙江省科技成果奖。其所做的声电波针刺麻醉研究、针麻原理经感传研究均于 1978 年获省科技大会集体奖。他撰写论文 40 余篇，《泌尿生殖系统疾病针灸治疗》被编入《针灸研究进展》，参编《针灸腧穴配方基础》（全国针灸研究班教材）、《针灸大成校释》（1984年）、《中国医学百科全书·针灸学分卷》等。他于 1981 年加入中国共产党，是九三学社社员、中国生物医学工程学会生物抗阻血流图研究会理事、中国针灸学会腧穴研究会理事、《中国生物电阻抗杂志》编委。

王玉玫

王玉玫，女，1937年出生于吉林省长春市，中共党员，主任医师，教授，硕士研究生导师。曾任黑龙江中医药大学附属第一医院内三科主任（消化、内分泌方向），西医内科教研室主任，内科党支部书记。曾兼任卫生部中药临床药理基地委员、胃病组组长，国家影像学会理事，黑龙江省中西医结合消化学会腔镜专业委员会主任委员，黑龙江省中西医结合医药学会理事，黑龙江省干部保健委员会专家组成员等职务。

1961年，王玉玫在哈尔滨医科大学医疗系本科毕业后，被分配于黑龙江省医院第二住院部工作，1962年并入黑龙江中医学院附属医院内科；1973年进入黑龙江中医学院第五期西医离职学习中医班学习；1978～1979年在哈尔滨医科大学附属第一医院内科进修学习内镜诊断技术；1980年筹建腔镜室并指导开展业务，1985年晋升副主任医师，1994年晋升主任医师。

王玉玫教授一直从事中西医结合临床内科工作，主攻消化系统及内分泌系统疾病，为医院中西医结合消化学科带头人。在40余年的教学、科研工作中王玉玫积累了宝贵的经验，她以老年性胃溃疡及肝纤维化的基础及临床研究，多项课题获奖。其中"电脑模拟马骥教授诊治胃脘痛程序研究"（第三位）获1985年黑龙江省政府科技进步三等奖；"益气活血法治疗老年性胃溃疡临床与基础研究"（主持人）于1993年获黑龙江省中医药管理局科技进步二等奖；"活血益气舒肝健脾法抗肝纤维化的基础研究"（主持人）于1995年获黑龙江省教委科技进步三等奖；"柔肝煎冲剂与秋水仙碱防治肝纤维化的临床与实验研究"（主持人）获1996年黑龙江省教委科技进步一等奖；"柴蔻冲剂防治酒精性肝病的临床与实验研究"（主持人）获1998年黑龙江省教委科技进步三等奖。她在省级以上的专业刊物上发表学术论文20余篇，如《中药治疗老年性胃溃疡临床研究》在1992年中国中西医结合学会消化专业委员会上宣读；《抗肝纤维化实验进展》1994发表在《中医药信息》等。

王玉玫教授一直承担西医内科教学任务，培养中西医结合内科硕士研究生15名。编写著作3部，分别是《西医内科学基础学习指导》（1995年）、《现代中医内科急症学》、《肝胆疾病综合诊断与治疗》（1997）。

王玉玫教授对各种肝脏疾病（乙肝、肝硬化、酒精中毒性肝病）、溃疡病、萎缩性胃炎、慢性溃疡性结肠炎及糖尿病等疾病的诊疗有丰富的经验，并总结出了多个行之有效的协定处方，她研发的柔肝冲剂、溃疡冲剂、降糖胶囊等在临床都有良好的疗效，特别是她主持研制的"肝康煎剂""柔肝冲剂"作为治疗肝纤维化的有效中药复方制剂，经多年临床应用有效率达90%，受到国家中医药管理局专家的肯定和赞赏。

王玉玫教授曾在1981年荣获黑龙江省优秀教师称号；1982年荣获黑龙江省教书育人先进个人称号；多次荣获大学、医院授予的优秀教师、优秀共产党员等荣誉称号；连续多年被医院评为先进工作者。

邓振鹏

邓振鹏，男，1937年出生于哈尔滨，中共党员、主任医师、教授、硕士研究生导师、省政府特殊津贴获得者。原黑龙江中医药大学附属第一医院第一外科主任、西医外科教研室主任、外科党支部书记，原全国中医周围血管病医疗中心主任。

邓振鹏教授在 1961 年于哈尔滨医科大学医疗系本科毕业，被分配到黑龙江省医院第二住院部任外科医师，1962 年并入黑龙江中医学院附属医院外科，是该院外科最早成员之一；1973～1975 年进入黑龙江中医学院第五期西医离职学习中医班学习。他曾兼任卫生部中药临床药理基地委员、外科组组长，中国中西医结合周围血管病专业委员会委员，东北三省急腹症专业委员会委员，黑龙江周围血管病专业委员会副主任，黑龙江中医药高级职称评委会评委，中华医学会、省外科学会委员等职。

邓振鹏从事临床外科工作 50 余年，对采用中西医结合治疗急腹症、乳腺病、甲状腺病、胆道病、血管病、肿瘤等疾病有独特见解，尤其在急腹症、周围血管病临床实践与研究方面达到国内先进水平。在他担任外科主任期间所进行的重危、疑难病患者的抢救工作和手术操作，使医院外科整体水平大大提升，能与西医三甲医院比肩，推动医院外科建设迈上新的台阶。他研发院内制剂 7 种，分别为脉管炎冲剂、静脉炎冲剂、乳腺炎冲剂、排石冲剂、土茯苓冲剂、脉乐冲剂、血栓通注射液，均在临床中取得较好的疗效。

从事教学工作 40 多年来，他一直承担中医外科、西医外科、中西医结合外科的教学、带教工作，培养硕士研究生 11 人。他专业知识丰富，具有深厚的中西医外科理论功底，教学中注重医教结合，是医院及省内同专业的学科带头人。主编审著作有 3 部，分别为《外科学总论》全国统编教材（1983 年、1995 年）、《中西医结合腹痛的诊断治疗学》（1996 年）、《中西医结合肝胆疾病的诊断与治疗》（1997 年）。

邓振鹏教授在省级及国家级学术期刊上发表论文 22 篇，独立主持各级科研课题多项，获科研成果奖励的主要有《中药复方血栓通注射液治疗血栓闭塞性脉管炎临床实验研究》1991 年获黑龙江省科学技术四等奖；《男性血栓闭塞性脉管炎病人性激素变化与中医分型关系的研究》1996 年获黑龙江省中医药管理局科技进步二等奖；《脉乐冲剂治疗下肢深静脉血栓形成的临床与实验研究》1997 年获黑龙江省中医药管理局科技进步二等奖；《土茯苓冲剂治疗下肢深静脉血栓形成的基础实验与临床研究》1999 年获黑龙江省教委科技进步三等奖；《电脑模拟白郡符教授中药治疗静脉炎》获黑龙江省教委科技进步二等奖；《土茯苓冲剂治疗静脉血栓形成的临床与实验研究》1999 年获黑龙江省教委科技进步三等奖等。

1981 年，在黑龙江省"3·15"亚麻厂爆炸事件中，邓振鹏教授因抢救伤员表现出色获黑龙江省卫生厅先进工作者一等奖，获纺织工业部锦旗；1995 年曾荣获黑龙江省卫生战线"创百树千"活动先进个人称号，并多次获医院优秀共产党员、先进工作者等荣誉称号。

张凤山

张凤山，1938 年生人，中西医结合内科专家，吉林省敦化县人。1960 年毕业于哈尔滨医科大学医疗系，1963 年毕业于黑龙江中医学院西学中医班。历任哈尔滨医科大学附属第二医院内科、中医科医师、主治医师、副主任医师、主任医师，中医教研室主任。他在医疗、教学、科研实践中，对治疗内分泌系统疾病经验丰富，对再生障碍性贫血、急性白血病应用中医治疗，并组织中医科开展以结缔组织病为中心的研究工作，建立免疫试验室，对建院以来收治的结缔组织病患者病案进行回顾性调查分析。在吸取国内中医治疗胶原病经验的基础上，不断探索免疫调节中药复方研究，全科撰写论文 16 篇，于 1985 年全国风湿病学会第二次会议上发表，大会发言 3 篇。他主持举办了知识更新、风湿病、科研方法、日英语各类学习班 20 余次，在全院举办西学中医班 12 次，培养了专业人才。获黑龙江省卫生厅科技成果奖两次，1963 年获中央卫生部西学中医二等奖。他于 1966 年 3 月加入中国共产党。张凤山撰写论文 50 余篇，编著《结缔组织病》（1982 年），主译《温病学》（1984 年）。他曾担任黑龙江省中医学会理事、黑龙江省中西医结合研究会常务理事、中华中西医结合研究会虚证与老年病专业委员会委员、中华风湿病学会理事。

参考书目

阿桂. 1997. 盛京通志. 沈阳：辽海出版社

陈宏. 2012. 齐齐哈尔市中医医院志. 齐齐哈尔：齐齐哈尔市中医医院

程廷恒. 2003. 呼伦贝尔志略. 呼和浩特：内蒙古文化出版社

刁文生，宋兆芹. 1992. 黑龙江名医录. 哈尔滨：黑龙江科学技术出版社

范晔. 1965. 后汉书. 北京：中华书局

郭伟光，刘征. 2018. 龙江医派丛书·黑龙江省民间特色诊疗技术选集. 北京：科学出版社

哈尔滨满铁事务所. 1912. 北满概观. 汤尔和译. 北京：商务印书馆

哈尔滨市中医院. 1985. 哈尔滨市中医院院志（第一册）. 哈尔滨：哈尔滨市中医院

韩明安. 1986. 黑龙江古代文学. 北京：光明日报出版社

韩延华. 2013. 中国百年百名中医临床家丛书·韩百灵：妇科专家（妇科专家卷）. 北京：中国中医药出版社

黑龙江历史档案通览编委会. 2014. 黑龙江历史档案通览. 哈尔滨：黑龙江人民出版社

黑龙江省档案馆，黑龙江省社会科学院历史研究所. 2009. 清代黑龙江历史档案选编（三）（光绪十六年—二十六年）. 哈尔滨：黑
  龙江人民出版社

黑龙江省档案馆. 2007. 黑龙江历史记忆. 哈尔滨：黑龙江人民出版社

洪皓. 1986. 长白丛书·松漠纪闻. 长春：吉林文史出版社

黄维翰. 1983. 呼兰府志. 哈尔滨：黑龙江省呼兰县志编审委员会

黄文东. 1984. 著名中医学家的学术经验. 长沙：湖南科学技术出版社

姜德友，高雪. 2010. 龙江医派丛书·龙江医派创始人高仲山学术经验集. 北京：科学出版社

姜德友，李建民. 2018. 龙江医派现代中医临床思路与方法丛书. 北京：科学出版社

姜德友，吴深涛. 2013. 国医大师临床研究·张琪临床医学丛书：张琪学术思想探赜. 北京：科学出版社

姜德友. 2018. 龙江医派丛书·寒地养生. 北京：科学出版社

姜念东，伊文成，解学诗，等. 1980. 伪满洲国史. 长春：吉林人民出版社

姜玉田，丛坤. 2012. 黑土文化. 北京：中央广播电视大学出版社

金毓黻. 1982. 渤海国志长篇. 吉林：社会科学战线杂志社

柯利民. 1981. 老中医医案选. 哈尔滨：黑龙江科学技术出版社

李国清，徐阳孙. 1987. 龙江医话医论集. 哈尔滨：黑龙江人民出版社

李敬孝，华世文. 2012. 龙江医派丛书·华廷芳学术经验集. 北京：科学出版社

李敏. 2012. 风雪征程——东北抗日联军战士李敏回忆录（1924~1949）. 哈尔滨：黑龙江人民出版社

李若奇，刘凯. 2014. 中医世家——哈尔滨市民间中医. 哈尔滨：黑龙江科学技术出版社

李时珍. 2004. 本草纲目. 北京：人民卫生出版社

李述笑. 2013. 哈尔滨历史编年. 哈尔滨：黑龙江人民出版社

李显筑，蒋希成. 2017. 龙江医派丛书·吴惟康学术经验集. 北京：科学出版社

李兴盛. 2008. 黑龙江汉族文化. 哈尔滨：黑龙江教育出版社

李延寿. 2013. 北史. 北京：中华书局

李艳芝. 2005. 黑龙江人. 哈尔滨：黑龙江教育出版社

林佶. 2009. 全辽备考. 北京：国家图书馆出版社

刘伟民. 2003. 面向新世纪的黑龙江精神与文化. 哈尔滨：黑龙江人民出版社

刘昫. 1975. 旧唐书. 北京：中华书局

刘学颜. 2005. 带你神游金源故地阿城. 哈尔滨：哈尔滨出版社

刘学颜. 2007. 神醉金源故地哈尔滨. 哈尔滨：哈尔滨出版社

宁安县志编纂委员会办公室. 1989. 宁安县志. 哈尔滨：黑龙江人民出版社

欧阳修，宋祁. 1975. 新唐书. 北京：中华书局

潘春良，艾书琴. 2006. 多维视野中的黑龙江流域文明. 哈尔滨：黑龙江人民出版社

齐齐哈尔市政协文史资料委员会. 1995. 龙沙教育史料. 齐齐哈尔：齐齐哈尔市政协文史资料委员会

齐锡鹏. 1989. 齐齐哈尔历史述略. 哈尔滨：黑龙江人民出版社

秦家隆. 1993. 黑龙江省医药工业志. 哈尔滨：黑龙江省医药工业公司

清朝史官. 1985. 清实录. 北京：中华书局

秋叶隆. 1938. 满洲民族志. 沈阳：东光书苑

任洛. 2016. 辽东志. 孙倩点校. 北京：科学出版社

首都博物馆, 黑龙江省博物馆. 2013. 白山·黑水·海东青——纪念金中都建都 860 周年特展. 北京：文物出版社

司马迁. 1982. 史记. 北京：中华书局

宋怀恩. 1994. 哈尔滨市医药商业志. 哈尔滨：哈尔滨市医药公司

宋濂. 2016. 元史. 北京：中华书局

宋琳, 崔忠文. 2016. 龙江医派丛书·崔振儒学术经验集. 北京：科学出版社

孙保芳, 刘树民. 2007. 鄂伦春民族习惯用药. 北京：中国中医药出版社

孙奇, 卢天蛟. 2018. 龙江医派丛书·国医大师卢芳学术经验集. 北京：科学出版社

孙蓉图, 徐希廉. 1974. 瑷珲县志. 台北：成文出版社有限公司

单荣范, 杨光洪. 1992. 黑水丛书. 哈尔滨：黑龙江人民出版社

桐城县地方志编纂委员会. 1995. 桐城县志. 黄山：黄山书社出版社

脱脱. 2016. 金史第二册卷一四至卷二六. 北京：中华书局

脱脱. 2016. 辽史第一册卷一至卷三十. 北京：中华书局

王国才, 刘桂兰. 2018. 龙江医派丛书·王维昌妇科学术经验集. 北京：科学出版社

王宏志, 邓洁初. 2015. 龙江医派丛书·邓福树骨伤科学术经验集. 北京：科学出版社

王克勤. 2014. 龙江医派丛书·王德光学术经验集. 北京：科学出版社

王钦若. 2012. 册府元龟. 北京：中华书局

王学军. 2018. 龙江医派丛书·黑龙江省名中医医案精选. 北京：科学出版社

王远红. 2018. 龙江医派丛书·白郡符皮肤病学术经验集. 北京：科学出版社

魏收. 1974. 魏书第四册卷五一至卷六八. 北京：中华书局

魏毓兰, 馨若氏. 1986. 龙城旧闻. 哈尔滨：黑龙江人民出版社

魏徵. 1973. 隋书. 北京：中华书局

吴光启. 1984. 黑龙江名菜志. 哈尔滨：黑龙江科学技术出版社

吴谦. 2005. 医宗金鉴. 北京：人民卫生出版社

吴文刚, 谭曾德. 2018. 龙江医派丛书·王选章推拿学术经验集. 北京：科学出版社

吴文衔, 张太湘, 魏国忠. 1987. 黑龙江古代简史. 哈尔滨：北方文物杂志社

西奥多（特迪）·考夫曼. 2007. 我心中的哈尔滨. 哈尔滨：黑龙江人民出版社

西清. 1984. 黑龙江外记. 哈尔滨：黑龙江人民出版社

夏洪生. 1988. 北方医话. 北京：北京科学技术出版社

小横香室主人. 2010. 清朝野史大观. 上海：上海科学技术文献出版社

解学诗. 1995. 伪满洲国史新编. 北京：人民出版社

徐珂. 2010. 清稗类钞. 北京：中华书局

徐梦莘. 2008. 三朝北盟汇编卷一至卷二百五十. 上海：上海古籍出版社

徐阳孙, 赵鹏. 1987. 北疆名医. 哈尔滨：黑龙江人民出版社

徐义容. 1992. 黑龙江省当代医学家. 哈尔滨：黑龙江省卫生厅

徐义容. 1996. 黑龙江省志. 哈尔滨：黑龙江人民出版社

徐宗亮. 1985. 黑龙江述略. 哈尔滨：黑龙江人民出版社

杨宾, 方式济, 吴桭臣. 1985. 龙江三纪. 哈尔滨：黑龙江人民出版社

杨沈秋. 2018. 龙江医派丛书·张金良肝胆脾胃病学术经验集. 北京：科学出版社

叶隆礼. 1985. 契丹国志. 贾敬颜, 林荣贵点校. 上海：上海古籍出版社

依兰县志办公室. 1990. 依兰县志. 哈尔滨：黑龙江人民出版社

阴兆峰, 任菊秋, 邢纪成. 1991. 中国北方少数民族医学史. 北京：人民卫生出版社

于福年, 马龙侪. 2014. 龙江医派丛书·御医传人马骥学术经验集. 北京：科学出版社

宇文懋昭. 1986. 大金国志. 台北：台湾商务印书馆

宇妥·宁玛云丹贡布. 2015. 四部医典. 王斌主编. 北京：江苏凤凰科学技术出版社

张伯英. 1992. 黑龙江志稿. 哈尔滨：黑龙江人民出版社

张缙彦. 1984. 宁古塔山水记·域外集. 哈尔滨：黑龙江人民出版社

张佩青. 2018. 龙江医派丛书·国医大师张琪学术经验集. 北京：科学出版社

张世宏. 1992. 哈尔滨医药站志. 哈尔滨：黑龙江省哈尔滨医药采购供应站

张向凌. 1989. 黑龙江历史编年. 哈尔滨：黑龙江人民出版社

张友堂，邹存清. 2016. 龙江医派丛书·邹德琛学术经验集. 北京：科学出版社

赵尔巽. 1977. 清史稿第四十册卷四一五至卷四三五. 北京：中华书局

中国第一历史档案馆满文部，黑龙江省社会科学院历史研究所. 1986. 清代黑龙江历史档案选编（光绪朝八年——十五年）. 哈尔滨：黑龙江人民出版社

中国人民政治协商会议黑龙江省委员会，文中资料研究工作委员会编辑部. 1998. 黑龙江文中资料第二十四辑. 哈尔滨：黑龙江人民出版社

周喜才. 1990. 齐齐哈尔市卫生志. 齐齐哈尔：黑龙江省齐齐哈尔市卫生局

周喜峰，隋丽娟. 2005. 黑龙江史话. 哈尔滨：黑龙江人民出版社